누가 봐도 재미있고 완전 쉬운

기초 인체 해부생리 3

누가 봐도 재미있고 완전 쉬운
기초 인체 해부생리 3

이정욱, 김주현, 양승민, 김중환 저

그림 천기영

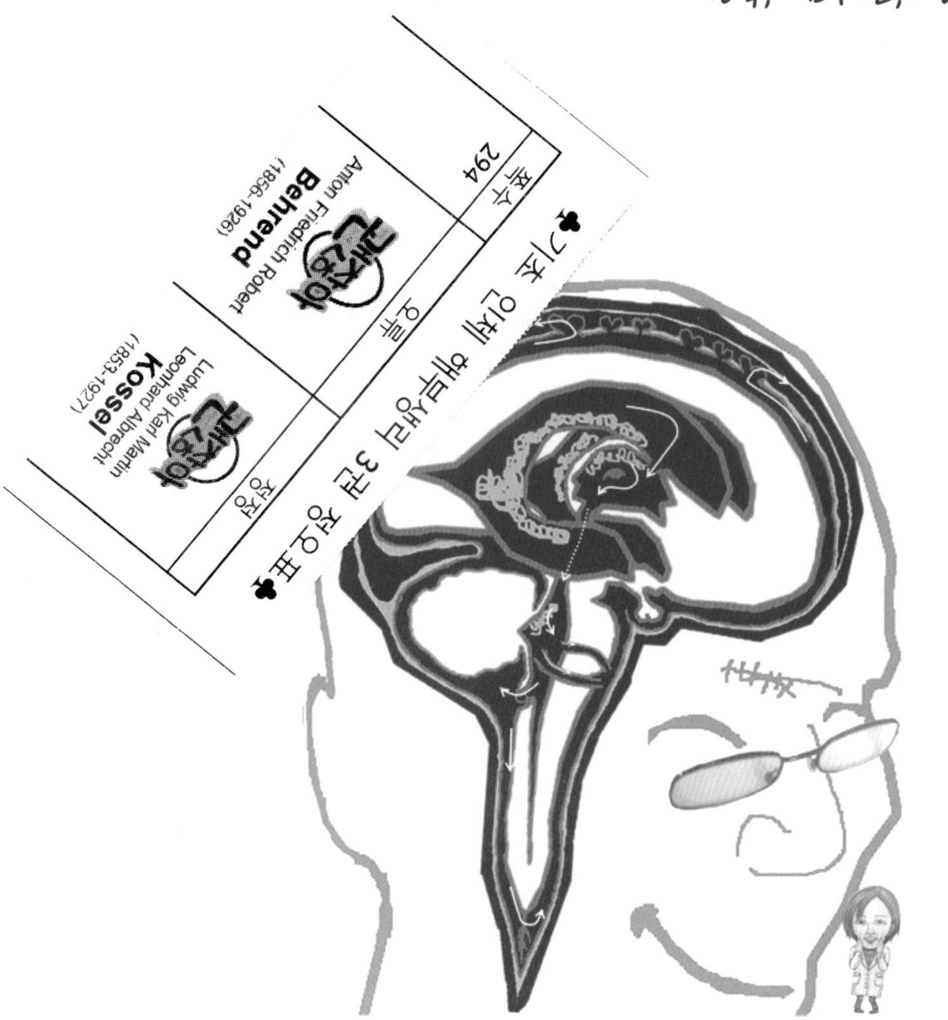

영 문 출 판 사

■ 대표저자

김중환 : 용인대학교 물리치료학과 교수

■ 공동저자

이정욱 : 호남대학교 물리치료학과 교수
김주현 : 원광보건대학교 물리치료학과 교수
양승민 : 원광보건대학교 물리치료학과 외래강사

■ 그림

천기영 : 용인대학교 재활복지대학원 석사

해부생리

기초 인체 해부생리 3

2022년 2월 15일 초판인쇄
2022년 2월 28일 초판발행

지은이 : 김 중 환 외
발행인 : 박 병 조
발행처 : 도서출판 영문출판사
등 록 : 1987년 12월 21일 제2-419호
주 소 : 서울시 강남구 삼성동 69-1
전 화 : (02) 514-5590, 776-5590
팩 스 : (02) 756-8943
E-mail: yeongmunsa@empas.com
홈페이지 : www.ymsbook.net
정 가 : 45,000원
ISBN 978-89-7224-526-1 93510

※ 파본은 교환해 드립니다.

차례서序 글월문文 및 느낄감感 사례할사謝 의 글

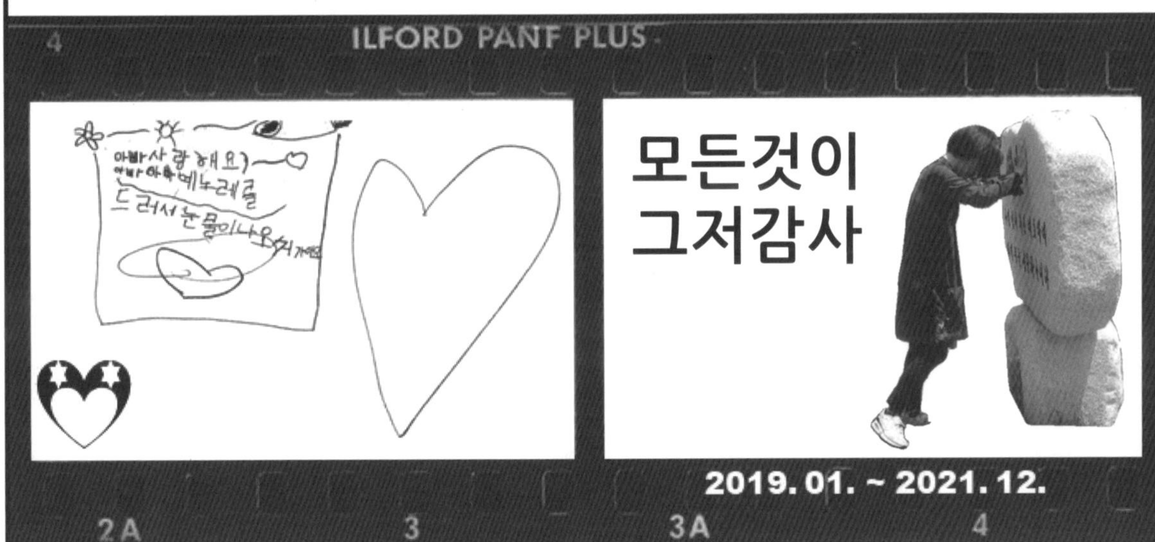

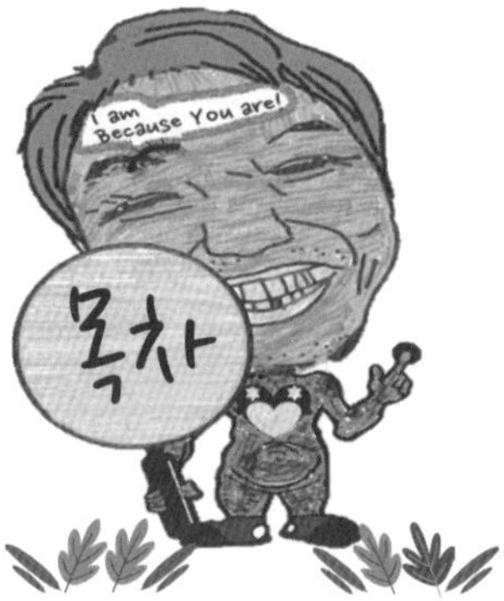

내용의 순서

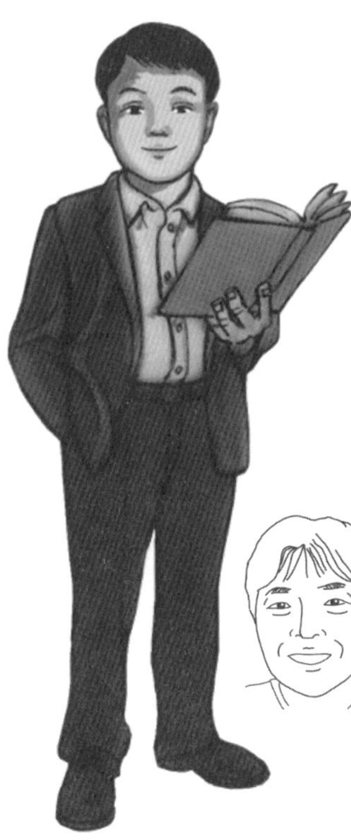

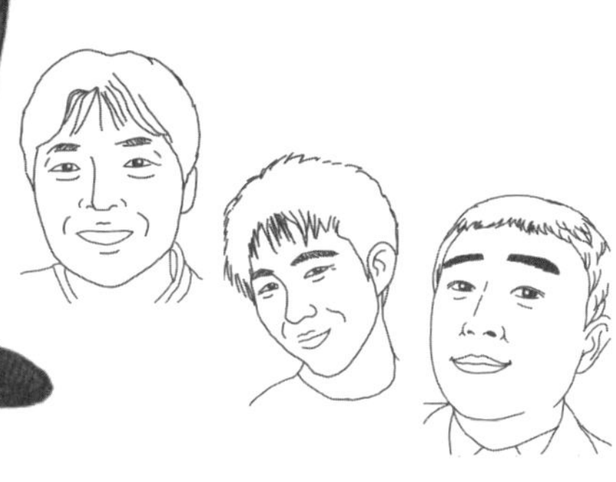

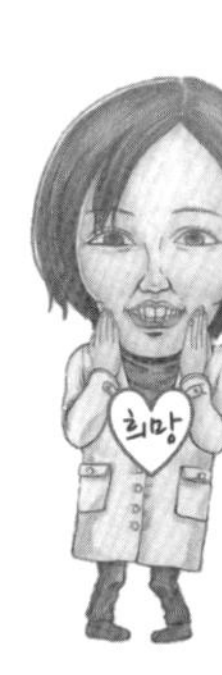

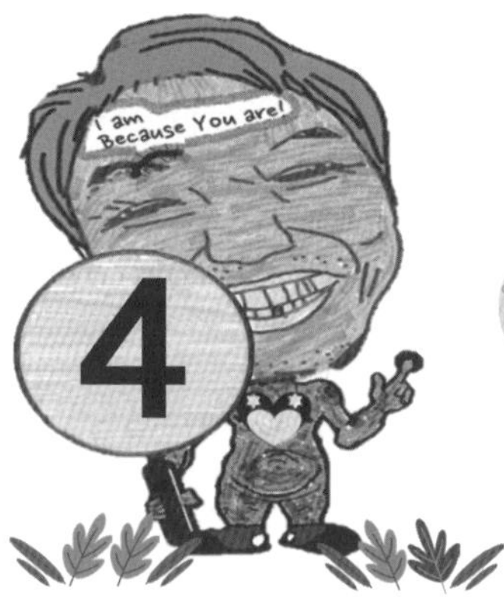

4 인체 중추신경의 구조와 생리

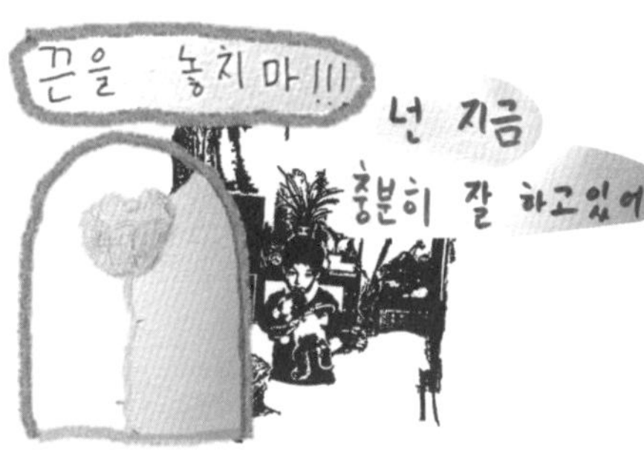

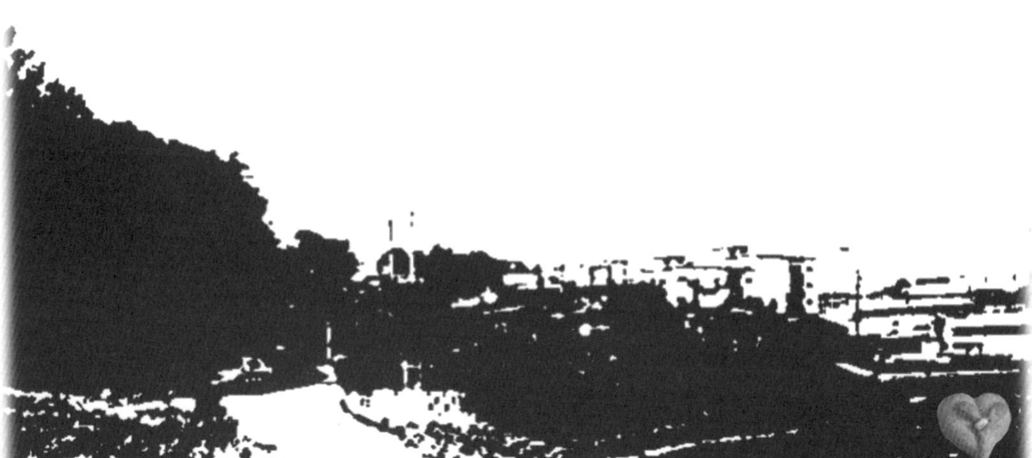

Central Nervous System

가운데 중中 지도리 추樞 영혼 신神 지날 경經 이을 계系

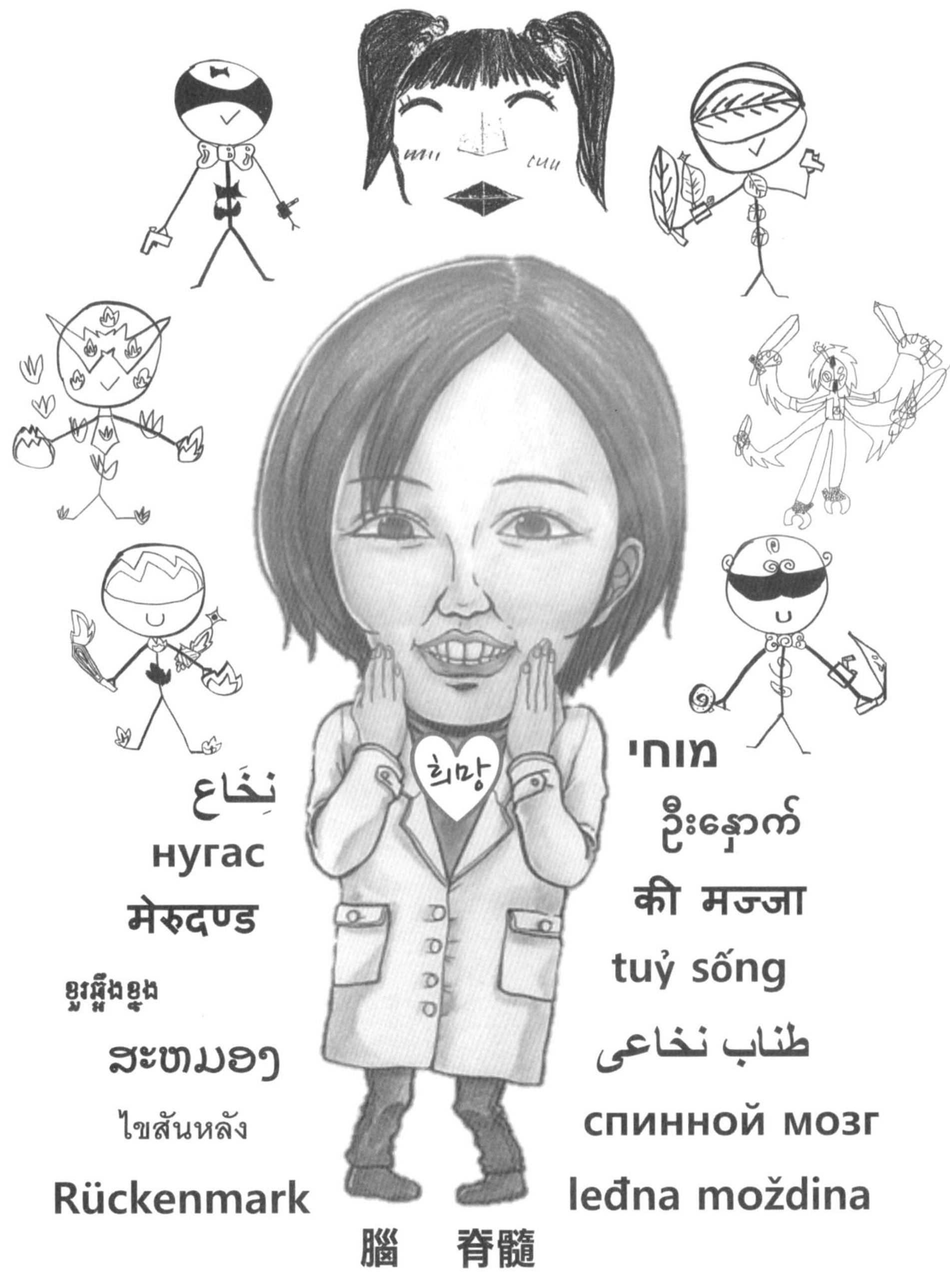

4-1 Neurogenesis

영혼신神 지날경經 발생할발發 날생生

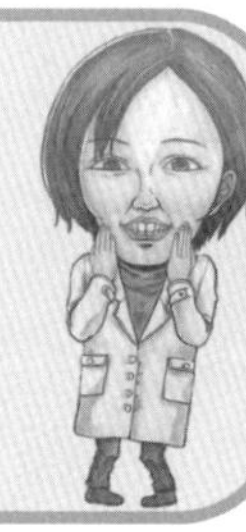

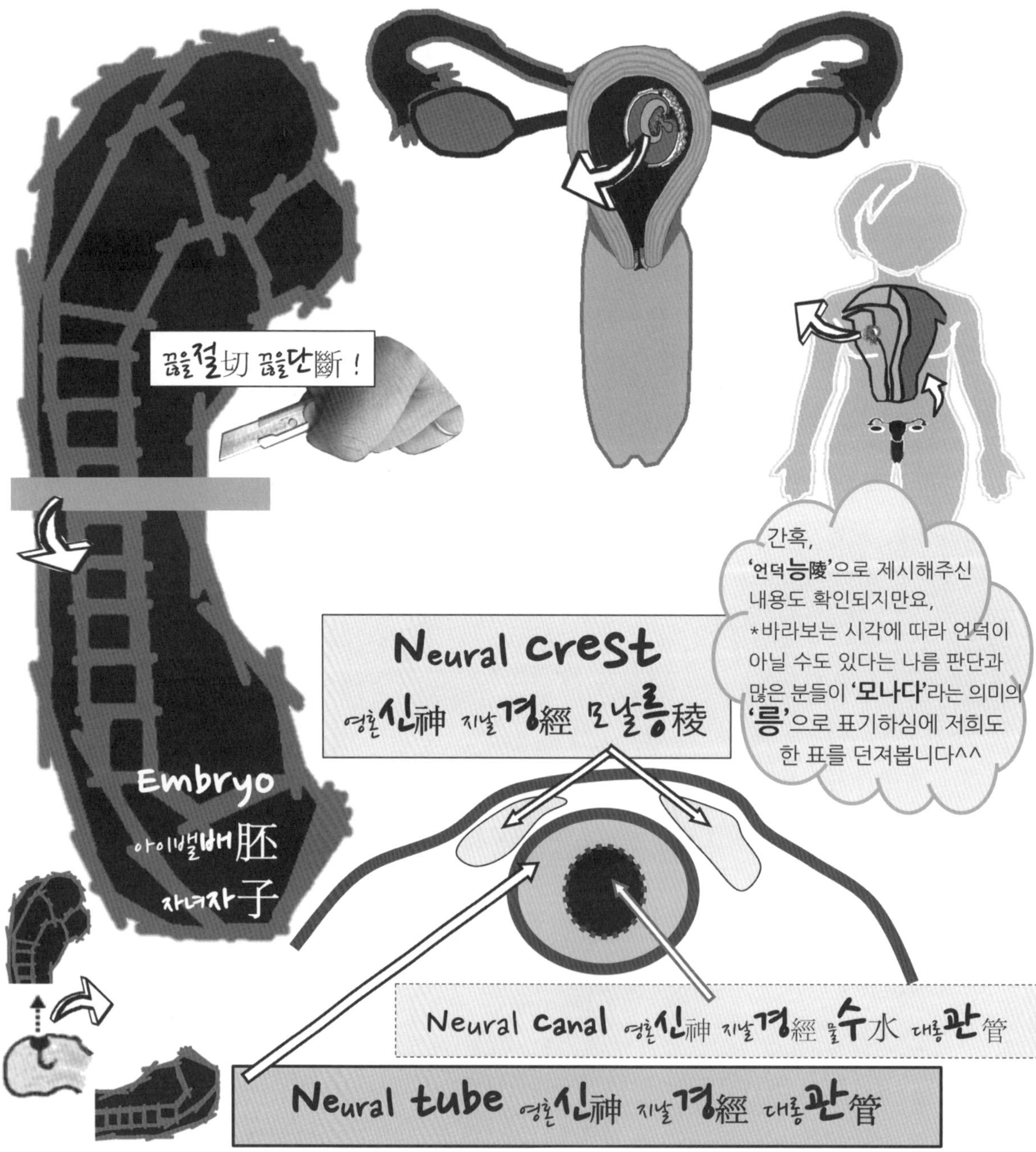

4-2 Nervous System 영혼신神 지날경經 이을계系

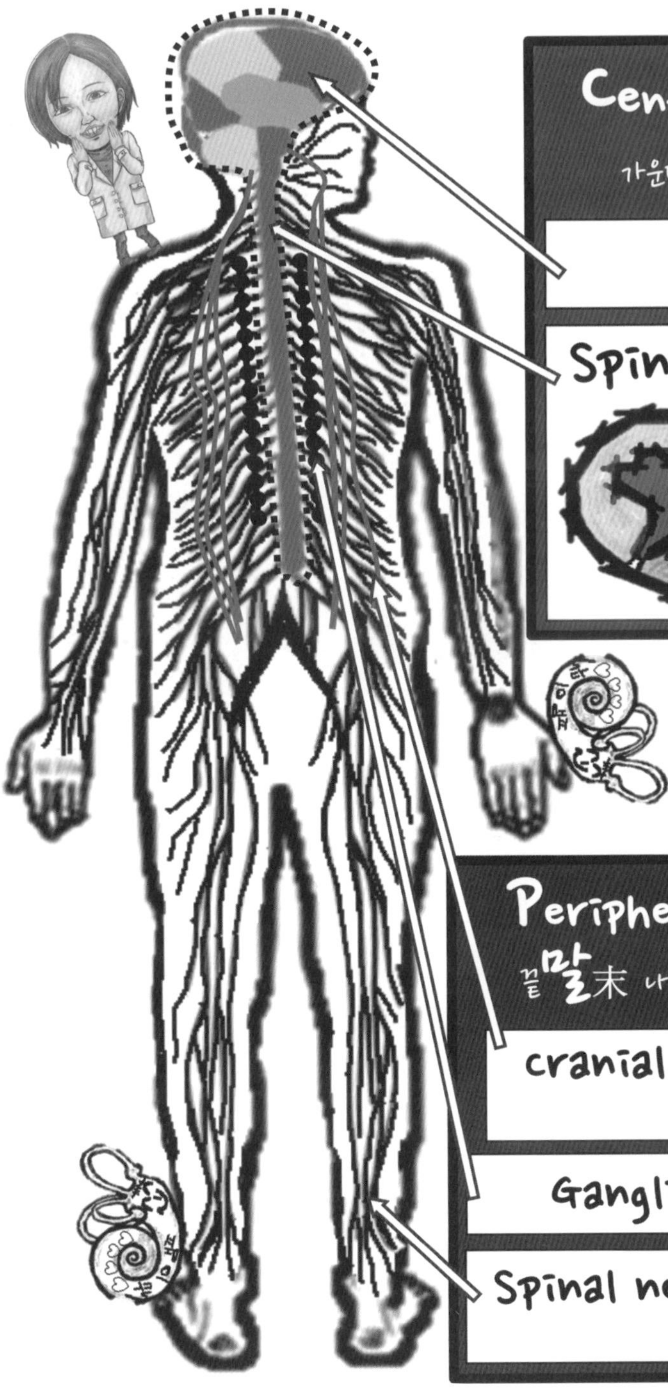

Central Nervous System
가운데중中 지도리추樞 신경계

Brain 뇌뇌腦

Spinal cord 등마루척脊 골수수髓

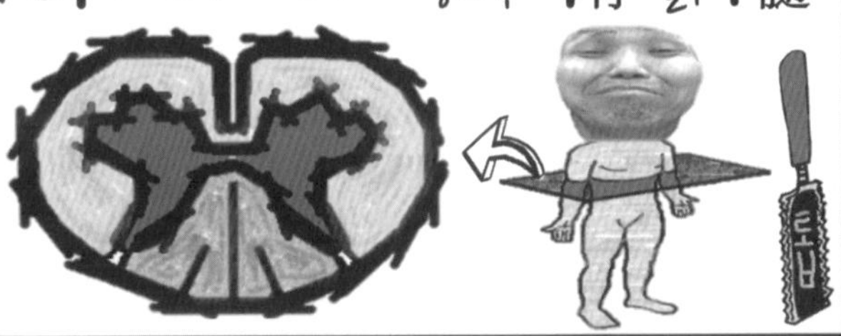

Peripheral Nervous System
끝말末 나무끝초梢 신神 경經 계系

cranial nerve 뇌뇌腦 신神 경經
(12쌍)

Ganglion 신神 경經 마디절節

Spinal nerve 척脊 수髓 신神 경經
(31쌍)

4-3 Nervous System 영혼신神 지날경經 이을계系

신경계

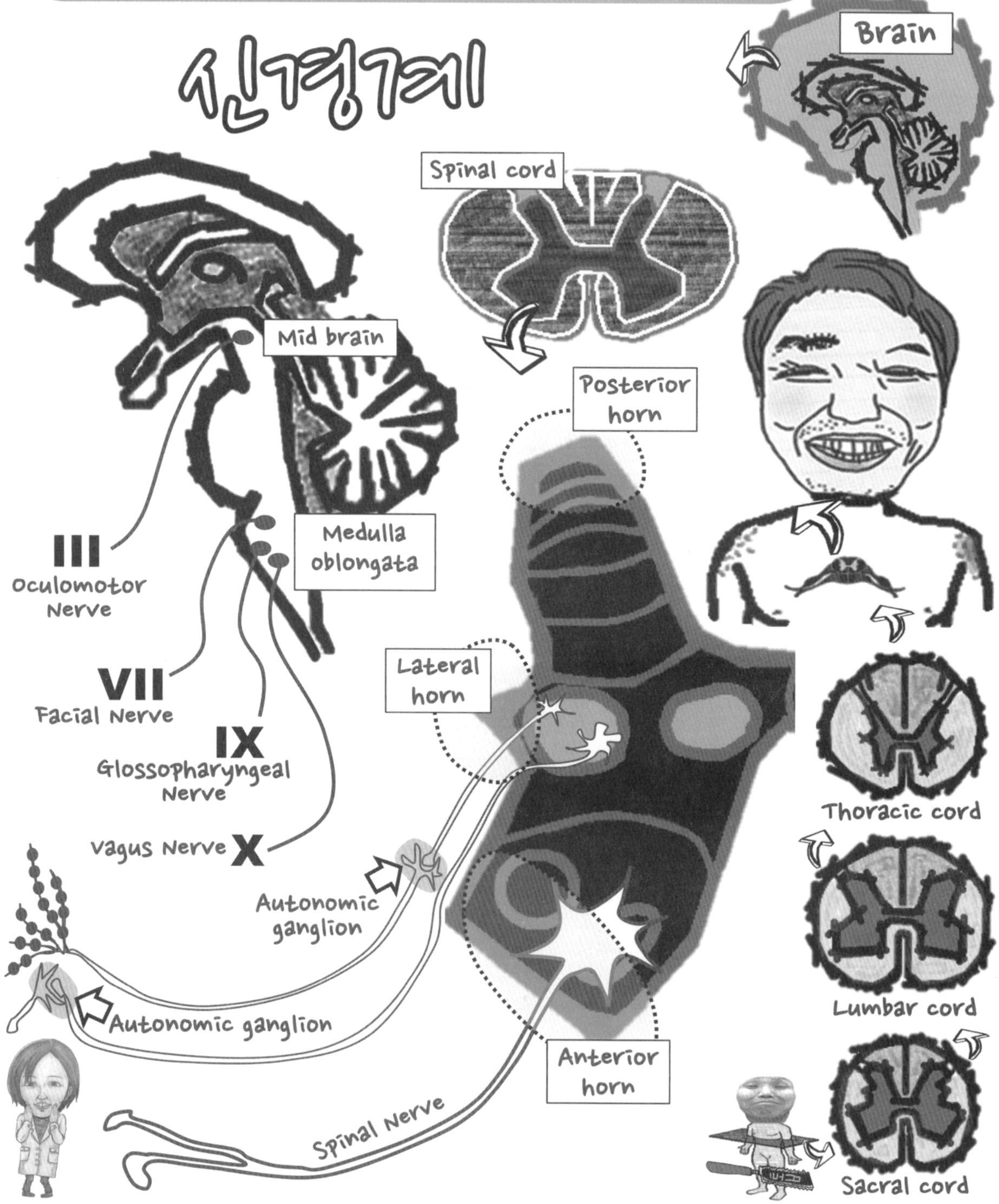

4-4 Brain vesicle 뇌뇌腦 태보포胞

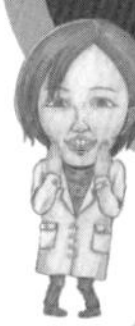

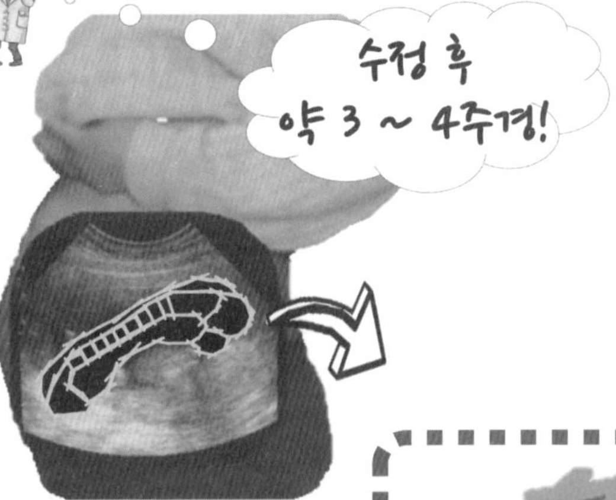

Primary brain vesicle

한일一 차례차次 뇌뇌腦 태보포胞

Brain region

뇌뇌腦

떼부部 나눌분分

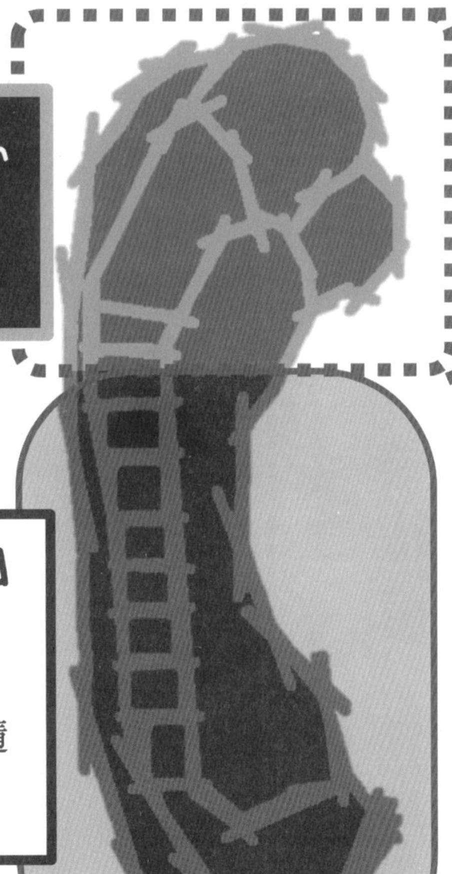

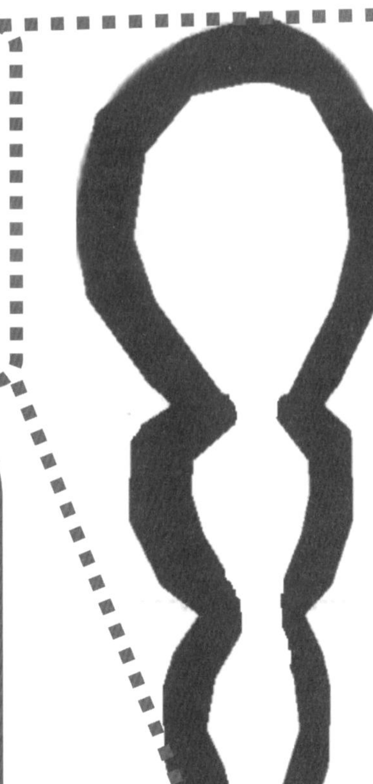

Spinal cord region

등마루척脊 골수수髓

떼부部 나눌분分

4-5 Brain Vesicle 뇌 뇌腦 태보 포胞

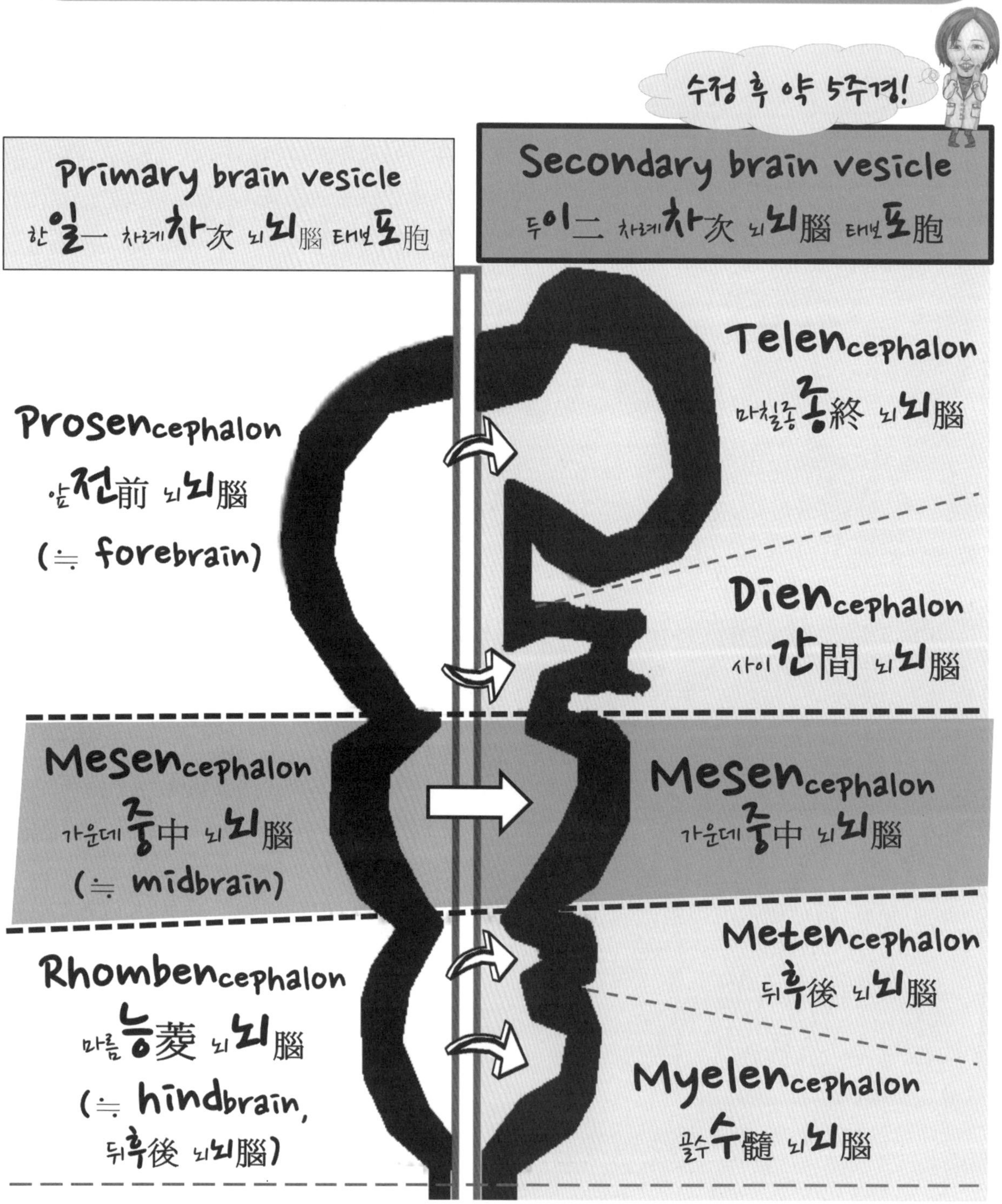

4-6 Brain Vesicle 뇌뇌腦 태보포胞

Ventricle 뇌실

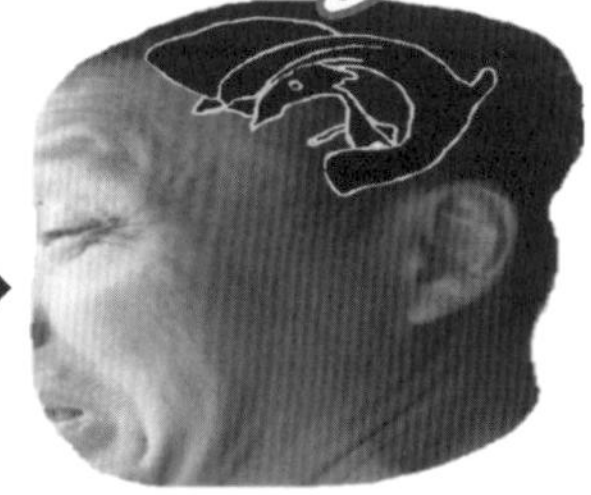

Secondary brain vesicle
두이二 차례차次 뇌뇌腦 태보포胞

→ **Differentiation** 나눌분分 될화化

Telencephalon 마칠종종終 뇌뇌腦 → **Lateral ventricle** 곁측側 뇌뇌腦 집실室

Diencephalon 사이간間 뇌뇌腦 → **3rd ventricle** 차례제第 석3三 뇌뇌腦 집실室

Mesencephalon 가운데중中 뇌뇌腦 → **Cerebral aqueduct** 가운데중中 뇌뇌腦 물수水 길도道

Metencephalon 뒤후後 뇌뇌腦 → **4th ventricle** 차례제第 넉4四 뇌뇌腦 집실室

Myelencephalon 골수수髓 뇌뇌腦 → **4th ventricle**

척수 ☞ **Central canal** 가운데중中 마음심心 대롱관管

4-7 Brain Vesicle 뇌뇌腦 태보포胞

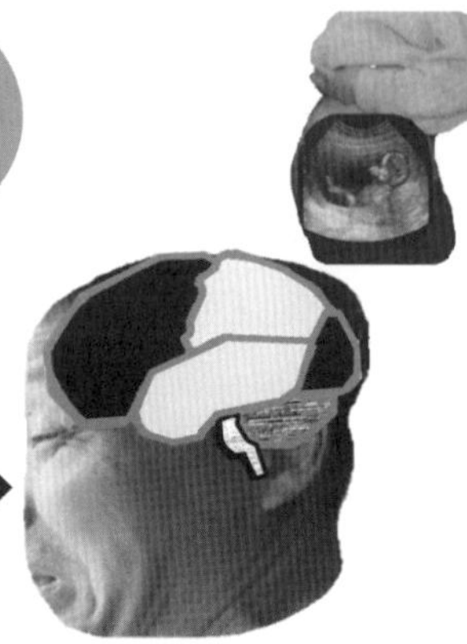

Secondary brain vesicle
두이二 차례차次 뇌뇌腦 태보포胞

Differentiation
나눌분分 될화化

Secondary brain vesicle		Differentiation
Telencephalon 마칠종종終 뇌뇌腦	→	Cerebrum 큰대大 뇌뇌腦
Diencephalon 사이간間 뇌뇌腦	→	Diencephalon 사이간間 뇌뇌腦
Mesencephalon 가운데중中 뇌뇌腦	→	Midbrain 가운데중中 뇌뇌腦
Metencephalon 뒤후後 뇌뇌腦	→	Pons 다리교橋 뇌뇌腦
	→	Cerebellum 작을소小 뇌뇌腦
Myelencephalon 골수수髓 뇌뇌腦	→	Medulla oblongata 이끌연延 골수수髓

Spinal cord 등마루척脊 골수수髓

4-8

Central Nervous System

가운데중中 지도리추樞 영혼신神 지날경經 이을계系

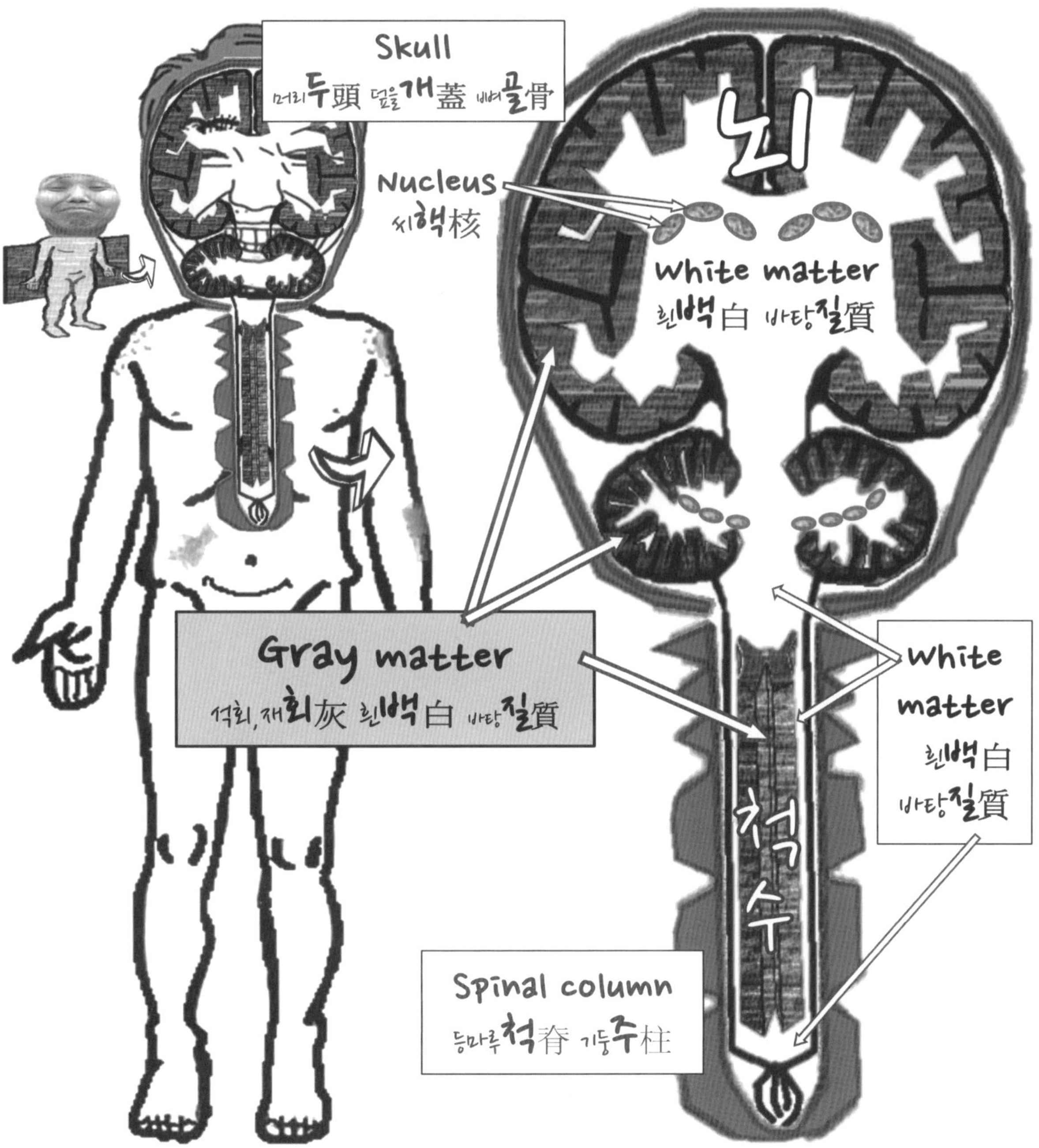

4-9

대뇌 ⇨ Gyrus & Sulcus

돌회回 ≒ 이랑　　도랑구溝 ≒ 고랑

소뇌 ⇨ Folia & Fissure

돌회回 ≒ 이랑　　찢을열裂 ≒ 틈새

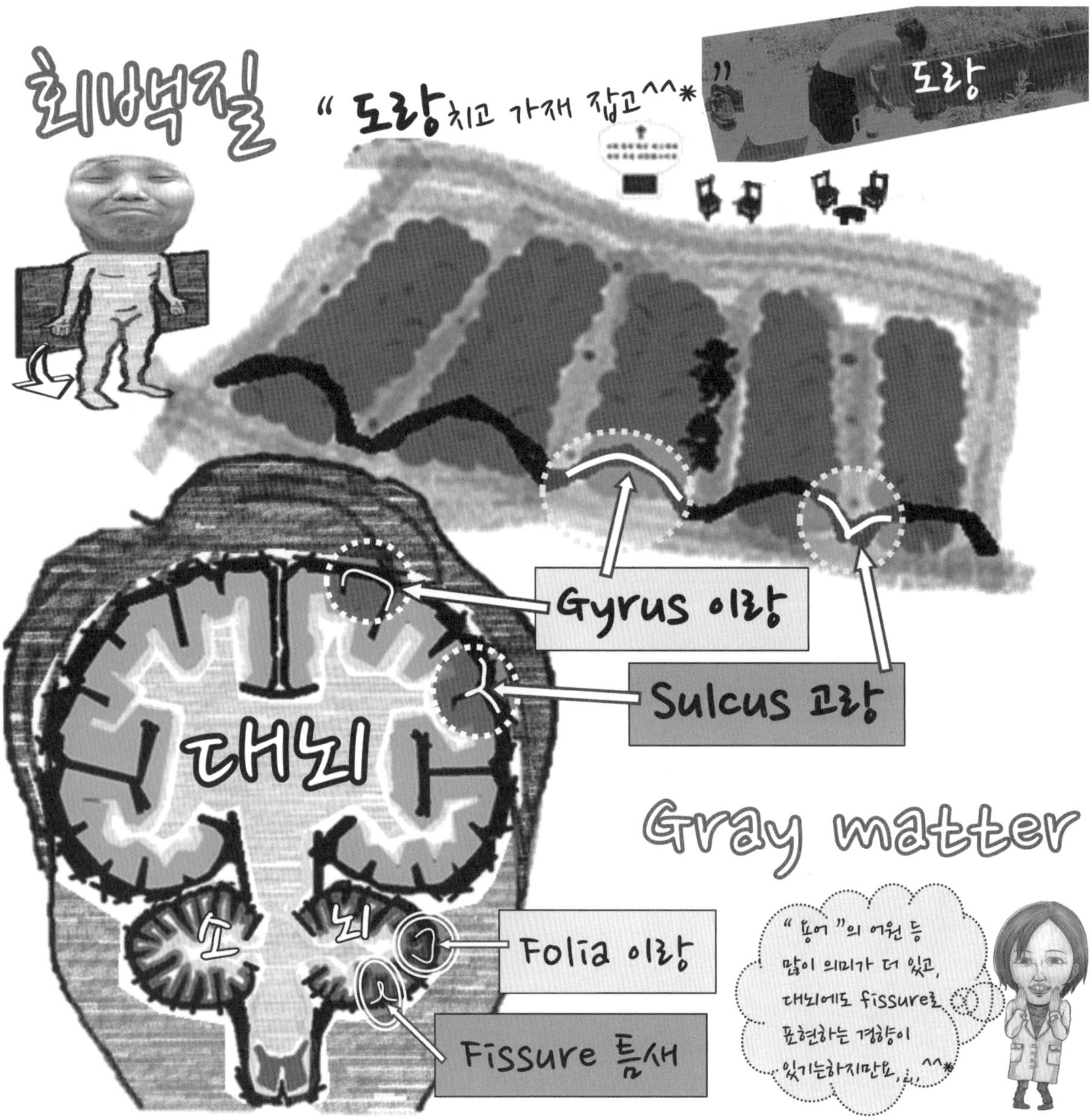

4-10 Myelin 마이엘린 / 미엘린

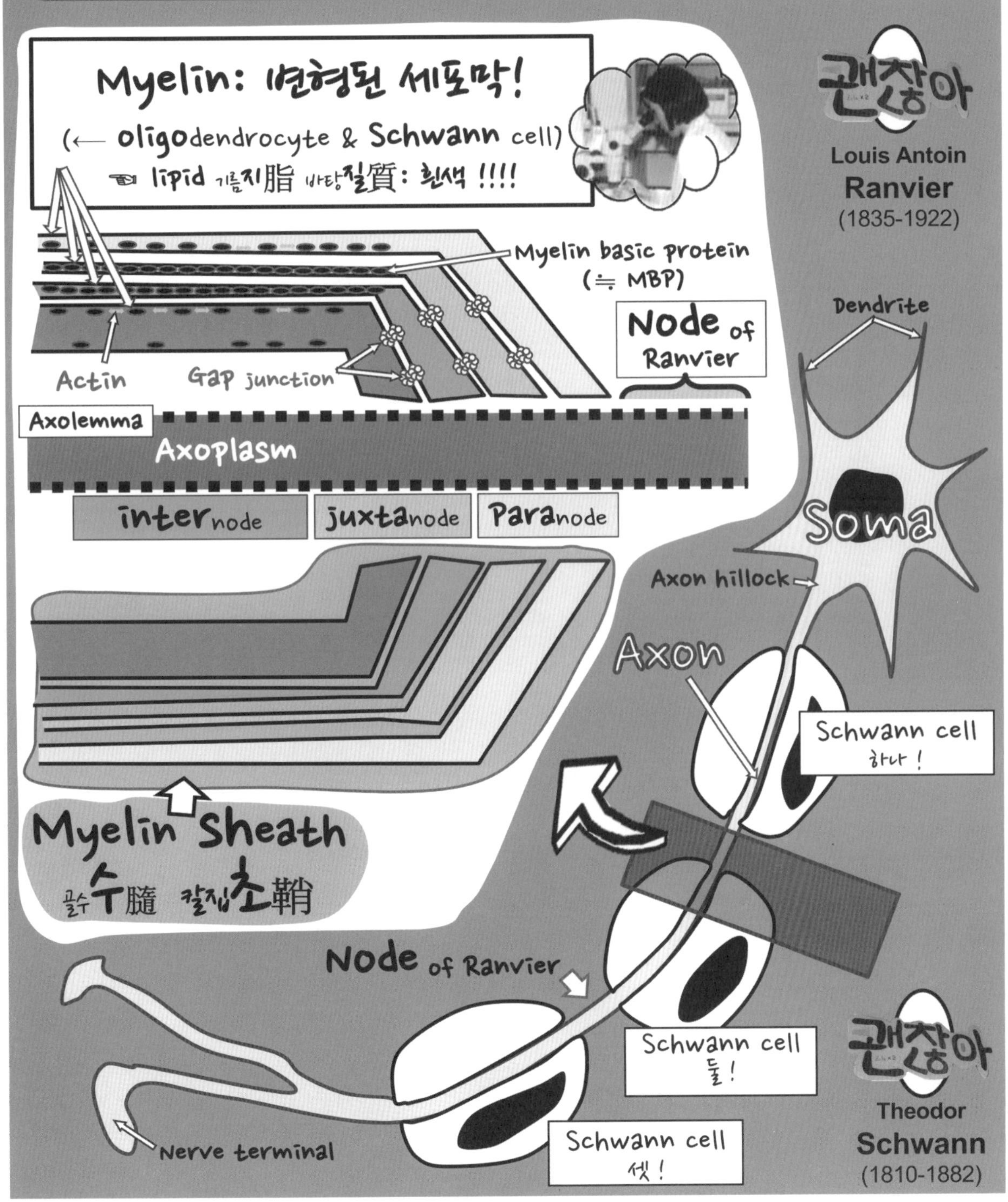

4-11

Myelin sheath 골수수髓 칼집초鞘

Oligodendrocyte & Schwann cell

드물희稀 적을소少 부딪칠돌突 일어날기起 아교교膠 가늘세細 태보포胞

와 슈반 가늘세細 태보포胞

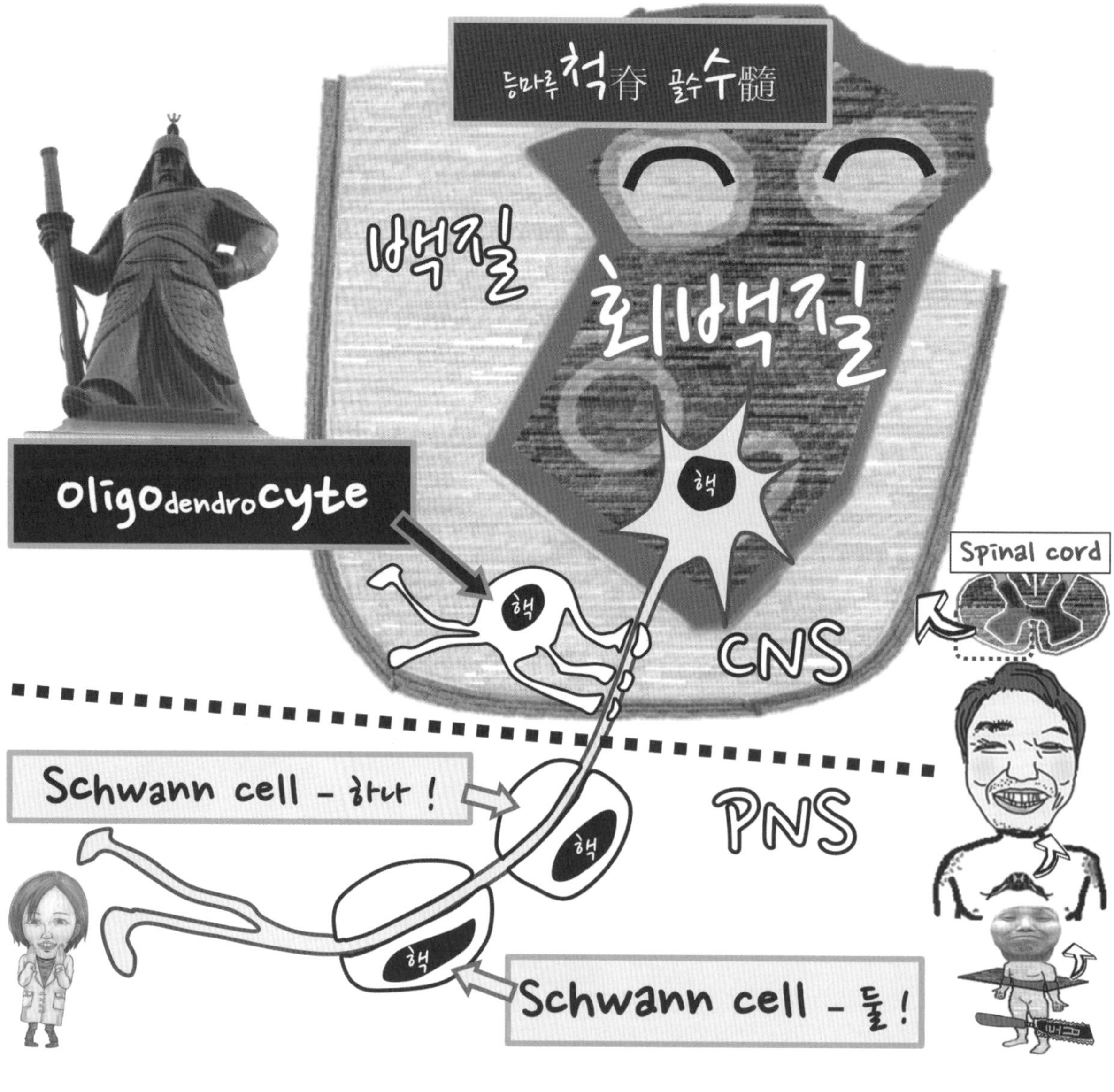

White matter 흰백白 바탕질質

4-12

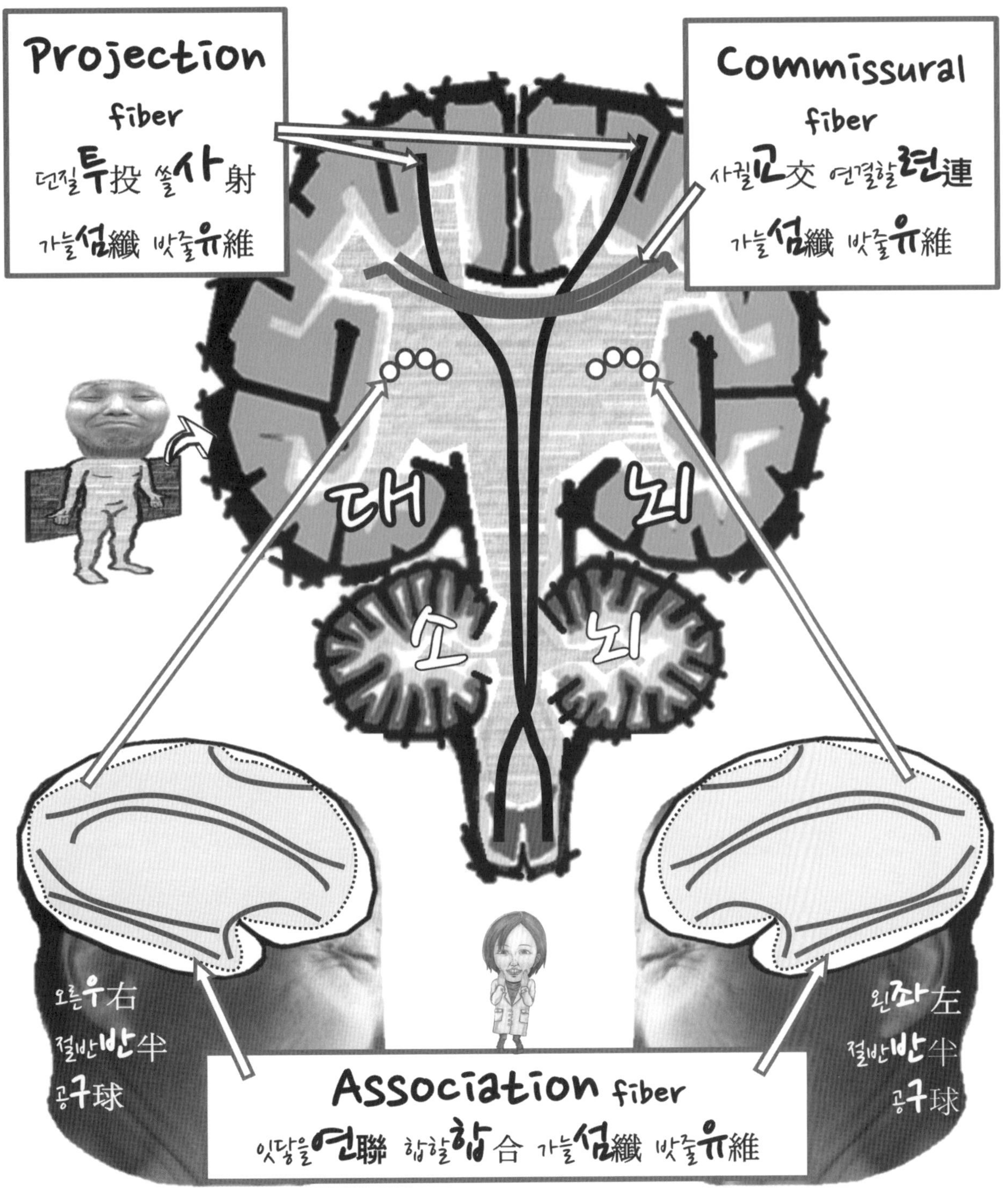

4-13 Meninx (복수: Meninges)

뇌뇌腦 막막膜 과 등마루척脊 골수수髓 막막膜

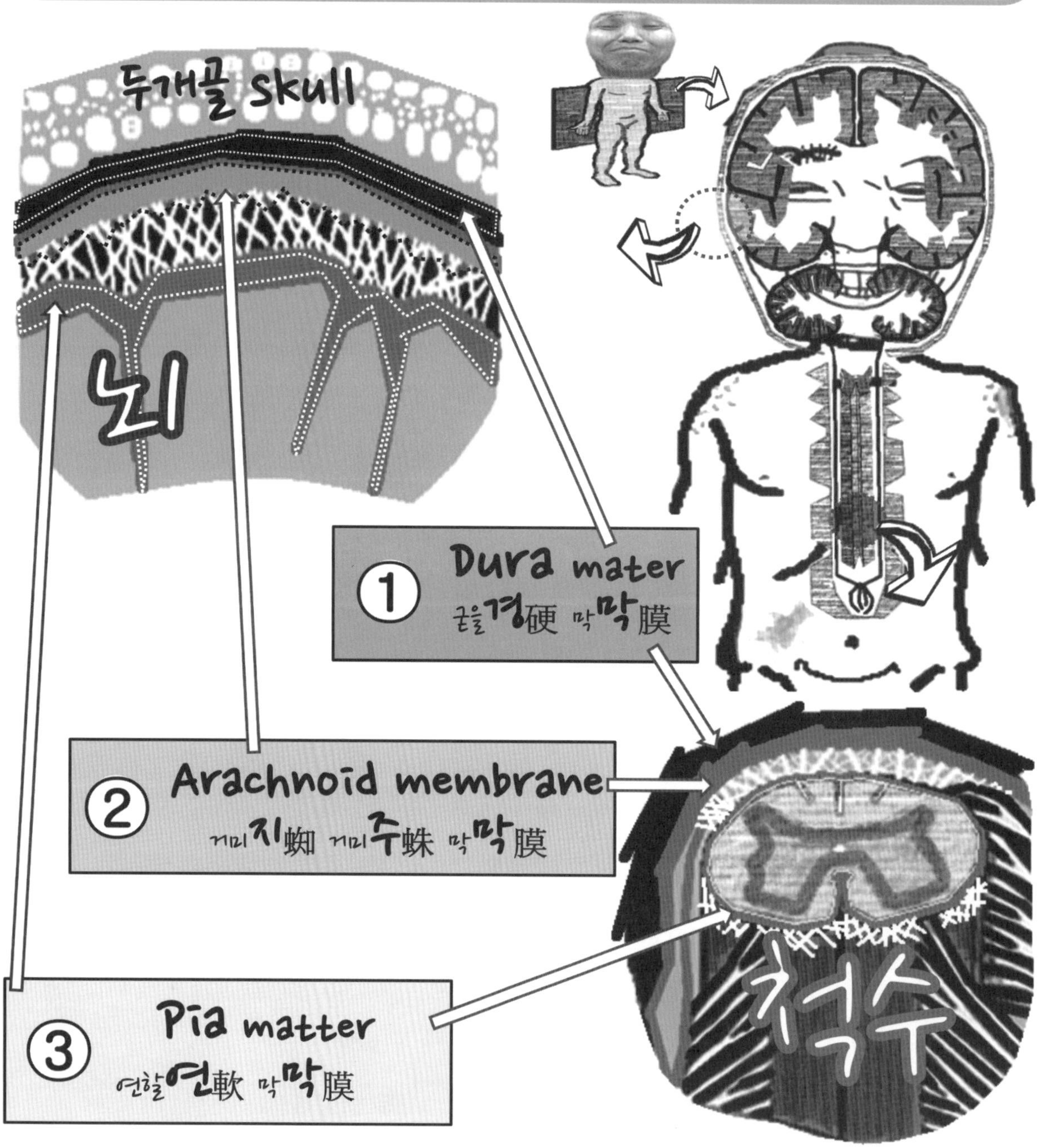

4-14 Denticulate ligament

이빨치齒 형상상狀 질길인靭 띠대帶

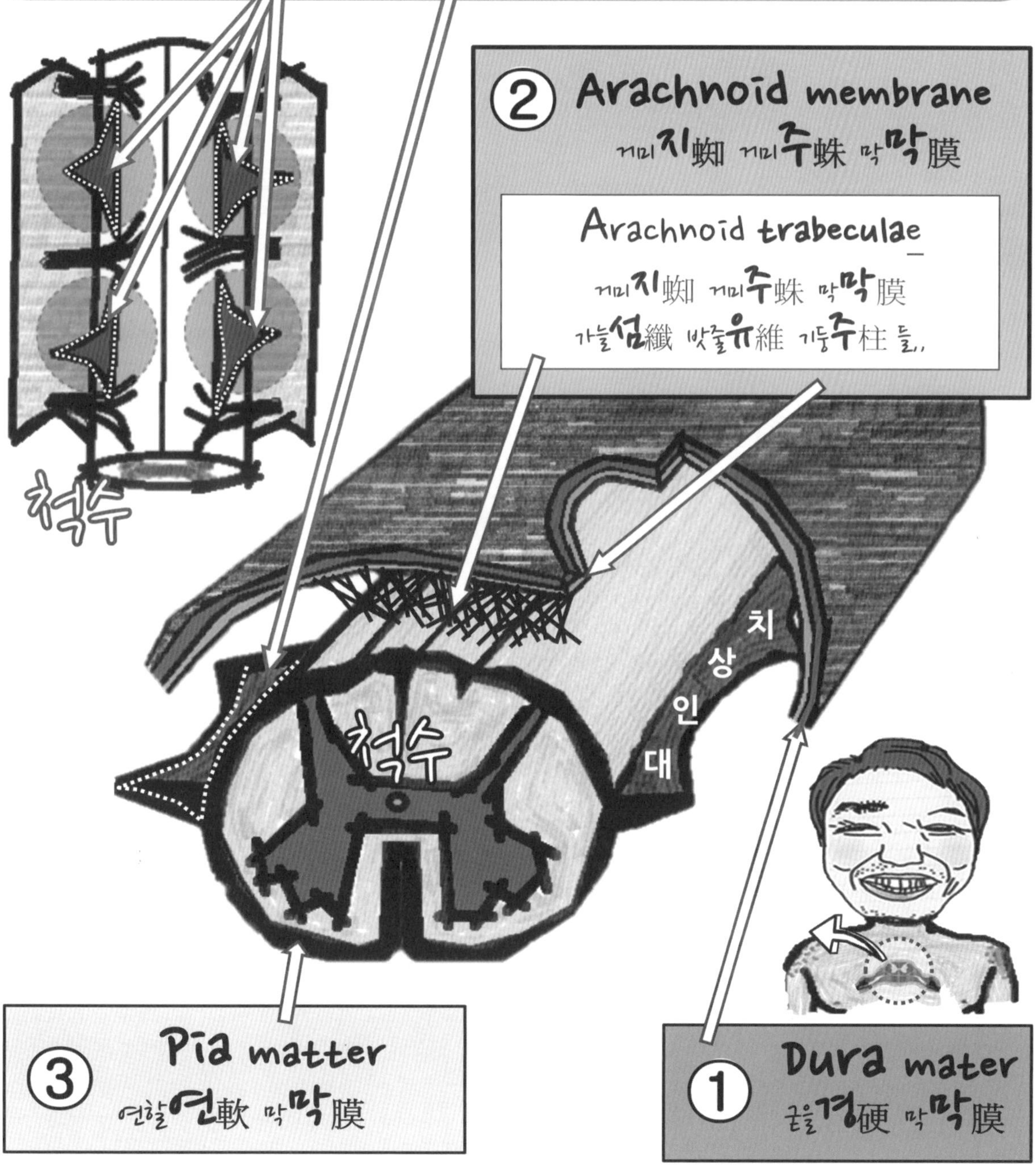

4-15 Ventricle 뇌뇌腦 집실室

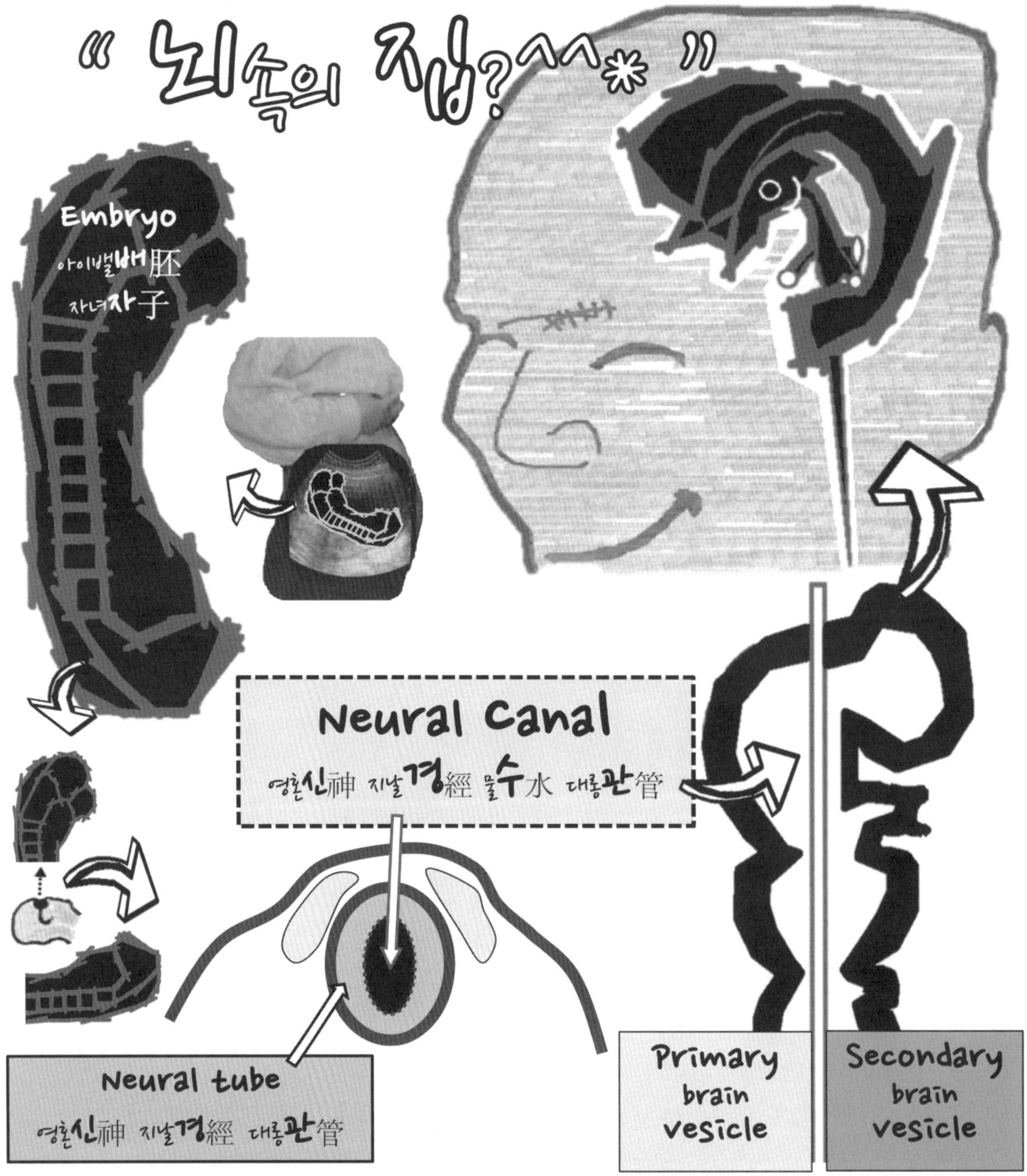

4-16 Ventricle 뇌뇌腦 집실室

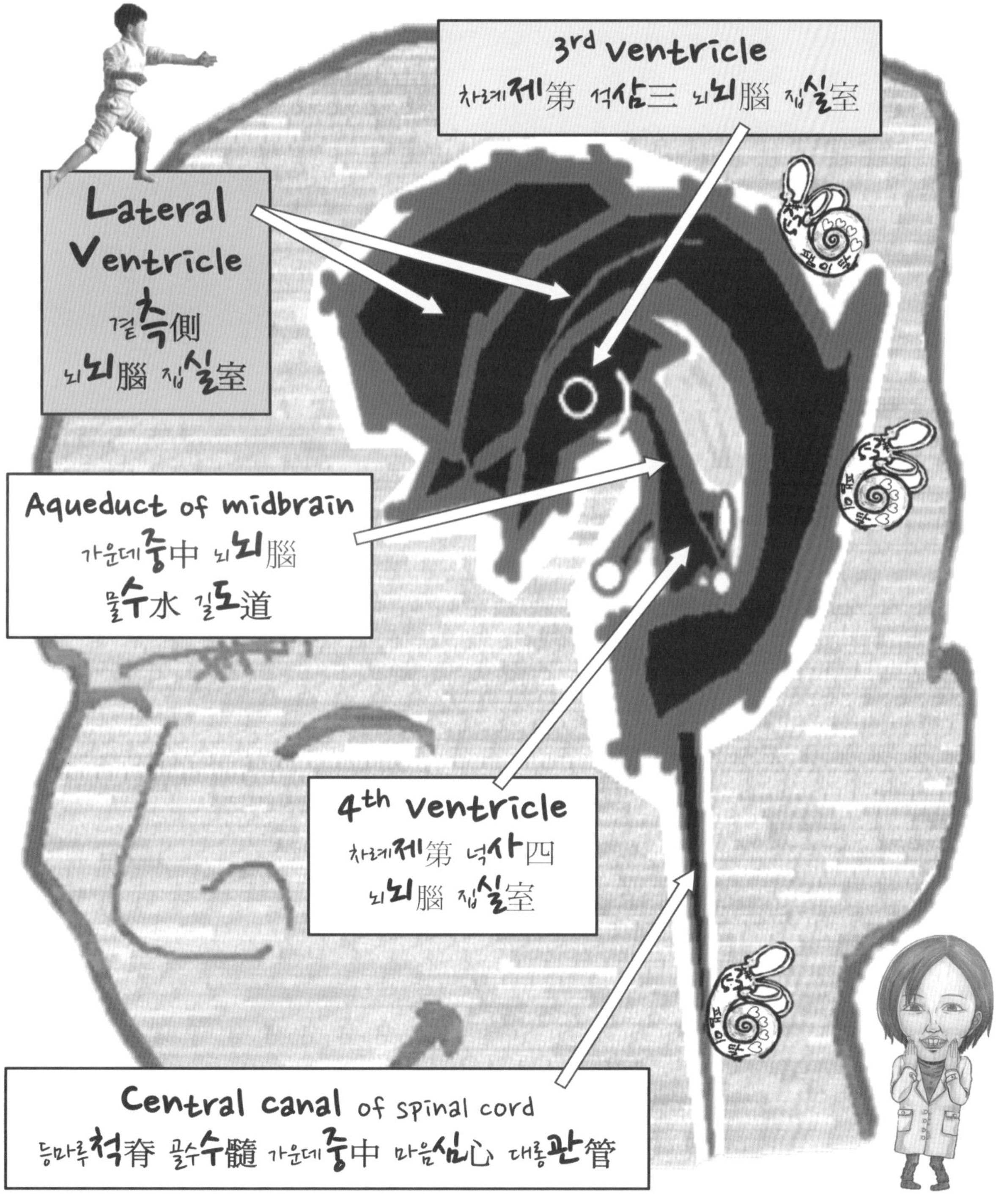

4-17

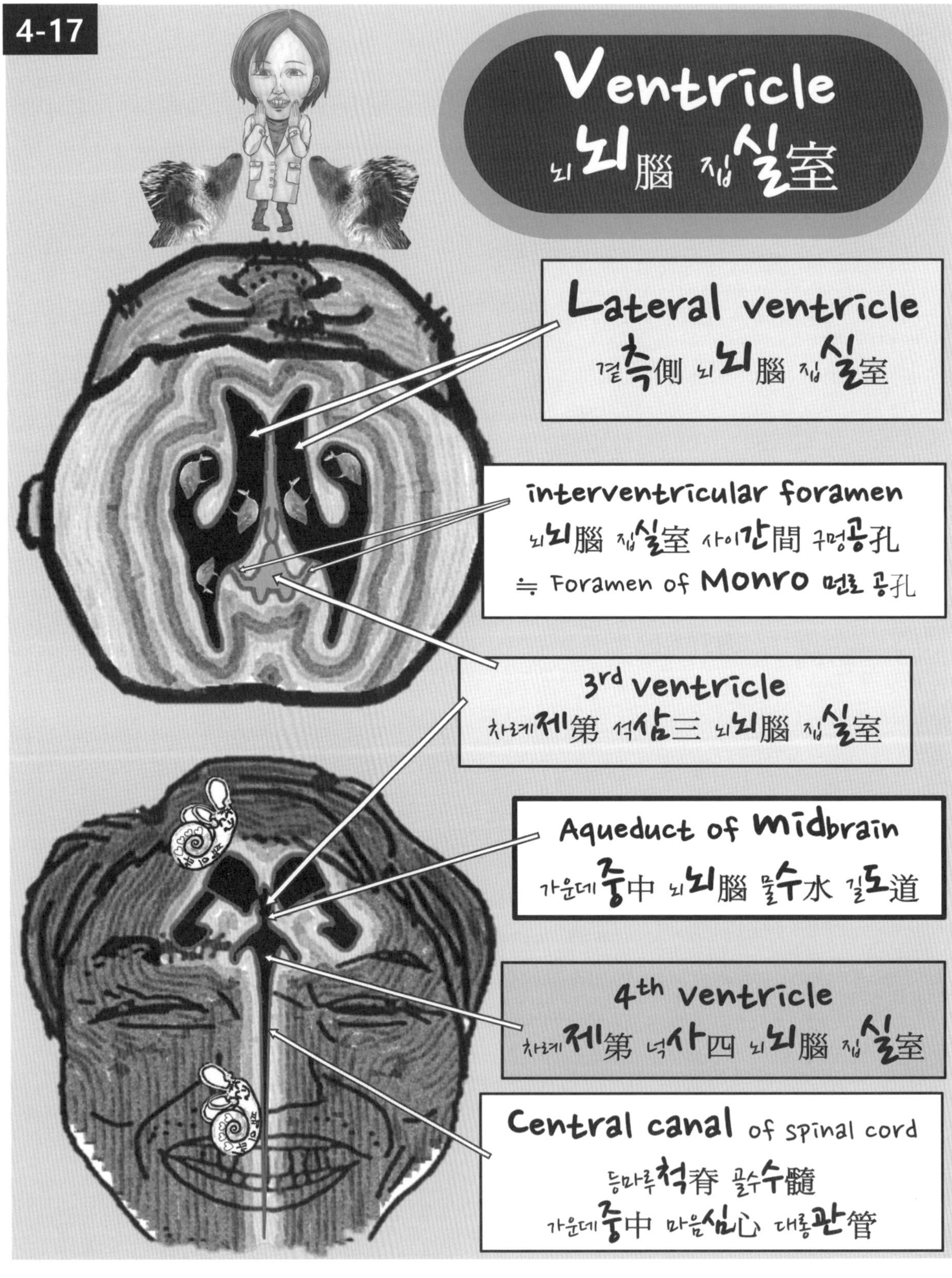
Ventricle
뇌 뇌腦 집 실室
Lateral ventricle
곁 측側 뇌 뇌腦 집 실室
interventricular foramen
뇌 뇌腦 집 실室 사이 간間 구멍 공孔
≒ Foramen of Monro 먼로 공孔
3rd ventricle
차례 제第 석 삼三 뇌 뇌腦 집 실室
Aqueduct of Midbrain
가운데 중中 뇌 뇌腦 물 수水 길 도道
4th ventricle
차례 제第 넉 사四 뇌 뇌腦 집 실室
Central canal of spinal cord
등마루 척脊 골수 수髓
가운데 중中 마음 심心 대롱 관管

4-18

Ventricle 뇌뇌腦 집실室

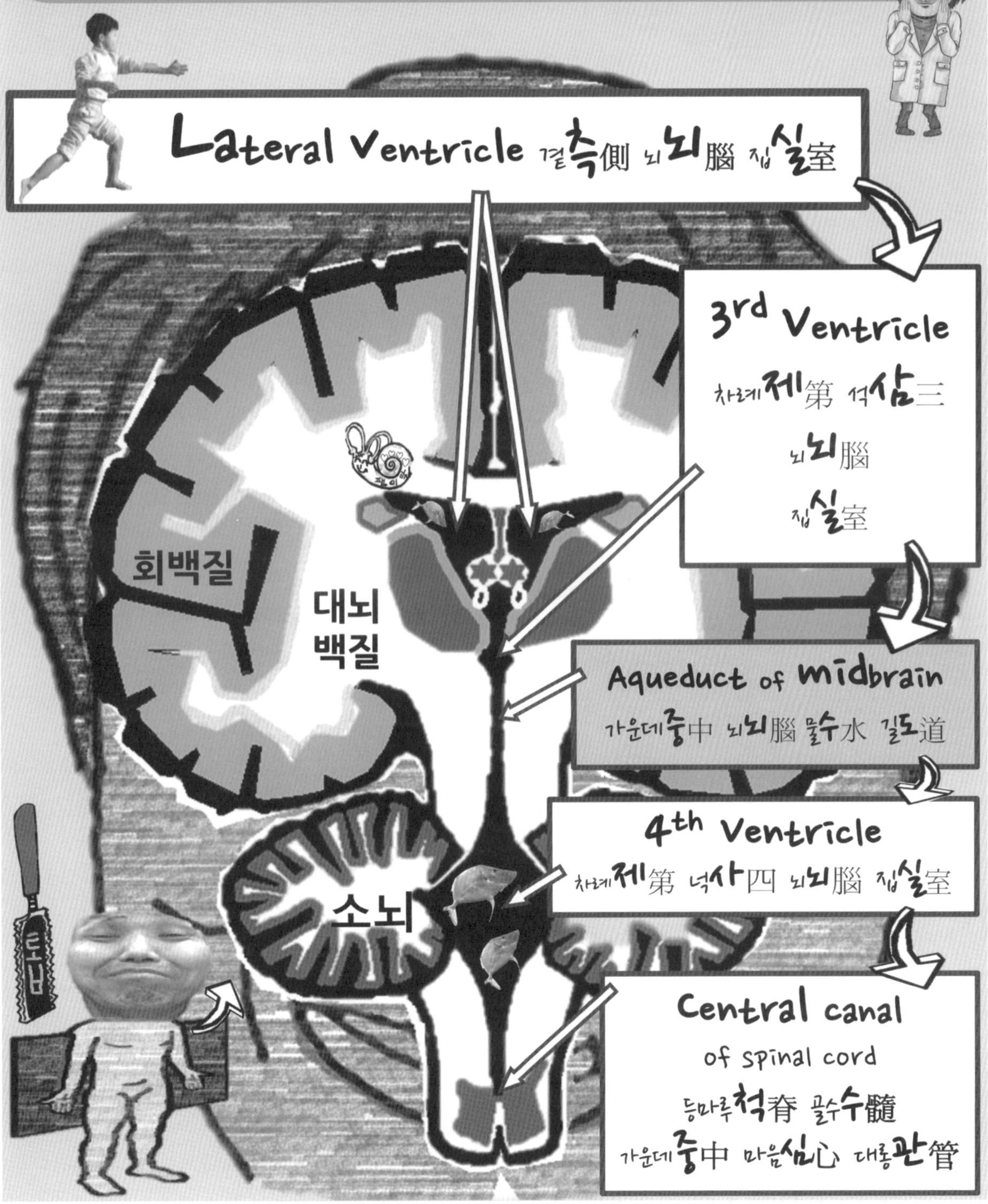

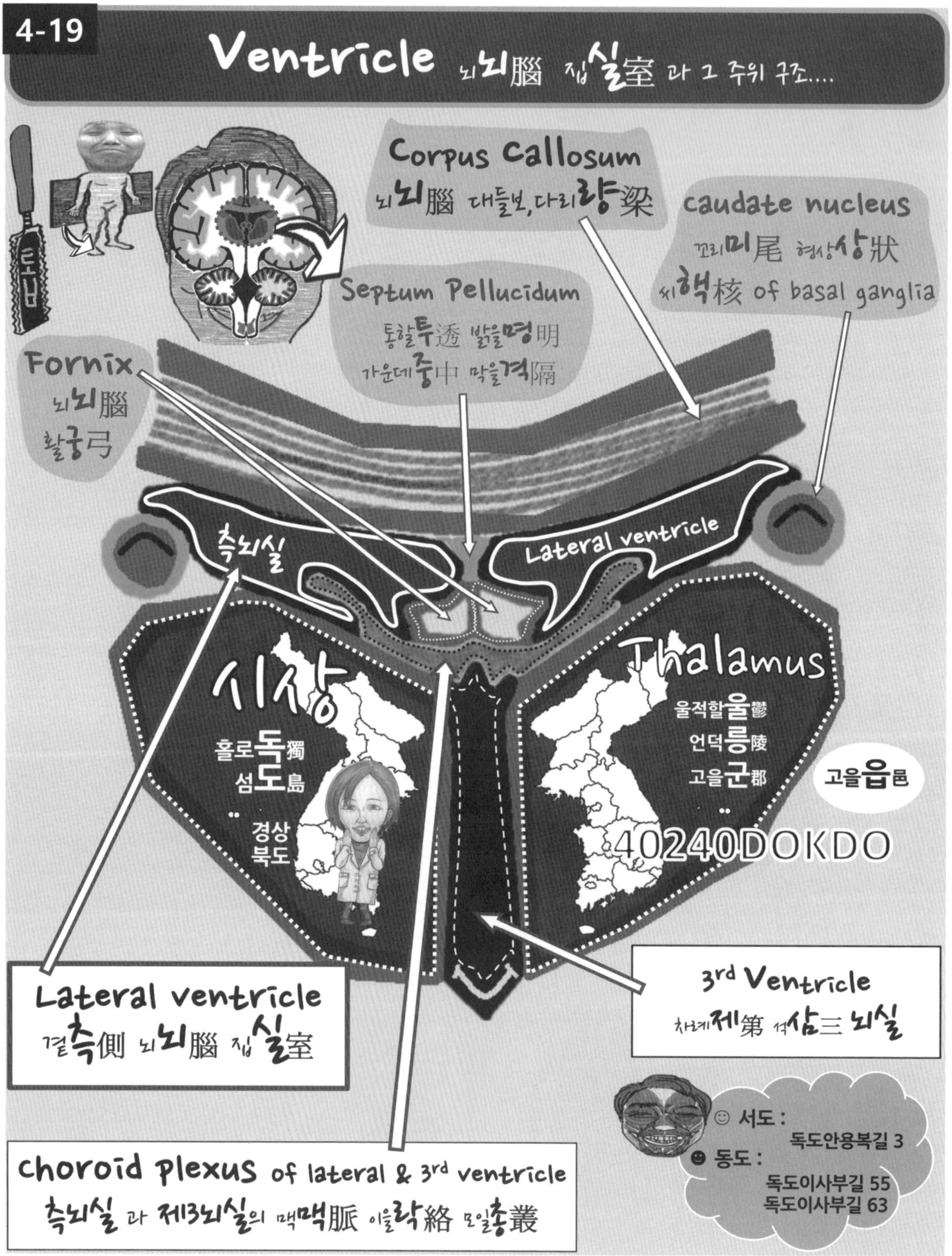

4-19
Ventricle 뇌뇌腦 집실室 과 그 주위 구조....
Corpus Callosum
뇌뇌腦 대들보,다리량梁
caudate nucleus
꼬리미尾 형상상狀
씨핵核 of basal ganglia
Septum Pellucidum
통할투透 밝을명明
가운데중中 막을격隔
Fornix
뇌뇌腦
활궁弓
측뇌실
Lateral ventricle
시상
Thalamus
홀로독獨
섬도島
경상
북도
울적할울鬱
언덕릉陵
고을군郡
고을읍邑
40240DOKDO
Lateral ventricle
곁측側 뇌뇌腦 집실室
3rd Ventricle
차례제第 석삼三 뇌실
choroid plexus of lateral & 3rd ventricle
측뇌실 과 제3뇌실의 맥맥脈 이을락絡 모일총叢
☺ 서도 :
독도안용복길 3
☻ 동도 :
독도이사부길 55
독도이사부길 63

4-20 Ventricle 뇌뇌腦 집실室 과 주위 구조....

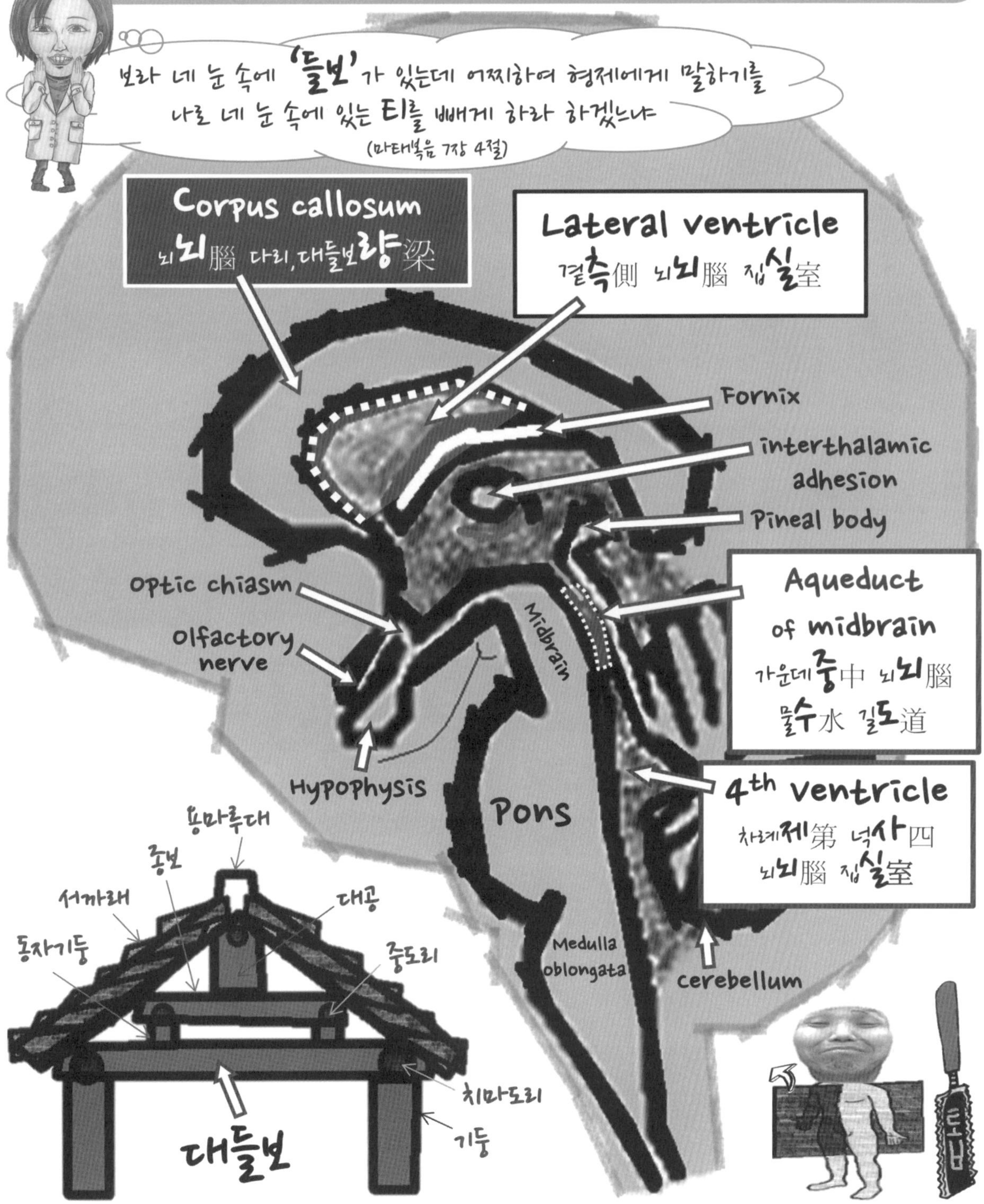

4-21 Choroid plexus of ventricle

뇌뇌腦 집실室 - 맥맥脈 이을락絡 모일총叢

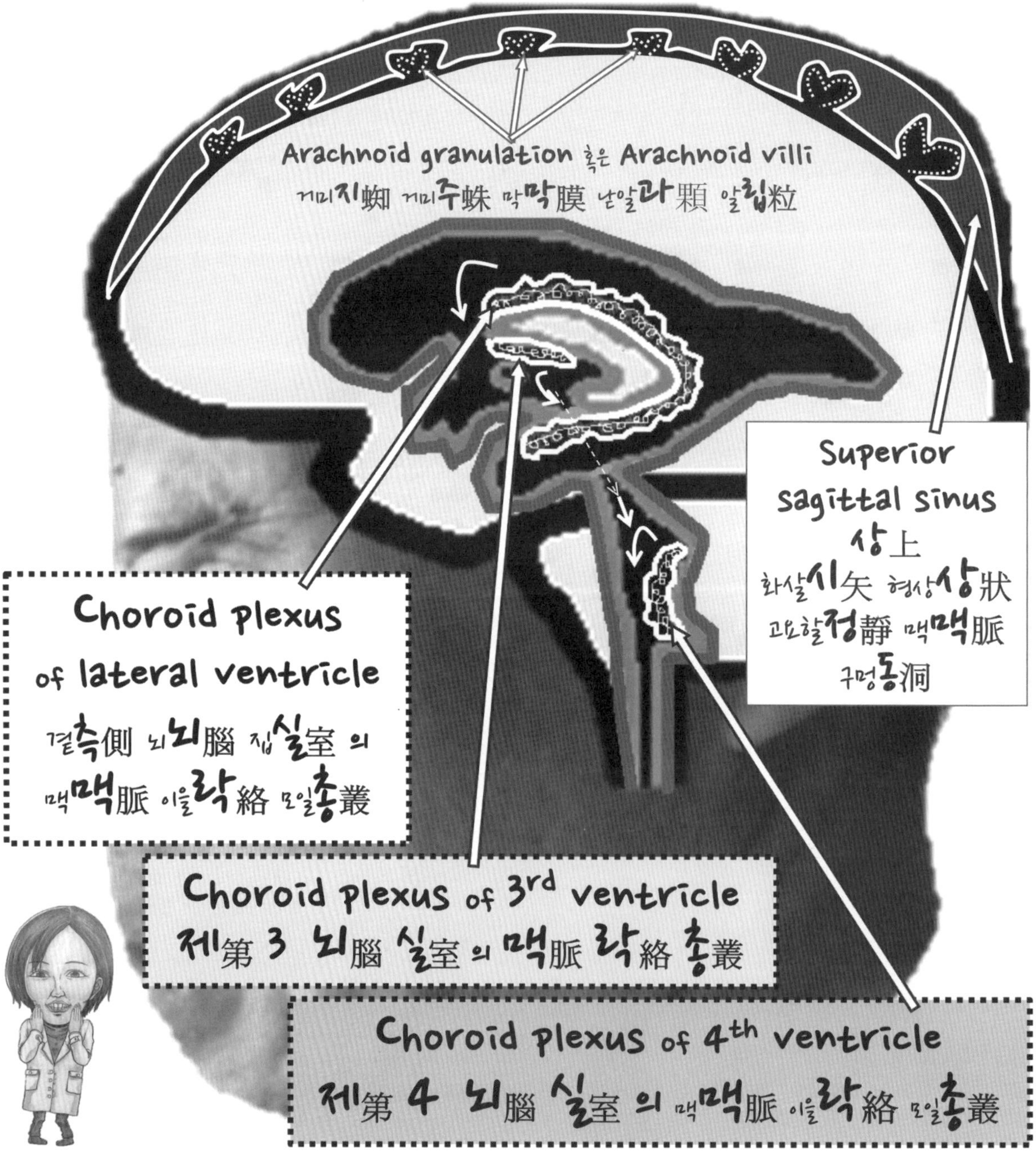

4-22 Choroid plexus of ventricle

뇌뇌腦 집실室 - 맥맥脈 이을락絡 모일총叢

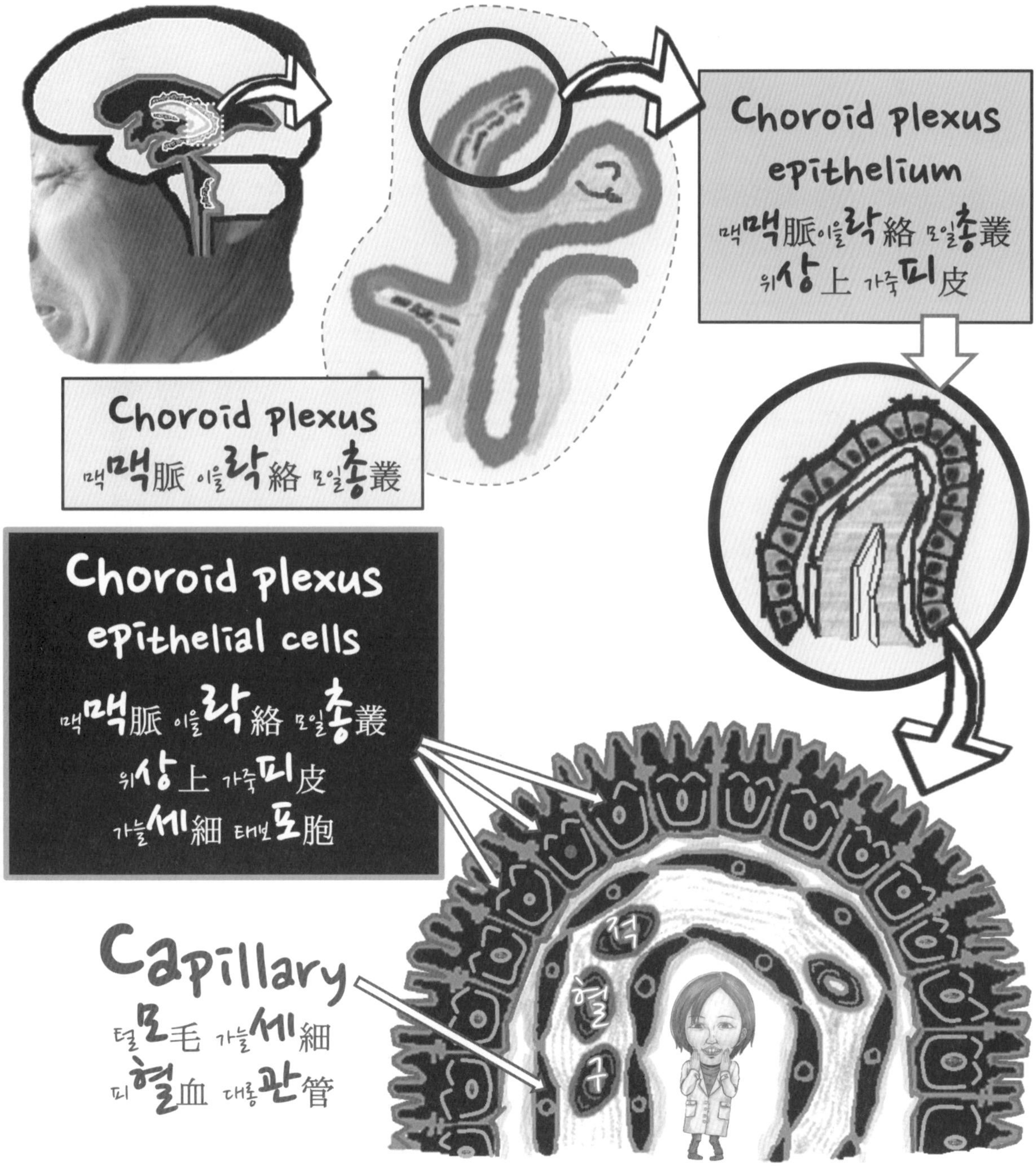

4-23

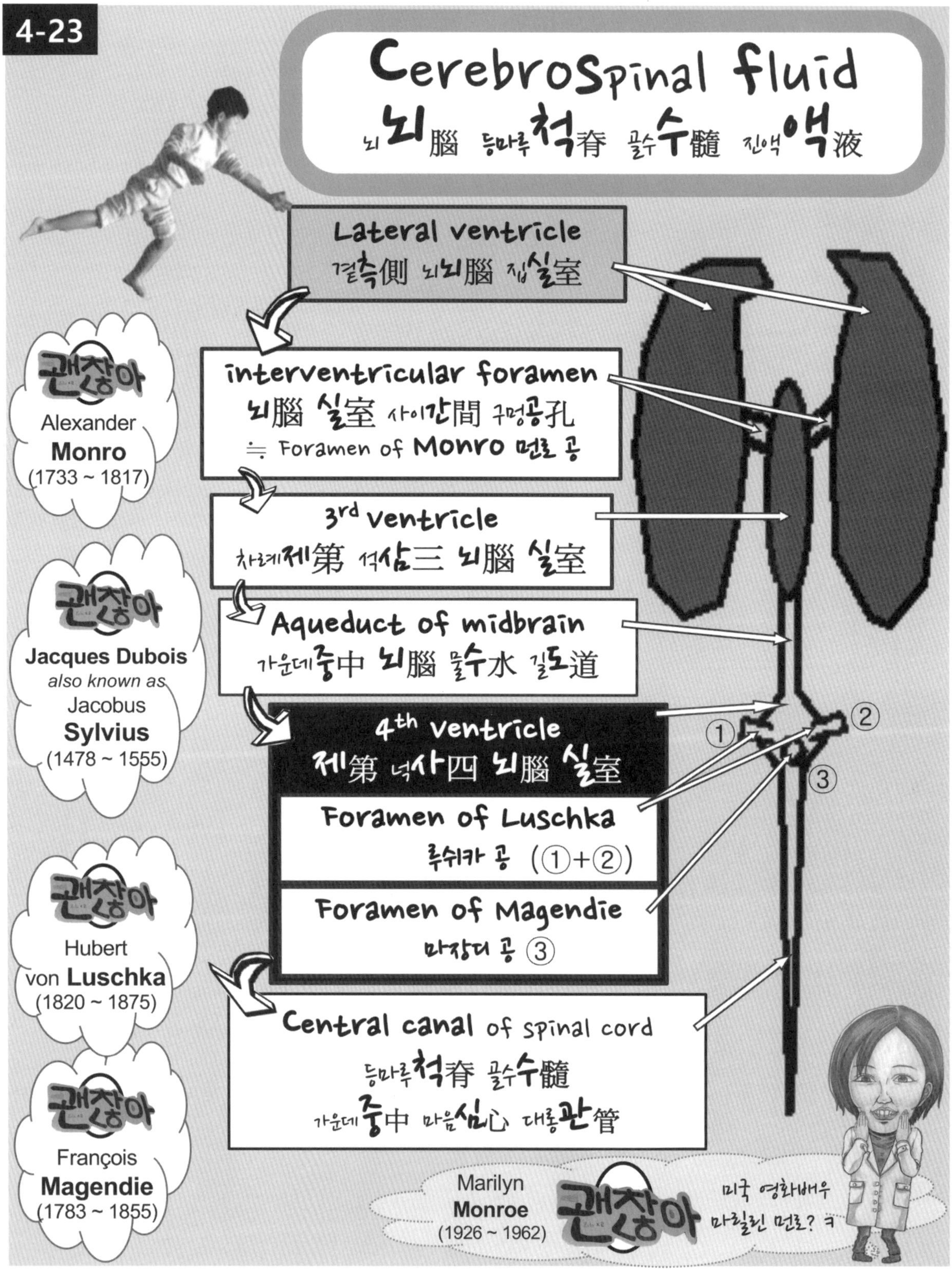

Cerebrospinal fluid
뇌 뇌腦 등마루 척脊 골수 수髓 진액 액液
Lateral ventricle
곁측側 뇌뇌腦 집실室
interventricular foramen
뇌腦 실室 사이간間 구멍공孔
≒ Foramen of Monro 먼로 공
3rd ventricle
차례제第 석삼三 뇌腦 실室
Aqueduct of midbrain
가운데중中 뇌腦 물수水 길도道
4th ventricle
제第 넉사四 뇌腦 실室
Foramen of Luschka
루쉬카 공 (①+②)
Foramen of Magendie
마장디 공 ③
Central canal of spinal cord
등마루척脊 골수수髓
가운데중中 마음심心 대롱관管
① ② ③
괜찮아
Alexander Monro (1733 ~ 1817)
괜찮아
Jacques Dubois also known as Jacobus Sylvius (1478 ~ 1555)
괜찮아
Hubert von Luschka (1820 ~ 1875)
괜찮아
François Magendie (1783 ~ 1855)
Marilyn Monroe (1926 ~ 1962)
괜찮아
미국 영화배우 마릴린 먼로? ㅋ

4-24 Cerebrospinal fluid

뇌뇌腦 등마루척脊 골수수髓 진액액液

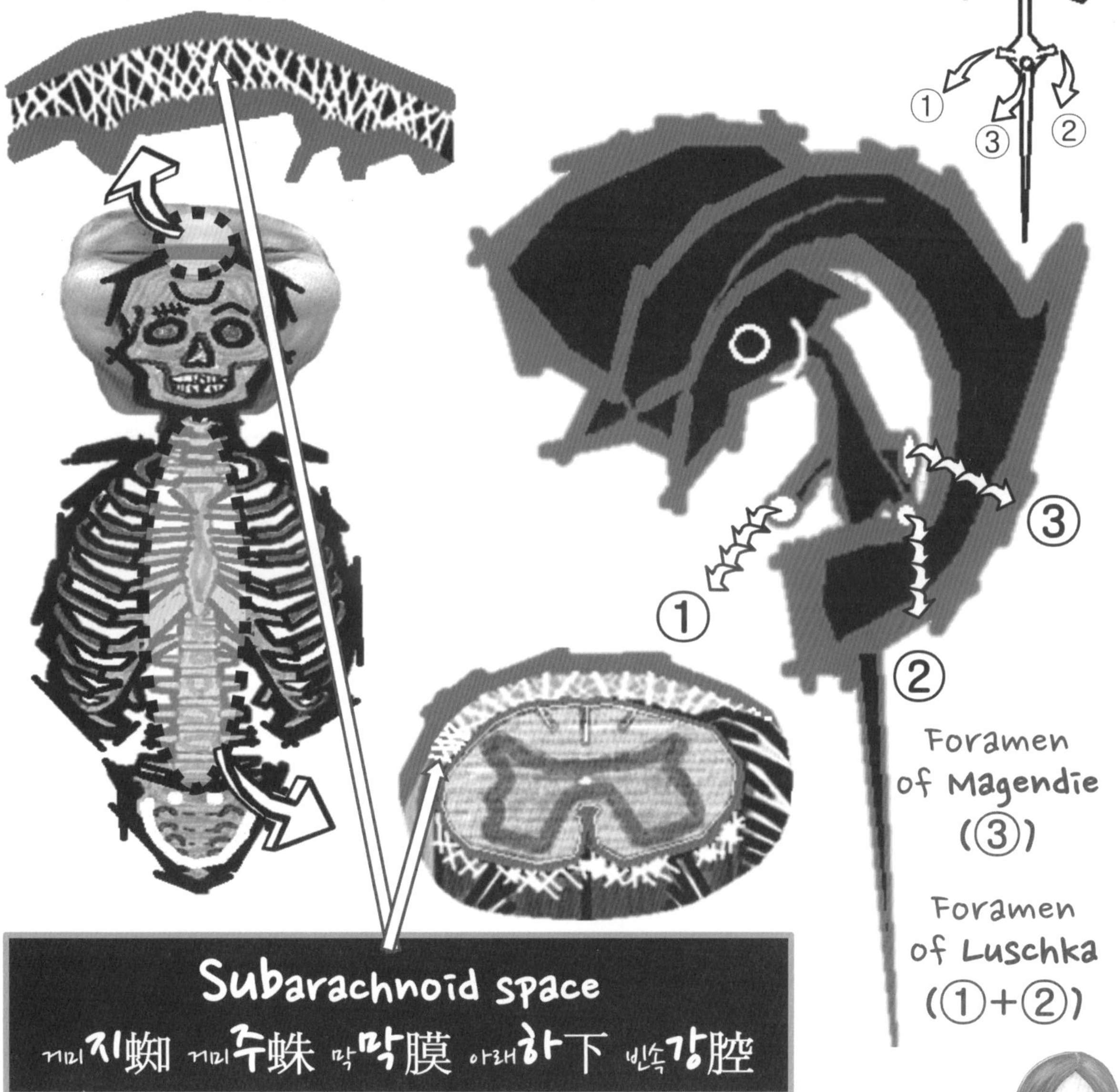

아하! 뇌와 척수에 존재하는, 연할연軟 막과 거미지蜘 거미주蛛 막 사이의 공간, 즉 지주막하강 속 체액이 뇌척수액?^^

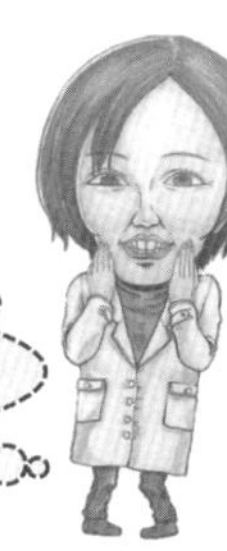

4-25

Epidural space

굳을경硬 막막膜 위상上 빈속강腔

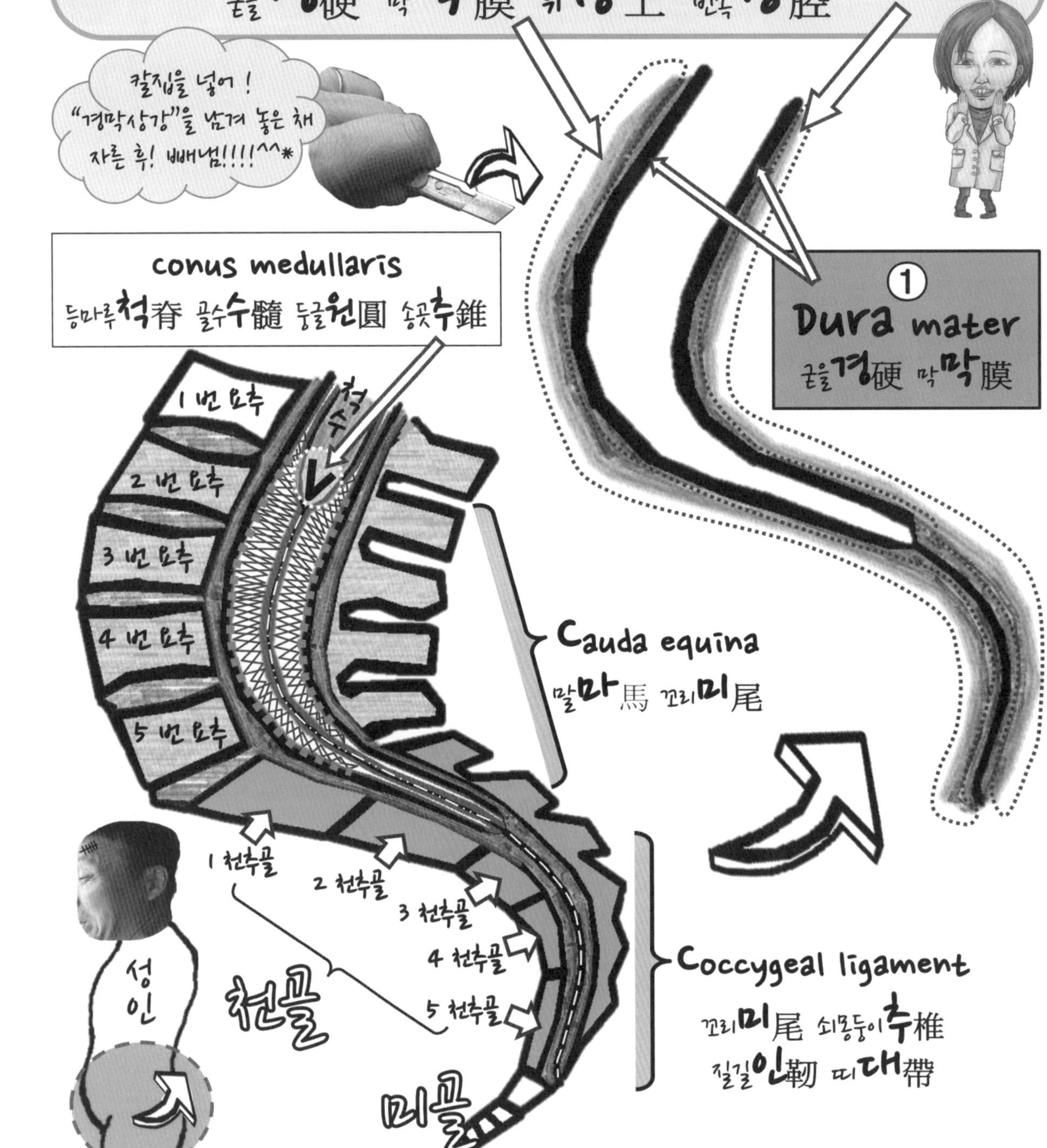

4-26 Subarachnoid space

거미**지**蜘 거미**주**蛛 막**막**膜 아래**하**下 빈속**강**腔

CerebroSpinal fluid **뇌**腦 **척**脊 **수**髓 진액**액**液 ← 흐를**유**流 달릴**주**走 !!!!

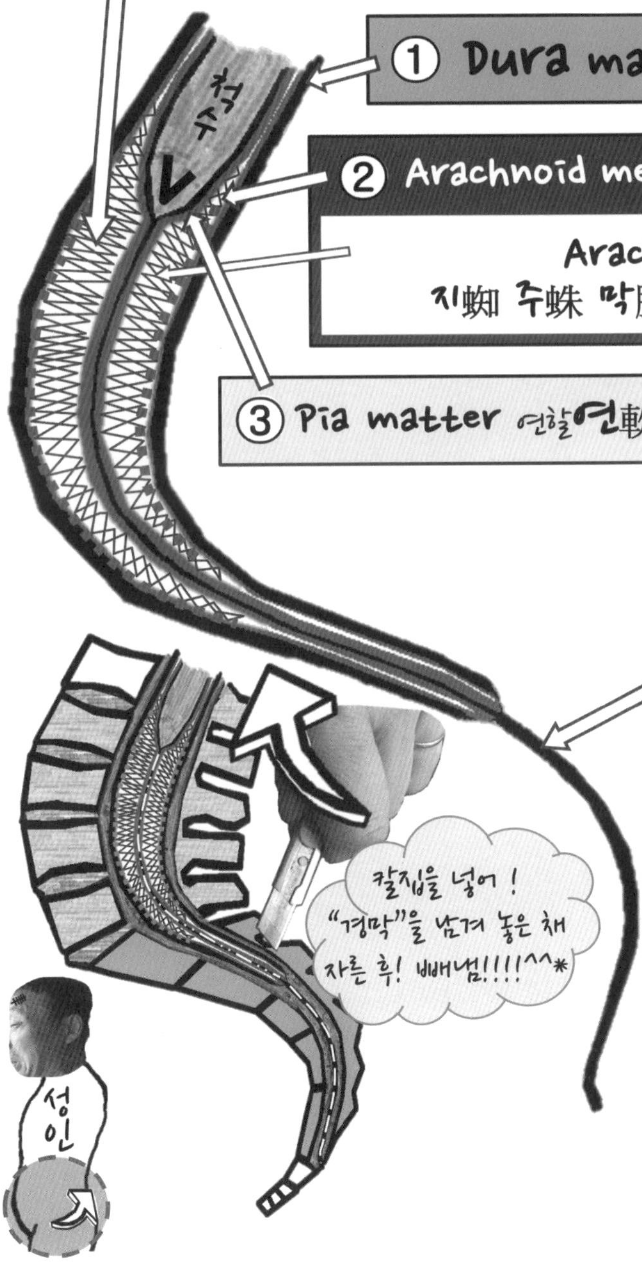
척수
칼질을 넣어 !
"경막"을 남겨 놓은 채
자른 후! 빼내넘!!!!^^*
성인

① Dura mater 굳을**경**硬 막**막**膜

② Arachnoid membrane 거미**지**蜘 거미**주**蛛 막**막**膜

Arachnoid trabecula
지蜘 **주**蛛 **막**膜 가늘**섬**纖 밧줄**유**維 기둥**주**柱

③ Pia matter 연할**연**軟 막**막**膜

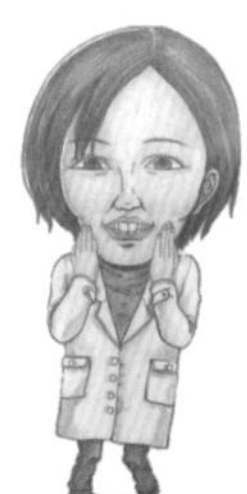

coccygeal ligament
꼬리**미**尾 쇠몽둥이**추**椎 **인**靭 **대**帶

Filum terminale externa
외外 **측**側 마칠**종**終 실**사**絲
척수-경막의 연장!

+

Filum terminale interna
내內 **측**側 마칠**종**終 실**사**絲
척수-연막의 연장!

CerebroSpinal fluid 뇌뇌腦 등마루척脊 골수수髓 진액액液

4-27

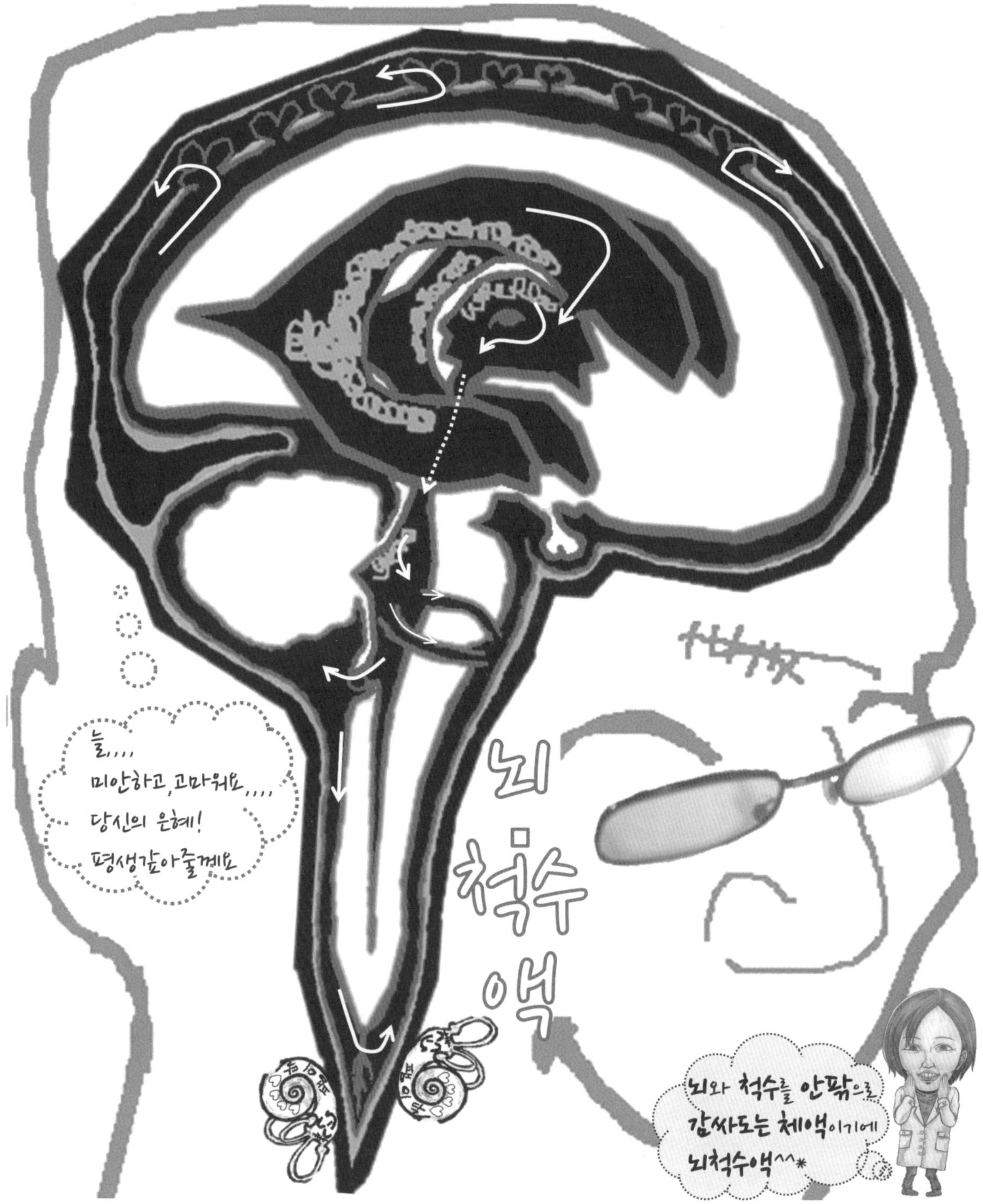

4-28

Brain 뇌 뇌 腦

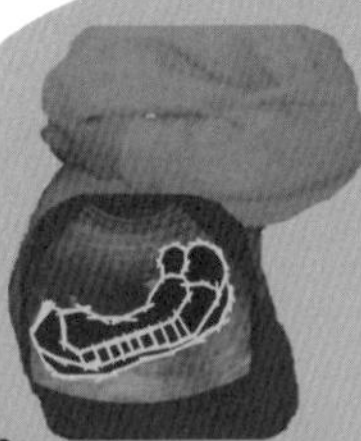

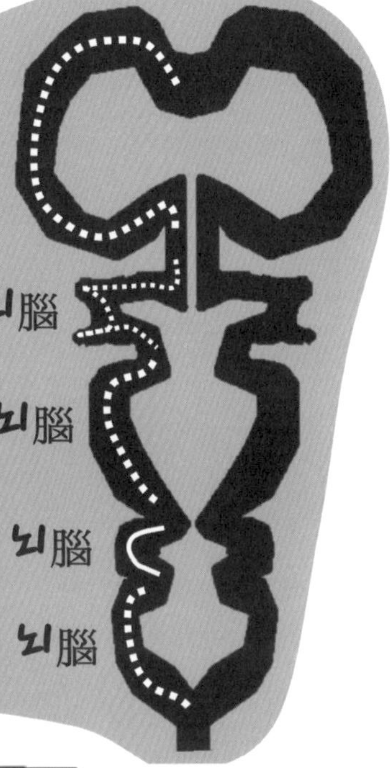

Telencephalon 종終 뇌腦

Diencephalon 간間 뇌腦

발생학적구분????^^ Mesencephalon 중中 뇌腦

Metencephalon 후後 뇌腦

Myelencephalon 수髓 뇌腦

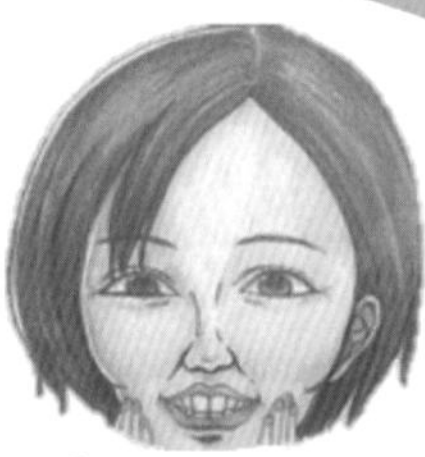

육안적구분????^^

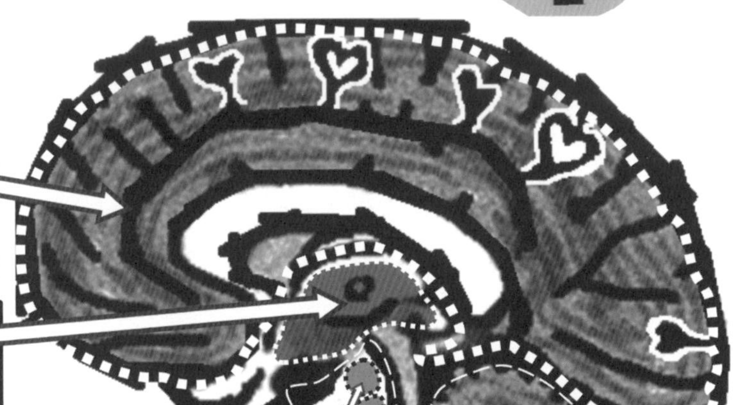

① Cerebrum 큰대大 뇌뇌腦

② Diencephalon 사이간間 뇌뇌腦

③ Brain stem 뇌뇌腦 줄기간幹

- Mid brain 가운데중中 뇌뇌腦
- Pons 다리교橋 뇌뇌腦
- Medulla oblongata 이끌연延 골수수髓

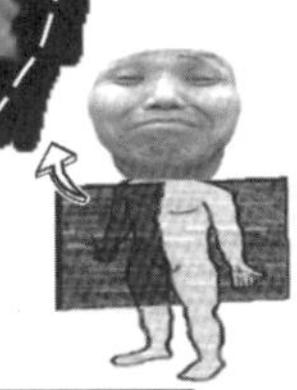

④ cerebellum 작은소小 뇌뇌腦

4-29 Cerebrum 큰대大 뇌뇌腦

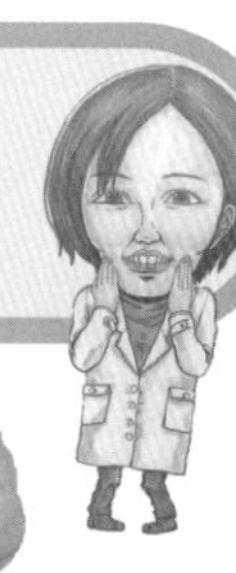

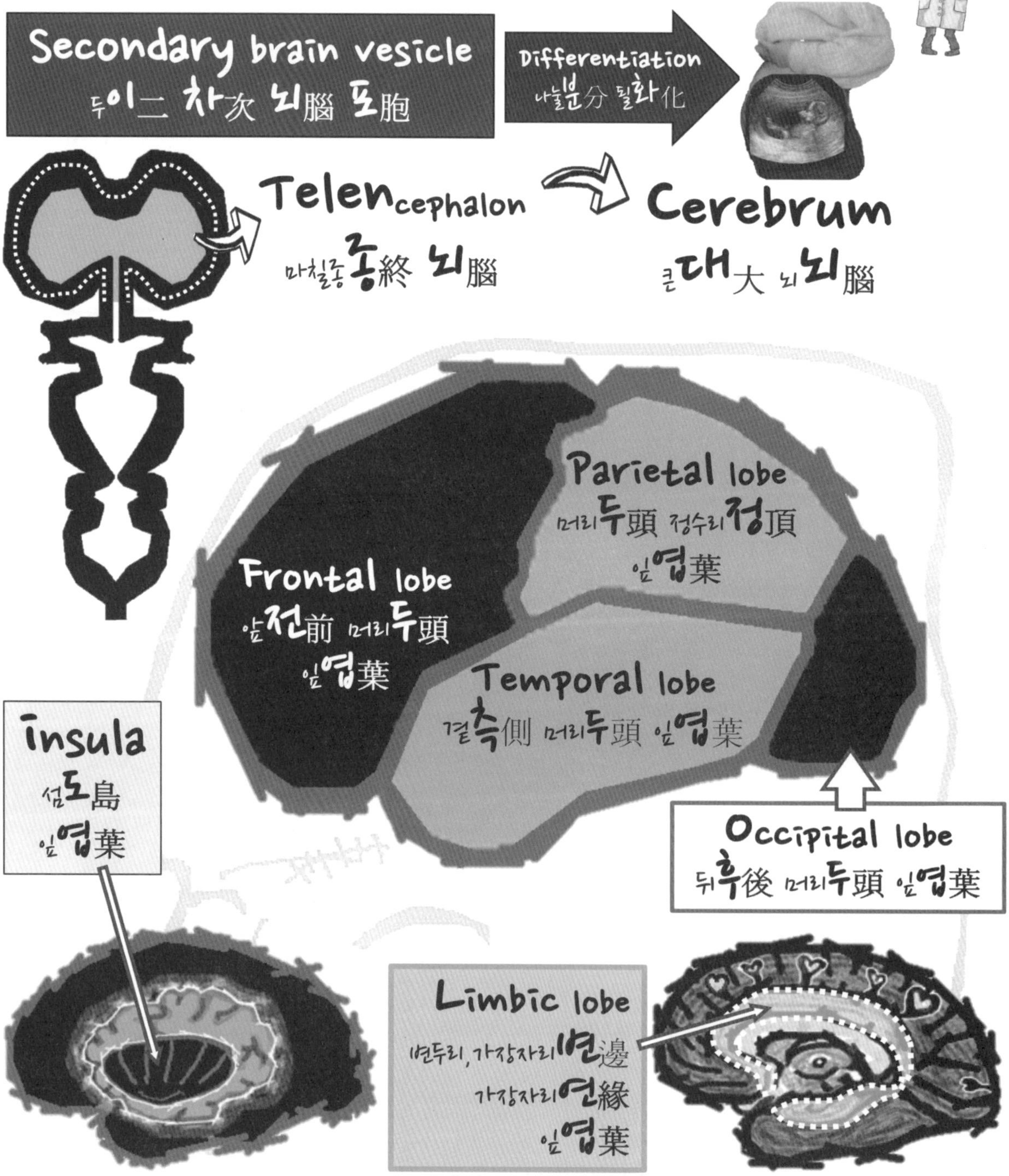

Cerebral cortex 4-30

큰대大 뇌뇌腦 가죽피皮 바탕질質

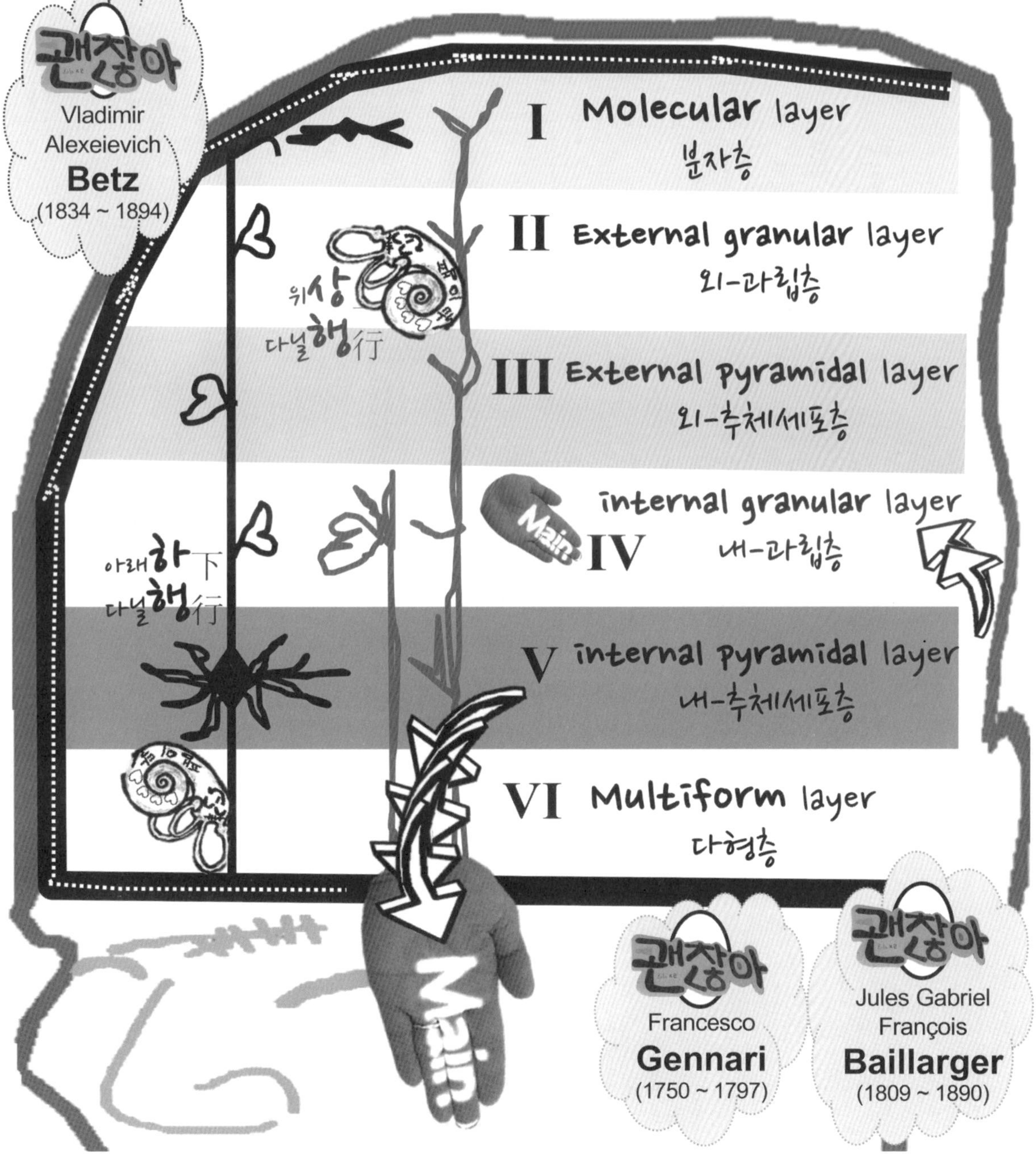

4-31 Cerebrum 큰대大 뇌뇌腦

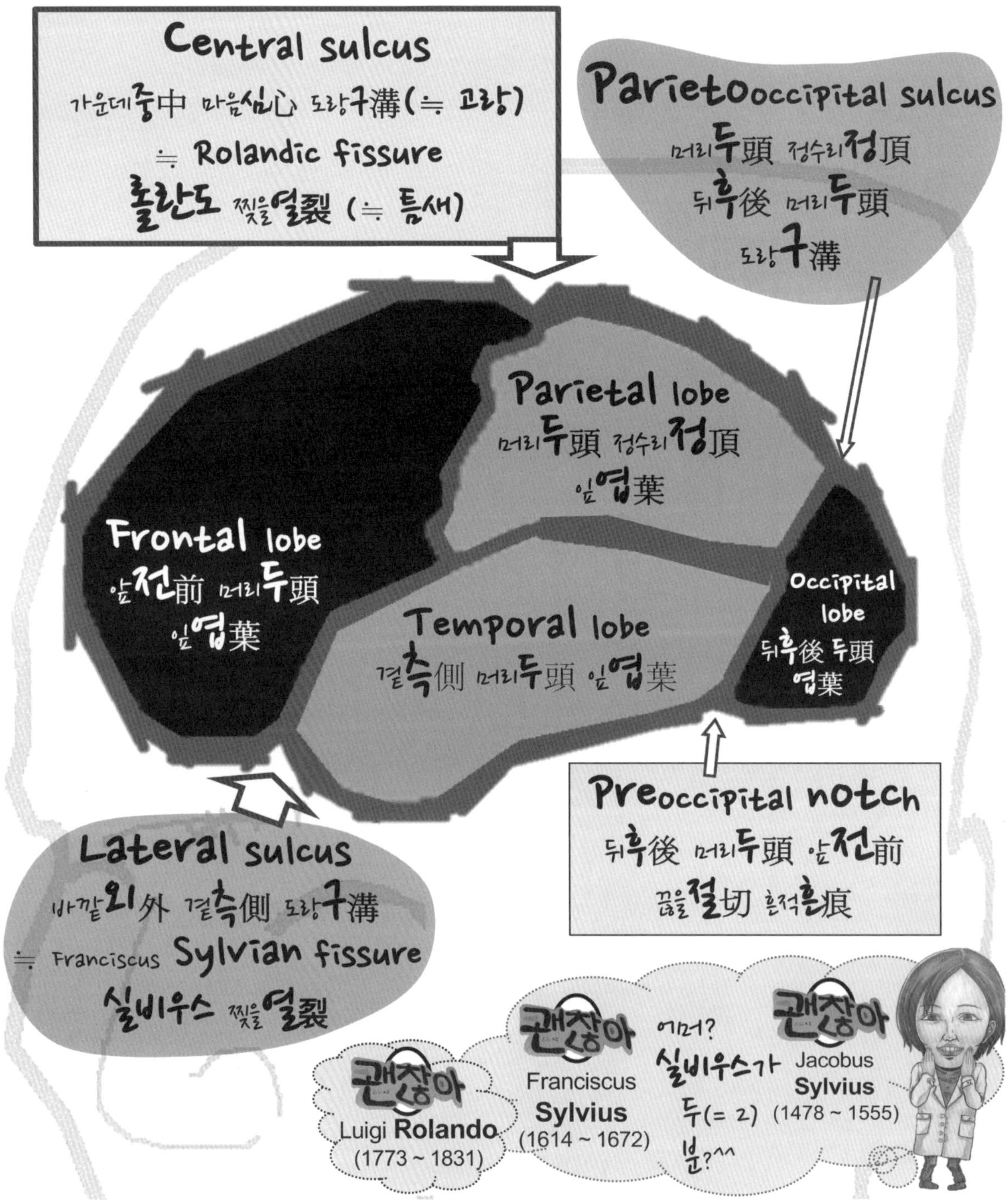

4-32

Cerebrum

Frontal lobe 앞 전前 머리 두頭 잎 엽葉

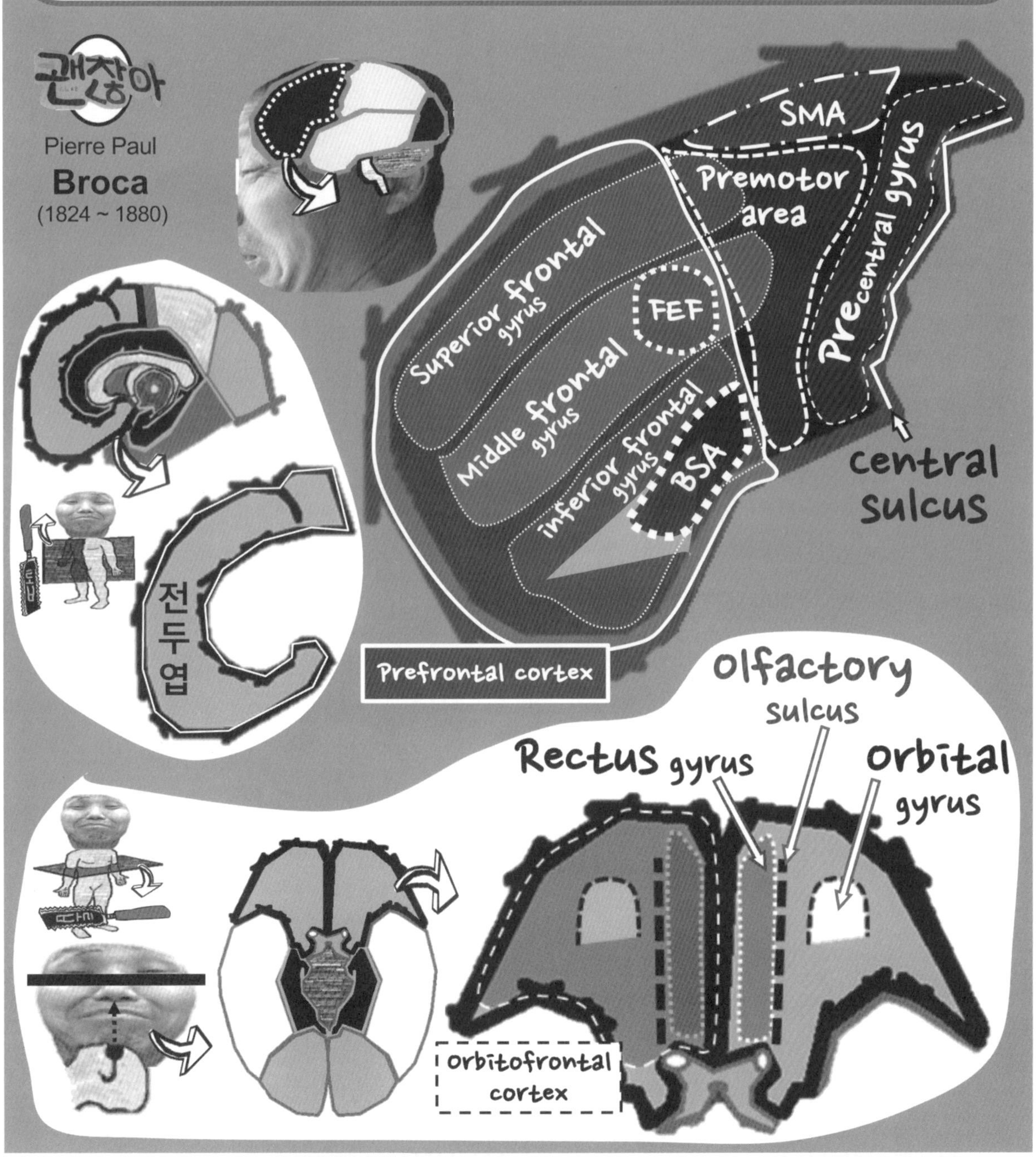

4-33

Frontal & Parietal lobe

Homunculus 호먼큘러스

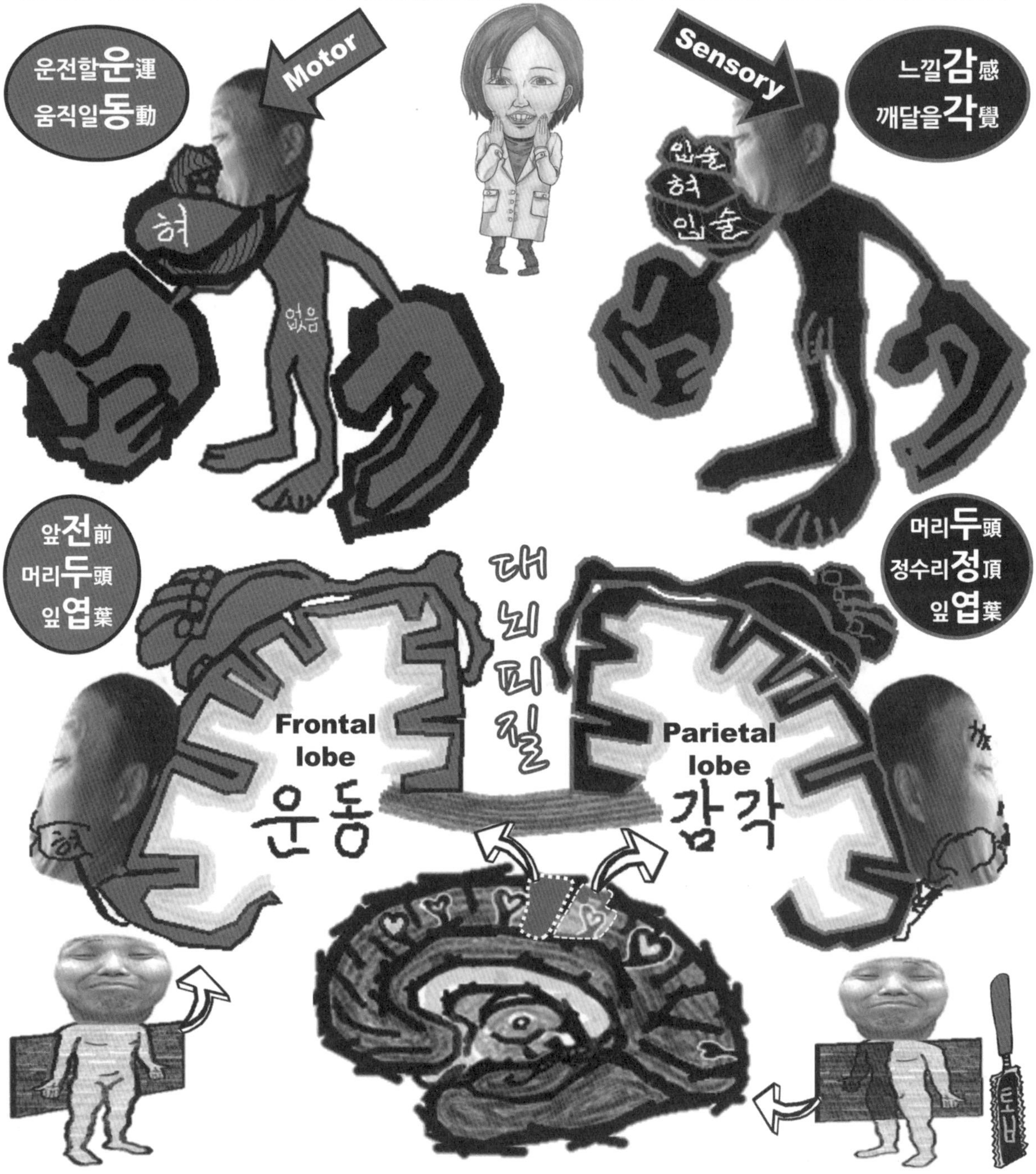

4-34

Cerebrum

Parietal lobe 머리두頭 정수리정頂 잎엽葉

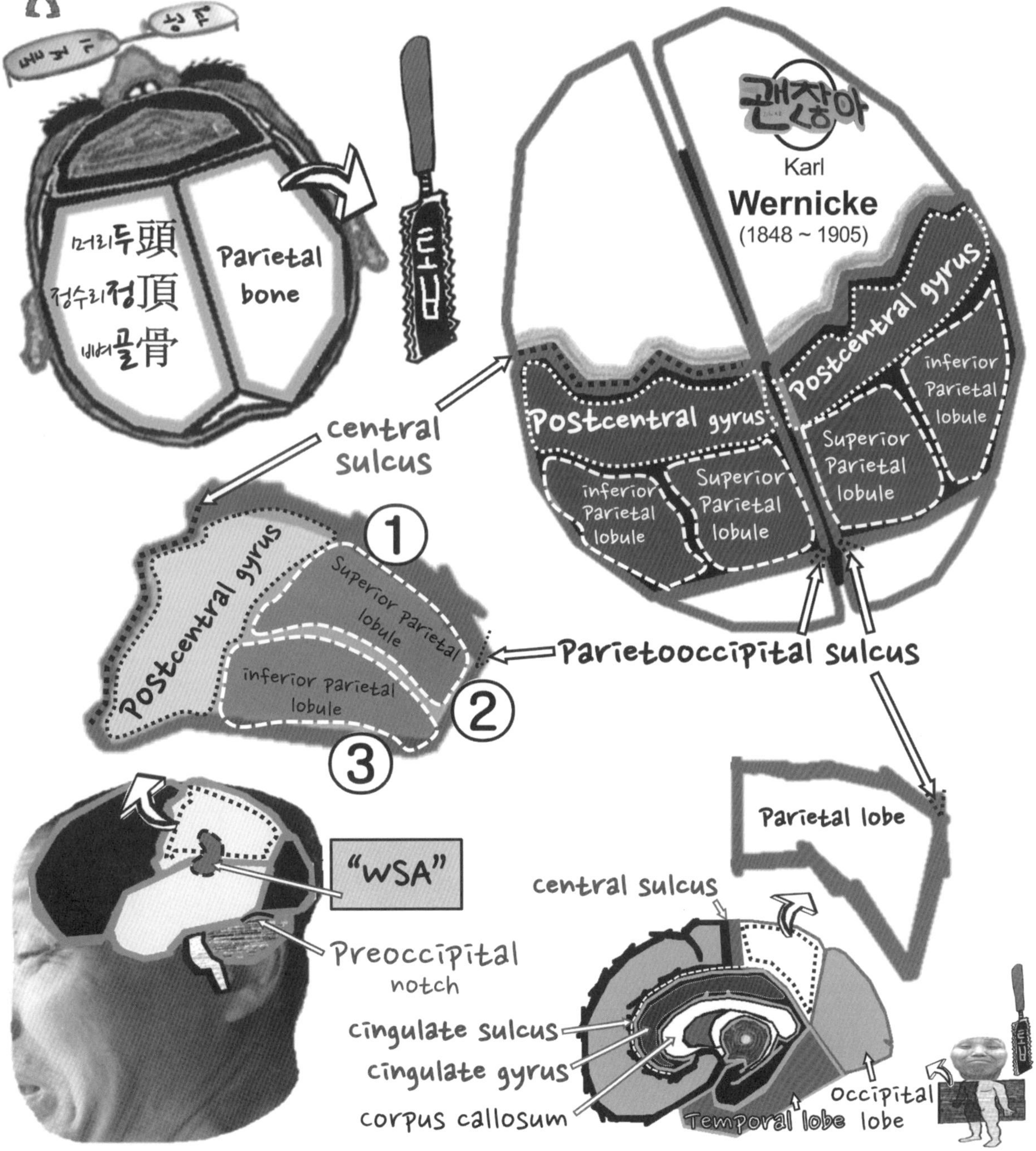

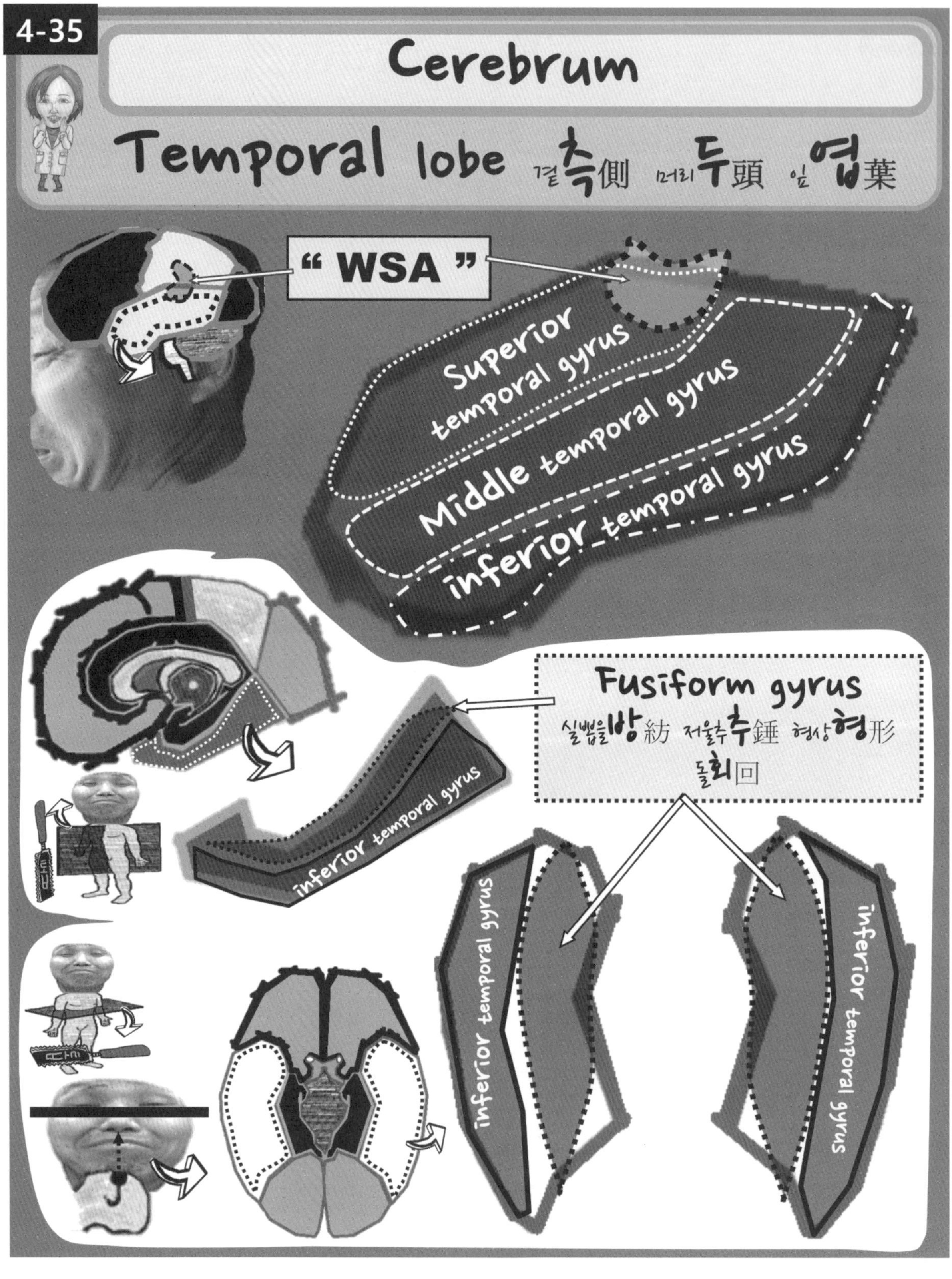
4-35
Cerebrum
Temporal lobe 곁측側 머리두頭 잎엽葉
" WSA "
Superior temporal gyrus
Middle temporal gyrus
inferior temporal gyrus
Fusiform gyrus
실뽑을방紡 저울추추錘 형상형形 돌회回
inferior temporal gyrus
inferior temporal gyrus
inferior temporal gyrus

4-36 Temporal lobe 곁측側 머리두頭 잎엽葉

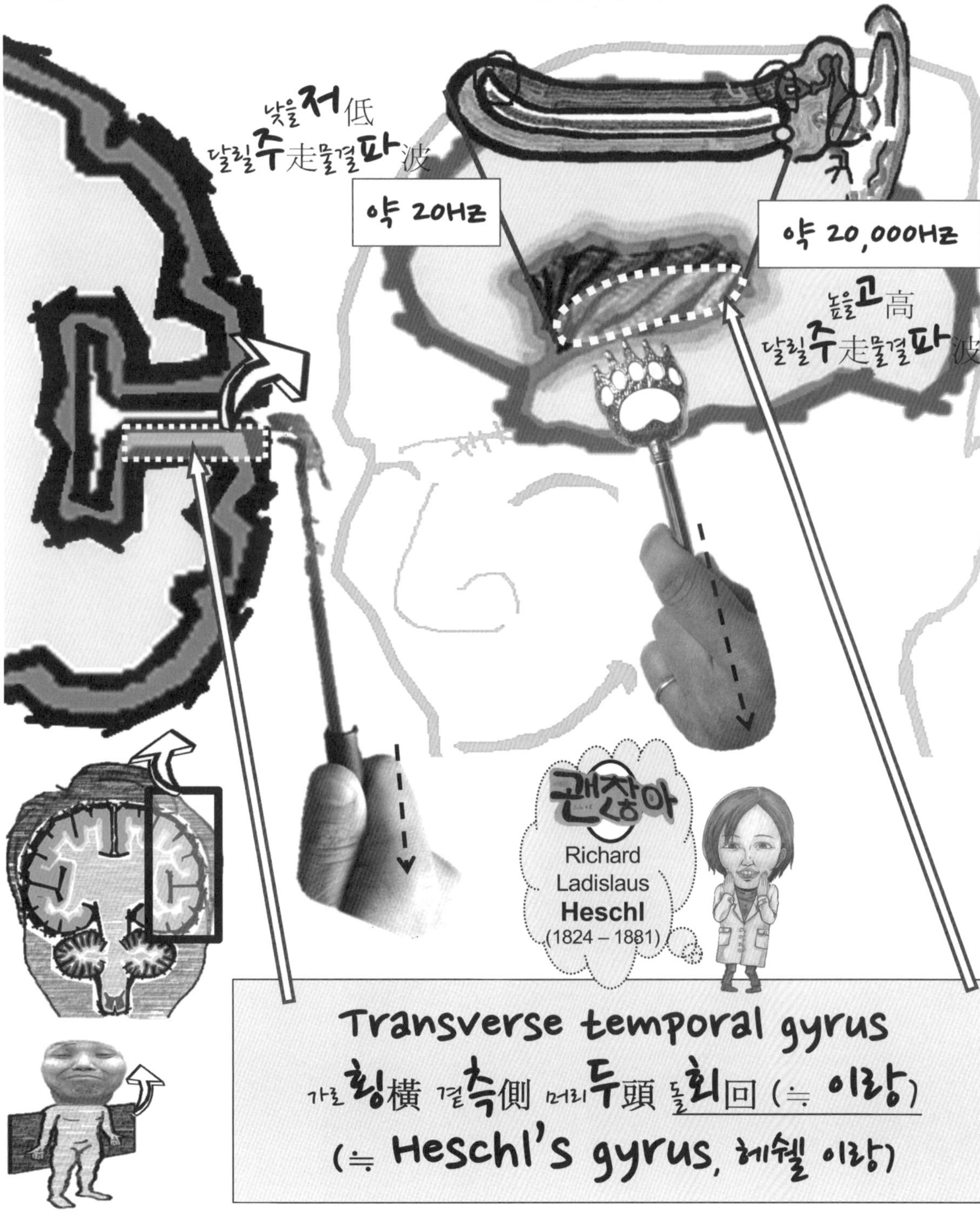

Transverse temporal gyrus
가로횡橫 곁측側 머리두頭 돌회回 (≒ 이랑)
(≒ Heschl's gyrus, 헤쉘 이랑)

4-37 insular lobe 섬도島 잎엽葉

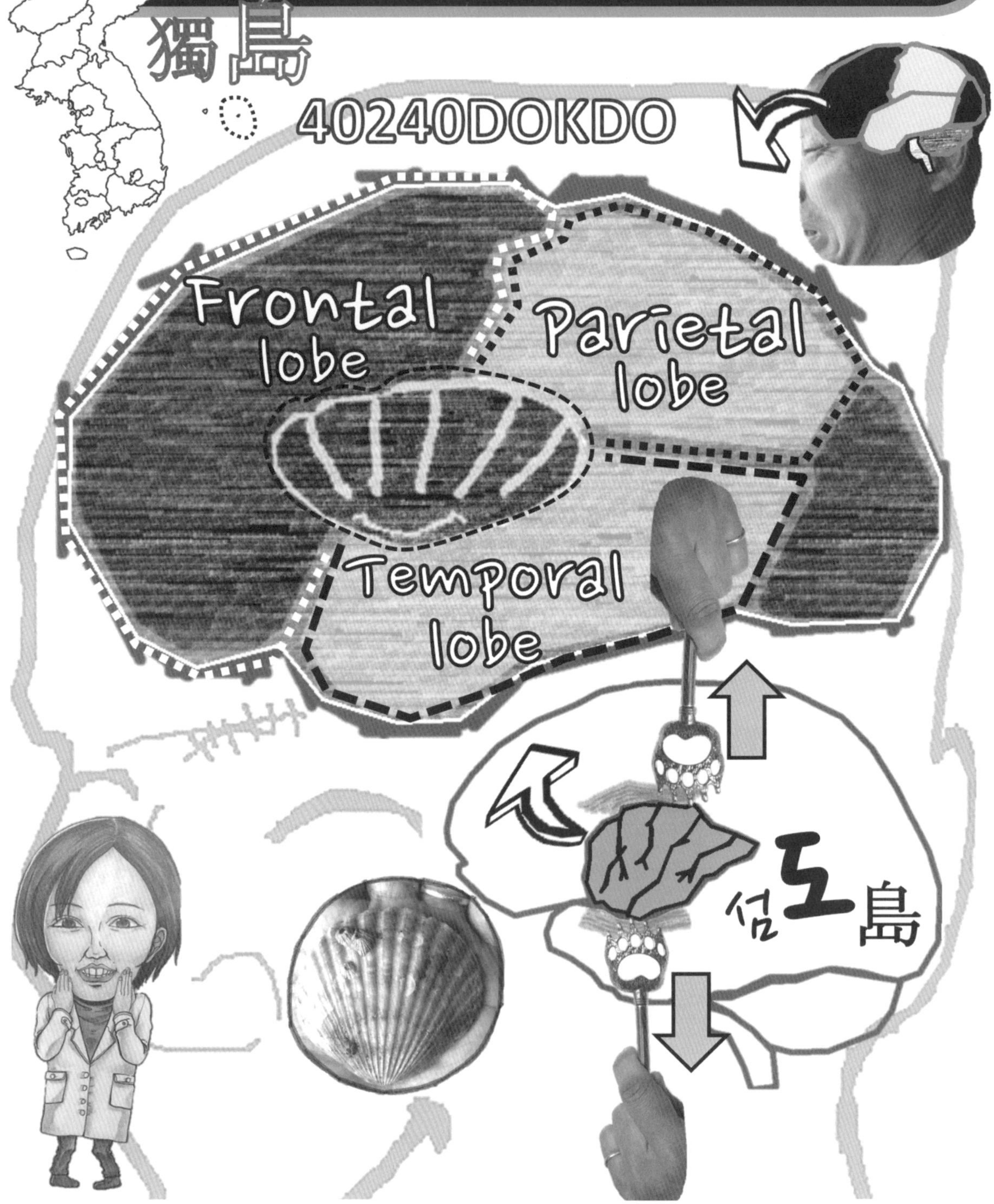

4-38

insular lobe 섬도島 잎엽葉
(≒ island of Reil, 라일 섬도島)

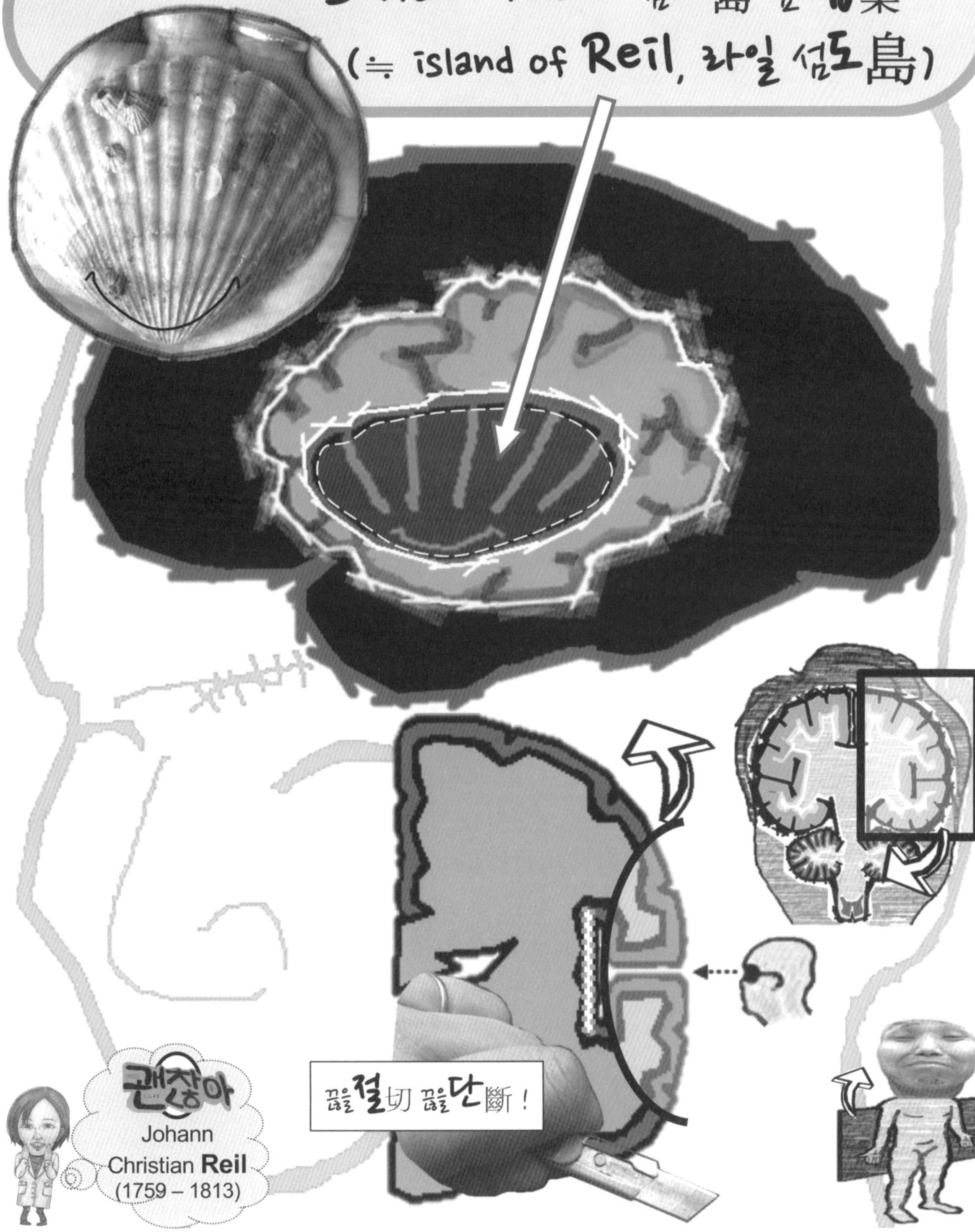

4-39 Cerebrum

Occipital lobe 뒤후後 머리두頭 잎엽葉

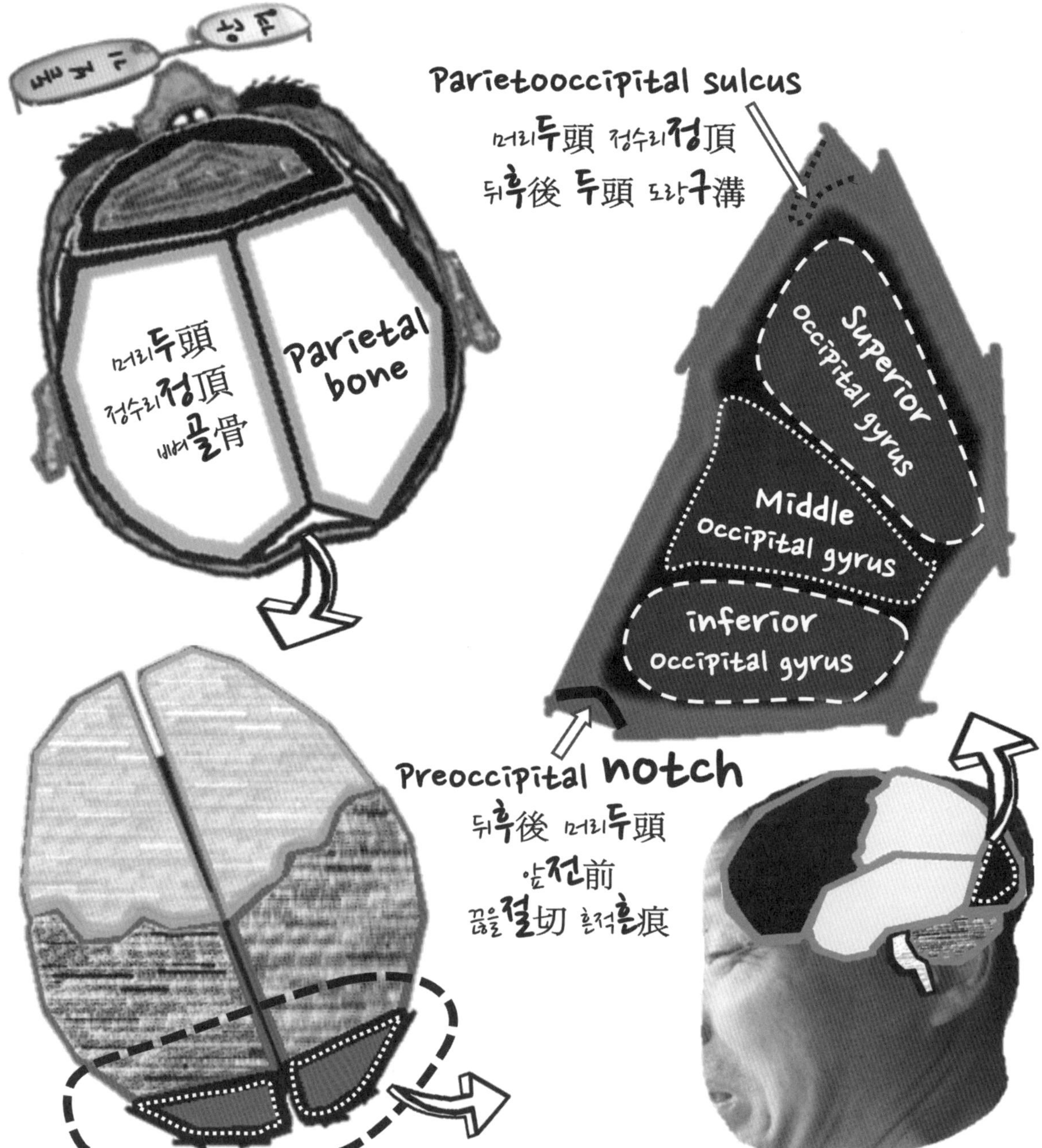

4-40

Cerebrum

Occipital lobe 뒤후後 머리두頭 잎엽葉

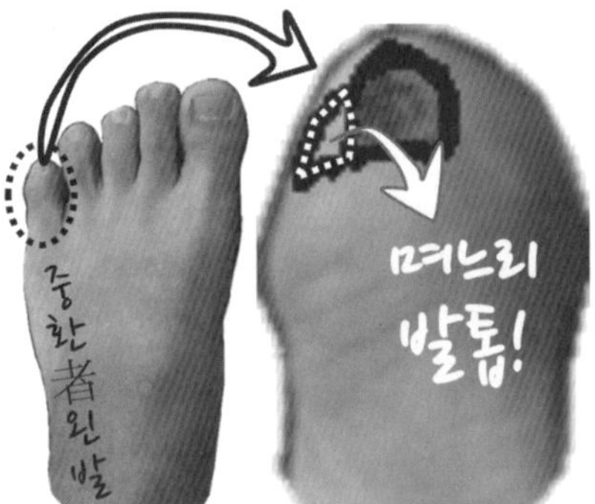

calcarine fissure

새조조鳥 떨어질거距

(다른 뜻: 며느리 발톱!!!!!)거?距

도랑구溝

(= 새발톱 고랑!!!!!)

Cuneus

쐐기설楔 떼부部

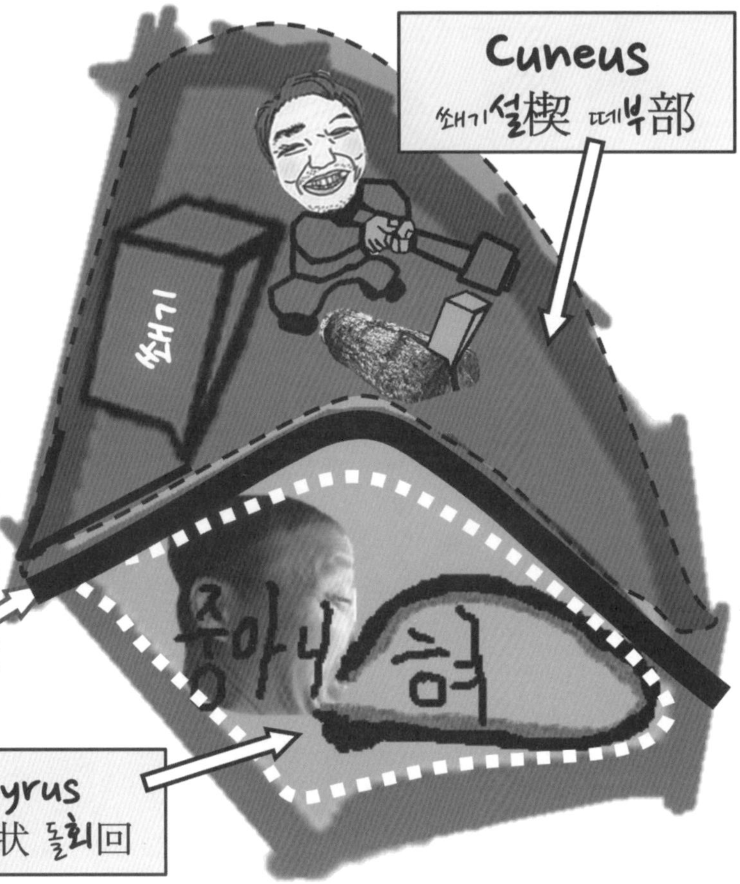

Lingual gyrus

혀설舌 형상상狀 돌회回

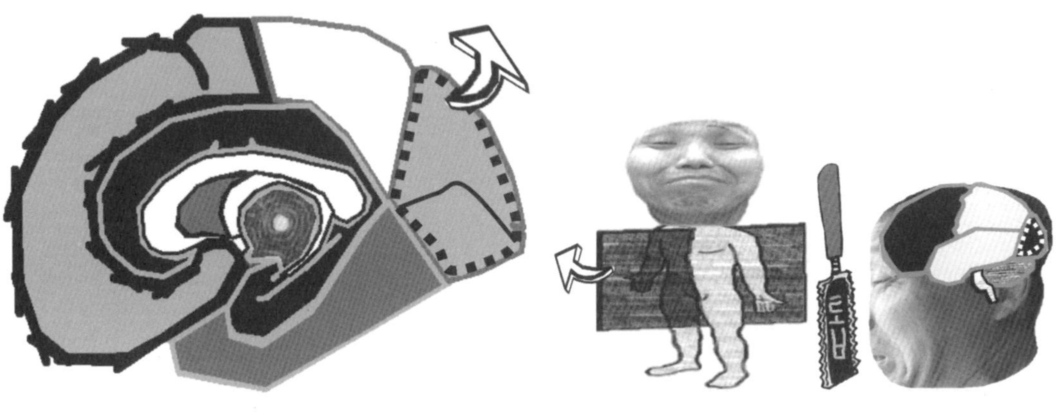

4-41 Occipital lobe 뒤후後 머리두頭 잎엽葉

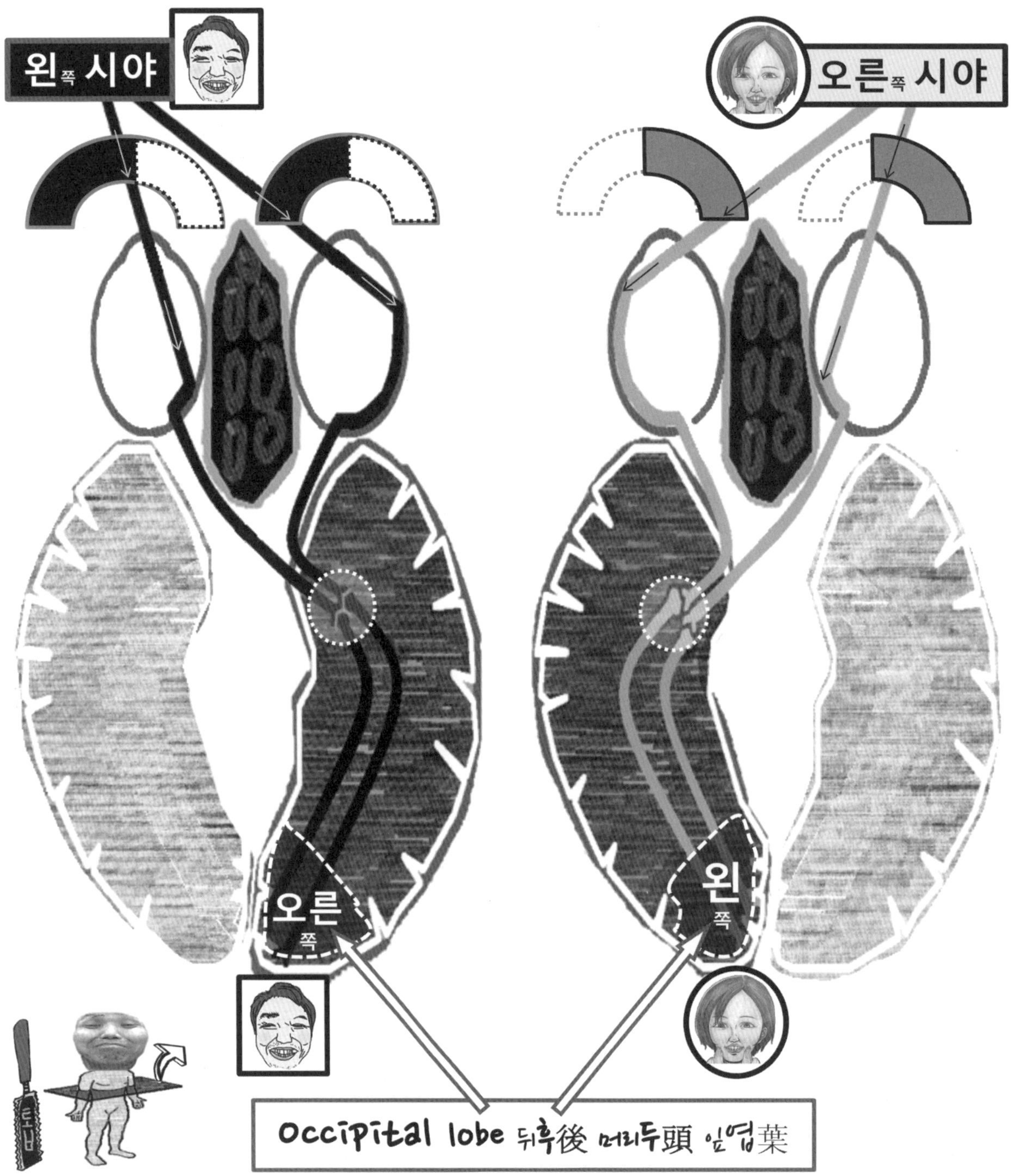

4-42 Occipital lobe 뒤후後 머리두頭 잎엽葉

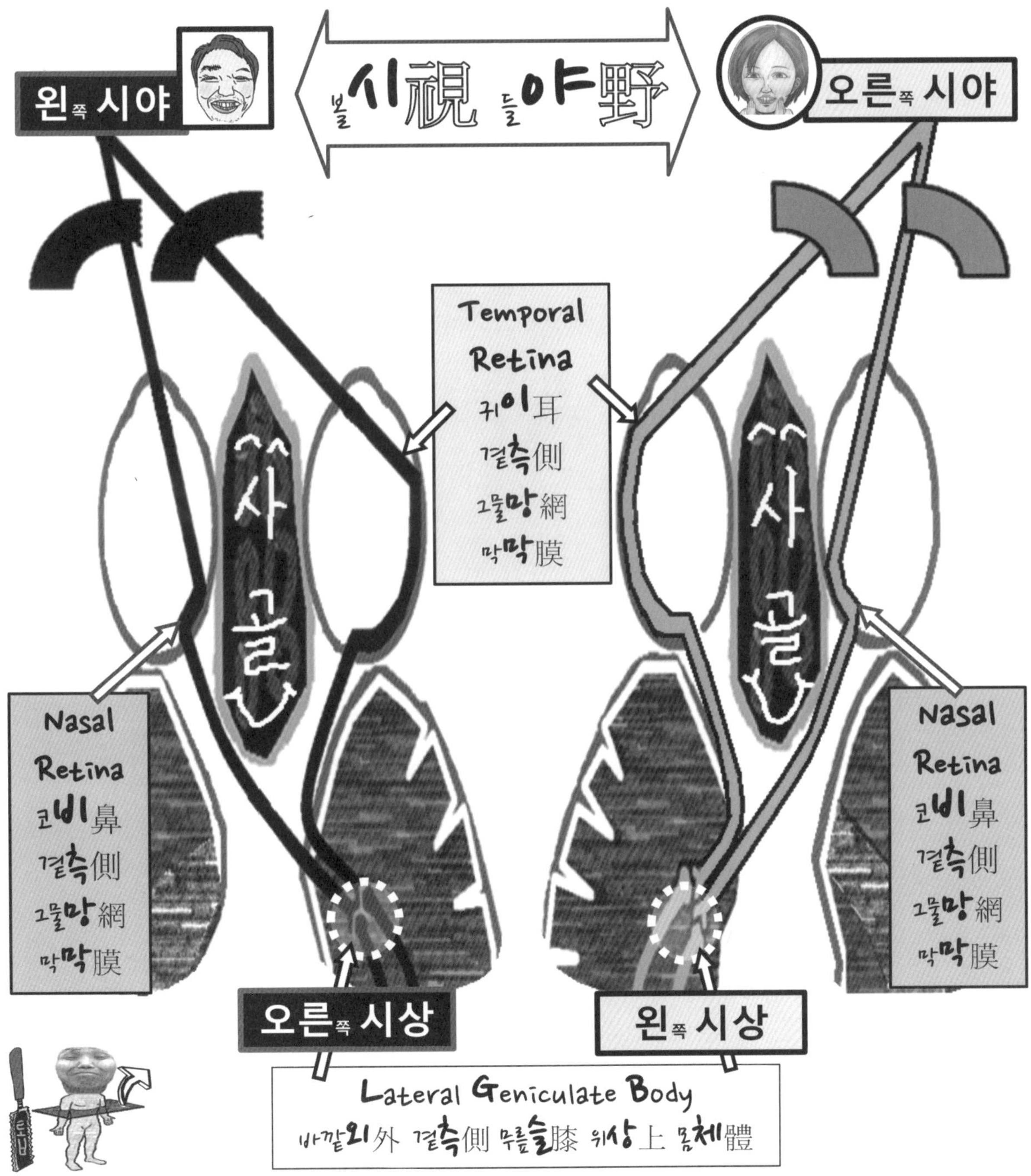

4-43

Occipital lobe 뒤후後 머리두頭 잎엽葉

visual processing pathway
볼시視 깨달을각覺 곳처處 다스릴리理 지날경經 길로路

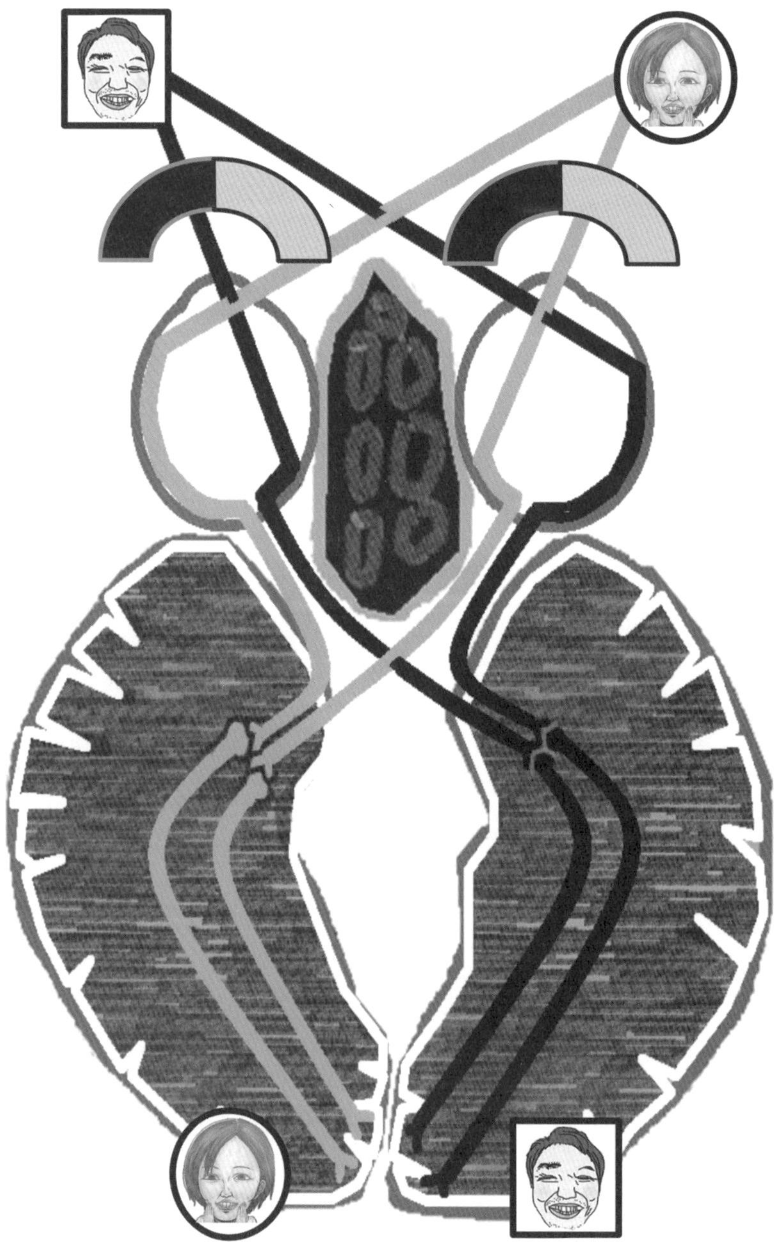

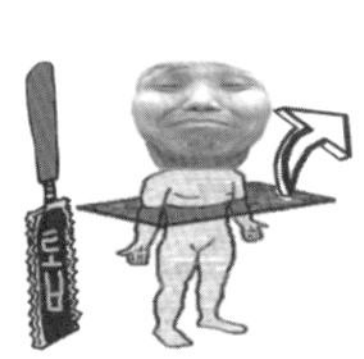

Visual processing pathway
볼시視 깨달을각覺 곳처處 다스릴리理 지날경經 길로路

4-44

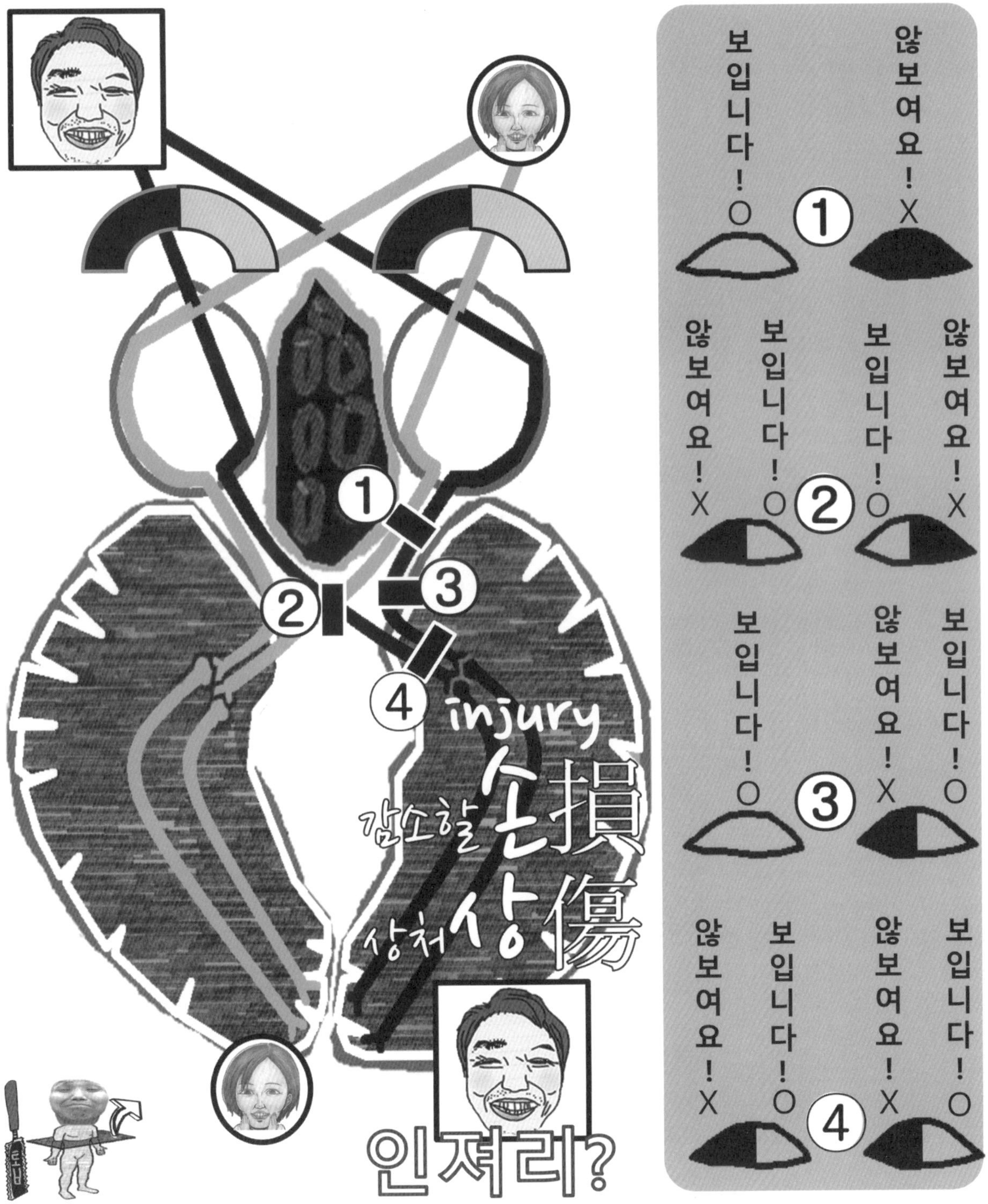

Visual processing pathway 4-45
볼시視 깨달을각覺 곳처處 다스릴리理 지날경經 길로路

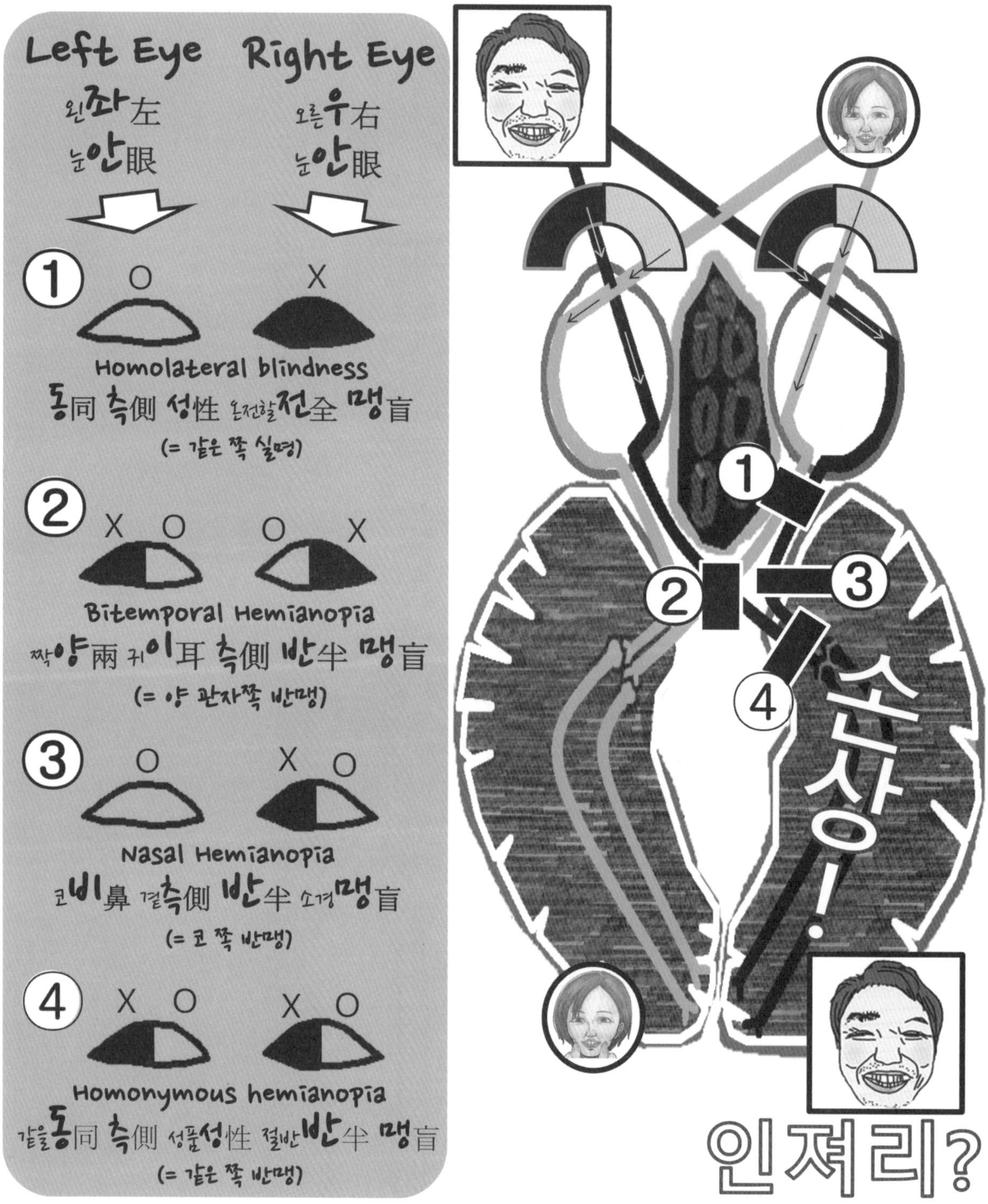

4-46 Limbic lobe

변두리(가장자리) 변邊 가장자리 연緣 잎 엽葉

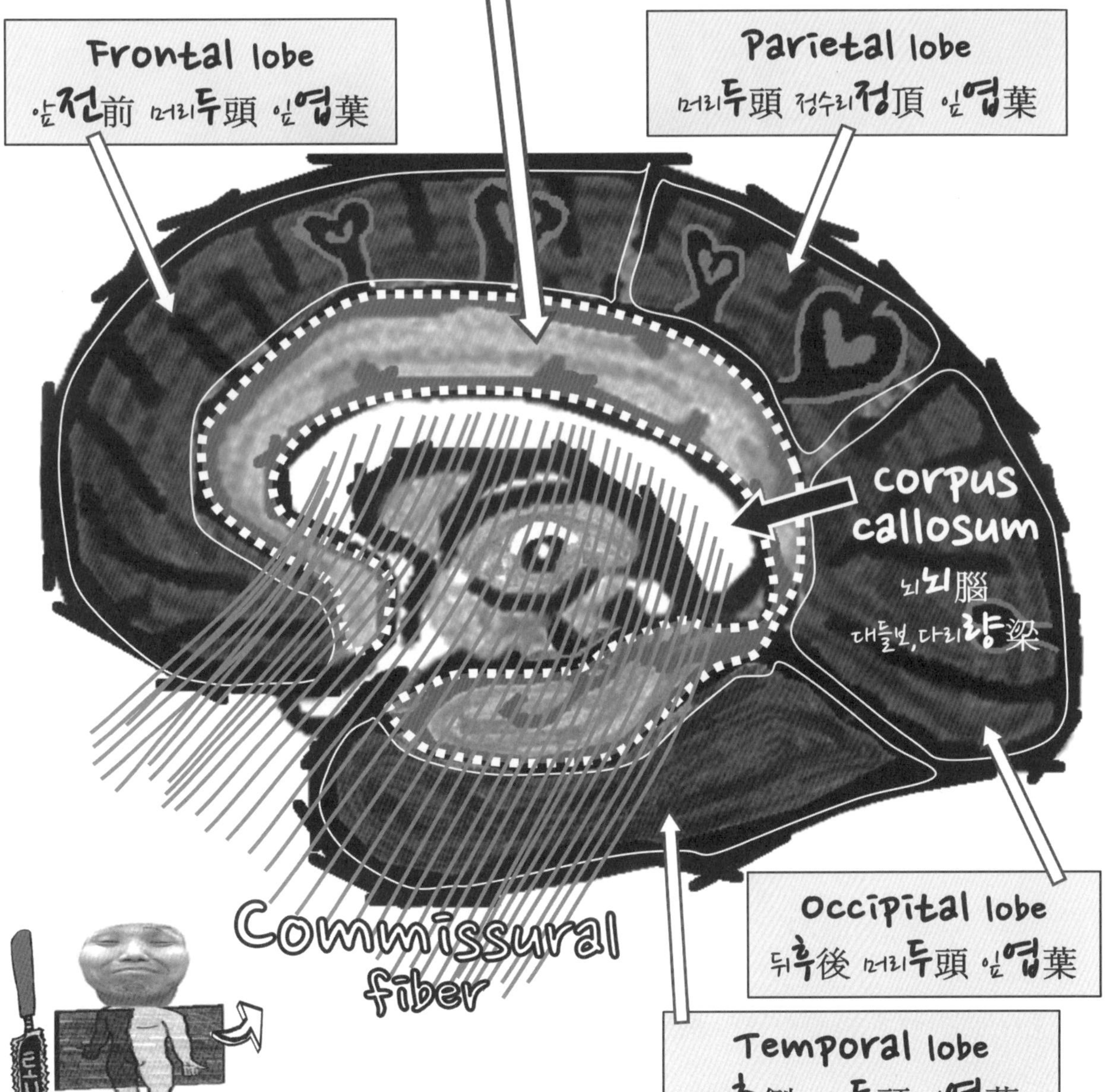

4-47 Limbic lobe 변두리 변邊 가장자리 연緣 잎 엽葉

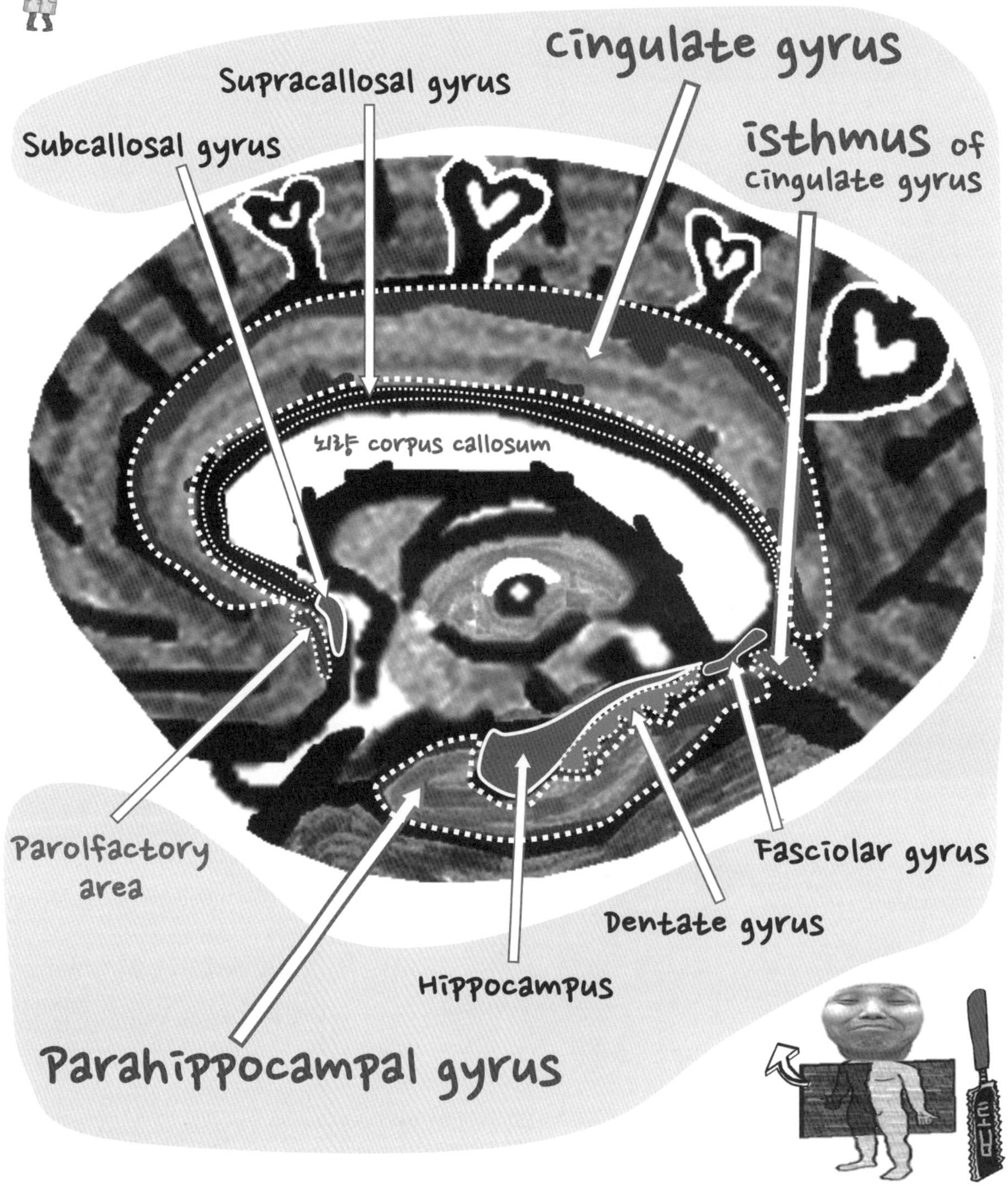

4-48

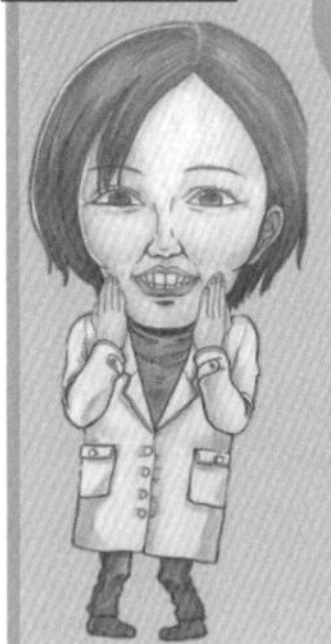

Telencephalon

Hippocampal formation

바다해海 말마馬 형상형形 몸체體

☞ archicortex 근원원原 근본시始 가죽피皮 바탕질質

Secondary brain vesicle
두이二 차次 뇌腦 포胞

Differentiation
나눌분分 될화化

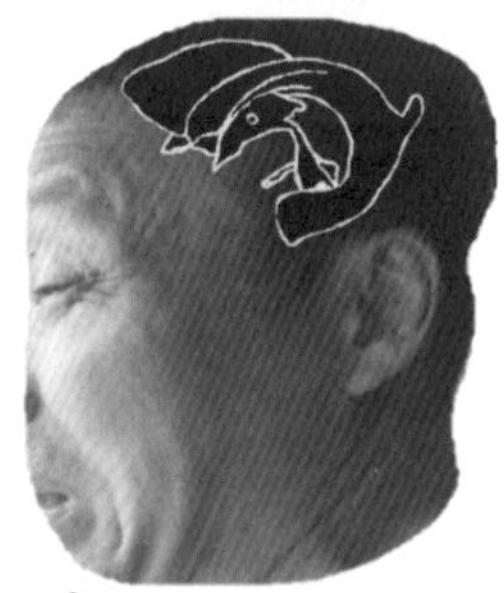

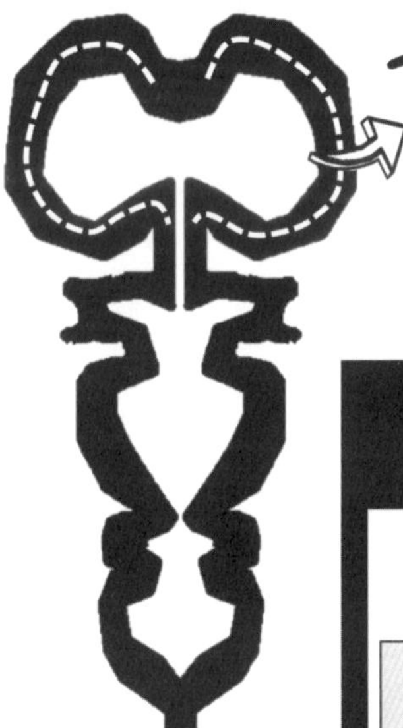

Telencephalon
마칠종終 뇌뇌腦

Lateral ventricle
곁측側 뇌뇌腦 집실室

Cerebrum

Hippocampal formation

Hippocampus (= cornu ammonis)
바다해海 말마馬 (= 암몬 뿔각角)

Subiculum
지탱할지支 버틸지持 편평한 건축물대臺

Dentate gyrus 이빨치齒 형상상狀 돌회回

4-49

Limbic lobe

Hippocampus 바다해海 말마馬

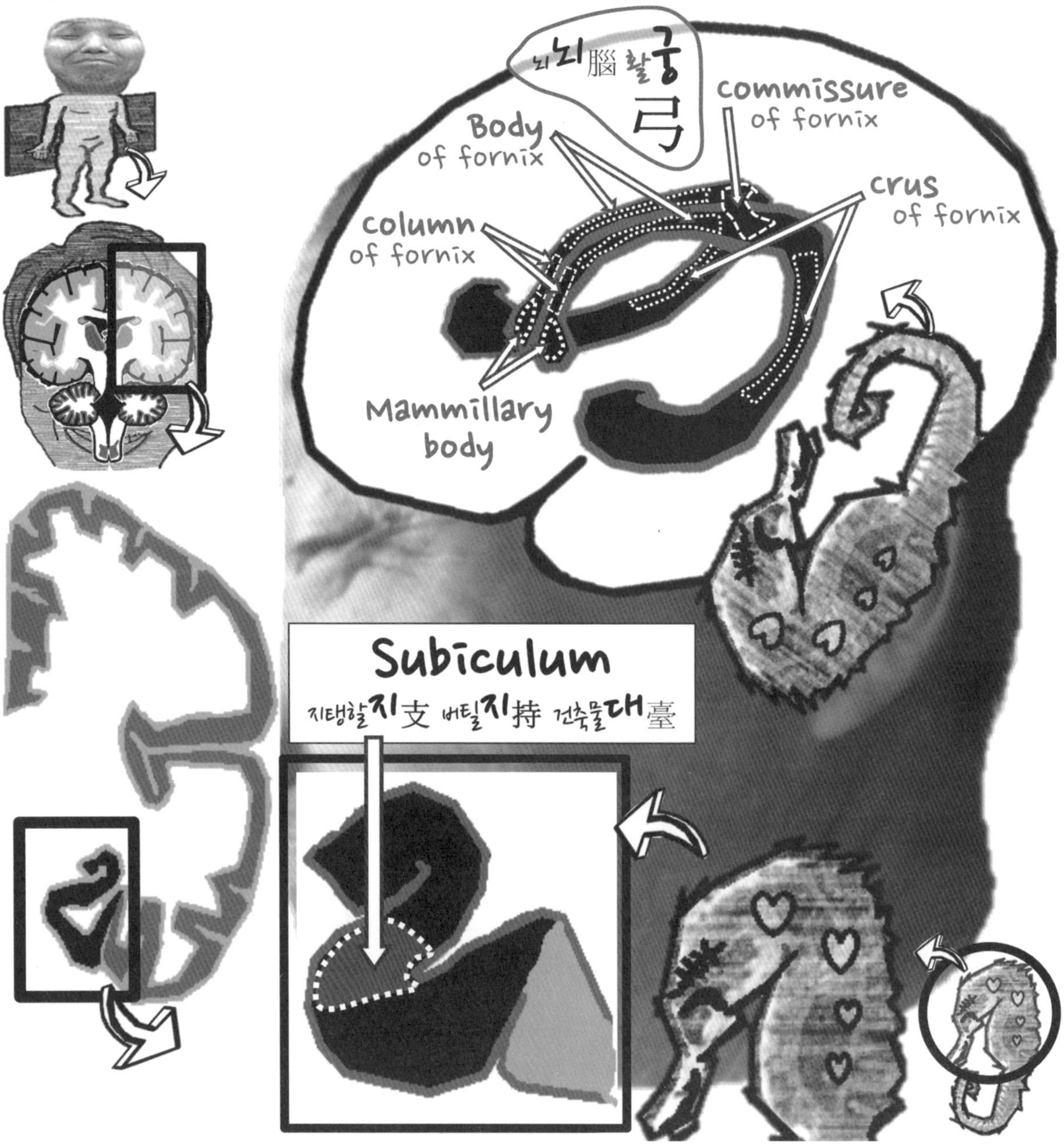

4-50 Limbic lobe

Hippocampus 바다해海 말마馬

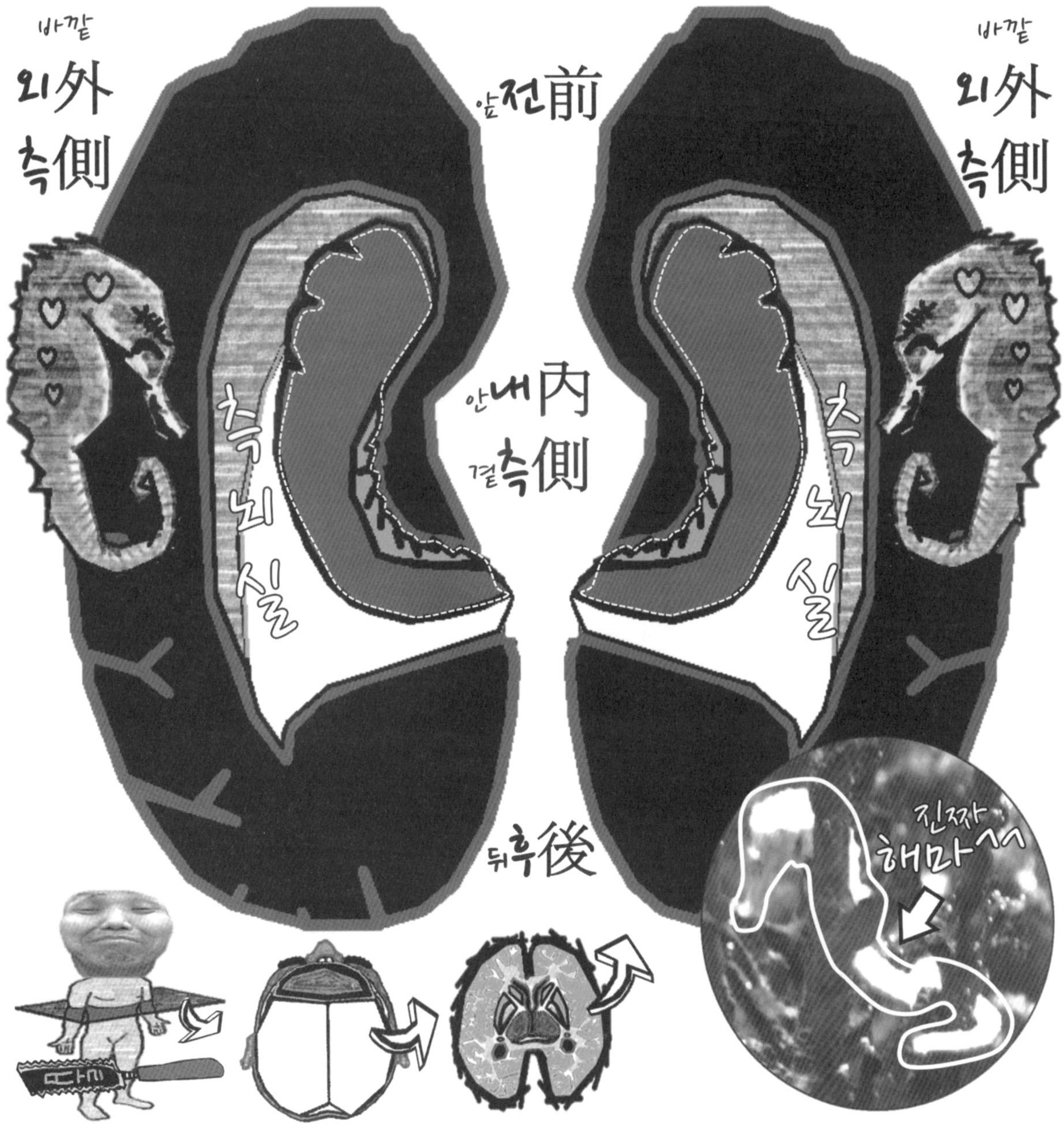

4-51

Hippocampus

Ammon's horn 암몬 뿔 각角
(≒ cornu ammonis)

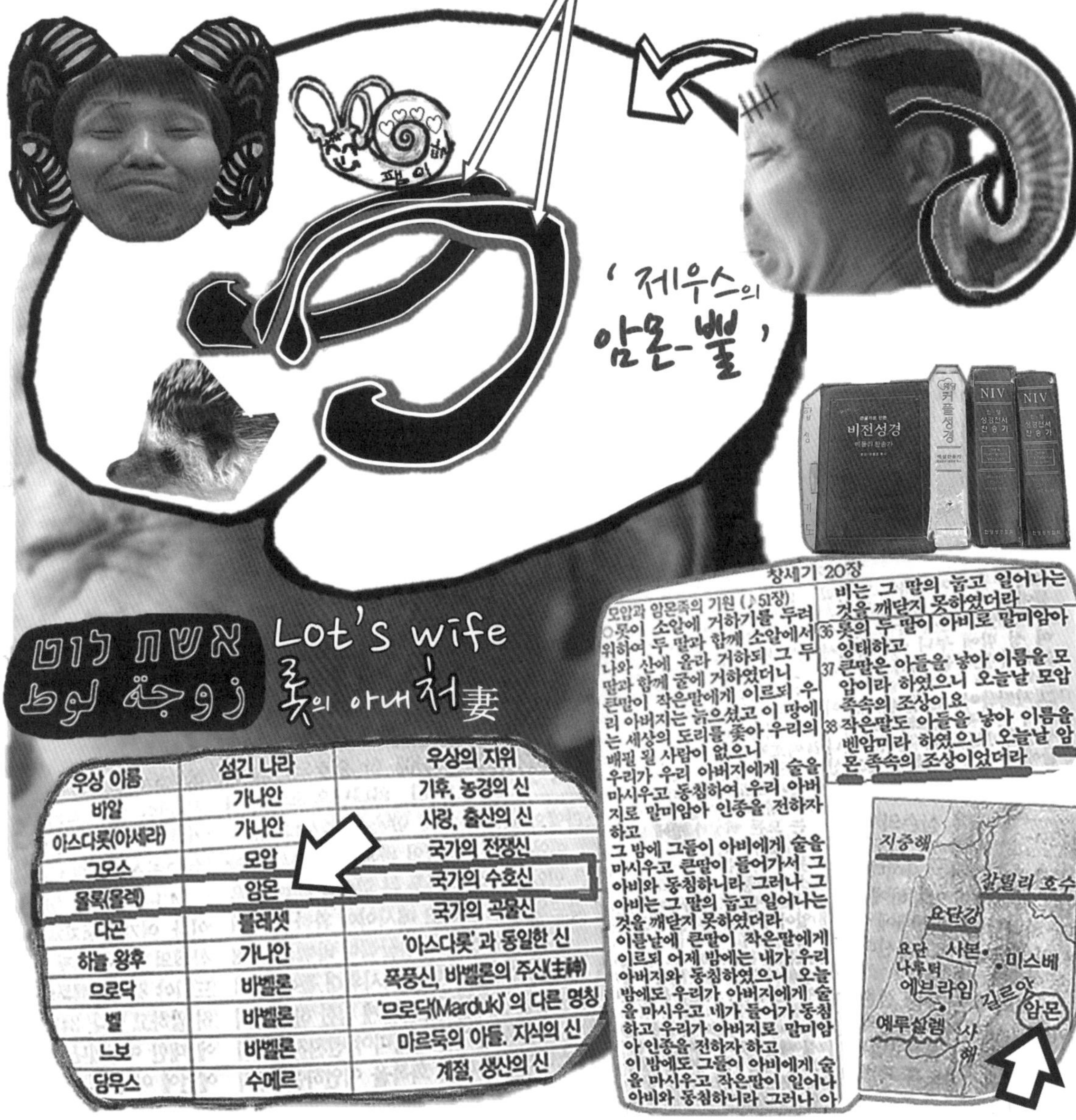

우상 이름	섬긴 나라	우상의 지위
바알	가나안	기후, 농경의 신
아스다롯(아세라)	가나안	사랑, 출산의 신
그모스	모압	국가의 전쟁신
몰록(몰렉)	암몬	국가의 수호신
다곤	블레셋	국가의 곡물신
하늘 왕후	가나안	'아스다롯'과 동일한 신
므로닥	바벨론	폭풍신, 바벨론의 주신(主神)
벨	바벨론	'므로닥(Marduk)'의 다른 명칭
느보	바벨론	마르둑의 아들, 지식의 신
담무스	수메르	계절, 생산의 신

창세기 20장

모압과 암몬족의 기원 (♪51장)
○롯이 소알에 거하기를 두려워하여 두 딸과 함께 소알에서 나와 산에 올라 거하되 그 두 딸과 함께 굴에 거하였더니 큰딸이 작은딸에게 이르되 우리 아버지는 늙으셨고 이 땅에는 세상의 도리를 좇아 우리의 배필 될 사람이 없으니 우리가 우리 아버지에게 술을 마시우고 동침하여 우리 아버지로 말미암아 인종을 전하자 하고 그 밤에 그들이 아비에게 술을 마시우고 큰딸이 들어가서 그 아비와 동침하니라 그러나 그 아비는 그 딸의 눕고 일어나는 것을 깨닫지 못하였더라 이튿날에 큰딸이 작은딸에게 이르되 어제 밤에는 내가 우리 아버지와 동침하였으니 오늘 밤에도 우리가 아버지에게 술을 마시우고 네가 들어가 동침하고 우리가 아버지로 말미암아 인종을 전하자 하고 이 밤에도 그들이 아비에게 술을 마시우고 작은딸이 일어나 아비와 동침하니라 그러나 아비는 그 딸의 눕고 일어나는 것을 깨닫지 못하였더라
36 롯의 두 딸이 아비로 말미암아 잉태하고
37 큰딸은 아들을 낳아 이름을 모압이라 하였으니 오늘날 모압 족속의 조상이요
38 작은딸도 아들을 낳아 이름을 벤암미라 하였으니 오늘날 암몬 족속의 조상이었더라

4-52

Telencephalon

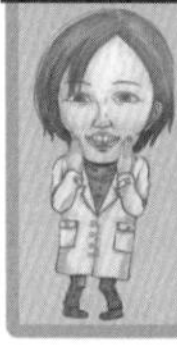

Rhinencephalon 냄새맡을후嗅 깨달을각覺 뇌뇌腦

Secondary brain vesicle
두이二 차次 뇌腦 포胞

Differentiation
나눌분分 될화化

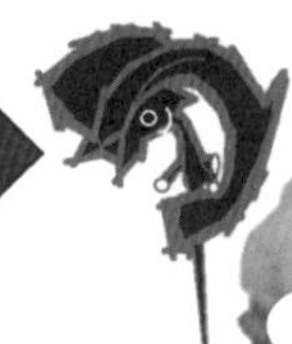

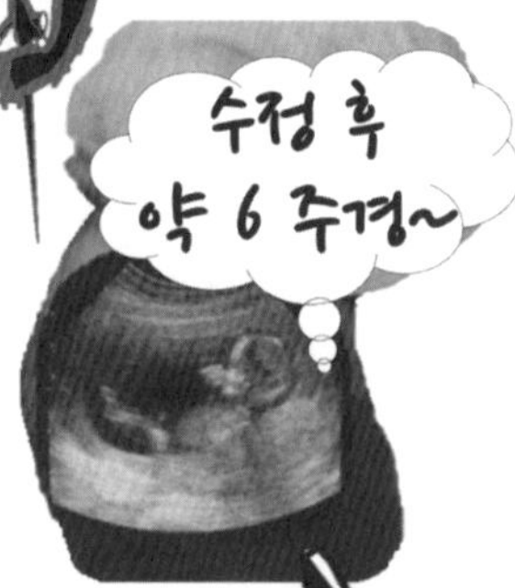

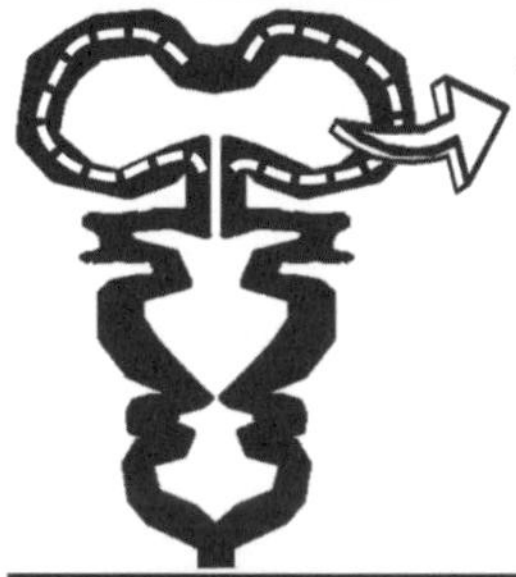

Telencephalon
마칠종終 뇌腦

Lateral ventricle
곁측側 뇌腦 집실室

cerebrum 큰대大 뇌腦

Rhinnencephalon 냄새맡을후嗅 깨달을각覺 뇌뇌腦

Olfactory bulb 냄새맡을후嗅 공구球

Olfactory tract 냄새맡을후嗅 새끼꼴삭索

Olfactory trigon 냄새맡을후嗅 석삼三 뿔각角

Lateral -/ intermediate -/ Medial- olfactory stria
외측/중간/내측 후嗅 줄선線 곁가지조條

Anterior perforating substance 앞전前 뚫을천穿 구멍공孔 바탕질質

Pyriform lobe 배나무이梨 형상상狀 잎엽葉 ,... 등
(≒ Primary olfactory area)

4-53 Telencephalon

Rhinencephalon 냄새맡을 후 嗅 깨달을 각 覺 뇌 뇌 腦

☞ **Paleocortex** 오랠 구 舊 가죽 피 皮 바탕 질 質 ← Pyriform lobe

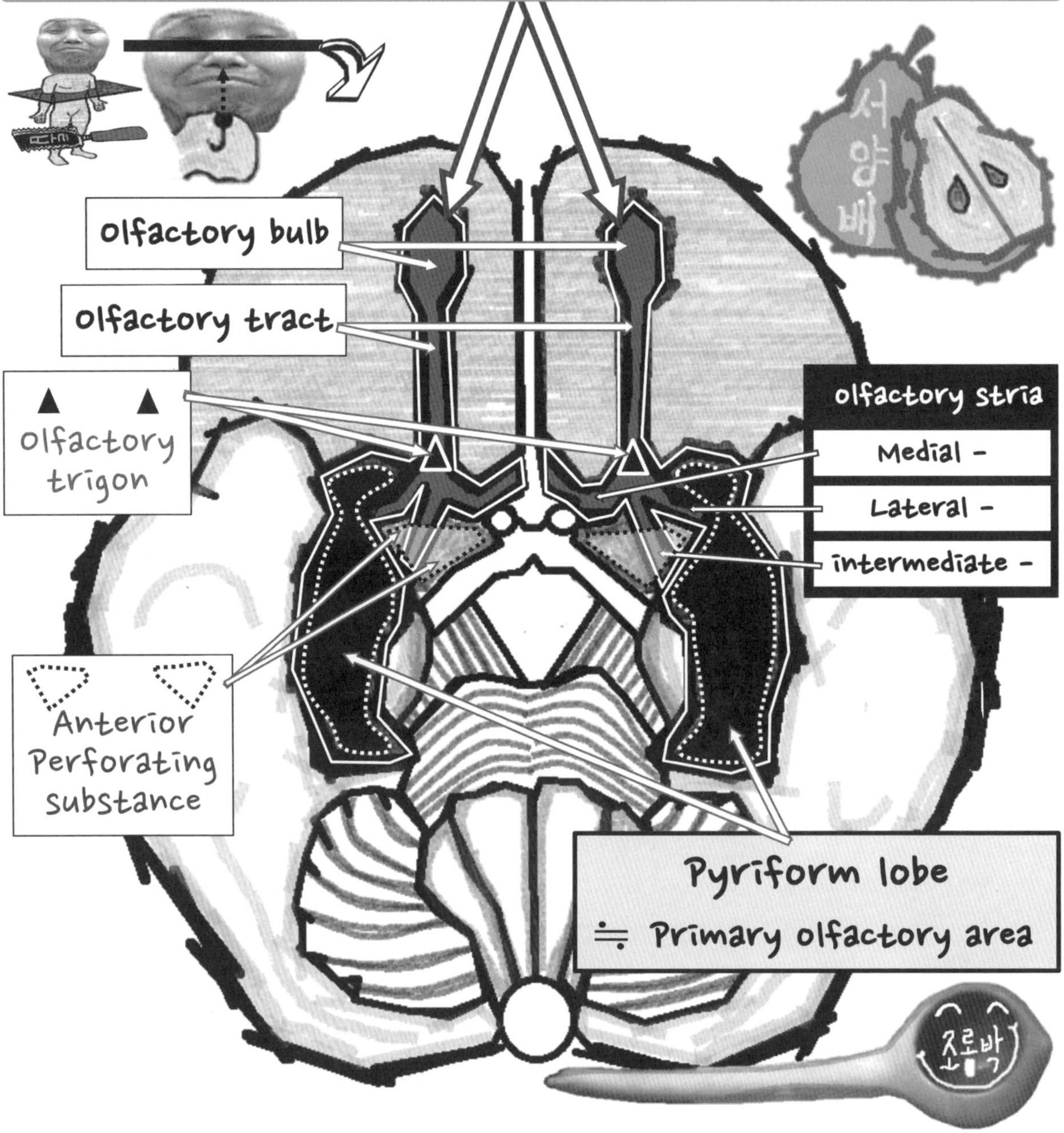

4-54

Telencephalon

Rhinencephalon 냄새맡을후嗅 깨달을각覺 뇌뇌腦

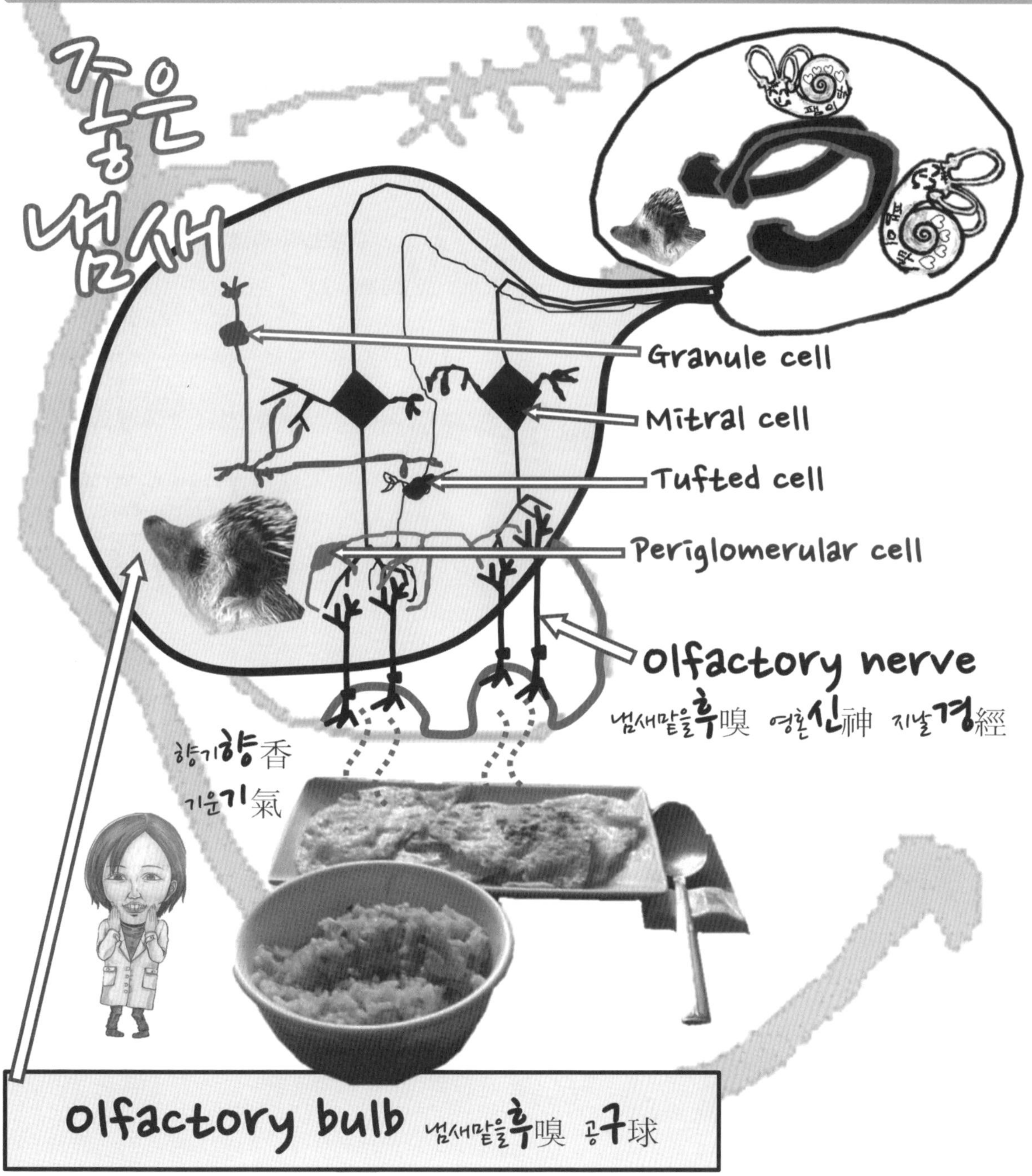

4-55 Basal ganglia 터기基 밑저底 씨핵核

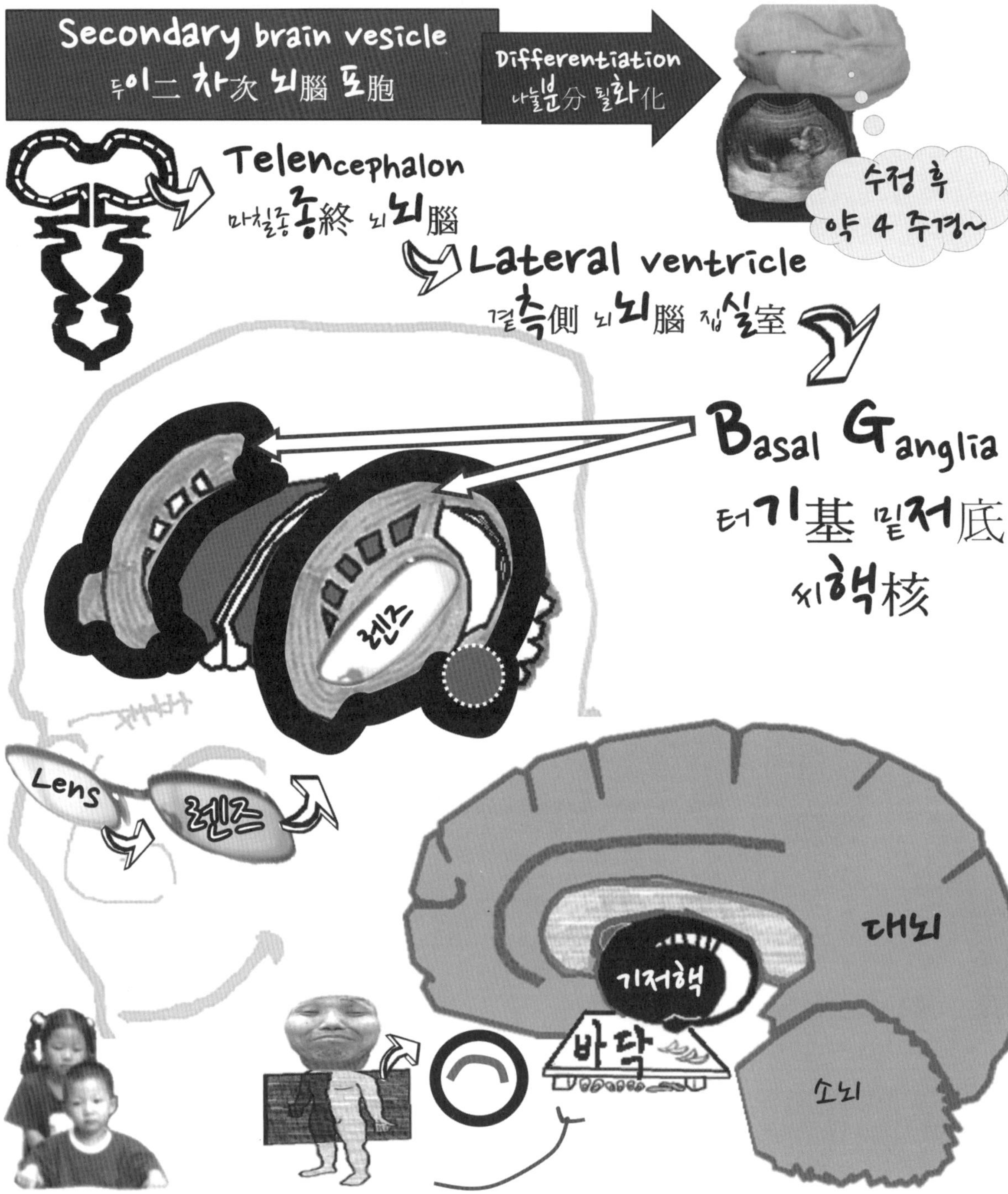

끊을절切 끊을단斷!

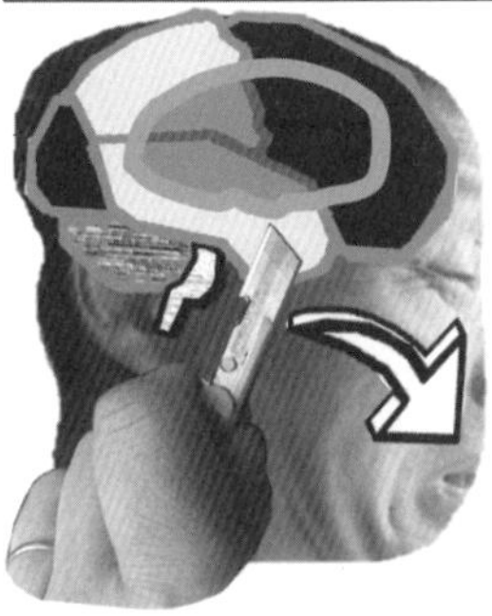

Basal ganglia 터기基 밑저底 씨핵核

4-56

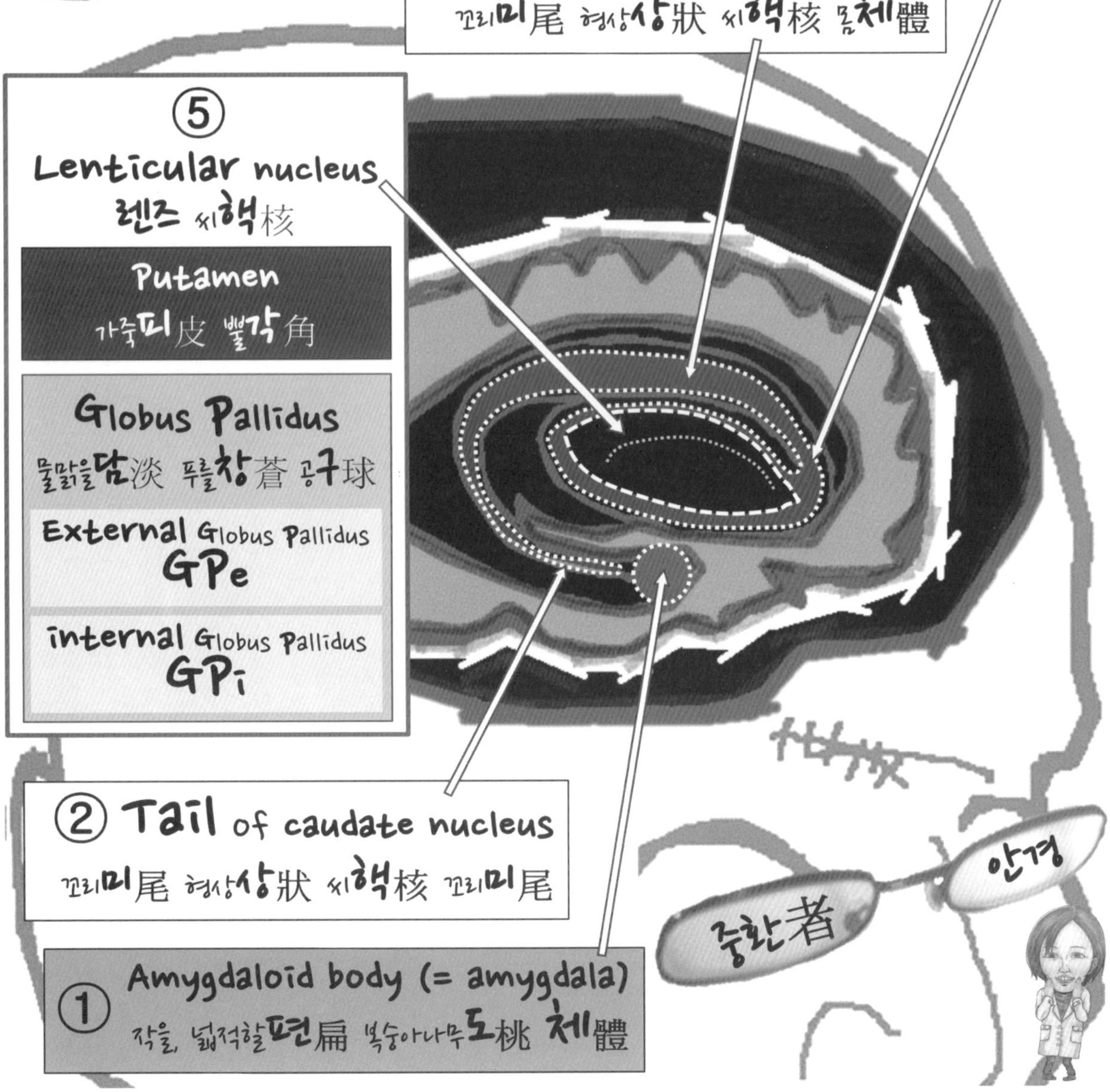

4-57 Basal ganglia 터 기 基 밑 저 底 씨 핵 核

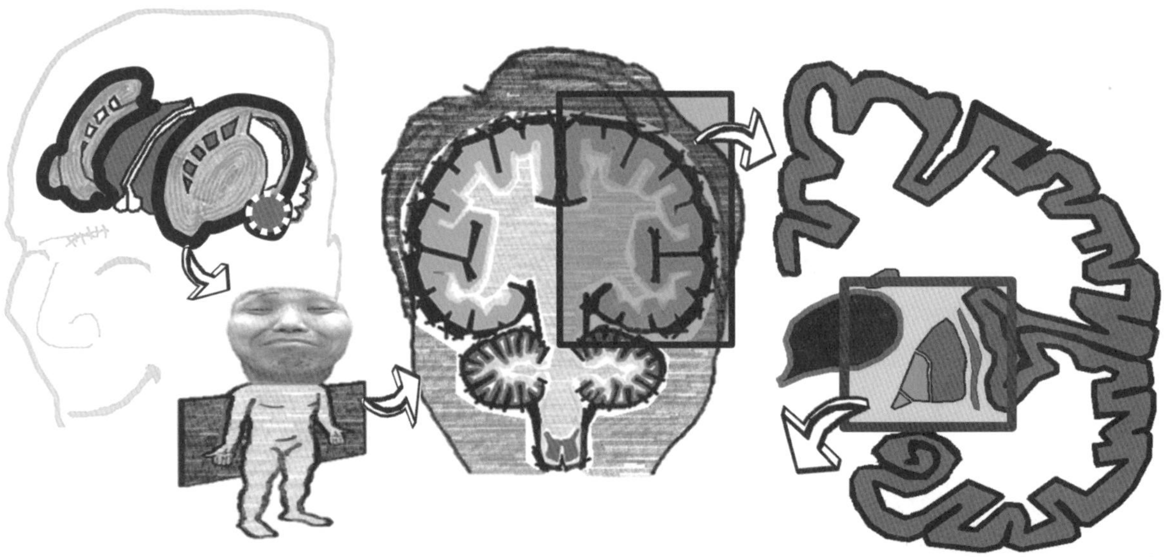

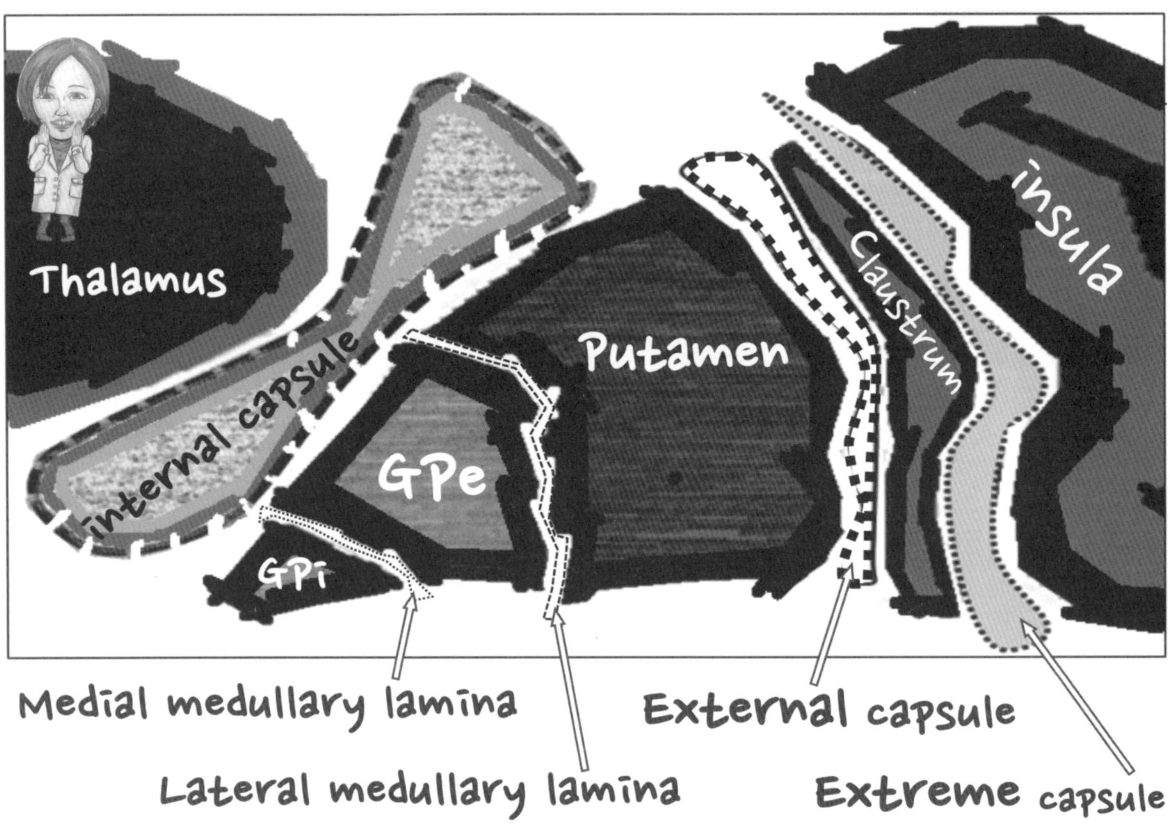

Basal ganglia 터기基 밑저底 씨핵核

4-58

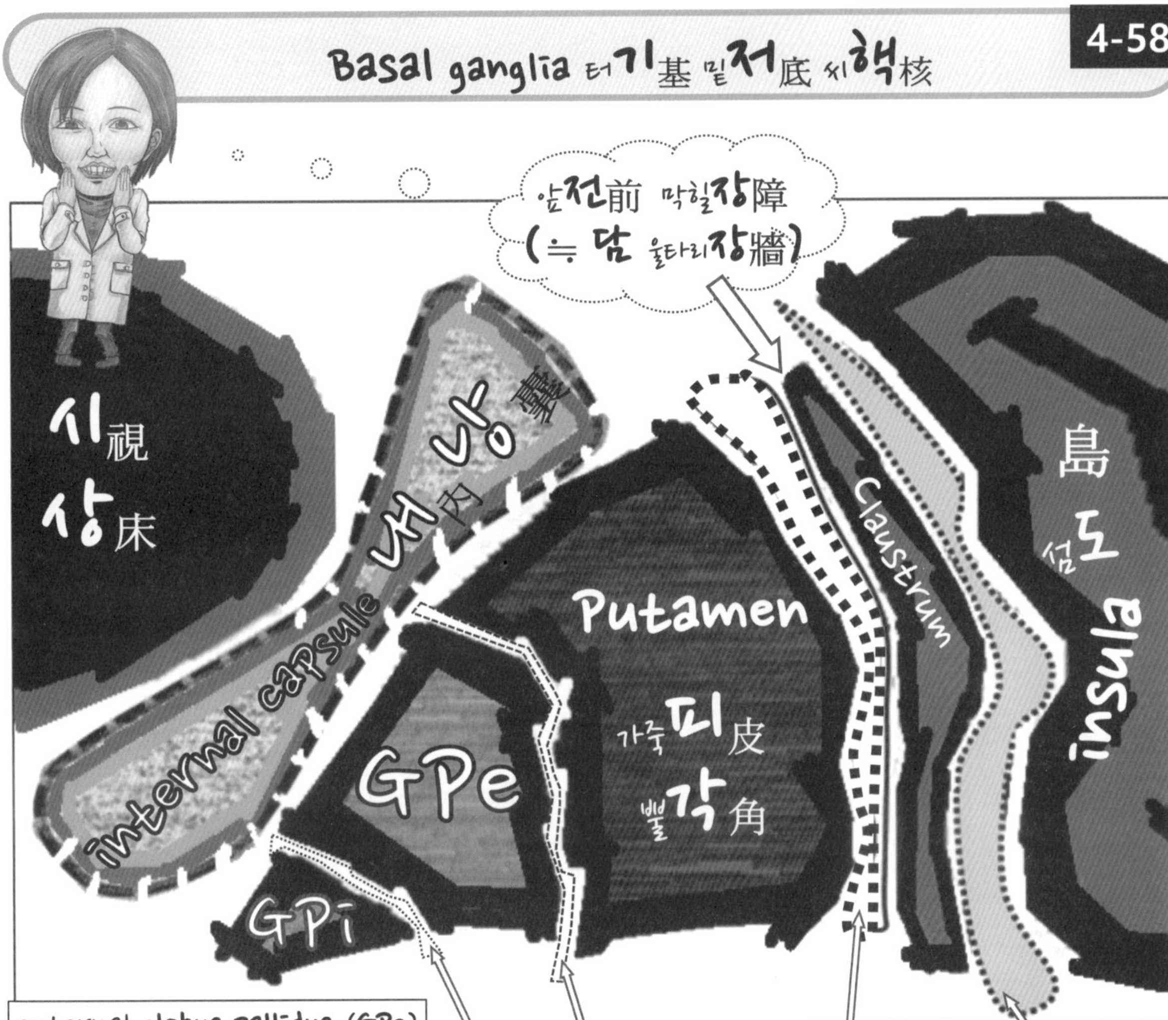

external globus pallidus (GPe)
internal globus pallisud (Gpi)
물맑을담淡 푸를창蒼 공구球

Extreme capsule
가장최最 바깥외外
가늘섬纖 밧줄유維
막막膜

Medial medullary lamina
안내內 수髓 질質 판板

Lateral medullary lamina
바깥외外 골수수髓 바탕질質 널조각판板

External capsule
외外 주머니낭囊

Basal ganglia 터기基 밑저底 씨핵核

4-59

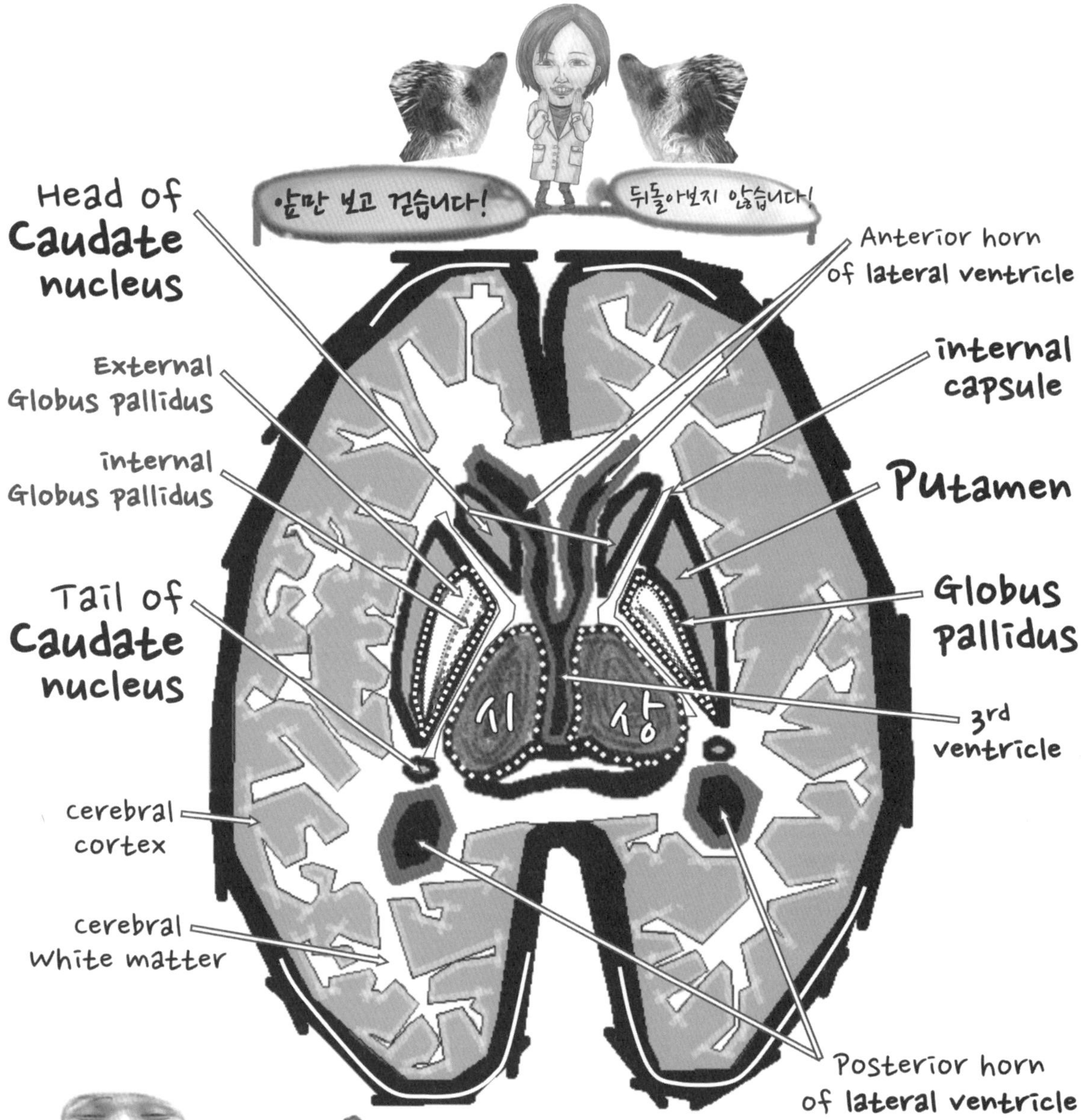

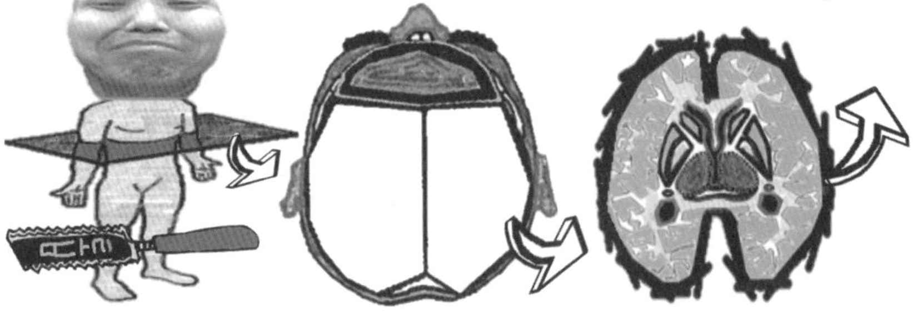

internal capsule 안내內 주머니낭囊 4-60

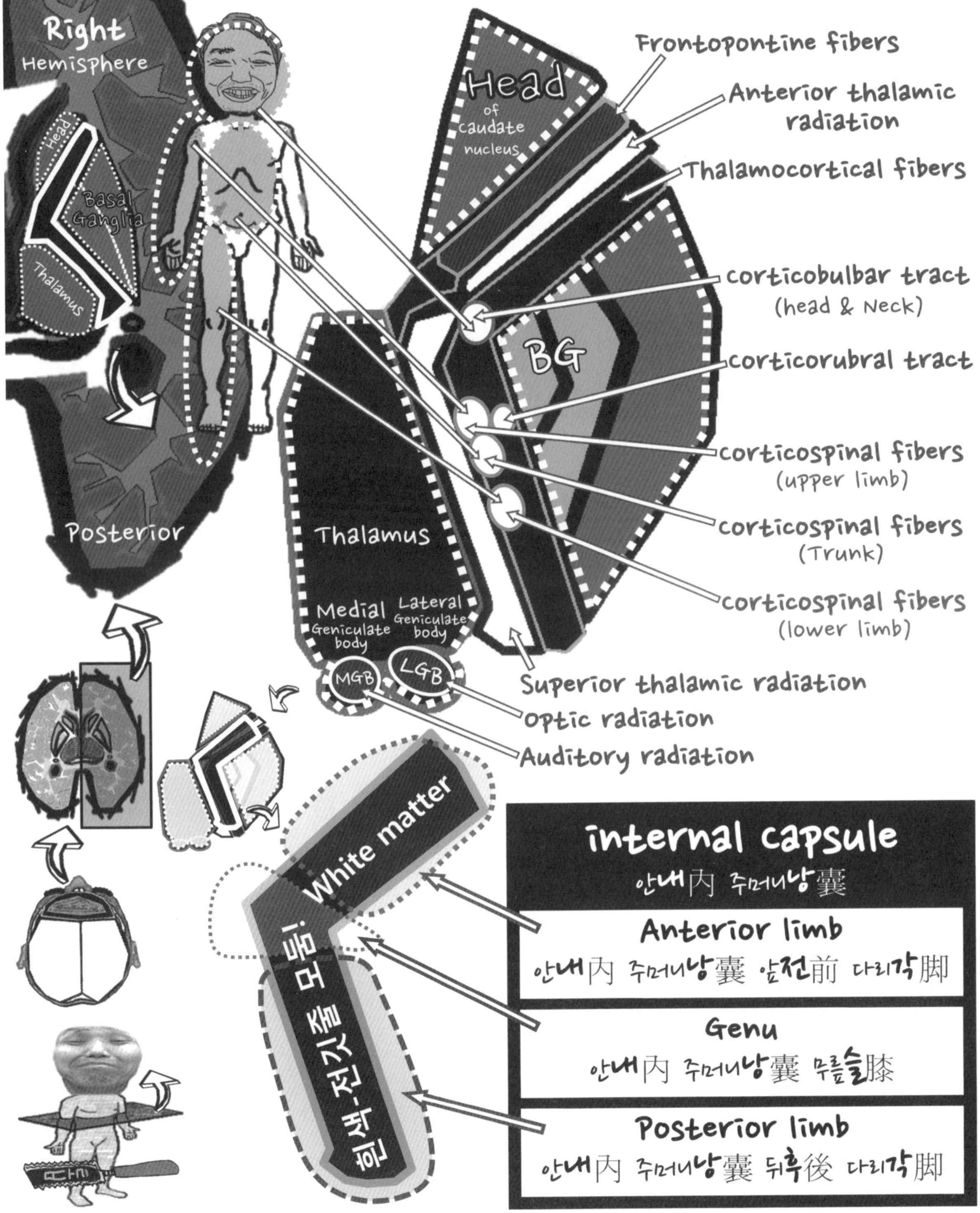

internal capsule
안내內 주머니낭囊

Anterior limb
안내內 주머니낭囊 앞전前 다리각脚

Genu
안내內 주머니낭囊 무릎슬膝

Posterior limb
안내內 주머니낭囊 뒤후後 다리각脚

4-61

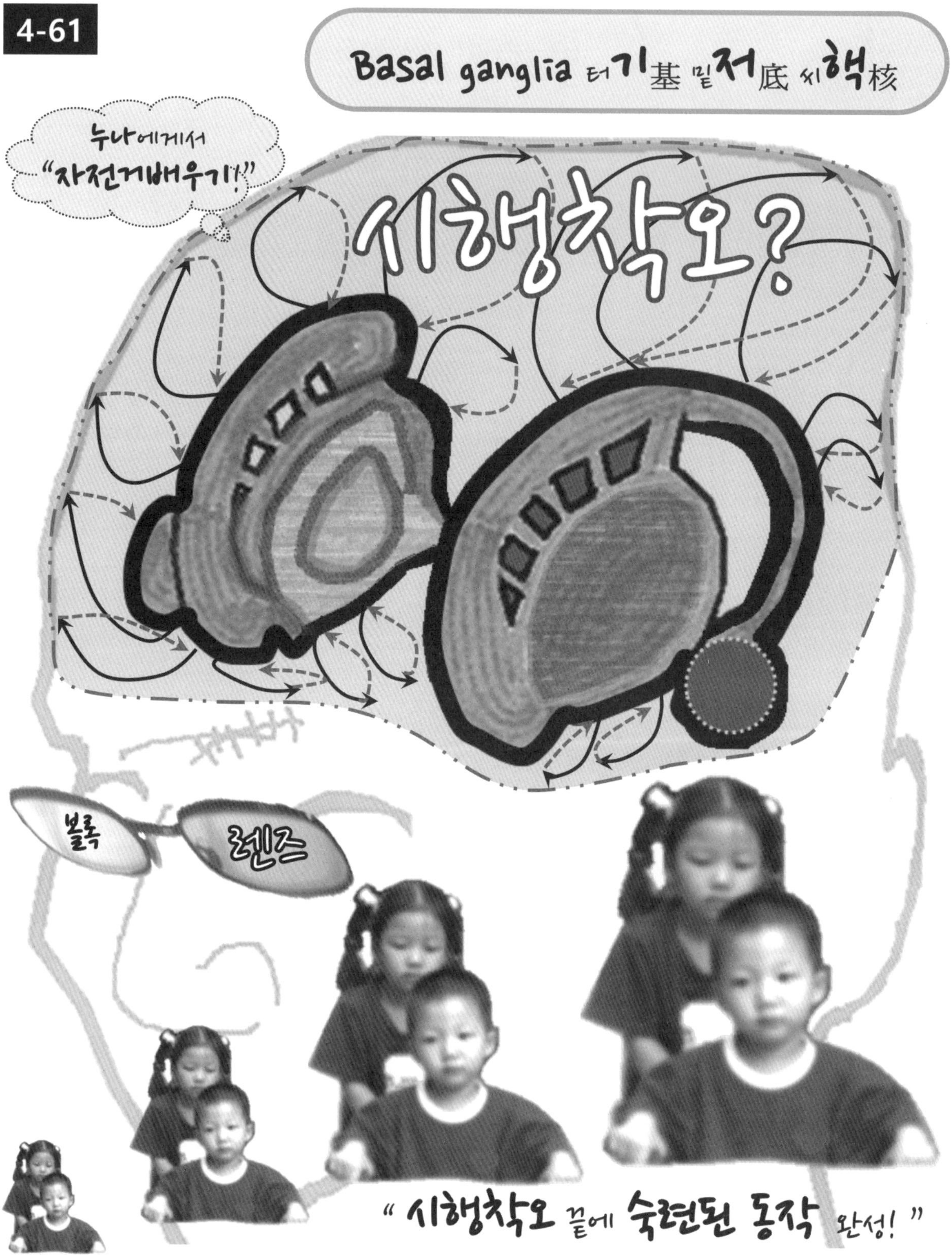
Basal ganglia 터기基 밑저底 씨핵核
누나에게서
"자전거배우기!"
시행착오?
볼록
렌즈
" 시행착오 끝에 숙련된 동작 완성! "

4-62 Diencephalon 사이간間 뇌뇌腦

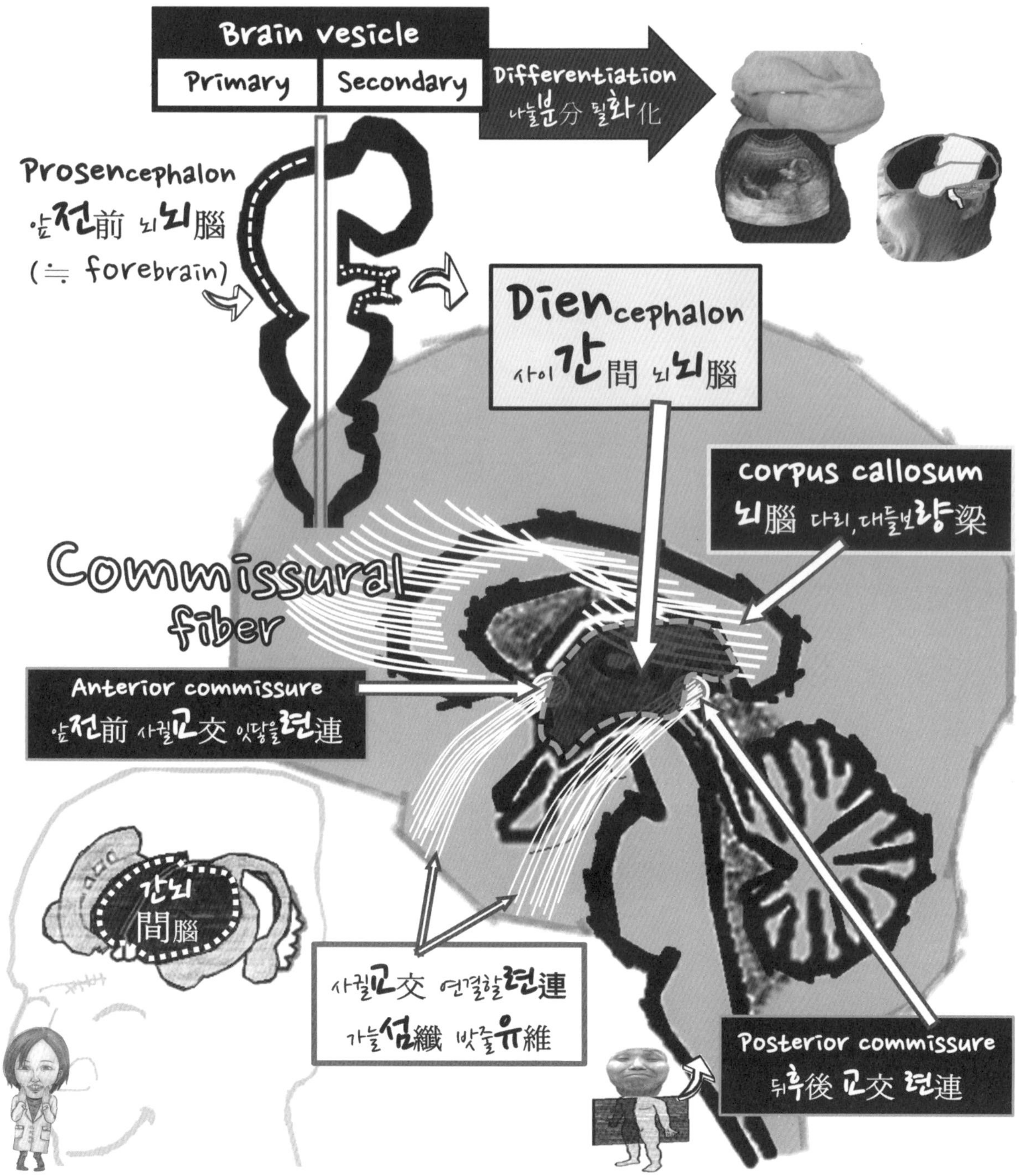

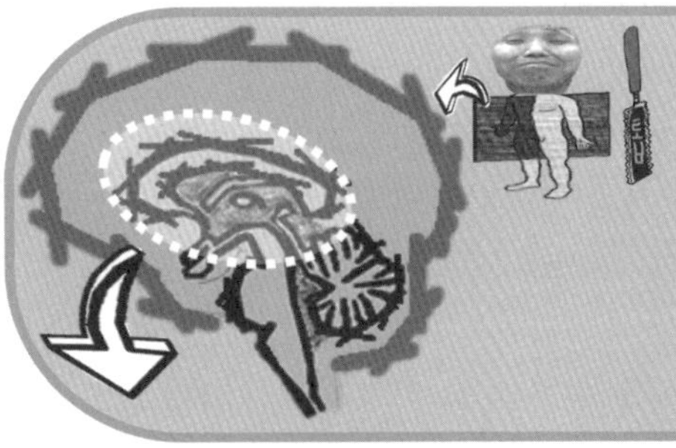

4-63

Diencephalon

사이 간間 뇌 뇌腦 주위 조직 !

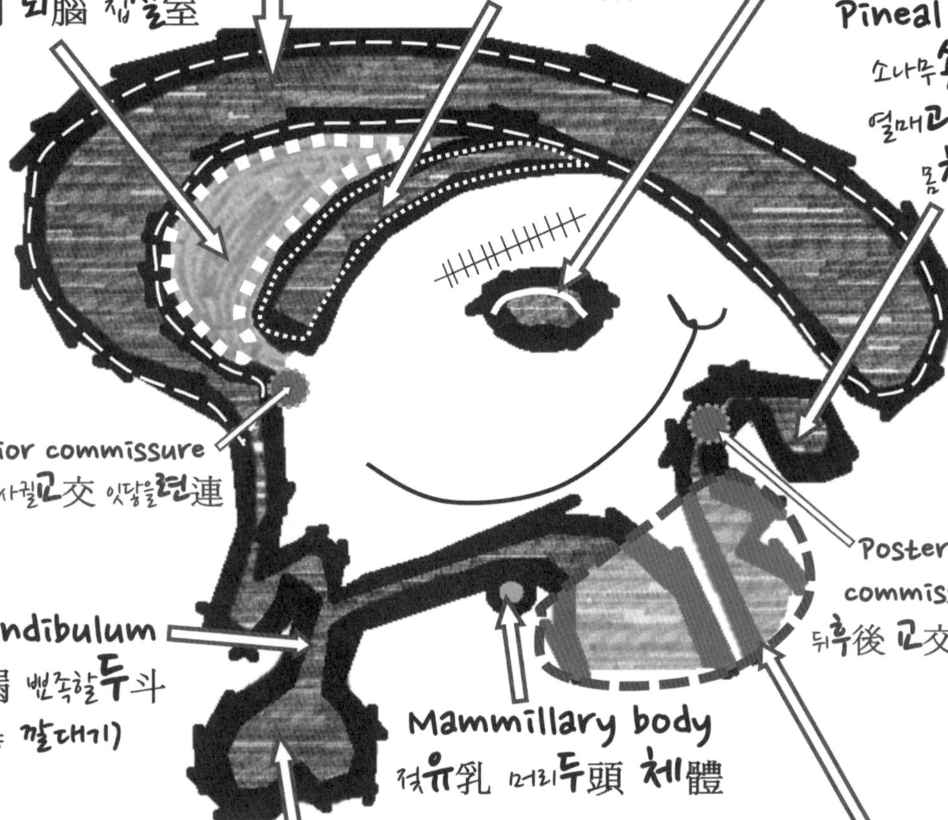

4-64

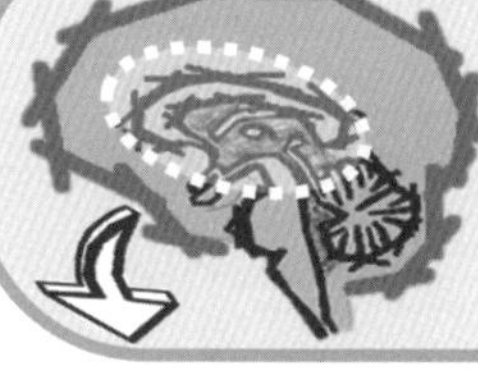

Diencephalon

사이 간間 뇌 뇌腦

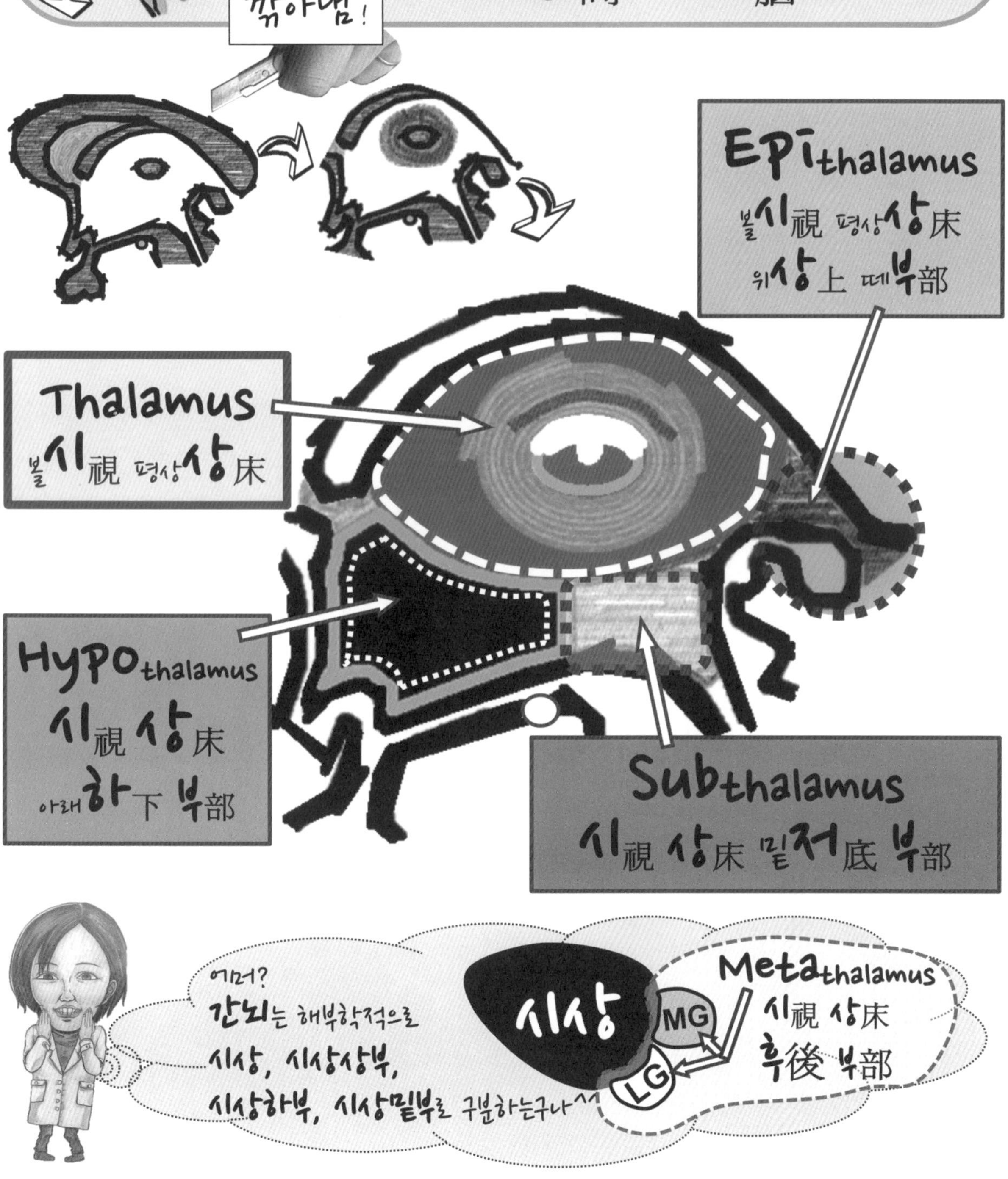

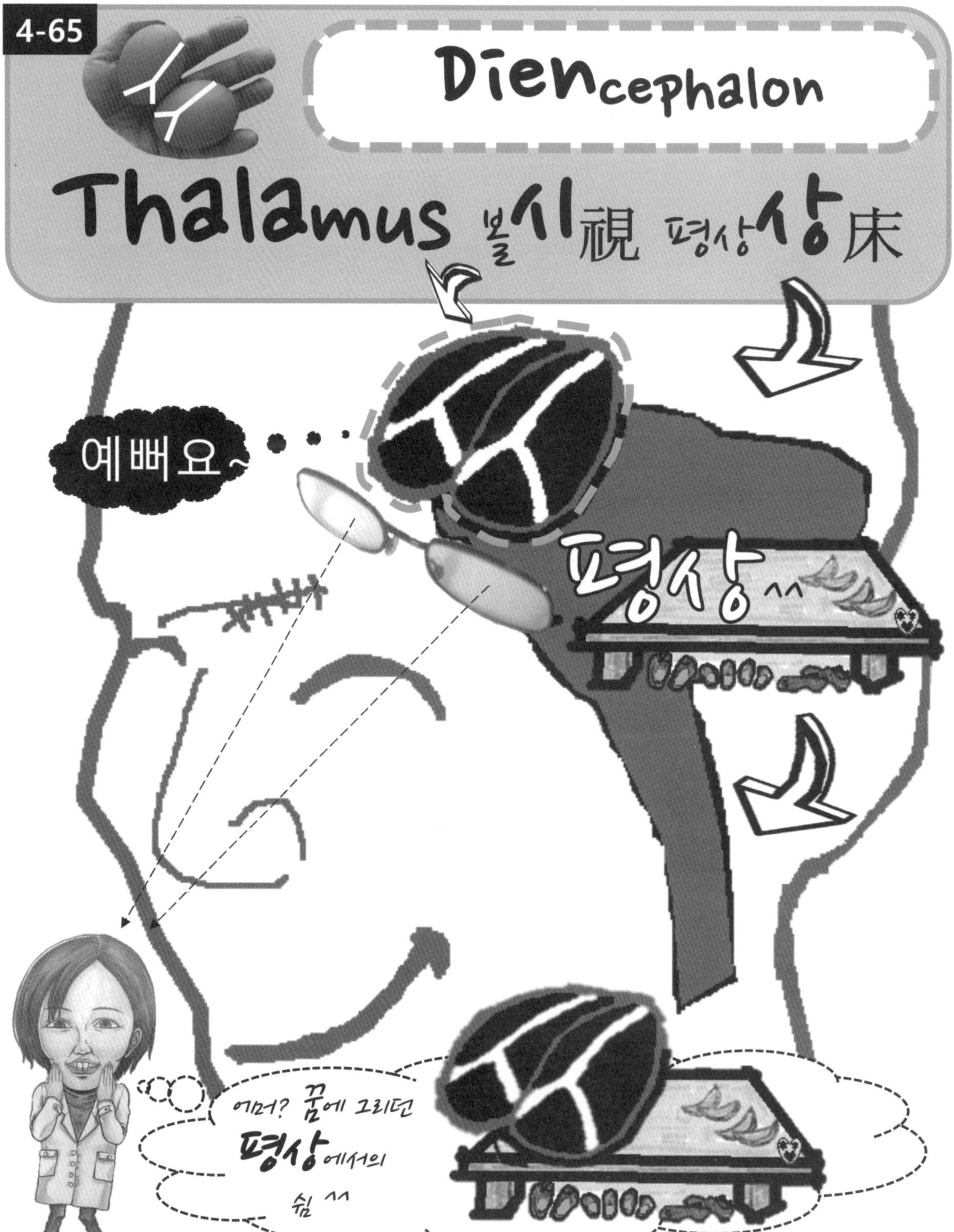
4-65
Diencephalon
Thalamus 볼시 視 평상상 床
예뻐요~
평상 ^^
어머? 꿈에 그리던
평상에서의
쉼 ^^

Thalamus 볼시視 평상상床 4-66

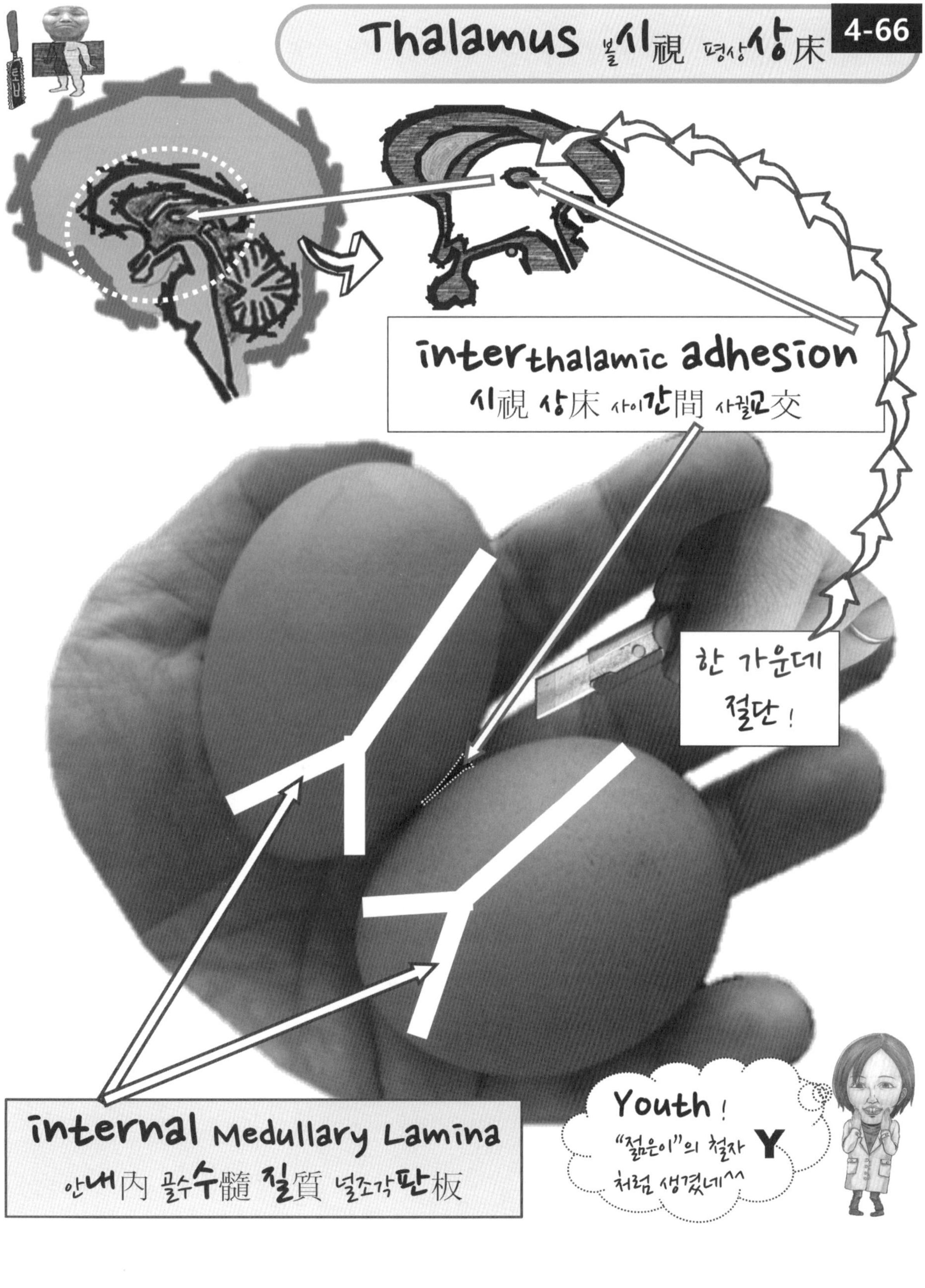

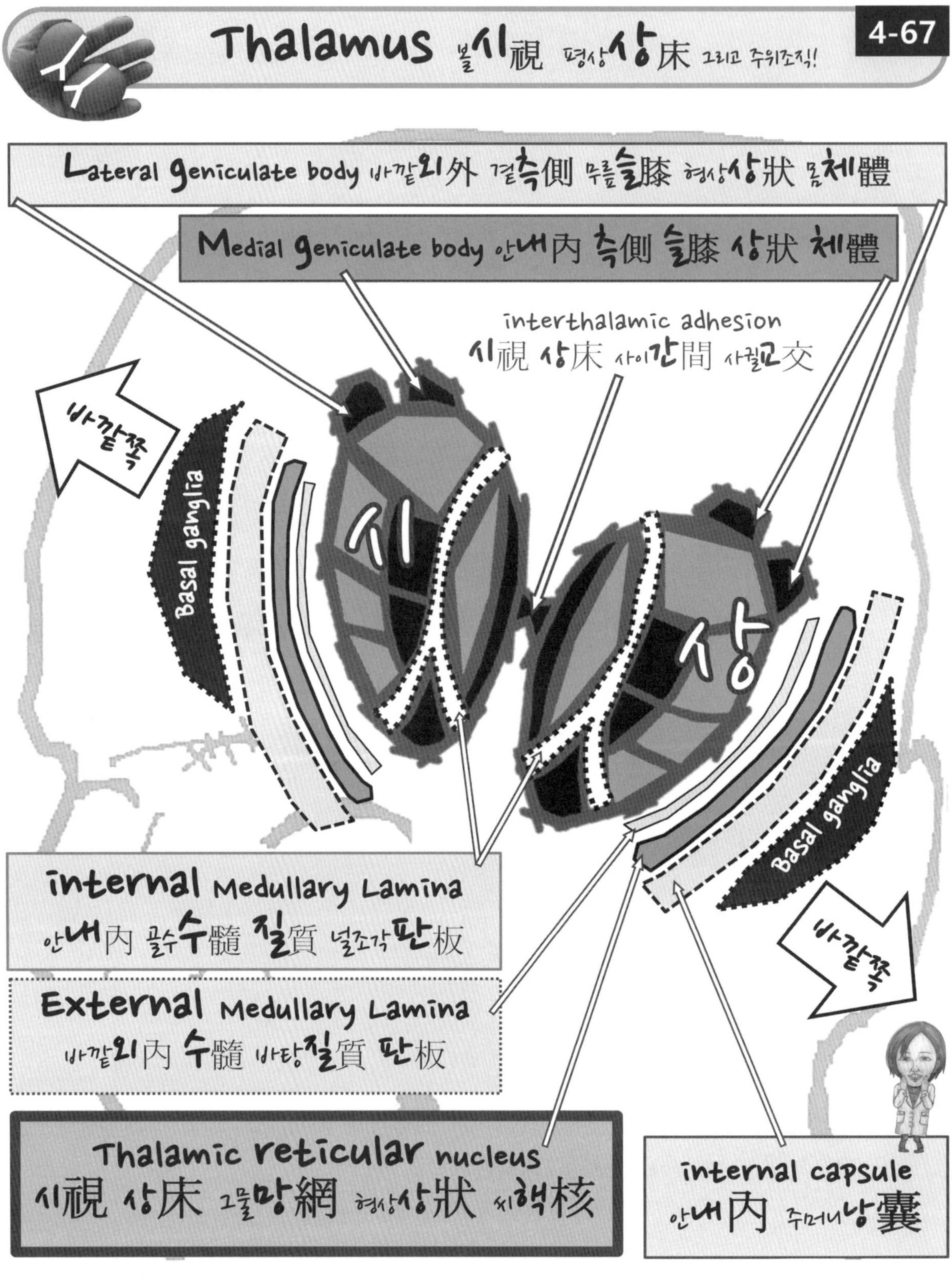
Thalamus 볼시視 평상상床 그리고 주위조직!
4-67
Lateral geniculate body 바깥외外 곁측側 무릎슬膝 형상상狀 몸체體
Medial geniculate body 안내內 측側 슬膝 상狀 체體
interthalamic adhesion
시視 상床 사이간間 사귈교交
바깥쪽
Basal ganglia
시
상
Basal ganglia
바깥쪽
internal Medullary Lamina
안내內 골수수髓 질質 널조각판板
External Medullary Lamina
바깥외內 수髓 바탕질質 판板
Thalamic reticular nucleus
시視 상床 그물망網 형상상狀 씨핵核
internal capsule
안내內 주머니낭囊

4-68 Thalamus 볼시視 평상상床 주위조직!

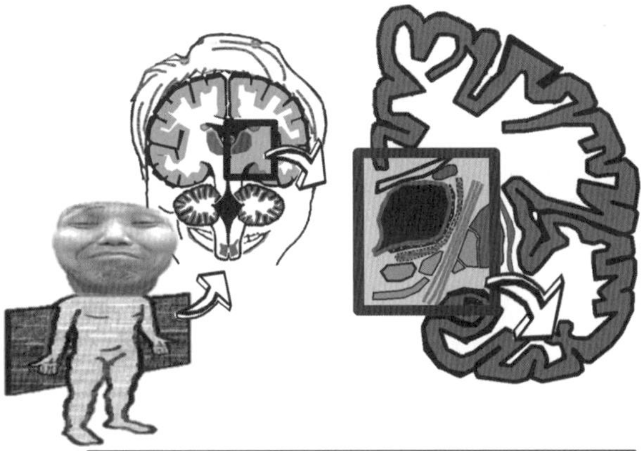

caudate nucleus
(꼬리미尾 형상상狀 씨핵核)
of basal ganglia
(터기基 밑저底 핵核)

Lateral ventricle
곁측側 뇌뇌腦 집실室

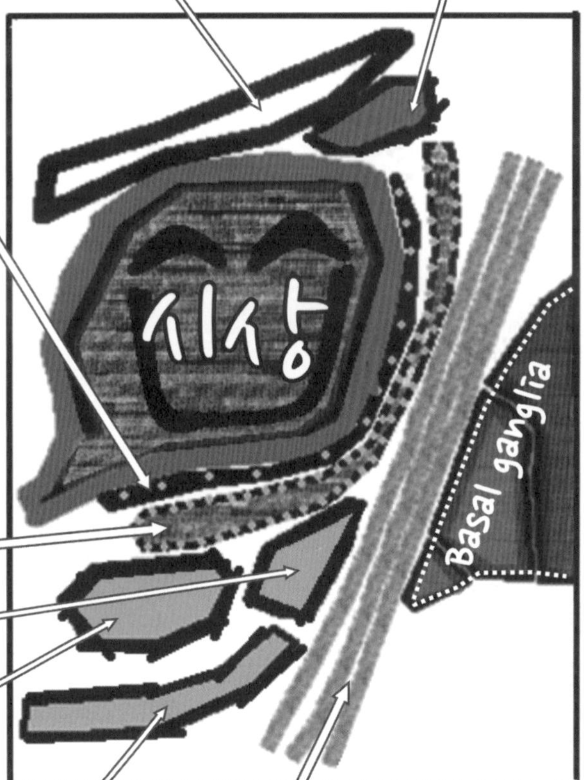

External
Medullary Lamina
바깥외内
골수수髓 바탕질質 널조각판板

Thalamic reticular nucleus
시視 상床
그물망網 형상상狀 씨핵核

Subthalamic nucleus
시視 상床 아래하下 핵核

Red nucleus 붉을적赤 핵核

Substantia nigra
검을흑黑 바탕질質

internal capsule
Posterior limb
안내內 주머니낭囊
뒤후後 다리각脚

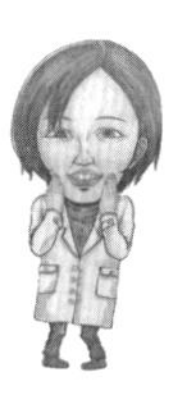

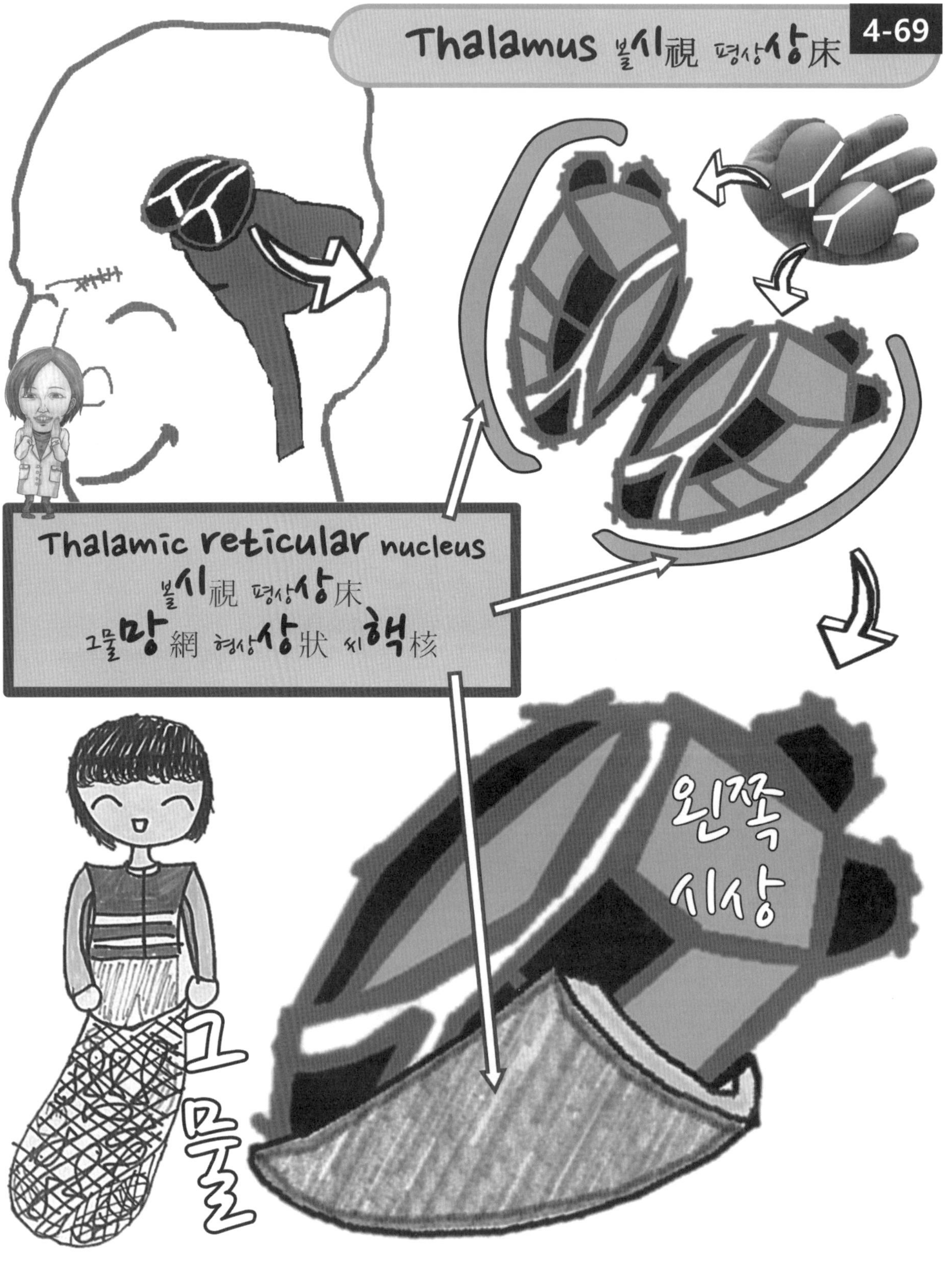
Thalamus 볼시視 평상상床
4-69
Thalamic reticular nucleus
볼시視 평상상床
그물망網 형상상狀 씨핵核
왼쪽 시상
그물

Thalamus 볼시視 평상상床

4-70

A: anterior nuclear group
앞전前 씨핵核 무리군群

PUL: pulvinar
시視 상床 베개침枕

VA: Ventral anterior nucleus
배복腹 측側 전前 핵核

VL: Ventral lateral nucleus
복腹 외外 측側 핵核

VPL: Ventral Posterolateral nucleus
복腹 측側
후後 외外 측側 핵核

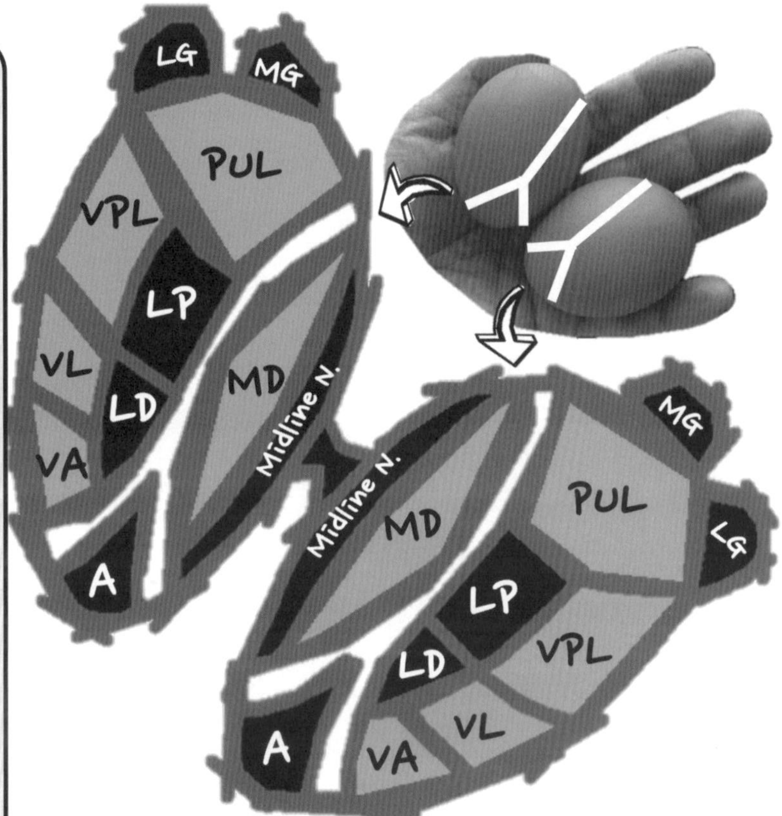

Midline N: midline nuclear group
바를정正 가운데중中 줄선線 핵核 군群

MD: medial dorsal nucleus
안내內 곁측側 등배背 핵核

LD: lateral dorsal nucleus
바깥외外 측側 배背 핵核

LP: lateral posterior nucleus
외外 측側 뒤후後 핵核

MG & LG: medial & lateral geniculate nucleus (= body)
내內 측側 / 외外 측側
무릎슬膝 형상상狀 핵核(= 몸체體)

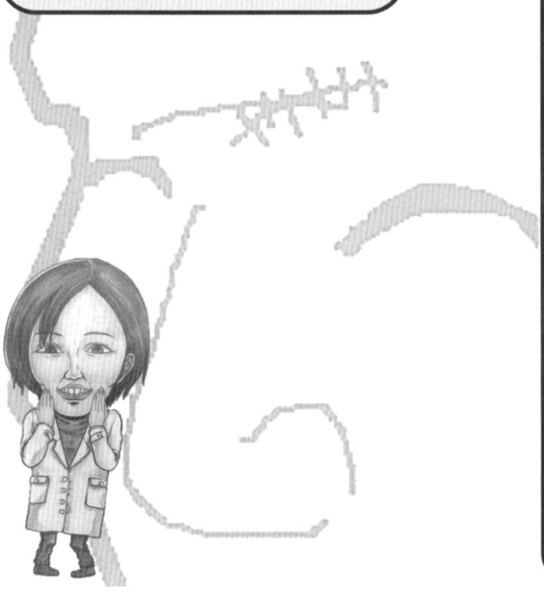

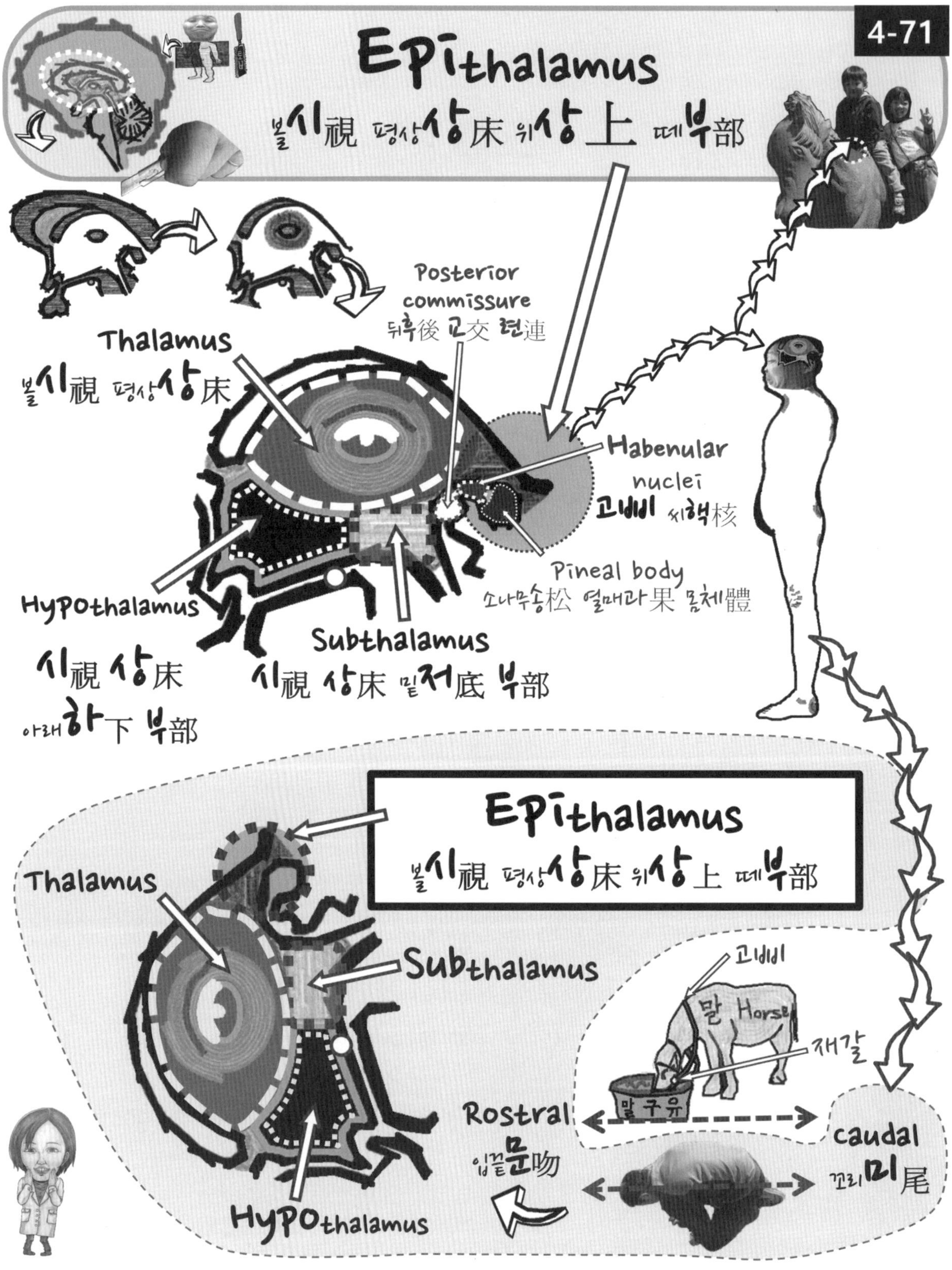
4-71
Epithalamus
볼시視 평상상床 위상上 떼부部
Posterior commissure
뒤후後 교交 련連
Thalamus
볼시視 평상상床
Habenular nuclei
고삐 씨핵核
Pineal body
소나무송松 열매과果 몸체體
Hypothalamus
시視 상床 아래하下 부部
Subthalamus
시視 상床 밑저底 부部
Epithalamus
볼시視 평상상床 위상上 떼부部
Thalamus
Subthalamus
Hypothalamus
고삐
말 Horse
재갈
말구유
Rostral
입끝문吻
caudal
꼬리미尾

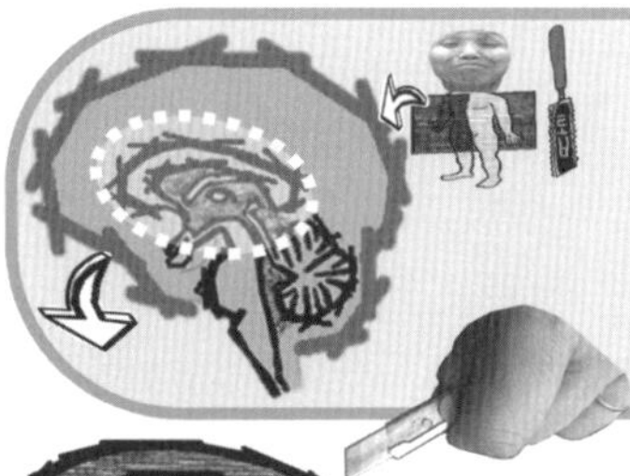

HYPOthalamus

4-72

볼시視 평상상床 아래하下 떼부部

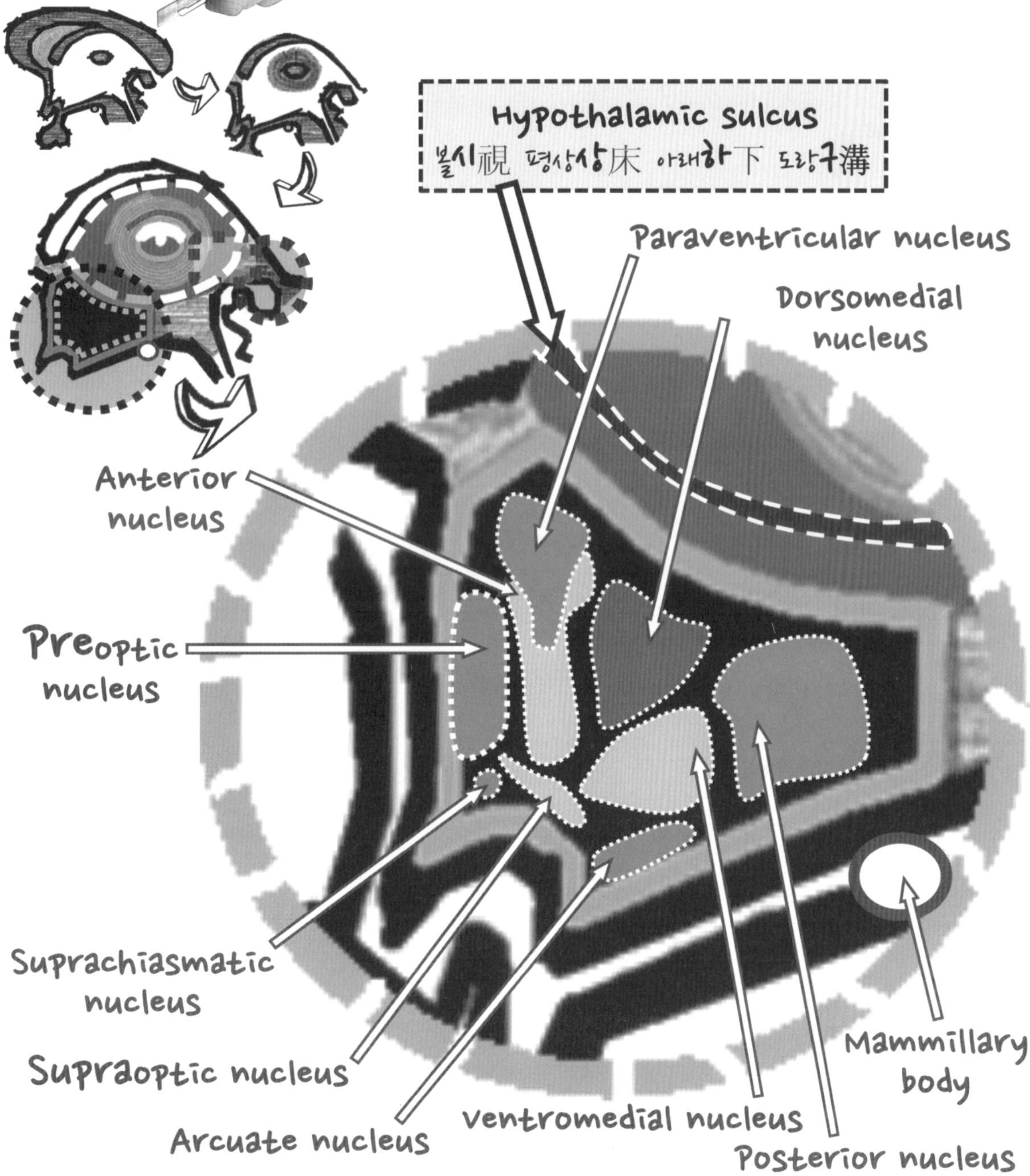

4-73 Brain Stem 뇌뇌腦 줄기간幹

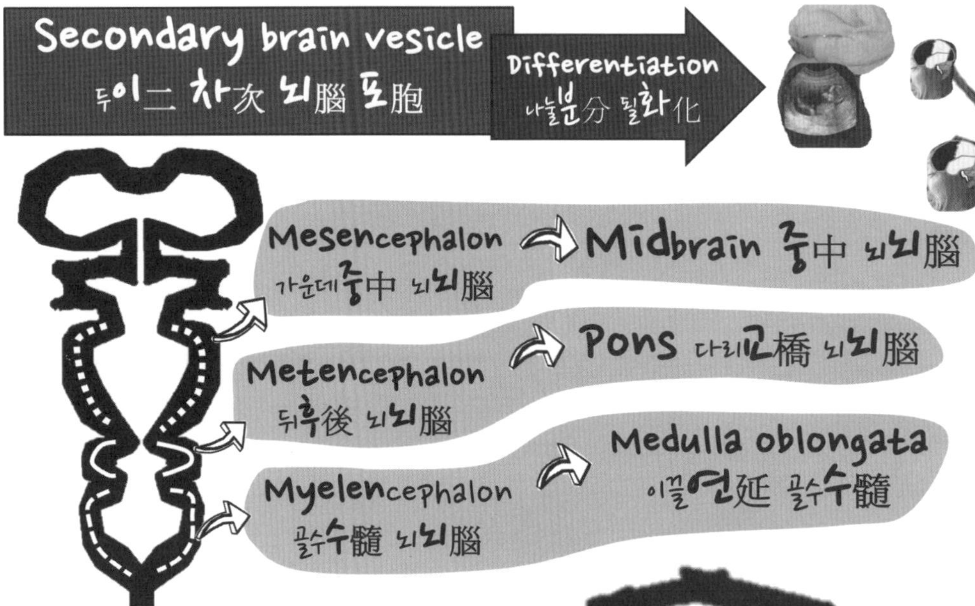

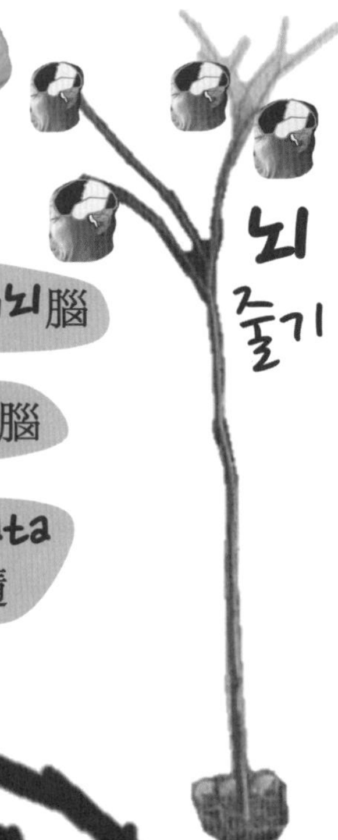

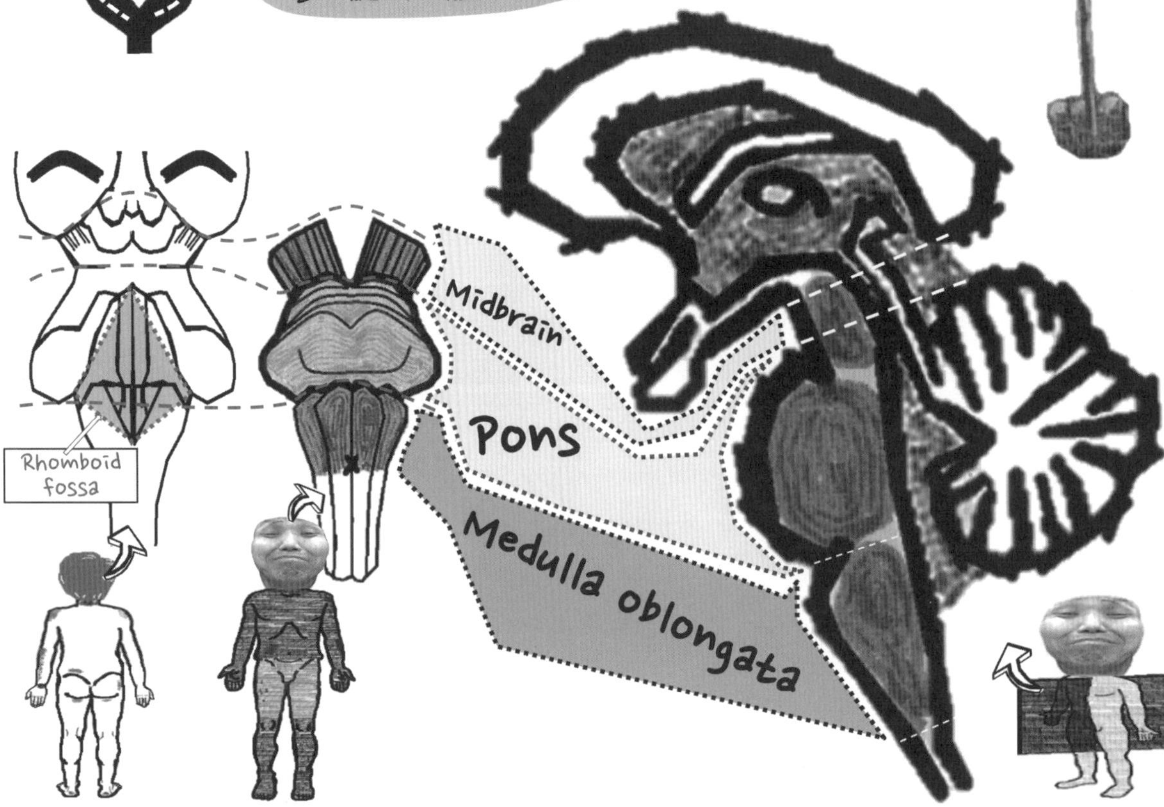

4-74

Brain Stem

Medulla oblongata 이끌연延 골수수髓

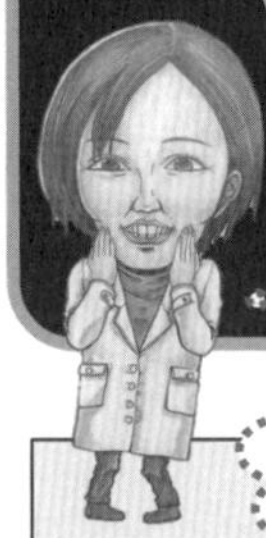

Olive 올리브

Pyramid 송곳추錐 몸체體

Anterior median fissure
앞전前
바를정正 가운데중中 찢을열裂

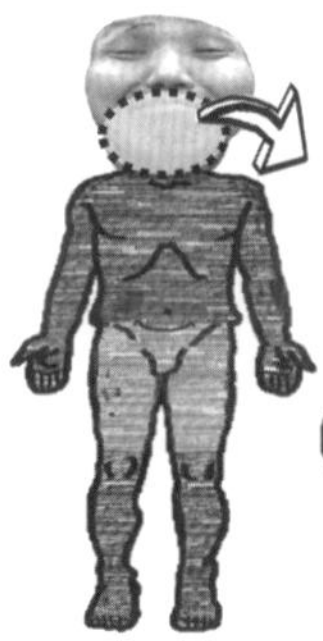

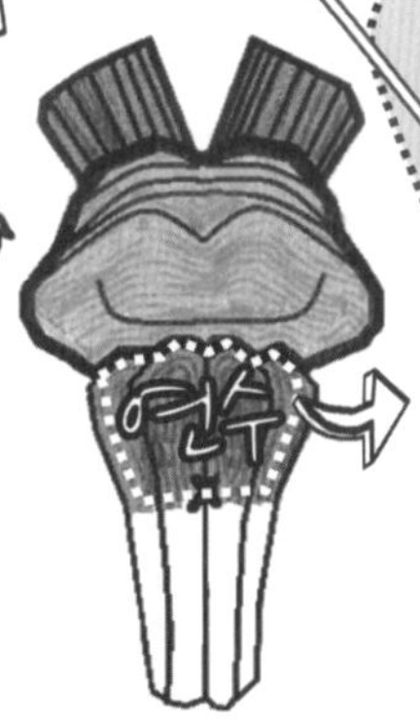

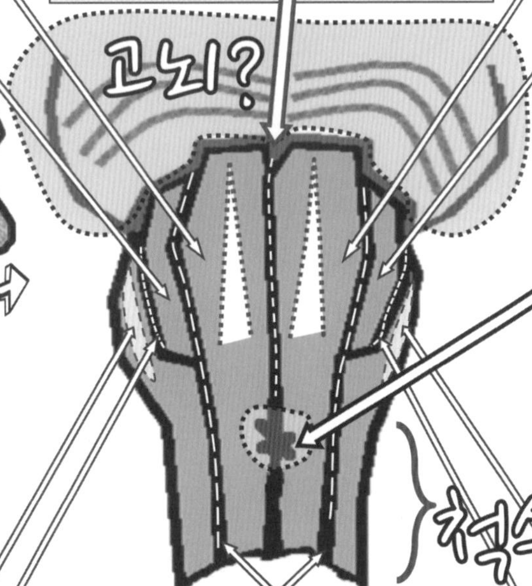

Pyramidal decussation
송곳추錐 몸체體
사귈교交 갈래지을차叉

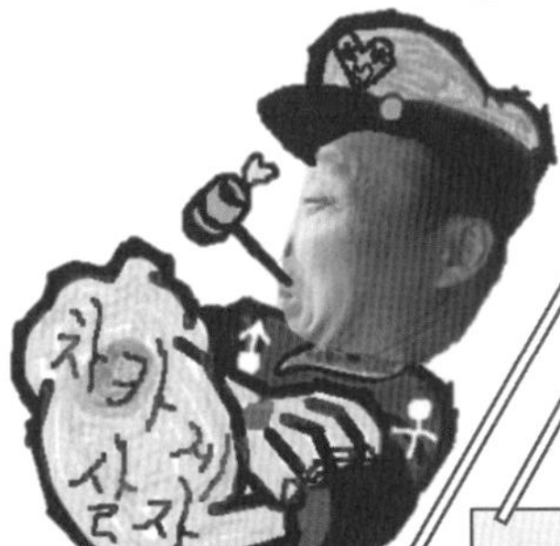

Anterolateral sulcus
앞전前 곁측側 도랑구溝

Postolivary sulcus 뒤후後 올리브 도랑구溝

Tuberculum cinereum 재회灰 흰백白 맺을결結 마디절節

4-75

Brain Stem

Medulla oblongata 이끌연延 골수수髓

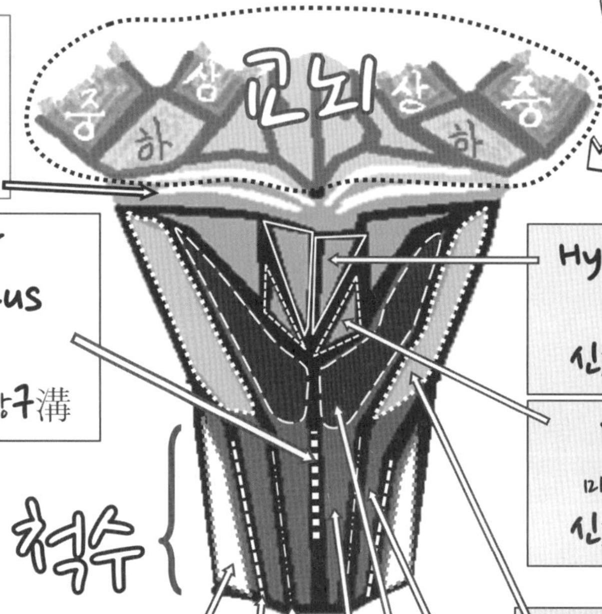

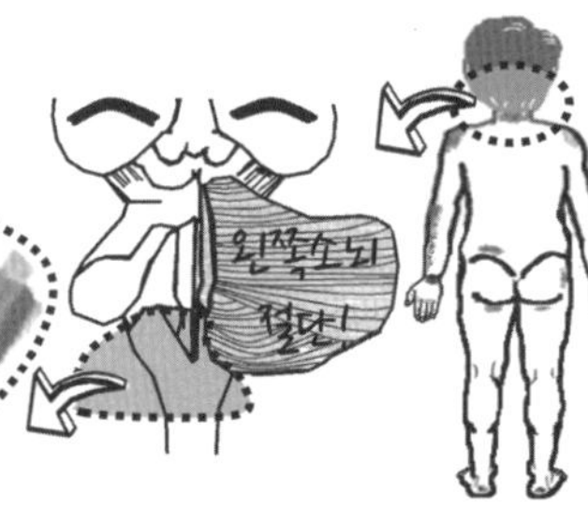

Stria medullary
이끌연延 골수수髓
줄선線 곁가지조條

Posterior median sulcus
뒤후後
바를정正 중中 도랑구溝

Hypoglossal trigone
혀설舌 하下
신神경經삼三각角

Vagal trigone
미혹할미迷 달릴주走
신神경經삼三각角

cuneate tubercle
쐐기설楔 상狀 속束
결結 절節

Fasciculus cuneatus
설楔 형상상狀 속束

Lateral funiculus
곁측側 새끼꼴삭索

Gracile tubercle
얇을박薄 속束 결結 절節

Posterolateral sulcus
뒤후後 바깥외外 곁측側 도랑구溝

Fasciculus Gracilis
박薄 속束

Posterior intermediate sulcus
뒤후後 가운데중中 사이간間 도랑구溝

4-76

Brain Stem

Medulla oblongata 이끌 연延 골수 수髓

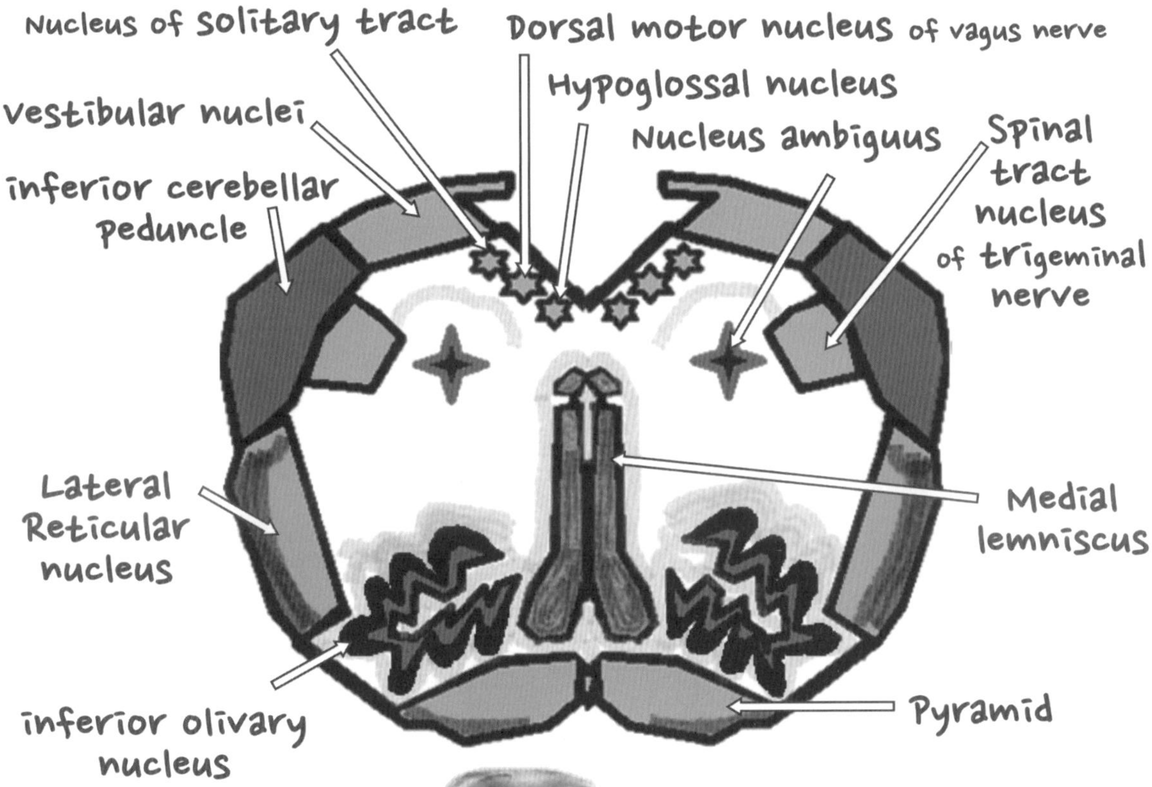

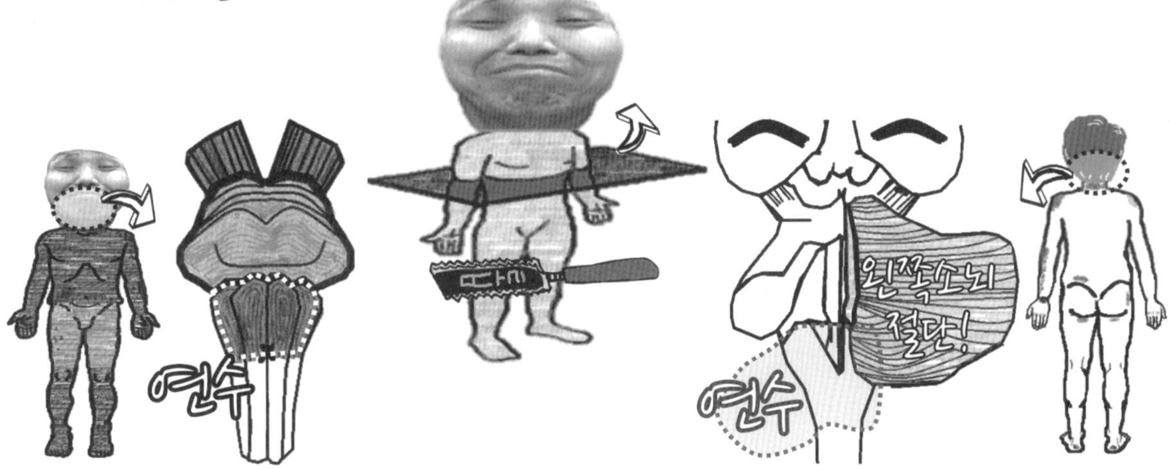

4-77 Brain Stem

Pons 다리교橋 뇌뇌腦

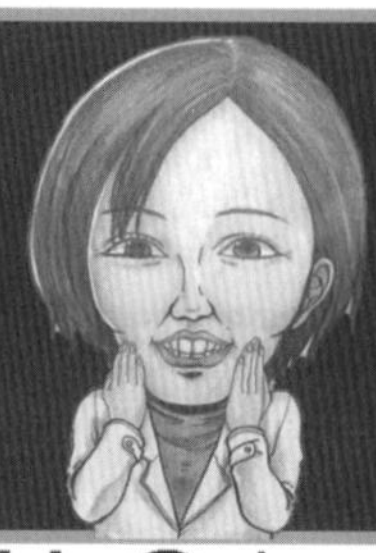

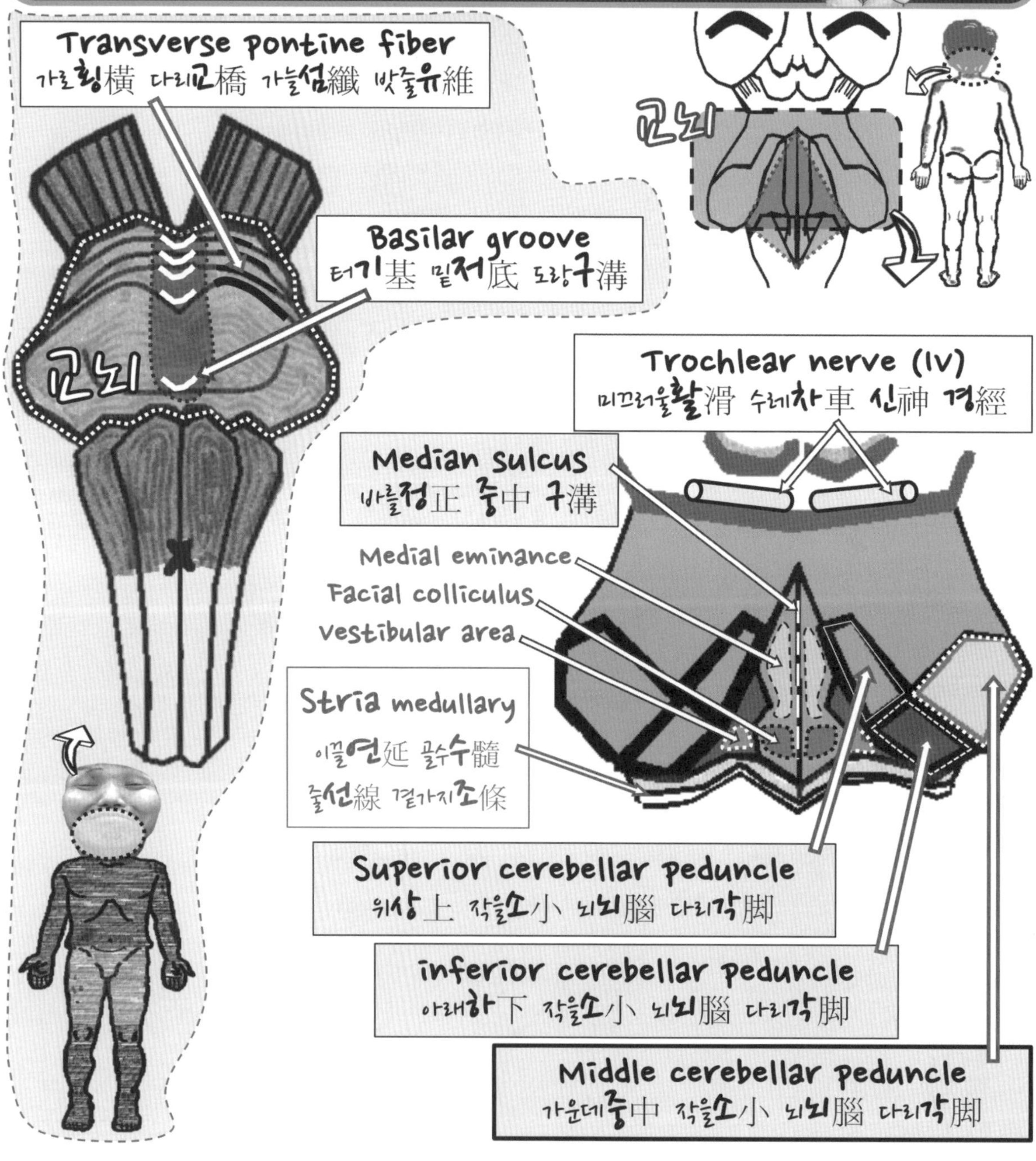

Brain Stem

4-78

Pons 다리교橋 뇌뇌腦

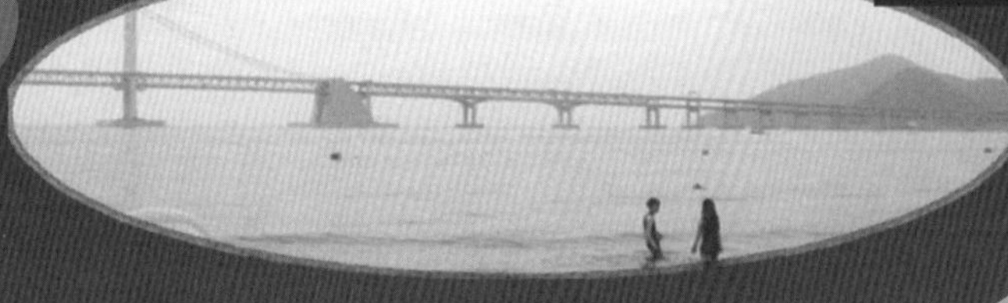

교뇌 아래하下 떼부部

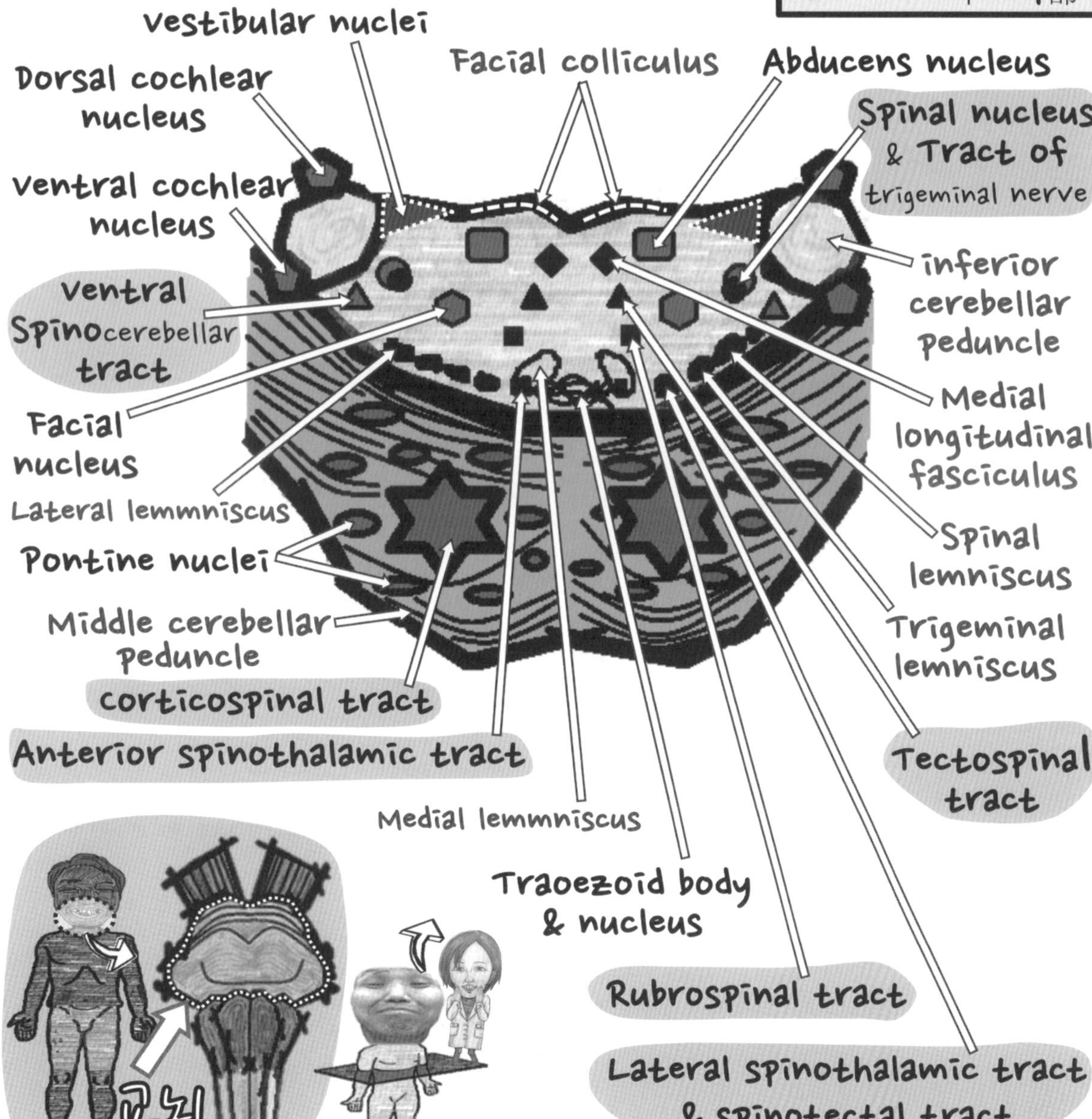

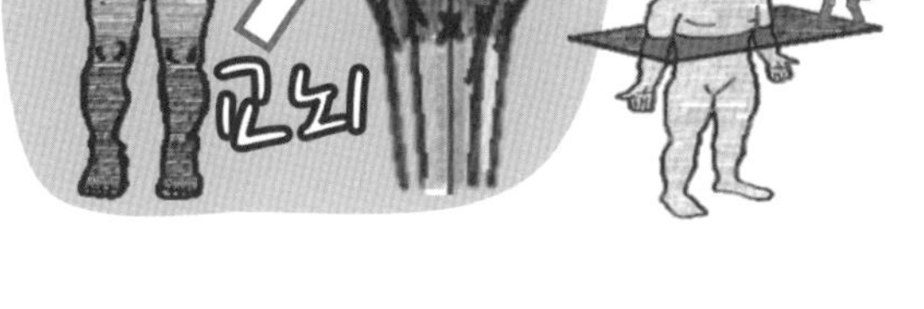

4-79

Brain Stem

Pons 다리교橋 뇌뇌腦

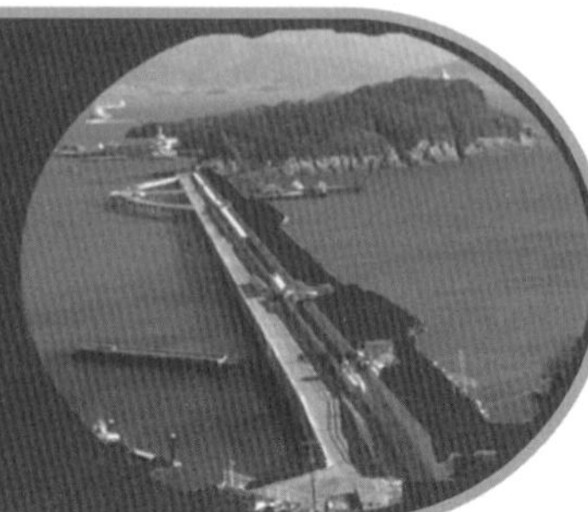

교뇌 위상上 떼부部

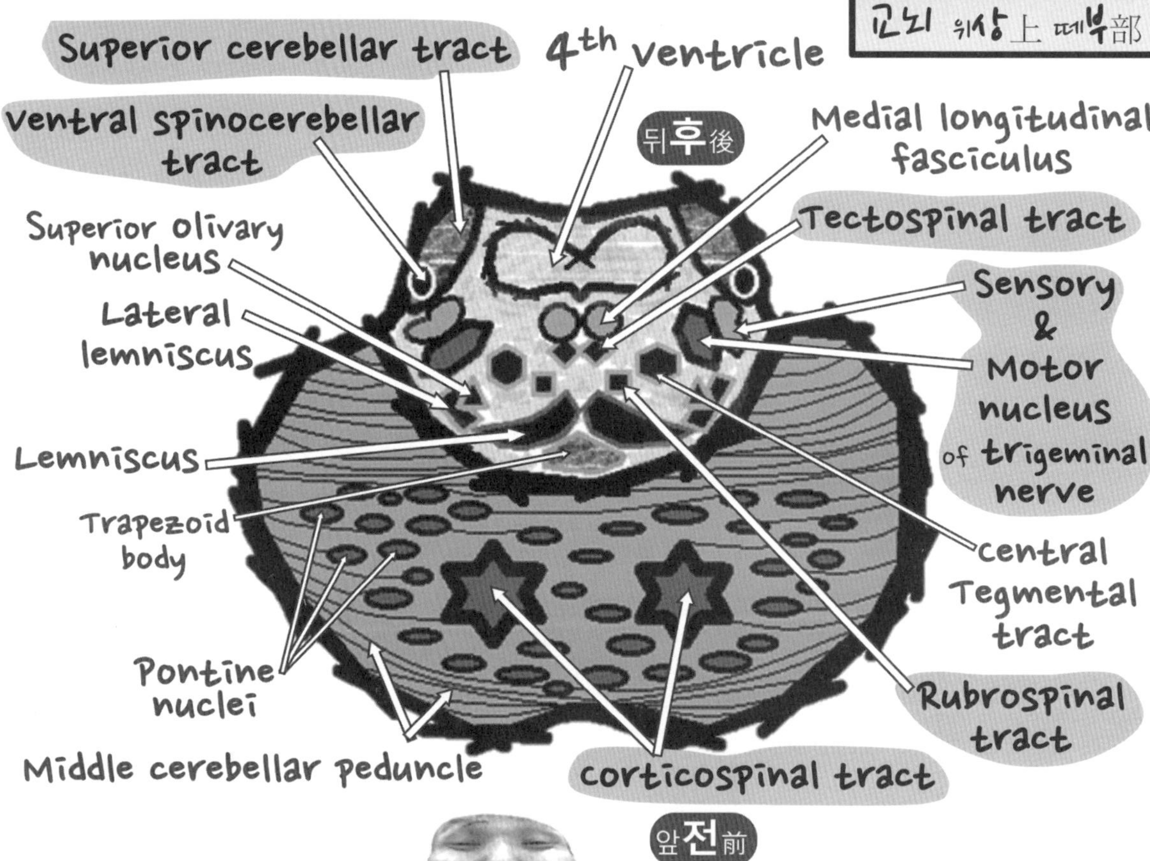

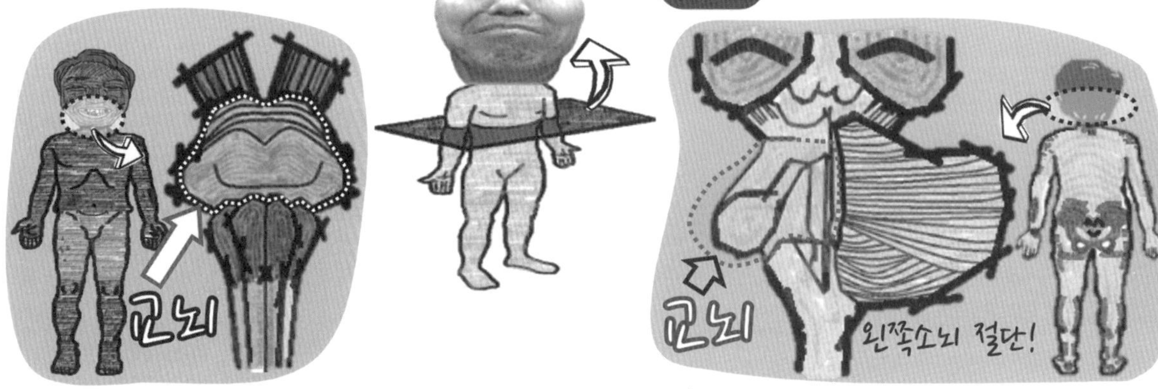

4-80

Brain Stem

Midbrain 가운데중中 뇌뇌腦

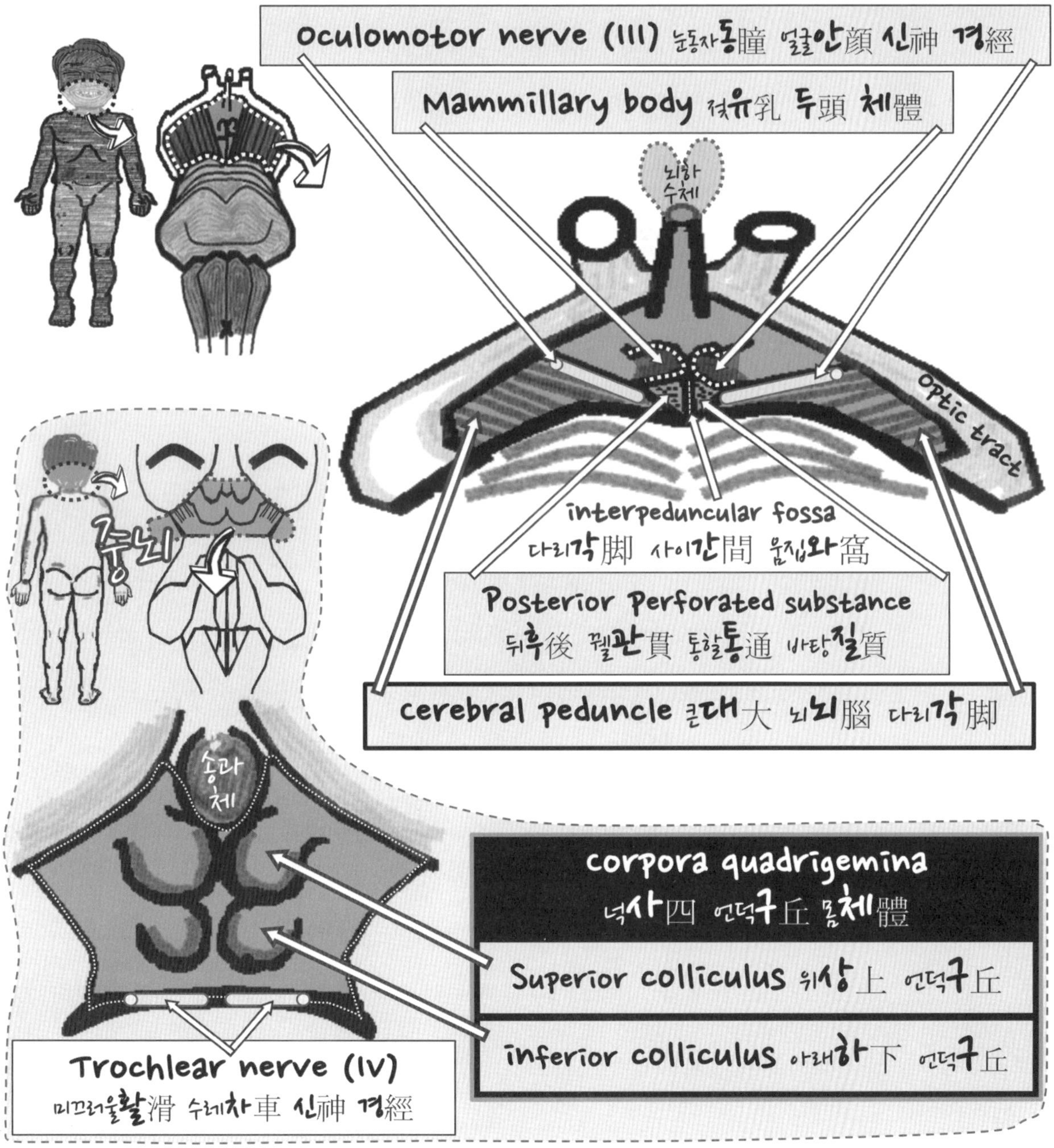

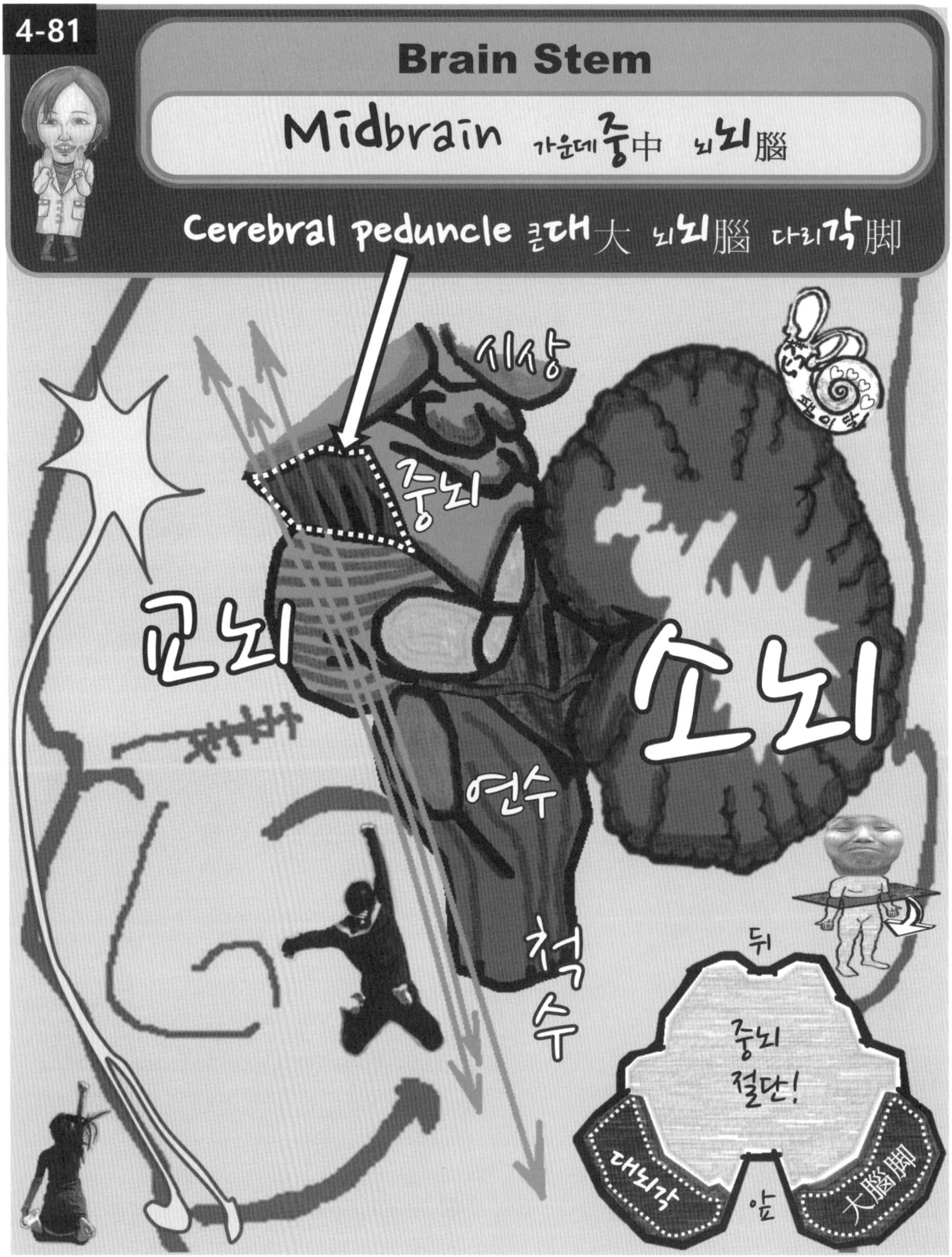
4-81
Brain Stem
Midbrain 가운데중中 뇌뇌腦
Cerebral peduncle 큰대大 뇌뇌腦 다리각脚
시상
중뇌
교뇌
소뇌
연수
척수
뒤
중뇌
절단!
대뇌각
앞
大腦脚

4-82

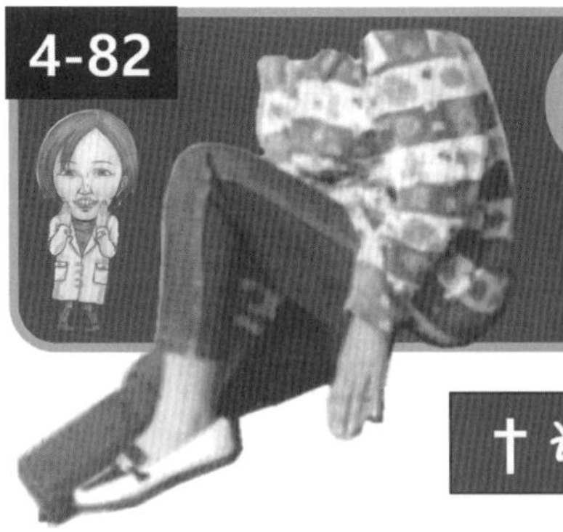

Brain Stem

Midbrain 가운데중中 뇌뇌腦

† 하구(아래하下 언덕구丘, inferior colliculus)를 지나는 횡단면!

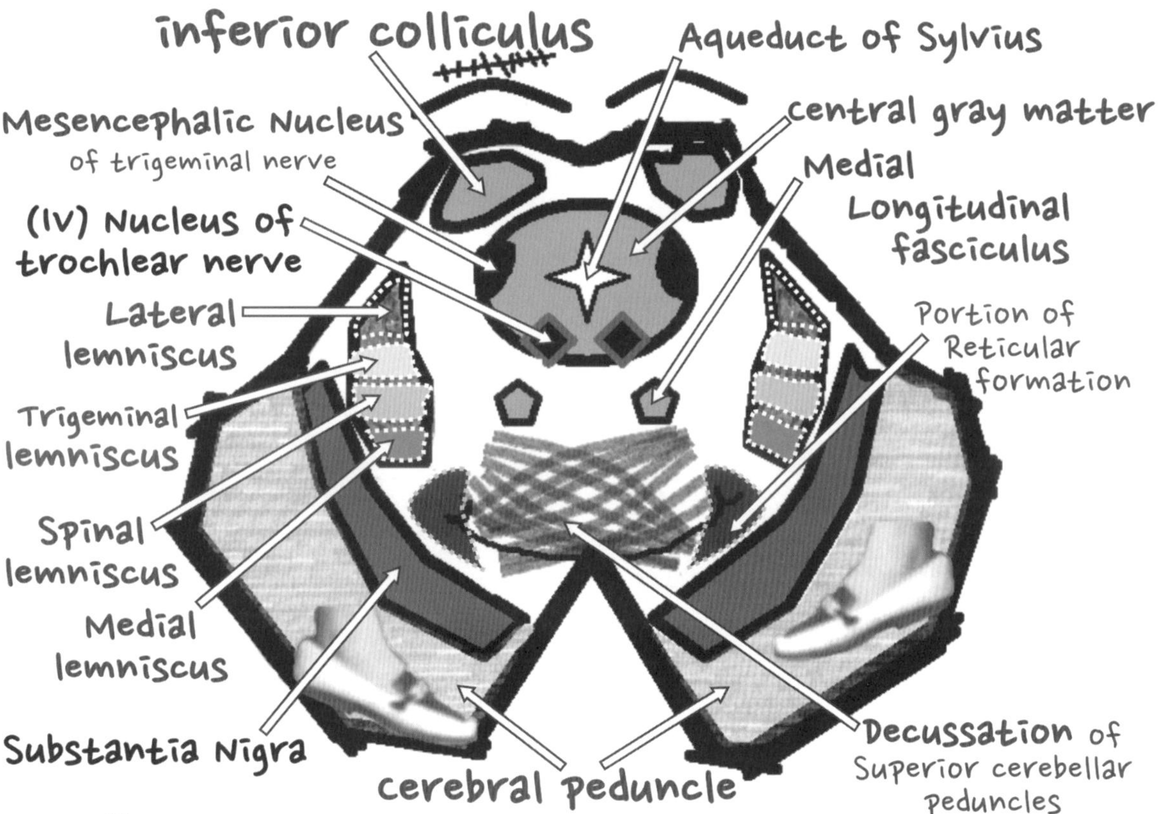

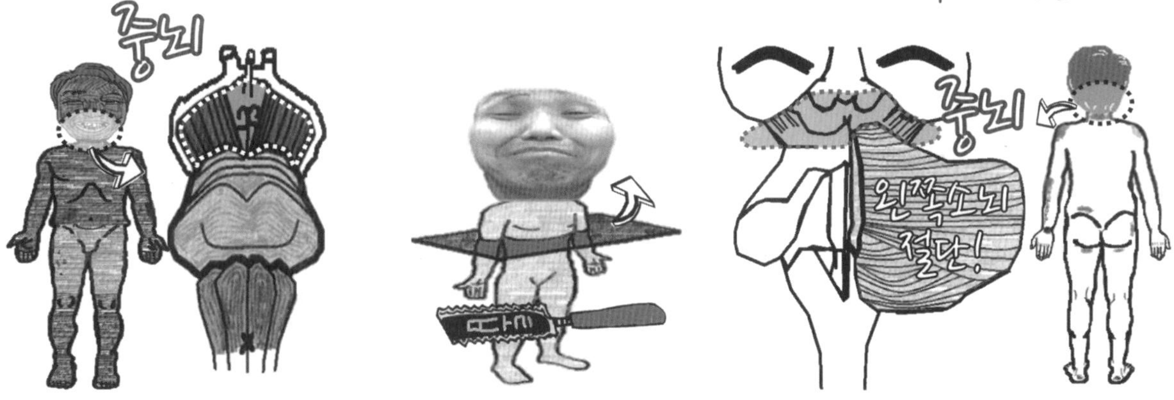

4-83

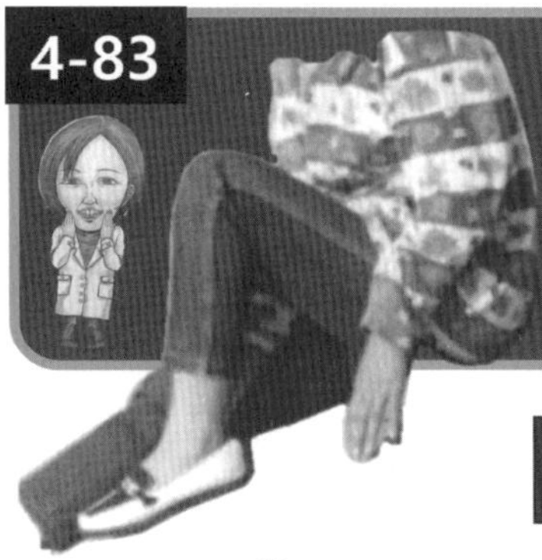

Brain Stem

Midbrain 가운데 중中 뇌 뇌腦

† 상구(위상上 언덕구丘, superior colliculus)를 지나는 횡단면!

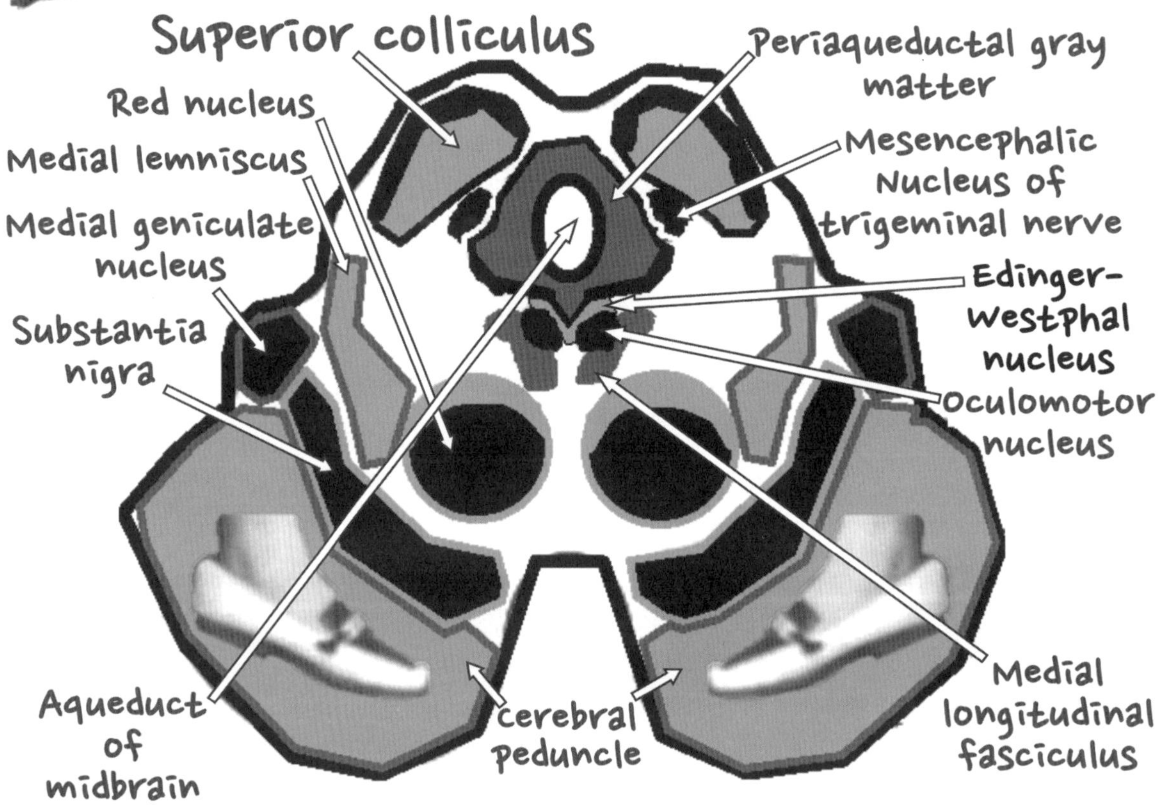

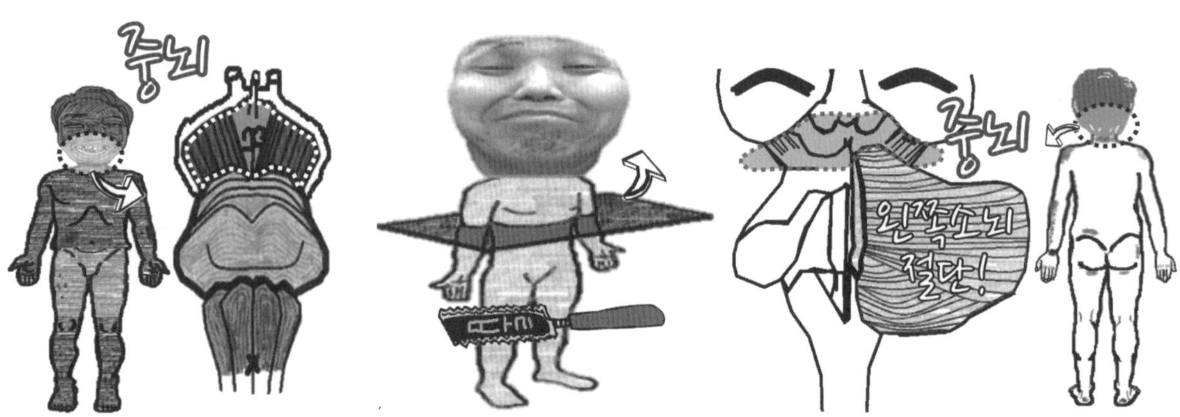

4-84 cerebellum 작을소小 뇌뇌腦

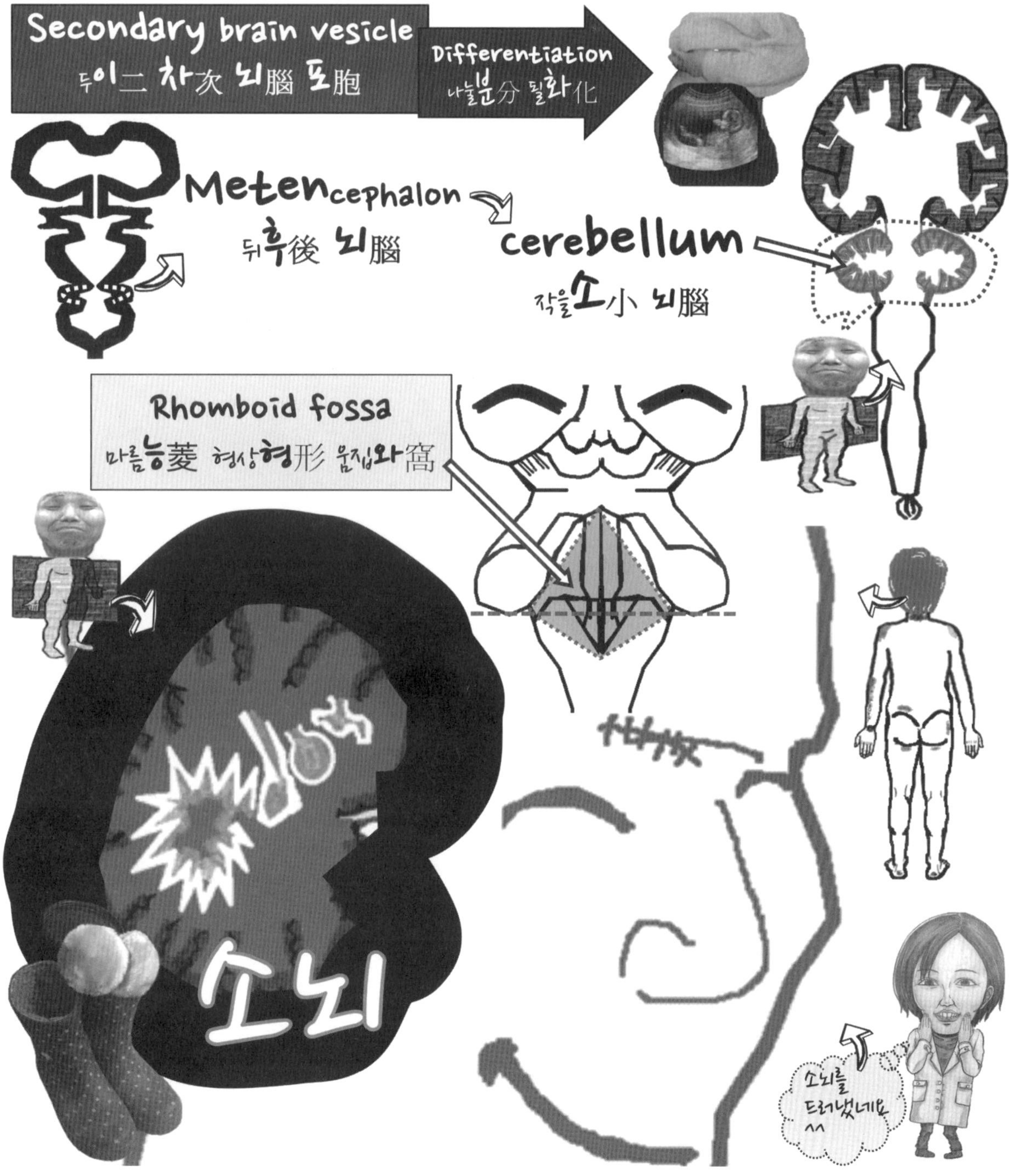

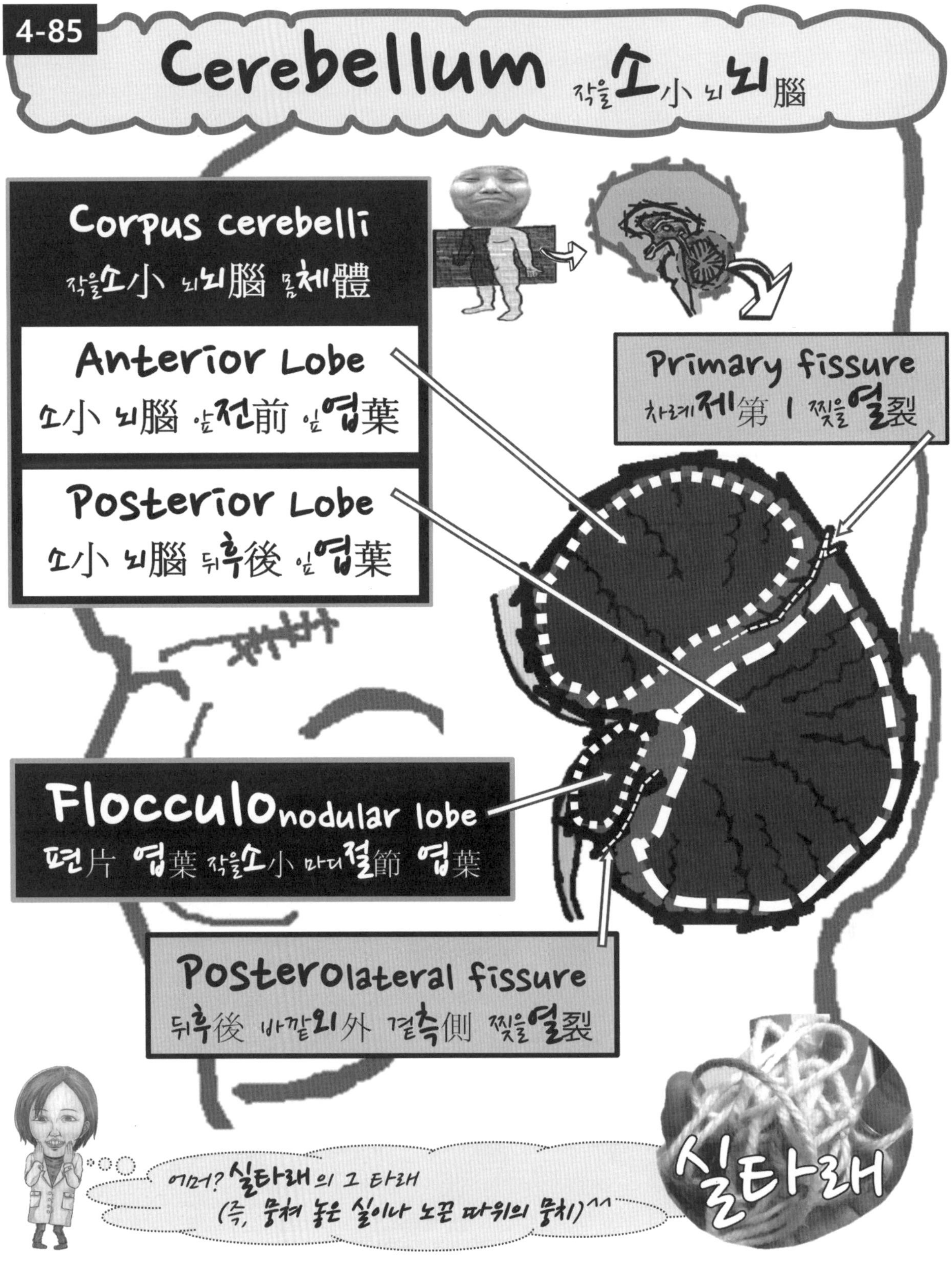
4-85
Cerebellum 작을소小 뇌뇌腦
Corpus cerebelli
작을소小 뇌뇌腦 몸체體
Anterior Lobe
소小 뇌腦 앞전前 잎엽葉
Posterior Lobe
소小 뇌腦 뒤후後 잎엽葉
Primary fissure
차례제第 1 찢을열裂
Flocculonodular lobe
편片 엽葉 작을소小 마디절節 엽葉
Posterolateral fissure
뒤후後 바깥외外 곁측側 찢을열裂
어머? 실타래의 그 타래
(즉, 뭉쳐 놓은 실이나 노끈 따위의 뭉치) ^^
실타래

4-86 cerebellum 작을소小 뇌뇌腦

괜찮아

Olof
Larsell
(1886 ~ 1964)

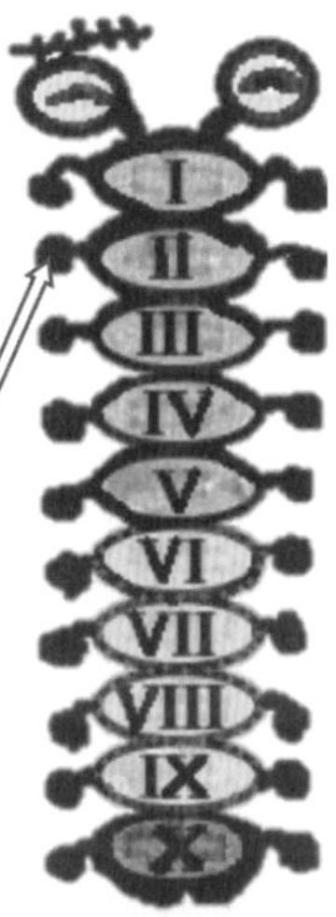

cerebellar hemisphere
작을소小 뇌뇌腦 절반반半 공구球

Anterior cerebellar notch
앞전前 소小 뇌腦 끊을절切 흔적흔痕

vermis cerebelli
소小 뇌腦 벌레충蟲 떼부部

Larsell's lobule
라셀 작을소小 잎엽葉

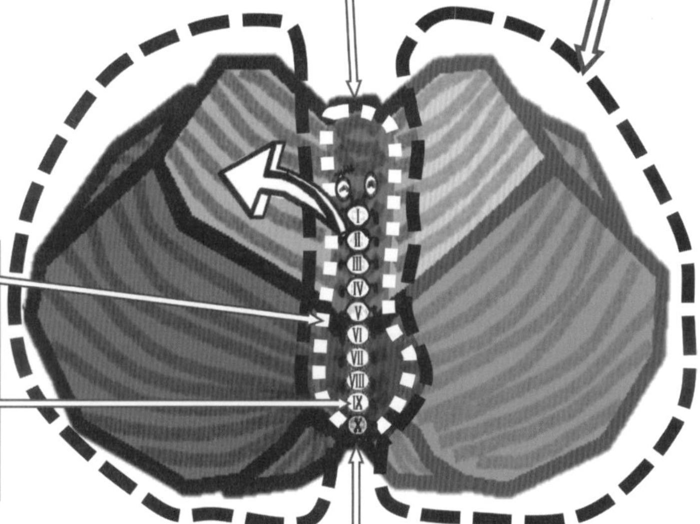

Posterior cerebellar notch
뒤후後 소小 뇌腦 끊을절切 흔적흔痕

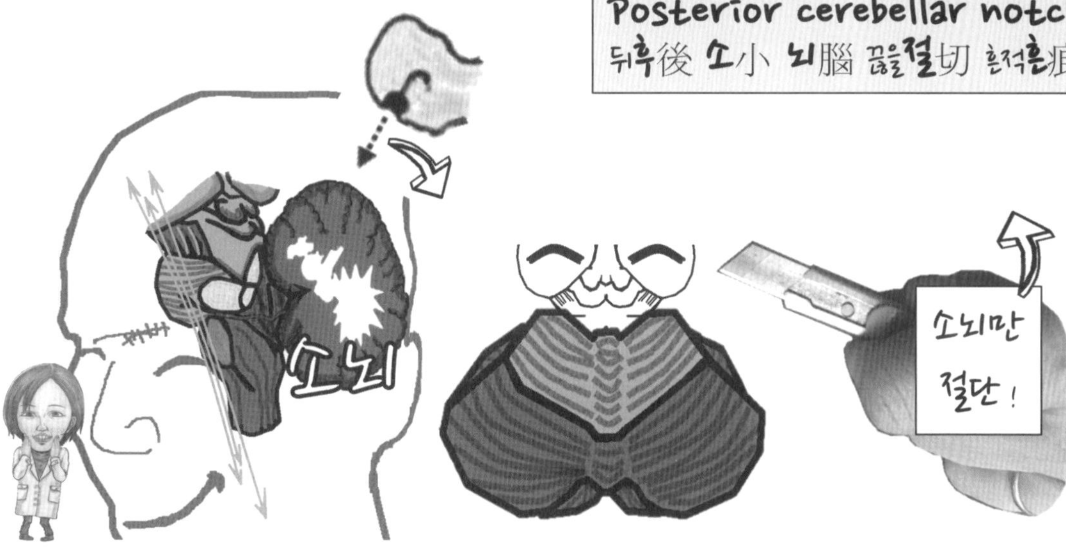

4-87 cerebellum 작을소小 뇌뇌腦

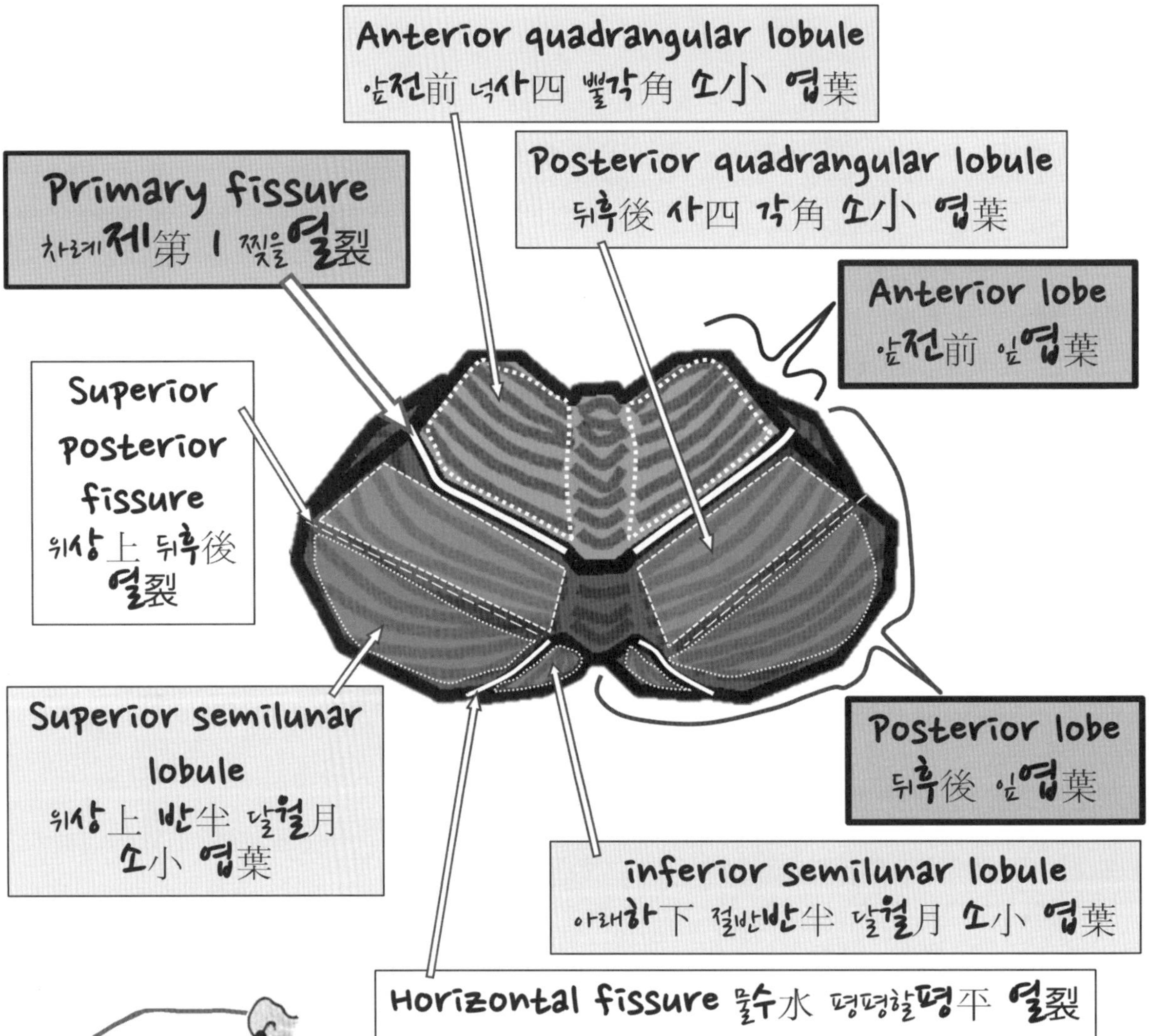

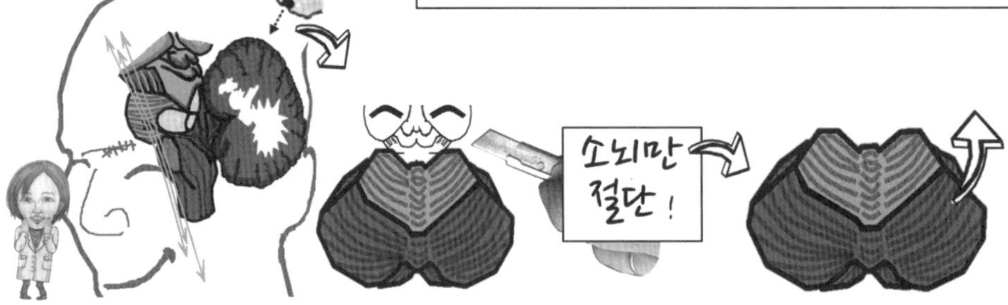

4-88 cerebellum 작을소小 뇌뇌腦

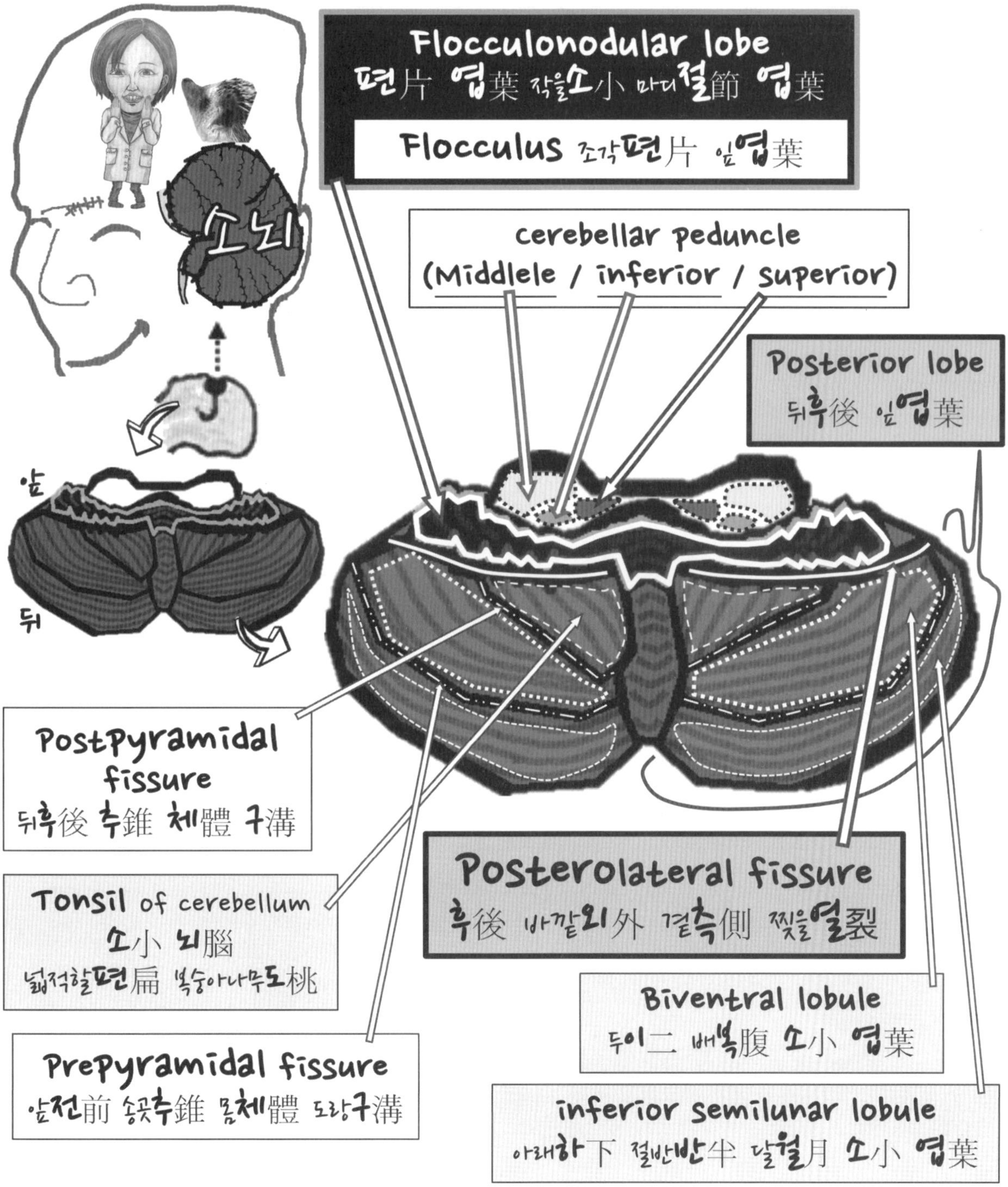

4-89

cerebellum

vermis cerebelli

작을소小 뇌뇌腦 벌레충蟲 떼부部

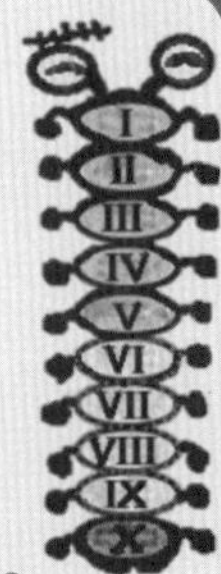

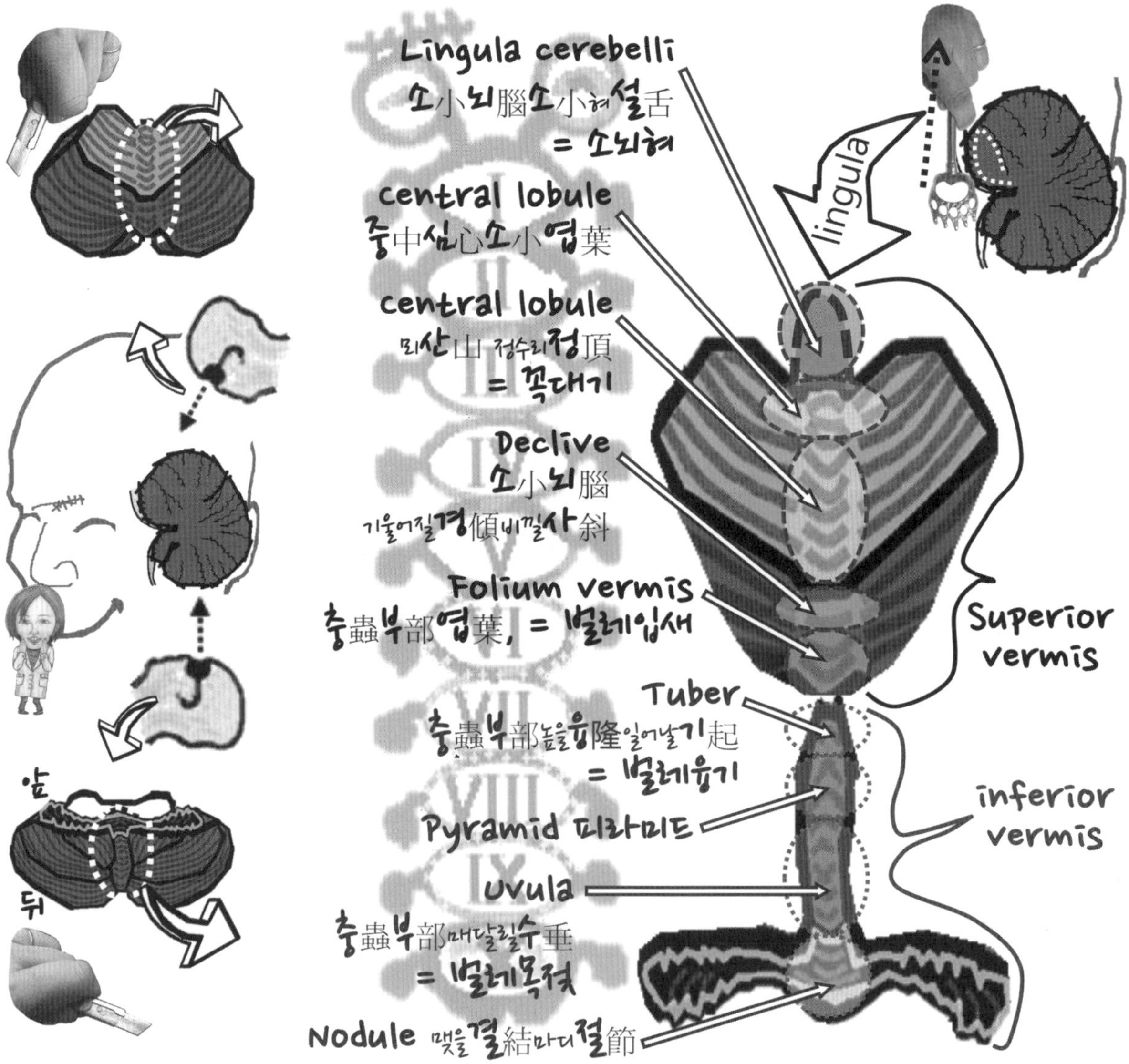

4-90 cerebellar cortex 작을 소小 뇌 뇌腦 가죽 피皮 바탕 질質

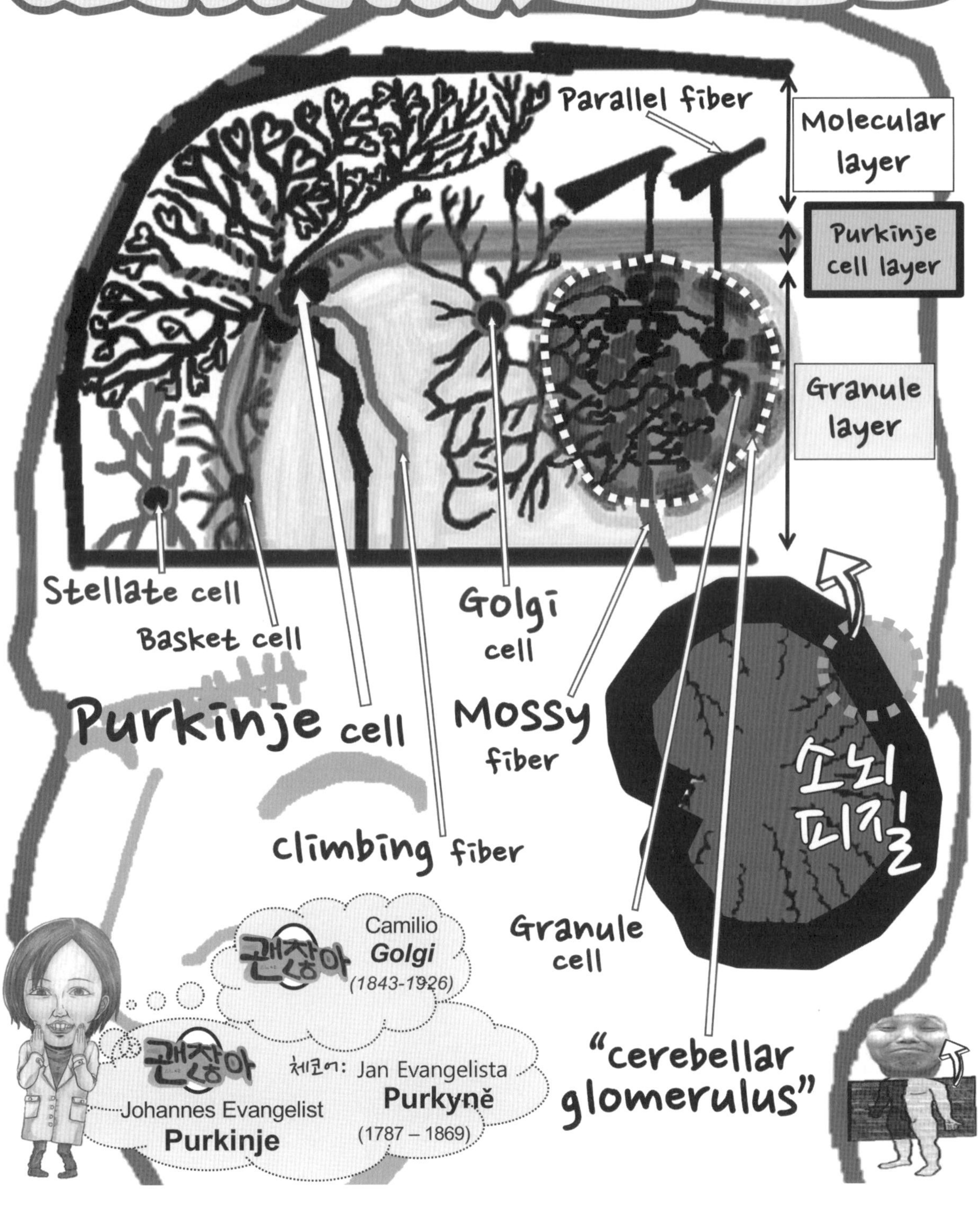

4-91 cerebellar cortex 작을소小 뇌뇌腦 가죽피皮 바탕질質

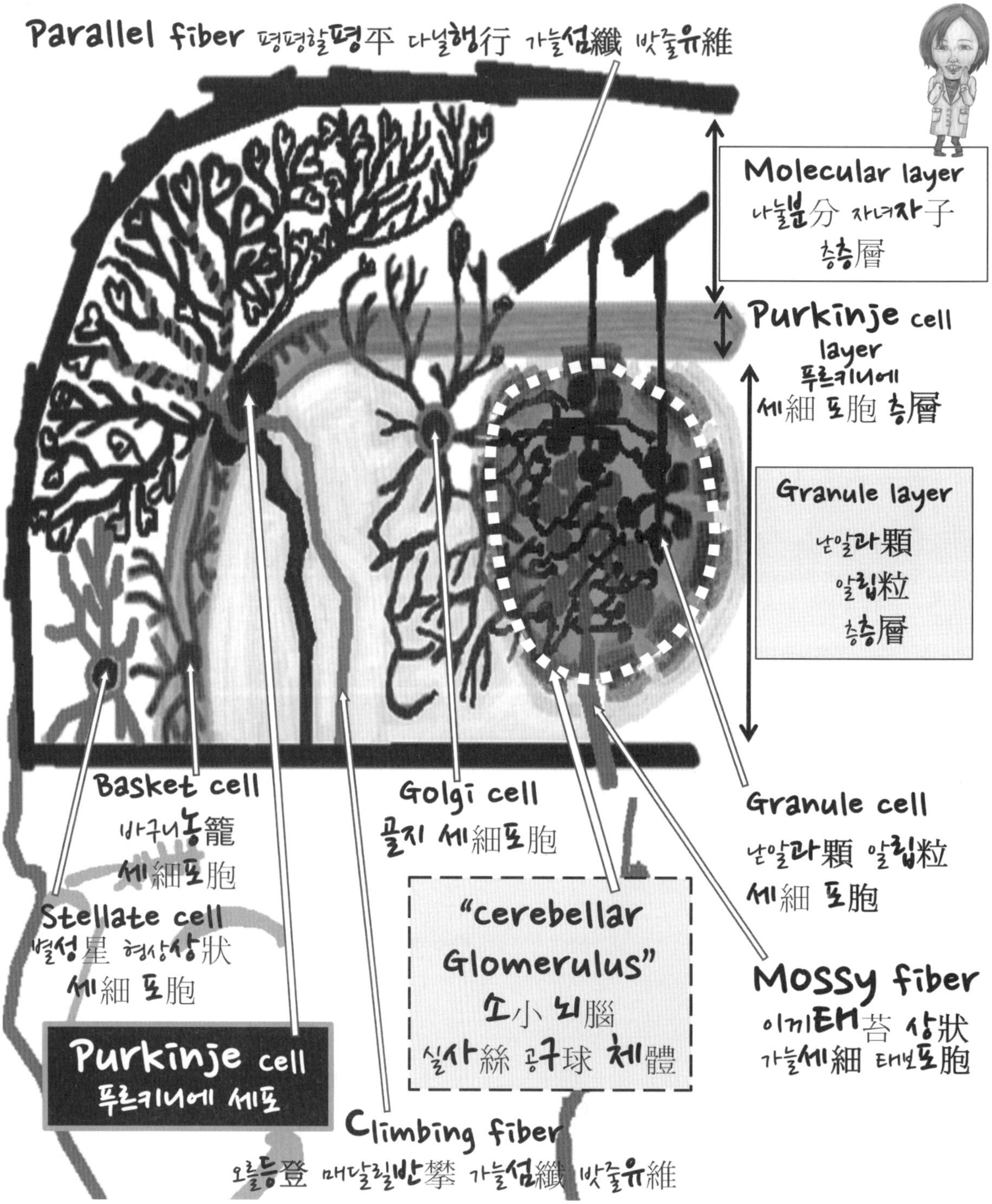

4-92

cerebellar nuclei
작을 소 小 뇌 뇌 腦 씨 핵 核

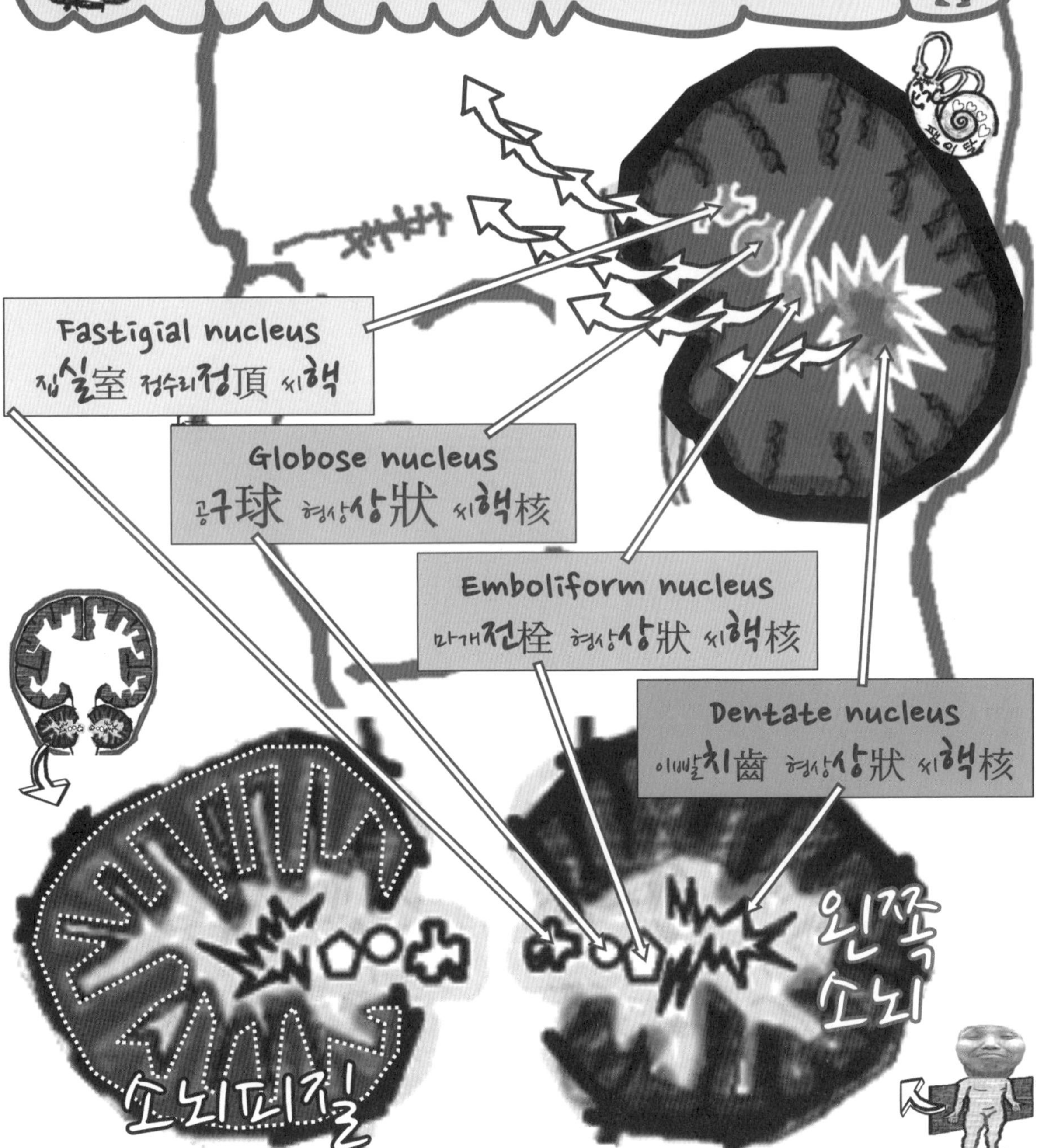

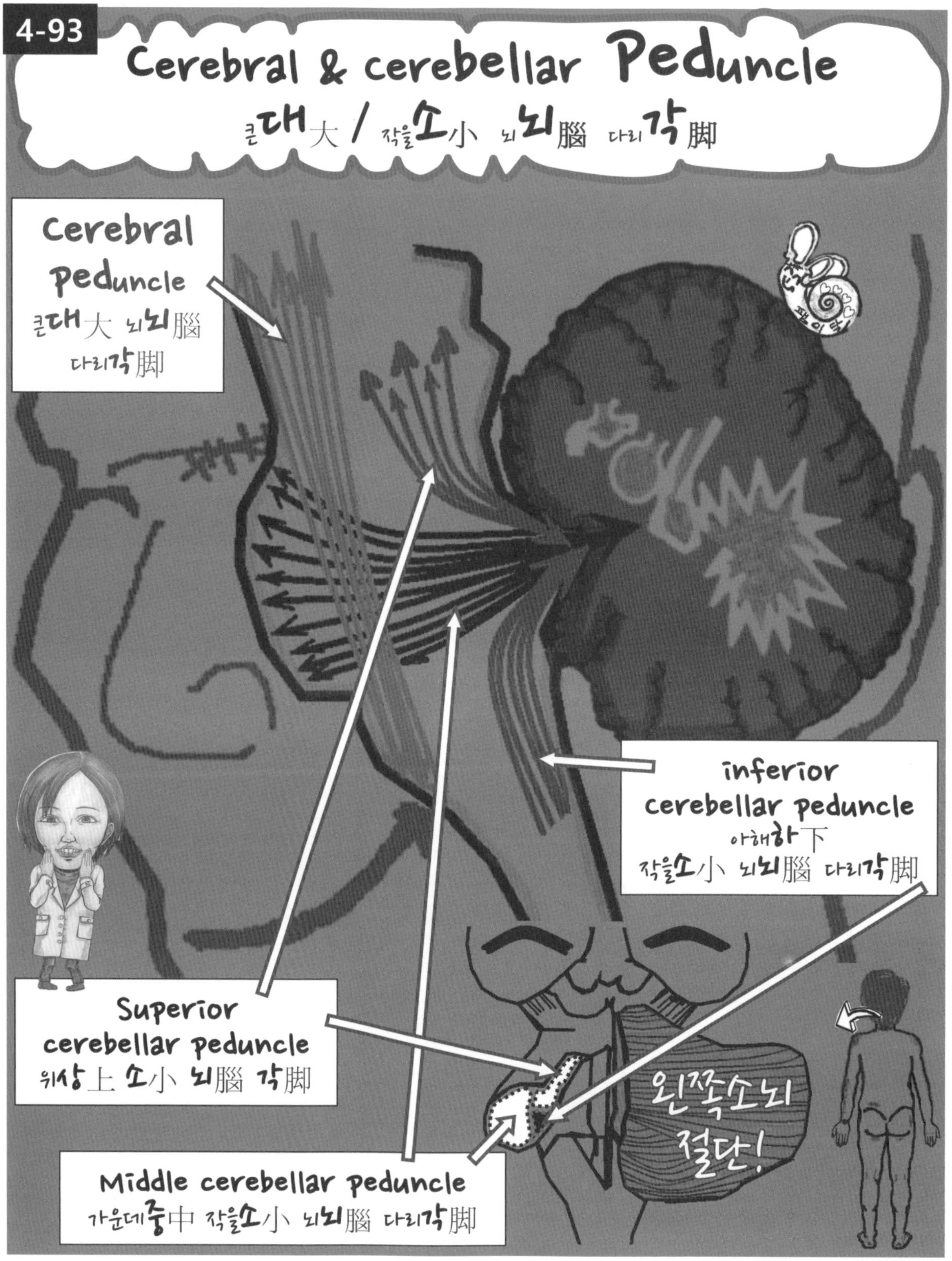
4-93
Cerebral & cerebellar Peduncle
큰대大 / 작을소小 뇌뇌腦 다리각脚
Cerebral peduncle
큰대大 뇌뇌腦 다리각脚
inferior cerebellar peduncle
아래하下
작을소小 뇌뇌腦 다리각脚
Superior cerebellar peduncle
위상上 소小 뇌腦 각脚
Middle cerebellar peduncle
가운데중中 작을소小 뇌뇌腦 다리각脚
왼쪽소뇌 절단!

4-94 Cerebellum 작을소小 뇌뇌腦

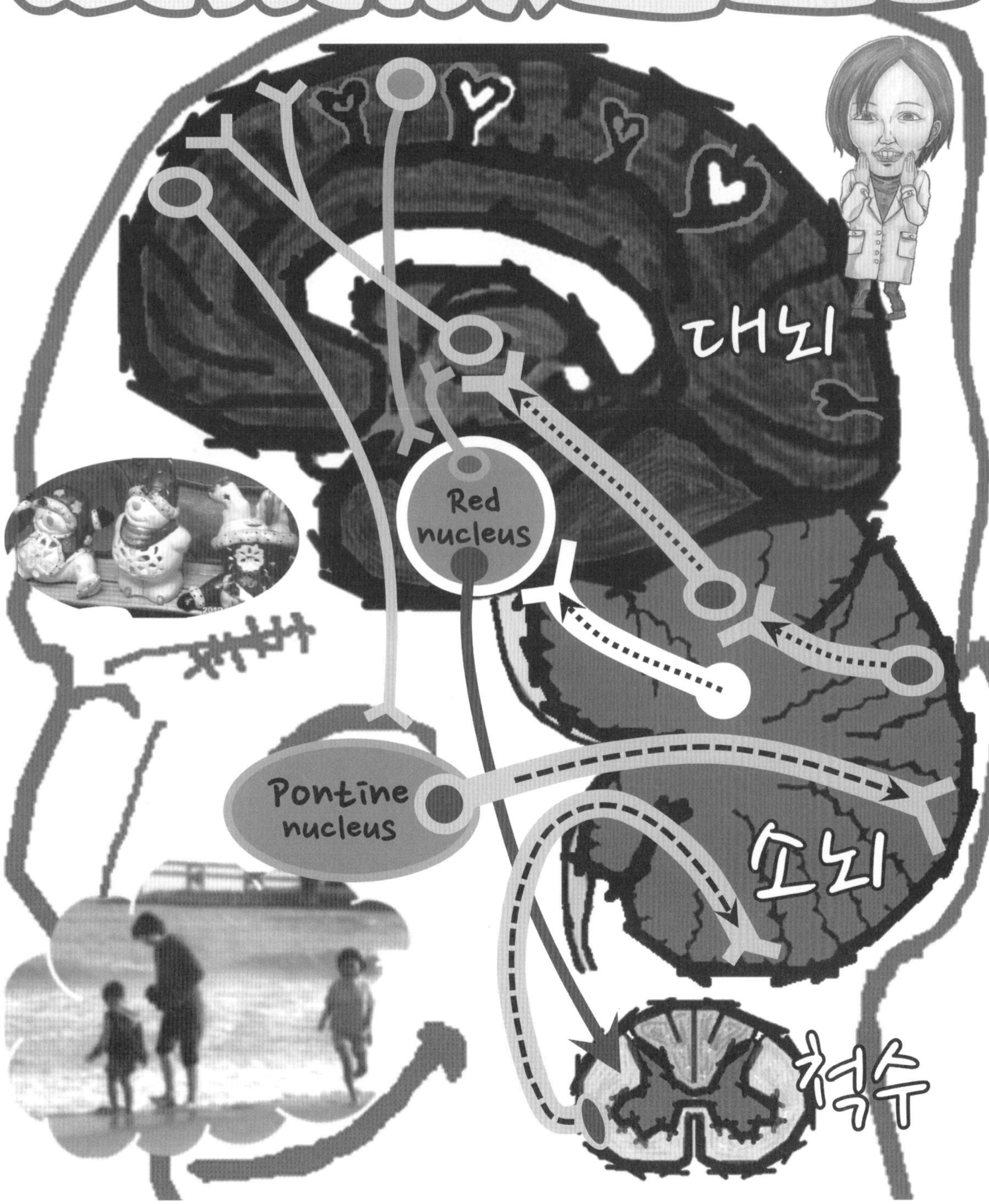

Spinobulbar transition
척수-연수 연결부
(脊髓-延髓 連結部)

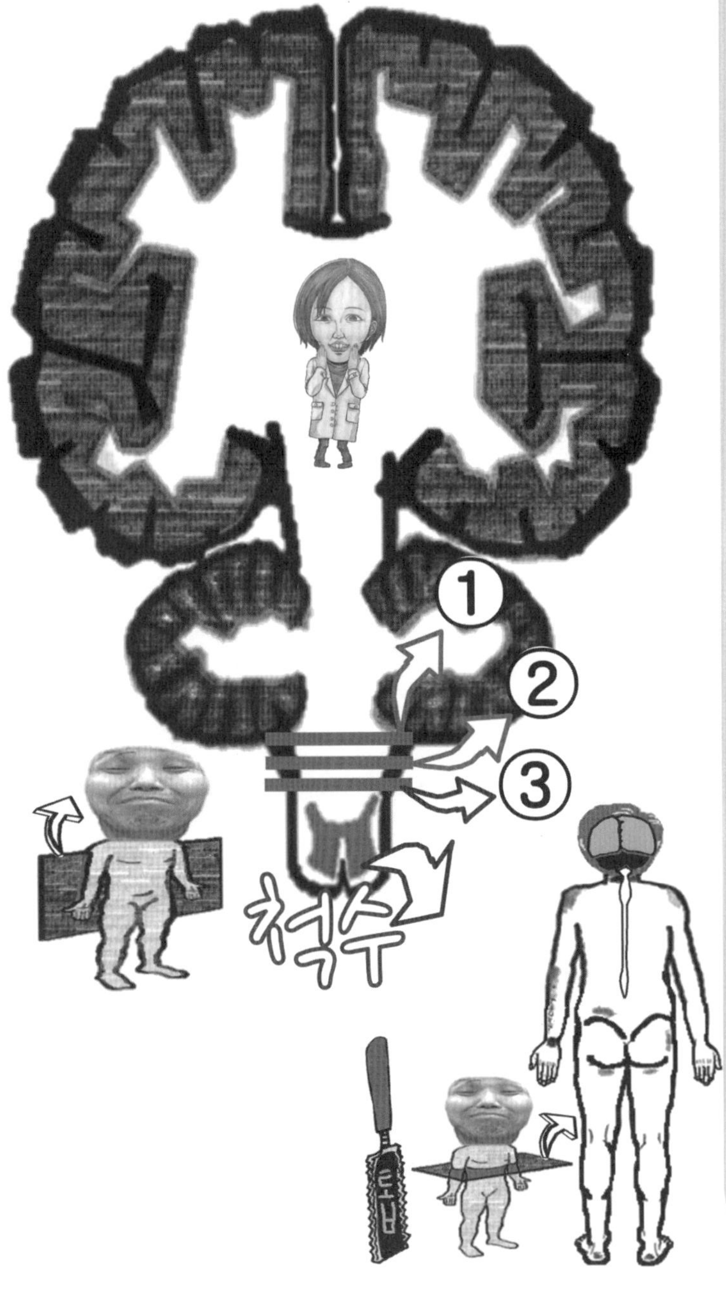

4-95

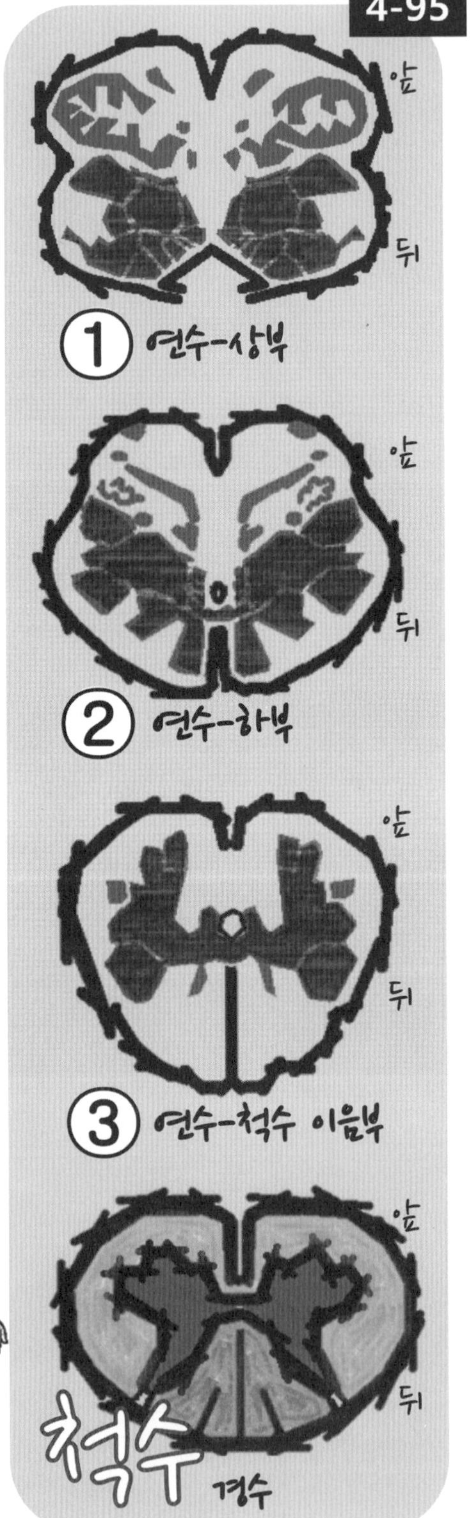

4-96 Spinal cord 등마루 척脊 골수 수髓

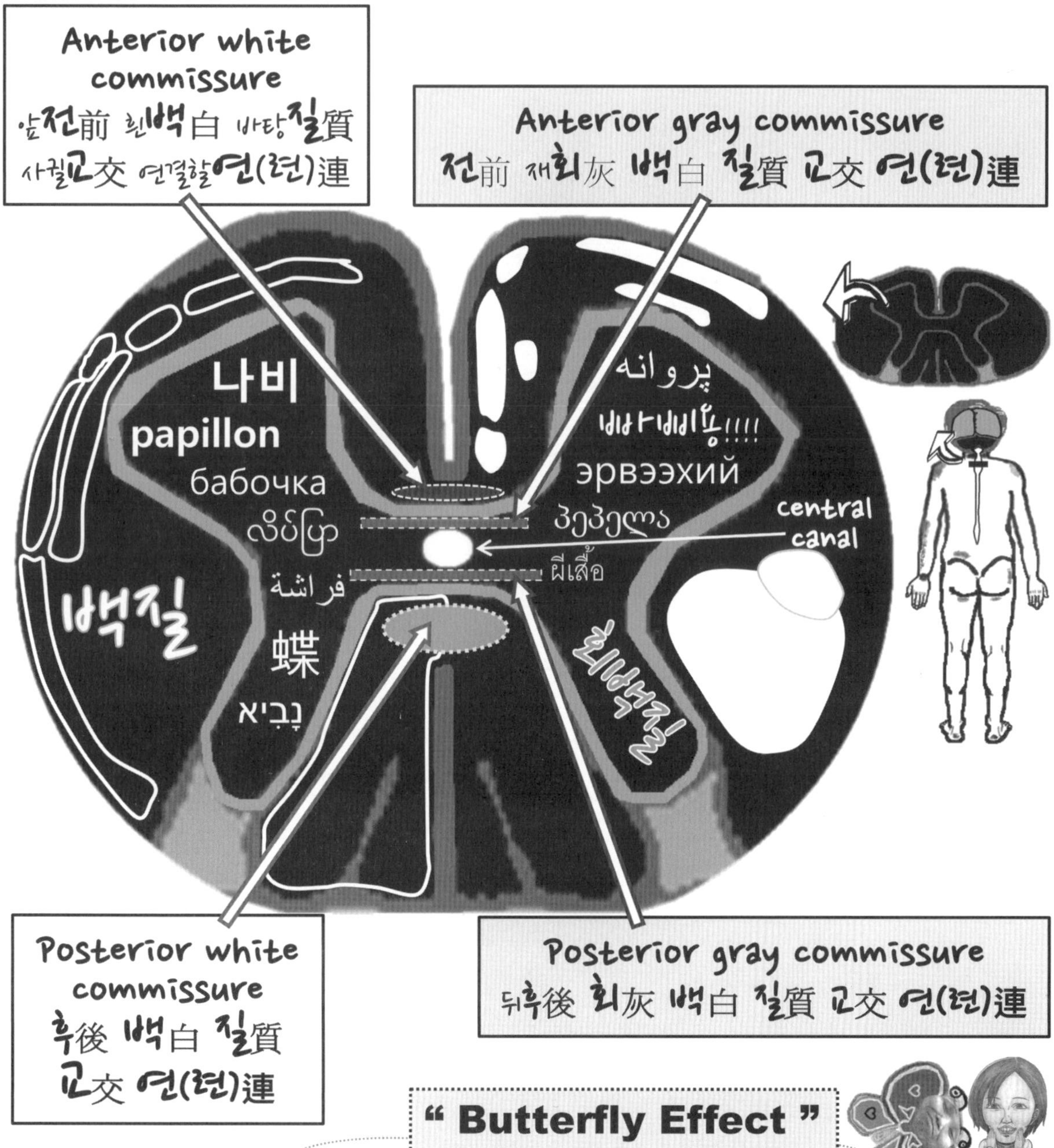

" Butterfly Effect "

" 네 시작은 미약하였으나, 네 나중은 심히 창대하리라 "
(욥기 8장 7절)

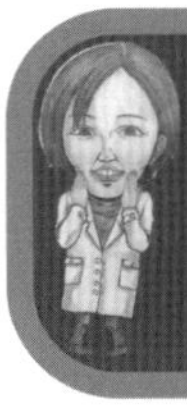

4-97

Spinal Cord

White matter 흰백白 바탕질質

Anterior horn
앞전前 뿔각角
= 앞뿔

Posterior horn
뒤후後 뿔각角
= 뒤뿔

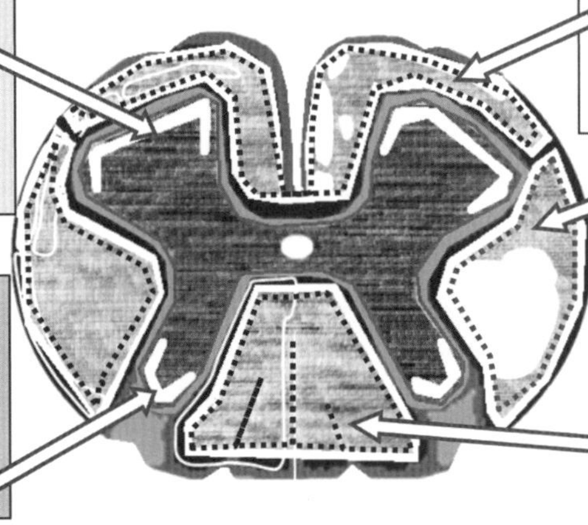

Anterior white column
앞전前 흰백白 빛색色 기둥주柱
=앞백색기둥

Lateral white column
바깥외外 곁측側 기둥주柱
= 가쪽백색기둥

Posterior white column
뒤후後 흰백白 빛색色 기둥주柱
= 뒤백색기둥

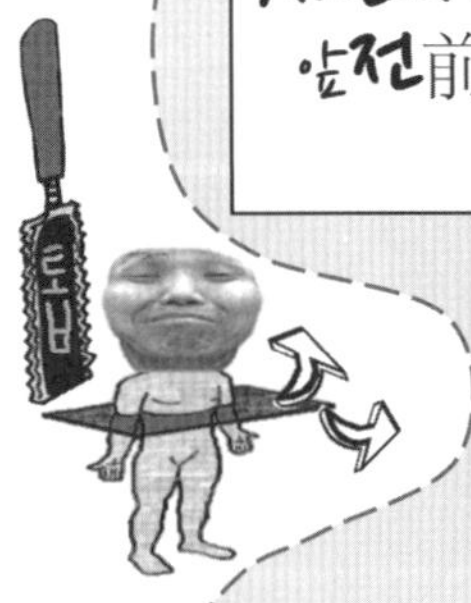

Anterolateral sulcus
앞전前 곁측側 도랑구溝
= 앞가쪽고랑

Anterior median fissure
앞전前 바를정正 가운데중中 찢을열裂
= 앞정중틈새

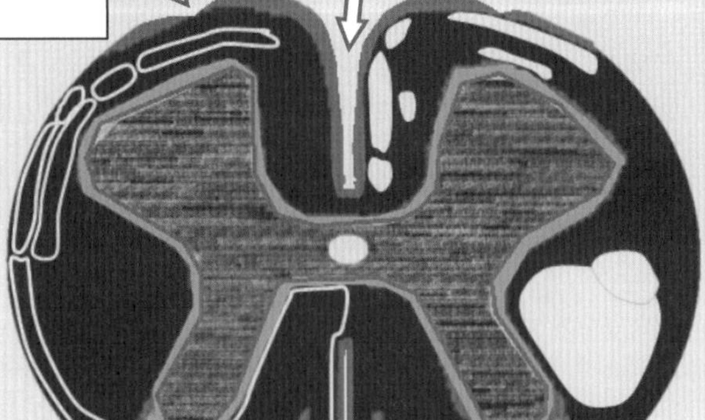

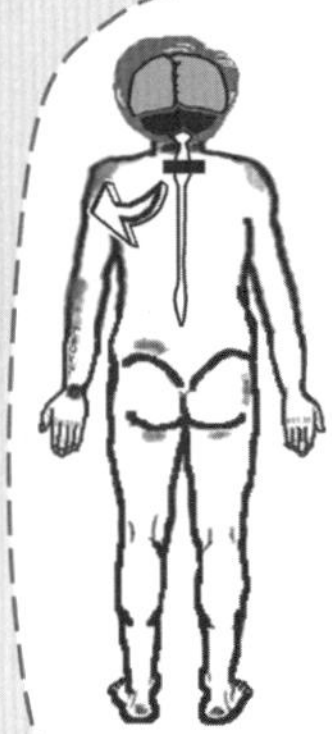

Posterior median sulcus
뒤후後
바를정正 가운데중中
도랑구溝
= 뒤정중고랑

Posterior intermediate sulcus
뒤후後 가운데중中 사이간間 도랑구溝 = 뒤중간고랑

Posterolateral sulcus
뒤후後 바깥외外 곁측側
도랑구溝 = 뒤가쪽고랑

4-98 Spinal cord

등마루척脊 골수수髓

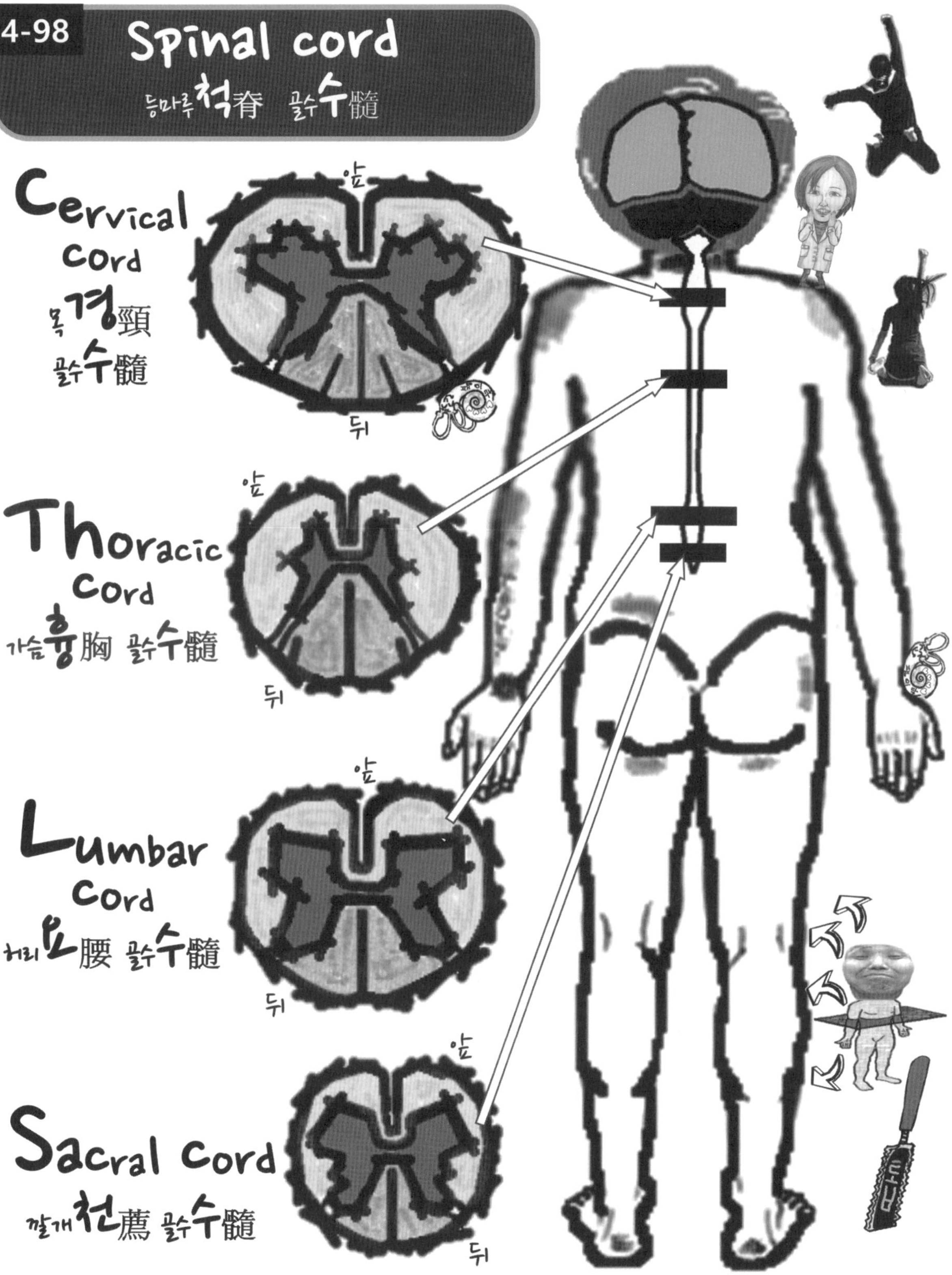

4-99

Spinal Cord

Gray matter 석회, 재회灰 흰백白 바탕질質

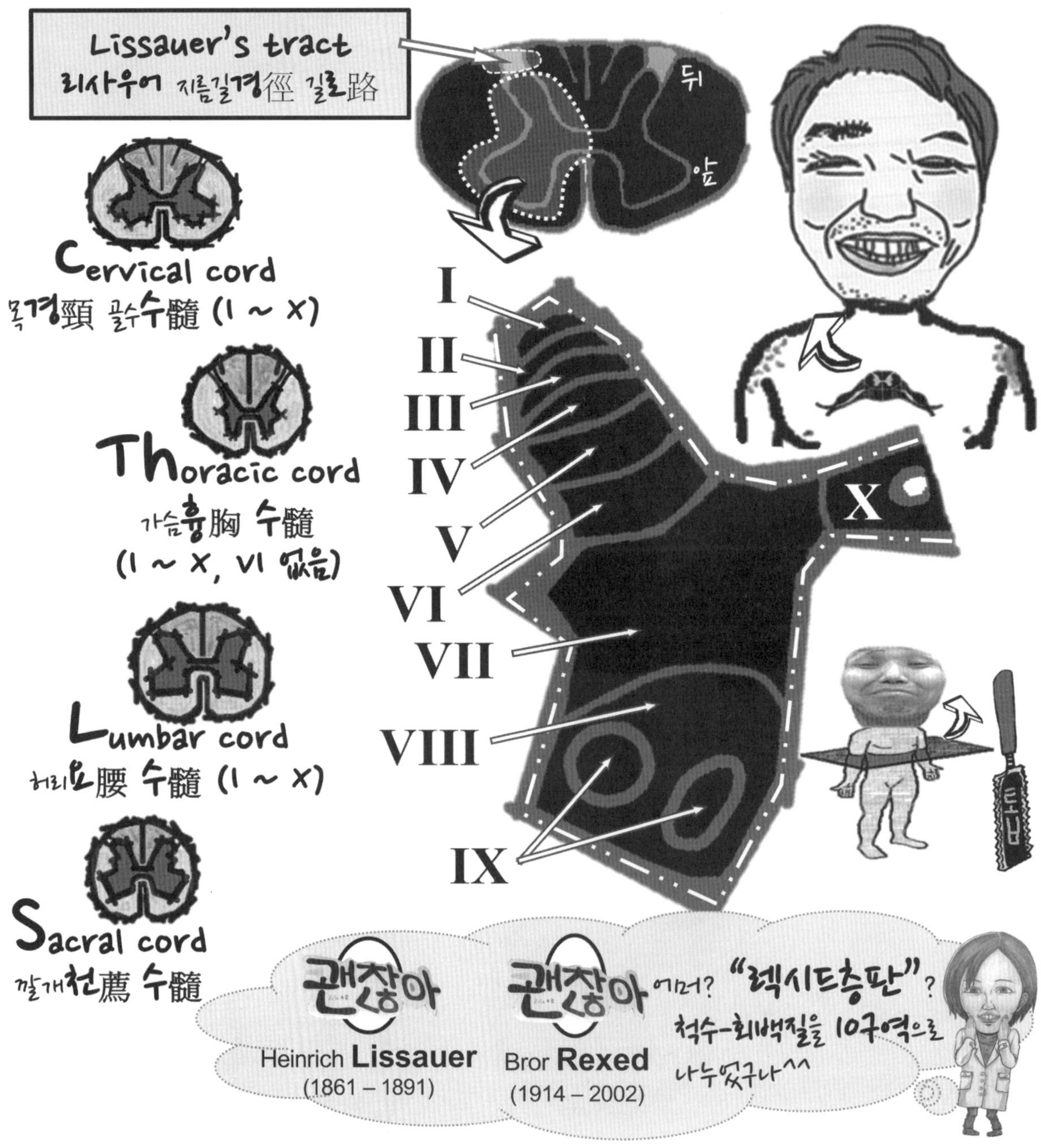

4-100

Ascending Tract
위상上 다닐행行 영혼신神 지날경經 길로路

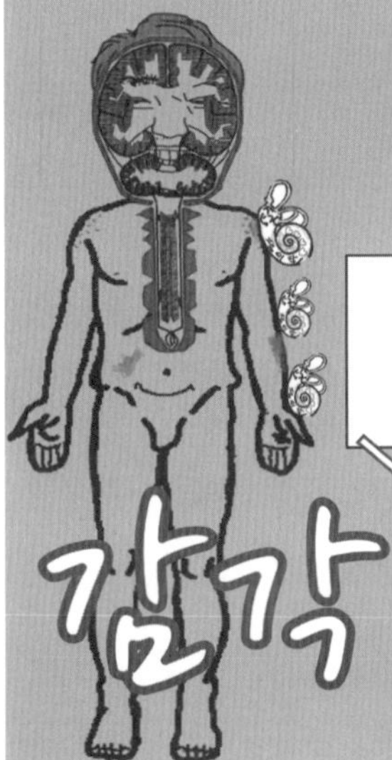

Posterior Spinocerebellar Tract
뒤후後 등마루척脊 골수수髓 작을소小 뇌뇌腦 길로路

Lateral Spinothalamic Tract
바깥외外 곁측側 척脊 수髓 시視 상床 로路

Posterior white column
뒤후後 흰백白 바탕질質 기둥주柱
(= posterior funiculus, 후後 새끼끌삭索)

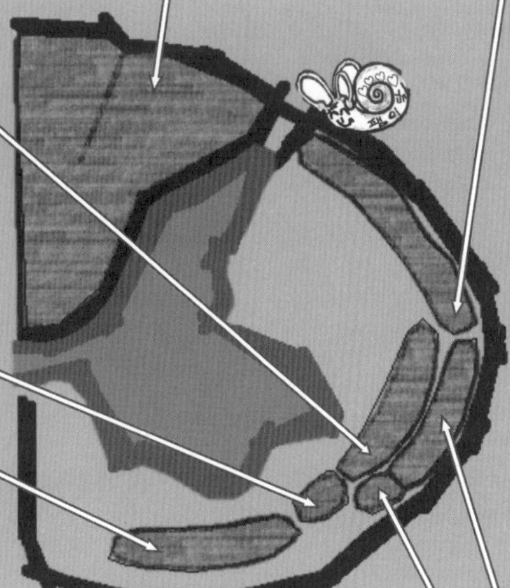

Spinotectal Tract
등마루척脊 골수수髓
볼시視 덮을개蓋 로路
(≒ 척수덮개로)

Anterior Spinothalamic Tract
앞전前 등마루척脊 골수수髓
볼시視 평상상床 길로路

Spino-olivary Tract 척脊 수髓 - 올리브 길로路

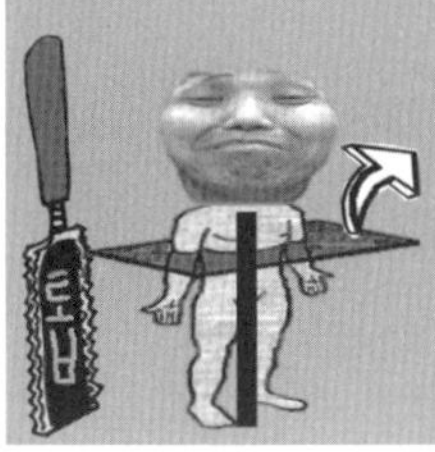

Anterior Spinocerebellar Tract
앞전前 등마루척脊 골수수髓 작을소小 뇌뇌腦 길로路

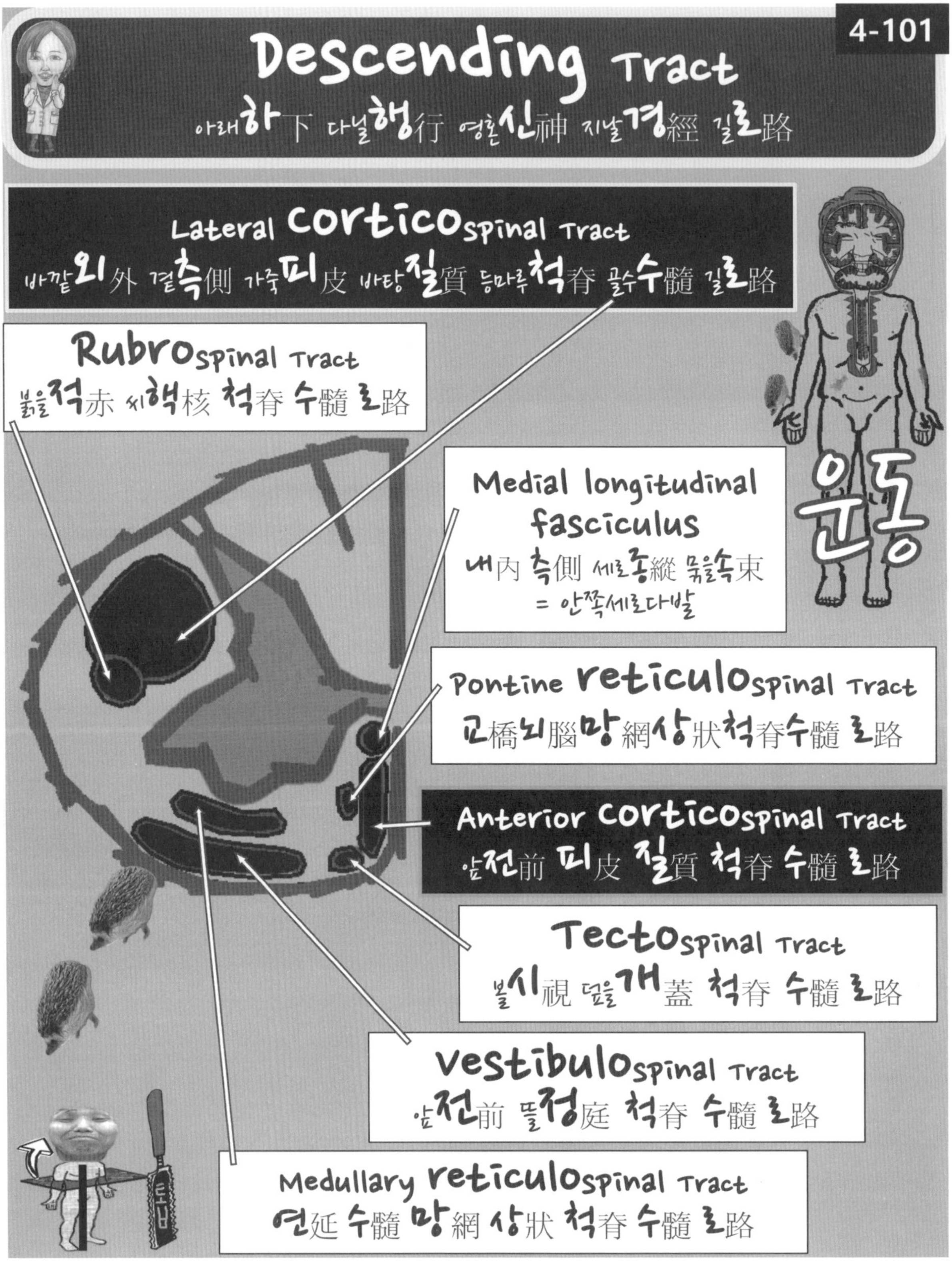
4-101
Descending Tract
아래하下 다닐행行 영혼신神 지날경經 길로路
Lateral corticospinal Tract
바깥외外 곁측側 가죽피皮 바탕질質 등마루척脊 골수수髓 길로路
Rubrospinal Tract
붉을적赤 씨핵核 척脊 수髓 로路
Medial longitudinal fasciculus
내內 측側 세로종縱 묶을속束
= 안쪽세로다발
운동
Pontine reticulospinal Tract
교橋뇌腦망網상狀척脊수髓 로路
Anterior corticospinal Tract
앞전前 피皮 질質 척脊 수髓 로路
Tectospinal Tract
볼시視 덮을개蓋 척脊 수髓 로路
Vestibulospinal Tract
앞전前 뜰정庭 척脊 수髓 로路
Medullary reticulospinal Tract
연延 수髓 망網 상狀 척脊 수髓 로路

the best way from A to B

4-102

☺ A에서 B로 가는 가장 좋은 길 ☞ †

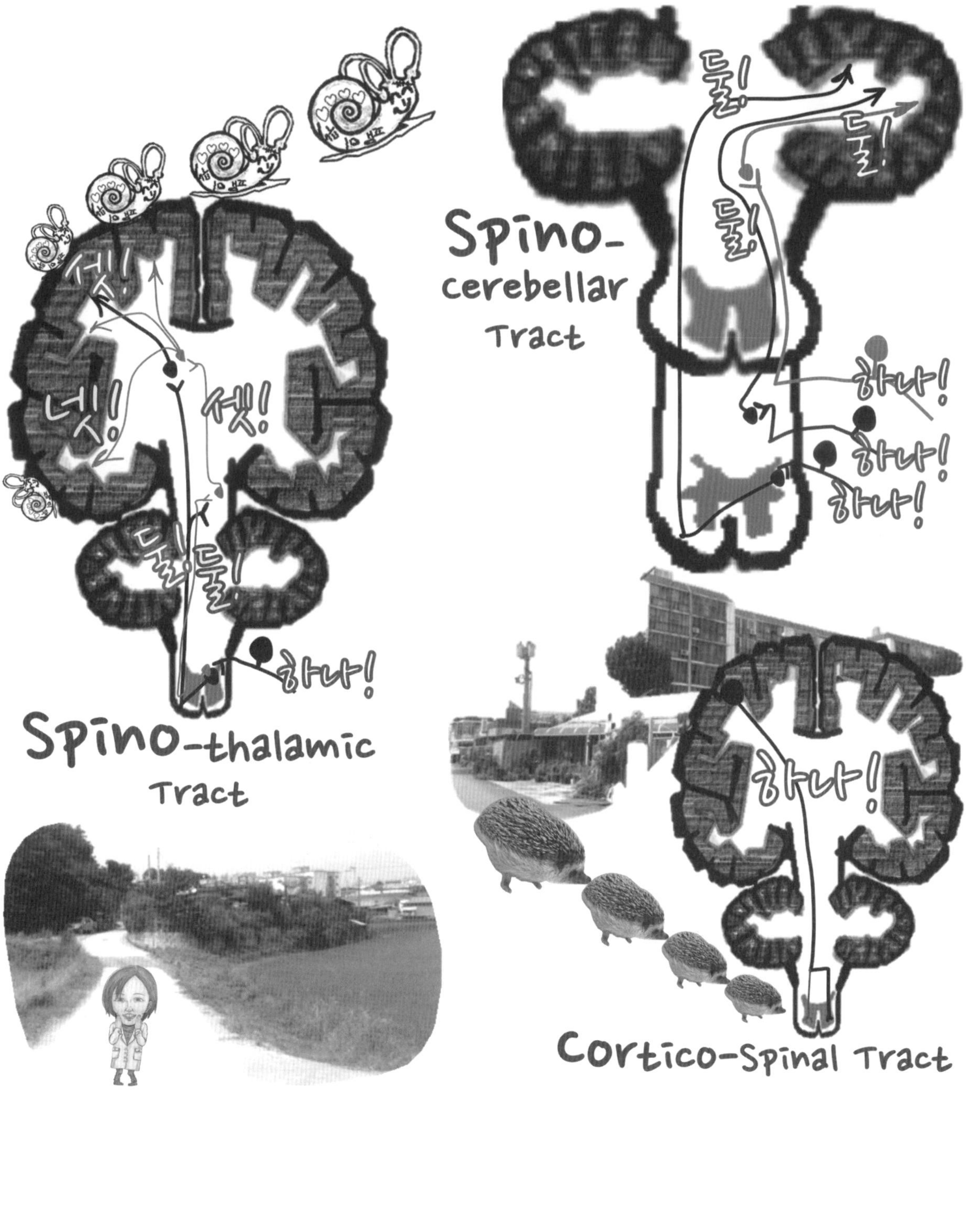

4-103

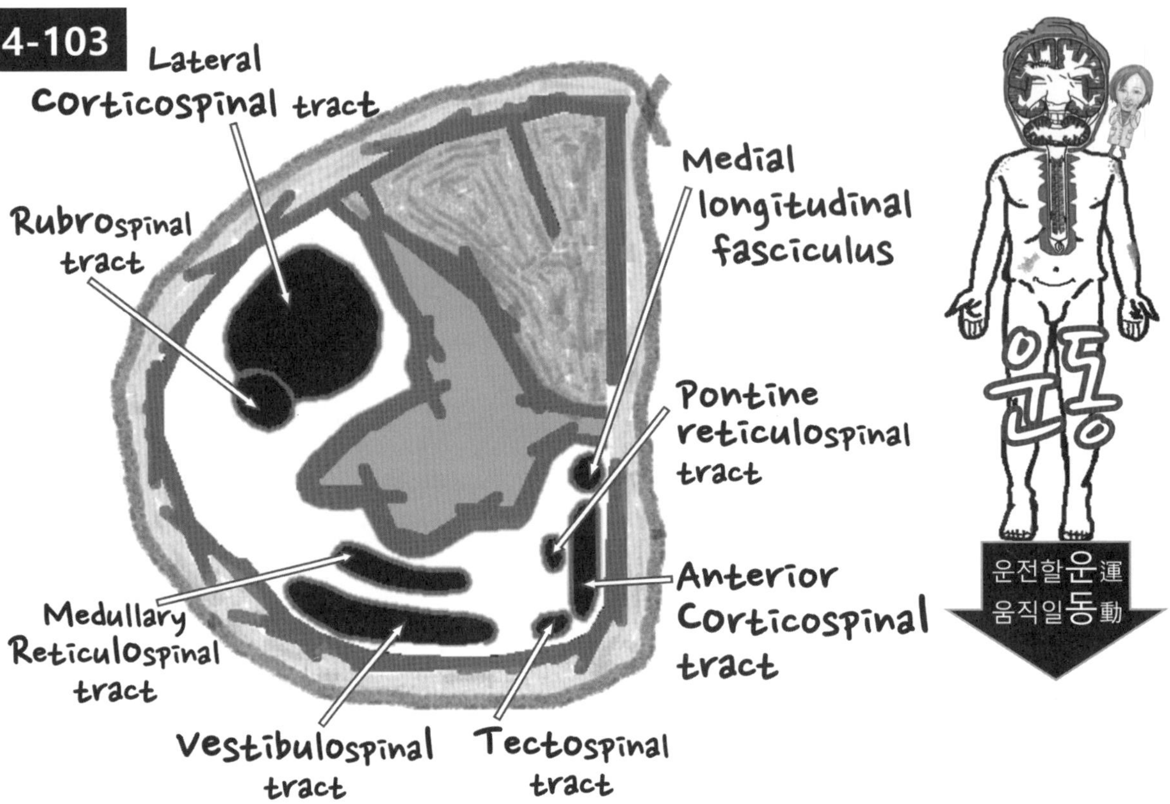
Lateral Corticospinal tract
Rubrospinal tract
Medial longitudinal fasciculus
Pontine reticulospinal tract
Anterior Corticospinal tract
Medullary Reticulospinal tract
Vestibulospinal tract
Tectospinal tract
운동
운전할운運
움직일동動

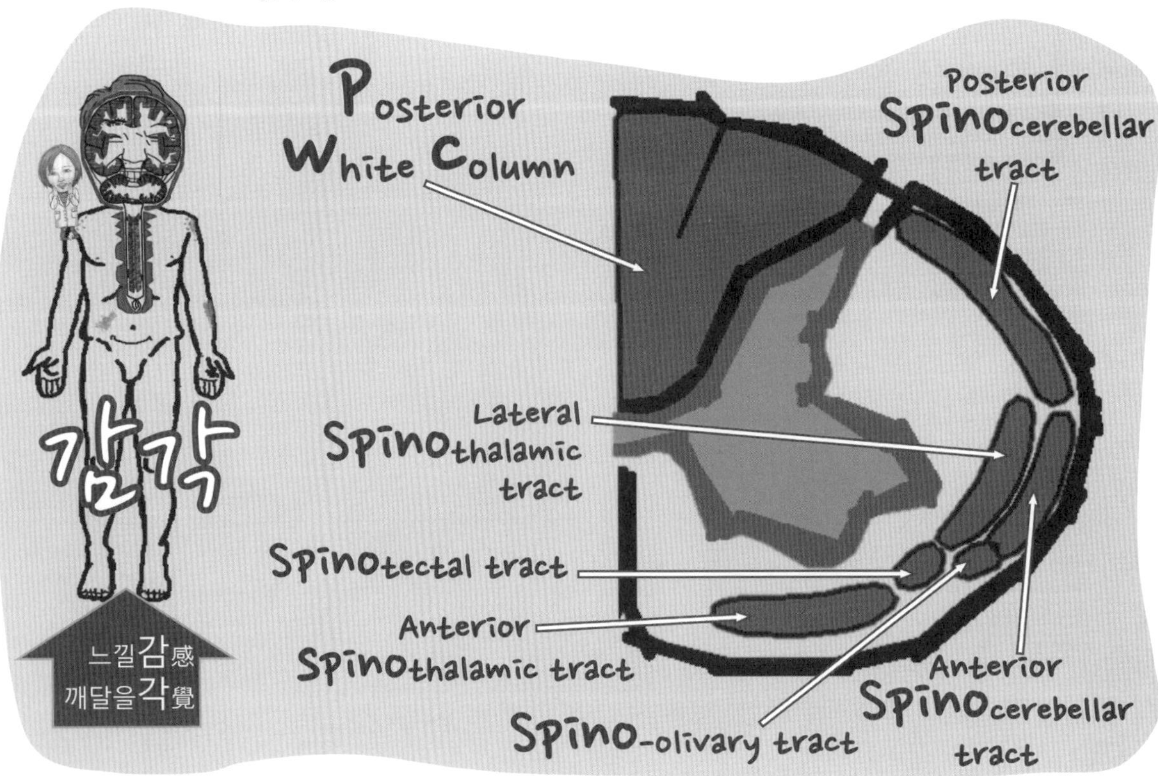
Posterior White Column
Posterior Spinocerebellar tract
Lateral Spinothalamic tract
Spinotectal tract
Anterior Spinothalamic tract
Spino-olivary tract
Anterior Spinocerebellar tract
감각
느낄감感
깨달을각覺

4-104

(아니 불不) 따를 수隨 뜻 의意 영혼 신神 지날 경經 길 로路

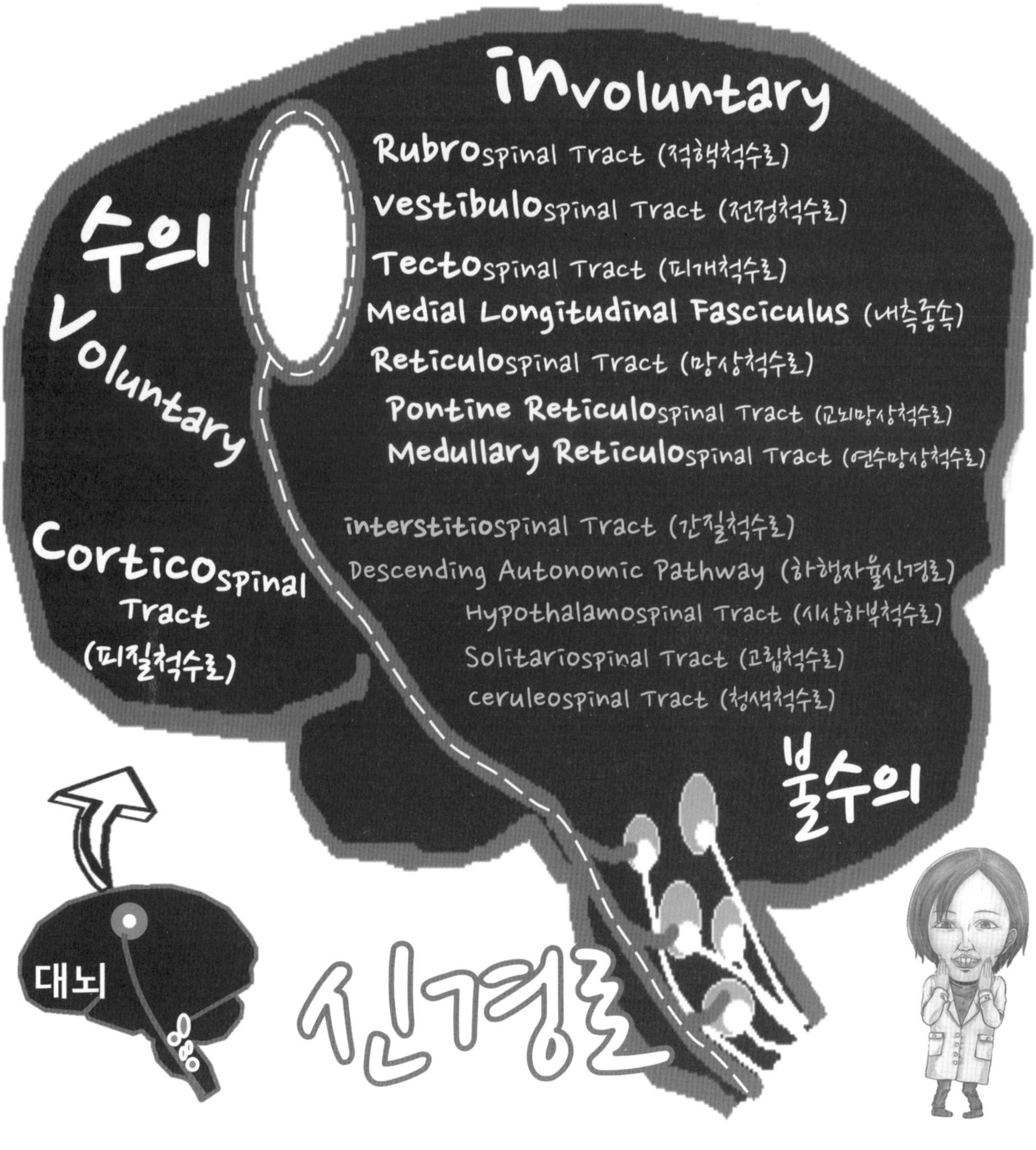

제 4장 인체 중추신경의 구조와 생리

> " Onun haqqındakı xəbər bütün Suriyaya yayıldı. Ona görə də İsanın yanına hər cür xəstəlik və iztirab çəkənləri, cinlərə tutulmuşları, epileptikləri və iflicləri gətirdilər. O da onlara şəfa verdi. "
>
> " 그의 소문이 온 수리아에 퍼진지라 사람들이 모든 앓는 자 곧 각종 병에 걸려서 고통 당하는 자, 귀신 들린 자, **간질**하는 자, **중풍**병자들을 데려오니 그들을 고치시더라 "
>
> (마태복음 4장 24절)

신경계(Nervous system)의 발생과 분류 및 구조의 이해

☞ **신경계(Nervous System** ← 여러 기관·장기들의 상호연결체계를 일컫는 용어!**)**는 엄마 뱃속, 즉 태생 약 3주경 외배엽(바깥외外 아이밸배胚 잎엽葉, 외배엽, ectoderm)에서 분화·증식되어 형성된 **"신경관(**영혼**신**神 지날**경**經 대롱**관**管, **신경관, neural tube)"**으로부터 완성되는 인체의 *"전기줄+회로망"* 복합 구조입니다(그림 4-1).

이러한 신경계는

◆ **중추신경계(**가운데**중**中 지도리**추**樞 영혼**신**神 지날**경**經 이을**계**系, **중추신경계통, central nervous system, CNS)**와

◆ **말초신경계(**끝**말**末 나무끝**초**梢 영혼**신**神 지날**경**經 이을**계**系, **말초신경계통, peripheral nervous system, PNS)**로 일반적으로 분류합니다(그림 4-2).

⇒ 전자는 두개강(머리안, cranial cavity)과 척주관(등마루**척**脊 기둥**주**柱 대롱**관**管, 척주관, spinal canal)이라고 하는 한정된 공간이지만 매우 중요한 구조이기에 강인한 뼈-구조로 보호를 받는

▷ **뇌(**뇌**뇌**腦, **뇌 혹은 골, brain)**와

▷ **척수(**등마루**척**脊 골수**수**髓, **척수 혹은 등골, spinal cord)**가 이에 포함되고,

⇒ 후자는 이곳을 통해 사지 및 내장기관 등으로 뻗어 나가는

▷ **12쌍의 뇌신경(**뇌**뇌**腦 영혼**신**神 지날**경**經, **뇌신경, cranial nerve)**과

▷ **31쌍의 척수신경(**등마루**척**脊 골수**수**髓 영혼**신**神 지날**경**經, **척수신경, spinal nerve)** 및

▷ **신경절**(영혼**신**神 지날**경**經 마디**절**節, **신경절, ganglion**)이 이에 해당합니다(그림 4-2).
또한,

◆ 뇌신경의 **핵**(씨핵核, nucleus ← 중추신경계 내에서 신경세포들의 모둠!. 즉 무리를 이루는 형태)은 대뇌(cerebrum)와 뇌간(뇌줄기, brain stem)에서 나오며,

◆ 척수신경(spinal nerve)과 자율신경절(autonomic ganglion)의 **세포체**(cell body 혹은 soma)는 척수의 전각(앞뿔, anterior horn)과 측각(가쪽뿔, lateral horn)에서 각각 뻗어 나오는 형태를 보입니다(그림 4-3).

☞ **신경관(신경관, Neural tube)**은 수정 후 약 3~4주 사이에 신경관의 세 곳에서 팽대부가 나타나는 **"일차 뇌포(일차뇌소포, primary brain vesicle)"**가 형성됩니다(그림 4-4). 이러한 일차 뇌포는 배자(아이밸배胚 자녀자子, 배자, embryo)의 뇌 부분(brain region),
즉 가장 위부터 아래로 보면,

❶ **전뇌(앞뇌, <u>prosen</u>cephalon** ← 그리스어 πρόσω /prósō/ "forwards 앞으로"
+ ἐγκέφαλος /enképhalos/ "brain 뇌" 의 합성어!**),**

❷ **중뇌(중간뇌, <u>mesen</u>cephalon** ← 그리스어 μέσος /mésos/ "middle 가운데"
+ ἐγκέφαλος "brain"의 합성어**),**

❸ **능뇌(마름뇌, <u>rhomben</u>cephalon** ← 그리스어 ῥόμβος /rhómbos/ "rhombus 마름모"
+ ἐγκέφαλος "brain"의 합성어**)**의 순으로 분화됩니다(그림 4-4).

==== ☞ 임신-지속기간이 흘러 약 5주에 이르면 (일차-뇌소포는 분화·증식하여)
→ **"이차 뇌포(이차뇌소포, secondary brain vesicle)"**를 형성!,
즉, 다섯 곳의 팽창-부분이 형성되며 아래와 같습니다(그림 4-5).

▷❶▷ 전뇌(prosencephalon)에서
⇒ **종뇌(끝뇌, <u>telen</u>cephalon** ← 그리스어 τῆλε /têle/, "far from ~에서 거리가 먼" + ἐγκέφαλος /enképhalos/ "brain 뇌" 의 합성어!)와
⇒ **간뇌(사이뇌, <u>dien</u>cephalon** ← 그리스어 διά /diá/ "through ~을 통해"
+ ἐγκέφαλος "brain"의 합성어)로 분화!,

▷❷▷ 중뇌(중간뇌, mesencephalon)는 ⇒ **중뇌(mesencephalon)**로 분화!,
그리고

▷❸▷ 능뇌(마름뇌, rhombencephalon)는

⇒ **후뇌(뒤뇌, metencephalon** ← 그리스어 μετα /meta/ "in the middle 가운데에서, behind 뒤에" + ἐγκέφαλος "brain"의 합성어)와

⇒ **수뇌(숨뇌, myelencephalon** ← 그리스어 μυελός /muelós/ "marrow 골수" + ἐγκέφαλος "brain"의 합성어)로

각각 분화·증식으로 다섯 곳의 팽창-부위를 구성합니다(그림 4-5).

▶ Primary brain vesicle	▶ Secondary brain vesicle
Prosencephalon →·········→	Telencephalon
	↳ Diencephalon
Mesencephalon →················→	Mesencephalon
Rhombencephalon →·········→	Metencephalon
	↳ Myelencephalon

또한,

임신 기간이 엄마와 아가 모두 건강하게 유지됨에 따라,

▷ 2차 뇌포(secondary brain vesicle)의 비어있는 공간!, 즉 신경관(neural tube)의 내강(대롱 속, lumen)을 이루는 **신경수관**(신경수관, neural canal → 그림 4-1)이

더욱 넓어져,

⇒ ① 종뇌(끝뇌, telencephalon)의 공간은

♨ **측뇌실(가쪽뇌실, lateral ventricle)**로,

⇒ ② 간뇌(사이뇌, diencephalon)의 공간은

♨ **제3 뇌실(셋째뇌실, 3rd ventricle)**,

⇒ ③ 중뇌(중간뇌, mesencephalon)의 공간은

♨ **중뇌수도(중간뇌수도관, cerebral aqueduct)**,

⇒ ④ 후뇌(뒤뇌, metencephalon)와 수뇌(숨뇌, myelencephalon)의 공간은

♨ **제4 뇌실(넷째뇌실, 4th ventricle)**을 이루어,

최종적으로,

⇒ **척수**(spinal cord)의 **중심관(중심관, central canal)으로 이어지는**

"뇌 속의 교실-공간?, 즉 **뇌실계**, (뇌**뇌**腦 집**실**室 이을**계**系, **ventricular system**)"를 형성합니다(그림 4-6).

▶ Secondary brain vesicle	▶ Ventricular system
Telencephalon →··········→	Lateral ventricle
Diencephalon →·········· →	3rd ventricle
Mesencephalon →········ →	Cerebral aqueduct
Metencephalon ↝········ →	4th ventricle
Myelencephalon ↗	↘
	Central canal of spinal cord

동시에

㊊ ⇒ **종뇌(끝뇌**, Telencephalon)는

대뇌(대뇌 혹은 **큰골**, cerebrum)로 최종 분화되고,

㊋ ⇒ **간뇌(사이뇌**, Diencephalon)는

간뇌(사이뇌, diencephalon)로,

㊌ ⇒ **중뇌(중간뇌**, Mesencephalon) 역시

중뇌(중간뇌, midbrain)로,

㊍ ⇒ **후뇌(뒤뇌**, Metencephalon)는

※ **교뇌(다리뇌**, pons) 와

※ **소뇌(소뇌** 혹은 **작은골**, cerebellum)로,

㊎ ⇒ **수뇌(숨뇌**, Myelencephalon)는

연수(숨뇌, medulla oblongata, MO)로

분화·증식되어,

㊎㊎ ⇒ ㊎㊎ 아래의 **척수(척수**, spinal cord)와 연결되는 중추신경계-발생의 여정을 마무리합니다(그림 4-7).

▶ Secondary brain vesicle	▶ Brain
Telencephalon →··········→	Cerebrum
Diencephalon →·········· →	Diencephalon
Mesencephalon →········ →	Midbrain
Metencephalon →········ →	pons
	↘ Cerebellum
Myelencephalon →········ →	Medulla oblongata
	⇓
	Spinal cord

☎ 중추신경계(CNS)의 회백질(gray matter)/백질(white)의 구조 및 특성의 이해

☞ **회백질(회색질, Gray matter)**은 중추신경계(central nervous system: 뇌 + 척수)를 드러내어 눈(= 고기육肉 눈안眼 ← "현미경 혹은 안경과 같이 보조기구 등의 도움 없이 직접 보는 눈")으로 관찰하면 독특한 위치의 자리매김!, 즉 두개골(머리뼈, skull)이 맞닿는 쪽(즉, ← **대뇌피질/대뇌겉질**, cerebral cortex 와 ← **소뇌피질/소뇌겉질** cerebullar cortex의 경우)에 회백질이 분포하는 양상을 보이는 데 비해,

◆ **척수(Spinal cord)의 회백질** 부분은 바깥쪽이 아닌 척주관(spinal column)의 중심부(= 척주관의 안쪽)에 분포(→ 보기에 따라 한글 모음의 "ㅐ", 영어-알파벳의 "H" 혹은 나비-모양 등의 형태로 직감됩니다^^)하는 것을 확인·이해할 수 있습니다(그림 4-8).

♨ 이러한 분포는 대뇌와 소뇌의 경우 튼튼한 뼈로 보호되어 있기에 최대한 구형-표면적을 넓힐 수 있는 바깥쪽으로의 확장(← 세포증식의 개념 등 포함) 및 주름(fold)을 만들어 더욱 **표면적(surface area)을 넓혀주어** 한정된 공간에 많은 신경의 세포체(nerve cell bodies)를 수용! → 효율적 기능이 가능한 생김새에 경외감마저 듭니다(그림 4-8). 그러나 상대적으로 척주(spinal column)는 목의 움직임과 허리의 움직임을 통한 일상·생활·동작(activities of daily living, ADL) 등을 수행해야 하는 이유 등으로 뼈-구조에 쌓여 보호받고 있다고는 하지만, 약점이 존재하기에 척주관의 중심부에 위치·보호해 주는 듯한 해부학-구조의 확인은 세심한 "배려"의 의미로 친근하게 다가옵니다(그림 4-8).

또한,

◆ **"회백질(Gray matter)"**이라는 용어는 핵을 비롯한 세포 내 소기관(organelle) 등이 밀집되어 형성된 신경-세포체의 모둠으로 보이는 상대적(← 백질에 비해) 색감을 표현한 용어이며, 이러한 회백질 내에 특수목적(보고, 듣고, 맛보고, 근 긴장의 조절 등)을 띄고 대뇌와 소뇌 및 뇌간(brain stem)을 포함하여 신경의 축삭(axon)이 밀집된 백질 속에서도 발견되는 세포체의 모둠을 "(신경) **핵 nucleus**"이라 표현하는 것이 확인됩니다(그림 4-8).

특히,

◆ 대뇌피질과 소뇌피질은 한정된 공간에 더 많은 신경원을 포함 시키기 위해 주름(fold)을 만듦으로써 형성되는 필연적 구조!, 즉

▷대뇌에는 "**대뇌회(대뇌이랑, gyrus)**"와 "**대뇌구(대뇌고랑, sulcus)**",

▷소뇌에는 "**소뇌회(소뇌이랑, folia)**"와 "**소뇌열(소뇌틈새, fissure** ← 물론 대뇌에도 동일한 용어가 있지만 대뇌와 소뇌의 주름을 표현하는 단어를 상대·비교하여 보면요....)"이라 명명하는 구조를 확인할 수 있습니다(그림 4-9).

☞ **백질(백색질, White matter)**은 용어(흰백白 바탕질質)에서 의미하듯, 중추신경계의 육안적 구분에 의한 것으로 흰색의 이유는 건조중량의 약 60%~ 75%를 **지질**(기름**지**脂 바탕**질**質, lipid ← 실체현미경으로 관찰하면 마치 맑은 흰색의 스티로폼 구슬-조각이 엉겨있는 듯한 조직이 생리식염수 위에 둥둥 떠 있는 실체를 쉽게 확인할 수 있습니다^^) 성분이 차지하는 **마이엘린**(혹은 **미엘린**, myelin)에 의한 것으로 확인·이해됩니다(그림 4-8, 4-10).

이러한

◆ **마이엘린**은 중추신경과 함께하는 **"희돌기교세포(희소돌기아교세포, oligodendrocyte)"**와 말초신경에 존재하는 **"슈반세포(신경집세포, Schwann cell)"**의 세포막이 약간 변형된(modified) 형태로서, 이들 세포가 형성하는 마이엘린이 신경의 축삭(axon)을 감싸는 개념으로 명명한 **"수초(말이집, myelin sheath)"**는 귀에 많이 익는 용어라 확인·이해됩니다(그림 4-10, 4-11). (♨ 수초, 즉 골수**수**髓 칼집**초**鞘, myelin sheath, 마치 성웅 이순신 장군의 동상(서울 광화문에서 촬영)에서 오른손에 칼이 들어있는 칼집을 잡고 계신 그 칼집!)(그림 4-11)

특히,

◆ 중추신경계 내에는 **"수초화**(골수**수**髓 칼집**초**鞘 될**화**化, **말이집화**, myelination)**"**된 신경-전기줄(= axon, 굴대**축**軸 새끼꼴**삭**索)의 모둠이 ❶위-아래 주행!, ❷좌우 주행!, ❸동일 대뇌반구(대뇌반구, cerebral hemisphere) 내에서 주행하는 특이성을 보여줍니다(그림 4-12).

❶ 투사섬유(투사섬유, Projection fiber)는

▷ 대뇌피질(대뇌겉질, cerebral cortex)을 비롯하여 중뇌 및 뇌간 등에서 시작되어 아래로 내려가(≒ **"원심신경섬유, efferent nerve fiber"**, ≒ **"운동신경섬유, motor nerve fiber"**, ≒ **"하행신경섬유, descending nerve fiber"**) 척수를 이어주거나 혹은

▷ 말초-조직 등에서 시작되어 고위 중추로 신호를 전달-전달해 주는(≒ **"구심신경섬유, afferent nerve fiber"**, ≒ **"감각신경섬유, sensory nerve fiber"**, ≒ **"상행신경섬유, ascending nerve fiber"**) 전기줄-다발, 즉 신경섬유 모둠으로 그 역할을 담당하는 것으로 이해됩니다(그림 4-12).

❷ 교련섬유(맞교차섬유, Commissural fiber)는 오른쪽 대뇌반구에서 왼쪽 대뇌반구로 혹은 그 반대 방향으로 주행!, 즉 서로 반대되는 대뇌반구를 연결하는 전기줄-다발을 표현해주는 개념으로 이해됩니다(그림 4-12).

❸ 연합섬유(연합섬유, Association fiber)는 오른쪽 대뇌반구면 그 안에서만 주행!, 혹은 왼쪽 대뇌반구면 역시 동일 공간의 대뇌반구 안에서 (♨ 반대 측으로 전기줄이 넘어가거나, 대뇌반구를 벗어나 위·아래로 주행하는 것이 아닌) 피질과 피질 등 서로 연결을 이어주는 개념의 전기

줄-다발을 의미합니다(그림 4-12).

☎ 뇌막/척수막의 구조와 뇌척수액 생성의 이해

☞ **뇌막/척수막(Meninx, → 복수: meninges)**은 모두 3겹의 결합조직 층으로 구성되어 있으며, 맨 바깥쪽으로부터

① **경막**(굳을**경**硬 막**막**膜, **경질막**, **Dura mater**) → 그 안쪽에,

② **지주막**(거미**지**蜘 거미**주**蛛 막**막**膜, **거미막**, **Arachnoid membrane**), →

③ **연막**(연할, 부드러울**연**軟 막**막**膜, **연질막**, **Pia mater**)의 순으로 구성되어 있음을 확인할 수 있습니다(그림 4-13).

또한,

◆ 중추신경계인 뇌와 척수를 보호하는 특성에 따라 뇌를 싸는 막을 지적할 경우 "뇌막(meninges encephali)"이라고 콕! 집어 명명하고, 척수 보호막을 지시·지칭할 경우 "척수막(spinal meninges)"으로 정확히 구분·표현하기도 하지만, 이 두 곳을 두루두루 흐르는 체액을 의미할 경우, "*뇌척수액, cerebrospinal fluid*"로 표현!!!!, 및 염증을 표현할 경우 "*뇌척수막염(cerebrospinal meningitis)*"처럼 혼용의 용어를 사용하는 예 등을 확인·이해할 수 있습니다.

▶① **경막(경질막, Dura mater)**은 매우 질기고 강인한 치밀·결합조직(dense connective tissue)으로 조성된 구조물로 두개골(skull)과 면하여 뇌-조직을 둘러싸는 "뇌-경막, dura mater encephali)"은 척수를 에워싸는 "척수-경막, dura mater spinalis"과 연결되어 중요 구조인 뇌와 척수를 보호하는 것으로 이해됩니다(그림 4-13).

또한, 경막은 제5번(→ 삼차신경, 석삼三 버금차次 영혼신神 지날경經, trigeminal nerve)과 제10번(→ 미주신경, 미혹할미迷 달릴주走 신경, vagus nerve) 뇌신경(cranial nerve)의 지배를 받는 특징으로 통증-감각 등에 특히 민감한 경향을 보입니다.

▶② **지주막(거미막, Arachnoid membrane)**은 얇은 막-형태를 나타내며 아래의 연막(pia mater)에 마치 거미줄과 같은 미세구조(▷ 즉, 지주막과 연막 사이의 작은 기둥과 같은 구조인 "지주막섬유주, 거미막섬유기둥, **arachnoid trabecula** → 복수: trabeculae")가 뇌에서 척수(→ "척수지주막/척수거미막, spinal arachoid membrane"이라 구분하여 표기함)에 걸쳐 연결되어 충격으로부터 보호해 주는 공간-구조적 이득과 함께 "뇌척수액(뇌**뇌**腦 등마루**척**脊 골수**수**髓 진액**액**液, <u>c</u>erebro<u>s</u>pinal <u>f</u>luid, CSF)"이라는 투명한 체액이 일정하게 늘 채워져 있기에 (→ 약

140mℓ~ 150mℓ) 마치 물속에 뇌-척수를 보관하는 결과를 가져와 외력 등에 견딜 수 있는 이득을 제공해 줍니다(그림 4-13, 4-14).

▶③ **연막(연질막, Pia mater)**은 이름 그대로 "연할연軟 막막膜" 부드러운 성향을 나타내는 얇은 막으로 뇌와 척수(→ 척수에서는 "척수연막/척수연질막, pia mater spinalis"이라 구분하여 표기함)의 실질을 직접 **"감싸는 역할"**과 함께, 모세혈관(털모毛 가늘세細 피혈血 대롱관管, 모세관, 실핏줄, capillary)의 분포가 특히 많아 대뇌와 소뇌의 틈새 사이로 들어가 **"뇌척수액 (cerebrospinal fluid)을 생성"**하는 맥락총(혈맥맥脈 이을락絡 모일총叢, 맥락얼기, choroid plexus) 모둠을 군데군데 형성하는 것이 독특한 특징임을 확인·이해할 수 있습니다(그림 4-13).

> ▶ **치상인대**(이빨치齒 형상상狀 질길인靭 띠대帶, **치아인대, Denticulate ligament)**는 척수의 연막(pia mater)에서 기시하여 척수의 지주막(arachnoid membrane)과 경막(dura mater)에 견고히 부착되어 척수를 꽉! 붙들어 주는 역할을 담당하는 결합조직으로 이해됩니다(그림 4-14).
> ▷ 이 인대는 약 18~22쌍이 척수-연막의 양 측면(side portion)에서 각각 나오며 그 모양은 삼각형으로 꼭지점 부분이 지주막과 경막에 '콕!' 박혀있는 듯한 형태가 확인됩니다(그림 4-14).

☎ 뇌실의 구조/특성과 뇌척수액 순환의 이해

☞ **뇌실(뇌실, Ventricle)의 발생**은 엄마의 난자(알난卵 자녀자子, ovum)와 아빠의 정자(쓿은쌀정精 자녀자子, sperm)가 만나 수정(받을수受 쓿은쌀정精, fertilization → "쓿은 쌀: 쓿어서 깨끗하게 한 쌀", "쓿다: 거친 곡물을 찧어 속꺼풀을 벗기고 깨끗하게 하다")이 이루어진 후, 약 3주에서 5주 사이에 생성·발전되는 신경관(neural tube)의 내강(lumen)인 **"신경수관(neural canal)"**에서 제1차-, 제2차-뇌소포(primary & secondary brain vesicle)로의 내강-증식과 형태 변환으로 완성되는 내용-이해됩니다(그림 4-15). (♨ 깨달음 그리고 경외심! → 너무도 중요한 중추신경을 보호하기 위해 빈-공간을 두어 체액으로 채워주시고, 빈-공간만큼 무게를 낮추어 머리의 움직임에 머리의 무게를 거의 느끼지 못하게끔 해주시는 배려! 감사합니다 v _ V)

이러한

◆ 뇌실에는 측뇌실(가쪽뇌실, ventricle)과 제3 뇌실(셋째뇌실, 3rd ventricle) 및 제4 뇌실(넷째뇌실, 4th ventricle)과 같이 "집실室"로 표현되는 공간·구조가 확인되며 그 사이사이에

연결-구조인 뇌실간공(뇌실사이구멍, interventricular foramen), 중뇌수도(중간뇌수도관, aqueduct of midbrain 혹은 mesencephalic aqueduct)와 함께 척수의 중심관(중심관, central canal)으로 이어지는 뇌척수의 공간을 확인할 수 있습니다(그림 4-16~20).

특히,

◆ 측뇌실(lateral ventricle)과 제3, 제4 뇌실(3rd, 4th ventricle)에는 내강을 구성하는 상의세포(뇌실막세포, ependymal cell)와 모세혈관(capillary)이 발달한 연막(pia mater ← 3겹의 뇌막 중 가장 안쪽에 위치하는 막)이 어우러져 독특한 형태로 모둠 지어 있는 구조, 즉 **"맥락총(맥락얼기, choroid plexus)"**이 존재하는 것을 확인할 수 있습니다(그림 4-21).

이러한

◆ 맥락총을 구성하는 상피(epithelium)를 "맥락총상피(맥락얼기상피, choroid plexus epithelium)"라 하며, 이 상피에는 **"맥락총상피세포(choroid plexus epithelial cells)"**가 줄지어 돌기의 형태를 구성! → 그 속에 투과성이 뛰어난 모세혈관이 존재하여, 혈관 내 혈장이 일정량(⇒ 하루 약 500㎖ ~ 700㎖ 분비!) 걸러져(→ 여과, 거를여濾 지날과過, filtration 및 확산, 넓힐확擴 흩을산散, diffusion 등을 통해) 뇌실-공간으로의 유입! 및 순환! → **"지주막과립 (거미막과립, arachnoid granulation 혹은 arachnoid villi)"**을 통해 최종 **"상시상정맥동(위시상정맥동굴, superior sagittal sinus)"**으로 흡수되는 뇌척수액(cerebrospinal fluid)의 여정을 이루는 것으로 이해됩니다(그림 4-21, 4-22).

여기서,

☞ **뇌척수액의 순환**(Circulation of the cerebrospinal fluid) 과정을 좀 더 자세히 보면 다음과 같습니다.

즉,

↳❶ **측뇌실(가쪽뇌실, Lateral ventricle)을** 시작으로 맥락총(맥락얼기, choroid plexus)에서 생성·분비된 뇌척수액은 측뇌실과 제3 뇌실을 이어주는

↳❷ **뇌실간공(뇌실사이구멍, Interventricular foramen** 혹은 **먼로공/먼로구멍, foramen of Monro)을** 지나 간뇌(사이뇌, diencephalon) 사이에 존재하는

↳❸ **제3 뇌실(셋째뇌실, 3rd ventricle)로** 이어집니다(그림 4-22). 여기서 제3 뇌실의 맥락총(choroid plexus)에서 생성·분비된 뇌척수액과 합류하여 그 아래 제4 뇌실을 향해 주행하는 듯한 좁은 공간! ⇒ 즉, **"중뇌수도(중간뇌수도, cerebral aqueduct)"**를 지나 마름모 모양(◇)의

↳❹ **제4 뇌실(넷째뇌실, 4th ventricle)**로 연결되는 것이 확인·이해됩니다(그림 4-23).
여기서,
※ 특히, 제4 뇌실 양옆에는 **2개의 외측구**(가쪽구멍, lateral aperture 혹은 **루시카공, foramen of Luschka**)와 뒤쪽 중앙에 **1개의 정중구**(정중구멍, median aperture 혹은 **마장디공, foramen of Magendie**)가 뚫려있어(그림 4-23, 4-24),
이 구멍들을 통해 뇌척수액이 뒤통수 방향으로(즉, → 소뇌 cerebellum 와 연수 medulla oblongata 사이의 공간으로) 이동하여 뇌와 척수를 주행하는 것으로 확인·이해됩니다.
즉,
3개의 구멍을 통해 뒤통수로 나온 뇌척수액은 (뇌막 + 척수막의 동일구조로 존재하는) 지주막(arachnoid membrane)과 연막(pia mater) 사이의 공간인

↳❺ **"지주막하강(지주막밑공간, subarachnoid space)"**을 통해 척수와 뇌 모두를 감싸 순행하는 여정을 확인·이해할 수 있습니다(그림 4-23, 4-24).
이렇게 지주막하강을 여행한 뇌척수액은 ▷ **"지주막과립(arachnoid villi 혹은 arachnoid granulation)"**에 의해 흡수·이동하고 이윽고 두개골의 정수리 부분에 마치 큰 활(=활궁弓)처럼 존재하는

↳❻ **"상시상정맥동(위시상정맥굴, superior sagittal sinus)"**으로 합류하여 결국,
▷ **"내경정맥(속목정맥, internal jugular vein)"**을 통해 심장으로 환류되는 여정·마무리를 최종적으로 확인할 수 있습니다(그림 4-21, 4-23, 4-27).
그러나,
♨ 여기서 한가지 눈여겨볼 점: 그것은 척수의 중심관(central canal)이 제4 뇌실의 아래로 연결되어 목과 가슴을 거쳐 허리로 내려가, 중심관을 지닌 척수-자체가 마치 아이스크림-콘(cone ← "원뿔")처럼 끝이 모여 뾰족한 **"척수원추(척수원뿔, conus medullaris)"**가 성인에서 보통 요추 1번과 2번(← 경우에 따라 예외도 있지만요) 사이에서 형성되는 것으로 이해됩니다(그림 4-25).
특히,
◆ 척수원추에 연결-이어져 있는 요천추부(lumbosacral portion)의 **척수신경(spinal nerve)**들은 **지주막하강 내**에서 뻗어 있는 생김새가 마치 '말꼬리' 같다 하여

⇒ **"마미(말총, cauda equina)"**라는 구조가 이어지고,
이 "마미"라는 구조가 "지주막하강"을 벗어나 각각
⇒ 경막(dura mater → 외측종사, 가쪽종말끈, filum terminale externa으로 바뀌어 연장됨)과
⇒ 연막(pia mater → 내측종사, 안쪽종말끈, filum terminale interna으로 바뀌어 연장됨)의

연장된 구조가 합하여(→ 외측종사 + 내측종사) 마치 새끼줄 꼬듯이 서로 합쳐져 미추(꼬리미尾 쇠몽둥이추椎, 미추골, coccygeal vertebrae)에 고착되는 인대구조!
(→ 외측종사 + 내측종사 = 미추인대),

즉

⇒ "**미추인대(꼬리미尾 쇠몽둥이추椎 질길인靭 띠대帶, 꼬리뼈인대,** coccygeal ligament)"라는 독특한 구조를 확인·이해할 수 있습니다(그림 4-25, 4-26).

♨ 이러한 이유로
(인체의) 허리 부위에는

▷ "**경막상강(경질막바깥공간,** Epidural space)"이라는 척수-경막의 위-공간과

▷ "**지주막하강(거미막밑공간,** Subarachnoid space)"이라는 척수-지주막과 척수-연막 사이의 공간을 활용하여 병원-임상에서 진단-검사, 마취 및 치료의 목적으로 적용이 가능한 곳으로 확인-이해-숙지 됩니다(그림 4-25~27).

☎ 뇌(Brain)와 대뇌(cerebrum) 구조의 이해와 특성

☞ **뇌(뇌 혹은 골,** Brain)의 무게는 체중의 약 "50분의 1" → 약 2 퍼센트 내외를 차지하는 극히 작은 덩치를 이루지만, 산소 공급량의 약 ⅕을 소비하는 가장 중요한 인체-구조라 할 수 있습니다. 특히, 약 4~10분가량 산소공급이 (모두) 차단되면 (← 뇌의 바닥 부위에 혈류가 우회하는 혈관으로 서로 연결되어 있지만) 사망에 이를 수 있는, 즉 산속-공급과 -소비에 매우 민감한 조직으로 이해됩니다. 동시에 뇌는 대부분 영양분으로 지방과 단백질이 아닌 당을 사용하는 (상황에 따라 케톤체, ketone body를 소비하기도 하지만) 마치, 고급 휘발유만을 사용하는 조직으로도 익히 잘 알려진 핵심구조라 확인·이해됩니다.

한편,

◆ 뇌를 **종뇌** ⇒ **간뇌** ⇒ **중뇌** ⇒ **후뇌** ⇒ **수뇌**로 분류하는, 즉 엄마-아빠 사랑의 결실로 엄마 뱃속에서 수정 후 형성분류의 개념이 ▷ "**개체발생학적 구분**(division of ontogeny)"이라면, 뇌를 드러내어 맨눈으로 구분하는 내용을 ▷ "**육안적 구분**(division of naked eye 혹은 gross)"이라 할 수 있습니다(그림 4-28).

특히, **육안적 구분**의 경우, (서로 주장하는 시각에 약간의 차이가 있지만, 대체로)

◆ **대뇌** ⇒ **간뇌** ⇒ **뇌간 (중뇌** → **교뇌** → **연수)** ⇒ **소뇌**로 구분하는 내용을 받아들이는 것이 판단·이해됩니다(그림 4-28).

여기서,

☞ **대뇌(대뇌,** Cerebrum)는 이차 뇌포(이차뇌소포, secondary brain vesicle)가 분화·증식

하여 형성된 종뇌(telencephalon)로 부터 완성된 구조로써, 대뇌의 명칭은 많은 부분 두개골의 명칭에 부합하여 명명됩니다.

즉,

◉ **전두엽**(앞**전**前 머리**두**頭 잎**엽**葉, **이마엽, Frontal lobe),**

◉ **두정엽**(머리**두**頭 정수리**정**頂 잎**엽**葉, **마루엽, Parietal lobe),**

◉ **측두엽**(곁**측**側 머리**두**頭 잎**엽**葉, **관자엽, Temporal lobe)** 및

◉ **후두엽**(뒤**후**後 머리**두**頭 잎**엽**葉, **뒤통수엽, Occipital lobe)** 등이 그 예가 됩니다(그림 4-29).

또한, 전두엽-두정엽-측두엽이 함께 덮고 있는 속 구조!, 그 속-구조를 확인하기 위해 조심스레 이 세 구조(전두엽-두정엽-측두엽)를 매끄럽게 절단하면 드러나는 속-구조!, 마치 물 가운데 떠 있는 섬처럼 보이는

◉ **도엽**(섬**도**島 잎**엽**葉, **뇌섬엽, Insula)**을 확인할 수 있습니다(그림 4-29).

동시에,

대뇌의 좌반구/우반구 사이! 정 중앙에 존재하는 대뇌종열(큰대大 뇌뇌腦 세로종縱 찢을열裂, 세로틈새, longitudinal fissure)을 따라 아래로 내려가면 걸리는 구조!, 즉 → 뇌량(뇌뇌腦 다리-,들보-량梁, 뇌들보, corpus callosum)을 둘러싸고 아래로 측두엽과 이어지는 듯한 대뇌피질 구조인

◉ **변연엽**(가장자리**변**邊 가장자리**연**緣 잎**엽**葉, **둘레엽, 가장자리엽, limbic lobe 혹은 변연계, 둘레계통, limbic system)**을 확인·이해할 수 있습니다(그림 4-20, 4-29).

지금까지 대뇌피질의 조각을 확인하면서 다가오는 흥미로운 점!, 즉

☏ 두개골(Skull)의 이름을 붙여 명명한 서정적 표현의 **"잎사귀? 엽葉, lobe"**는 그리스어의 **λοβός** /lobós/ "the lobe of the ear, 귓불"의 의미·개념에서 온 단어를 우리나라 정서에 맞게 잎사귀로 받아들이는 멋스러움을 엿볼 수 있으며, 이러한 용어는 간-조직과 허파-조직 등에서도 만날 수 있음을 확인할 수 있습니다(그림 4-29).

특히,

◆ 두개골과 맞닿는 부분에 신경세포체의 모임·모둠인 대뇌피질(cerebral cortex)이 존재하며, 그 두께는 약 1.0㎜~ 4.5㎜에 불과 하지만 약 140억 개~ 160억 개의 신경원(뉴런, neuron)을 포함하기에 "*나에 대해 나도 잘 모르겠다!*" 할 정도로 마치 핵심-컴퓨터와 같은 의미·중요성은 매우 크다 할 수 있습니다(그림 4-30). ♨ 그럼에도 불구하고 여러 학자의 노력은 명확하게 구분함이 어려운(← 많은 교과서에서 보듯 색깔-표현 등으로 명확하게 구분한 것과는 달리) 피질의 영역을 나눈 견해 중 브로드만(Korbinian Brodmann, 1868~1918)의 47개 구역으로 나눈 노력이 보편적으로 적용되는 것을 이해할 수 있습니다.

이러한,

☞ **대뇌피질(대뇌겉질, Cerebral cortex)**에는 세포층이 대부분(약 90%) 여섯 층을 이루며, 아래와 같습니다(그림 4-30).

❶ **분자층**(나눌분分 자녀자子 층층層, 분자층, Molecular layer)

❷ **외-과립층**(바깥외外 낟알과顆 알립粒 층층層, 바깥과립층, External granular layer)

❸ **외-추체세포층**(바깥외外 송곳추錐 몸체體 가늘세細 태보포胞 층층層,
바깥피라미드세포층, External pyramidal layer)

❹ **내-과립층**(안내內 낟알과顆 알립粒 층층層, 속과립층, Internal granular layer)

⇒ 이 부분은 특히, **"시상-피질 구심섬유** thalamocortical afferent fibers"의 주된 목표지점(main target)으로 이해되는 부분입니다.

❺ **내-추체세포층**(안내內 송곳추錐 몸체體 가늘세細 태보포胞 층층層,
속피라미드세포층, Internal pyramidal layer)

⇒ 이 부분에는 거대추체세포(클거巨 큰대大 송곳추錐 몸체體 가늘세細 태보포胞, 큰피라미드신경원, giant pyramidal cell 혹은 Betz cell)와 같은 거대세포가 존재하며, 이 세포들의 축삭(axons)이 기저핵(basal ganglia)을 포함한 피질-아래 구조(subcortical structures)에 영향을 미치고, 그 아래로 축삭을 뻗어 **"의식적 운동 조절(voluntary motor control)"**에 관여하는 주된 경로(main pathway)로 이해됩니다(그림 4-30).

❻ **다형층**(많을다多 모양형形 층층層, 뭇모양층, Multiform layer)

☎ 대뇌엽(Lobes cerebrum) 구조의 이해와 특성

☞ 전두엽(이마엽, Frontal lobe) 은 전두골(이마뼈, frontal bone)과 맞닿은 부위의 대뇌 피질로써, 뼈와 뇌막을 조심스레 걷어내면 피질-표면에 확연히 구분되는

▷ **"중심구(**가운데**중**中 마음**심**心 도랑**구**溝**, 중심고랑, central sulcus 혹은 롤란도** 찢을**열**裂**/롤란도틈새, Rolandic fissure)"**를 확인할 수 있으며, 이를 기준으로 앞쪽→아래쪽으로 끊기지 않고 따라가면,

▷ **"외측구(**바깥**외**外 곁**측**側 도랑**구**溝**, 외측고랑, lateral sulcus 혹은 실비우스** 찢을**열**裂**/실비우스틈새, Sylvian fissure)"**라는 구조를 만나며, 이 외측구를 따라 올라가 중심구와 연결-가상선을 가르면 전두엽을 겉에서 보는 구조가 확인·이해됩니다(그림 4-31, 4-32). 또한 전두엽(frontal lobe)은 좌우 대뇌반구의 안쪽 면에 연장되어 뇌의 밑바닥까지 이어진 구조를 확인할 수 있습니다.

특히,

☎ 뇌의 밑바닥인 기저면(basal side of cerebrum)에는 냄새-신호를 전달해 주는 전깃줄, 즉 후신경(후각신경, olfactory nerve)과 안구(눈알, eyeball)가 위치하는 이유로 후구(후각고랑, olfactory sulcus)와 직회(곧은이랑, rectus gyrus) 등이 후신경에 상대하여 존재하고 안와이랑(orbital gyrus) 등이 안구에 상대하여 존재하는 것이 확인·이해됩니다(그림 4-32). 또한,

이 기저면의 대뇌피질을 **"안와전두피질(눈확이마피질, orbitofrontal cortex, OFC)"**이라 약속하며 냄새 자극→후신경→시상(thalamus)을 거쳐 일부의 신경-전깃줄이 이어지는 것으로 확인·이해됩니다(⇒ 물론, 냄새맡을**후**嗅 깨달을**각**覺, **olfaction**과 연관된 대뇌피질은 **전두엽 frontal lobe** 외에도 **변연엽 limbic lobe**, **측두엽 temporal lobe**, **도엽 insular lobe** 등이 함께 관여하는 복합-작용의 한 부분에 해당합니다 ← 여기서 "등"이라 표현한 것은요, 향후 보다 집중적이고 객관적-인정-근거자료가 나올 수 있기에 본 저서에서는 거의 모든 내용에 → "등"으로 표현을 하였습니다. 물론, 개정판이 거듭될수록 보다 많은 자료의 제시가 이어질 때도 동일-적용 "등"으로의 표현·제시를 약속드립니다. 감사합니다^^*).

한편,

♨ 중심구(중심고랑, Central sulcus) 바로 앞에서 확인되는 대뇌회(대뇌이랑, gyrus) 구조를 대뇌피질(cerebral cortex)의 **"중심전회(**가운데**중**中 마음**심**心 앞**전**前 돌**회**回, **중심앞이랑, precentral gyrus)"**라고 약속하며, 이곳을 전기자극 등으로 자극할 경우 자극→연결→근육반응이 학자분들의 연구-축적을 통해,

◆ **"일차운동영역**(한**일**一 버금**차**次 운전할**운**運 움직일**동**動 거느릴**영**領 지경**역**域, **일차운동영역, primary motor area, PMA** ← 브로드만-영역분류 4에 해당)"이라고 지칭하고 수의운동 기능을 담당하는 것으로 확인·이해되는 부분입니다(물론, 현재까지도 연구-진행 중이며, 향후 집약-집중적 연구가 필요한 것은 모든 피질 등-신경계 일체-에서 논의하는 내용! 모두에 해당 됨을 언급하는 것은 지나치지 않은 것 같습니다^^)(그림 4-31, 4-32). 또한,

♨ 일차운동영역에 대한 축적-자료를 모아 그림 및 인형모델로 표현한 것이 "운동-호먼큘러스(운동축소인간, 운동왜소인, motor homunculus)"로 확인·이해되며, 특히, 운동-호먼큘러스에는 감각과는 달리 "생식기(생식기, genitalia)"가 보이지 않으며, 양-손(hand)과 혀(tongue)가 감각-호먼큘러스에 비해 상대적으로 훨씬 큰 형태를 확인할 수 있습니다(그림 4-33). → 여기서 "호먼큘러스"라는 용어는 라틴어 hɔ'mʊŋkʊlʊs, 즉 "little person 작은 인간"이라는 의미를 간직한 용어임을 이해할 수 있습니다.

또한,

♨ 대뇌피질에서 가장 넓은 면적을 할당받은 피질답게 "중심구+중심전회" 구조의 앞-부분, 즉 브로드만-영역분류에서 6으로 약속한 부위에 두 영역이 존재하는 것으로 주장·이해되며, "전운동영역"과 "보완운동영역"이 이에 해당됩니다(그림 4-32).

◆ **전운동영역(운동앞구역, Premotor area, PA)**은 중심구(central sulcus) 바로 앞-부분을 이루는 부분(그림 4-32)으로 그 기능은 정확히 파악·이해되지 않지만, 소뇌핵(cerebellar nuclei)으로 부터 시상(thalamus)을 경유 → 전도되는 신경섬유를 받는 것이 확인·이해됩니다.

또한,

◆ **보조운동영역(보완운동영역, Supplementary motor area, SMA)**은 중심구(central sulcus)의 바로-앞, 전운동영역(PA)의 위에 위치·약속된 부분으로 그 기능의 자세한 이해는 많은 연구의 축적이 더욱 요구되는 것으로 납득-됩니다(그림 4-32).

다만, 기저핵(바닥핵, basal ganglia, BG)과의 연결, 즉 기저핵 → 시상 thalamus을 거쳐 보조운동영역 → 일차운동영역으로 연결되는 내용 등을 미루어 기저핵-기능 특성인 여러 자극 신호를 적절히 처리하여 그 상황(예: 자전거-배우기 등)에 가장 알맞은 운동프로그램(motor program)을 선택-적용하는 내용에 관여하는 것으로 조심스러운 판단을 해 봅니다.

♨ 또한,

"일차운동영역-전운동영역-보조운동영역"을 제외한 모든 전두엽(frontal lobe) 부분을 **"전전두엽피질(앞이마엽피질, prefrontal cortex, PFC)"**로 구분하여 내용·이해를 도와줍니다(그림 4-32).

이러한 "전전두엽피질(PFC)에는 눈의 수의적(voluntary) 움직임-조절과 연관성을 보이는 "**❶전두안구영역**"과 "**❷브로카언어영역**"이 포함됩니다.

즉,

❶ **전두안구영역(이마안구영역, frontal eye field, FEF)**은 브로드만-영역분류의 8에 해당하는 독특한 부분으로 전운동영역(PA)의 앞과 중전두회(가운데중中 앞전前 머리두頭 돌회回, 중간이마이랑, middle frontal gyrus)가 서로 겹치는 부위로 이해됩니다(그림 4-32).

또한,

❷ **브로카언어영역(Broca's speech area, BSA)**은 브로드만-영역분류 44와 45에 해당하는 부위로 약속하며, 일명 **"운동언어영역(운동언어영역, motor speech area)"**으로 잘 이해되고 있습니다(그림 4-32). ♨ 이 부위는 흔히(물론, 예외도 존재하지만요....) 좌반구(the left of the brain)가 우세한(dominant hemisphere) 경향을 나타내며, 이 부위가 손상될 경우, 타인의 말을 듣고 이해함에는 문제가 없으나 자신의 생각·의도 등을 상대방에게 말로 표현하는 것에 어려움을 겪는 전형적 **"운동실어증(운동언어상실증, motor aphasia)"**이 나타나는 것으로 확인·이해할 수 있습니다(그림 4-32).

☞ 두정엽(마루엽, Parietal lobe) 은 이름 그대로 머리-꼭대기, 즉 "정수리정頂" 부분을 덮고있는 두정골(parietal bone)과 맞닿은 부분으로 뼈와 뇌막을 조심스레 드러내면 확인되는

대뇌피질입니다(그림 4-34).

두정엽의 위쪽-바깥 부분부터 살펴보면,

① 정수리 부분에서 확연히 보이는 **"중심구(중심고랑, central sulcus)"**를 경계로 뒤를 따라 가면(= 후두골, occipital bone을 향해) 만나는 **"두정후두구(마루뒤통수고랑, parietooccipital sulcus)"** 사이가 두정엽의 윗부분 경계가 됩니다(그림 4-31).

또한,

② "두정후두구"에서 선을 그어, 후두엽(뒤통수엽, occipital lobe)의 바닥-면에서 관찰되는 **"후두전절흔(뒤통수앞패임, preoccipital notch 혹은 preoccipital incisure)"**으로 가상의 선을 이어주면 → 후두엽과의 뒤쪽-경계가 되는 것을 확인·이해할 수 있습니다(그림 4-31)(이처럼 두정엽의 뒤쪽과 아래쪽 경계는 가상의 선을 그어 설명드려야 하는 한계가 느껴지네요^^; 그럼에도 용기를 내어 ③으로 달려 봅니다 v _ V).

동시에,

③ "외측구(외측고랑, lateral sulcus)"가 시작되는(← 전두엽frontal lobe과 측두엽temporal lobe 사이!) 갈라진 부위에서 -경사면을 따라서- 위로 올라가면 각도가 완만해지는 수평주름-부위를 확인할 수 있으며, 계속 따라가면(→ 후두골, occipital bone을 향해) 갑자기 솟구치듯 위로 이어지는 부위에서 위로 올라가지 마시고 → 그곳을 경계로(= 그곳에 멈춰서서) 두정엽-후두엽의 경계선에 거의 수직에 가까운 가상의 선을 그어주면 두정엽의 전체(①+②+③) 바깥면을 확인·이해할 수 있습니다(그림 4-31, 4-34).

이에 비해,

♨ 두정엽(parietal lobe)의 안쪽-면은 확연히 구별되는 "**대상회**(띠대帶 형상상狀 돌회回, 띠이랑, cingulate gyrus)"을 경계 지어주는 "**대상구**(대帶 상狀 도랑구溝, 띠고랑, cingulate sulcus)"까지 중심구(중심고랑, central sulcus)를 시작으로 수직-아래로 가상선을 그린 후 대상구를 따라 뒤쪽으로 따라가다가 후두엽(뒤통수엽, occipital lobe) 앞에서 멈추어 "두정후두구(마루뒤통수고랑, parietooccipital sulcus)"으로 선을 그으면 완성되는 피질 안쪽-부분을 확인·이해할 수 있습니다(그림 4-34).

한편,

두정엽(Parietal lobe)에서의 특정 기능영역!,

즉

◆ **일차체성감각영역(**한**일**一 버금**차**次 몸**체**體 성품**성**性 느낄**감**感 깨달을**각**覺 거느릴**영**領 지경**역**域, **일차몸감각영역**, primary somesthetic sensory area ← 브로드만-영역분류 3, 1, 2에 해당)은 두정엽의 대표적 영역으로써, "중심구(중심고랑, central sulcus)" 바로 뒤(= 후두엽 방향으로)에 위치하는 **"중심후회(**가운데**중**中 마음**심**心 뒤**후**後 돌**회**回, **중심뒤이랑**, postcentral gyrus)" 부위를 가리키는 것으로 확인·이해됩니다(그림 4-34)(▷ 여기서 브로드만-영역분류 3,1,2.는 약속으로

써 전두엽-쪽 앞에서부터 후두엽-쪽으로의 뒤-순서로 배열. 즉 3→2→1의 순서로 정해놓은 것으로 확인·이해됩니다^^). ♨ 이 부위의 발견·확인은 전기자극 등의 적용으로 체성감각(← 피부에서 전달되는 감각을 비롯한 고유감수기 등으로부터 전도되는 감각) 반응을 확인하는 연구결과를 집약·기록의 성과라 이해되며, 이러한 "일차체성감각영역"에 대한 축적-자료를 모아 그림 및 인형모델로 표현한 것이 "감각-호먼큘러스(감각축소인간, 감각왜소인, sensory homunculus)"로 확인·납득됩니다(그림 4-33).

또한,

◆ **베르니케언어영역**(Wernicke's speech area, WSA 혹은 **감각언어영역**, sensory speech area ← **브로드만-영역분류 39와 40에 해당**)이 있는데 이는 타인의 말이나 글을 듣고 읽는 가운데 그 내용을 이해하는 것이 가능하게 해주는 영역으로 이해됩니다(그림 4-34). 이러한 기능의 확인은 이 영역의 손상-환자(→ 언어 이해에 장애가 생겨 그 내용을 듣거나 읽었을 때 내용을 이해할 수 없는 "감각실어증, 감각언어상실증, sensory aphasia 혹은 베르니케 실어증, Wernicke's aphasia" 환자)의 사후 뇌 분석 등을 통해 이루어질 수 있었음을 이해할 수 있습니다.

특히,

▷ 이 영역의 해부학적 위치는 두정엽(parietal lobe)의 "**각회**(뿔각角 돌회回, **모이랑, angular gyrus** ← 브로드만-영역분류 39에 해당)"와 "**연상회**(가장자리연緣 위상上 돌회回, **모서리위이랑**, **supramarginal gyrus** ← 브로드만-영역분류 40에 해당)" 및 **측두엽(관자엽, temporal lobe)**의 일부(→ 브로드만-영역분류 22에 해당)가 관여하는 것으로 확인·이해됩니다(그림 4-34).

☞ 측두엽(관자엽, Temporal lobe) 은 두정엽(parietal lobe)과 함께 "베르니케언어영역(Wernicke's speech area, WSA)"의 일부를 이루는 대뇌피질임과 동시에, "소리"와 직접 연관 있는 중요 부위로써, 오랜 선조분들의 갓끈을 잡아주는 "관자"! → "관자놀이(← 관자가 닿는 부분에 맥박이 뛰는 현상 혹은 음식을 씹을 때 '올록볼록' 움직이는 모양이 마치 "관자"가 놀이를 즐기는 듯한 서정적 인지에 빗대어 우리나라-일상생활에서 익히 잘 스며들어 있는 내용의 단어)"에서 "관자뼈 temporal bone → 관자엽 temporal lobe"으로 명명되는 대뇌피질(cerebral cortex)임이 이해됩니다(그림 4-35).

특히,

♨ 상측두회(위상上 곁측側 머리두頭 돌회回, 위관자이랑, superior temporal gyrus)에 연결·연장되어 깊은 주름으로 접혀 안으로 들어가 겉에선 보이지 않기에 겸자 등으로 벌려주면 확연히 드러나는 구조!, 즉, "**횡측두회**(가로**횡**橫 **곁측**側 머리**두**頭 돌**회**回, **가로관자이랑, transverse temporal gyrus** 혹은 **헤쉘회/헤쉘이랑**, **Heschl's gyrus**)"는 소리를 인지·인식하는 중추(= "**일차청각영역**")로써의 역할을 담당하는 것으로 확인·이해됩니다(그림 4-35,

4-36). 즉,

◆ **일차청각영역**(한**일**一 버금**차**次 들을**청**聽 깨달을**각**覺 거느릴**영**領 지경**역**域, **일차듣기영역, primary auditory area** 브로드만-영역분류 41과 42에 해당)은 소리를 인식하는 중추로써, 앞쪽(= 전두골 frontal bone 방향)에서 뒤로(= 후두골 occipital bone 방향) 이어지는 대뇌피질(= 헤쉘이랑)의 순서로 약 20Hz의 저빈도-주파수 영역에서 약 20,000Hz의 고빈도-주파수 영역의 정렬·정립을 이루는 특징을 이해할 수 있습니다(그림 4-36).

또한,

♨ 측두엽(Temporal lobe)의 바닥면은 안쪽(= 뇌간brain stem이 존재하는 중심쪽)으로 변연계(limbic system)의 해마(바다해海 말마馬, 해마, hippocampus)와 측두엽(temporal lobe)의 하측두회(아래하下 곁측側 머리두頭 돌회回, 아래관자이랑, inferior temporal gyrus) 사이에는 **"방추형회(방추형이랑, fusiform gyrus)"**라는 측두엽-피질이 확인됩니다(그림 4-36). ▷ 이 구조의 기능은 (→ 논란의 여지가 있으며 연구의 진행이 필요한 부분임에도 불구하고) 몸통-얼굴-단어 인식(body-face-word recognition)의 기능이 제시·이해됩니다.

☞ 도엽(뇌섬엽, Insular lobe 혹은 라일 섬도島, island of Reil) 은 **전두엽(frontal lobe)**과 **두정엽(parietal lobe)** 및 **측두엽(temporal lobe)으로** 보호받고 있기에 이 구조들을 겸자 등으로 벌려서 확인하거나 날카로운 도구로 도려내면 확인이 가능한 구조로 확인·이해됩니다(그림 4-37, 4-38). 특히, 드러나는 대뇌피질의 형태가 마치 바다에 둥둥 떠 있는 듯이 보이는 섬처럼 보이며 이를 처음 기술한 학자의 이름을 기려 **"라일 섬도島, island of Reil"**이라는 별칭 역시 확인·이해할 수 있습니다(그림 4-37, 4-38).

그러나 본 저자들은 이 구조가 마치 조개껍질의 바깥면에서 보이는 형태와 유사함(♨ 물론, 조개에 따라 오톨도톨한 줄무늬가 없는 다양한 조개가 있기에 모두가 그렇다라고 단정 지을 수는 할 수 없으나)을 확인할 수 있었습니다(그림 4-37, 4-38). 아직 이 구조의 기능 등은 연구가 진행 중인 것을 확인·이해할 수 있습니다. 그럼에도 불구하고, 기저핵(바닥핵, basal ganglia)의 구조를 이해하는 부분 등에서 기준점이 되는 부분, 즉 대뇌피질인 도엽(insular lobe)을 드러내면 최외섬유막(맨바깥섬유막, extreme capsule)을 비롯하여 안쪽에 기저핵이 위치함을 확인할 수 있습니다.

☞ 후두엽(뒤통수엽, Occipital lobe) 은 **"두정후두구(마루뒤통수고랑, parietooccipital sulcus)"**와 **"후두전절흔(뒤통수앞패임, preoccipital notch 혹은 preoccipital incisure)"**으로 가상의 선을 이어주면 뒤쪽으로 후두엽의 겉-표면을 확인할 수 있습니다(그림 4-31, 4-39). 또한, 자세히 들여다보면 상-, 중-, 하-, 후두회(위-, 중간-, 아래- 뒤통수이랑, superior-, middle-, inferior occipital gyrus)를 확인할 수 있습니다(그림 4-39).

반면,

☎ 시상면(시상면, sagittal plane)으로 좌/우 대뇌반구를 가르면, 마치 닭을 비롯한 조류의 발톱처럼 보이여서 그런지(요) 깊게 패어 확연히 드러나는 틈새를 **"조거구(새발톱틈새 혹은 새발톱고랑, calcarine fissure 혹은 calcarine sulcus)"**라고 확인·이해됩니다(그림 4-40).

▷ 이 "조거구"를 경계로 위-부분은 마치 나무를 켜는 "조경사"가 사용하는 "쐐기"와 같은 모양을 유추할 수 있기에 **"설부(**혀**설**舌 떼**부**部, **쐐기** 혹은 **쐐기소엽, cuneus)"**로 표현하는 부분을 확인할 수 있습니다(그림 4-40).

동시에,

▷ 이 "조거구"를 경계로 아랫부분의 약간 올라와 있는 "이랑" 구조를 마치 사람의 혀(tongue)와 비슷한 모양을 빗대어 **"설상회(혀이랑, lingual gyrus)"**로 표현한 부분은 학자분들의 재치와 멋을 느낄 수 있는 표현이라 생각됩니다(그림 4-40).

또한,

♨ 후두엽(Occipital lobe)의 중요한 역할은 눈(눈안眼, eyes)을 통해 환경으로부터 정보(visual information)를 받아들이는 인체의 첫 관문이라 할 정도로 중요한 기능이기에 성서에도 기록된(← "만일 네 눈이 너를 범죄케 하거든 빼어 버리라 한 눈으로 하나님의 나라에 들어가는 것이 두 눈을 가지고 지옥에 던지우는 것보다 나으리라 -마가복음 9장 47절-) 시각(볼시視 깨달을각覺, 시각, visual sense)!, 그 시각을 인지·관장하는 피질, 즉, **"일차시각영역"**과 **"시각연합영역"**이 이곳에 존재하는 것으로 확인·이해됩니다(그림 4-40).

즉,

◆ **일차시각영역(**한**일**一 버금**차**次 볼**시**視 깨달을**각**覺 거느릴**영**領 지경**역**域, **일차시각영역, primary visual area, PVA** ← 브로드만-영역분류 17에 해당)은 "조거구(calcarine fissure)"를 둘러싼 대뇌피질 부분을 의미하는 것으로 확인·이해됩니다(그림 4-40).

이와 함께,

◆ **시각연합영역(**볼**시**視 깨달을**각**覺 잇닿을**연**聯 합할**합**合 거느릴**영**領 지경**역**域, **시각연합영역, visual association area, VAA** ← 브로드만-영역분류 18과 19에 해당)은 조거구(calcarine fissure)를 둘러싼 "일차시각영역"의 주위를 마치 흉곽처럼 에워싸는 부위로 시각정보를 인식·이해하는 기능을 담당하는 것으로 추정·납득됩니다(그림 4-40).

♨ 이러한 시각-자극이 대뇌피질까지 이어지는 여정은

① 안구의 망막(그물막, retina)을 통해 연결되는 신경-전도의 전기적 흥분이

② 시상(시상, thalamus)의 외측슬상체(외측무릎체, lateral geniculate body)에서 시냅스(연접, synapse)를 구성하고

③ 이어받은 신경-충동이 대뇌피질에 투사-전도되는 경로를 밟는 것으로 확인·이해됩니다(그림 4-41).

특히,

♨ 두 눈으로 들어온 입력-정보의 투사로 인지되는 시야(← "시력-사물에 대한 식견이나 사려 포함-이 미치는 범위"라는 사전적 의미, 즉 눈으로 보이는 부분이라 할 수 있는)는 오른쪽 눈(← 왼쪽 눈은 가리고 보는 눈)과 왼쪽 눈(← 오른쪽 눈을 가리고 보는 눈)에서 각각 차이를 나타내는 것으로 확인·이해됩니다.

즉,

▶ 오른쪽 눈 - 시야:

❶ **오른쪽 눈의 비측망막(코쪽그물막, 혹은 내측망막, 안쪽망막, nasal retina or medial retina)**과 **왼쪽 눈의 이측망막(귀쪽그물막, 혹은 외측망막, 가쪽망막, temporal retina or lateral retina)**이 합하여 시작되는

❷ 제2번 뇌신경(cranial nerve)인 **시신경(시각신경, optic nerve)**을 통해 전도!

❸ → **"시신경교차(시각교차, optic chiasm)"** 부분에서 교차하여 **왼쪽** 대뇌반구 방향으로 주행!

❹ → (한 쌍의 시상에서) **왼쪽 시상(left thalamus)**의 **외측슬상체(바깥무릎체, lateral geniculate body, LGB)**에서 시냅스(synapse) 형성!

❺ → 마치 활모양의 형태로(= 방사상으로) 신경섬유 주행은 **왼쪽 대뇌반구의 후두엽(occipital lobe)**에 존재하는 **"일차시각영역"**에 투사! 됨으로써, 시각-전도의 여정을 마무리하는 것으로 확인·이해됩니다(그림 4-41~43).

동시에,

▶ 왼쪽 눈 - 시야:

❶ **오른쪽 눈**의 **이측망막**(귀쪽그물막, 혹은 외측망막, 가쪽망막, **temporal retina** or lateral retina)과 **왼쪽 눈**의 **비측망막**(코쪽그물막, 혹은 내측망막, 안쪽망막, **nasal retina** or medial retina)이 합하여 시작되는

❷ 제2번 뇌신경(cranial nerve)인 시**신경(optic nerve)**을 통해 전도!

❸ → **"시신경교차(시각교차, optic chiasm)"** 부분에서 교차하여 **오른쪽** 대뇌반구 방향으로 주행!

❹ → (한 쌍의 시상에서) **오른쪽 시상(right thalamus)**의 **외측슬상체(바깥무릎체, lateral geniculate body, LGB)**에서 시냅스(synapse) 형성!

❺ → 마치 활모양의 형태로(= 방사상으로) 신경섬유 주행은 **오른쪽 대뇌반구의 후두엽(occipital lobe)**에 존재하는 **"일차시각영역"**에 투사! 됨으로써, 시각-전도의 여정을 마무리하는 것으로 확인·이해됩니다(그림 4-41~43).

이러한 내용은 시각-연관 손상 부위와 그 예후 등에 대한 이해! → 궁극적으로 **"환자(**근심**환**

患 사람자者, **환자, patient, pt)"**분을 이해! → 더 나아가 **인간 이해 ! ! ! !**의 측면에서 매우 중요하다 (감히)판단·생각됩니다(그림 4-44, 4-45).

☞ 변연엽(변두리변邊 가장자리연緣 잎엽葉, 가장자리엽 혹은 둘레엽, Limbic lobe) 은 전두엽(frontal lobe)과 두정엽(parietal lobe), 후두엽(occipital lobe), 측두엽(temporal lobe)으로 둘러싸임을 받는 (마치 수동적으로) 피질구조이면서, 동시에 뇌량(뇌들보, corpus callosum)과 간뇌(사이뇌, diencephalon)를 (마치 능동적으로) 둘러 싸주어 흡사 "반지 혹은 고리 등"과 같은 구조의 대뇌피질(cerebral cortex)을 시상면(sagittal plane)에서 확인할 수 있습니다(그림 4-46).

이 변연엽의 구조를 (시상면에서) 좀 더 살펴보면,

❶ 대상회(띠대帶 형상상狀 돌회回, 띠이랑, **cingulate gyrus**)와

❷ 대상회협(대帶 상狀 회回 골짜기협峽, 띠이랑잘룩부분, **isthmus of cingulate gyrus**),

❸ 해마방회(바다해海 말마馬 사방방方 회回, 해마곁이랑, **parahippocampal gyrus**) (그림 4-47),

그리고

❹ "해마형체(바다해海 말마馬 형상형形 몸체體, 해마형체, **hippocampal formation**)"로 이해되는 내용은 다음의 구조가 모여 구성됩니다. 즉,

① 해마(해마, hippocampus)와

② 지지대(지탱할지支 버틸지持 건축물대臺, 지지물, subiculum ▷"support"의 뜻을 지닌 라틴어에 어원을 둠) 및

③ 치상회(이빨치齒 상狀 회回, 치아이랑, dentate gyrus)가 그것입니다 (그림 4-48, 4-49).

여기에 더하여,

❺ 소대회(작을소小 띠대帶 회回, 작은다발이랑, fasciolar gyrus)와

❻ 뇌량상회(뇌腦 들보량梁 위상上 회回, 뇌들보위이랑, supracallosal gyrus),

❼ 뇌량하회(뇌腦 량梁 아래하下 회回, 뇌들보밑이랑, subcallosal gyrus) 및

❽ 후엽방야(냄새맡을후嗅 잎엽葉 곁방傍 들야野, 후각옆구역, parolfactory area) 등을 동일-시상면에서 확인할 수 있습니다(그림 4-47).

이러한

◆ 변연엽(Limbic lobe)의 기능은

▷ **정서(혹은 감정, emotion)**와

▷ **기억(memory)** 및

▷ **항상성 유지(homeostatic processes)** 등이 대표적이며, 좀 더 간단한 설명을 덧붙이

면 **'본능**(냄새 맡기 -olfactory system- 와 강한-연관성이 있는, 예: 페로몬, pheromone 등)**에 충실한 동물적 반응-행동'**의 역할을 담당하는 회백질(gray matter)로 이해됩니다.

◆ 한편,

변연엽의 구조 중에서 해마형체(hippocampal formation)의 조직학-특성은 다른 대뇌피질과 같이 6층이 아닌 → 3층으로 구성된, (동시에) 엄마 뱃속에서 가장 일찍 생성되는 구조, 즉 **원시피질(원시겉질, archicortex** → 상대적으로 가장 늦은 시기 즉, 좀 더 개체발생이 진행되어 6겹의 세포층을 완성한 대뇌피질은 ⇒ "신피질, 새겉질, neocortex"이라고 구분하고, ♨ 3층의 원시피질은 아니지만 신피질처럼 6층의 완성을 이루지 못한 피질을 "구피질, 옛겉질, paleocortex"로 구분하는 내용은 충분히 이해됩니다)로 잘 인지·이해되는 내용으로 생각됩니다(그림 4-46, 4-48).

또한,

♨ 해마형체(Hippocampal formation)를 이루는 구조 중 하나인 **해마(hippocampus)**는 보는 각도에 따라 약간의 차이는 있지만, 그 모양이 "동물**계**" → "척삭동물**문**" → "경골어류**강**" → "실고기**목**" → "실고기**과**" → "해마**속**" 의 물고기인 "해마 (학명: *Hippocampus coronatus*)"의 형태와 유사한 모습을 관상면(coronal plane)과 횡단면(transverse plane)에서 각각 확인·이해할 수 있습니다(그림 4-49, 4-50).

특히,

♨ (해마형체에 속하는) 이 해마(hippocampus) 구조는 **"암몬각(암몬각, Ammon's horn 혹은 cornu ammonis)"** 이라는 별칭 비슷한 용어로 (← 어쩌면 더 잘 알려져 있고 보다 익숙한 용어!) 알려져 있으며 이는 구약성서 등에 그 뿌리가 있음을 확인·이해할 수 있습니다(그림 4-48, 4-51).

더욱이,

☎ 이 변연엽(Limbic lobe)은 (구조·생리적으로) 연결-연관성이 있는 이유, 즉 ▷후각감지-활성 구조의 특성과 ▷자율신경조절 → 항상성-유지 등을 포함하여 좀 더 광범위한 표현!, 즉 **"변연계(둘레계통, limbic system)"**이라는 확장-개념으로

● 간뇌(diencephalon)의 시상하부(hypothalamus)와

● (기저핵-구조에 연결되어 보이는 구조→) 편도체(amygdaloid body 혹은 amygdala) 등등을 포함-관여하는 내용의 제시 등을 확인·이해 및 받아들이게 됩니다(물론 견해에 따라 약간의 차이가 있을 수 있고, 현재 및 향후 연구보고 등의 근거에 의해 얼마든지 변동-수정될 수 있는 이유 등!, 따라서 수정판을 거듭하면서 수정해 드릴 부분임을 약속드립니다).

특히,

♨ **편도체**(넓적할**편**扁 복숭아나무**도**桃 몸**체**體, **Amygdala** → 그리스-어원에서 온 용어로 견과류 '아몬드, almond'를 의미하는 **ἀμυγδαλή** /*amygdalē*/에서 유래)는 외형상 기저핵(바닥핵, basal ganglia)의 연결부처럼 보이기에 "원시-선조, archistriatum"로 분류하기도 했지만, 기능-역할 등에 대한 연구자료의 축적으로 기저핵이 아닌 **"변연계, limbic system"**에 속하는 것

이 받아들여지고 이해되는 흐름을 인지·이해할 수 있게 됩니다.

☞ **후각뇌**(냄새 맡을 **후**嗅 깨달을 **각**覺 뇌**뇌**腦, **후각뇌, Rhinencephalon)** 는 엄마의 난자와 아빠의 정자가 만나 수정 → 약 6주 경과 후, 종뇌(끝뇌, telencephalon)로부터 분화된 측뇌실(가쪽뇌실, lateral ventricle)에서 생성된 냄새 맡는 기능을 담당하는 대뇌피질-복합체!, 그러나 신피질(새겉질, neocortex)처럼 세포층이 6겹이 아닌, (그렇다고 원시피질-archicortex-처럼 세포층이 3겹이 아닌) 즉 학자분들에 의해 **"구피질(옛겉질, paleocortex)"**로 구분되는 회백질을 지닌 구조임을 확인·이해할 수 있니다(그림 4-52, 4-53).

또한,

♨ **후각뇌(Rhinencephalon)**는 용어의 어원인 그리스어 **ῥίς** */rhis/* → "코비鼻, 코, nose"의 의미와 "뇌"를 의미하는 **ἐγκέφαλος** */enkephalos/*와 합성어를 이룬 용어의 개념을 미루어 엄마 배 속에 있는 태아는 이미 냄새(→ 엄마의 양수 냄새 등)를 인지하는 능력이 있음을 조심스레 유추해 봅니다.

▶ 이러한 후각뇌에 속하는 구조에는 사골(벌집뼈, ethmoid bone)의 사판(벌집체판, cribriform plate)을 통해 두개강으로 들어오는 제1번 뇌신경인 후신경(후각신경, olfactory nerve)과 시냅스(연접, synapse)를 이루는

❶ 후구(후각망울, olfactory bulb)를 비롯하여

❷ 후삭(후각로, olfactory tract),

❸ 후삼각(후각로삼각, olfactory trigon),

❹ 외측/중간/내측 후선조(가쪽/중간/안쪽 후각줄, lateral-/intermediate-/medial- olfactory stria),

❺ 전천공질(앞관통질, anterior perforating substance) 및

❻ 이상엽(조롱박엽, pyriform lobe) 등으로 이루어짐을 확인·이해할 수 있습니다 (그림 4-52~54).

특히,

◆ **이상엽**(배나무**이**梨 형상**상**狀 잎**엽**葉, **조롱박엽, Pyriform lobe 혹은 piriform lobe)**은 용어에서 유추할 수 있듯 마치 생김새가 '서양배' 모양임을 확인·이해할 수 있습니다(그림 4-53).

동시에 이 구조는 "일차후각영역(한**일**一 버금**차**次 냄새맡을**후**嗅 깨달을**각**覺 거느릴**영**領 지경**역**域, **일차후각영역, primary olfactory area, POA**)"에 해당하는 대뇌피질(cerebral cortex)로서 **구피질(옛겉질, paleocortex)**에 해당하는 구조임을 재차 확인·이해할 수 있습니다(그림 4-52~54).

☎ 기저핵(바닥핵, Basal ganglia) 구조의 이해와 특성

☞ **기저핵**(터**기**基 밑**저**底 씨**핵**核, **바닥핵, Basal nucleus)**은 수정(fertilization) 후 (엄마 뱃속에서) 약 4주가 경과 되면, 종뇌(끝뇌, telencephalon)로부터 분화된 측뇌실(가쪽뇌실, lateral ventricle)에서 기저핵-구조 1쌍이 분화·발생!, 즉 도엽(뇌섬엽, insular lobe)과 시상(thalamus) 사이 공간(← 신경섬유 다발로 인하여 희게 보이는 백질 -white matter- 공간)에 신경원(neuron)이 모여 '모둠'을 이루는 **"핵 (**씨**핵**核**, nucleus,** 복수: nuclei)" 구조의 생성을 대뇌(cerebrum)의 바닥에서(← 시상면-sagittal plane-에서 관찰) 확인·이해할 수 있습니다(그림 4-55).

또한,

◆ 기저핵은 많은 신경원이 마치 줄(예: 빨래줄 등)처럼 늘어선 모습으로 모여 있는 회백색의 '모둠'을 나타내며, 용어에서도 의미하듯 → **"코루프쓰 스트리아툼!, corpus striatum"** → "줄**선**線 가지**조**條 몸**체**體, **(= 줄무늬체)**"라는 구조의 특징을 보입니다(그림 4-54, 4-55).

여기서 기저핵의 외형을 좀 더 살펴보면 다음과 같습니다(그림 4-56).

즉,

❶ 선의 끝에는 마치 작은 구슬(→ 견과류 아몬드 모양의 용어를 사용! → **"편도체, amygdaloid body 혹은 amygdala"**)이 매달려 있는 듯이 보이고,

❷ 그 구슬을 매달고 다니는 짐승의 꼬리처럼 보이는 부분(▷**"미상핵미, 꼬리핵꼬리, tail of caudate nucleus"**)은 활(=활궁弓)처럼 위쪽으로 휘어지면서

❸ 점차 두꺼워지고(▷ **"미상핵체, 꼬리핵몸통, Body of caudate nucleus"**),

❹ 이 두꺼워진 부분이 지속·연장(▷ **"미상핵두, 미상핵머리, head of caudate nucleus"**) 되어 아래로 꺾여 내려가(그림 4-56),

❺ 볼록렌즈 모양의 회백질(▷ **"렌즈핵, lenticular nucleus 혹은 lentiform nucleus"**)에 연결되는 좌우 1쌍의 회백질-구조 ⇒ "기저핵"을 확인·이해할 수 있습니다 (그림 4-56).

특히,

▷ **렌즈핵(렌즈핵, lenticular nucleus)**은 다시 두 개의 회백질 모둠이 겹쳐있는 구조!, 즉 바깥쪽에

● **"피각(조가비핵, putamen)"**과

안쪽에

● **"담창구(창백핵, globus pallidus** ← 조직학 관찰에서 상대적으로 밝게 보이는 구조!)"를 합하여 표현한 용어이며,

▷ **담창구(창백핵, globus pallidus)**는 다시

- **"외담창구(바깥쪽창백핵, external globus pallidus, GPe)"**와
- **"내담창구(안쪽창백핵, internal globus pallidus, GPi)"**로 세분·약속함을 이해할 수 있습니다(그림 4-56).

그러나,

☎ 편도체(Amygdaloid body)는 변연계(limbic system)에 가까운 것으로 얘기하는 반면,

▷ **중뇌(mesencephalon)의 일부(→ 흑질, 검을흑黑 바탕질質, 흑색질, substantia nigra)**와

▷ **간뇌(diencephalon)의 일부(→ 시상저부, 시상밑부, subthalamus)**가 기저핵에 편승 되어 함께 일한다는 내용이 긍정적으로 받아들여지고 있음을 확인·이해할 수 있습니다.

한편,

☞ **관상면(Coronal plane)에서 확인되는 기저핵과 그 주위 구조**의 이해는 매우 중요하며, 가장 바깥쪽에서 → 안쪽-심부 방향으로 살펴보면 다음과 같습니다(그림 4-57, 4-58).

❶ 가장 바깥쪽 대뇌피질인 **"도엽(뇌섬엽, insular lobe)"**을 걷어내면,

❷ 바로 안쪽에 신경섬유의 모둠(← 백질-white matter-에 해당되는)인 **"최외섬유막(맨바깥섬유막, extreme capsule)"**을 만나고,

이를 걷어내면,

❸ **"전장(담장**-집과 같은 일정 공간을 보호하기 위해 흙-돌 등으로 쌓아 올린 구조물-**, claustrum)"**이라는 회백질(gray matter)이 확인되고,

이를 걷어내면,

❹ **"외낭(바깥섬유막, external capsule)"**이 밝은 모습으로 드러나고, 이 신경섬유 모둠을 조심스레 걷어내면,

❺ **"피각(조가비핵, putamen)"**이라는 렌즈핵(lenticular nucleus)의 일부를 확인한 후, 조심스레 드러내면,

❻ **"외-수질판(가쪽섬유판, lateral medullary lamina)"**이 확인됩니다.
이는 피각(putamen)과 담창구(globus pallidus)를 구분해주는 얇은 백질 (thin white matter)로 확인·이해됩니다(그림 4-57~59).

연속하여 이를 걷어내면,

❼ **"외-담창구(바깥쪽창백핵, external globus pallidus, GPe)"**와 만남!, 즉 렌즈핵의 나머지 일부 핵이면서 상대적으로 밝게 보이는 친구를 걷어내면,

❽ **"내-수질판(안쪽섬유판, medial medullary lamina)"**의 확인!
이는 ▷ 외-담창구(external globus pallidus, GPe)와
▷ 내-담창구(internal globus pallidus, GPi)를
구분해주는 미엘린화 되어(myelinated) 상대적으로 하얗게(= 밝게) 보이는 백질

(white matter)로 확인됩니다.

이를 걷어내면,

❾ **"내-담창구(안쪽창백핵, internal globus pallidus, GPi)"**!

즉 렌즈핵의 나머지 일부 핵을 확인할 수 있으며,

이것마저 걷어내면,

❿ **"내낭(속섬유막, internal capsule)"**이라는 투사섬유(projection fiber)를 확인할 수 있습니다. 내낭은 그 범위의 광범위와 중요성의 이유 등으로

⇒ 전각(속섬유막앞다리, anterior limb of internal capsule),

⇒ 내낭슬(속섬유막무릎, genu),

⇒ 내낭후각(속섬유막뒷다리, posterior limb of internal capsule)으로 나뉘며,

▷ 기저핵(basal ganglia)과 시상(thalamus)을 구분해주는 내낭은

"내낭**후각(posterior limb)**" 부분이 경계를 지워주는 것으로 확인·이해됩니다

(그림 4-60).

❶❷❸❹❺❻❼❽❾→❿이 "**내낭의 후각**(posterior limb of internal capsule)"을 지나 안쪽(= 중심쪽)에는 → 간뇌의 **"시상(thalamus)"**으로 연결되어 (그림에서 4-56을 보시는 바와 같이) 누군가?(→ 여성의 캐릭터!)를 만나실 수 있습니다^^;.

이처럼

복잡하면서도 섬세하게 서로 엮어있는 구조답게

▷ 위로는 대뇌피질(변연계-limbic system- 포함)과 이웃하여 연락을 주고↔받고,

▷ 옆-주변으로는 간뇌(diencephalon)를 포함한 이웃-구조와 안부를 주고↔받고,

▷ 아래로 중뇌(mesencephalon) 등과 함께 긴밀한 상호연락을 주고↔받은 결과, **"사람 움직임-movement-의 조절·조정"**이 완성됨을 추측·이해할 수 있습니다(그림 4-61).

즉,

▶ 기저핵(바닥핵, Basal ganglia)은 주변부로부터 신호를 받은 후 그 신호를 적절히 처리하여 가장 최적화된 신호를 받은 곳으로 다시 되돌려 보내는 "되돌이, recurrent !" 마치 "수정-결재 ↔ 반려 ↔ 수정-결재"와 같은 양상을 필요·충분조건이 확립될 때까지 수행하는 것으로 확인·이해됩니다. (그림 4-61).

◆ 동시에,

기저핵 스스로가 직접 척수-전각에 영향을 미쳐 하위운동신경원(아래운동신경세포, lower motor neuron, LMN)을 통제하는 것이 아닌, 고위 중추와 연락을 취하여 이미 가지고 있는 재료-조각을 가지고 퍼즐-맞추기 완성을 이루어("여호와께서 권능으로 내게 임하시고 그 신으로 나를 데리고 가서 골짜기 가운데 두셨는데 거기 뼈가 가득하더라.... 이어 내가 명을 좇아 대언하니 대언할 때에 소리가 나고 움직이더니 이 뼈, 저 뼈가 들어맞아서 뼈들이 서로 연락하더라 -에스겔 37장 1절, 7절") → 가장

적절한 반응을 유도해 내는 듯한 기저핵의 역할을 확인·납득·이해하면서,
▷ 어릴 적 **"자전거 타기"**를 배우는 과정의 이해와
▷ 중·고등학교 체육-수행평가에서의 "농구 슛 쏘기" 연습 등과 같은 기억이 스칩니다.
이러한
♨ 이해를 뒷받침하는 여러 이유 중 하나는 기저핵이 단순한 전깃줄인 축삭-모둠이 아닌 신경의 주체가 되는 신경원(neuron, → 즉 세포체와 세포소기관을 지닌 단독-독립체!)이 집합을 이루어 크게 포물선을 그리듯이 영향권을 넓히고, 조밀-배치되어 대뇌피질을 포함한 다른 핵들과 서로 대등한 관계에서 연락을 취하는 구조를 차근히 관찰하면, 섬세한 창조·구조물에 대한 경외심 마저 드는 것이 사실입니다. ♨ 물론, 이 기저핵이 손상을 받으면 **"휴지진전(쉴휴休 멈출지止 벼락진震 떨릴전顫, 안정시떨림, resting tremor** ▷ 안정상태, 즉 의도하는 동작을 하지 않을 때 나타나는 근육의 떨림 → 그렇지만 어떠한 목적 있는 동작의 수행 시에는 그나마 떨림이 줄어들거나 나타나지 않는..., ☜ 물론, 이 부분도 면밀한 관찰의 반복과 객관적 사료의 제시 등이 모여 요약된 내용 중 극히 일부이기에, 보다 정직·정확한 내용의 첨가와 향후 수정이 더해질 수 있음을 결단코, 간과하지 않도록 마음-문을 열어 놓음을 다짐해 봅니다 v _ v)"을 비롯한 운동장애가 나타나지만 보다, 집중적이고 자세한 연구가 진행되는 이유 등으로 좀 더 지켜보고자 합니다.

☎ 간뇌(사이간間 뇌뇌腦, 사이뇌, Diencephalon) 구조의 이해와 특성

☞ **간뇌(사이뇌, Diencephalon)**는 일차뇌포(일차뇌소포, primary brain vesicle)의 **전뇌(앞뇌, prosencephalon)**가 분화·증식함으로써 형성된 구조, 즉 **제3 뇌실(셋째뇌실, 3rd ventricle)**이 두꺼워져 형성된 회백질(회색질, gray matter) 구조로 확인·이해됩니다(그림 4-62, 4-63).
▶ 이 시기는 (엄마의 난자와 아빠의 정자가 만나) 수정 후 약 7주경 무렵부터 간뇌(diencephalon)를 구성하는 세부-구조의 발달을 거듭하여,
❶ **시상(시상, thalamus),**
❷ **시상상부(시상상부, epithalamus),**
❸ **시상하부(시상하부, hypothalamus),**
❹ **시상저부(시상밑부, subthalamus)**로 구분되는 구조로 이해됩니다(그림 4-62, 4-64).
♨ 여기서
자칫!
혼동을 가져올 수 있는 부위의 용어 → 즉, 시상(thalamus)을 구성하는 내측슬상체(내측무릎체, medial geniculate body, MGB 혹은 medial geniculate nucleus, MG)와 외측슬상체(외측무릎체, lateral geniculate body, LGB 혹은 lateral geniculate nucleus, LG)를 함께

모둠으로 약속한 용어! ⇒ **"시상후부(**볼**시**視 평상**상**床 뒤**후**後 떼**부**部, **시상후부, metathalamus)"**가 그것입니다(그림 4-64).

☞ ❶ 시상(시상, Thalamus) 은 그리스 어원 **θάλαμος** /thálamos/ (→ "bedroom-침실 등-, bed-침대 등-")에서 유래된 용어로, 우리나라 해부학자분들에 의해 **"**볼**시**視 평상**상**床**"**으로 재치 넘치는 번역-용어를 음미하면서, ⇒ 시상 아래 구조, 즉 → 시상하부-시상저부를 비롯 중뇌 등을 마치 평상(≒ 책상, 밥상 등) 삼아 위에 놓인 한 쌍의 삶은 달걀처럼 (혹은 삶은 메추리알?) 보이는 형상을 생각해 보았습니다(그림 4-65).

또한,

♨ **시상(**볼**시**視 평상**상**床, Thalamus)은

▶ "<u>모든</u> 생산된 물건(≒ <u>**감각)의**</u> <u>물류창고</u>(≒ <u>가운데**중**仲 끼일**개**介 위치**소**所</u> 혹은 <u>**허브**</u>: 신호를 여러 개의 다른 선으로 분산시켜 내보낼 수 있는 장치 등)"와 같은 역할로 귀결됨을 확인·이해하게 되면서, 육안으로 보이는 "회백질(회색질, gray matter)"은 여러 **"핵(nucleus** ← 신경원-neuron-의 모둠!**)의 무리(**≒ 씨**핵**核 무리**군**群**)"**로 이루어진 복합-구조라는 내용에 대한 (저자 자신의)납득과 인지·이해를 하게 됩니다(그림 4-65).

실제,

▶ 메추리알 만한 크기의 한 쌍으로 이루어진 **시상**이 **"시상간교(시상사이붙음, interthalamic adhesion)"**라 이름하는 신경섬유(nerve fiber)의 모둠으로 좌/우 시상이 연결되어 있으며, 여기서 시상-하나를 조심스레 분리해내어 관찰하면 흰 줄무늬의 **"내수질판(속섬유판, internal medullary lamina)"**이 흡사 "항체(antibody)의 구조" 혹은 영어-알파벳 "Y"자형임을 확인·이해할 수 있습니다(그림 4-66).

또한,

▶ **시상**을 중심으로 바깥쪽에

① **"외수질판(바깥섬유판, external medullary lamina)"**과

→ 그 바깥으로

② **"시상망상핵(시상그물핵, thalamic reticular nucleus)"**

→ 다시 바깥으로

③ **"내낭(속섬유막, internal capsule)"**과 →

④ **"기저핵(바닥핵, basal ganglia)"** 순으로 배열된 듯한 구조를 확인·이해할 수 있습니다(그림 4-67).

▶ 이러한 시상을 중심으로 관상면(coronal plane)에서 왼쪽 대뇌반구(대뇌반구, cerebral hemisphere)를 관찰하면 바깥쪽과 아랫부분에 걸쳐

① 외수질판(external medullary lamina)과

② 시상망상핵(thalamic reticular nucleus) 순으로 위치하고,

▶ 시상망상핵 아래-바닥 쪽에는

① 시상하핵(시상밑핵, subthalamic nucleus)과 적핵(적색핵, red nucleus) 및 흑질(흑색질, substantia nigra)이 눈에 띄며, 그 바깥쪽으로

② 내낭의 후각(속섬유막의 뒤다리, posterior limb of internal capsule)과

③ 기저핵(basal ganglia)을 확인·이해할 수 있습니다(그림 4-68, 4-69).

더욱이,

▶ 시상은 고위-중추로 올라가는 전깃줄과 아래 효과기로 내려가는 전깃줄이 서로 시냅스를 이루는 마치, 대한민국의 인천-국제공항처럼 각 나라의 비행기를 통제하는 핵심-공간이 모여 있는 듯한 구조를 보여줍니다. 그렇지만 메추리알-처럼 타원형의 작은 회백질-구조라는 제한점 등으로 인하여 학자들의 노력과 축적-결과를 비롯한 -아직도 주장-논란의 여지가 있으며 향후 새로운 제시가 얼마든 있을 수 있는- 내용을 보면, ▷ 위치-방향-에 따라 구분하는 내용에(그림 4-69) ▷ 조직학-분석의 추가 및 ▷ 기능-연관 연결-결과 등의 제시로 시상을 구분하고 해석하는 노력을 확인·이해할 수 있습니다(→ 본 저서에서는 위치에 대한 구분만을 제시해 드렸습니다. 향후, 수정판을 거듭하면서, 이론의 집대성-자료 등을 참조로 조심스레 제시해 드릴 것을 감히, 약속-드립니다 v_V)(그림 4-69, 4-70).

☞ ❷ 시상상부(시상상부, Epithalamus) 는 우리나라 의학용어만 보면(구용어/신용어 모두 동일용어로 약속!), **"시상 -위상上- 떼부部"**로 시상의 위에 위치하는 의미를 뜻하듯 보입니다. 이는 "Epi-"라는 접두어는 그리스어원 **ἐπί** /epí/ ("on top of, ~의 위에"라는 의미)에서 유래한 언어를 근거로 "위" 혹은 "바깥" 등의 의미를 지닌 용어로 흔히 사용됨을 확인·이해할 수 있습니다. 그럼에도 불구하고 직립-자세!, 즉 바로 서 있는 자세에서 보면, 시상상부는 위쪽이 아닌 오히려 시상(thalamus) 뒤에 위치하는 것으로 보입니다(그림 4-71).

♨ 그러나,

학자분들의 분류에 힘입어 우리 사람 역시, 네발 달린 짐승에서 젖먹이 동물로 분류한 내용에 비추어 보면, 제주도의 관광 명물인 "말마馬"처럼 네발로 걷는 듯 자세를 취하면 시상은 앞을 향한 "문측(입쪽, rostral)"으로 방향이 바뀌고 **"에피딸라무쓰 epiTHALAMUS"**는 하늘을 바라보는 위치로 바뀌어 이해가 됨을 알 수 있습니다(그림 4-71).

특히,

♨ **시상상부(Epithalamus)는** (엄마-뱃속, 수정 후 약 7~8주 사이) **고삐핵(고삐핵, habenular nuclei)**과 **송과체(솔방울샘, pineal body 혹은 pineal gland)** 등으로 분화·증식하는 것으로 확인·이해되며, *"고삐핵"*으로 이름 지은 것은 해부학자분들의 매우 재치있는 표현으로 이해됩니다(그림 4-71).

즉, (많은 짐승 중에서 말을 떠올려→) 말(Horse)의 주둥이(→ '일부 짐승이나 물고기 등의 머리에서 뾰족하게 나온 코나 입 주위의 부분')에 재갈을 물려 연결하는 고삐(→ '말 혹은 소를 몰거나 부리려고 재갈 등에 잡아매는 줄')와 유사한 위치 및 모양을 표현한 용어는 미소를 자아내게 합니다^^*(그림 4-71). ▷ 또한, 송과체(pineal body)는 멜라토닌(melatonin)과 같은 수면 및 각성과 연관성이 짙은 호르몬을 분비하는 것으로 확인·이해됩니다(물론, 정확하고 자세한 생리-활성 기전의 연구보고가 활발히 진행되고 있음을 확인·이해되며, 향후, 수정판을 개정하면서 꾸준히 제시해드릴 것을 감히 약속드립니다).

☞ ❸ 시상하부(시상하부, Hypothalamus) 는 **"시상하구(시상아래고랑, hypothalamic sulcus)"**를 경계로 시상(thalamus)과 경계 지어지는 구조로, 그 아래 뇌하수체(뇌하수체, hypophysis)가 이어져 접형골(나비뼈, sphenoid bone)의 뇌하수체와(뇌하수체오목, hypophyseal fossa)에 들어가 안전하게 보호되는 구조를 확인·이해할 수 있습니다(그림 4-64).

특히,

시상하부는 "핵(nucleus ← 신경원-neuron-의 집단으로 회백질-gray matter-의 형태를 이룸)"의 모둠 여러 개가 뭉쳐있어(그림 4-72),

▷ 체온조절을 비롯한 **"자율신경계의 중추(center of autonomic nervous system)"** 역할과

▷ 변연계(둘레계통, limbic system)의 일부로 편승-되어 **"정서(emotion)"**에 영향을 주고,

▷ 유리호르몬(흐를유流 떼놓을리離 호르몬 혹은 놓을방放 날출出 호르몬 및 나눌분分 샘물 흐르는 모양비泌 호르몬, releasing hormone, RH)과 억제호르몬(누를억抑 마를제制 호르몬, inhibiting hormone, IH)을 분비하여 **뇌하수체에서 분비되는 호르몬의 생성-분비의 조절**과 함께 신경하수체(신경뇌하수체, neurohypophysis)에서 분비되는 **항이뇨호르몬(막을항抗 이로울이利 오줌뇨尿 호르몬, antidiuretic hormone, ADH)의 생성·생산**에 관여하는 것으로 확인·이해됩니다(그림 4-72).

☞ ❹ 시상저부(시상밑부, Subthalamus) 는 기저핵(바닥핵, basal ganglia)과 서로 직간접적으로 연결(네트워크, network)을 이루는 것이 확인·이해되기에 해부학-구조는 간뇌(diencephalon)의 일부로 구분하지만, 기능은 기저핵의 부분적 역할을 담당하는 것으로 생각이·해됩니다(그림4-64, 4-71).

☎ 뇌간(뇌줄기, Brain stem) 구조의 이해와 특성

☞ **뇌간**(뇌**뇌**腦 줄기**간**幹, **뇌줄기**, Brainstem 혹은 brain stem)은 2차 뇌포(secondary vesicle)의

❶ **수뇌**(숨뇌, myelencephalon → **연수**, medulla oblongata)와

❷ **후뇌**(뒤뇌, metencephalon → **교뇌**, pons) 및

❸ **중뇌**(중간뇌, mesencephalon → **중뇌**, midbrain)에서 발생·증식되어 완성되는 구조로 이해·납득 됩니다(그림 4-73)(물론, 해부학자분들에 주장·견해에 따라 얼마든지 -향후 → 수정판에서- 구조의 추가·삭제가 될 수 있지만, 현 2020년 -양력- 12월 1일 새벽 06:07 -경기도 용인시 처인구 부아산자락에서-의 시각까지는 이러한 "뇌간: 중뇌-교-연수"의 구조라 분류하는 내용을 제시해 드립니다). ▷ 뇌간(brainstem)의 위에는 → 간뇌(사이뇌, diencephalon), 아래로는 → 척수(척수, spinal cord)와 연결되는 말 그대로 줄기와 흡사한 형태, 즉 **"뇌줄기"**를 보이며, 뇌간의 뒤(통수쪽)에는 소뇌(cerebellum)가 마치 엄마가 "포대기(← 덮고 깔거나 어린아이를 업을 때 사용하며, '보자기'의 방언 등으로도 사용됨)"로 아가를 업듯 뇌간의 뒤에 연결되어 있음을 확인·이해할 수 있습니다(그림 4-73).

▷ 이 소뇌를 조심스레 걷어내면 **"제4 뇌실(넷째뇌실, 4th ventricle)"**을 확인할 수 있으며, 그 모양이 흡사 마름모(◇ → '네 변의 길이가 같고, 두 쌍의 마주 보는 변이 서로 평행하며, 두 대각선이 중점에서 서로 수직으로 만나는 사각형') 모양으로 쏙! 들어간 구조(**"능형와, 마름오목, rhomboid fossa"**)를 확인할 수 있습니다(그림 4-73).

또한,

▷ 용어에서도 이해할 수 있듯이, "rhomboid"는 그리스어 ῥόμβος /rhómbos/ (⇒ "rhombus: 마름모, spinning top: -장난감-팽이" 의 의미를 지님)에서 유래한 용어로 이 사각형의 왼쪽↔오른쪽 끝을 이어주는 가상선을 그으면 그 위를 "교뇌(다리뇌, pons)"로 그 아래를 "연수(숨뇌, medulla oblongata)"로 구분하는 경향을 이해할 수 있습니다(그림 4-73).

☞ ❶ 연수(숨뇌, Medulla oblongata, MO)는 2차 뇌포(뇌소포, secondary vesicle)의 수뇌(숨뇌, myelencephalon)로부터 발생·증식된 구조로, "이끌다", "잇다", "늘이다", "인도하다" 등의 뜻을 지닌 한자 → **"연延"**, 즉 아래로 척수(척수, spinal cord)와 위로 교뇌(다리뇌, pons)를 이어주는 해부학적 관찰 등으로 명명한 용어! 동시에,

▷ **"호흡조절**(← 교뇌-pons-와 함께) **중추"**로서의 핵심적 역할을 하는 기능의 확인·이해가 뒷받침되어 '사람이나 동물이 코 또는 입으로 공기를 들이마시고 내쉬는 기운'을 뜻하는 단어 → **"숨"**으로부터 **"숨뇌(**혹은 **숨골)"**라는 용어의 완성! → **"메둘라-오블롱가타"**는 학자들의 재치와 탁월한 관찰력 등이 전해져 오는 듯합니다(그림 4-73, 4-74).

또한,

▷ **"혈관운동- 및 심장-중추(vasomotor & cardiac center)"**로 작용하여 혈압과 심장 박동율 등을 조절하는 기능적 측면을 부각하여 → **"생명-유지-중추(vital center)"**로 보다 잘(≒ 널리) 알려져 있음을 확인·이해할 수 있습니다.
물론,
▷ 이외에도 음식물을 식도를 통해 위장으로 내려가는 **"연하운동(삼킴운동, deglutition movement)"**, 음식물을 거꾸로 게워내는 **"구토반사(노래할구嘔 토할토吐 되돌릴반反 쏠사射, 구토반사, vomiting reflex)"**, 그리고 사람이 남을 속일 수 없다는 생리 반사·반응인 **"재채기-반사(재채기반사, sneeze reflex)와 기침반사(coughing reflex)"**와 같은 자율신경 통제·조절 등의 핵심 역할 또한 연수의 기능이라 확인·이해할 수 있습니다.
한편,
▷ 연수 앞쪽(≒ 복부 쪽 혹은 배 쪽, abdominal side)에는 **"올리브, olive"**와 **"추체(피라밋, 피라미드 혹은 모뿔, pyramid)"**로 불리는 독특한 연수-구조와 함께 ⇒ 연수와 척수의 연결-부위 근처에 존재하는 **"추체교차(피라밋교차, 피라미드교차, pyramidal decussation)"**는 고위-운동-중추에서 내려오는 신호·신경임펄스(signal·nerve impulse)가 좌↔우 엇갈려 척수로 내려가는 독특한 구조가 존재·확인됩니다.
즉,
☎ **"추체로(피라밋로, 피라미드로, Pyramidal tract)"**를 형성하여 대뇌피질(cerebral cortex)에서 내려온 대부분의 신호가 반대쪽으로 교차(⇒ **"외측피질척수로, 가쪽겉질척수로, lateral corticospinal tract" 형성!** ♨ 일부 교차하지 않고 내려가는 신호의 모둠은 "전피질척수로, 앞겉질척수로, anterior corticospinal tract"형성 ! ! ! !)하여 신체 절반의 "수의적 움직임 혹은 동작(voluntary motion)"을 주관하는 것으로 이해됩니다(그림 4-74~76).
반면,
♨ 대뇌피질-***이하*** 구조(***Sub***cortical structures)에서 아래로 내려가는 신호 등은 **"추체외로, 피라밋바깥로, 피라미드바깥로, extrapyramidal tracts"**로 표현!, 혹은 ♨ 중뇌(중간뇌, midbrain)를 비롯하여 기저핵(바닥핵, basal ganglia) 및 뇌간(뇌줄기, brainstem) 등 여러 구조에서 아래로 내달리는 활동을 묶어 표현하는 의미에서 **"추체외로계, 피라밋외로계, 피라미드외로계, extrapyramidal system"**라는 "이을**계**系, system"의 개념을 용어로 부르는 경향을 아울러 확인·이해할 수 있습니다(그림 4-74~76).
또한,
연수(Medulla oblongata)에는 12쌍의 뇌신경(뇌뇌腦 영혼신神 지날경經, 뇌신경, cranial nerve) 중에서,
▷ 제9번 뇌신경 → **"설인신경(혀인두신경, glossopharyngeal nerve)"**과 제10번 **"미주신경(미주신경, vagus nerve)"**, 제11번 **"부신경(더부신경, accessory nerve)"** 및 제12번 **"설하신경(혀밑신경, hypoglossal nerve)"**의 핵(nucleus)이 존재 → 신경-축삭이 나오는 것을 확

인·이해할 수 있으며, 이는 연수의 중추-핵심 기능의 인과관계를 이해·유추하는데 도움을 줍니다(그림 4-74~76).

☞ ❷ 교뇌(다리뇌, Pons) 는 그리스어원 **πόντος** /póntos/ "ladder 사다리, the sea 바다 등,,,,"의 의미에서 형성된 용어로, → **"폰쓰 PONS"**라는 이름 그대로 위로 → 중뇌(midbrain)와 아래로 → 연수(medulla oblongata)를 이어주는 다리(bridge) 역할을 해주듯 보이고 실제 그 역할을 담당하는 구조로 확인·이해됩니다(그림 4-77, 4-78).

▷ 앞면에서 보면, 마치 넉넉한 할머니의 치마폭처럼 보이는 가로-주름-회색치마!!!? → **"횡교섬유(다리뇌가로섬유, transverse pontine fiber)"**가 관찰되고, 한 가운데는 "뇌저동맥(뇌바닥동맥, basilar artery)"을 안전하게 받아주는 (≒ 마치, '아이고~ 내 강아지~'하시며 품어주셨던 할머니의 회색-치마폭처럼!!!!) **"기저구(바닥고랑, basilar groove)"**가 눈에 띕니다(그림 4-77).

▷ 뒷면에서 보면, (꼭 그렇다고는 할 수 없지만요) 제4번 뇌신경 → **"활차신경(도르래신경, trochlear nerve"**을 기점으로 위로 중뇌(midbrain)가 위치! (그리고) **"연수선조(숨뇌섬유줄, stria medullary)"**를 기점으로 아래를 연수(medulla oblongata)로 구분되는 듯한 모습을 관찰할 수 있습니다(그림 4-77).

특히,

▷ **❶상-❷중-❸하 소뇌각(위-중간-아래- 소뇌다리, superior & middle & inferior cerebellar peduncle)**라는 신경섬유(nerve fiber)의 거대한 "모둠"은 교뇌-뒤에서 확인·관찰되는 독특한 연결구조(♨대뇌 → 교뇌 → 소뇌, ♨소뇌→교→시상, ♨척수→교→소뇌 등,,,,)입니다(그림 4-77).

즉,

❶ 상소뇌각(위소뇌다리, Superior cerebellar peduncle)은

▷ "소뇌 → 교뇌 → 시상" 및 "소뇌 → 교뇌 → 중뇌" 등으로 이어지는 전깃줄 다발이 주(주인주主, 메인, main)를 이루고, **"전척수소뇌로(앞척수소뇌로, anterior spinocerebellar tract)"**의 신경섬유-다발 역시 이곳을 통해 척수에서 → 소뇌로 이어지는 것으로 확인·이해됩니다(그림 4-77, 4-78, 4-93).

반면,

❷ 중소뇌각(중간소뇌다리, Middle cerebellar peduncle)은

▷ 대뇌(cerebrum)에서 → 교뇌(pons)를 거쳐 → 소뇌(cerebellum)로 이어지는 신경-전깃줄의 모둠이 지나가는 주된 통로로 작용하며, 소뇌를 자른 단면을 살펴보면 상-하 소뇌각의 단면적에 비해 가장 넓은 것을 확인·이해할 수 있습니다 (그림 4-77, 4-93).

❸ 하소뇌각(아래소뇌다리, Inferior cerebellar peduncle)은

▷ 연수(숨뇌, medulla oblongata)의 올리브(olive)와 쐐기(cuneus) 구조에서 소뇌(cerebellum)로 유입되는 신경섬유의 모듬과 ▷ 청각수용체-연결 전정핵(안뜰핵, vestibular nucleus) 및 망상체(그물체, reticular formation)에서 소뇌로 유입되는 섬유-모둠 등, 그리고 ▷ 소뇌-심부핵(deep nuclei of cerebellum)에서 전정핵 등으로 이어지는 전깃줄의 모둠-통로로 길을 열어주는 것으로 확인·이해됩니다 (그림 4-77, 4-78, 4-93).

또한,

교뇌(Pons)에는

▷ 제5번 뇌신경 → **"삼차신경(삼차신경, trigeminal nerve)"**과 제6번 **"외전신경(갓돌림신경, abducens nerve)"**, 제7번 **"안면신경(얼굴신경, facial nerve)"** 및 제8번 **"전정와우신경(속귀신경, vestibulocochlear nerve)"**의 핵(nucleus)이 존재 → 신경-축삭이 나옴을 확인·이해할 수 있습니다(그림 4-78, 4-79).

☞ ❸ 중뇌(중간뇌, Midbrain) 는 제2차 뇌포(뇌소포, secondary vesicle)의 중뇌(중간뇌, mesencephalon)가 분화·증식되어 동일 이름의 "중뇌"로 발생 되는 구조를 이루며, 위로 간뇌(사이뇌, diencephalon)와 아래로 교뇌(다리뇌, pons) 사이에 위치하는 특징을 보여줍니다(그림 4-73).

▷ 앞면에서 보면, 교뇌를 터 삼아 마치 영어-알파벳 → "브이, V" 형으로 시삭(시각로, optic tract)과 교뇌(pons)를 향해 위·아래로 달리는 신경-전깃줄 다발의 모둠이 모이고 모여 기둥을 이룬 → **"대뇌각(대뇌다리, cerebral peduncle) ! ! ! !"**, 횡단면(transverse section)에서 보면, 중뇌의 앞쪽에 마치 양-발처럼 보이는 구조를 확인·이해할 수 있습니다 (그림 4-80~83).

또한,

▷ 제3번 뇌신경 **"동안신경(눈돌림신경, oculomotor nerve)"**이 나오며, 이 동안신경 앞-주위에 "후관통질(뒤관통질, posterior perforated substance)"과 "각간와(다리사이오목, interpeduncular fossa)" 및 "유두체(유두체, mammillary body)" 등이 함께 어우러져 있음을 확인·이해할 수 있습니다(그림 4-80).

특히,

▷ 제4번 뇌신경 → **"활차신경(도르래신경, trochlear nerve** ← 12쌍의 뇌-신경 중에서 유일하다고 할 수 있을 정도로 확연히 관찰되는, ⇒ 즉 뇌간의 뒷면(posterior side)에서 나와 뇌간의 전면으로 신경축삭을 뻗어 뇌간의 앞면(anterior side)에서 관찰되는 독특한 형태의 유일 구조!)"의 핵(trochlear nucleus)이 중뇌의 하부(← "하구"를 절단한 횡단면에서 관찰 가능^^)에 위치하고 활차신경을 이루어 안구(눈알, eyeball)의 상사근(외빗근, superior oblique muscle)을 지배하는 내용을 확인·이해할 수 있

습니다(그림 4-80, 4-82).

한편,

▷ 눈을 돌려 중뇌의 뒷면을 보면, **"사구체(네둔덕몸통, corpora quadrigemina)"**이라고 이름 지은 구조, 즉 **"상구(위둔덕, superior colliculus)"**와 **"하구(아래둔덕, inferior collicular)"**를 합하여 약속한 구조를 확인할 수 있습니다. 이는 각각 시각(→ 상구)과 청각(→ 하구)-연관 반응구조를 띄며, 신장(콩팥, kidney)에 존재하는 "사구체(토리 → -'실을 둥글게 감은 뭉치'-, glomerulus)"와 구별해야 하는 것이 필요·요구됨을 이해할 수 있습니다(그림 4-80).

☞ 소뇌(Cerebellum)는 그리스어원 **"παρεγκεφαλίς"** /parenképhalos/ (→ "beside brain, 대뇌주위" 등의 의미")로 출발하여, "little brain, 작은 뇌"의 의미를 지닌 라틴어 → **"cerebellum, 쎄레벨룸"**을 우리나라 해부학자분들이 **"소뇌"**로 번역하여 현재에 다다른 구조로 써, (엄마 뱃속에서) 2차 뇌포(secondary brain vesicle)의 **"후뇌(뒤뇌, metencephalon)"**가 분화·증식되어 형성됨을 확인·이해할 수 있습니다(그림 4-84).

♨ 용어가 의미하듯 **"작을소小 뇌뇌腦"**는 전체 뇌 용적(total brain volume)의 약 10%를 차지하는 작은 부분으로, 출생 후 점점 성장하여 약 2세를 전/후로(← 물론, 성장발달에 따라 차이가 있을 수 있습니다) 성인에 가까운 소뇌-완성을 이루는 특징을 보여줍니다.

또한,

▷ 소뇌는 교뇌(다리뇌, pons)와 신경섬유의 모둠으로 연결되어 있으며, 이를 절단하면 흡사 "마름모, ◇" 형태를 띄는 쏙! 들어간 공간인 **"능형와(마름오목, rhomboid fossa)"**를 확인할 수 있으며 **"제4 뇌실(4th ventricle)"** 구조의 형성과 함께 → 연수의 위쪽/뒤쪽 + 교뇌의 뒤쪽 + 중뇌의 아래쪽/뒤쪽 ≒ → 뇌간(brainstem)의 뒤쪽에 위치함을 확인·이해할 수 있습니다(그림 4-84).

한편,

▷ 시상면(Sagittal plane)으로 소뇌를 절단하여 살펴보면,

깊게 쏙! 들어간 구조가 확연히 보이는 제1 열(첫째틈새, primary fissure)을 기점으로 윗부분에 해당하는 소뇌를

❶ **"소뇌전엽(소뇌앞엽, Anterior lobe** of cerebellum **)"**으로 구분하고(그림 4-85, 4-87), 제1 열을 따라 아래로 내려가면 (확연히 구분되는) 깊게 쏙! 들어간 "후외측열(뒤가쪽틈새, posterolateral fissure)"을 만나며 제1 열에서 ~ 후외측열 사이에 해당하는 소뇌의 구조를

❷ **"소뇌후엽(소뇌뒤엽, Posterior lobe** of cerebellum**)"**이라고 분류하며(그림 4-85, 4-87,

4-88), → 후외측열의 앞!, 즉 뇌간(brainstem)의 뒷부분에 마치 실타래처럼 삐져나와 있는 듯 보이는

❸ **"편엽소절엽(타래결절엽, Flocculonodular lobe** ← 엄마 뱃속에서 가장 먼저 발생되는 이유 등으로 ♨ 편엽소절엽은 "원시소뇌, archicerebellum"

혹은 → "전정소뇌, 안뜰소뇌, vestibulocerebellum"라고 확인·이해되는 반면에

♨ 소뇌전엽은 "구소뇌, paleocerebellum"

혹은 "척수소뇌, 척수소뇌, spinocerebellum"으로, 그리고

♨ 소뇌후엽을 "신소뇌, neocerebellum"

혹은 "대뇌소뇌, 대뇌소뇌, cerebrocerebellum"으로 구분하는 경향을 확인·이해할 수 있습니다)"의 세 덩어리 소뇌-구조를 "잎사귀"의 서정적 개념인 "엽葉"으로 분류한 해부학자분들의 재치를 (조심스레) 확인·이해할 수 있는 듯합니다(그림 4-85). 여기서, ♨ 소뇌전엽과 소뇌후엽을 합쳐서 **"소뇌체(소뇌몸통, corpus cerebelli)"**라는 아명?(≒별명?^^)을 (해학을 담아) 붙여준 내용을 함께 확인·이해할 수 있습니다(그림 4-85, 4-87, 4-88).

한편(눈의 시선을 바꾸어),

▷ 소뇌를 뒤쪽-위에서 바라보면 소뇌는 한 덩어리의 구조이지만 중심에 마치 커다란 애벌레 같이 생긴 **"소뇌충부(소뇌벌레, vermis cerebelli)"**와 벌레가 허물을 벗고 날개를 펼친 듯 보이는 좌/우 **"소뇌반구(cerebellar hemisphere)"**를 확인·이해할 수 있습니다(그림 4-86, 4-89).

♨ 좀 더 자세히 벌레-부분을 들여다보면, "라셀"이라는 학자에 의해 분류(→ 로마자 Ⅰ ~ Ⅹ의 10개의 작은 잎사귀로 세밀하게 분류)된 **"라셀소엽(Larsell's lobule)"**을 확인·이해할 수 있습니다(그림 4-86).

이처럼,

소뇌전엽, 소뇌후엽, 편엽소절엽으로 구분된 소뇌는 작은 잔주름의 겉으로 회백질을 띄는 ▷ **"소뇌피질(소뇌겉질, cerebellar cortex)"**과 ▷ 심부에 독특한 회백질의 모둠인 핵들(→ **"소뇌핵, 소뇌핵, cerebellar nuclei"**)이 존재하는 특징을 나타냅니다(그림 4-90~92).

▶ ☞ **소뇌피질(소뇌겉질, cerebellar cortex)**에는 세포층이 3층을 이루며,
아래와 같습니다(그림 4-90, 4-91).

❶ **분자층**(나눌**분**分 자녀**자**子 층**층**層, **분자층, Molecular layer**)은 평행섬유(평행섬유, parallel fiber)와 같은 전깃줄(= axon) 모둠 등이 존재하는 것으로 확인·이해됩니다(그림 4-90, 4-91).

❷ **푸르키니에(= 퍼킨지) 세포층**(Purkinje cell layer)에는 퍼킨지-세포의 세포체 등이 존재

하는 층으로 소뇌-피질(cerebellar cortex)에서 → 소뇌-심부핵(deep nuclei of cerebellum)으로 신호를 전달해 주는 기능을 담당하는 것으로 확인·이해됩니다(그림 4-90, 4-91).

❸ **과립층(바깥과顆 알립粒 층층層, Granule cell layer)**은 소뇌-피질에서 가장 안쪽에 자리 잡은 층으로 과립세포(과립세포, granule cell)와 골지세포(골지세포, Golgi cell) 및 소뇌피질로 유입되는 태상섬유(이끼섬유, mossy fiber) 등이 만나 어우러지는 모둠!, 즉 가느다란 섬유가 서로 엉켜서 공 모양을 소뇌-피질에서 형성되기에 신경해부학자분들에 의해 지어진 이름 → **"소뇌사구체(소뇌토리, cerebellar glomerulus)"** 등이 존재하는 층으로 확인·이해됩니다(그림 4-91). 이와 유사한 구조가 신장(콩팥, kidney)의 혈액을 걸러주는 구조인 신사구체(콩팥토리, renal glomerulus)와 비슷하지만, 혈관덩어리 등으로 이루어진 구조에 비해 전깃줄이 만나 이루어지는 신경조직이라는 큰 차이를 이해할 수 있습니다(그림 4-90, 4-91).

한편,

☞ **소뇌핵(소뇌핵, Cerebellar nuclei)**은 흡사 대뇌피질 밑에 존재하는 회백질인 한 쌍의 기저핵(바닥핵, basal ganglia)처럼 소뇌-피질 안쪽으로 4쌍, 8개의 회백질 덩어리가 중심부로부터 → 바깥쪽으로 배열, 즉 ❶ **실정핵(꼭지핵, fastigial nucleus)** ⇒ ❷ **구상핵(둥근핵, globose nucleus)** ⇒ ❸ **전상핵(마개핵, emboliform nucleus)** ⇒ ❹ **치상핵(치아핵, dentate nucleus)** 순으로 가지런한 배열을 확인할 수 있습니다(그림 4-92).

여기서,

❶ **실정핵(꼭지핵, Fastigial nucleus)**은 → 원시소뇌(원시소뇌, archicerebellum)로 간주되는 "편엽소절엽(타래결절엽, flocculonodular lobe)"으로부터 신호(☞ 예: 평형-유지, maintenance of equilibrium 등)를 받아 → 상소뇌각(위소뇌다리, superior cerebellar peduncle)을 통해 뇌간(뇌줄기, brainstem)으로 연결되는 것으로 이해되며,

❷ **구상핵(둥근핵, Globose nucleus)**과 ❸ **전상핵(마개핵, emboliform nucleus)**은 → 구소뇌(옛소뇌, paleocerebellum)로 간주 되는 "소뇌전엽(소뇌앞엽, anterior lobe of cerebellum)"으로부터 신호(☞ 예: 근긴장도-조절, control of muscle tone 등)를 받아 → 상소뇌각을 통해 뇌간으로 전달받은 정보를 전해주는 것으로 이해되고,

❹ **치상핵(치아핵, Dentate nucleus)**은 → 신소뇌(새소뇌, neocerebellum)로 간주 되는 "소뇌후엽(소뇌뒤엽, posterior lobe of cerebellum)"으로부터 신호(☞ 예: 운동기능-조절, regulation or coordination of motor function 등)를 전달받아 → 상소뇌각을 통해 뇌간으로 받은 내용을 전달해 주는 것으로 확인·이해됩니다(그림 4-92~94).

이처럼,

◆ **소뇌**(Cerebellum)는 대뇌, 중뇌, 교뇌 및 척수 등으로부터 정보를 전달받아 중뇌 혹은 대뇌 등으로 신호를 전해주어 체운동신경(몸운동신경, somatomotor nerve)을 지배-조절해 주는 역할-수행의 대표적 기능 등을 납득·이해할 수 있습니다(그림 4-94). 문득!, ☎ 서울 지하철 4호선 사당행 전철 속에서 하모니카를 힘겹게 불며 매우 힘겹게 걸어오시던 어르신!, ☎ 오리농장을 운영하시며 두 살배기 아가! 즉, → 움직임이 부드럽게 연속 동작으로 이어지지 않는 전형적 **"운동실조**(운전할**운**運 움직일**동**動 잃을**실**失 조절할**조**調, **조화운동못함증**, ataxia)"의 모습이 눈에 아른거립니다.

물론,

◆ **"길항운동반복불능증**(맞설**길**拮 막을**항**抗 운전할**운**運 움직일**동**動 되돌릴**반**反 돌아올**복**復 아니**불**不 능할**능**能 증세**증**症, **되풀이운동장애**, dysdiadochokinesia)"과

◆ **"의도진전**(뜻**의**意 꿰할**도**圖 벼락**진**震 떨릴**전**顫, **활동떨림**, intention tremor)",

◆ **"요동**(흔들릴**요**搖 움직일**동**動, **비틀거림**, titubation)" 및

◆ **"안진**(눈**안**眼 벼락**진**震, **눈떨림**, nystagmus)" 등과 같은 익히 잘 알려진 소뇌-손상으로 야기되는 대표적 병변이라고 확인·이해되지만요, 그 양상-정도 및 예후 등은 더욱 조심스레 이해의 접근이 필요할 것으로 생각됩니다. 특히, 후두골(뒤통수뼈, occipital bone)이 약간 함몰된 본 저자 역시 아무런 증상 없이 조심조심 살아가는 마음의 깨달음을 갖게 해주신 "우리-할머님 이중구翁"과 "새벽 예배당 바닥에 놓고 흐느껴 우시며 기도하셨던 "우리-김만수翁"의 말 이전의 가르치심이 귓가에 어른거립니다.

☎ 척수(Spinal cord) 구조의 이해와 특성

☞ **척수**(등마루**척**脊 골수**수**髓, **척수**, Spinal cord)는 중추신경계(central nervous system, CNS)를 이루는 구조 중, 가장 아래에 위치하면서 팔-다리 사지의 움직임으로 삶을 영위할 수 있는 기능의 실제-주체!

♨ 그러한 이유로 "척주관, spinal column"이라는 추골(vertebrae)의 모둠에 인대가 들러붙고 근육 등이 협력하여 구성된 안전장소에 헤엄치듯 물-쿠션(≒ 뇌척수액, CSF) 속에 존재!, 그리고

♨ 좀 더 안전을 더해주는 구조로 신경원(neuron) 주체들의 모둠은 안쪽-심부에 마치 **한글의 모음 "ㅐ"와 유사한 형태**로 모여 ▷ **회백질(회색질, gray matter)**을 이루고, 주변 바깥쪽에는 전깃줄 모둠이 위아래 뻗어 있는 구조가 ▷ **백질(백색질, white matter)**을 형성하여 척수 → 척수-연수 이음부 → 연수-하부 → 연수-상부 등에서 유지됨을 확인·이해할 수 있습니다(그림 4-95~97).

또한,

척수를 통해 위-아래로 내달리는 전깃줄만 이 아닌 척수 내에서 좌/우로 소통하는 이동통로가 척수의 ❶백질/❷회백질 모두에서 확인·이해됩니다(그림 4-96).

즉,

❶▷ **전백질교련(앞백색질맞교차, Anterior white commissure)**

❷▶ 전회백질교련(앞회색질맞교차, Anterior gray commissure)

❶▷ **후백질교련(뒤백색질맞교차, Posterior white commissure)**

❷▶ 후회백질교련(뒤회색질맞교차, Posterior gray commissure)이 이에 해당하고 신경원 및 축삭 등이 존재하는 것으로 확인·이해됩니다(그림 4-96).

한편,

성인을 기준으로 약 30그램 ~ 35그램 정도의 무게를 차지하는 척수는 사지 및 몸통의 움직임의 정도에 비례하여 신경원 및 축삭-모둠의 밀도-차이를 보여주는 듯,

☎ 가장 큰 **"경팽대(목팽대, cervical enlargement)"** ≫ 그 다음 **"요천부팽대(허리엉치팽대, lumbosacral enlargement)"** ≫ **"흉수(흉수, thoracic cord)"**의 순으로 횡단면(transverse plane)의 폭과 길이에 차이를 보여줍니다(그림 4-98).

또한,

▷ 한글의 모음 "ㅐ" 처럼 생긴 척수의 회백질은 렉시드-층판, 즉 로마자 Ⅰ ~ Ⅹ 열 개의 구역층으로 구분하여 구조 및 생리기작을 이해하는데 있어서 도움을 받는 것이 사실입니다(그림 4-99). 특히, 척수의 후각(뒤뿔, posterior horn)으로 감각-전깃줄이 들어가는 부위를 **"리사우어 경로(Lissauer's tract)"**라 하여 통증을 비롯한 감각-이해에 도움을 받습니다(그림 4-99).

이처럼,

▷ **척수(Spinal cord)**는 말초-효과기의 수용기(받을수受 담을용容 그릇기器, receptor)로부터 (감각)신호를 받아 뇌간 및 대뇌와 소뇌로 전해주는 경로(그림 4-100, 4-103, 4-104), 즉

☎ **상행신경로 (오름신경길, Ascending tract)**

- ▲ **전척수소뇌로(앞척수소뇌로, Anterior <u>spino</u>cerebellar tract)**
- ▲ **후척수소뇌로(뒤척수소뇌로, Posterior <u>spino</u>cerebellar tract)**
- ▲ **전척수시상로(앞척수시상로, Anterior <u>spino</u>thalamic tract)**
- ▲ **외측척수시상로(가쪽척수시상로, Lateral <u>spino</u>thalamic tract)**
- ▲ **척수올리브로(척수올리브로, <u>Spino</u>-olivary tract)**
- ▲ **척수시개로(척수덮개로, <u>Spino</u>tectal tract)**
- ▲ **후백질주-모대로(뒤후後 흰백白 바탕질質 기둥주柱-모자모帽 띠대帶 지날경經 길로路, 뒤백색기둥-안쪽섬유띠 전도로, <u>P</u>osterior <u>w</u>hite <u>c</u>olumn-<u>m</u>edial <u>l</u>emniscal <u>p</u>athway, PWC-MLP)** 등

그리고,

대뇌와 소뇌를 비롯한 뇌간(brainstem) 등에서 척수로 내려오는 (운동)경로(그림 4-101, 4-103, 4-104), 즉

☎ **하행신경로 (내림신경길, Descending tract)**

- ▼ **전피질척수로(앞겉질척수로 혹은 앞피라밋로, Anterior corticospinal tract)**
- ▼ **외측피질척수로(가쪽겉질척수로 혹은 가쪽피라밋로, Lateral corticospinal tract)**
- ▼ **적핵척수로(적색척수로, Rubrospinal tract)**
- ▼ **전정척수로(안뜰척수로, Vestibulospinal tract)**
- ▼ **시개척수로(덮개척수로, Tectospinal tract)**
- ▼ **교뇌망상척수로(다리뇌그물척수로, Pontine reticulospinal tract)**
- ▼ **연수망상척수로(숨뇌그물척수로, Medullary reticulospinal tract) 등,...**

흡사 고속도로와 같은 "길(길도道, pathway)" 등의 역할을 담당하는 것으로 확인·이해됩니다(그림 4-100, 4-101, 4-103, 4-104). ♀♂ | 외울라치면 적지 않은 고뇌?가 느껴지지만요, 가만히, 들여다보면, 중학교시절?(때론 초등학교시절?) 눈에 들어왔던 숙어 " *from A to B* " 즉, "*에이에서 비까지*"의 개념으로 이름만 (찬찬히) 살펴도 상행로/하행로를 짐작할 수 있는 것으로 확인·이해·생각됩니다(물론, 예외인 경로도 있지만요v _ V)(그림 4-102). 약속드립니다 → 개정판을 거듭하면서 정확!, 그리고 보다 정직한 내용(문헌자료) 등을 근거로 추가-정리해 드리겠습니다, 감사합니다 ^^;

"인체 중추신경의 구조와 생리" 편에서,

꼭! '숙지-기억' 해 주시면 도움이 되는 (시험준비 등) 핵심어"는요^^

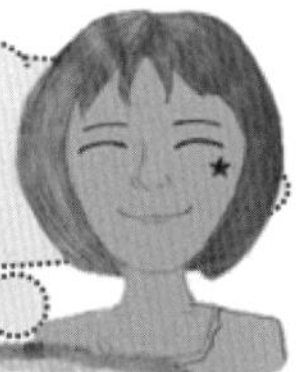

MEMO

인생에는 공짜가 없다

똑똑똑
누구니?
샌애긔예요.
너구나

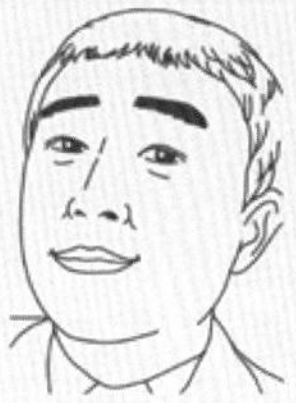

교실 게시판

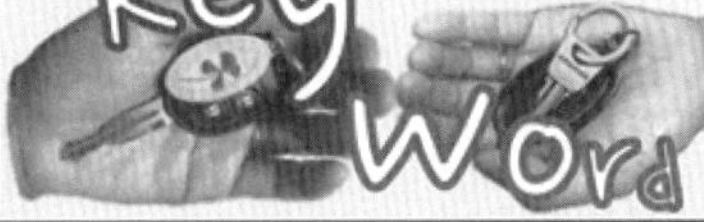

중환者교수님의 말씀을
받아드릴 것입니다 ♥

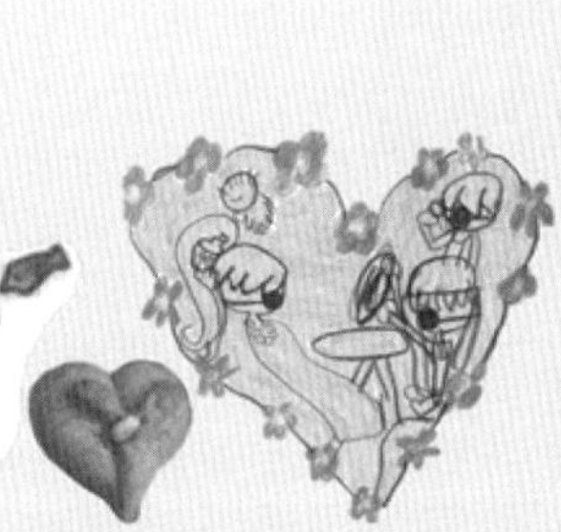

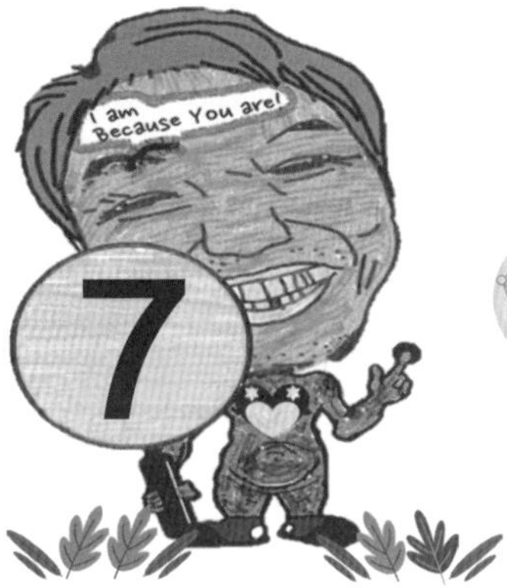

7 인체 감각기의 구조와 생리

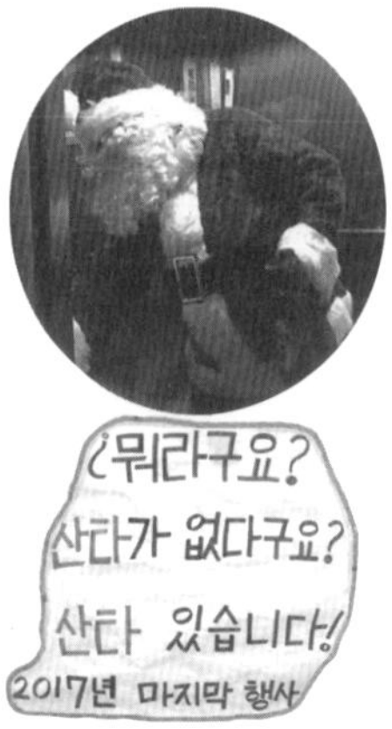

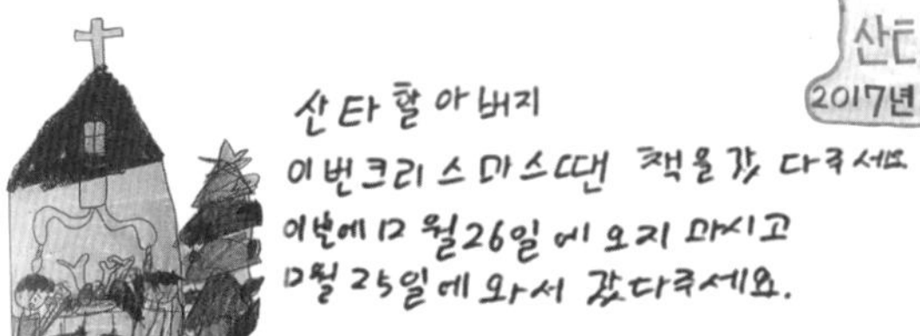

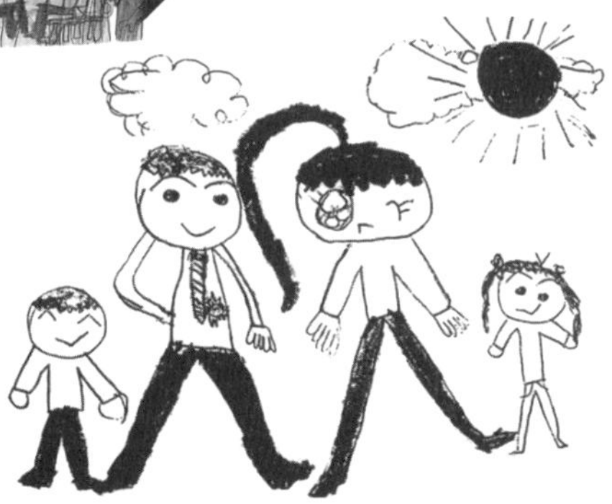

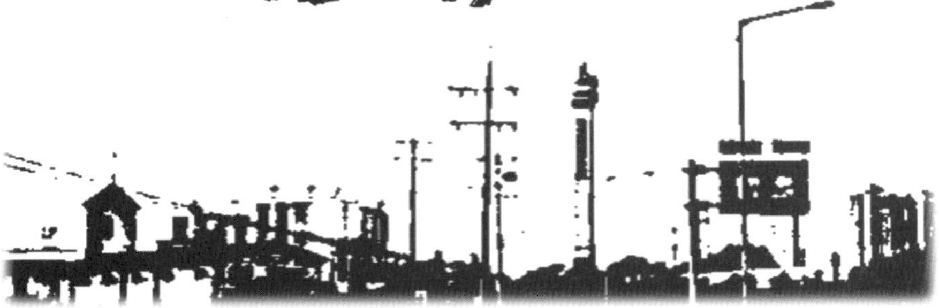

7-1

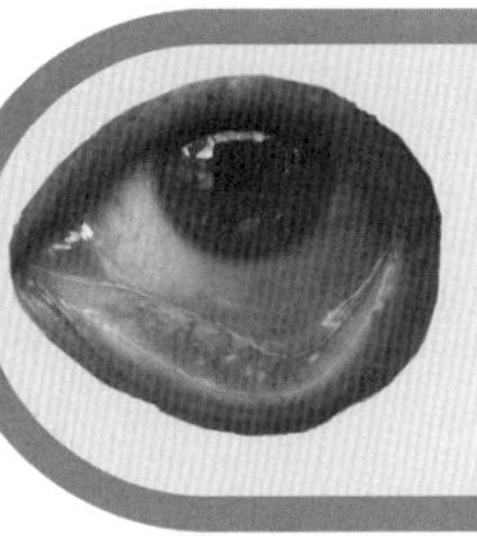

Sensory System

느낄 감感 깨달을 각覺 이을 계系

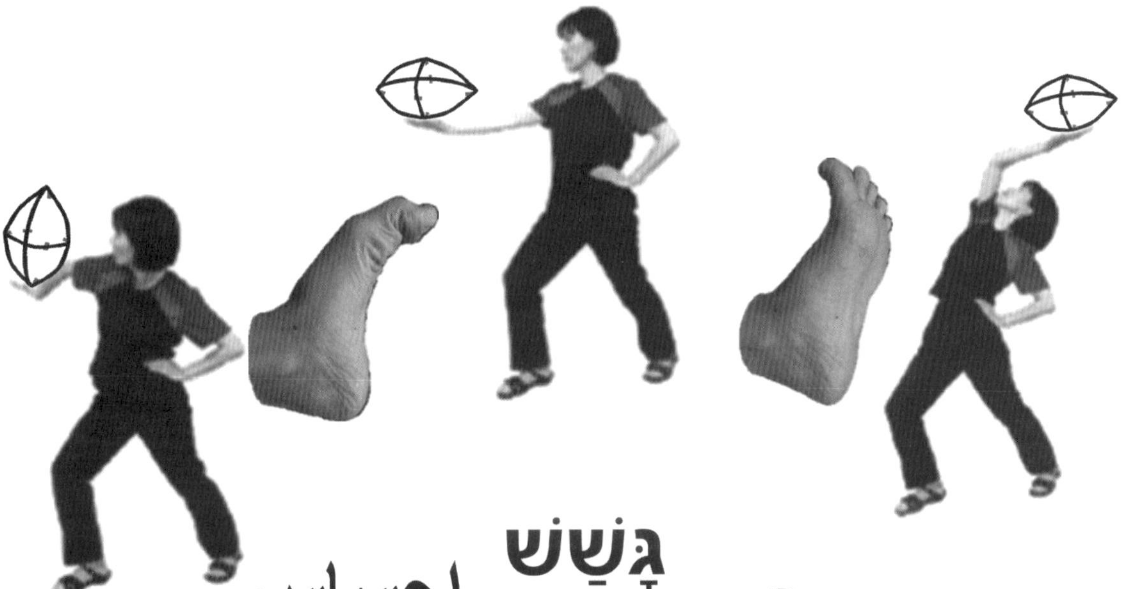

גָּשַׁשׁ

إحساس

इन्द्रिय

άγγιγμα

پرواس

érzékenység

Duyarlık

အမှန်းအတား

ความรู้สึก

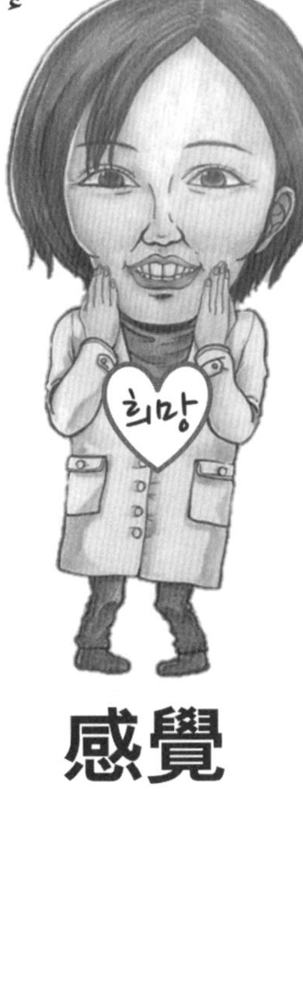

мэдрэхүй

почуття́

გრძნობა

ដោយវិញ្ញាណ

αἰσθάνομαι

ощуще́ние

感覺

7-2

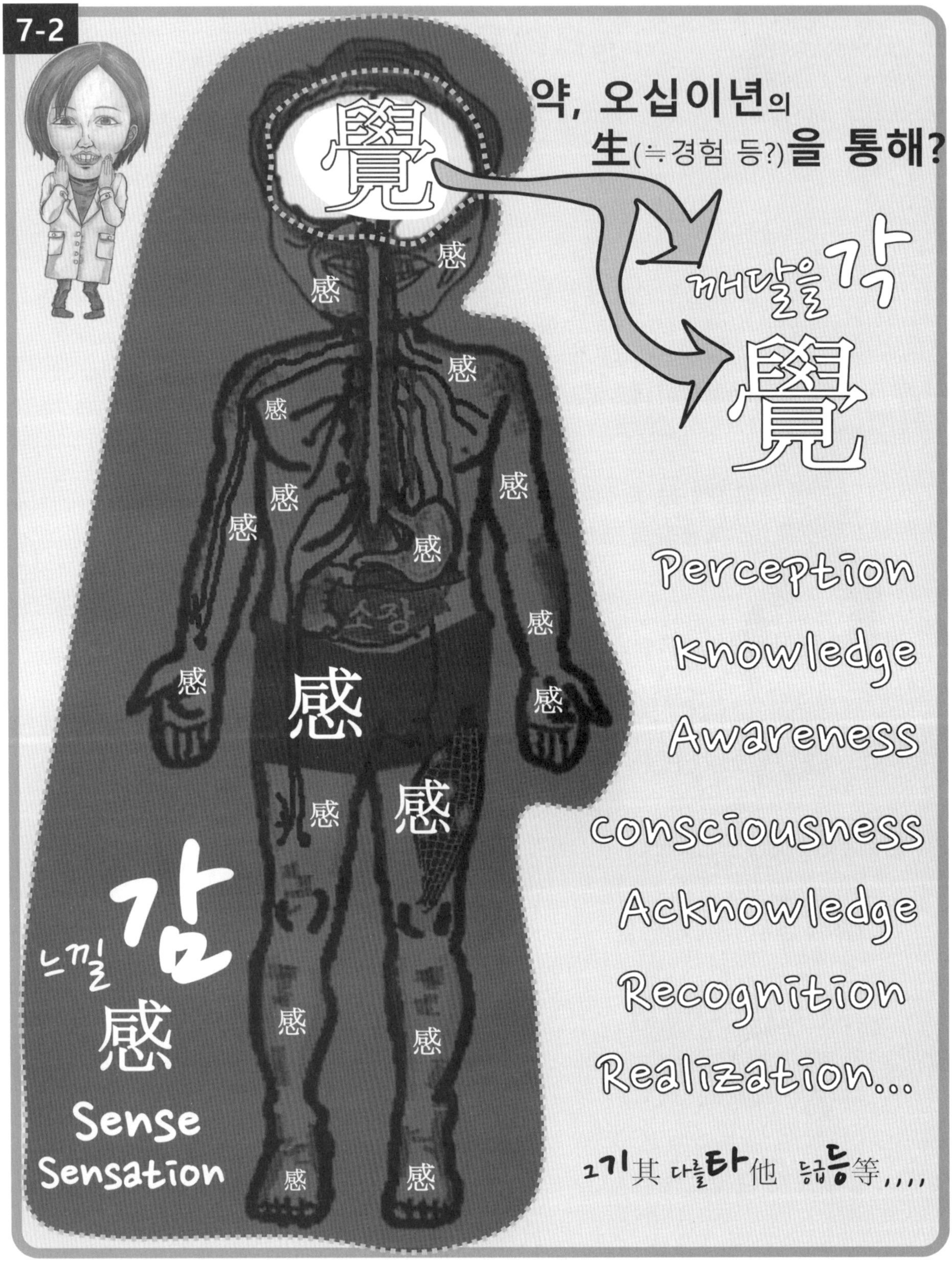
약, 오십이년의
生(≒경험 등?)을 통해?
覺
깨달을 각
覺
Perception
knowledge
Awareness
consciousness
Acknowledge
Recognition
Realization...
그 기 其 다를 타 他 등급 등 等,,,,
소장
느낄 감
感
Sense
Sensation

7-3

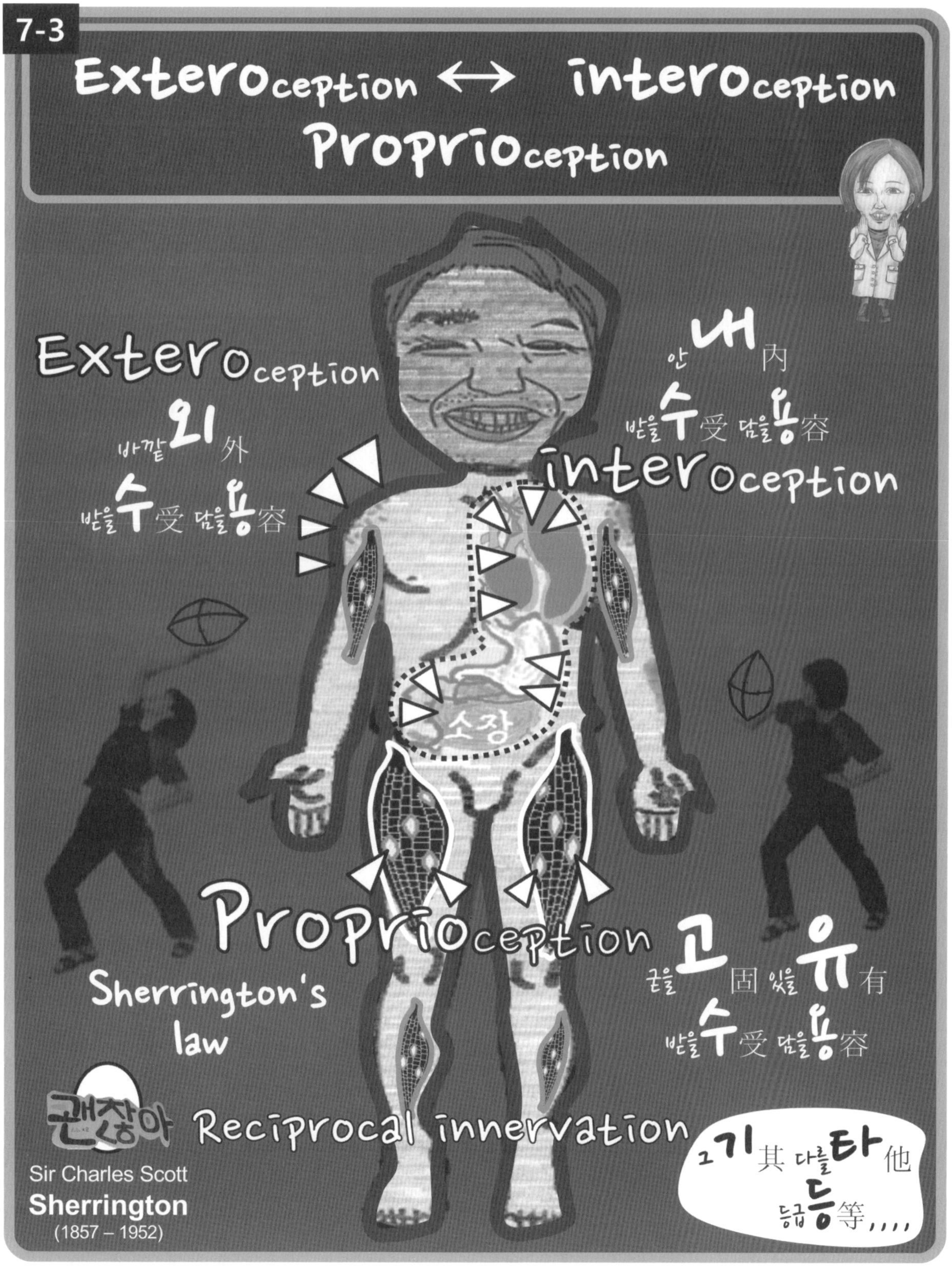
Exteroception ↔ interoception
Proprioception
Exteroception
바깥 외 外
받을 수 受 담을 용 容
안 내 內
받을 수 受 담을 용 容
interoception
소장
Proprioception 굳을 고 固 있을 유 有
받을 수 受 담을 용 容
Sherrington's law
괜찮아 Reciprocal innervation
그 기 其 다를 타 他
등급 등 等,,,,
Sir Charles Scott
Sherrington
(1857 – 1952)

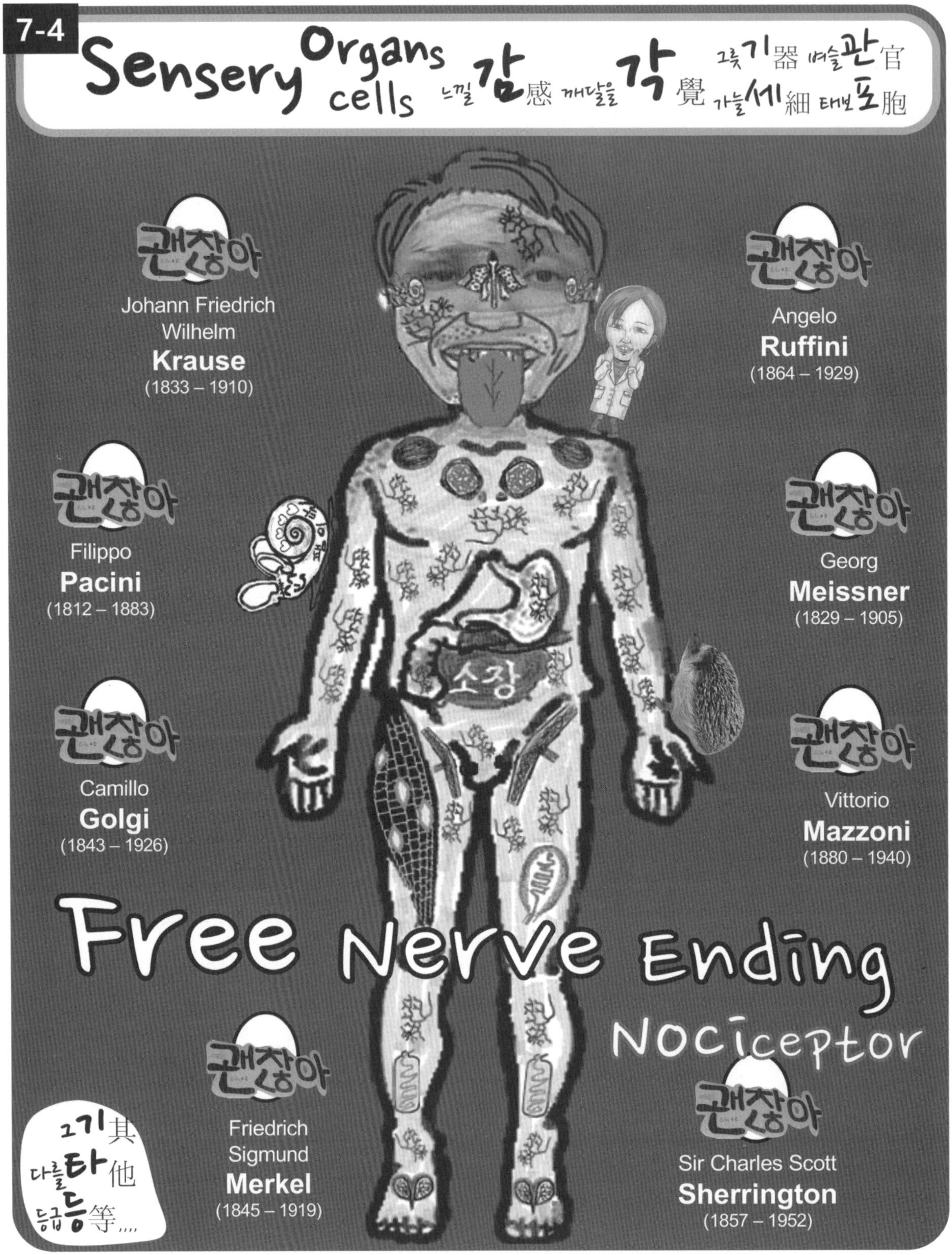
7-4
Sensery Organs cells
느낄감感 깨달을각覺 그릇기器 벼슬관官 가늘세細 태보포胞
Johann Friedrich Wilhelm Krause (1833 – 1910)
Angelo Ruffini (1864 – 1929)
Filippo Pacini (1812 – 1883)
Georg Meissner (1829 – 1905)
소장
Camillo Golgi (1843 – 1926)
Vittorio Mazzoni (1880 – 1940)
Free Nerve Ending
Nociceptor
Friedrich Sigmund Merkel (1845 – 1919)
Sir Charles Scott Sherrington (1857 – 1952)
그기其 다를타他 등급등等....

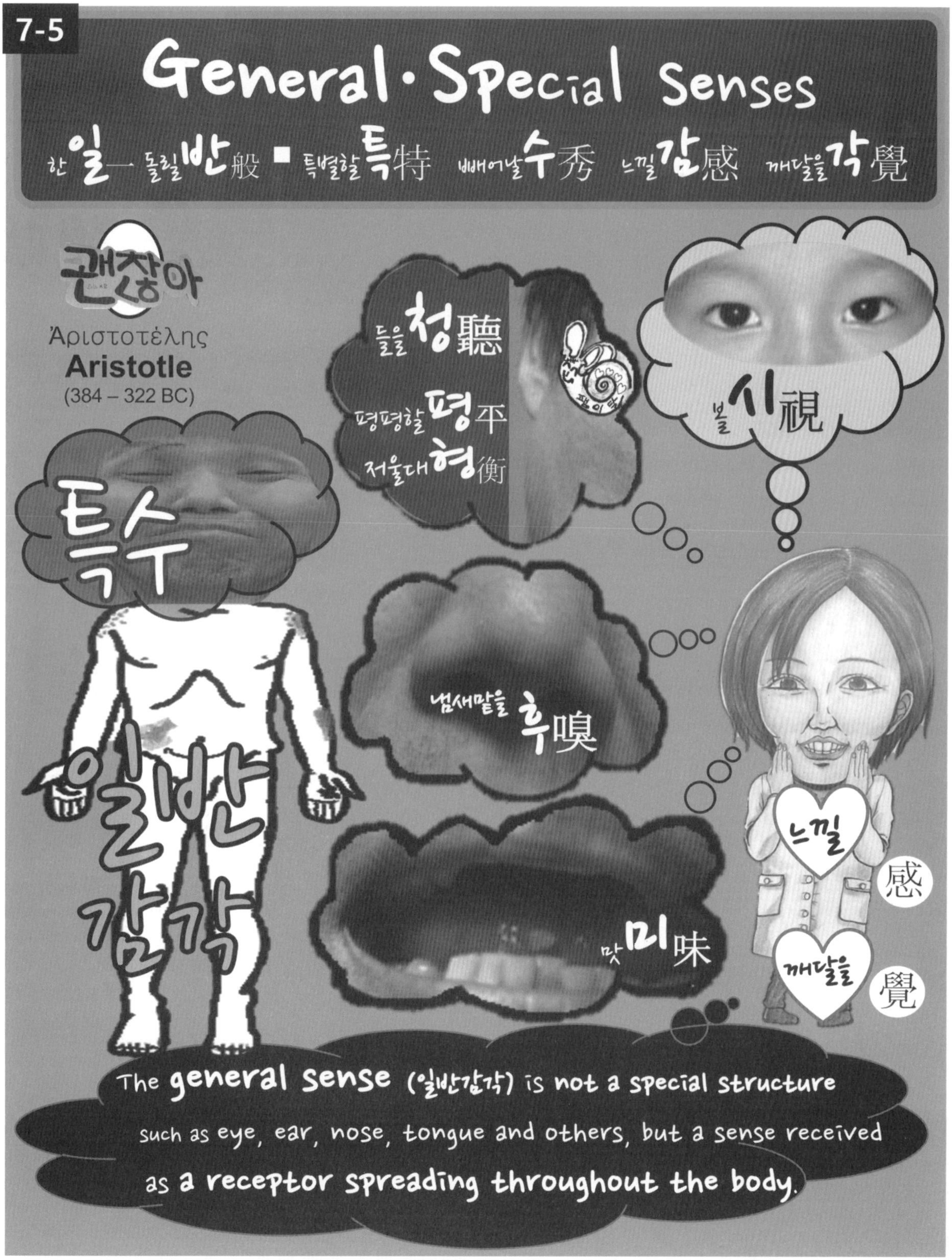
7-5
General·Special Senses
한일一 돌릴반般 ■ 특별할특特 빼어날수秀 느낄감感 깨달을각覺
괜찮아
Ἀριστοτέλης
Aristotle
(384 – 322 BC)
들을청聽
평평할평平
저울대형衡
볼시視
특수
냄새맡을후嗅
일반
감각
맛미味
느낄
感
깨달을
覺
The general sense (일반감각) is not a special structure
such as eye, ear, nose, tongue and others, but a sense received
as a receptor spreading throughout the body.

7-6

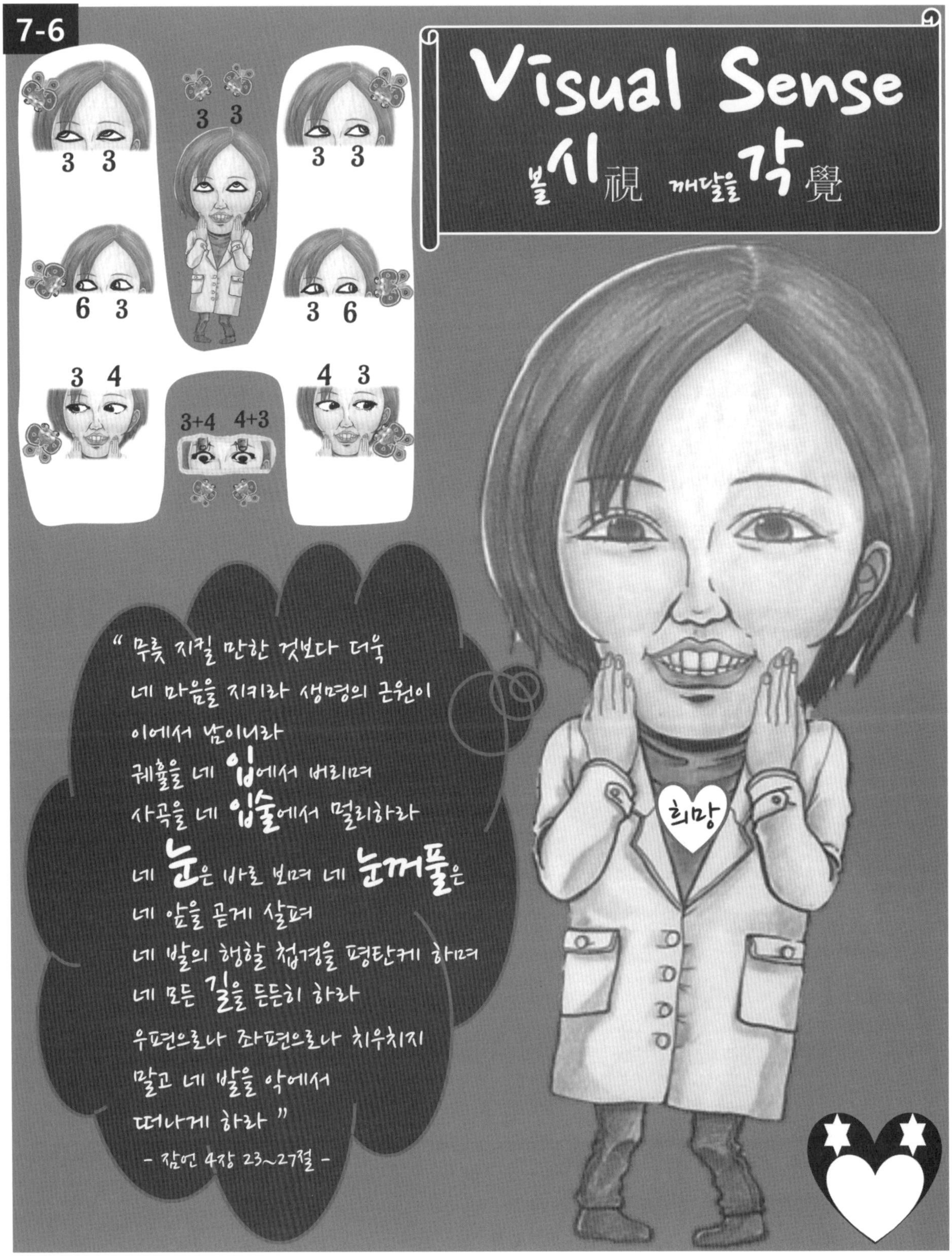

Visual Sense
볼 시 視 깨달을 각 覺
3 3
3 3
3 3
6 3
3 6
3 4
4 3
3+4 4+3
" 무릇 지킬 만한 것보다 더욱
네 마음을 지키라 생명의 근원이
이에서 남이니라
궤휼을 네 입에서 버리며
사곡을 네 입술에서 멀리하라
네 눈은 바로 보며 네 눈꺼풀은
네 앞을 곧게 살펴
네 발의 행할 첩경을 평탄케 하며
네 모든 길을 든든히 하라
우편으로나 좌편으로나 치우치지
말고 네 발을 악에서
떠나게 하라 "
- 잠언 4장 23~27절 -
희망

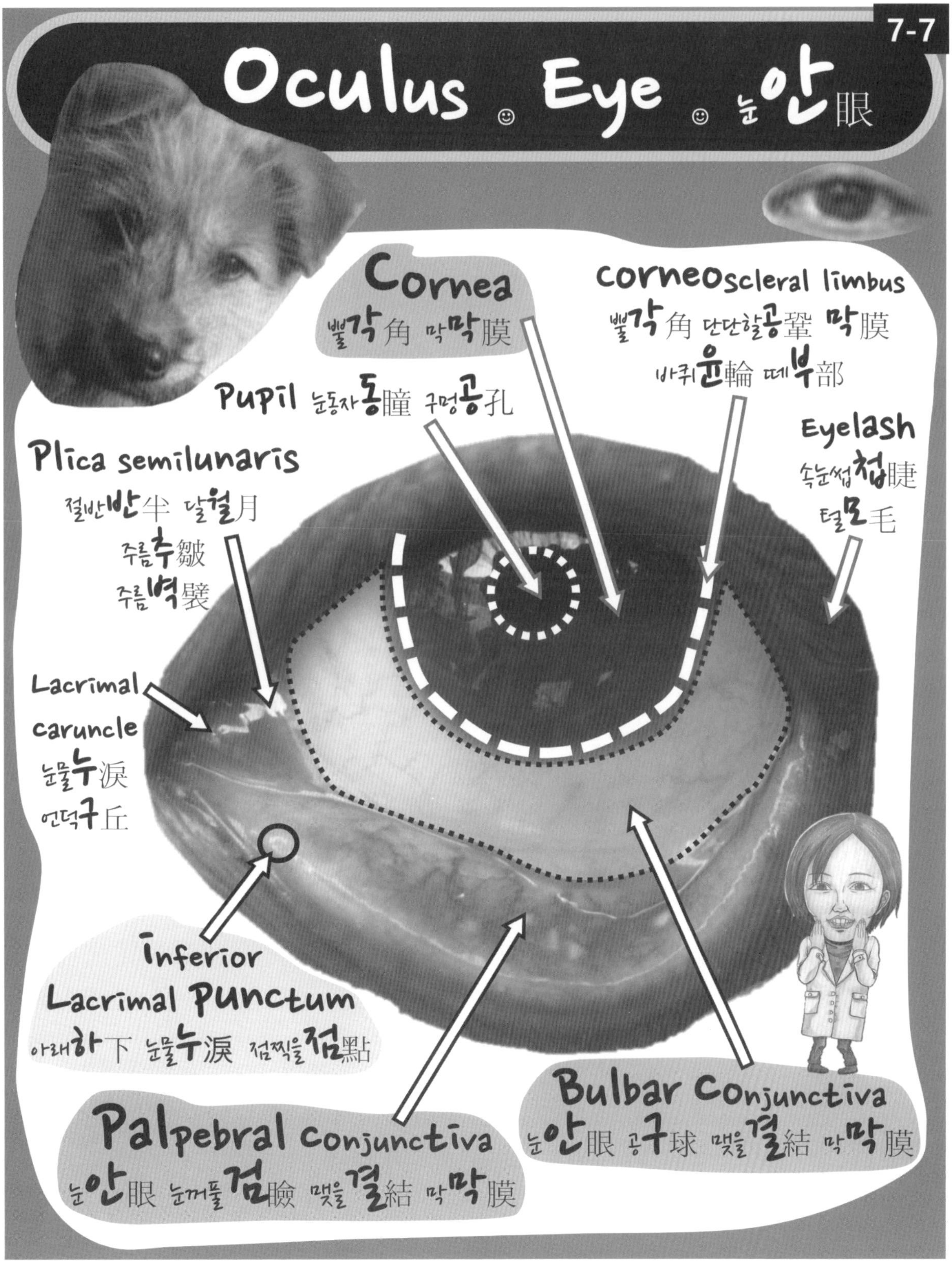
7-7
Oculus ☺ Eye ☺ 눈안眼
Cornea
뿔각角 막막膜
corneoscleral limbus
뿔각角 단단할공鞏 막膜
바퀴윤輪 떼부部
Pupil 눈동자동瞳 구멍공孔
Eyelash
속눈썹첩睫
털모毛
Plica semilunaris
절반반半 달월月
주름추皺
주름벽襞
Lacrimal caruncle
눈물누淚
언덕구丘
Inferior Lacrimal Punctum
아래하下 눈물누淚 점찍을점點
Bulbar Conjunctiva
눈안眼 공구球 맺을결結 막막膜
Palpebral conjunctiva
눈안眼 눈꺼풀검瞼 맺을결結 막막膜

7-8

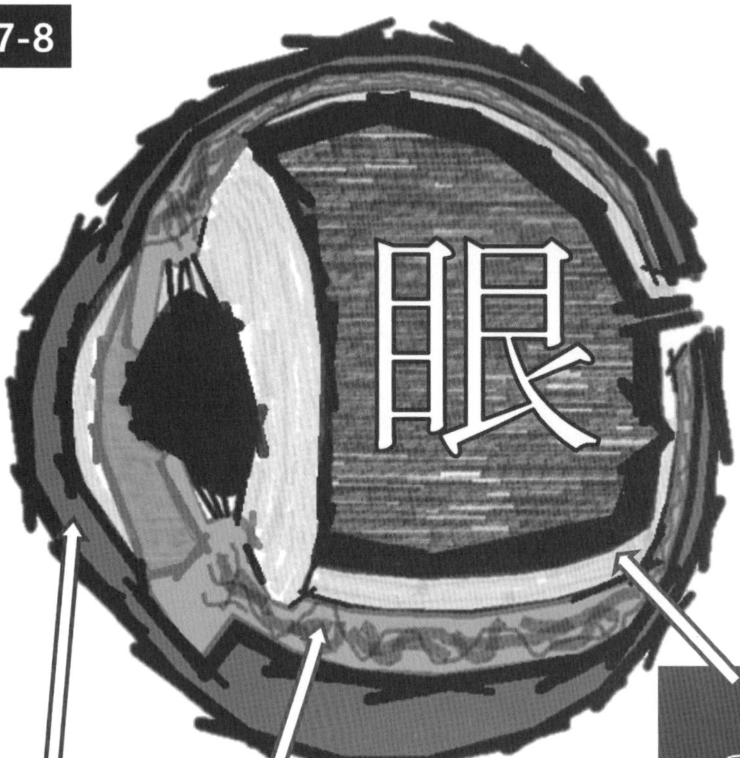

Eyeball
≒ Eyeglobe
눈안眼 공구球

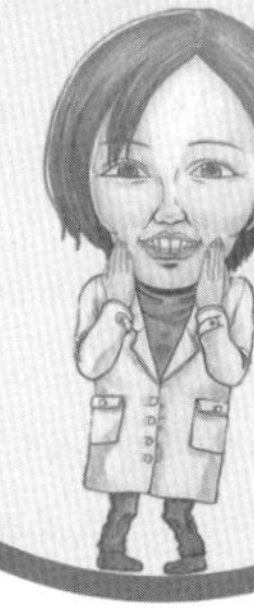

Neural layer 영혼신神 지날경經 층층層

Retina 그물망網 막막膜

Vascular layer 피혈血 대롱관管 층층層

Iris 무지개홍虹 채색채彩 (≒ 포도포葡 포도나무도萄 막막膜)

Ciliary body 털모毛 모양양樣 몸체體

Choroid 맥맥脈 이을락絡 막막膜 (≒ 가는베융絨 털모毛 막막膜)

Fibrous layer 가늘섬纖 밧줄유維 층층層

Sclera 단단할공鞏 막막膜

Cornea 뿔각角 막막膜

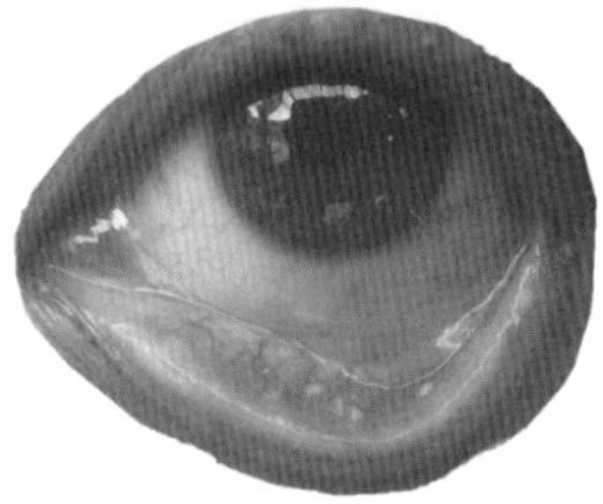

Eyeball, Eyeglobe 눈안眼 공구球

7-9

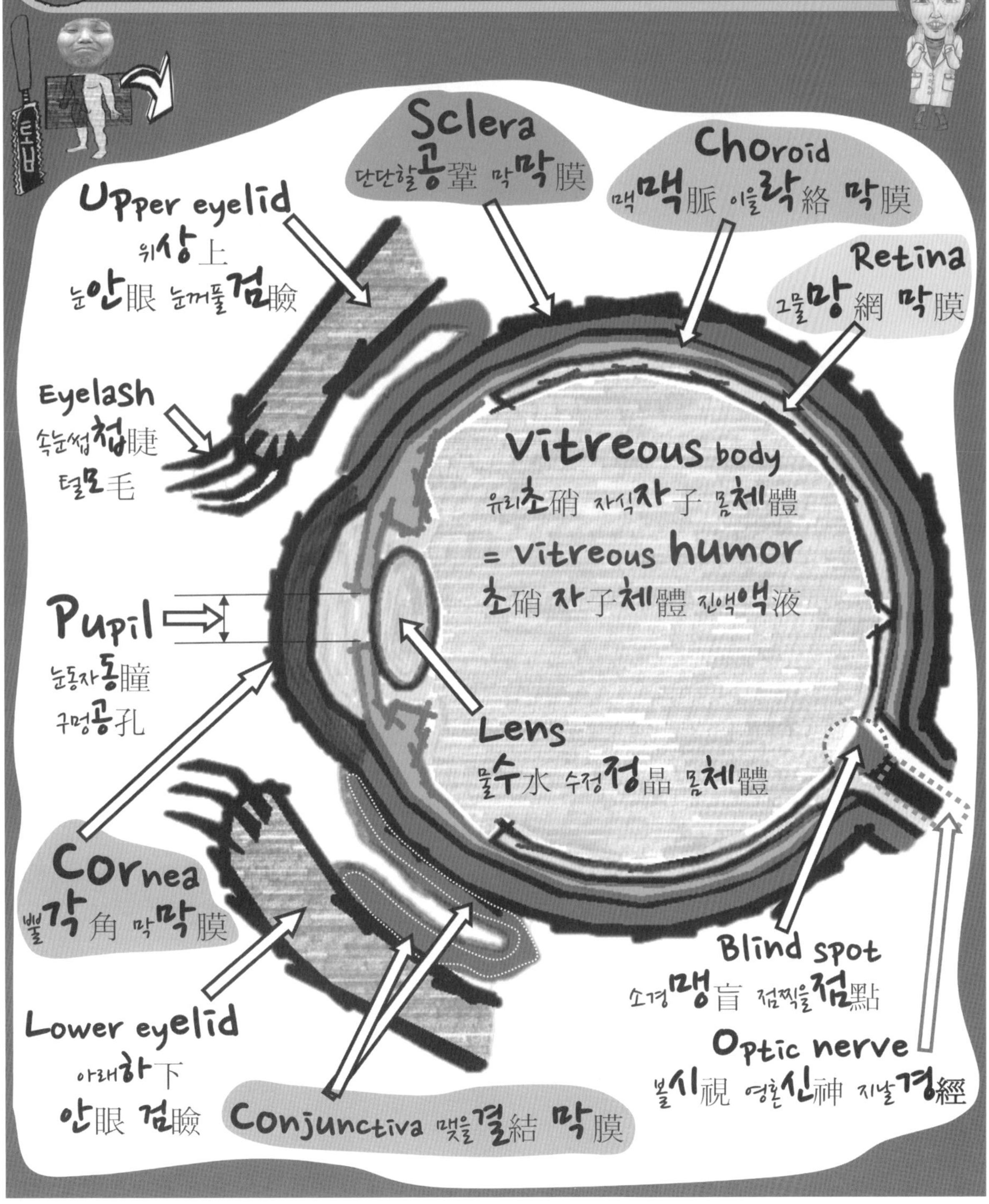

7-10

Eyeball 눈안眼 공구球

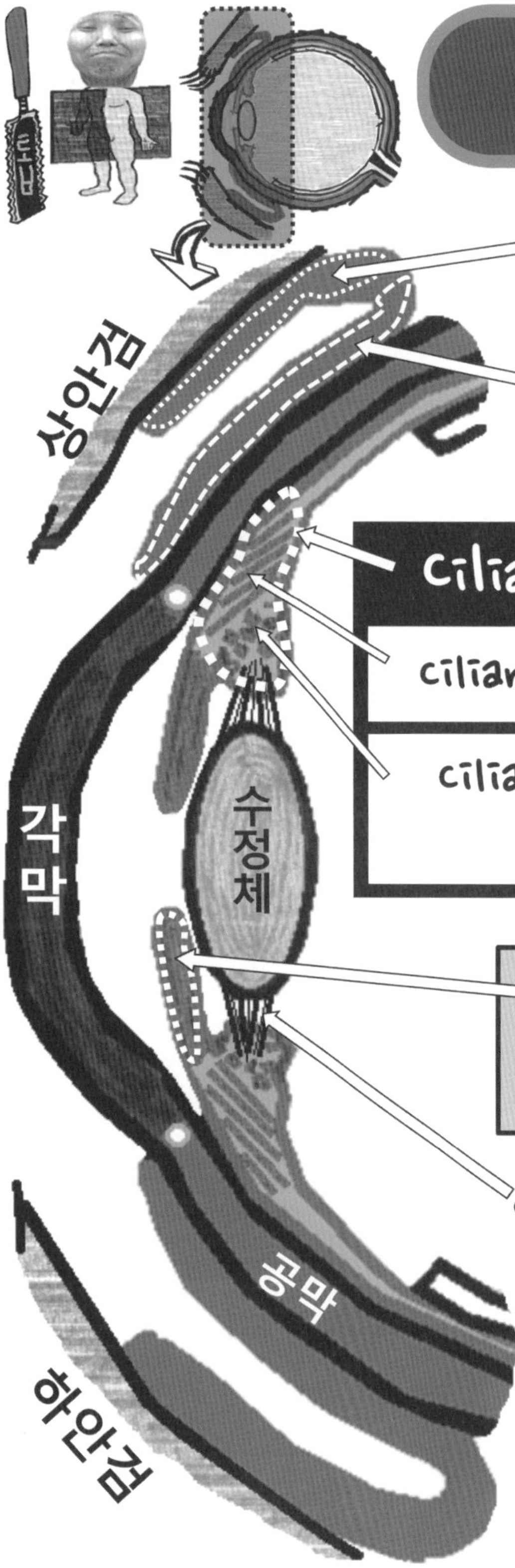

Palpebral conjunctiva
눈안眼 눈꺼풀검瞼 맺을결結 막막膜

Bulbar conjunctiva
눈안眼 공구球 맺을결結 막막膜

Ciliary body 털모毛 모양양樣 몸체體

ciliary muscle 모毛 양樣 체體 힘줄근筋

ciliary processes 털모毛 모양양樣 몸체體 부딪칠돌突 일어날기起

iris 무지개홍虹 채색채彩
≒ 포도포葡 포도나무도萄 막막膜

Suspensory ligaments
매달현懸
드리울수垂
질길인靭 띠대帶

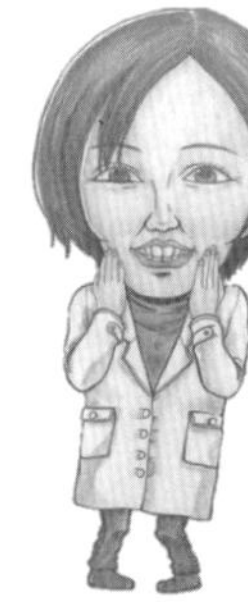

Pupillary dilator & constrictor muscles

7-11

눈동자동瞳 구멍공孔 넓힐확擴 클대大 힘줄근筋 &

눈동자동瞳 구멍공孔 오그라들축縮 작을소小 힘줄근筋

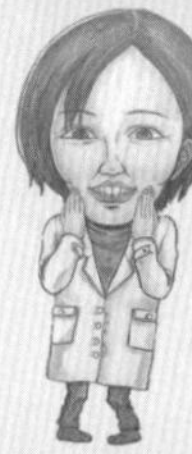

Sympathetic nerve

사귈교交 느낄감感 영혼신神 지날경經

Dilator pupillae

동공 확대근 ▶ 수축

Mydriasis

동瞳 공孔 넓힐확擴 클대大

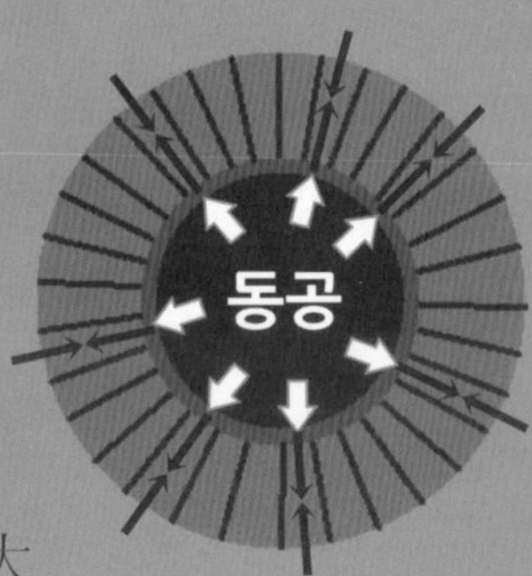

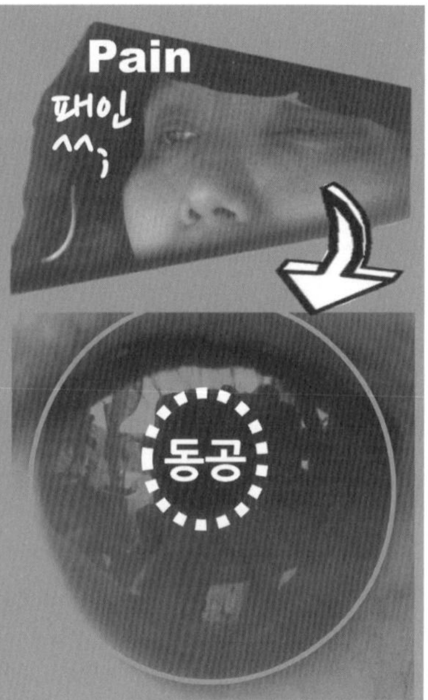

Parasympathetic nerve (Cranial nerve III 제3번 뇌신경)

버금부副 사귈교交 느낄감感 영혼신神 지날경經

Sphincter pupillae

동공 괄약근 ▶ 수축

Miosis

동瞳 공孔 거둘수收 오그라들축縮

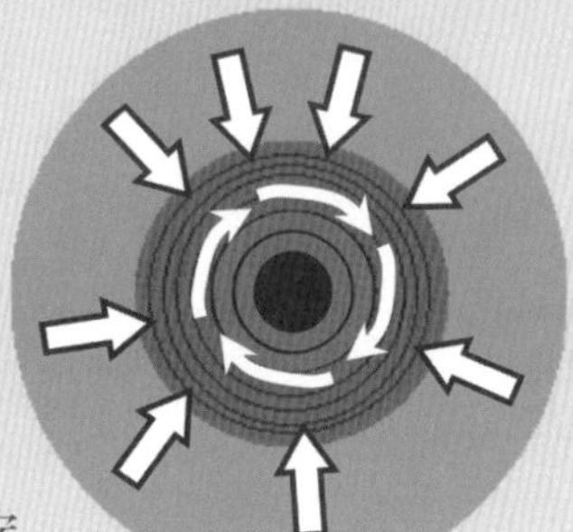

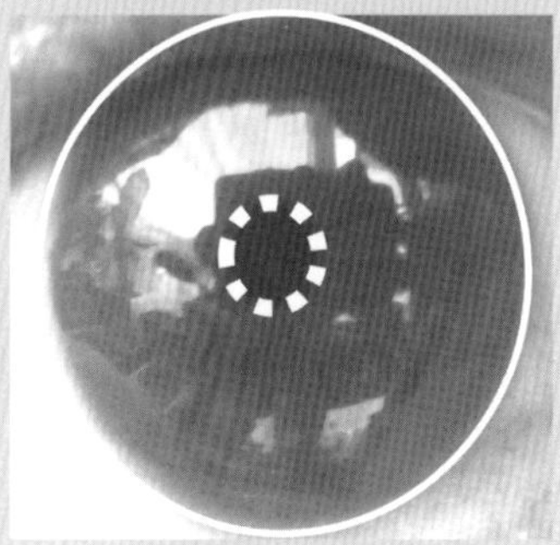

Aqueous humor 눈안眼 방방房 물수水 7-12

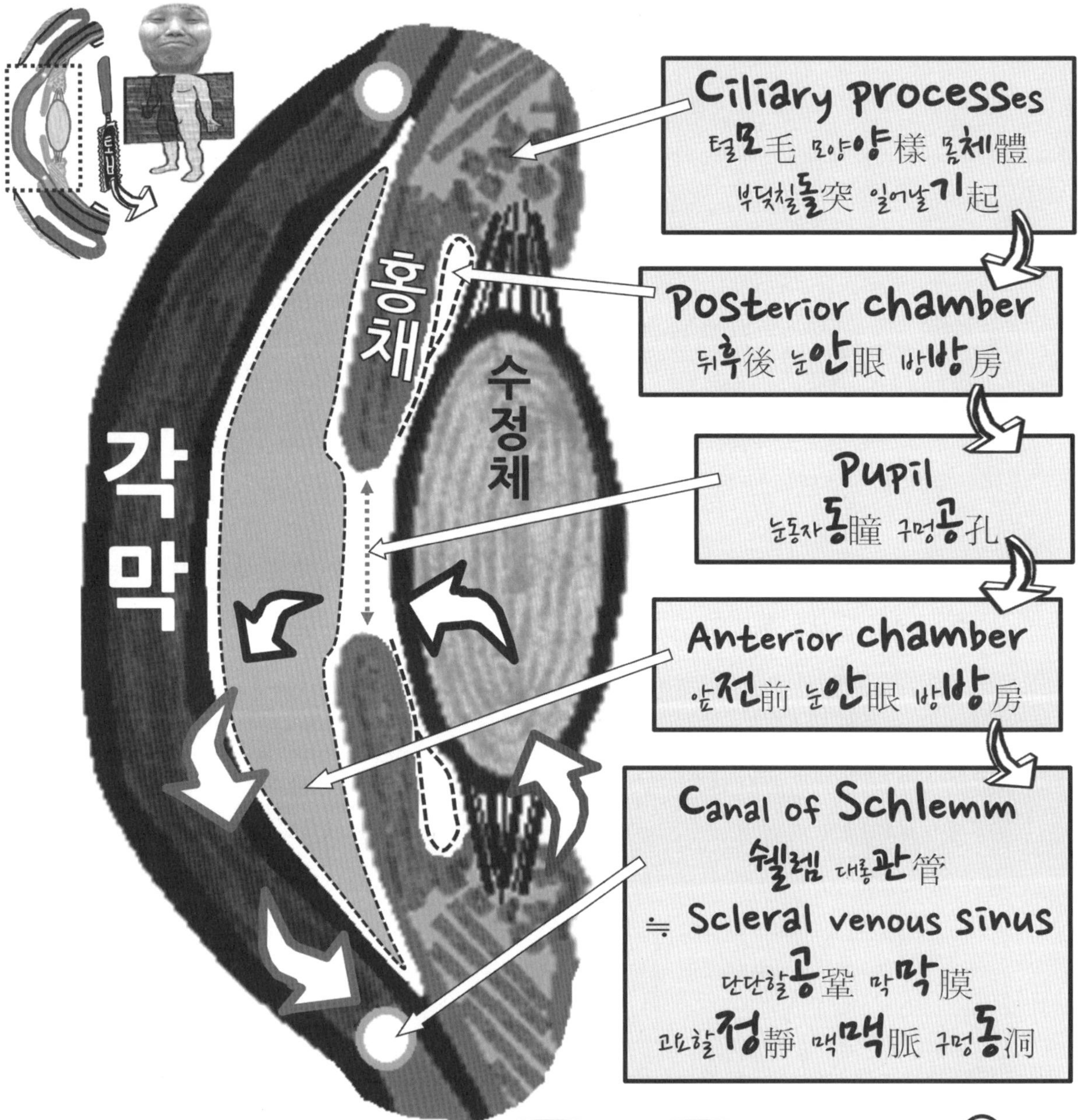

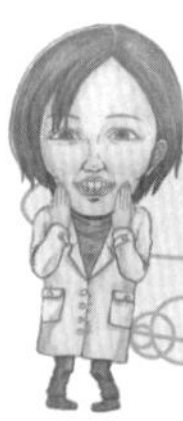

아하! (정상적 상태) 안구의 압력 즉,
눈안眼 누를압壓(intraocular pressure: 약 12~ 20 mmHg)을
유지-조절해 주는 물질이 '안방수(약 2~ 3 ul/min 분비!)'구나~~

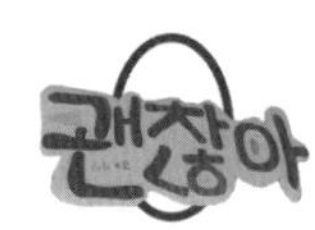

Friedrich
Schlemm
(1795 – 1858)

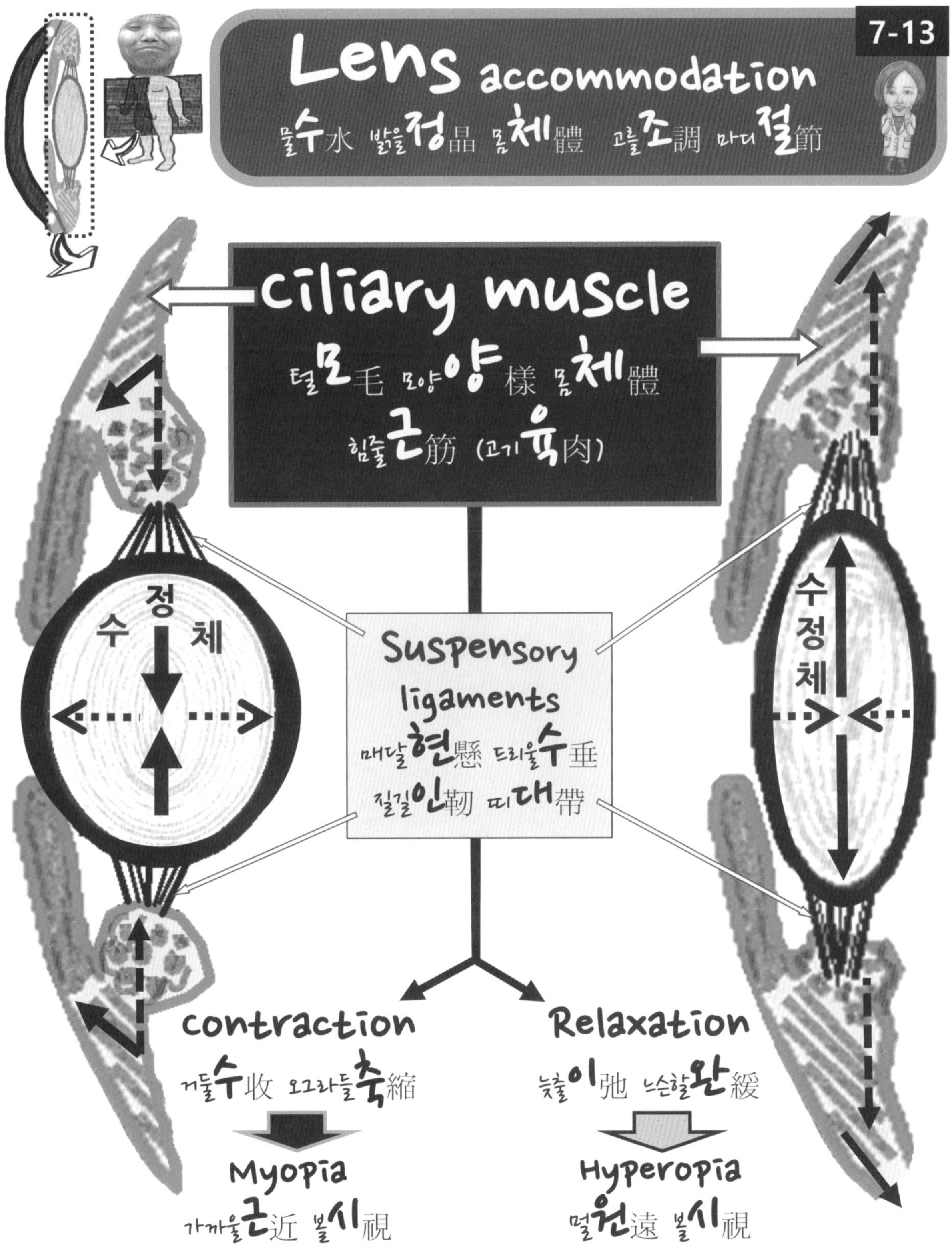
7-13
Lens accommodation
물수水 밝을정晶 몸체體 고를조調 마디절節
ciliary muscle
털모毛 모양양樣 몸체體
힘줄근筋 (고기육肉)
수정체
수정체
Suspensory ligaments
매달현懸 드리울수垂
질길인靭 띠대帶
contraction
거둘수收 오그라들축縮
Myopia
가까울근近 볼시視
Relaxation
늦출이弛 느슨할완緩
Hyperopia
멀원遠 볼시視

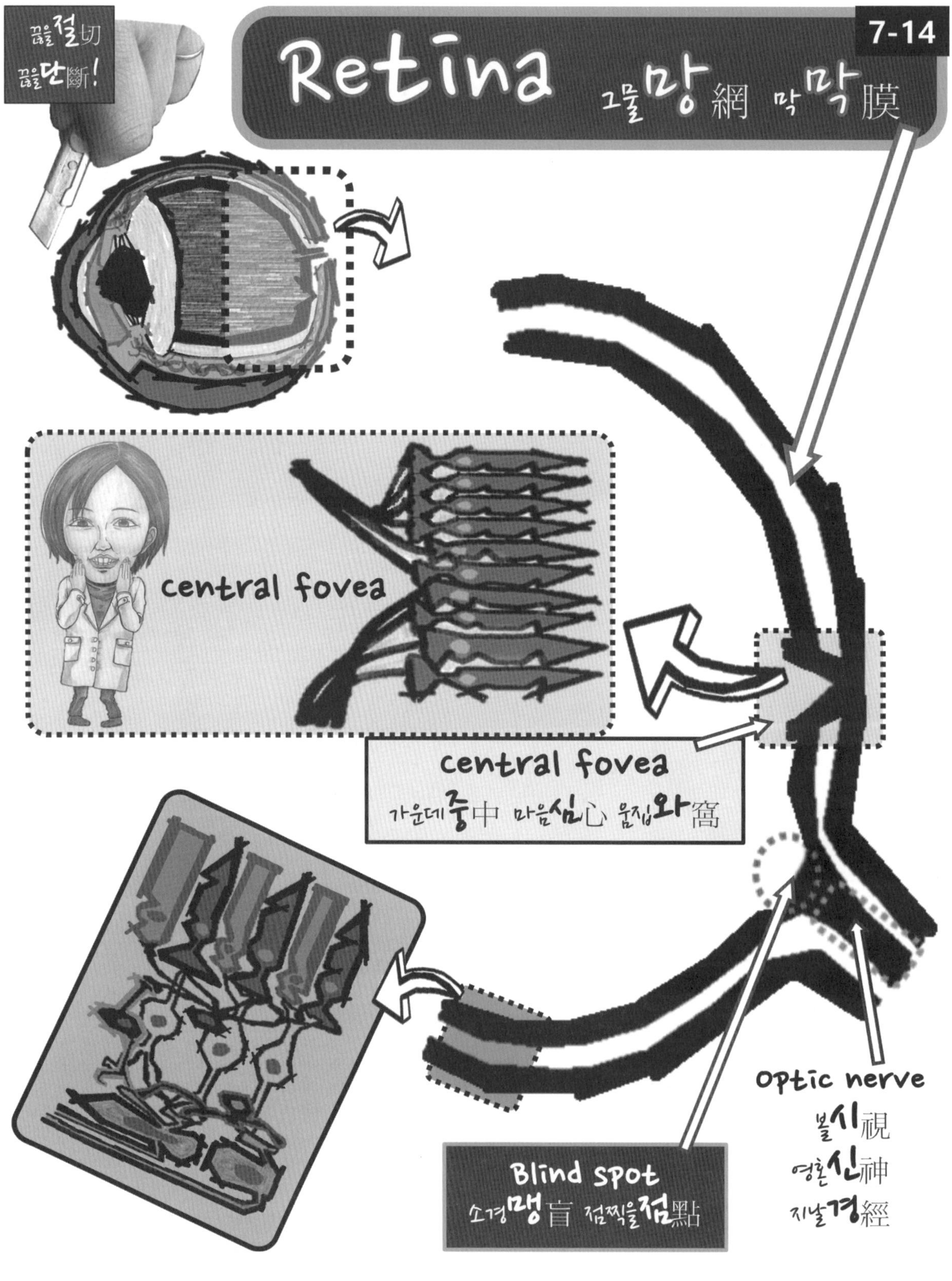

7-14
Retina 그물망網 막막膜
끊을절切
끊을단斷!
central fovea
central fovea
가운데중中 마음심心 움집와窩
Blind spot
소경맹盲 점찍을점點
Optic nerve
볼시視
영혼신神
지날경經

7-15

Retina 그물망網 막막膜

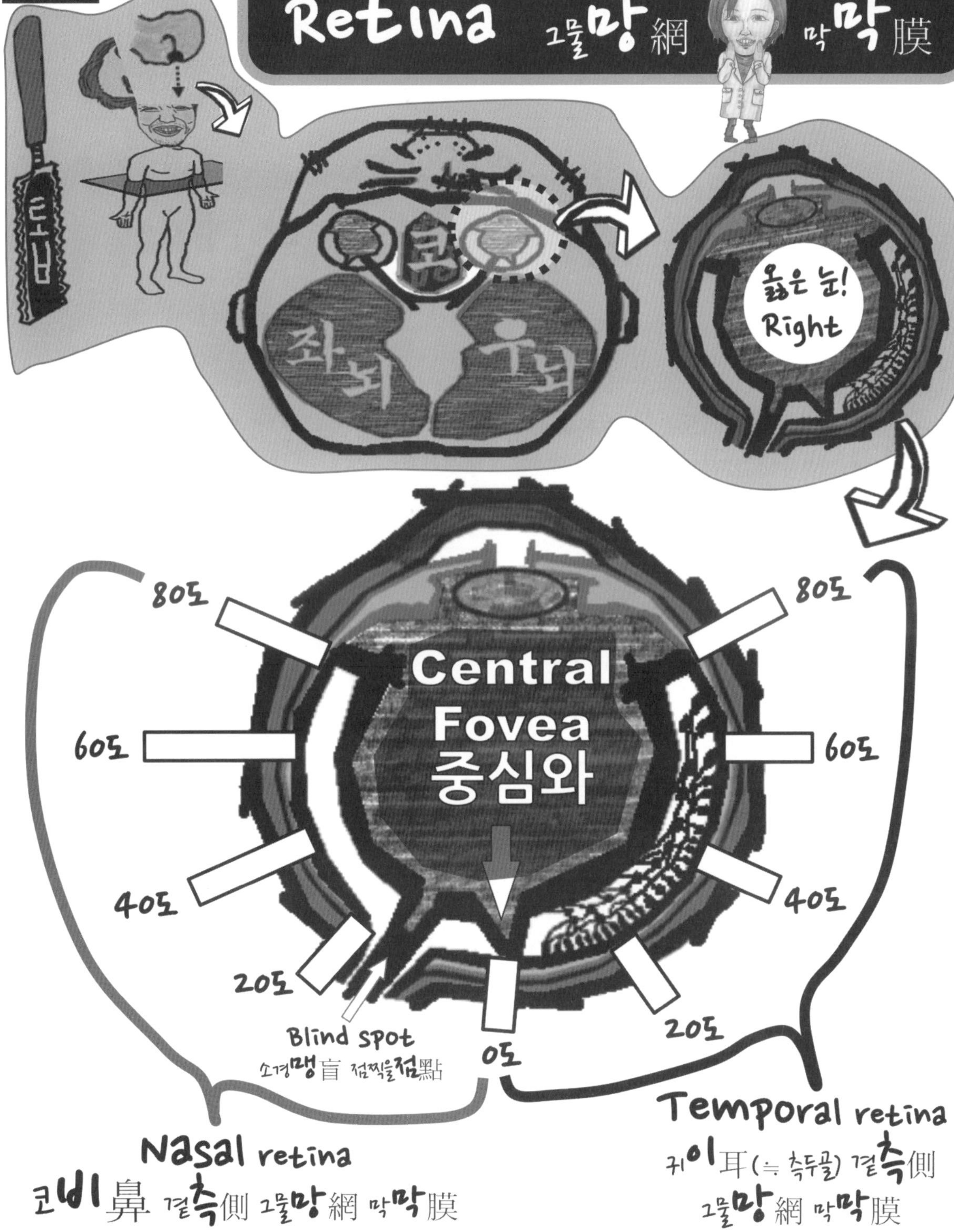

7-16 Retina 그물망網 막막膜

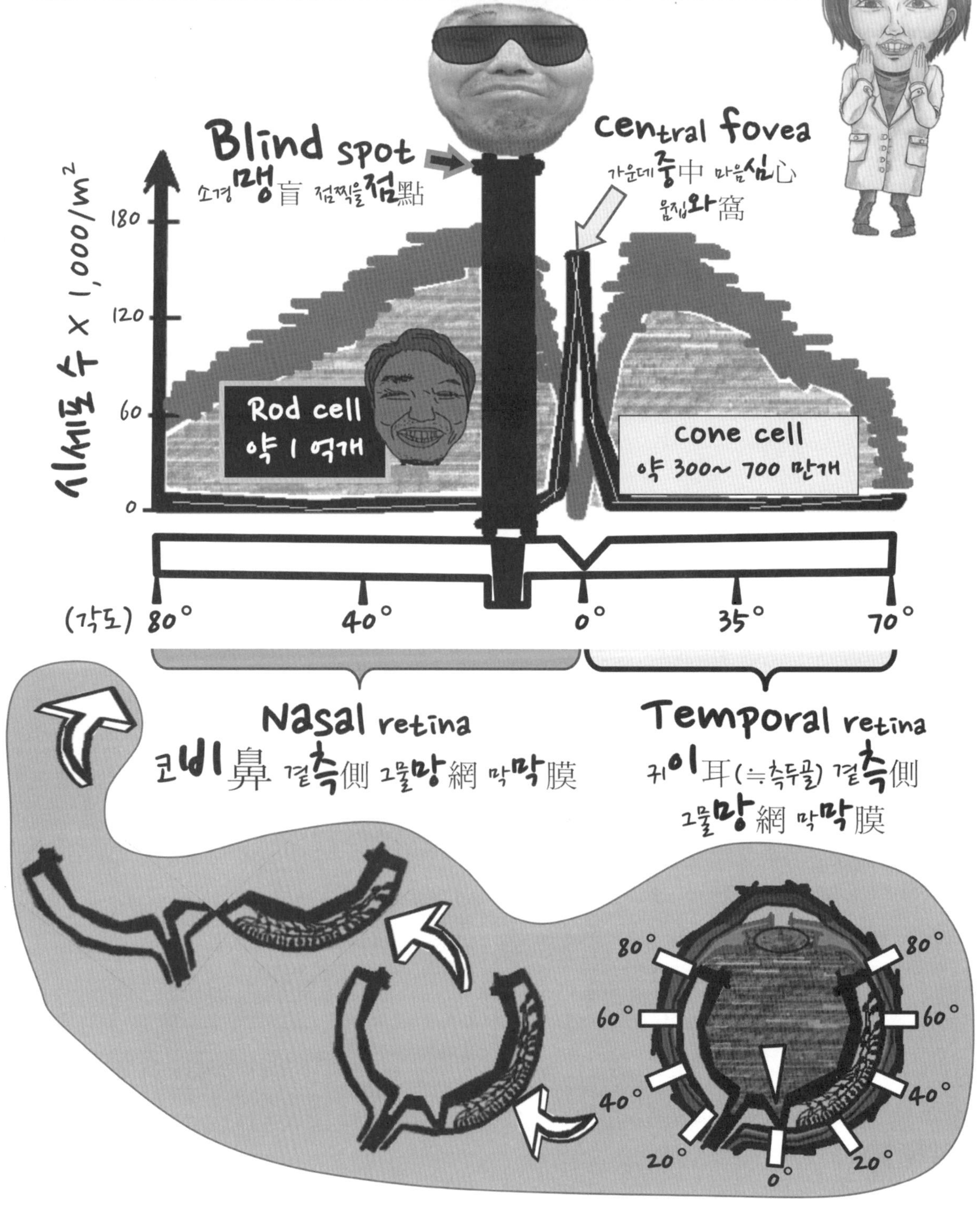

7-17

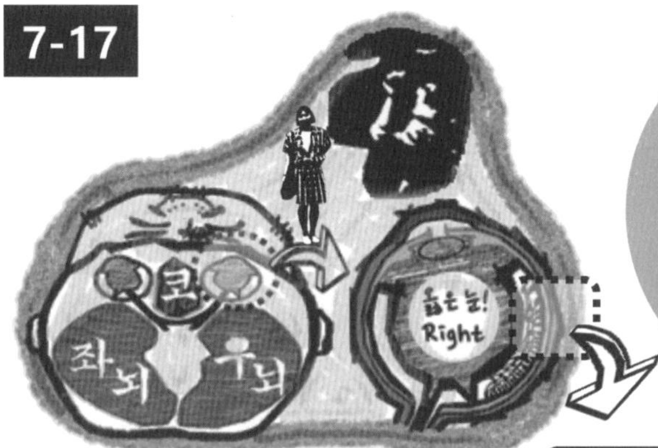

Retina

그물**망**網 막**막**膜

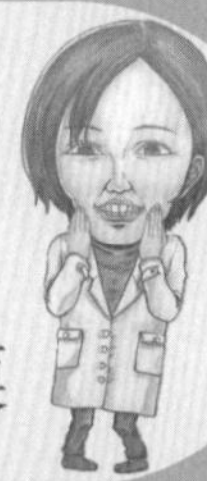

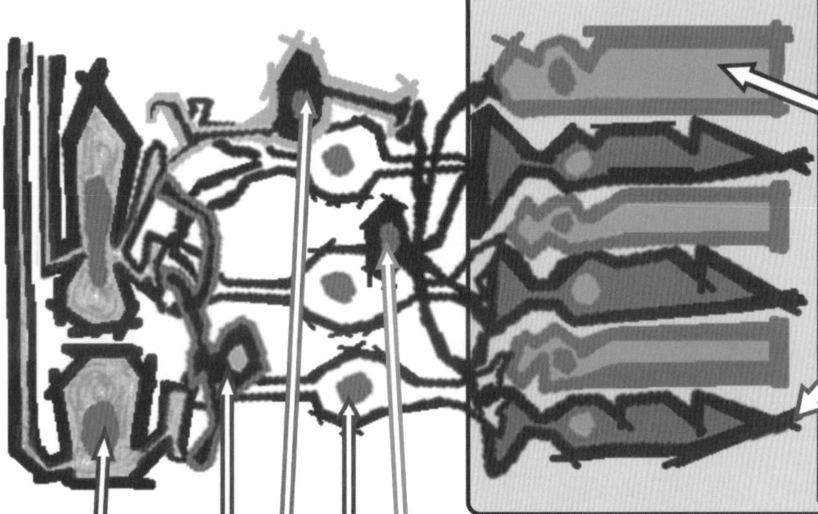

Visual cell
볼**시**視 **세**細 **포**胞

Rod cell
줄기**간**幹 형상**상**狀
가늘**세**細 태보**포**胞

Cone cell
둥글**원**圓 송곳**추**錐
가늘**세**細 태보**포**胞

Interneurons

낄**개**介 있을**재**在 영혼**신**神 지날**경**經 으뜸**원**元

- **Horizontal cell** 물**수**水 평평할**평**平 **세포**
- **Bipolar cell** 두**이**二 다할**극**極 **세포**
- **Interplexiform cell** 그물**망**網 모양**상**狀 사이**간**間 **세포**
- **Amacrine cell** 없을**무**無 굴대**축**軸 새끼꼴**삭**索 **세포**
- **Ganglion cell** (≒ optic nerve) **신경** 마디**절**節 **세포** (≒ 볼**시**視 신경)

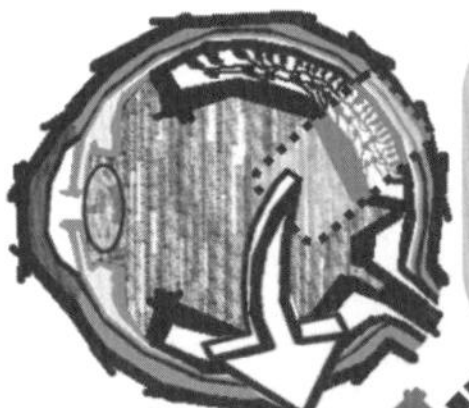

7-18 Visual cells 볼시視 가늘세細 태보포胞

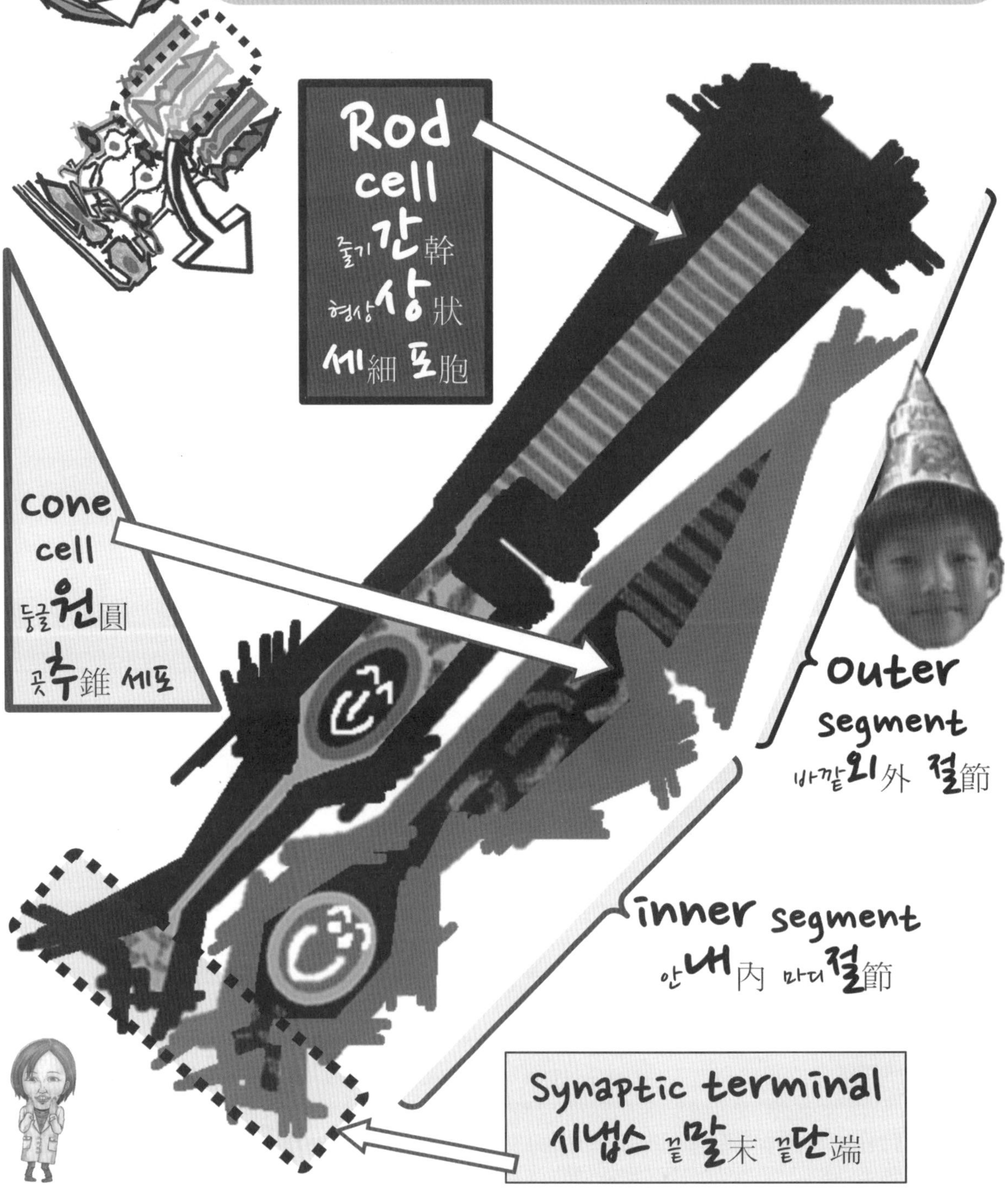

Visual cells 볼시視 가늘세細 태보포胞 7-19

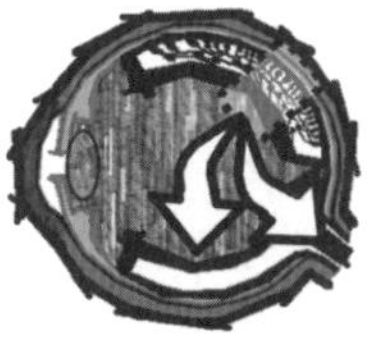

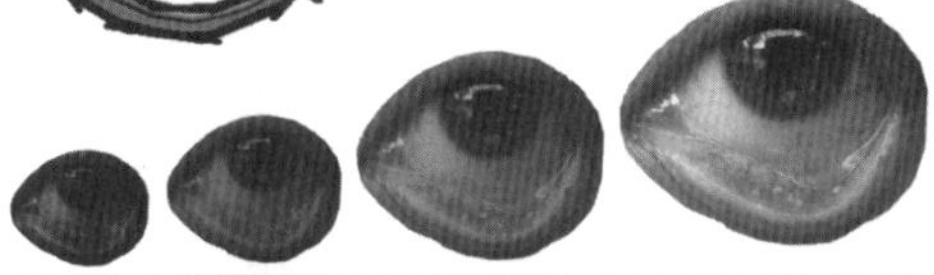

Rod cell

줄기간幹 형상상狀 세細 포胞

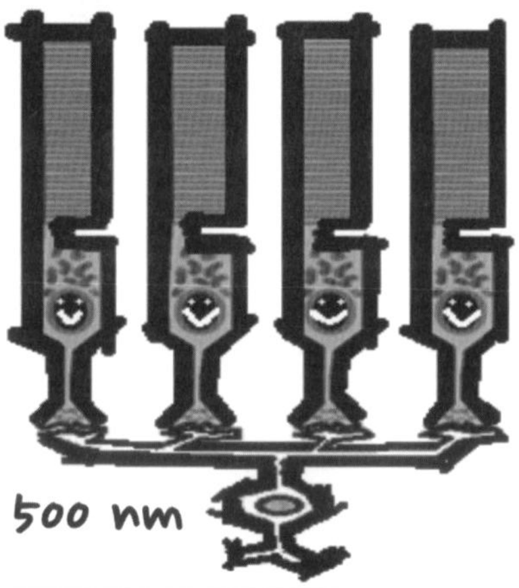

약 500 nm

* 단일 형태(one type)로 존재!
* 여러 세포가 하나에 연결 (→ 저 해상도)
* 중심와에 존재하지않고 주변에 존재!
* 명암 구별!
* 'night' vision!
* 순응까지 약 25~30분 소요

cone cell

둥글원圓 송곳추錐 세細 포胞

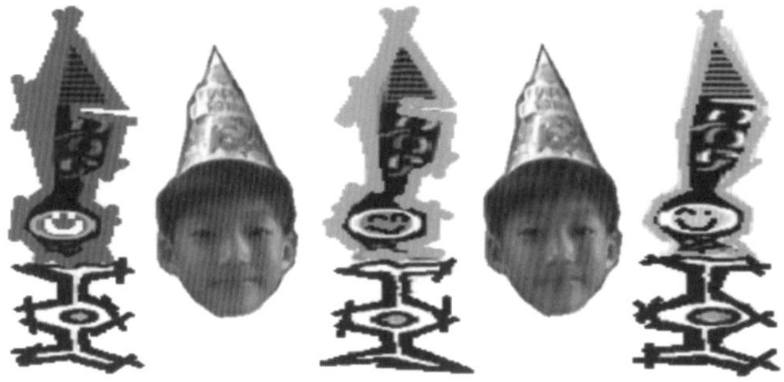

약 420 nm S(hort) -cone = Blue cone cell	약 534 nm M(edium) -cone = Green cone cell	약 564 nm L(ong) -cone = Red cone cell

* 세 개의 세포 형태(S,M,L형)로 존재!
* 하나의 세포가 하나의 신경세포에 연결! (→ 고-해상도: 시력 acuity에 관여!)
* 중심와(central fovea)에 밀집하여 존재!
* 색깔(color) 구별!
* 'day' vision!
* 약 3~ 4분의 짧은 순응 시간

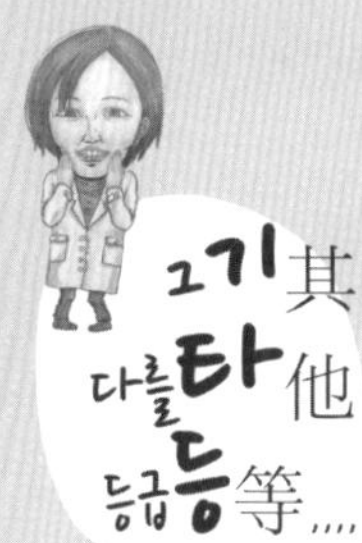

7-20

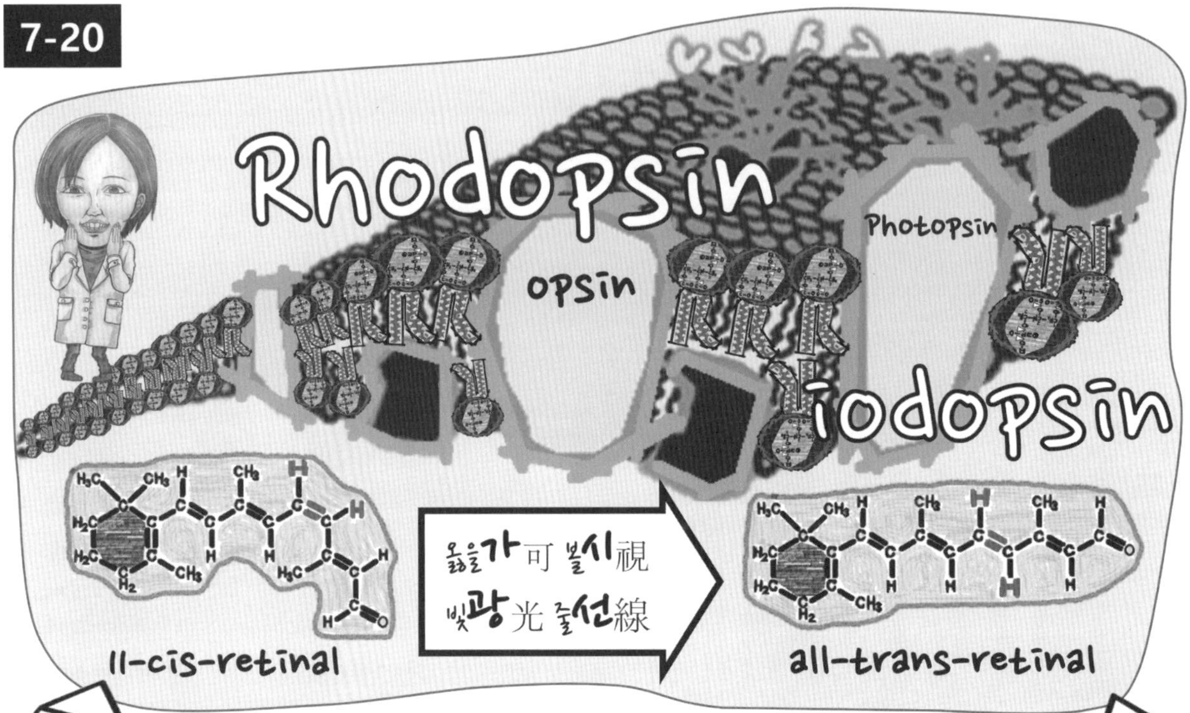

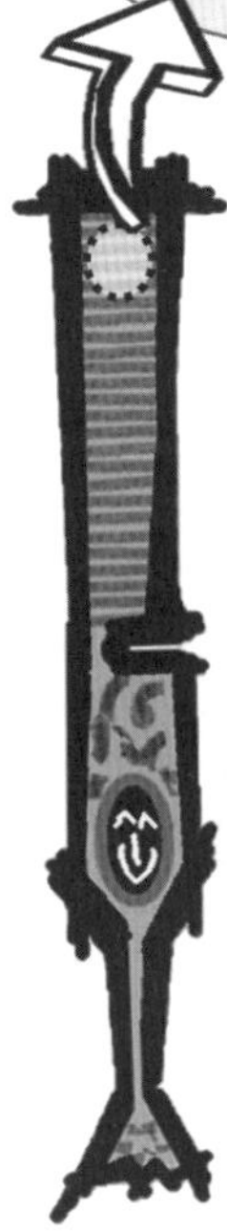

Rod cell 간幹 상狀 세細 포胞	Cone cell 원圓 추錐 세細 포胞
Rhodopsin 로돕신 11-cis-retinal (11-시스형-레티날) + opsin (옵신)	iodopsin 요돕신 11-cis-retinal (11-시스형-레티날) + Photopsin (포톱신)
'night' vision 밤야夜 사이간間 볼시視 (밤에 사물을 보는 눈의 힘)	'day' vision 낮주晝 사이간間 볼시視 (낮에 사물을 보는 눈의 힘)

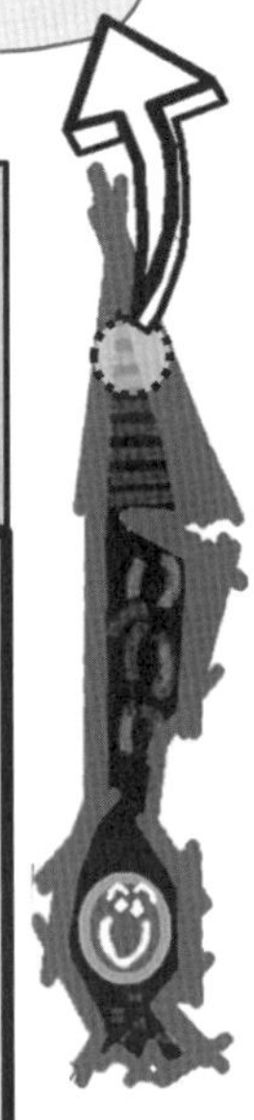

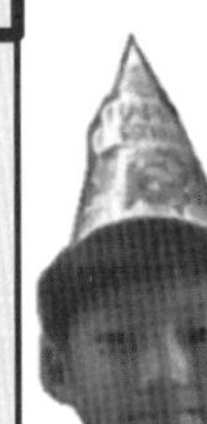

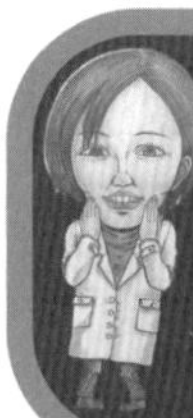

"Purkinje shift"
푸르키니에 (≒ 퍼킨지) 이동

괜찮아 **7-21**

Johannes Evangelist
Purkinje
체코어: Jan Evangelista
Purkyně
(1787 – 1869)

Purkinje Effect (= phenomenon)

► 밝은 곳에서 동일한 밝기로 보이던 적색과 청색이, 어두운 곳으로 배경이 바뀌면, **적색**(긴**장**長 물결**파**波 긴**장**長)은 어둡게, **청색**(짧을**단**短 **파**波 **장**長)은 **밝게**(≒ 강하게) **보이는 현상!**

► 이것은 **명순응**(明順應)에서 감도의 최대가 **약 550 nm!**,
암순응(暗順應)에서는 **약 507 nm**의 파장에서 감도-최대!
∴ 밝기에 따라 **최대-감도**가 **이동(shift)**되기 때문^^

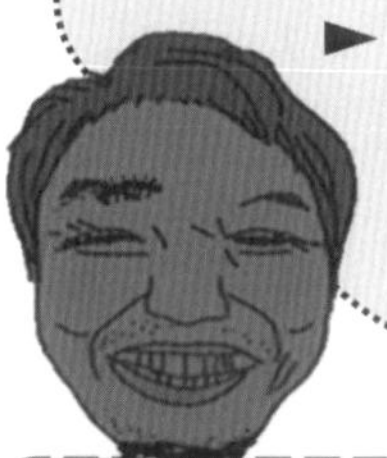

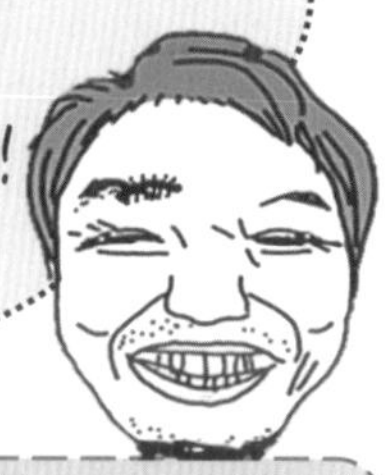

Scotopic luminosity curve
어두울**암**暗 순할**순**順 응할**응**應
빛**광**光 정도**도**度 굽을**곡**曲 줄**선**線

Photopic luminosity curve
밝을**명**明 순할**순**順 응할**응**應
빛**광**光 정도**도**度 굽을**곡**曲 줄**선**線

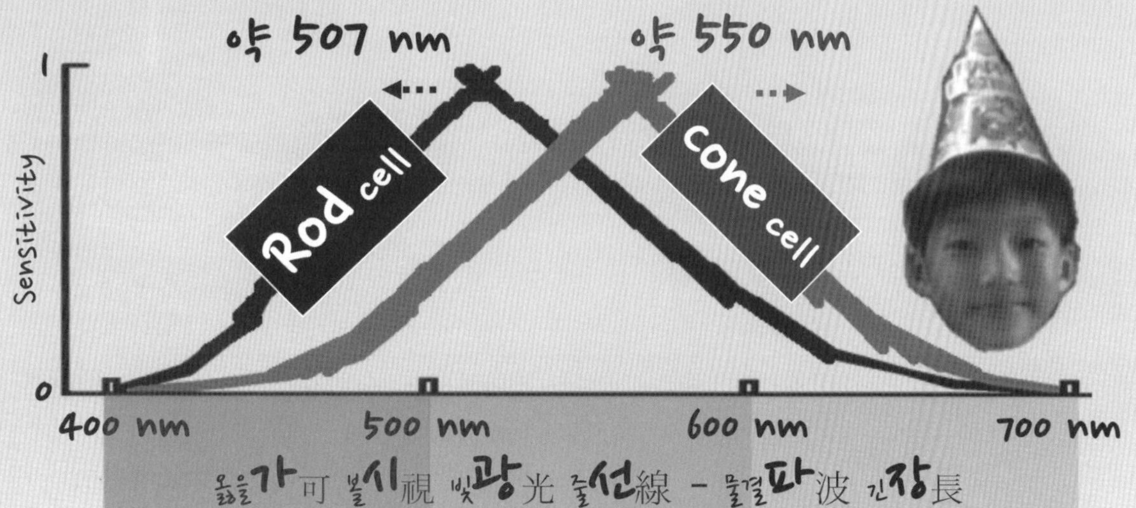

옳을**가**可 볼**시**視 빛**광**光 줄**선**線 – 물결**파**波 긴**장**長

7-22

Axial Length 눈안眼 굴대축軸 긴장長

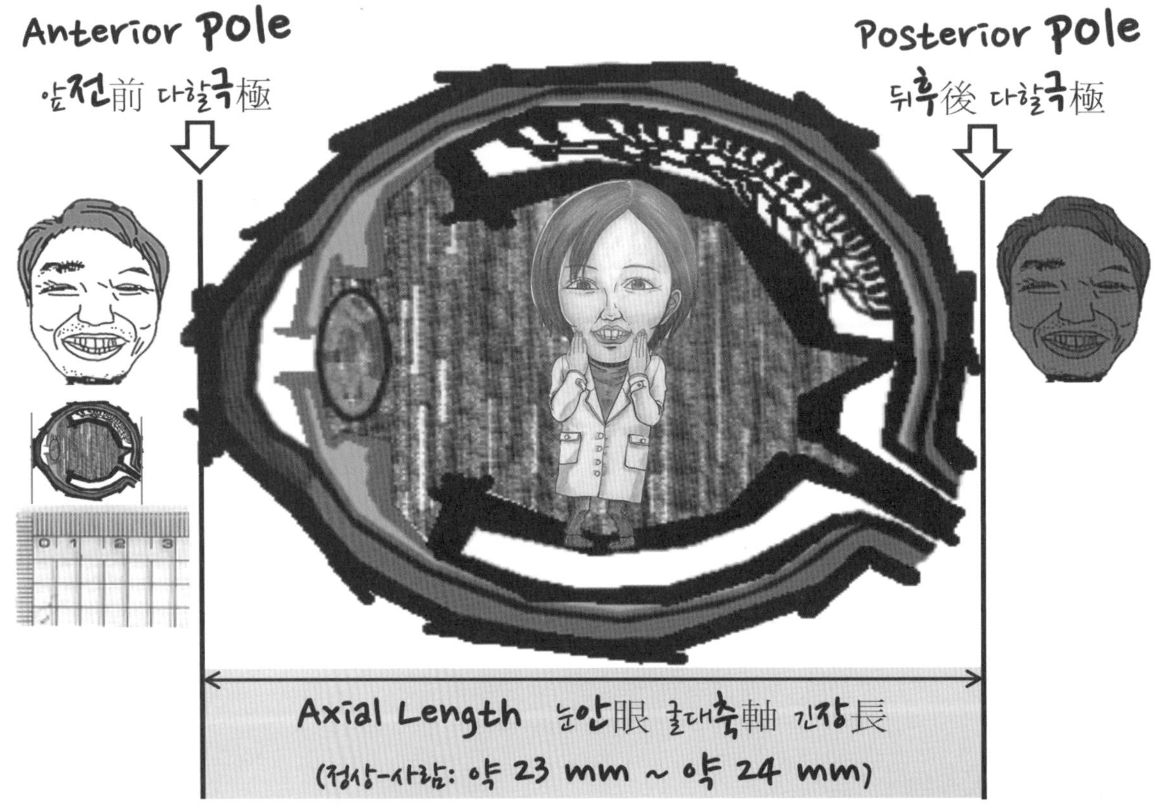

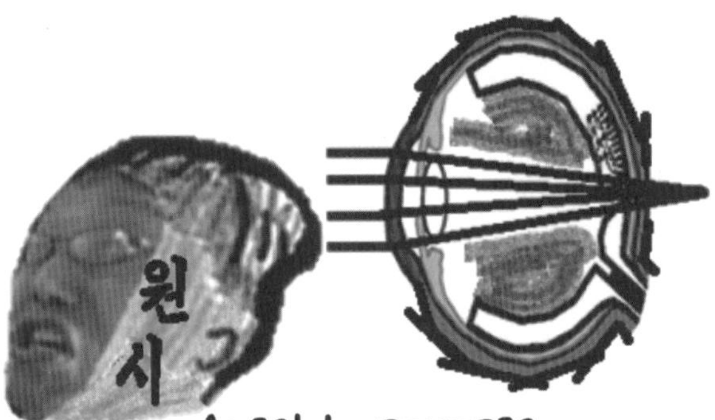

Axial hyperopia
축軸 성性 멀원遠 볼시視

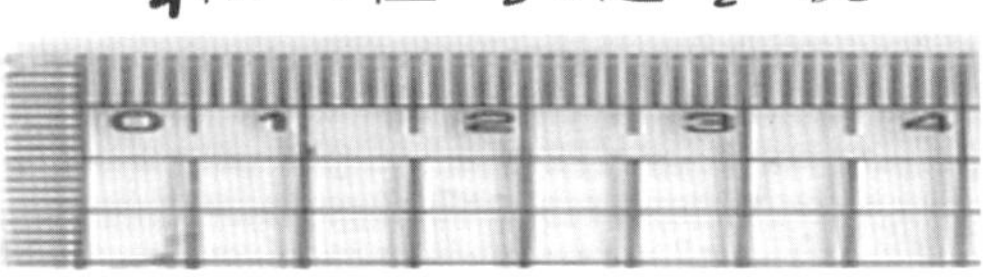

Axial myopia
굴대축軸 성품성性 가까울근近 볼시視

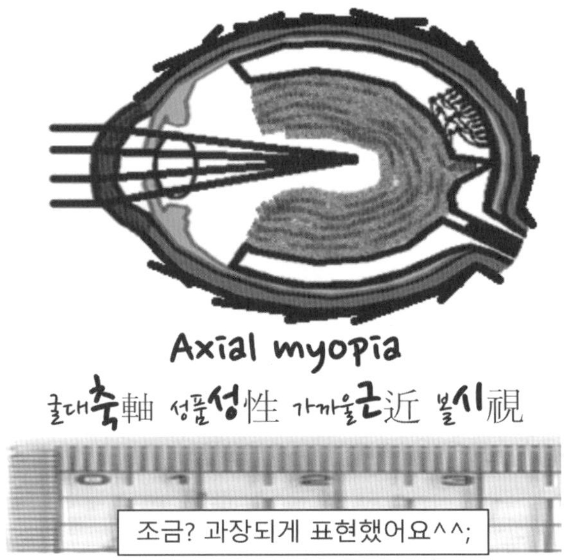

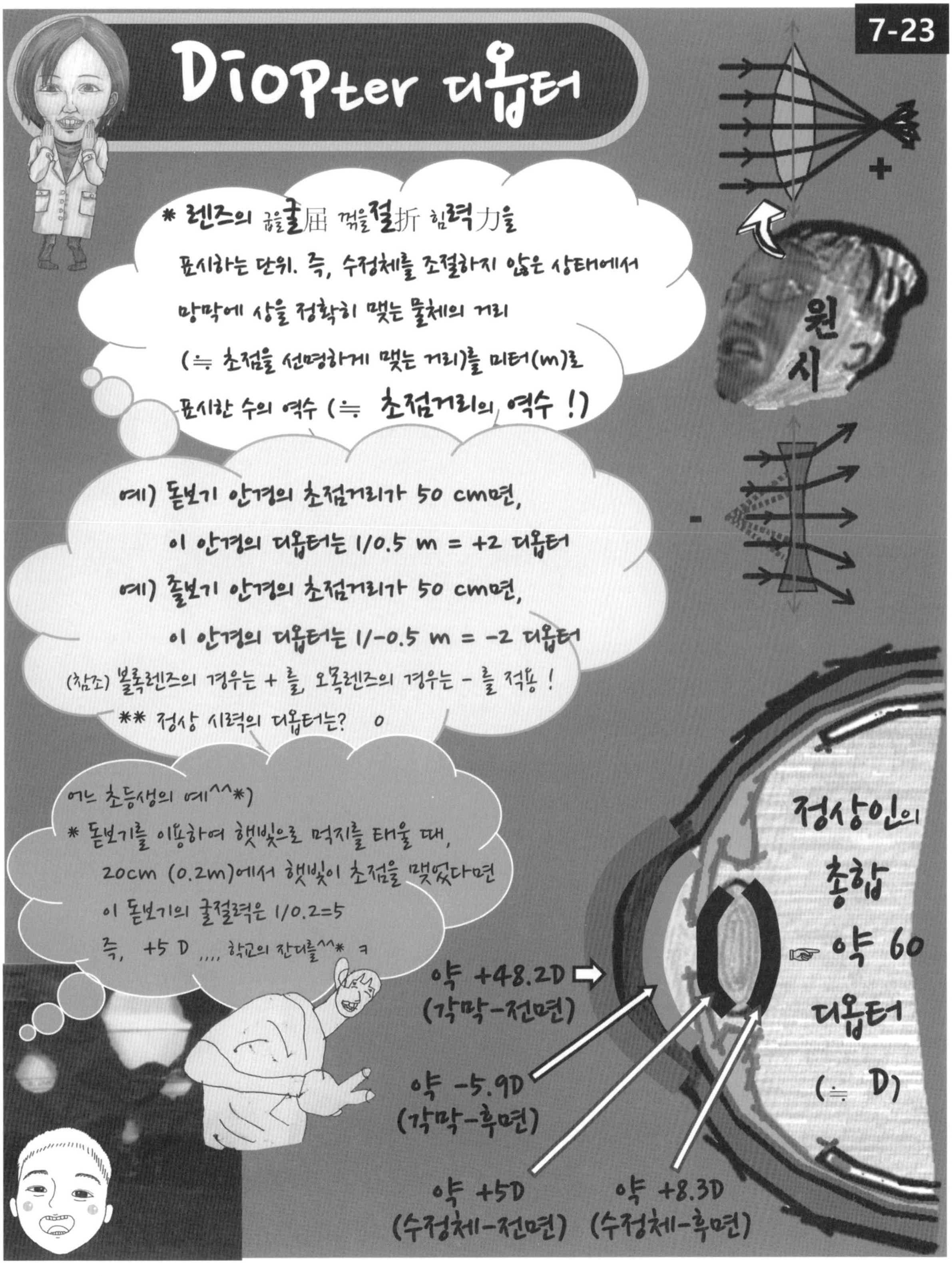
7-23
Diopter 디옵터
* 렌즈의 굽을 굴屈 꺾을 절折 힘 력力을
표시하는 단위. 즉, 수정체를 조절하지 않은 상태에서
망막에 상을 정확히 맺는 물체의 거리
(≒ 초점을 선명하게 맺는 거리)를 미터(m)로
표시한 수의 역수 (≒ 초점거리의 역수 !)
예) 돋보기 안경의 초점거리가 50 cm면,
이 안경의 디옵터는 1/0.5 m = +2 디옵터
예) 졸보기 안경의 초점거리가 50 cm면,
이 안경의 디옵터는 1/-0.5 m = -2 디옵터
(참조) 볼록렌즈의 경우는 + 를, 오목렌즈의 경우는 - 를 적용 !
** 정상 시력의 디옵터는? 0
어느 초등생의 예^^*)
* 돋보기를 이용하여 햇빛으로 먹지를 태울 때,
20cm (0.2m)에서 햇빛이 초점을 맺었다면
이 돋보기의 굴절력은 1/0.2=5
즉, +5 D ,,,, 학교의 잔디를^^* ㅋ
+
원시
-
약 +48.2D (각막-전면)
약 -5.9D (각막-후면)
약 +5D (수정체-전면)
약 +8.3D (수정체-후면)
정상인의 종합 ☞ 약 60 디옵터 (≒ D)

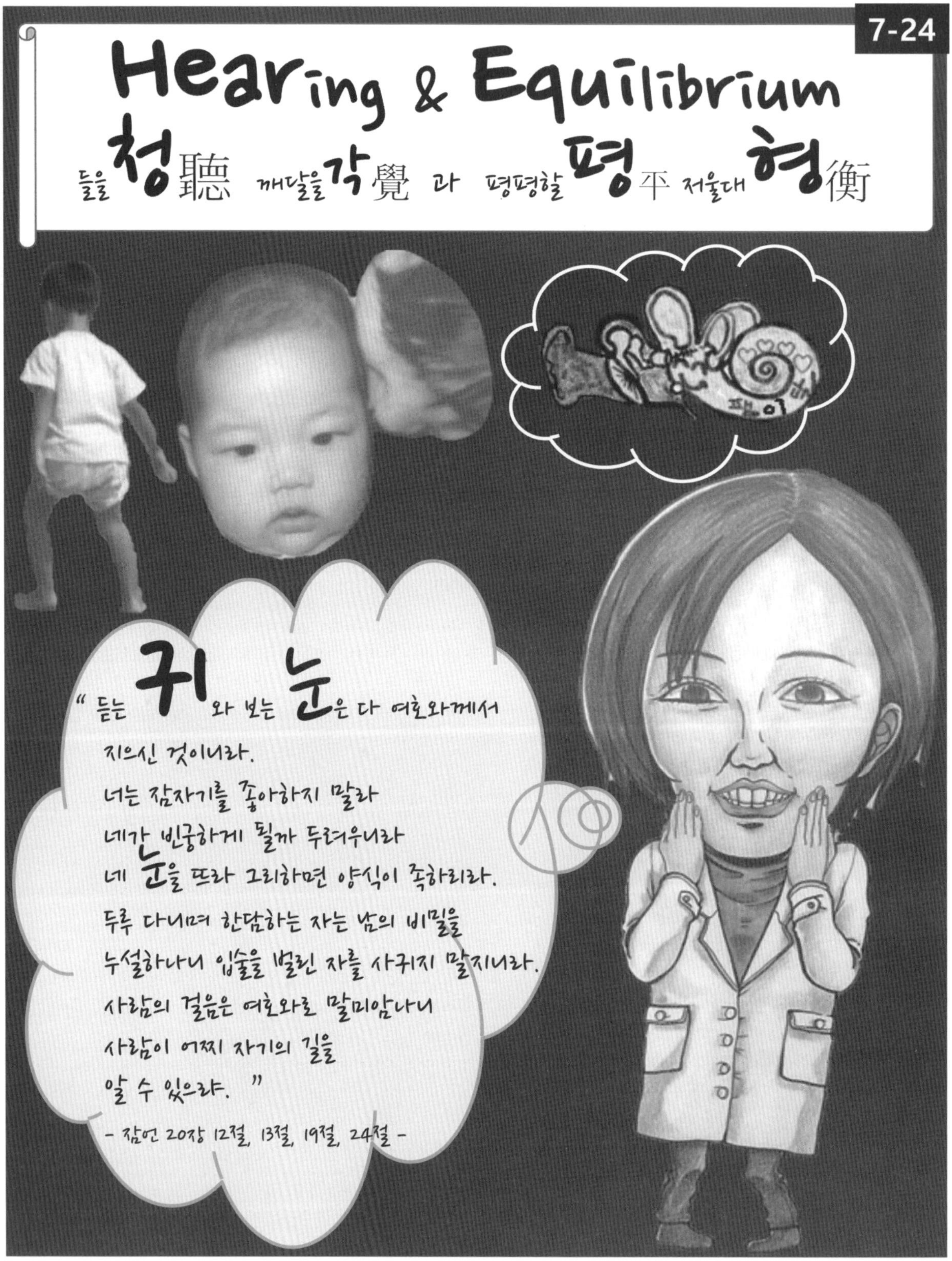
7-24
Hearing & Equilibrium
들을 청 聽 깨달을 각 覺 과 평평할 평 平 저울대 형 衡
"듣는 귀와 보는 눈은 다 여호와께서
지으신 것이니라.
너는 잠자기를 좋아하지 말라
네가 빈궁하게 될까 두려우니라
네 눈을 뜨라 그리하면 양식이 족하리라.
두루 다니며 한담하는 자는 남의 비밀을
누설하나니 입술을 벌린 자를 사귀지 말지니라.
사람의 걸음은 여호와로 말미암나니
사람이 어찌 자기의 길을
알 수 있으랴."
- 잠언 20장 12절, 13절, 19절, 24절 -

7-25 앞을 향한 귓바퀴!, 두개의 사람 귀!

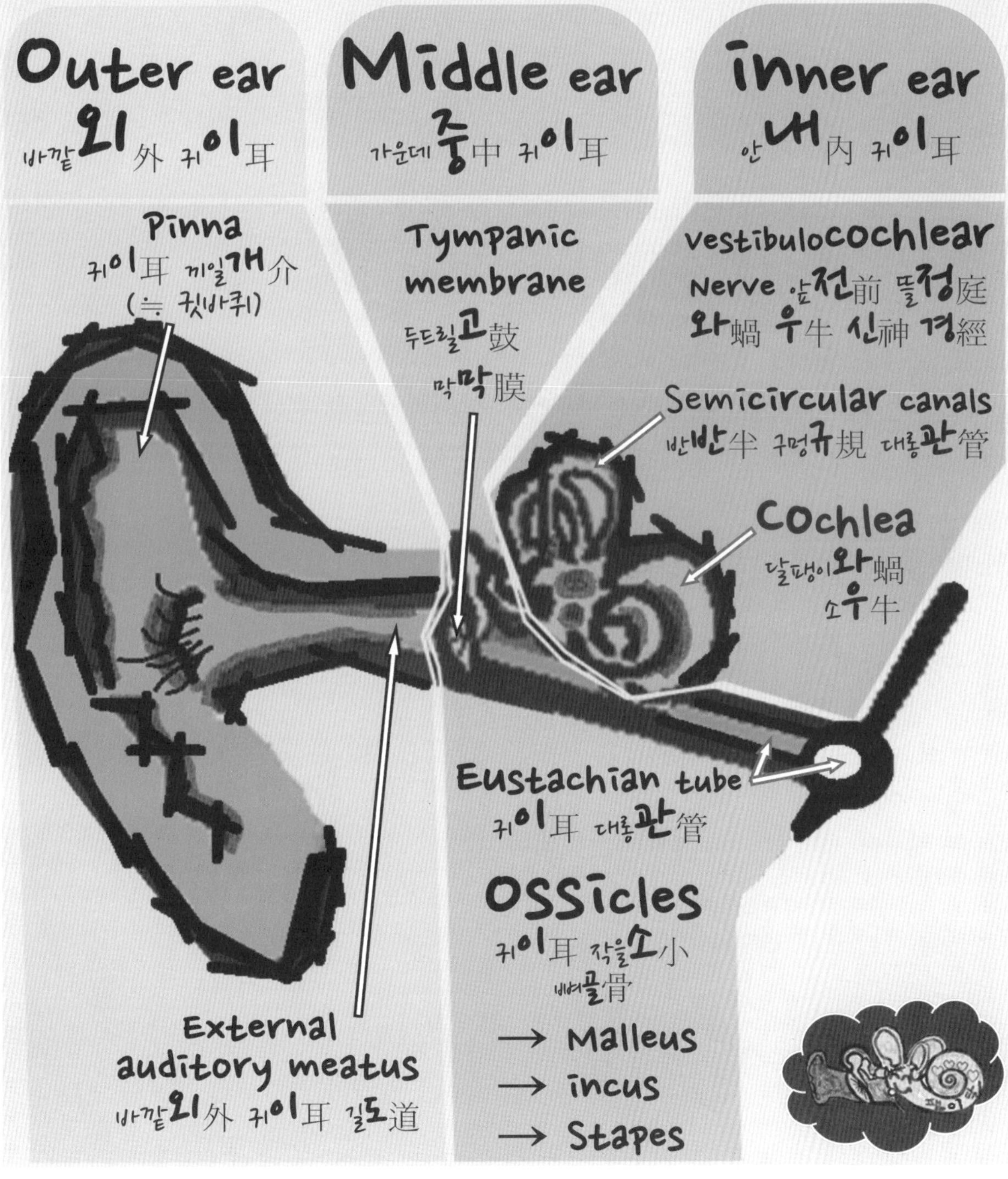

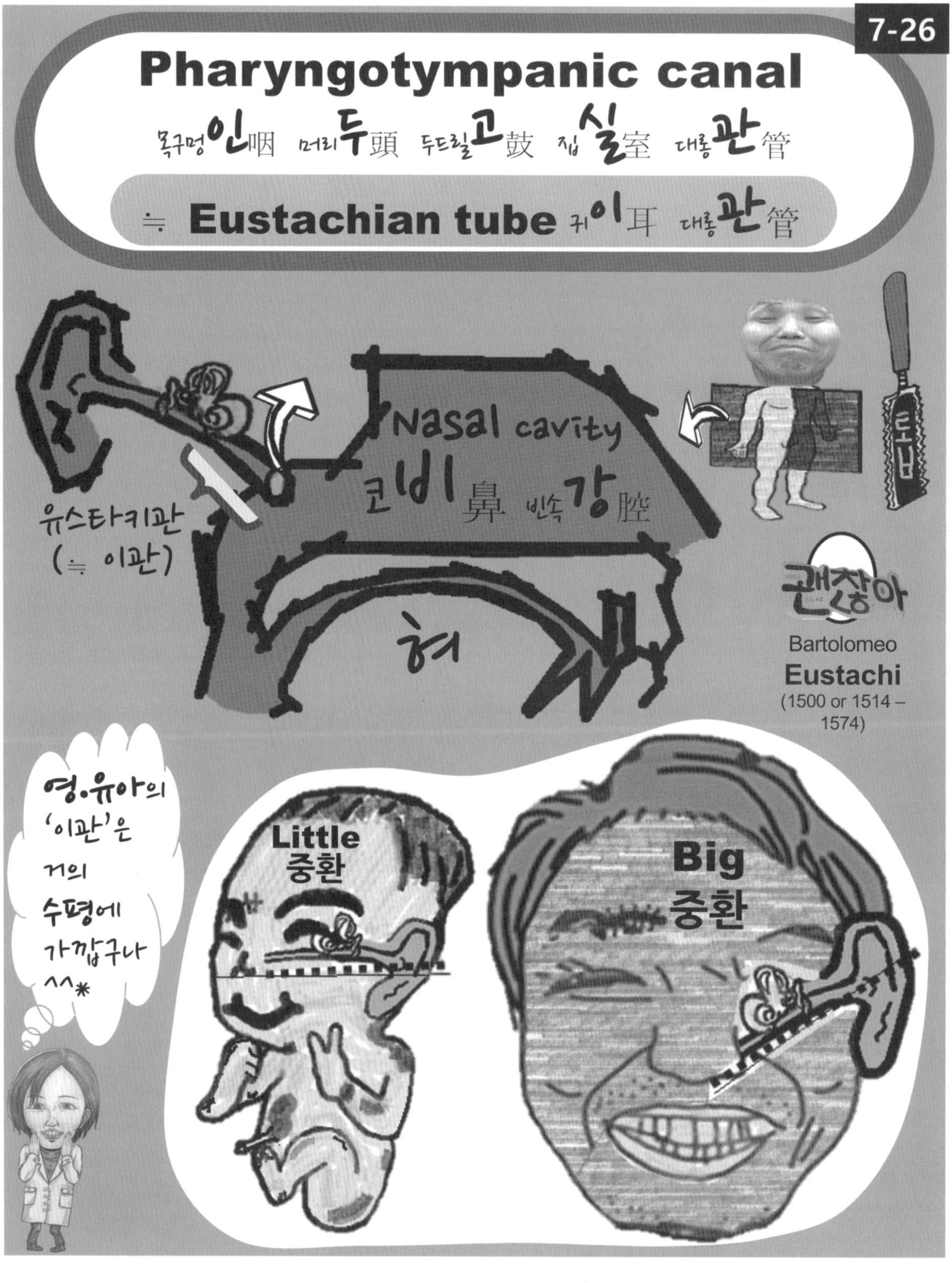
7-26
Pharyngotympanic canal
목구멍 인 咽 머리 두 頭 두드릴 고 鼓 집 실 室 대롱 관 管
≒ Eustachian tube 귀 이 耳 대롱 관 管
Nasal cavity
코 비 鼻 빈속 강 腔
유스타키관 (≒ 이관)
혀
괜찮아
Bartolomeo Eustachi (1500 or 1514 – 1574)
영·유아의 '이관'은 거의 수평에 가깝구나 ^^*
Little 중환
Big 중환

7-27

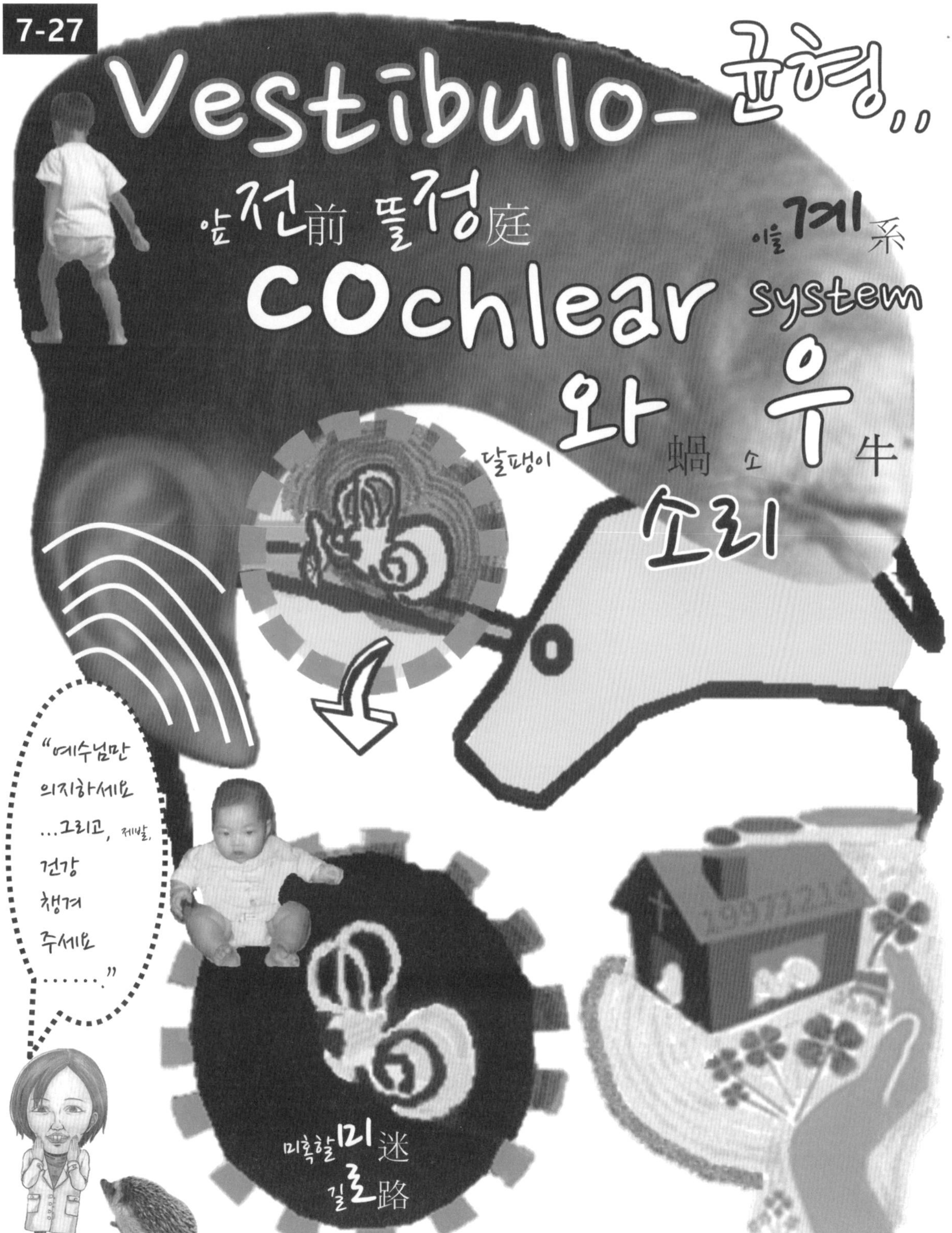
Vestibulo-균형,,
앞 전 前 뜰 정 庭
이을 계 系
cOchlear system
와 우
달팽이
蝸 소 牛
소리
"예수님만
의지하세요
...그리고, 제발,
건강
챙겨
주세요
......."
미혹할 미 迷
길 로 路

7-28

Vestibulocochlear system

앞전前 뜰정庭 달팽이와蝸 소우牛 이을계系

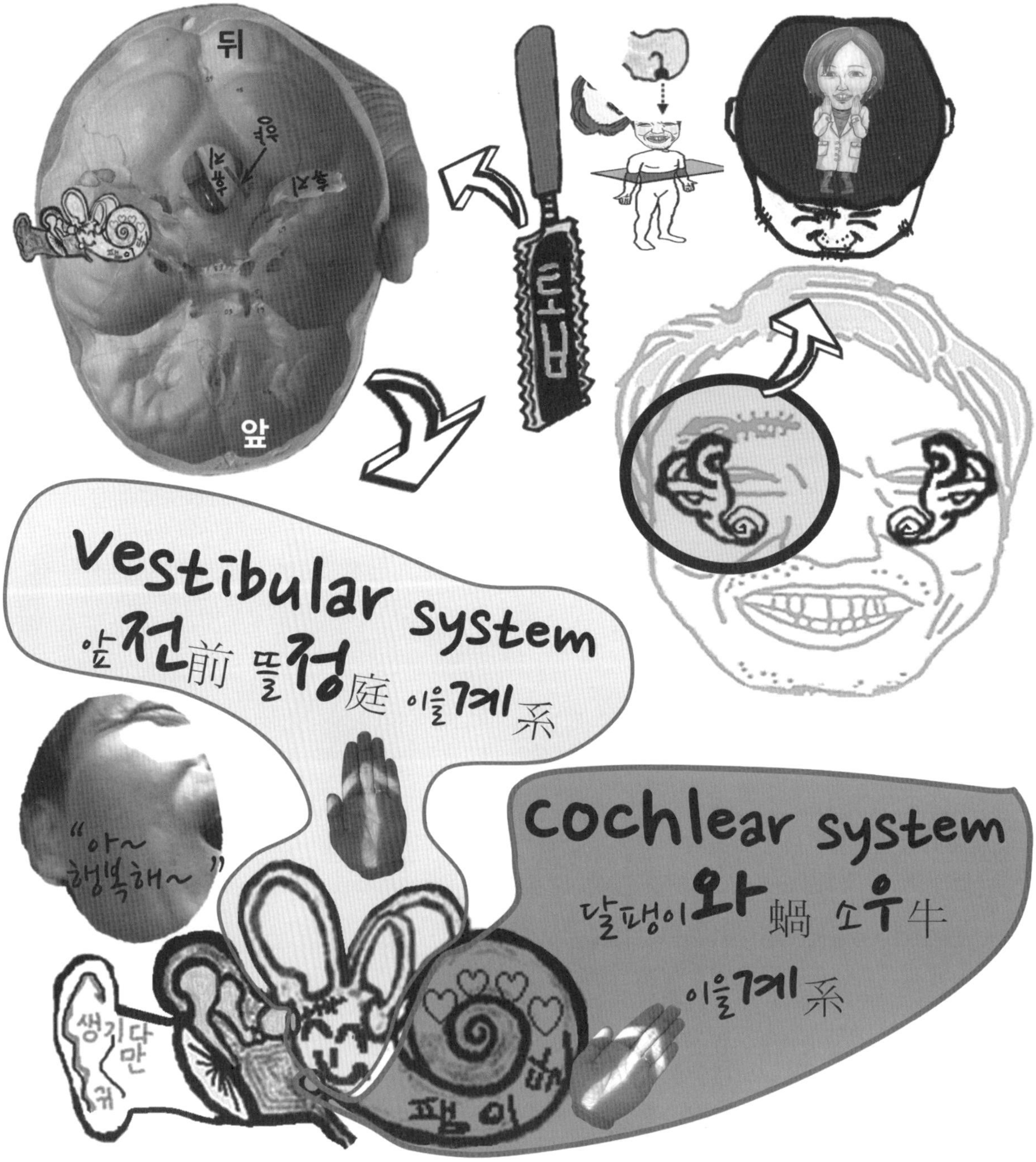

7-29

Vestibular system

앞 전前 뜰 정庭 이을 계系

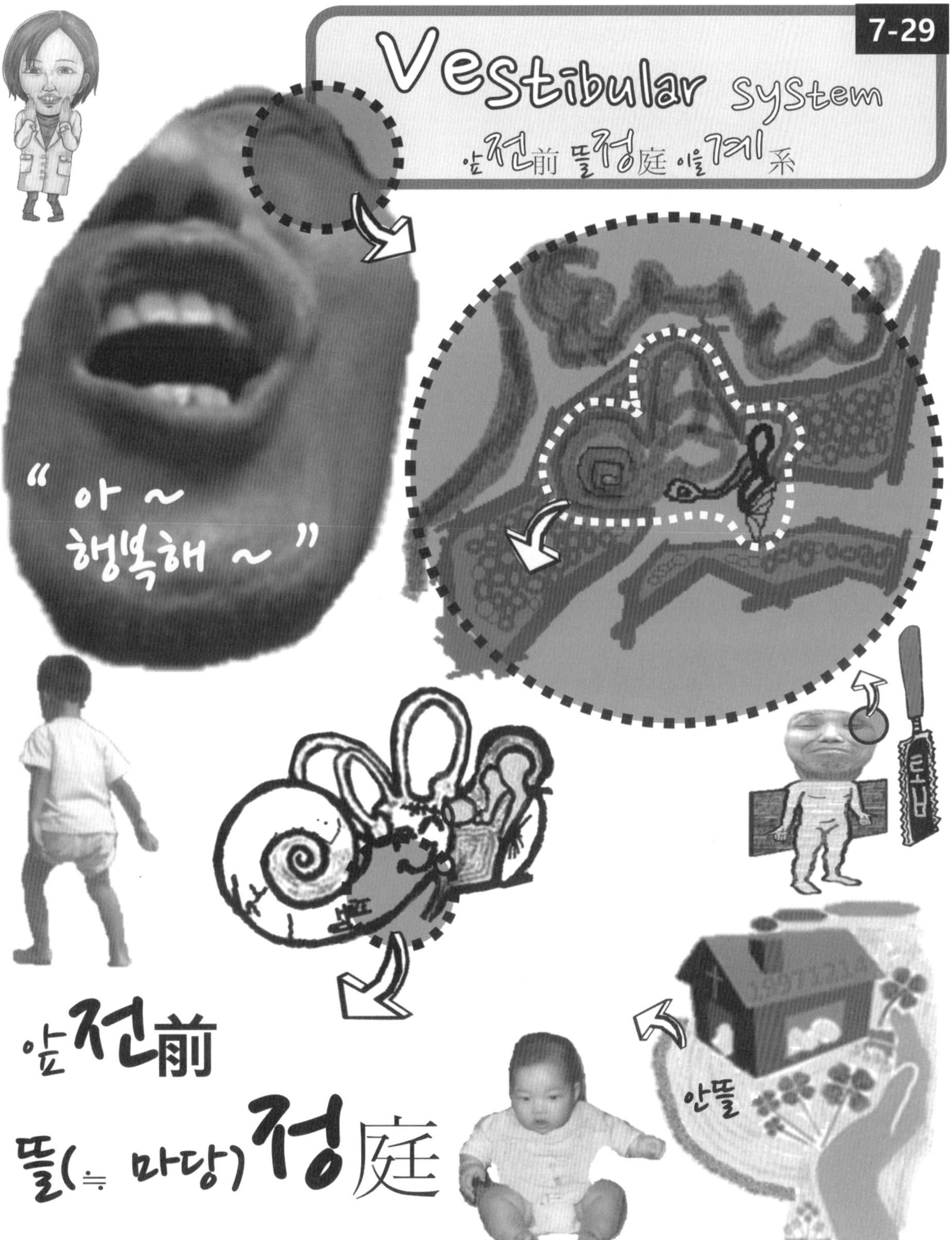

앞 전前

뜰(≒ 마당) 정庭

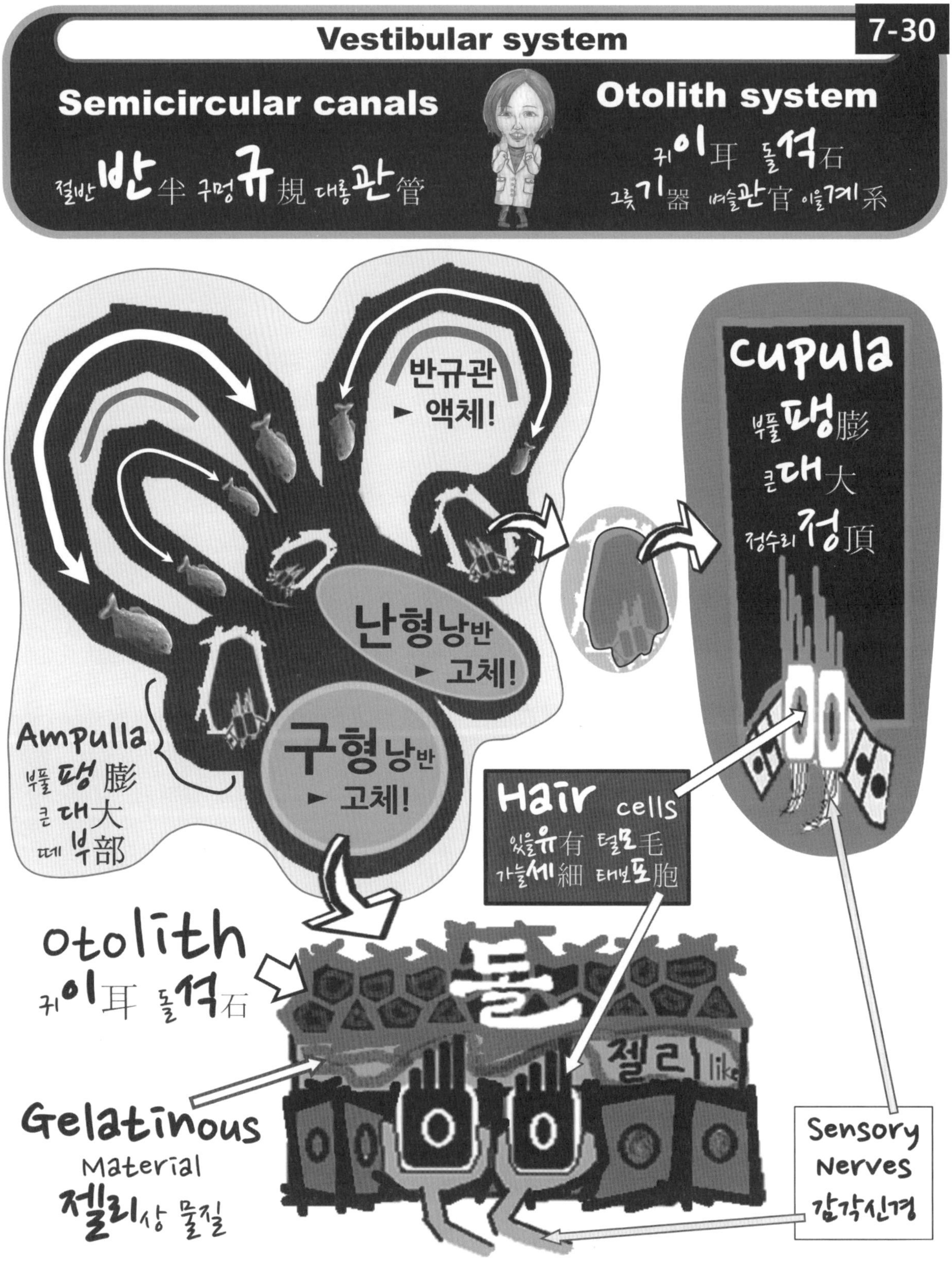
Vestibular system
7-30
Semicircular canals
절반 반 半 구멍 규 規 대롱 관 管
Otolith system
귀 이 耳 돌 석 石
그릇 기 器 벼슬 관 官 이을 계 系
반규관
► 액체!
난형낭반
► 고체!
구형낭반
► 고체!
Ampulla
부풀 팽 膨
큰 대 大
떼 부 部
cupula
부풀 팽 膨
큰 대 大
정수리 정 頂
Hair cells
있을 유 有 털 모 毛
가늘 세 細 태보 포 胞
Otolith
귀 이 耳 돌 석 石
돌
젤리 like
Gelatinous
Material
젤리상 물질
Sensory
Nerves
감각신경

7-31

vestibular system

Otolith system

귀이耳 돌석石 그릇기器 벼슬관官 이을계系

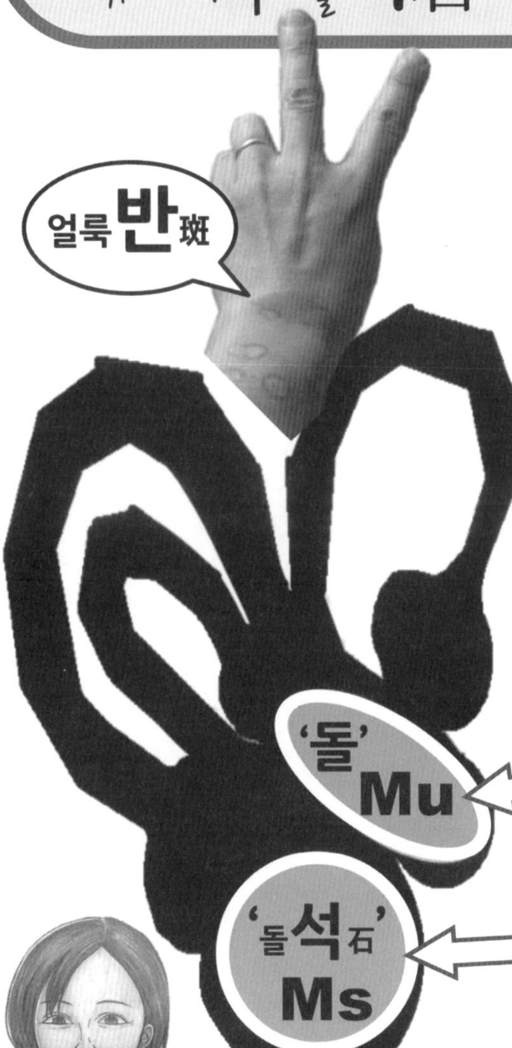

Otolith organ

귀이耳 돌석石 그릇기器 벼슬관官

≒ **Statolith organ**

평평할평平 저울대형衡 돌석石 그릇기器 벼슬관官

≒ **Macula organ**

얼룩반斑 점찍을점點 그릇기器 벼슬관官

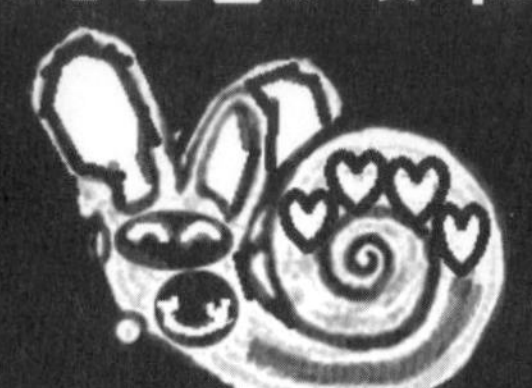

Macula utriculi

알란卵 형상형形 주머니낭囊 얼룩반斑

Macula sacculi

공구球 형상형形 주머니낭囊 얼룩반斑

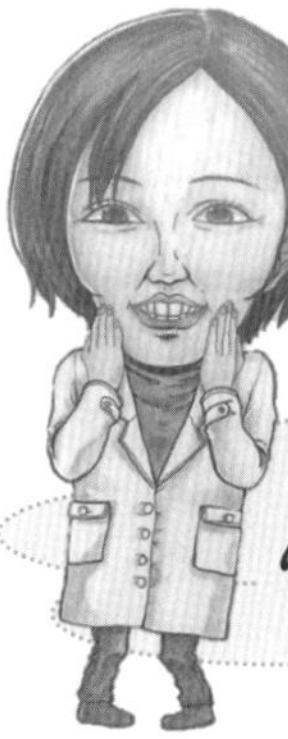

아하! 귀 속의 돌은 "무거울중重 힘력力, gravity"과 "곧을직直 줄선線 더할가加 빠를속速 정도도度, linear acceleration" 감지^^*

7-32

Vestibular system

Otolith system

Macula Sacculi

공구球 형상형形 주머니낭囊 얼룩반斑

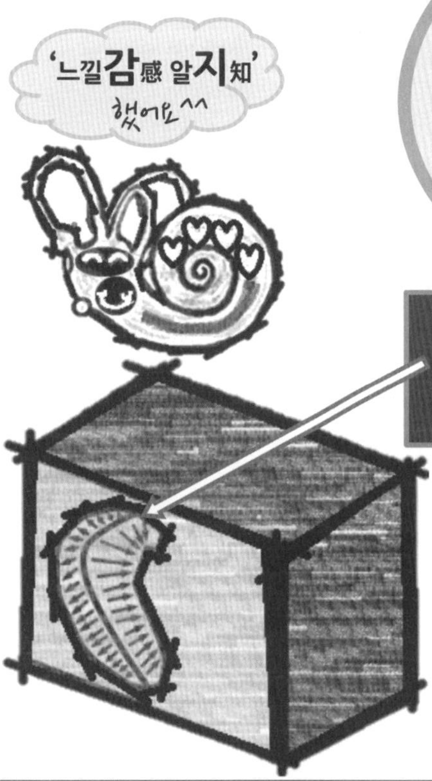

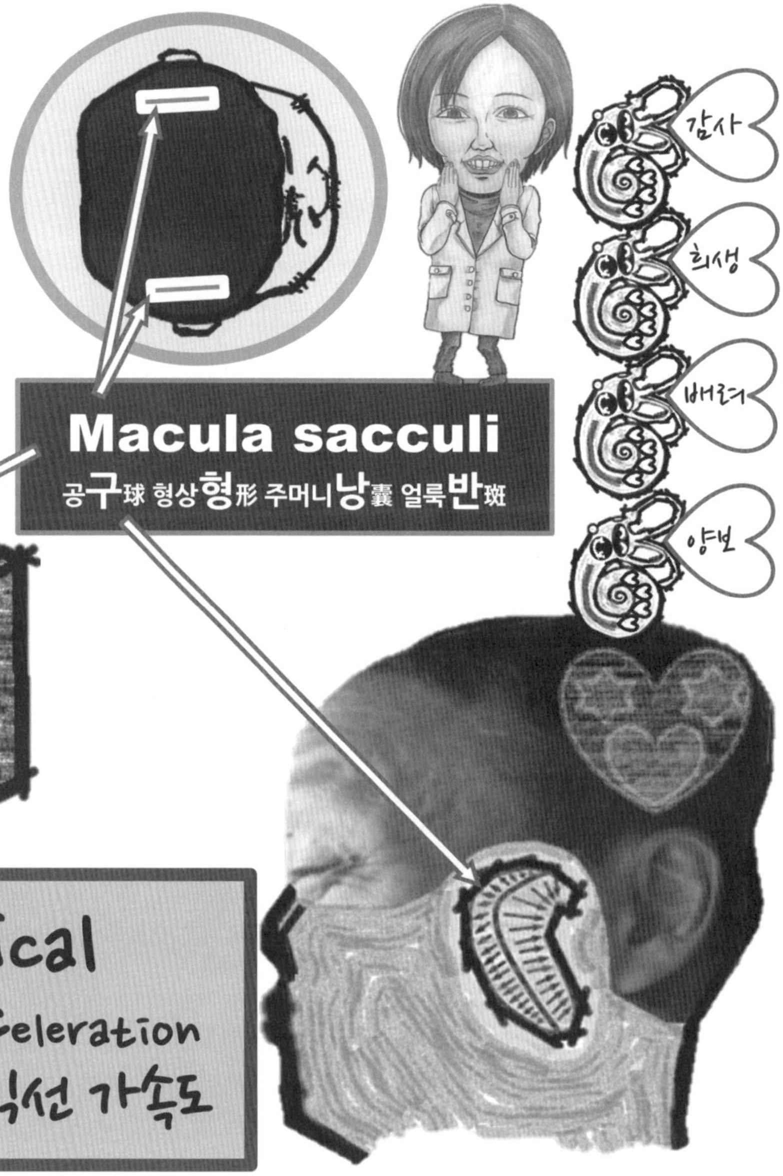

Vertical

(linear) acceleration

드리울수垂 곧을직直-직선 가속도

Vestibular system

7-33

Otolith system

Macula Utriculi

알난卵 형상형形 주머니낭囊 얼룩반斑

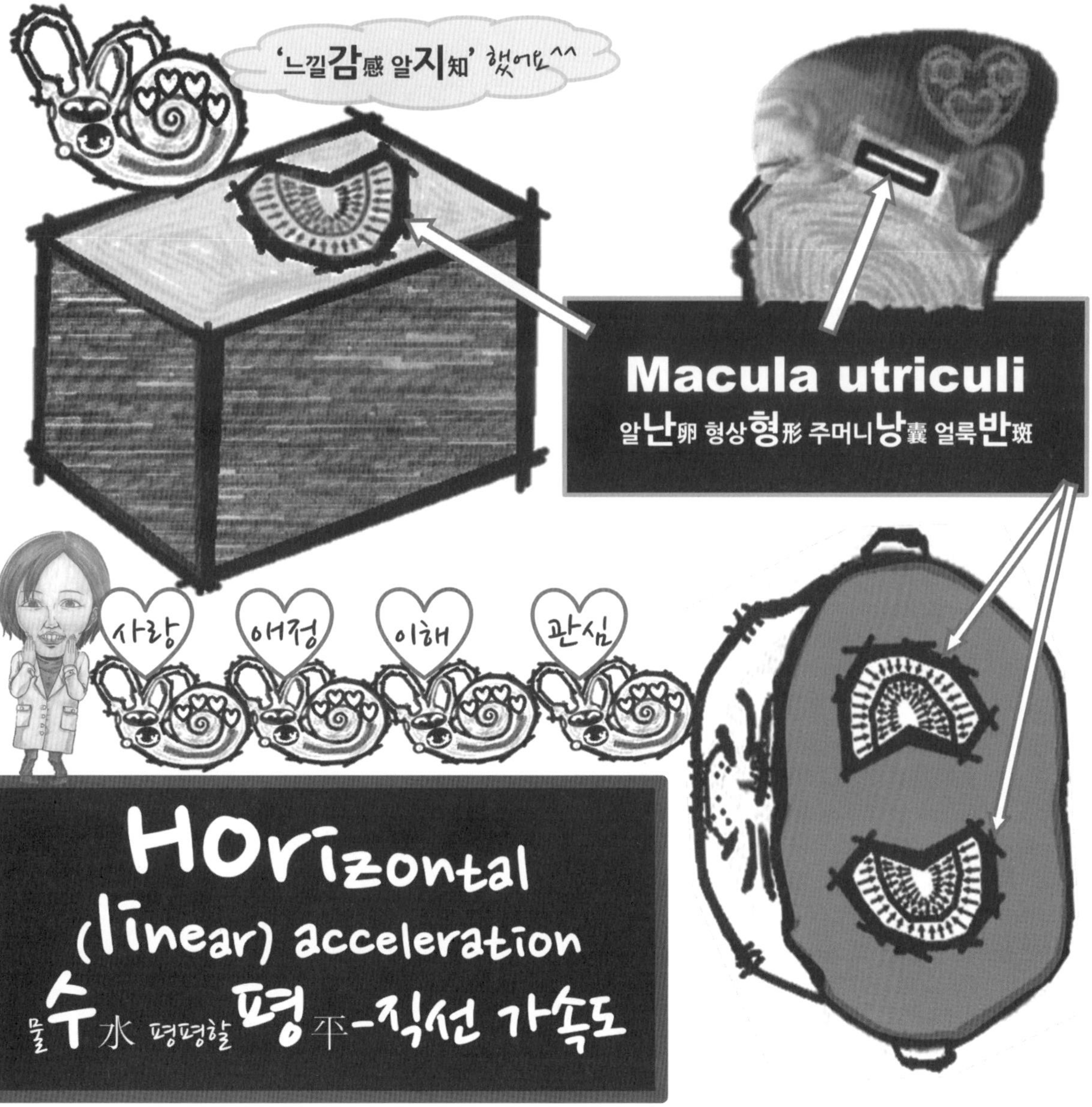

7-34

vestibular system

Anterior
Horizontal
Posterior

Semicircular canal

절반 반 半 구멍 규 規 대롱 관 管

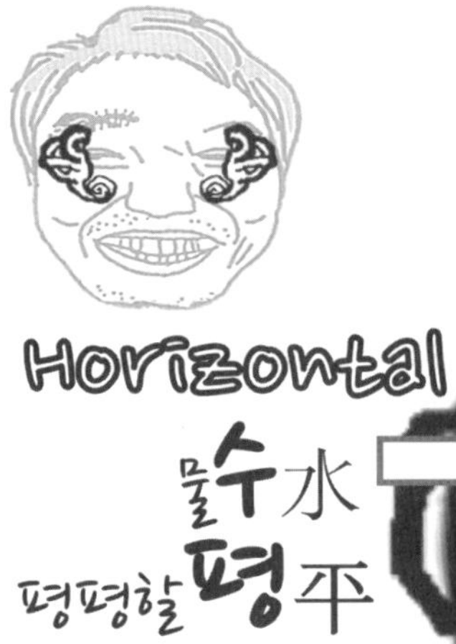

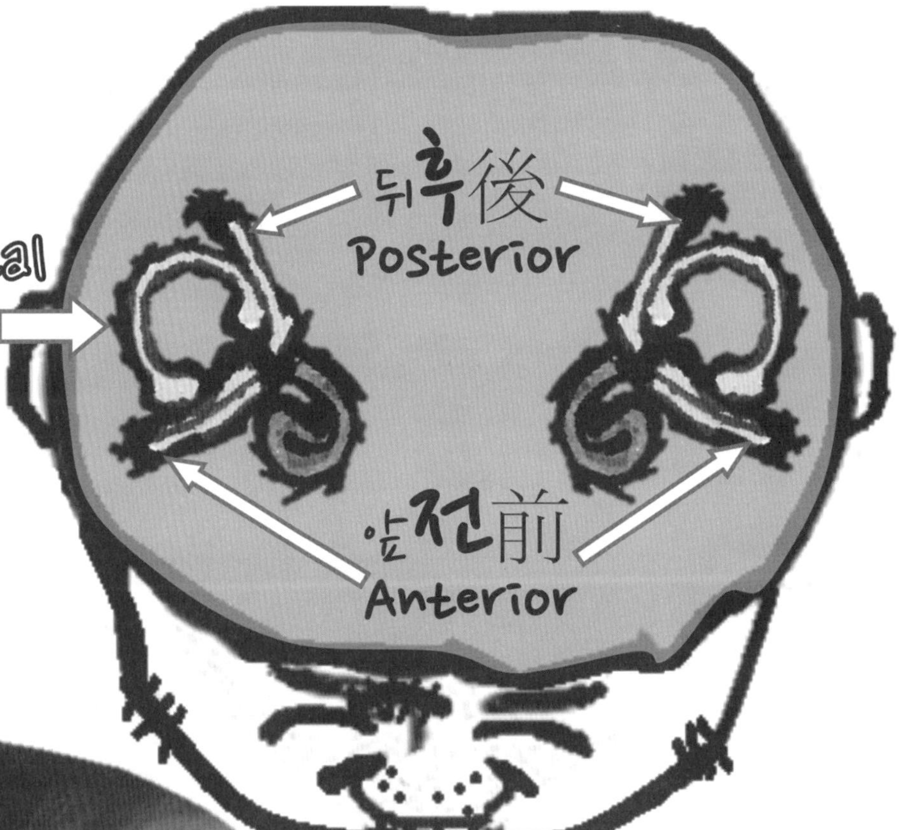

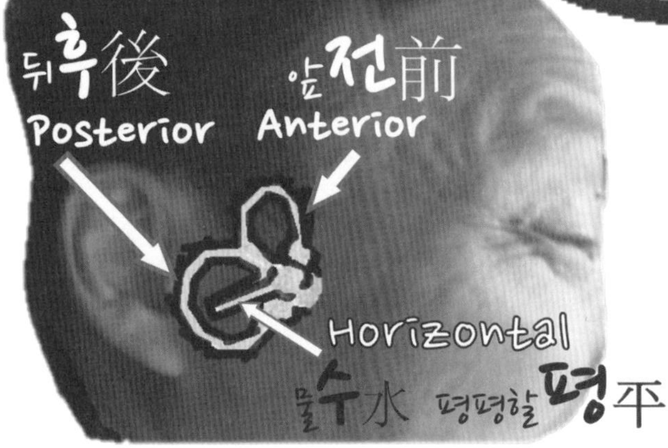

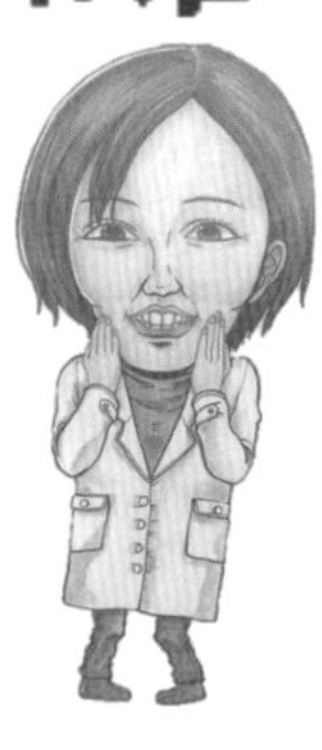

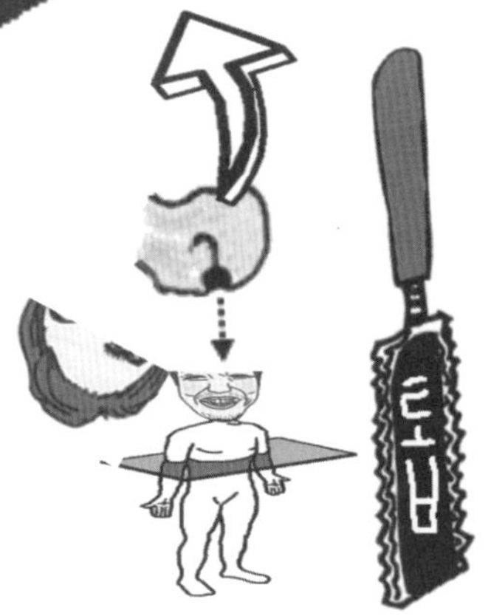

vestibular system

7-35

3 Semicircular canal

석삼三 절반반半 구멍규規 대롱관管

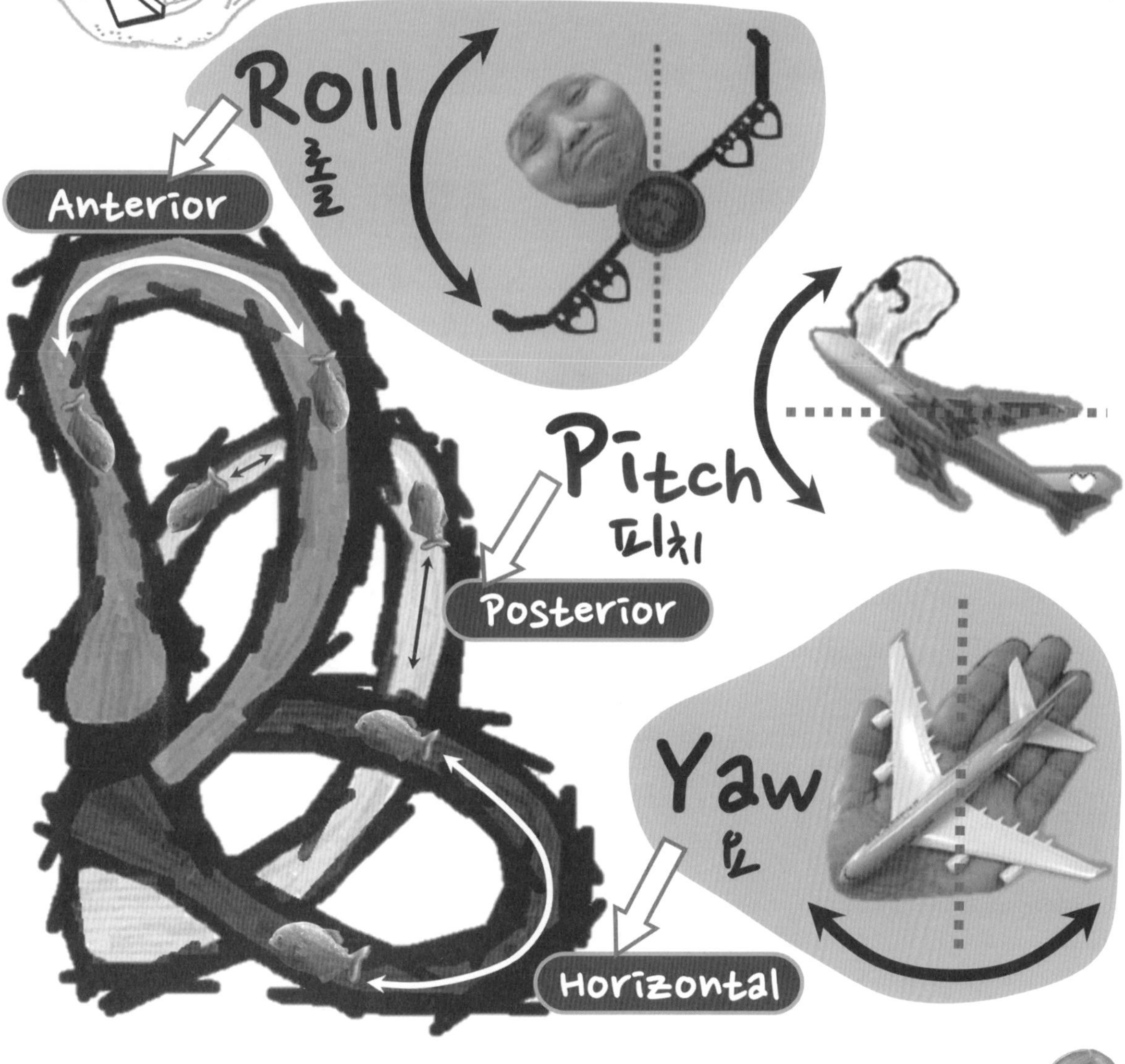

아하! 반규관은 뿔각角 더할가加 빠를속速 정도도度 (angular acceleration) 감지^^*

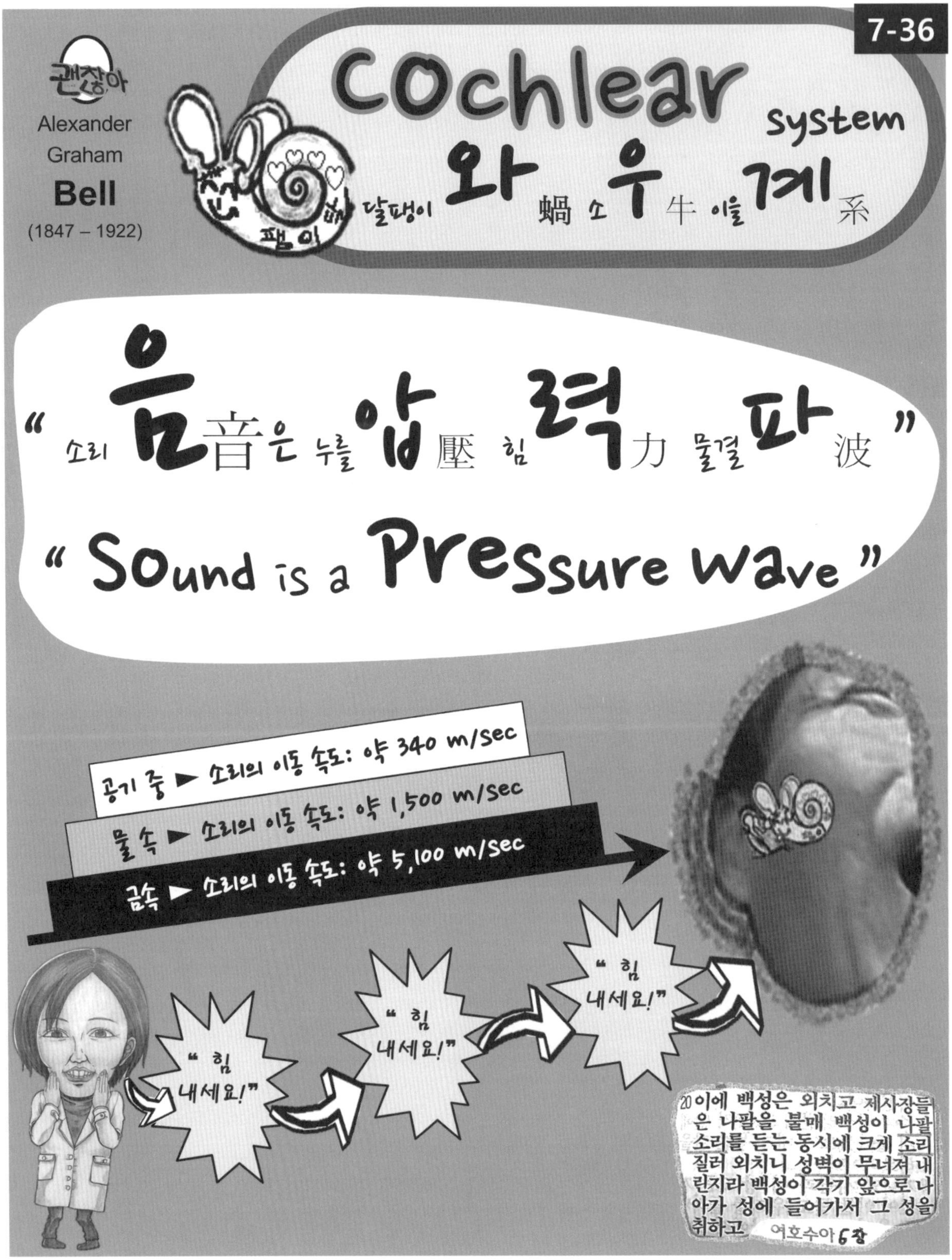
7-36
괜찮아
Alexander Graham Bell
(1847 – 1922)
Cochlear system
달팽이 와 蝸 소 우 牛 이을 계 系
팽이
"소리 음 音 은 누를 압 壓 힘 력 力 물결 파 波"
" Sound is a Pressure wave "
공기 중 ▶ 소리의 이동 속도: 약 340 m/sec
물 속 ▶ 소리의 이동 속도: 약 1,500 m/sec
금속 ▶ 소리의 이동 속도: 약 5,100 m/sec
" 힘 내세요!"
" 힘 내세요!"
" 힘 내세요!"
20 이에 백성은 외치고 제사장들
은 나팔을 불매 백성이 나팔
소리를 듣는 동시에 크게 소리
질러 외치니 성벽이 무너져 내
린지라 백성이 각기 앞으로 나
아가 성에 들어가서 그 성을
취하고
여호수아 6장

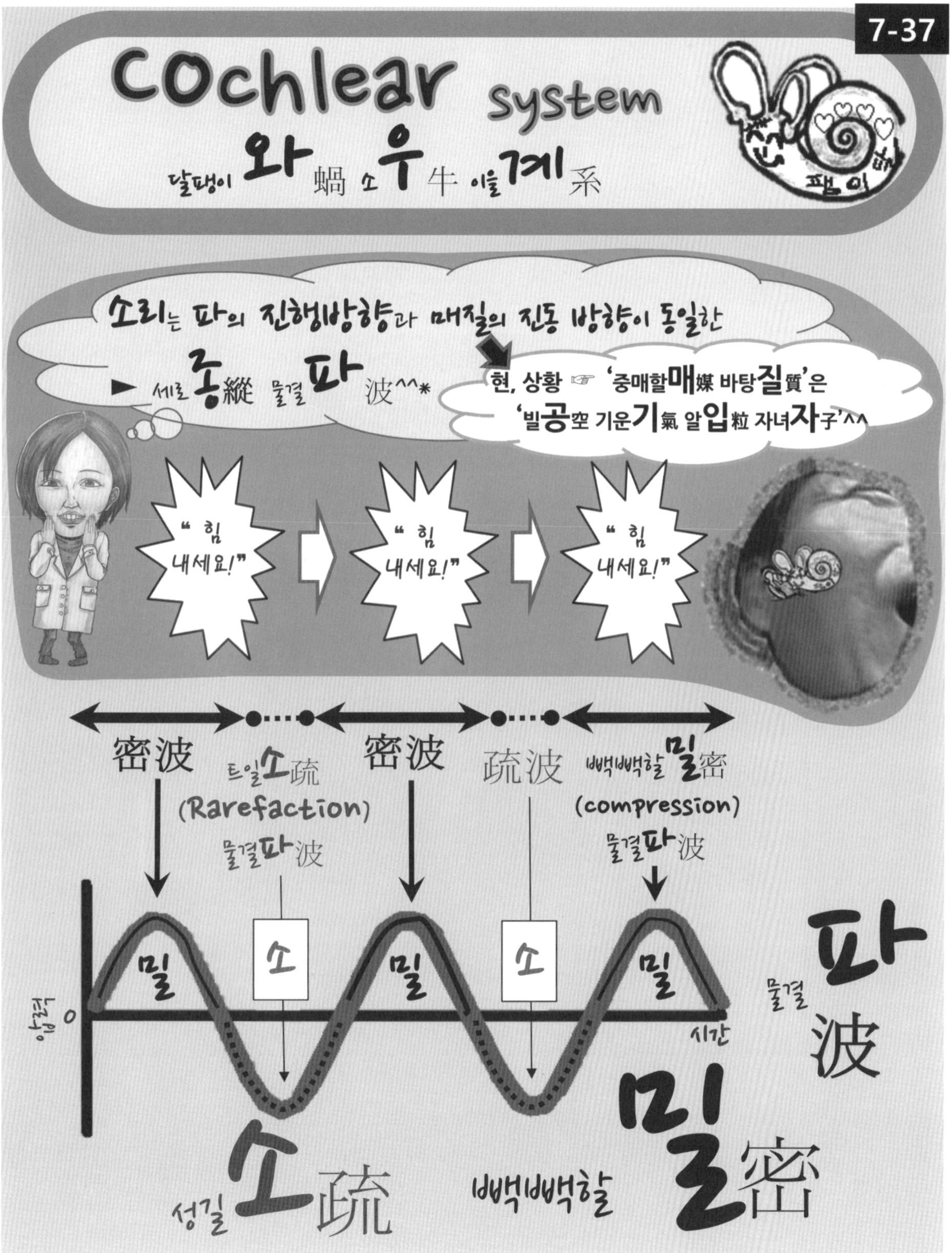
7-37
cochlear system
달팽이 와蝸 소우牛 이을계系
팽이
소리는 파의 진행방향과 매질의 진동 방향이 동일한
▶ 세로종縱 물결파波^^*
현, 상황 ☞ '중매할매媒 바탕질質'은
'빌공空 기운기氣 알입粒 자녀자子'^^
"힘 내세요!"
"힘 내세요!"
"힘 내세요!"
密波
트일소疏
(Rarefaction)
물결파波
密波
疏波
빽빽할밀密
(compression)
물결파波
밀
소
밀
소
밀
0
압력
시간
물결파波
성길소疏
빽빽할밀密

7-38

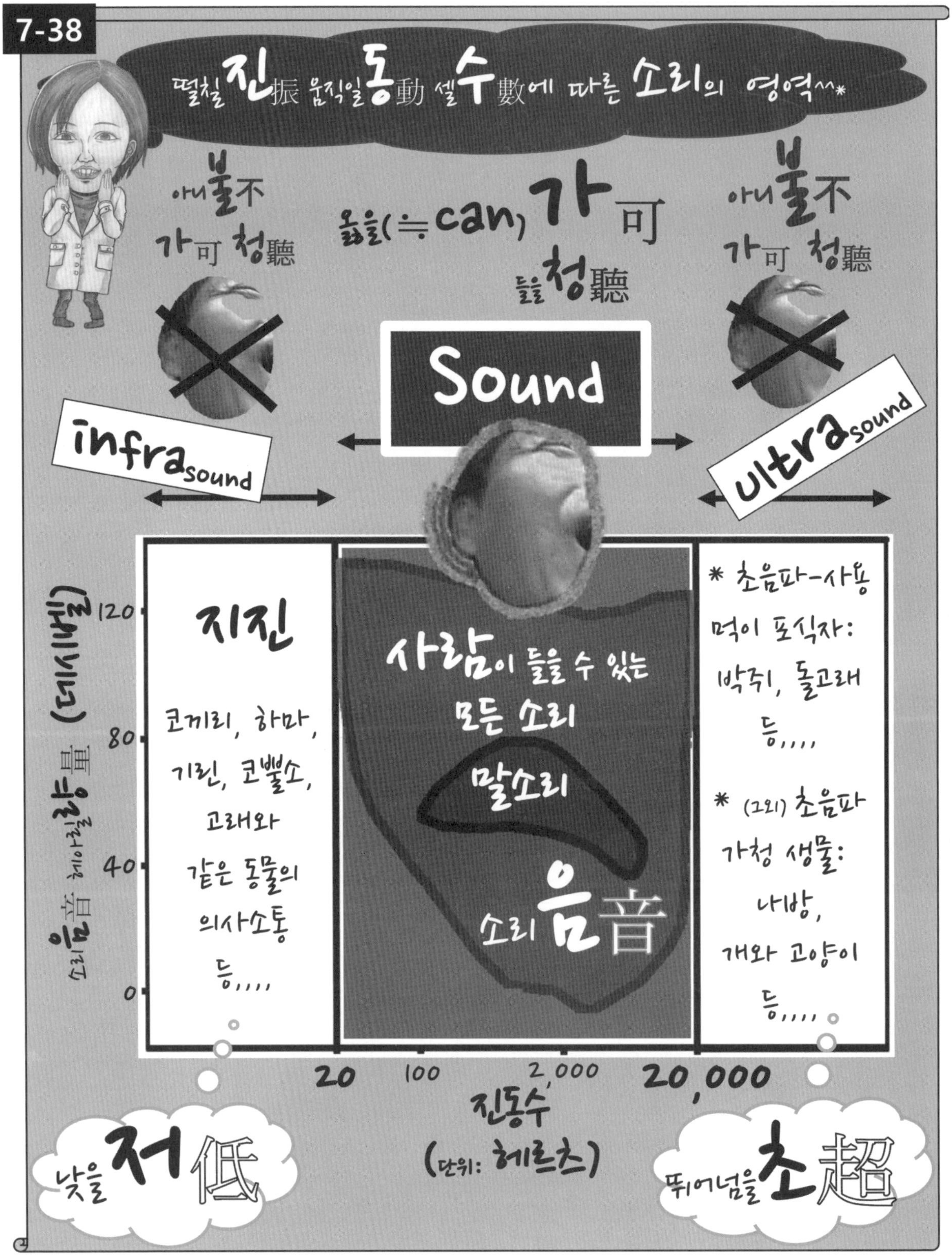
떨칠 진振 움직일 동動 셀 수數에 따른 소리의 영역^^*
아닐 불不 가可 청聽
옳을(≒can) 가可 들을 청聽
아닐 불不 가可 청聽
Sound
infrasound
ultrasound
지진
코끼리, 하마, 기린, 코뿔소, 고래와 같은 동물의 의사소통 등,,,,
사람이 들을 수 있는 모든 소리
말소리
소리 음音
* 초음파-사용 먹이 포식자: 박쥐, 돌고래 등,,,,
* (그외) 초음파 가청 생물: 나방, 개와 고양이 등,,,,
소리 음音 헤아릴 량量 (데시벨)
120
80
40
0
20
100
2,000
20,000
진동수 (단위: 헤르츠)
낮을 저低
뛰어넘을 초超

7-39

Cochlear system

Ossicle

귀이耳 작을소小 뼈골骨

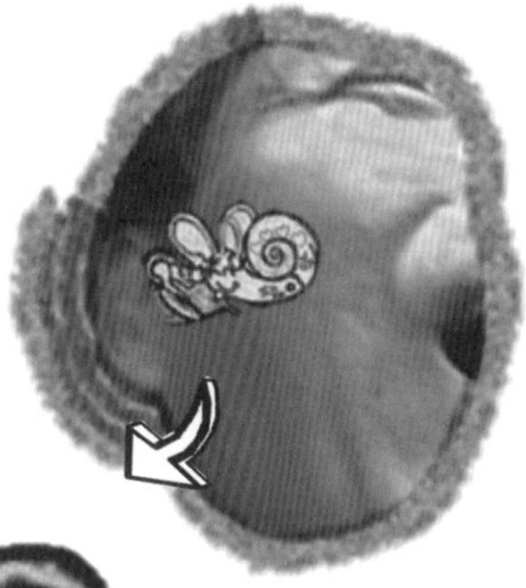

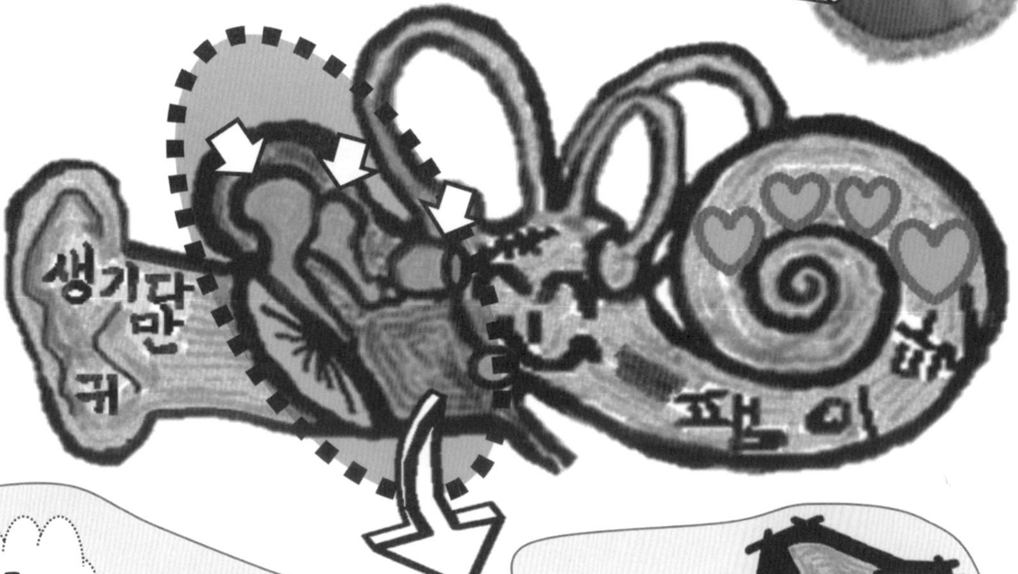

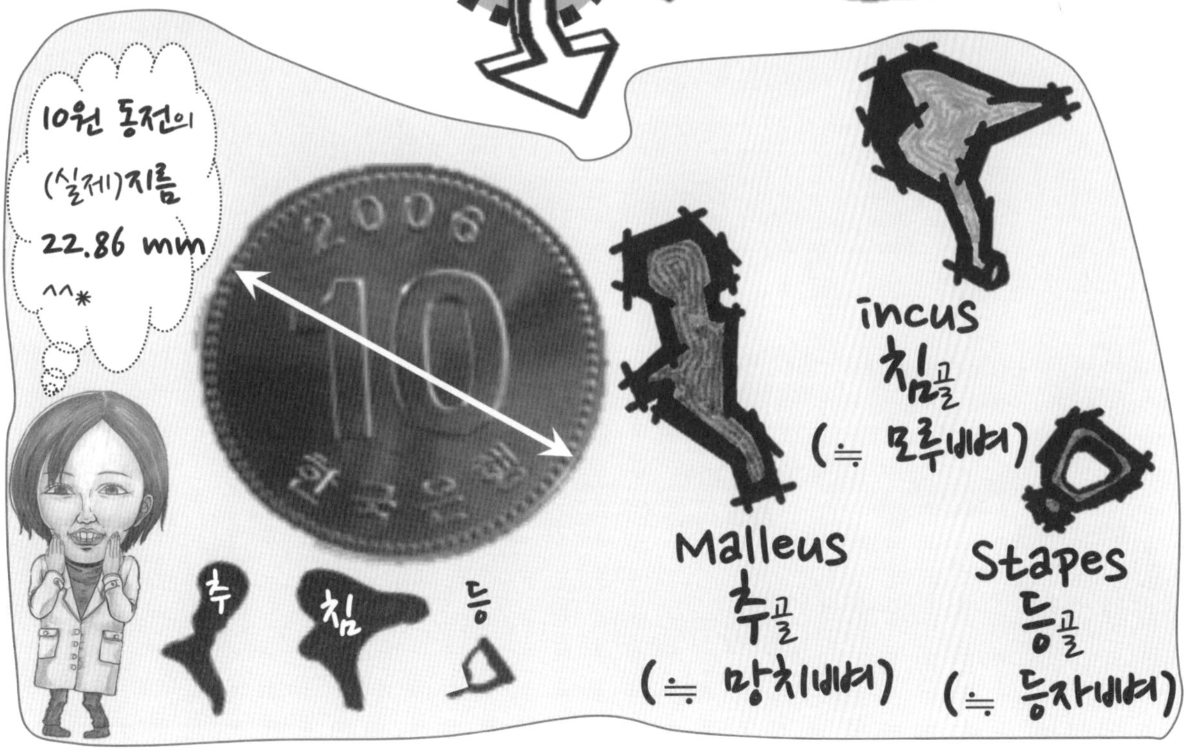

7-40

cochlear system

Scala vestibuli 앞전前 뜰정庭 섬돌계階

Scala Media 가운데중中 사이간間 섬돌계階

Scala tympani 두드릴고敲 막막膜 섬돌계階

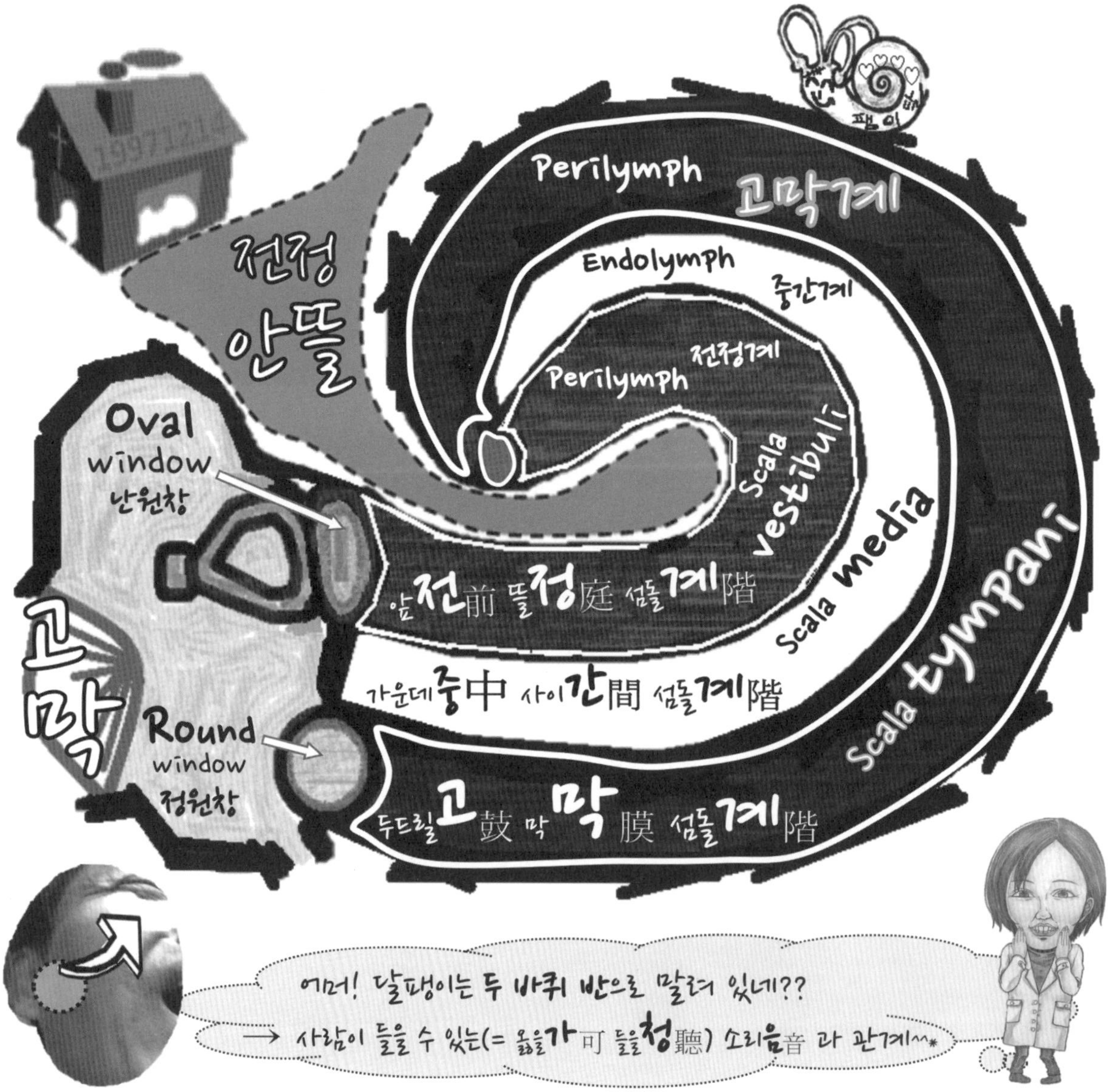

7-41

Vestibulocochlear system

Perilymph & Endolymph

바깥외外 림프 & 안내內 림프

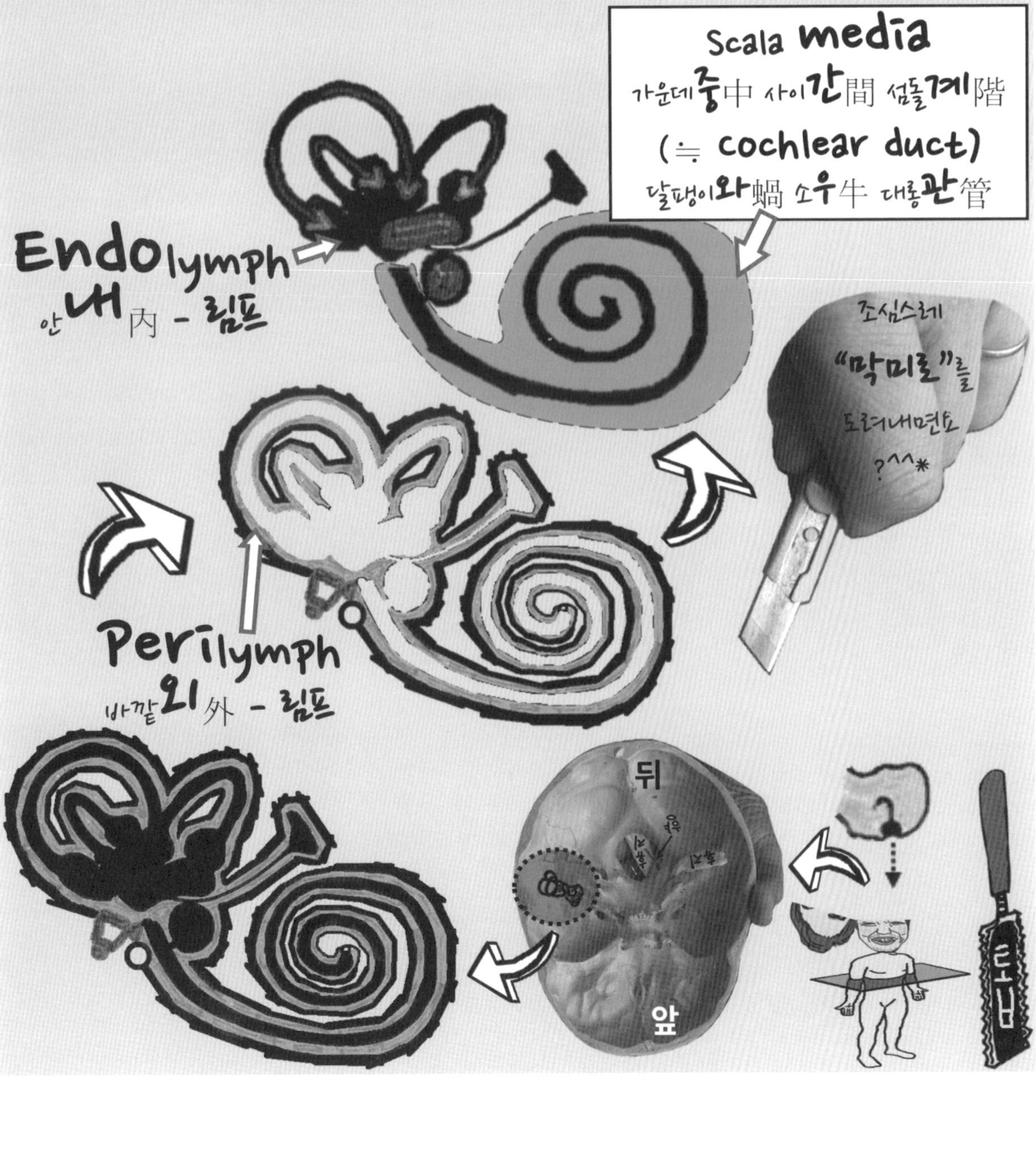

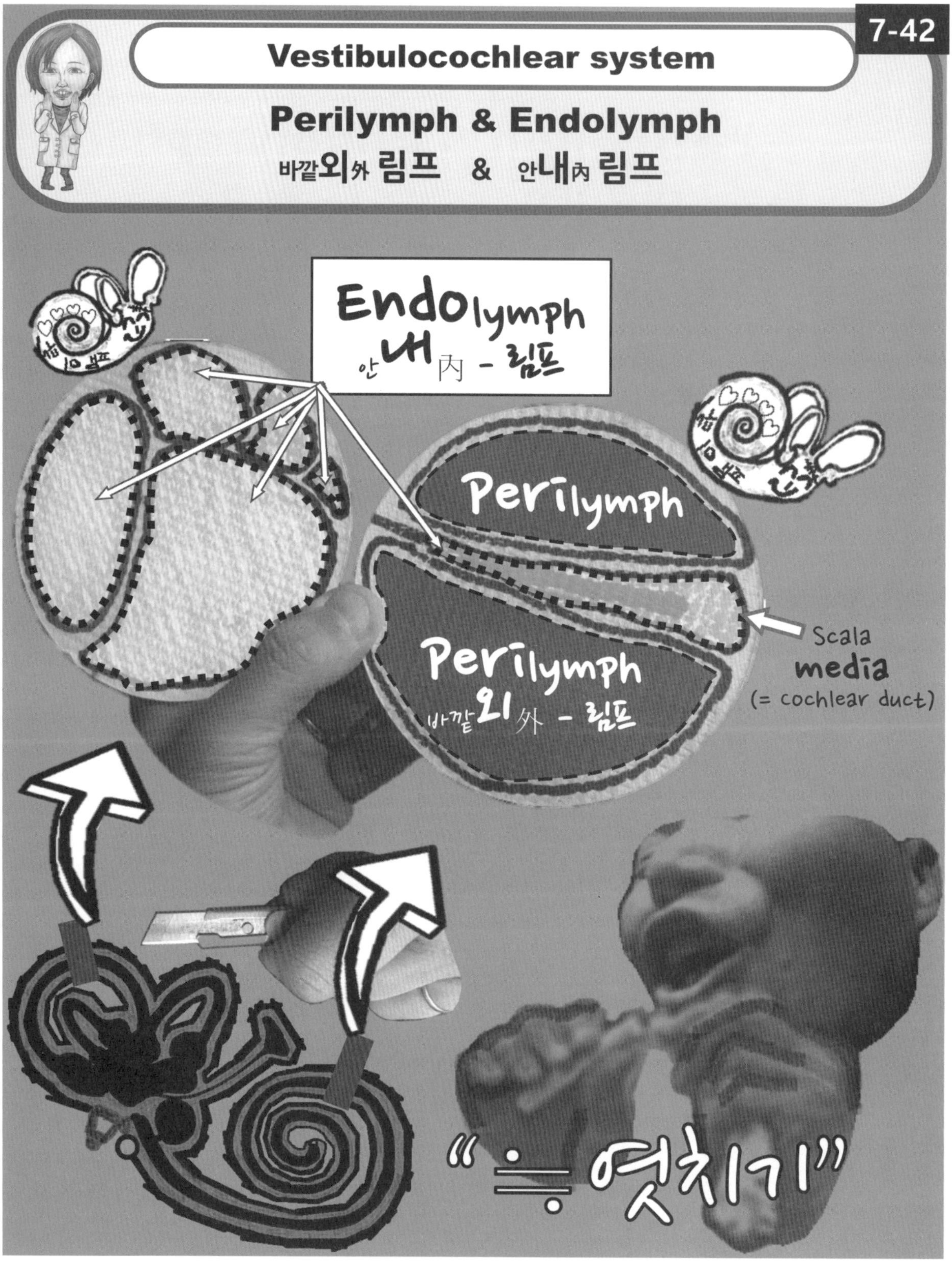
7-42
Vestibulocochlear system
Perilymph & Endolymph
바깥외外 림프 & 안내內 림프
Endolymph
안내內 - 림프
Perilymph
Perilymph
바깥외外 - 림프
Scala media
(= cochlear duct)
"≒엿치기"

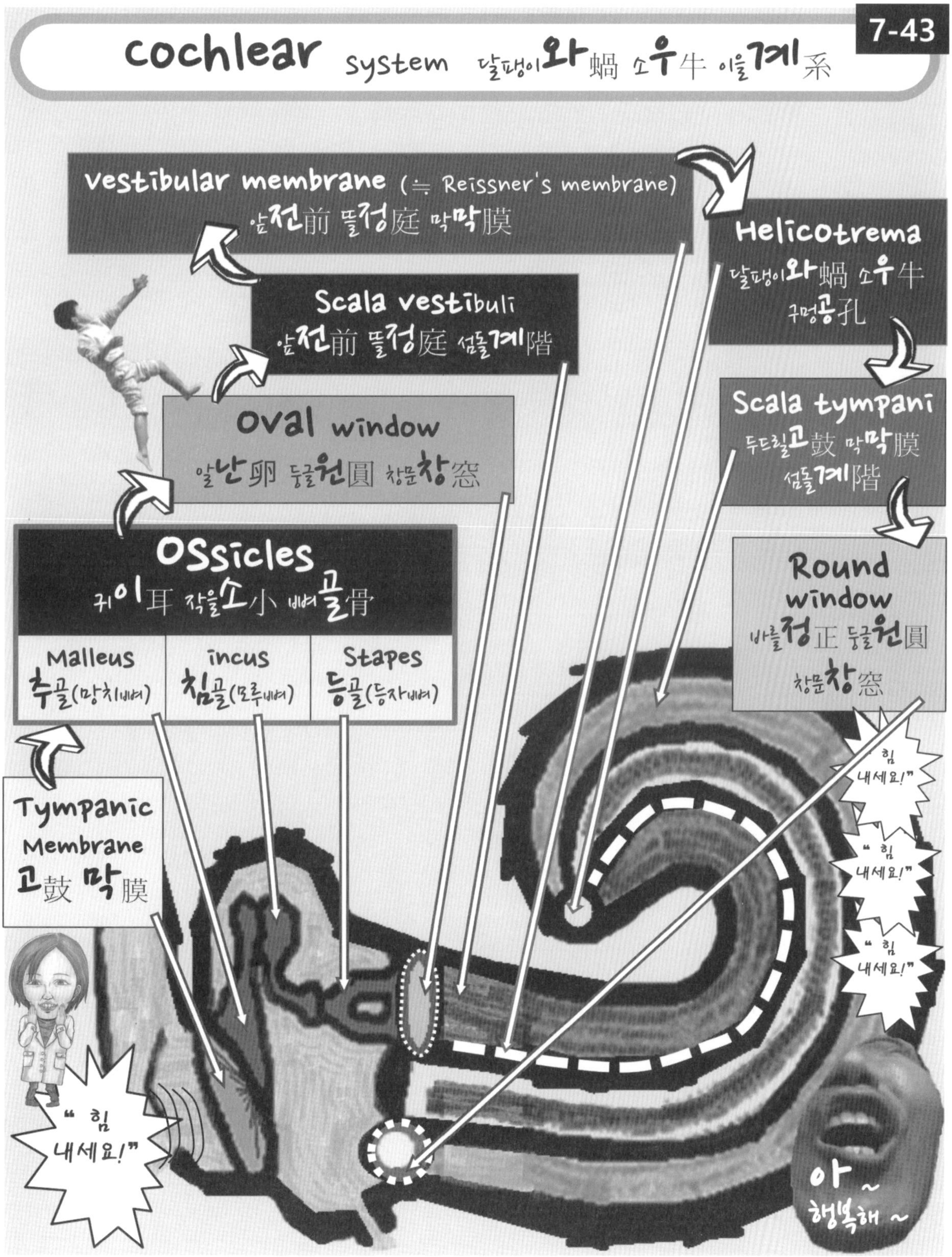
cochlear system 달팽이와蝸 소우牛 이을계系
7-43
vestibular membrane (≒ Reissner's membrane)
앞전前 뜰정庭 막막膜
Helicotrema
달팽이와蝸 소우牛
구멍공孔
Scala vestibuli
앞전前 뜰정庭 섬돌계階
Scala tympani
두드릴고鼓 막막膜
섬돌계階
Oval window
알난卵 둥글원圓 창문창窓
Round window
바를정正 둥글원圓
창문창窓
Ossicles
귀이耳 작을소小 뼈골骨
Malleus
추골(망치뼈)
incus
침골(모루뼈)
Stapes
등골(등자뼈)
Tympanic Membrane
고鼓 막膜
"힘 내세요!"
"힘 내세요!"
"힘 내세요!"
"힘 내세요!"
아~
행복해~

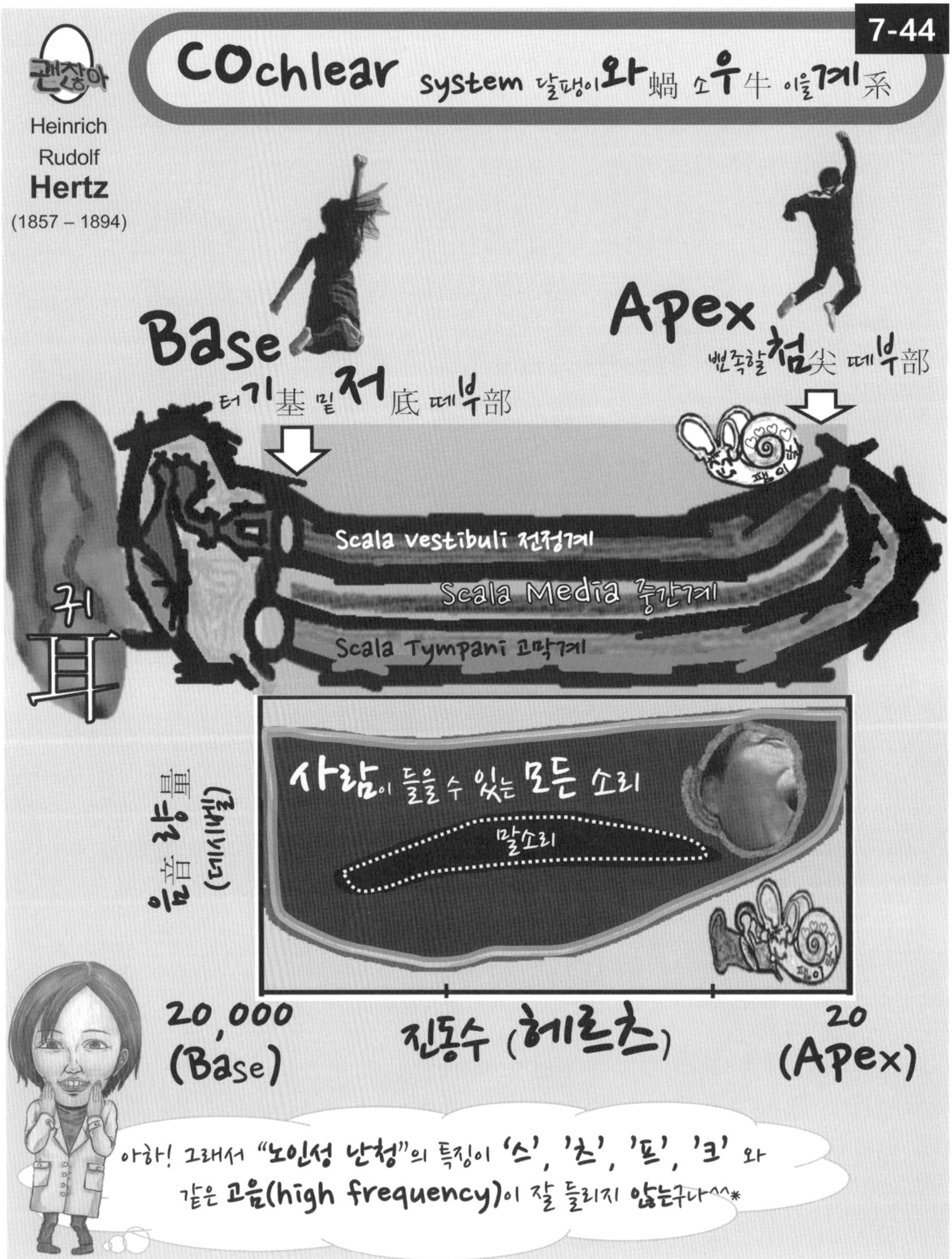
7-44
Cochlear system 달팽이와蝸 소우牛 이을계系
괜찮아
Heinrich Rudolf Hertz (1857 – 1894)
Base 터기基 밑저底 떼부部
Apex 뾰족할첨尖 떼부部
Scala vestibuli 전정계
Scala Media 중간계
Scala Tympani 고막계
귀 耳
사람이 들을 수 있는 모든 소리
말소리
음압 강도 (데시벨)
20,000 (Base)
진동수 (헤르츠)
20 (Apex)
아하! 그래서 "노인성 난청"의 특징이 '스', '츠', '프', '크' 와 같은 고음(high frequency)이 잘 들리지 않는구나^^*

7-45

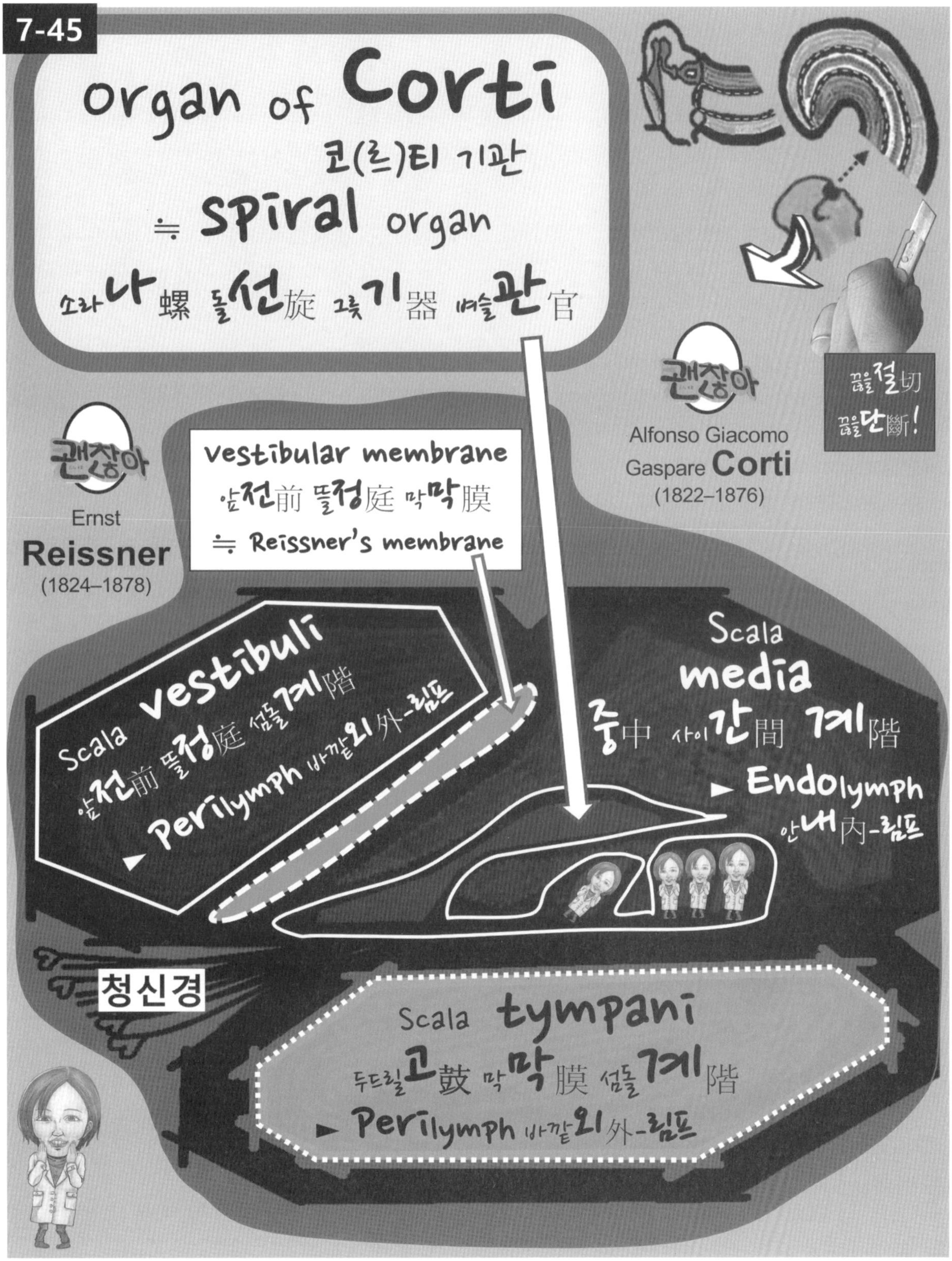
organ of Corti
코(르)티 기관
≒ spiral organ
소라나螺 돌선旋 그릇기器 벼슬관官
괜찮아
Ernst
Reissner
(1824–1878)
vestibular membrane
앞전前 뜰정庭 막막膜
≒ Reissner's membrane
괜찮아
Alfonso Giacomo
Gaspare Corti
(1822–1876)
끊을절切
끊을단斷!
Scala vestibuli
앞전前 뜰정庭 섬돌계階
▶ Perilymph 바깥외外-림프
Scala media
중中 사이간間 계階
▶ Endolymph
안내內-림프
청신경
Scala tympani
두드릴고鼓 막막膜 섬돌계階
▶ Perilymph 바깥외外-림프

7-46

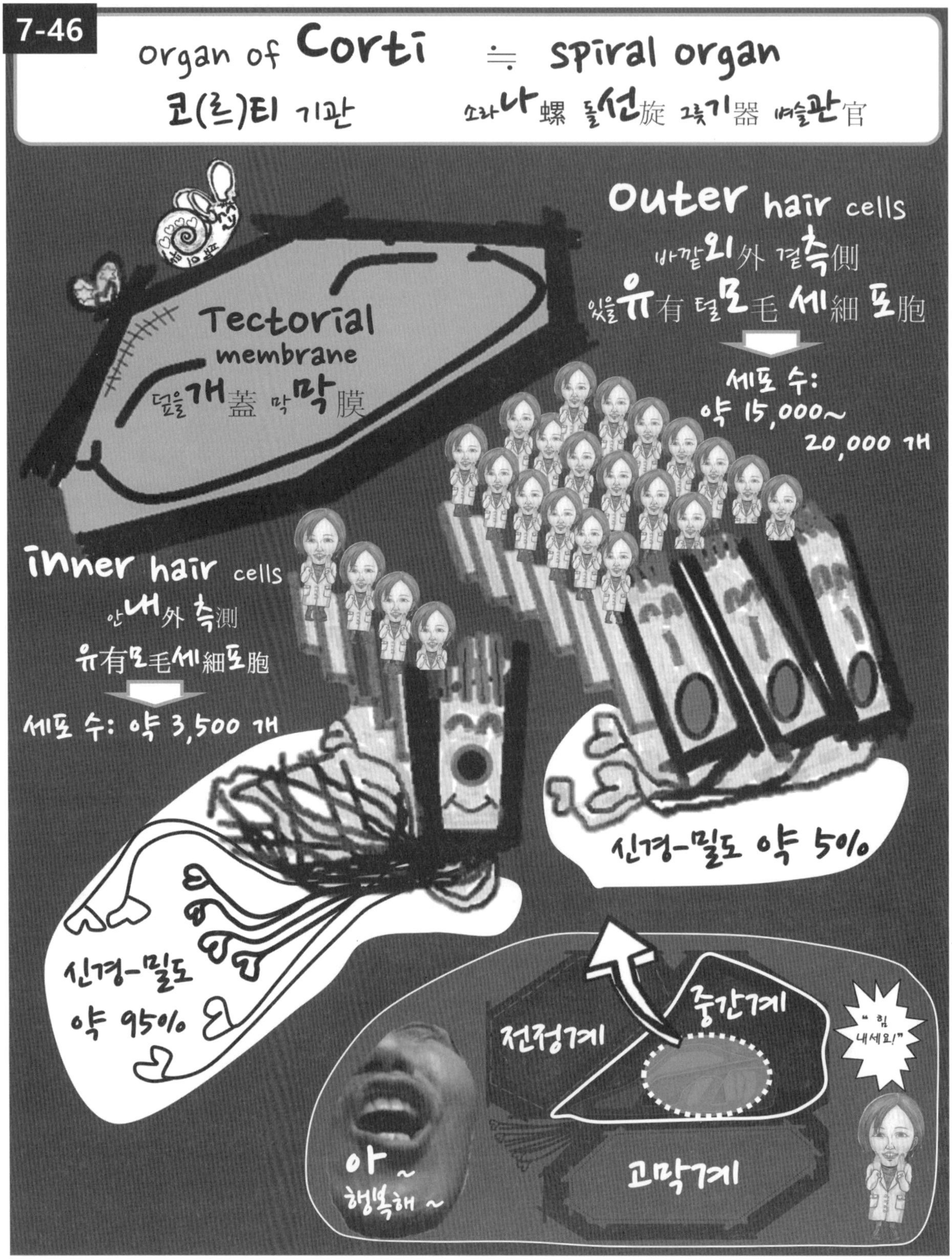
organ of Corti ≒ spiral organ
코(르)티 기관
소라나螺 돌선旋 그릇기器 벼슬관官
Outer hair cells
바깥외外 곁측側
있을유有 털모毛 세細 포胞
세포 수:
약 15,000~
20,000 개
Tectorial
membrane
덮을개蓋 막막膜
inner hair cells
안내外 측測
유有모毛세細포胞
세포 수: 약 3,500 개
신경-밀도 약 5%
신경-밀도
약 95%
중간계
전정계
고막계
"힘
내세요!"
아~
행복해~

Hair cell 있을유有 털모毛 가늘세細 태보포胞

7-47

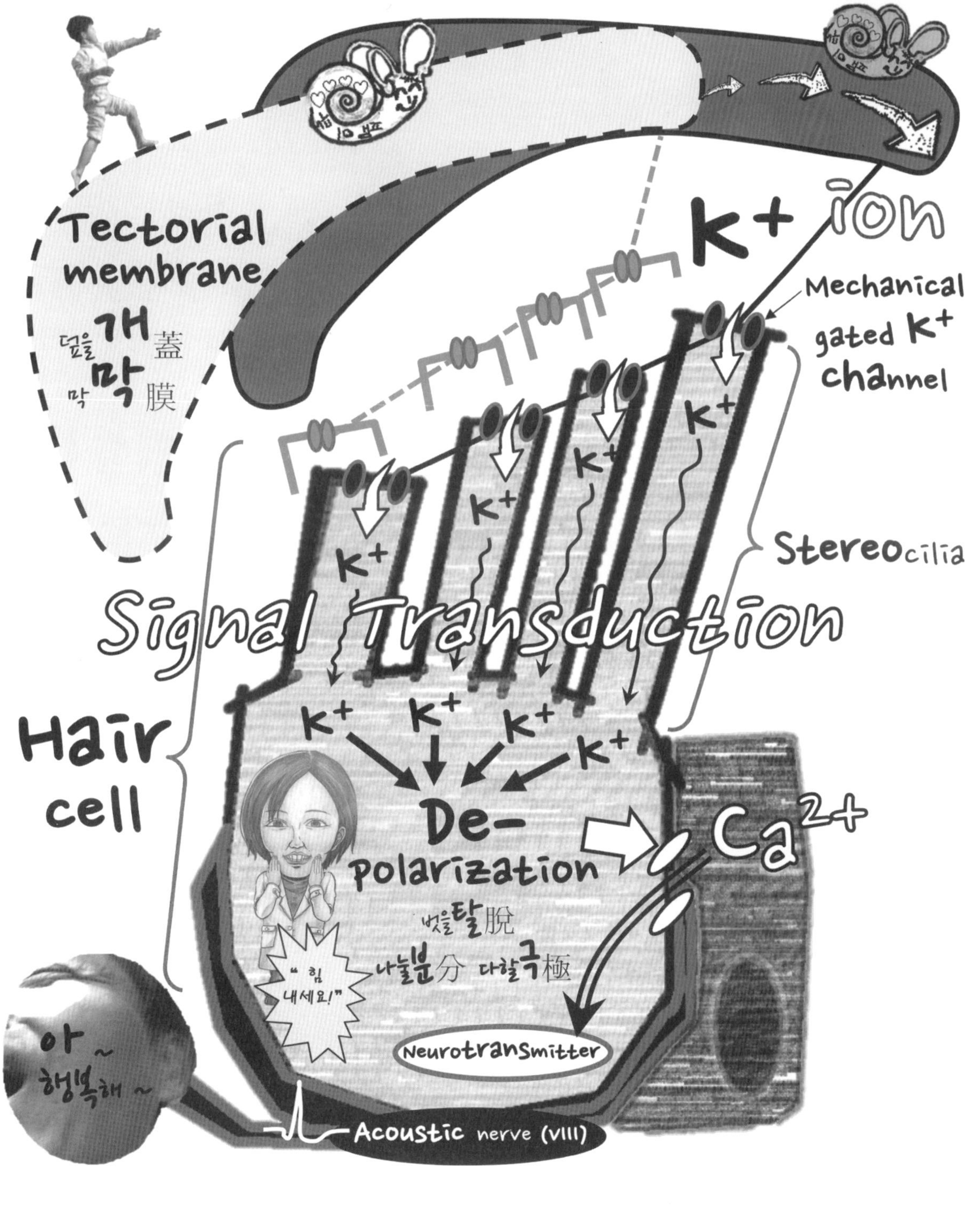

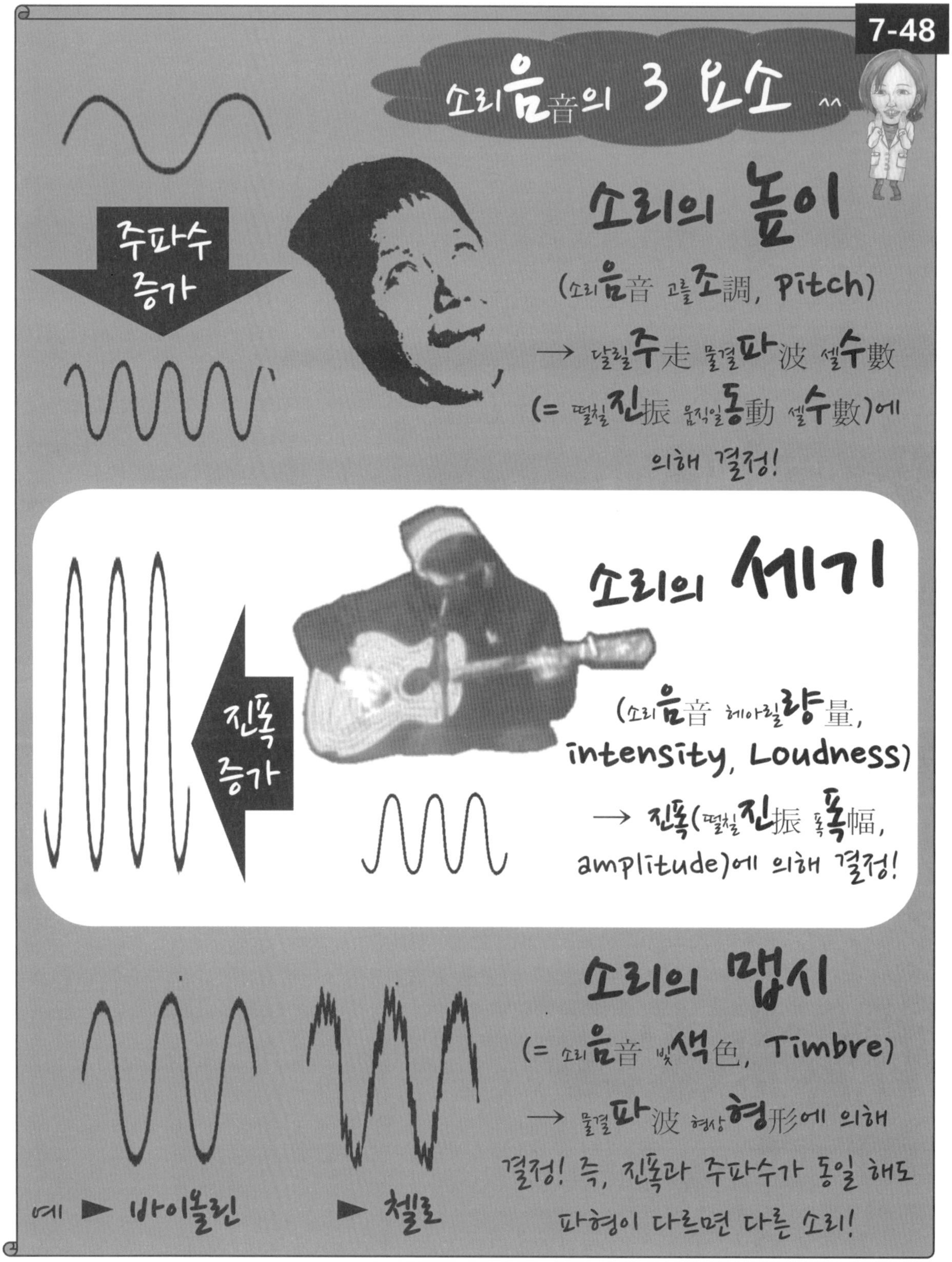
7-48
소리음音의 3 요소 ^^
주파수 증가
소리의 높이
(소리음音 고를조調, Pitch)
→ 달릴주走 물결파波 셀수數
(= 떨칠진振 움직일동動 셀수數)에
의해 결정!
진폭 증가
소리의 세기
(소리음音 헤아릴량量,
intensity, Loudness)
→ 진폭(떨칠진振 폭폭幅,
amplitude)에 의해 결정!
소리의 맵시
(= 소리음音 빛색色, Timbre)
→ 물결파波 형상형形에 의해
결정! 즉, 진폭과 주파수가 동일 해도
파형이 다르면 다른 소리!
예 ► 바이올린
► 첼로

7-49

Olfactory sense
냄새맡을 후嗅 깨달을 각覺

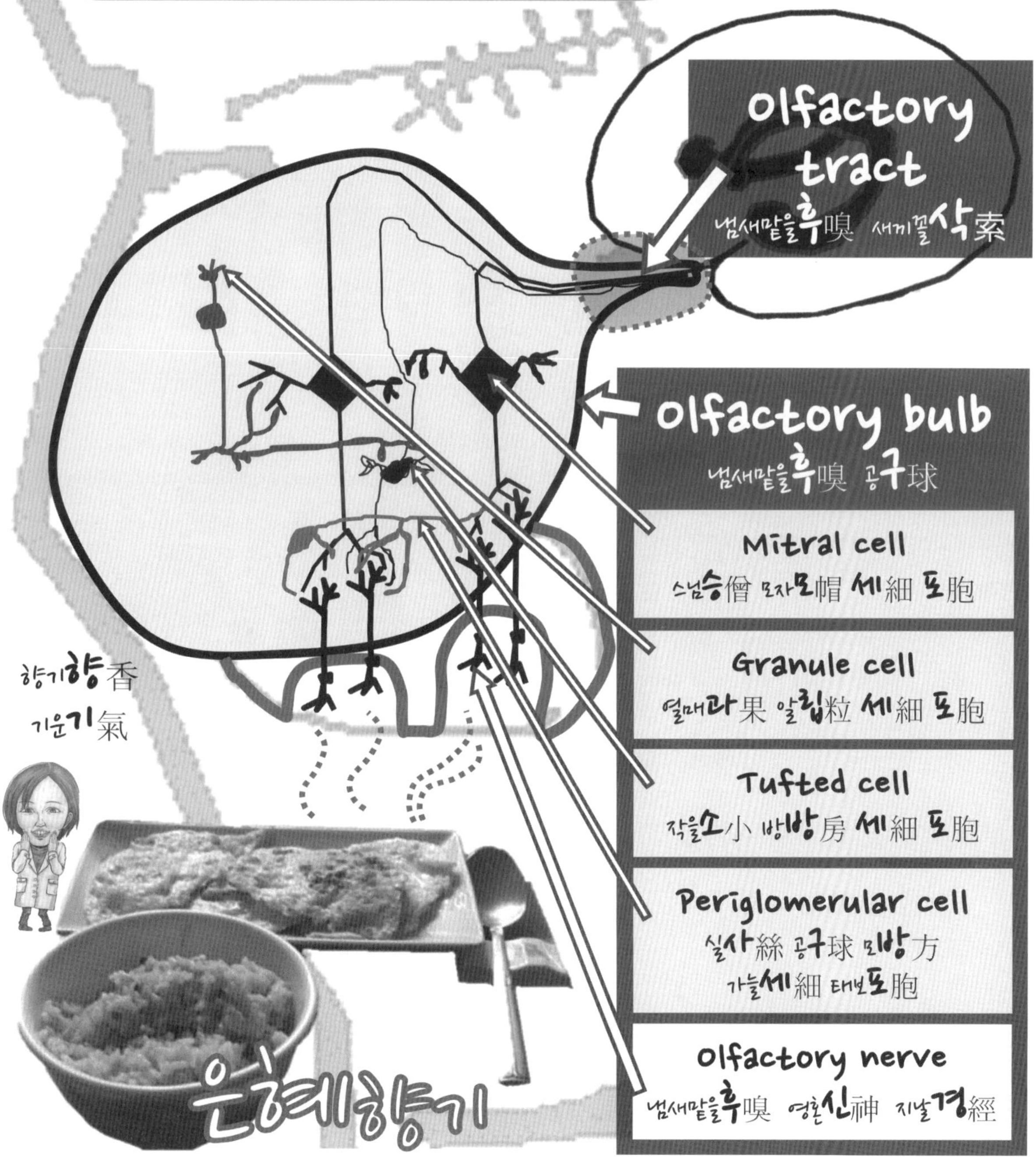

7-50

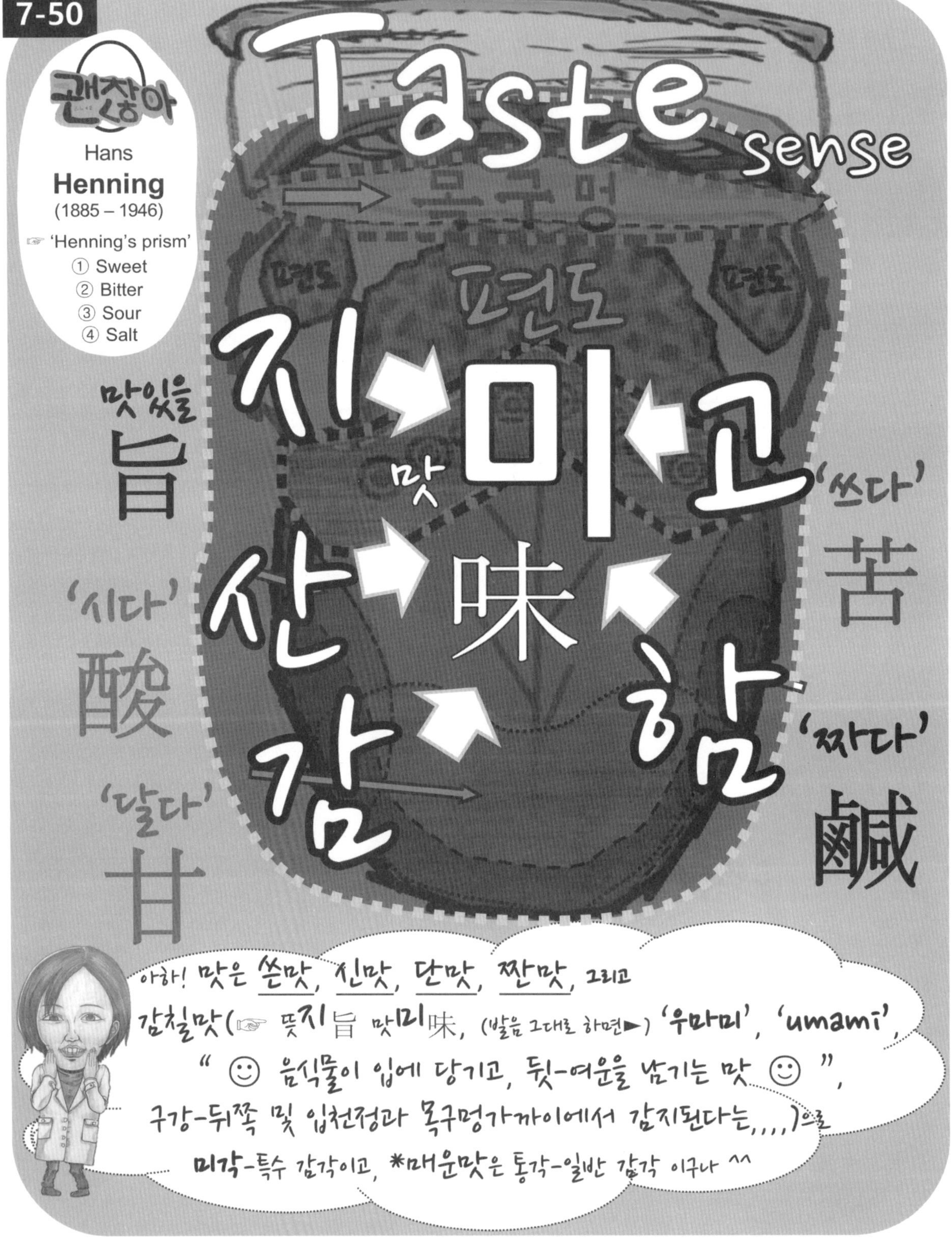
괜찮아
Hans
Henning
(1885 – 1946)
☞ 'Henning's prism'
① Sweet
② Bitter
③ Sour
④ Salt
Taste sense
목구멍
편도
편도
편도
지미고산감함
맛
味
맛있을
旨
'쓰다'
苦
'시다'
酸
'짜다'
鹹
'달다'
甘
아하! 맛은 쓴맛, 신맛, 단맛, 짠맛, 그리고
감칠맛(☞ 뜻지旨 맛미味, (발음 그대로 하면▶) '우마미', 'umami',
" ☺ 음식물이 입에 당기고, 뒷-여운을 남기는 맛 ☺ ",
구강-뒤쪽 및 입천정과 목구멍가까이에서 감지된다는,,,,)으로
미각-특수 감각이고, *매운맛은 통각-일반 감각 이구나 ^^

7-51

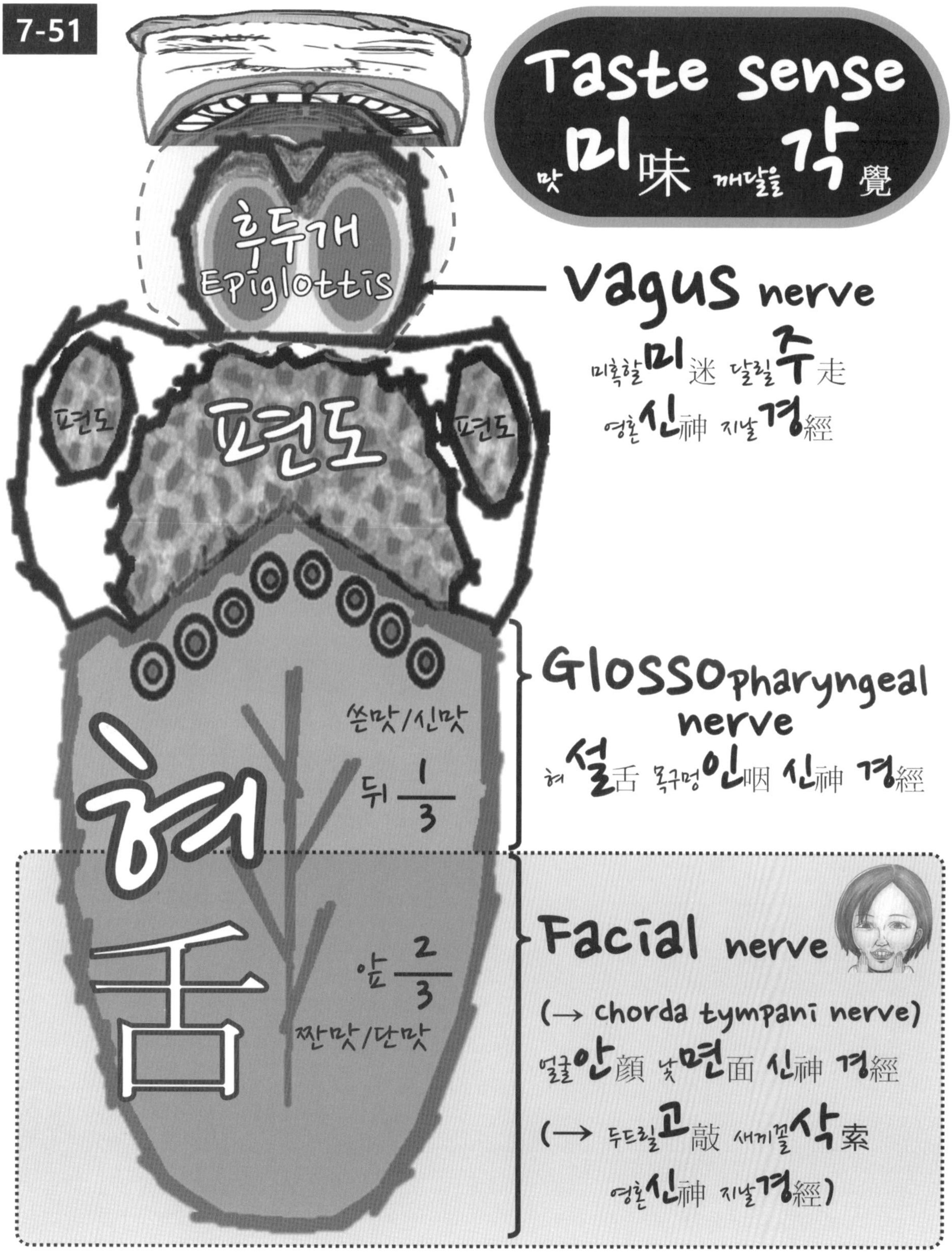
Taste sense
맛 미 味 깨달을 각 覺
후두개
Epiglottis
Vagus nerve
미혹할 미 迷 달릴 주 走
영혼 신 神 지날 경 經
편도
편도
편도
Glossopharyngeal nerve
혀 설 舌 목구멍 인 咽 신 神 경 經
쓴맛/신맛
뒤 1/3
혀
舌
앞 2/3
짠맛/단맛
Facial nerve
(→ chorda tympani nerve)
얼굴 안 顔 낯 면 面 신 神 경 經
(→ 두드릴 고 敲 새끼줄 삭 索
영혼 신 神 지날 경 經)

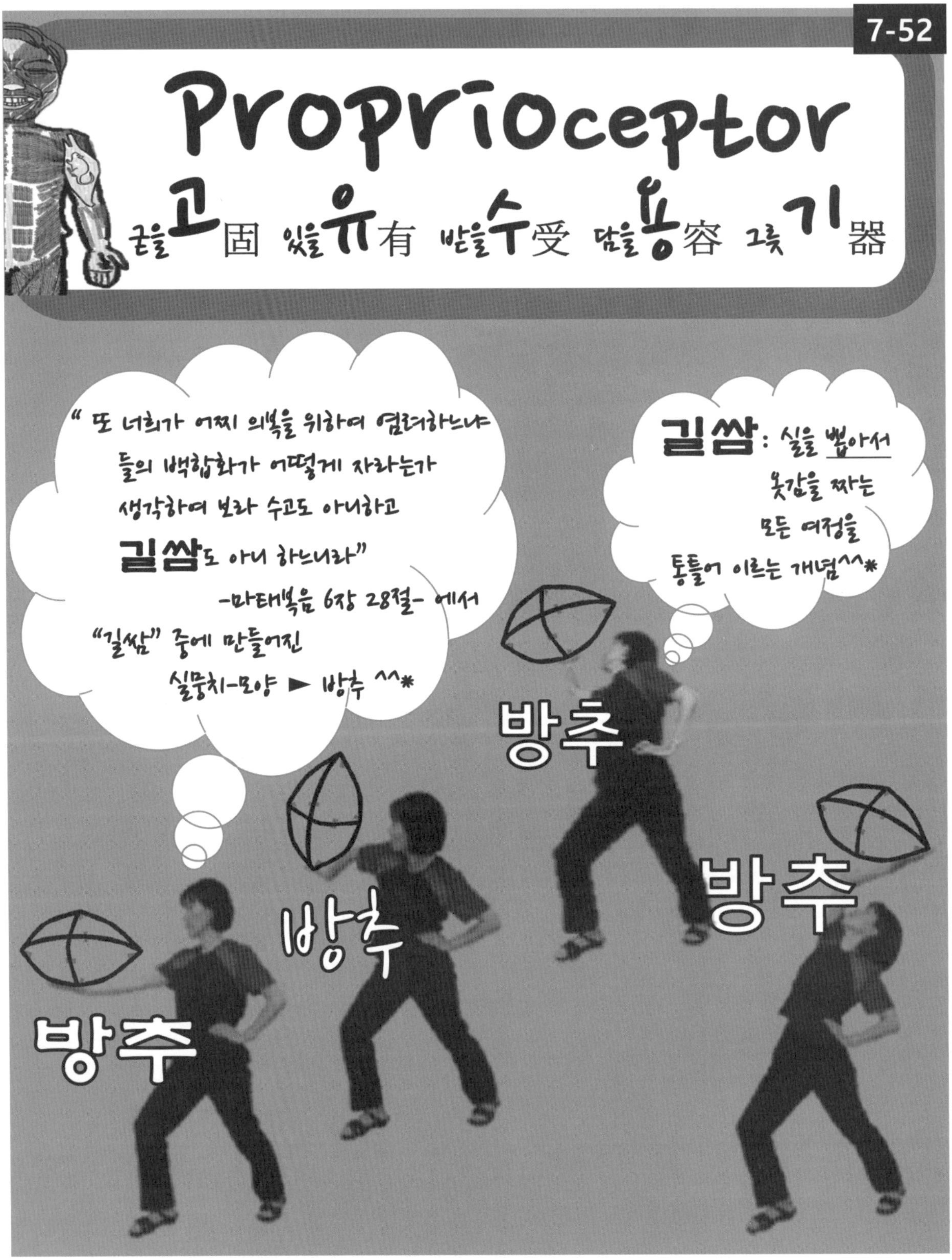
7-52
Proprioceptor
굳을고固 있을유有 받을수受 담을용容 그릇기器
“또 너희가 어찌 의복을 위하여 염려하느냐
들의 백합화가 어떻게 자라는가
생각하여 보라 수고도 아니하고
길쌈도 아니 하느니라”
-마태복음 6장 28절- 에서
“길쌈” 중에 만들어진
실뭉치-모양 ► 방추 ^^*
길쌈: 실을 뽑아서
옷감을 짜는
모든 여정을
통틀어 이르는 개념^^*
방추
방추
방추
방추

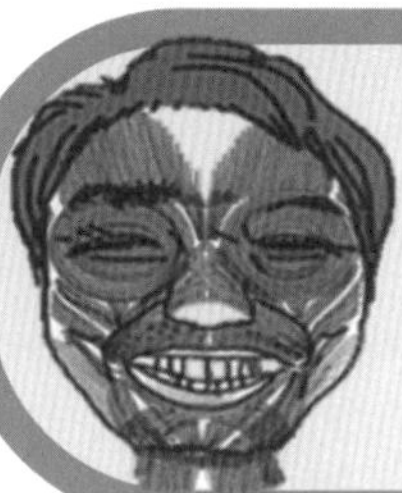

Proprioceptor

7-53

굳을고固 있을유有 받을수受 담을용容 그릇기器

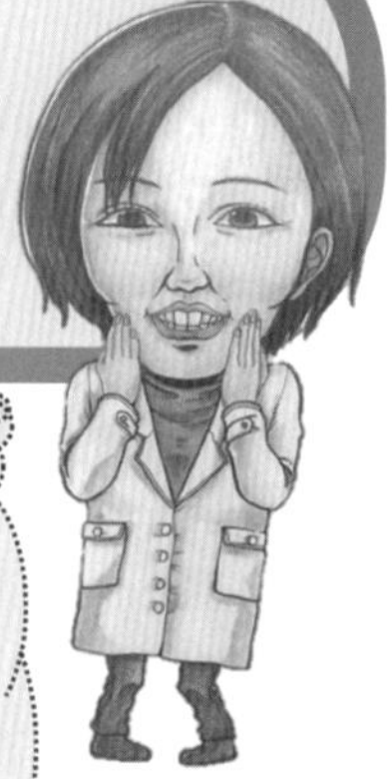

가운데가
굵고
양 끝이
가는,
방추 모양
^^*

Muscle Spindle

힘줄근筋 실 뽑을방紡 저울추추錘

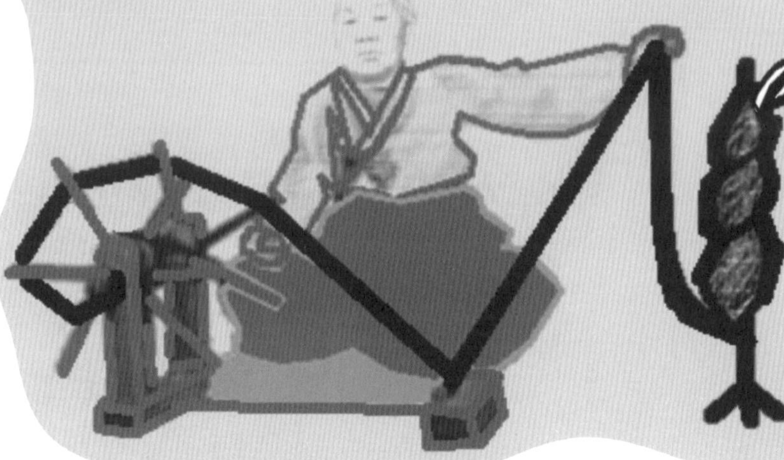

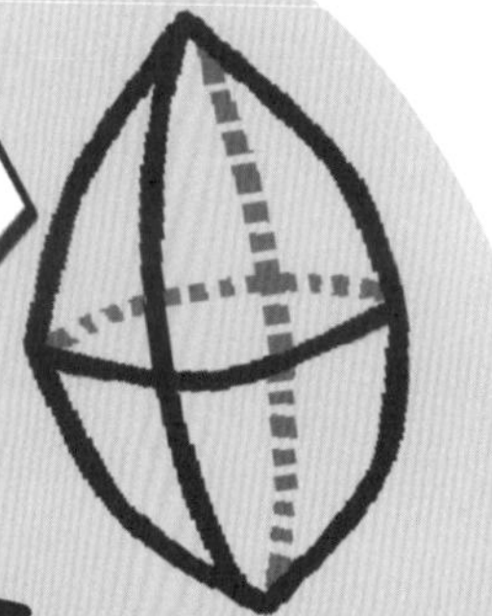

Fusiform

방紡 추錘 형상형形

Golgi Tendon organ

골지 힘줄 밑동건腱 그릇기器 벼슬관官

괜찮아

Camilio
Golgi
(1843-1926)

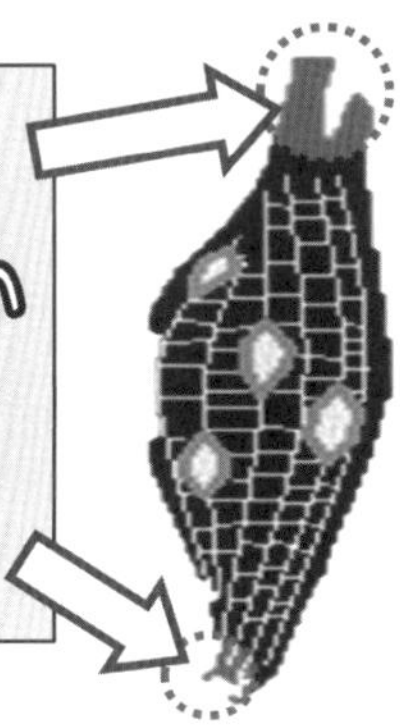

7-54

Proprioceptor

Muscle Spindle

힘줄근筋 실뽑을방紡 저울추추錘

1 그램 당,
1~4개 존재 !!!!
그렇다면 10킬로그램
근육에는
일만개~ 사만개?^^*

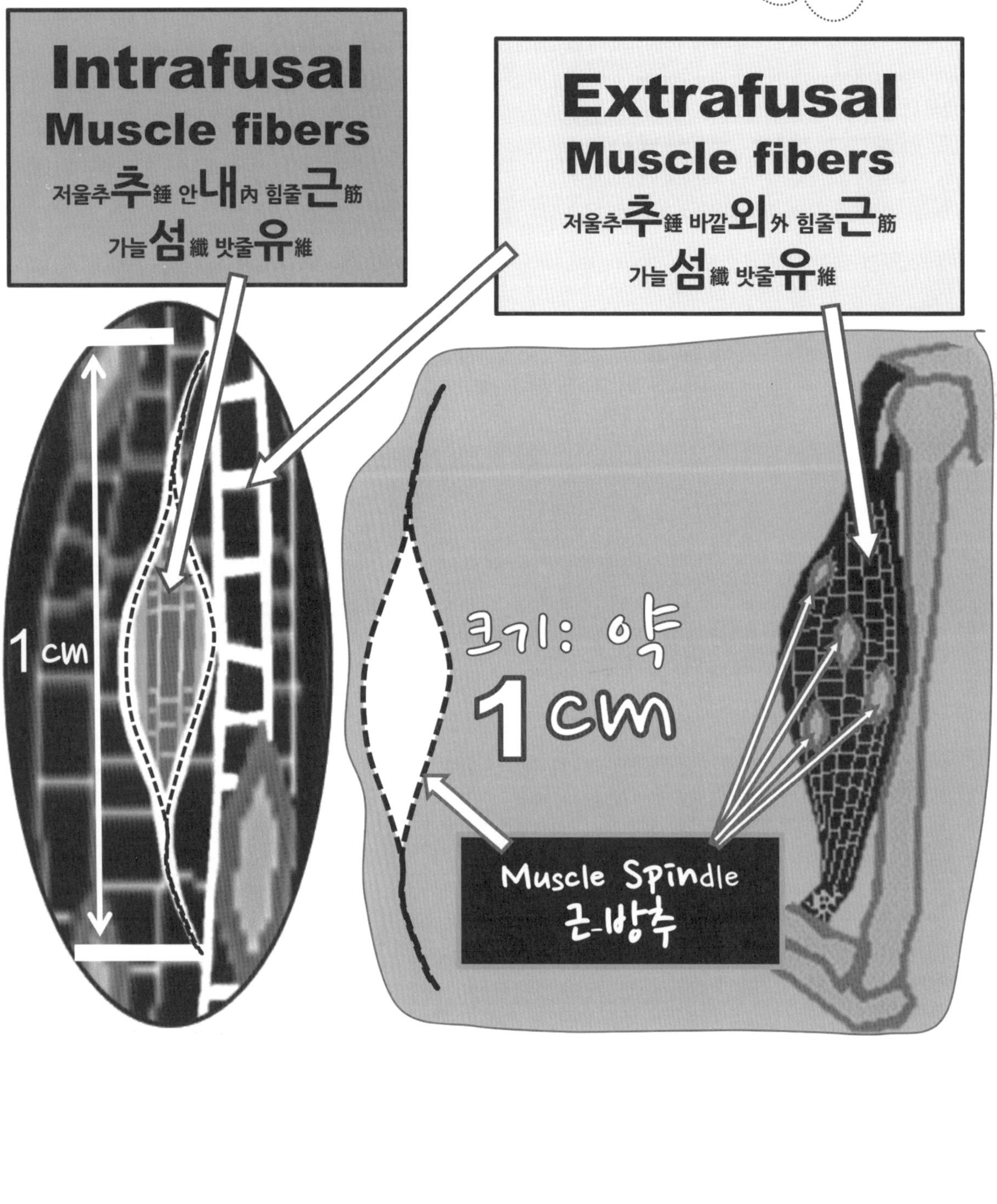

7-55

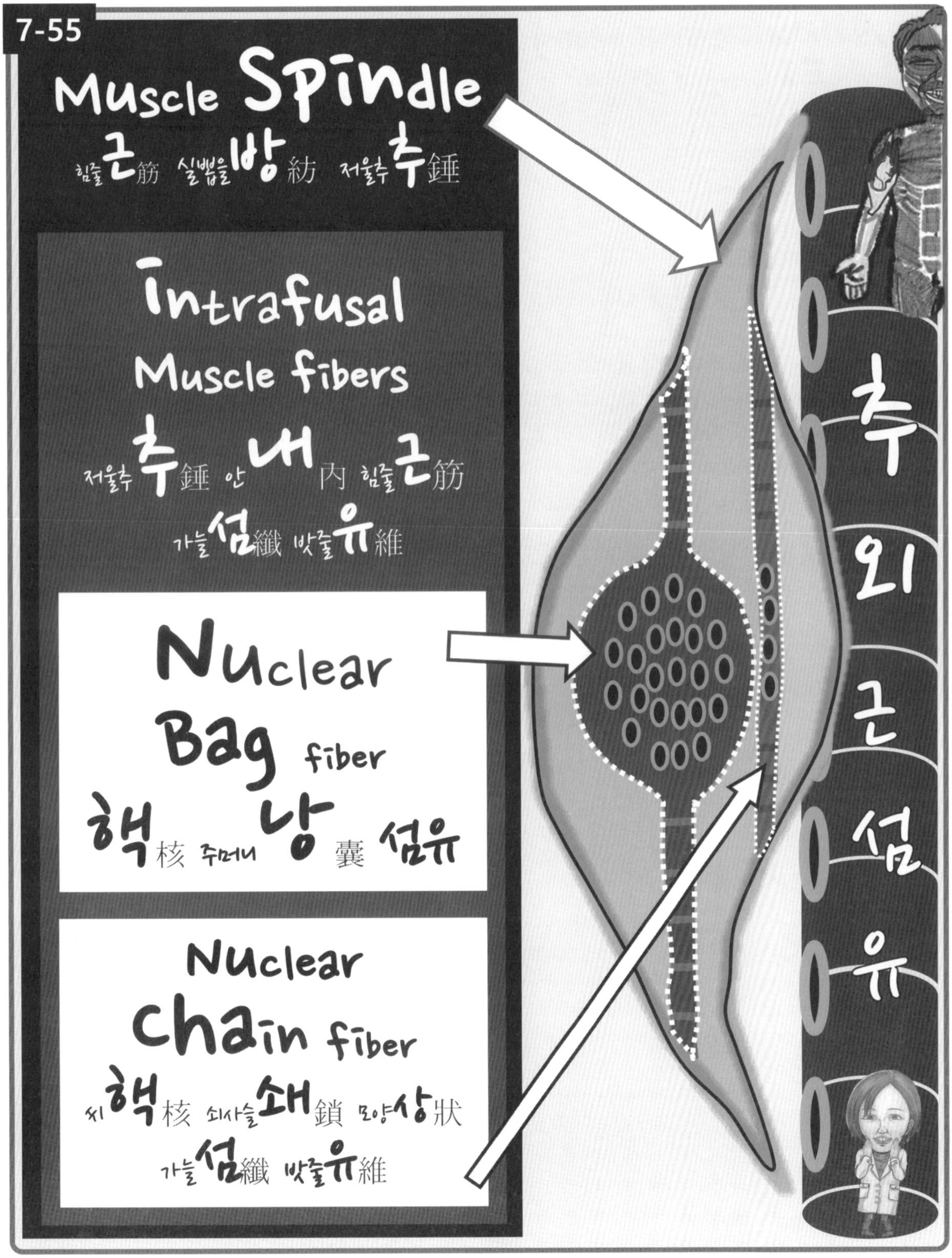
Muscle Spindle
힘줄근筋 실뽑을방紡 저울추추錘
Intrafusal Muscle fibers
저울추추錘 안내內 힘줄근筋
가늘섬纖 밧줄유維
Nuclear Bag fiber
핵核 주머니낭囊 섬유
Nuclear Chain fiber
씨핵核 쇠사슬쇄鎖 모양상狀
가늘섬纖 밧줄유維
추외근섬유

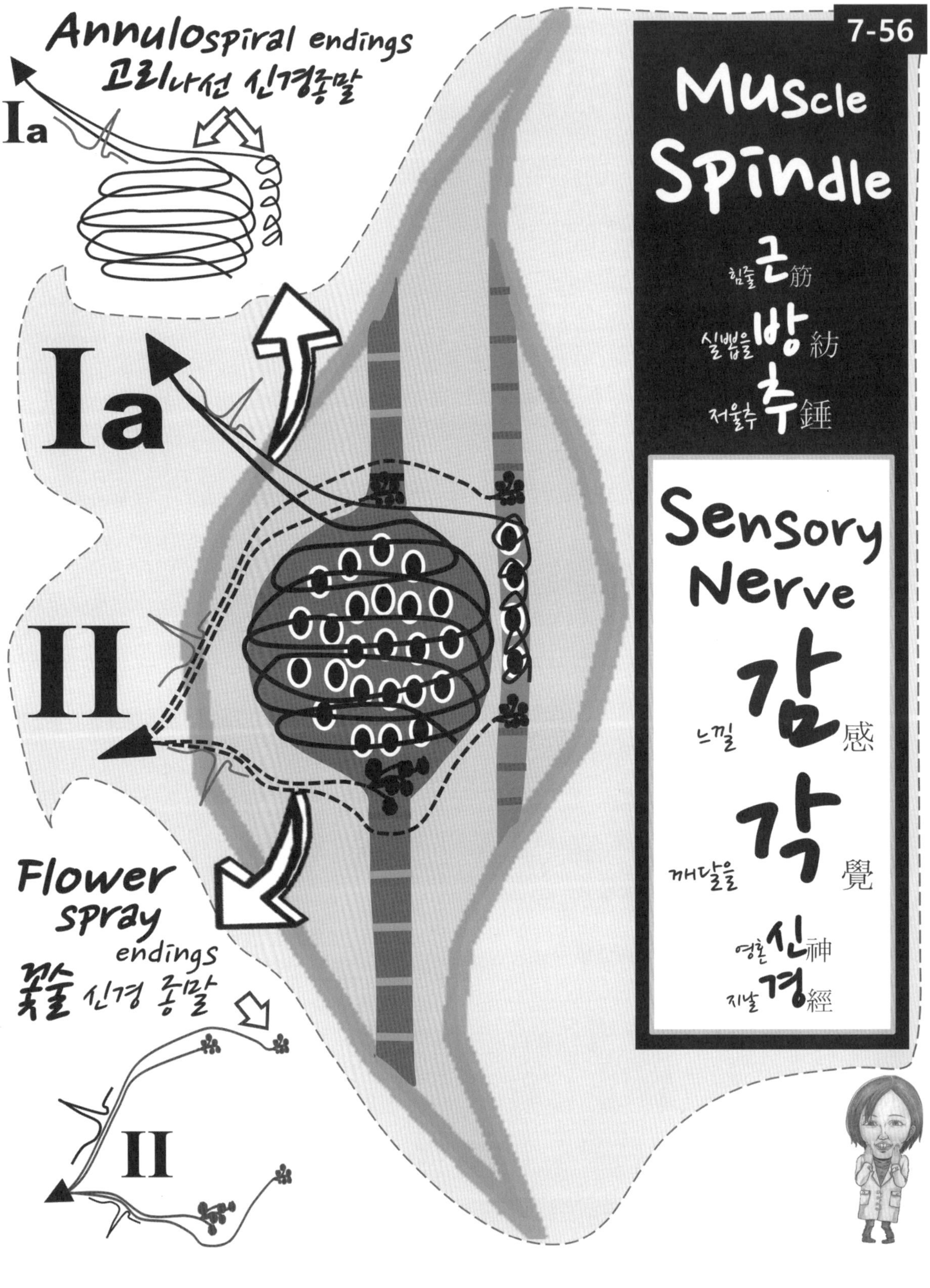
Annulospiral endings
고리나선 신경종말
Ia
Ia
II
Flower spray endings
꽃술 신경 종말
II
7-56
Muscle Spindle
힘줄 근 筋
실뽑을 방 紡
저울추 추 錘
Sensory Nerve
느낄 감 感
깨달을 각 覺
영혼 신 神
지날 경 經

7-57

Proprioceptor

Muscle Spindle

α-motor & γ-motor neuron 운동

알파- & 감마- 운전할 운運 움직일 동動 영혼 신神 지날 경經 으뜸 원元

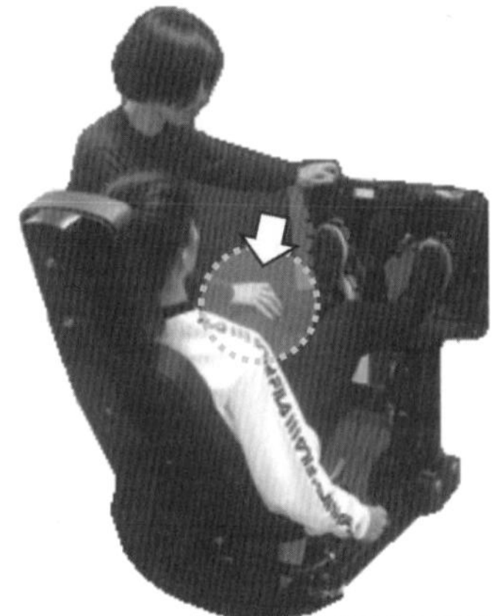

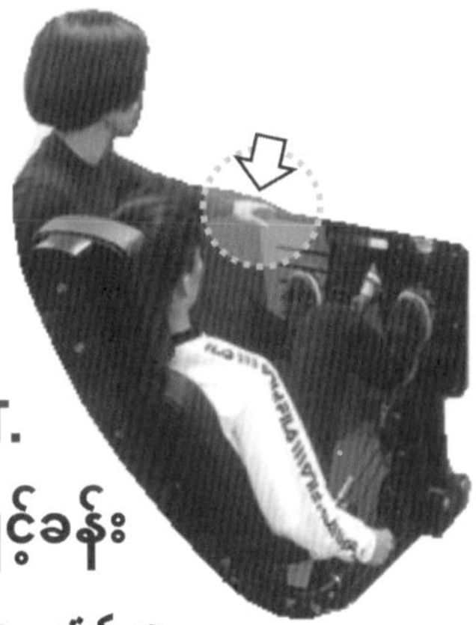

運動 กีฬา

رياضة आंदोलन.

खेल လှုပ်ရှားမှု

εκστρατεία حركت، جنبش، تكان

კამპანია การออกกำลังกาย

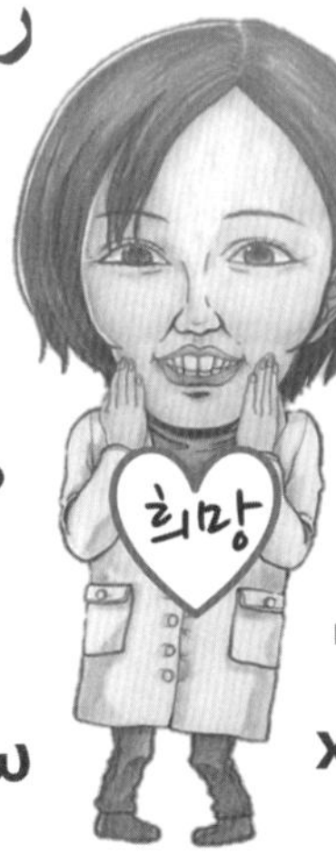

זָעָה движение,

γυμνάζω хөдөлгөөн

sự tập luyện thể thao

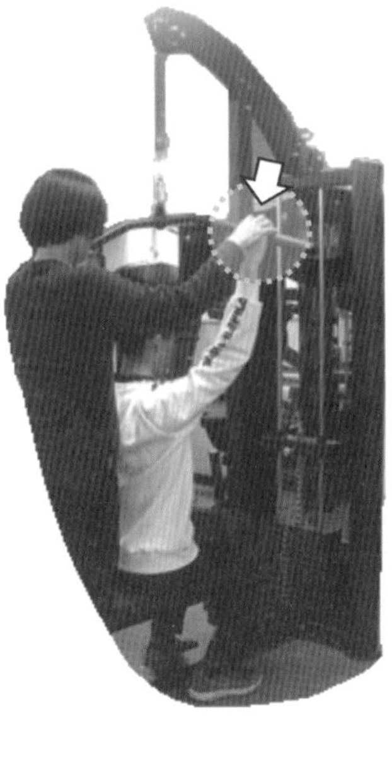

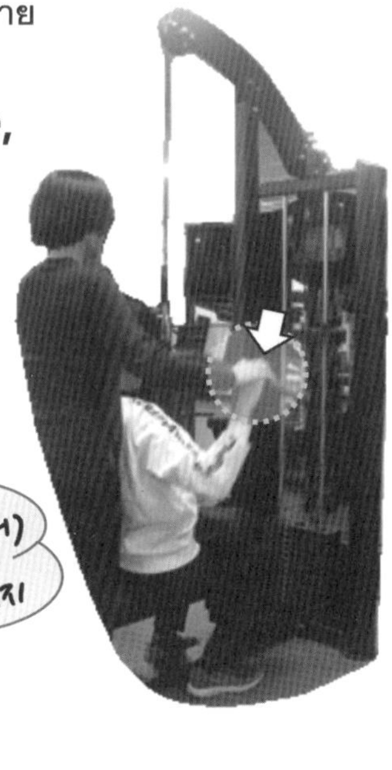

아하! 근육은 눈이 없기에 (처음-운동에서) 얼마만큼 어느 속도로 늘어나야 하는지 가르쳐줘야 하는구나^^

7-58

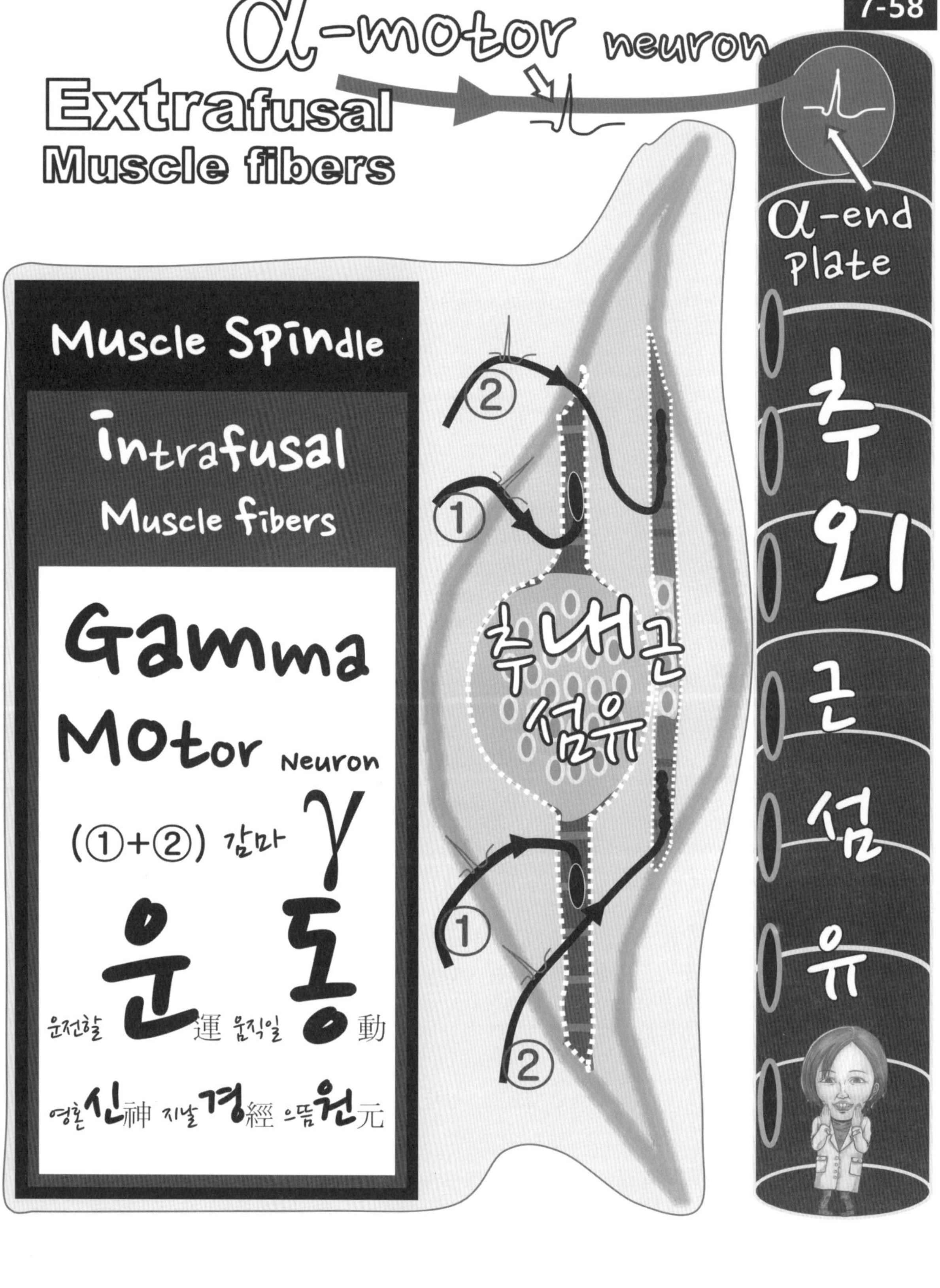
α-motor neuron
Extrafusal
Muscle fibers
α-end
plate
추
외
근
섬
유
Muscle Spindle
Intrafusal
Muscle fibers
Gamma
Motor Neuron
(①+②) 감마 γ
운전할 운 運 움직일 동 動
영혼 신 神 지날 경 經 으뜸 원 元
추내근
섬유
①
②
①
②

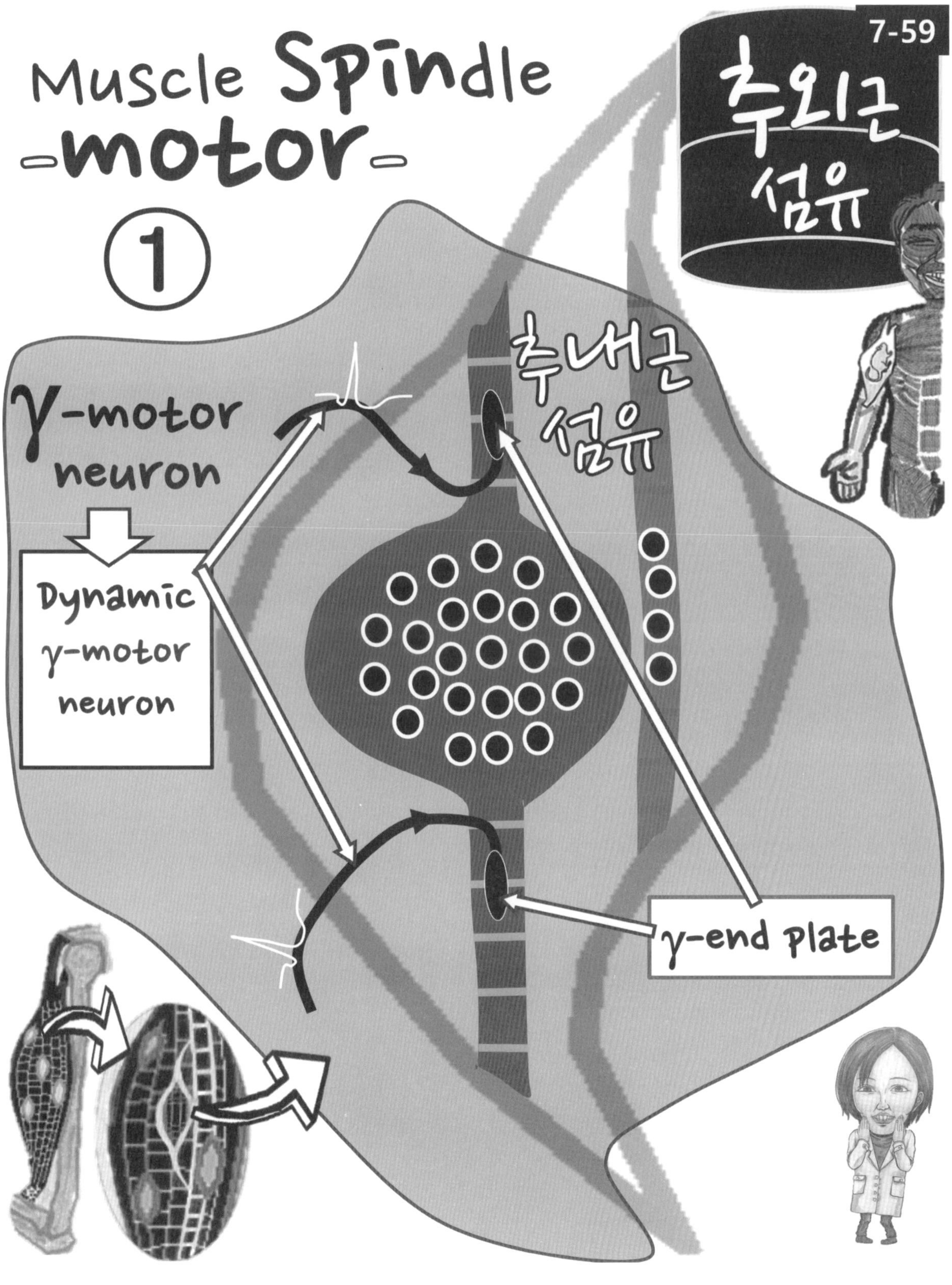
Muscle Spindle
-motor-
①
7-59
추외근
섬유
추내근
섬유
γ-motor
neuron
Dynamic
γ-motor
neuron
γ-end plate

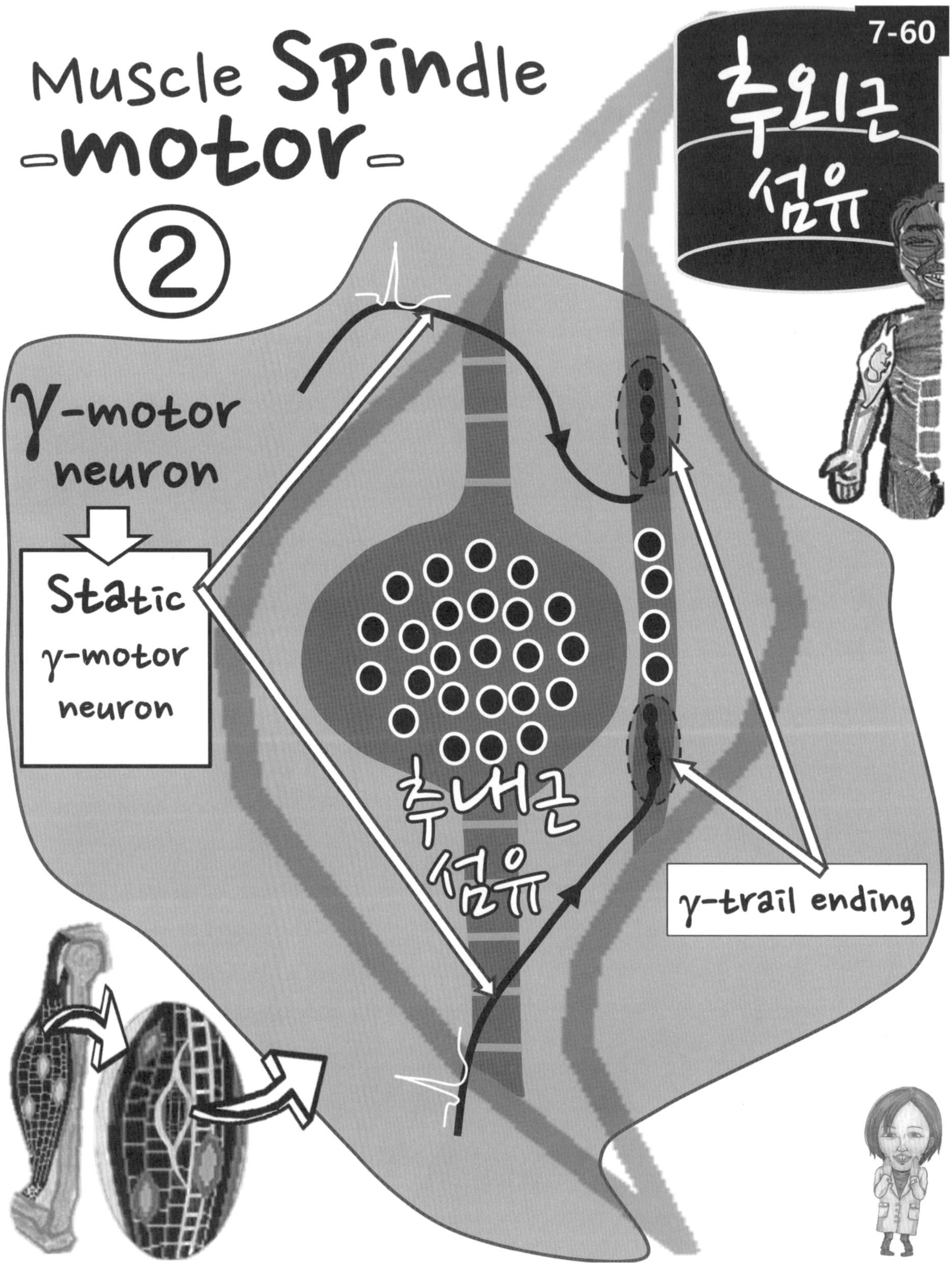
7-60
Muscle Spindle
-motor-
②
추외근 섬유
γ-motor neuron
Static γ-motor neuron
추내근 섬유
γ-trail ending

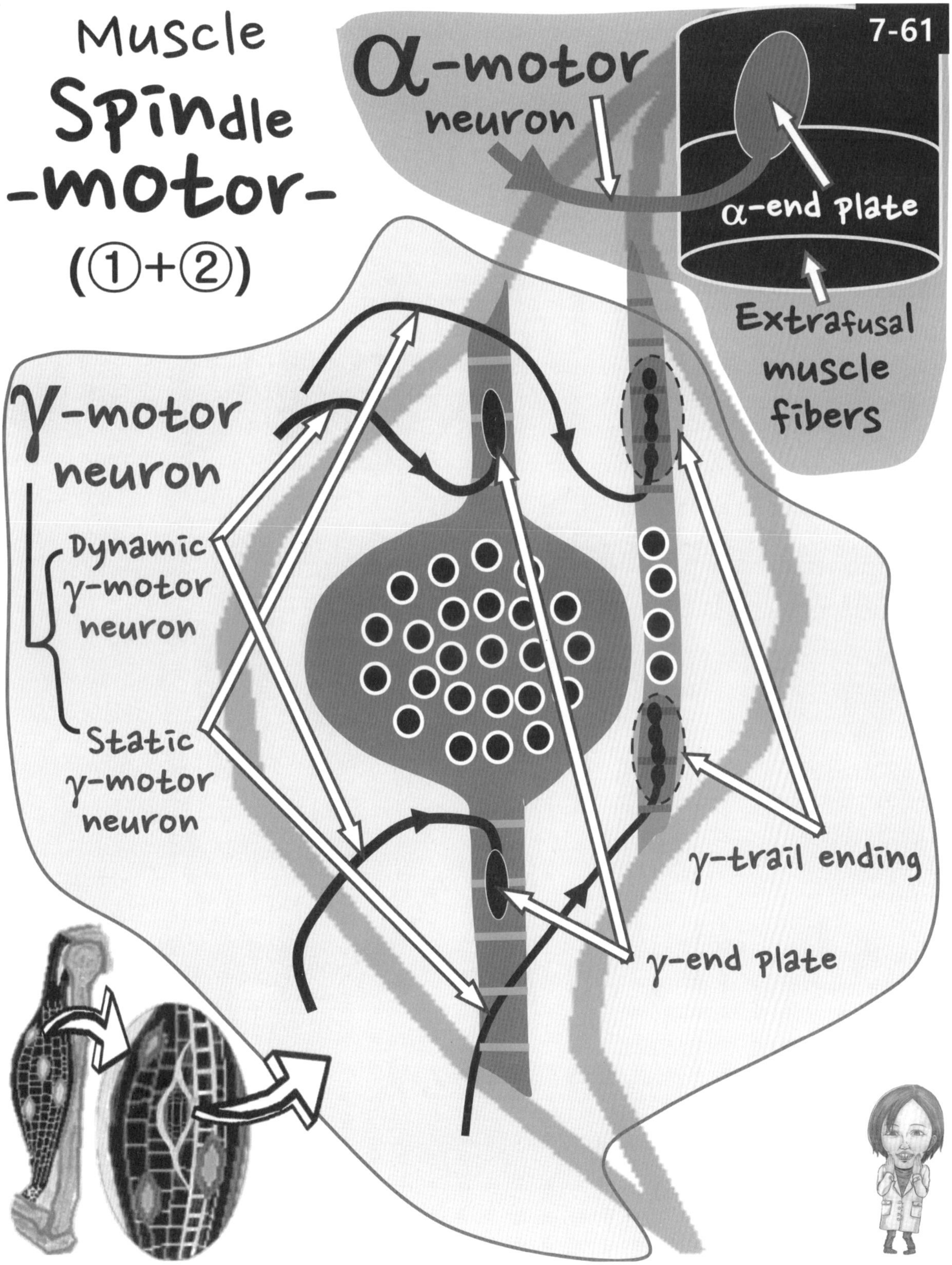
Muscle
Spindle
-motor-
(①+②)
7-61
α-motor
neuron
α-end plate
Extrafusal
muscle
fibers
γ-motor
neuron
Dynamic
γ-motor
neuron
Static
γ-motor
neuron
γ-trail ending
γ-end plate

7-62

Muscle Spindle -sensory & motor-

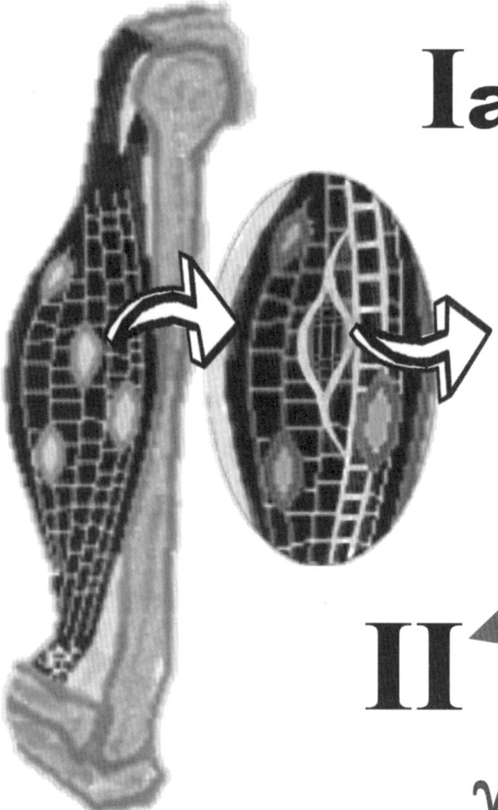

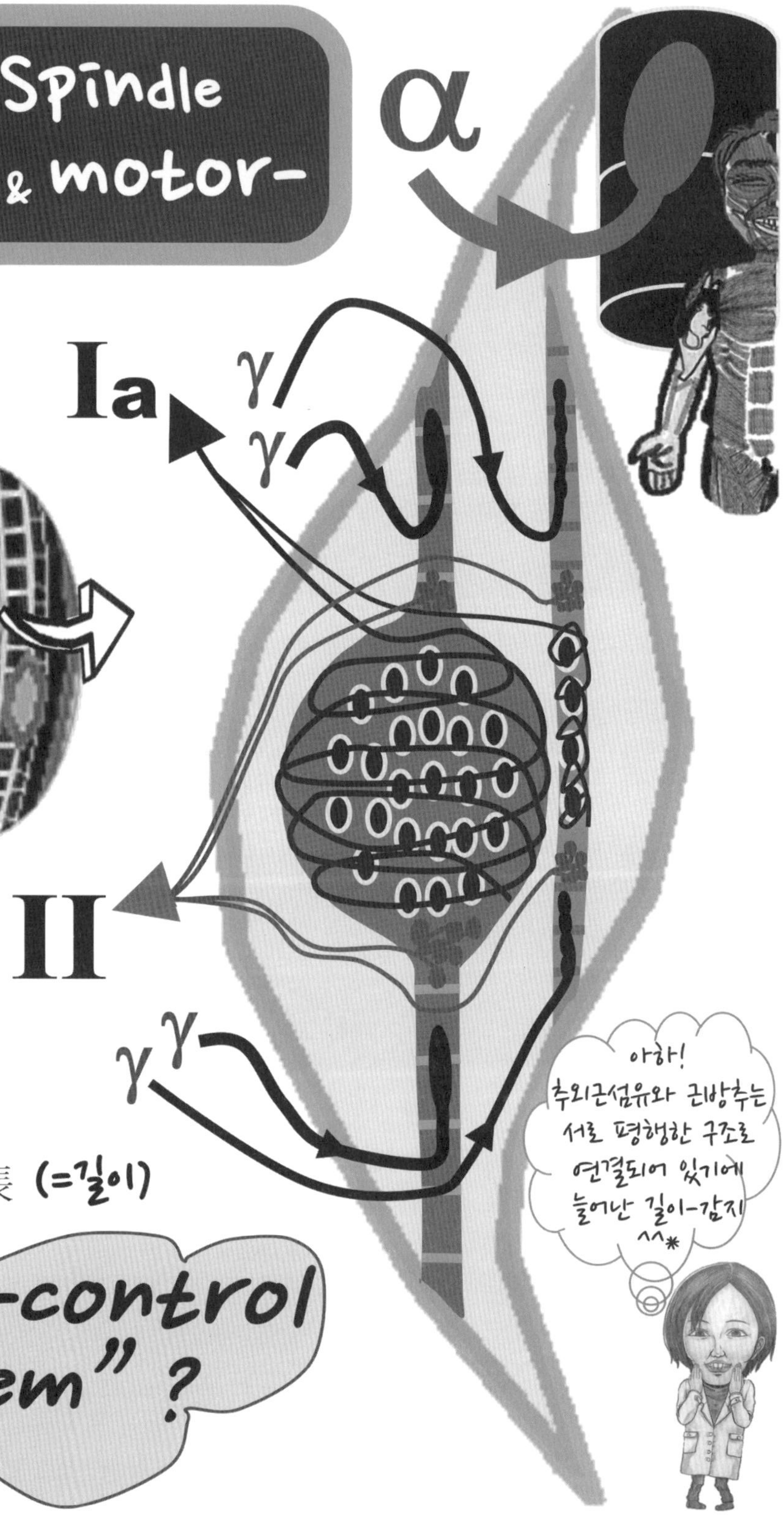

펼 신伸 길 장長 (=길이)

"length-control system"?

7-63

Proprioceptor

Golgi Tendon Organ

골지 힘줄밑동건腱 그릇기器 벼슬관官

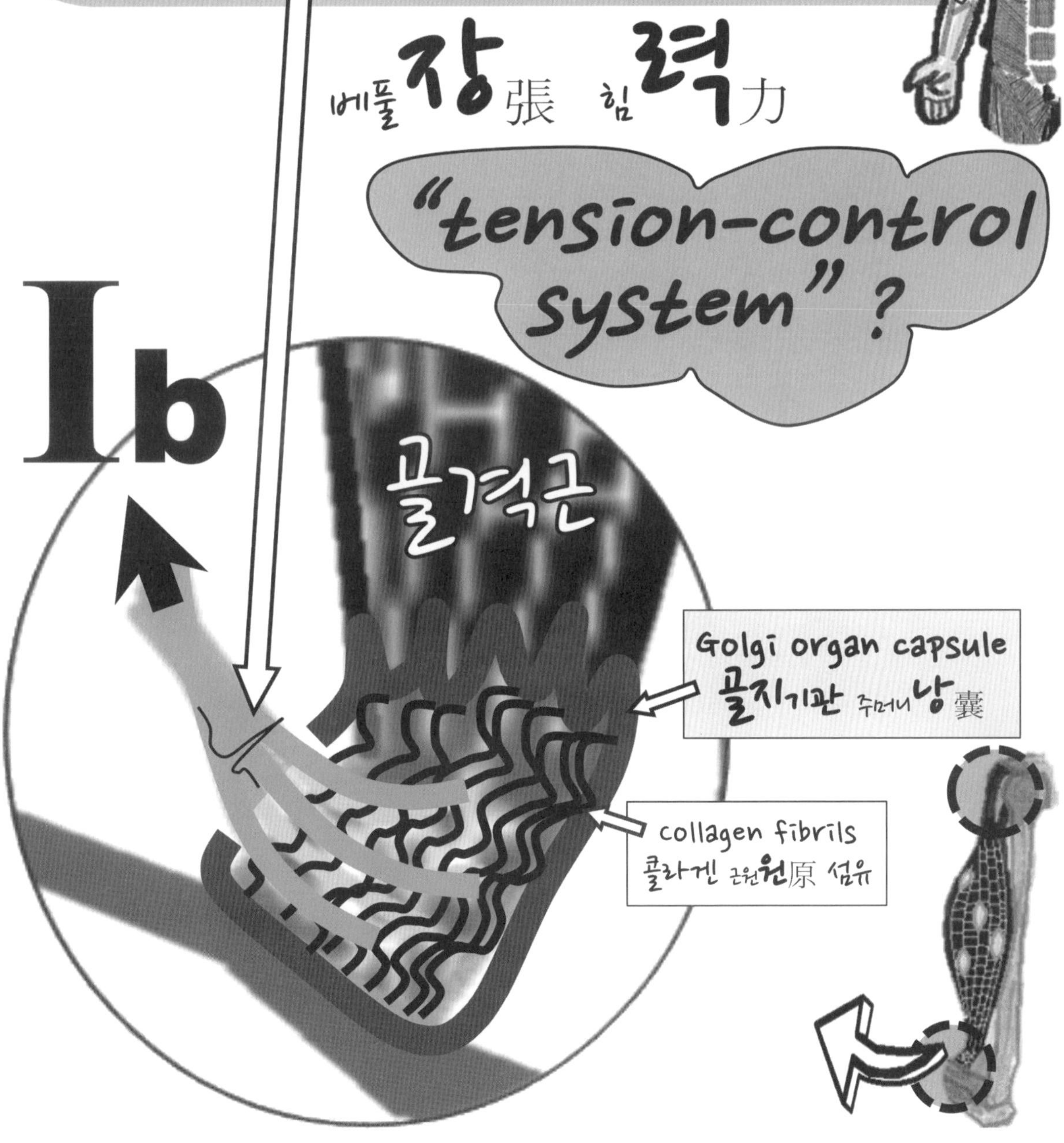

7-64

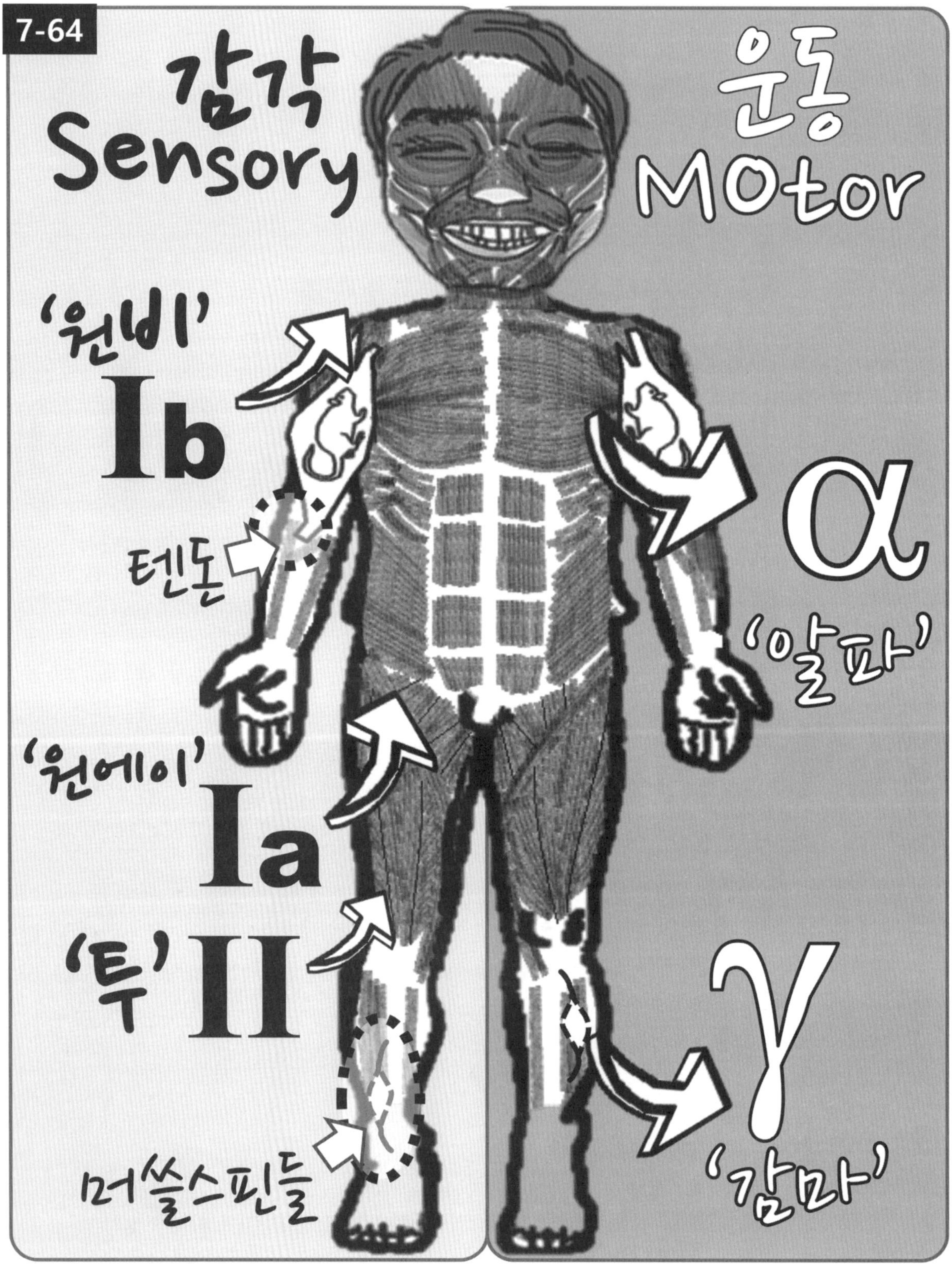

7-65

Deep Tendon Reflex

길을 심深 떼 부部 힘줄밑둥 건腱 되돌릴 반反 쏠 사射

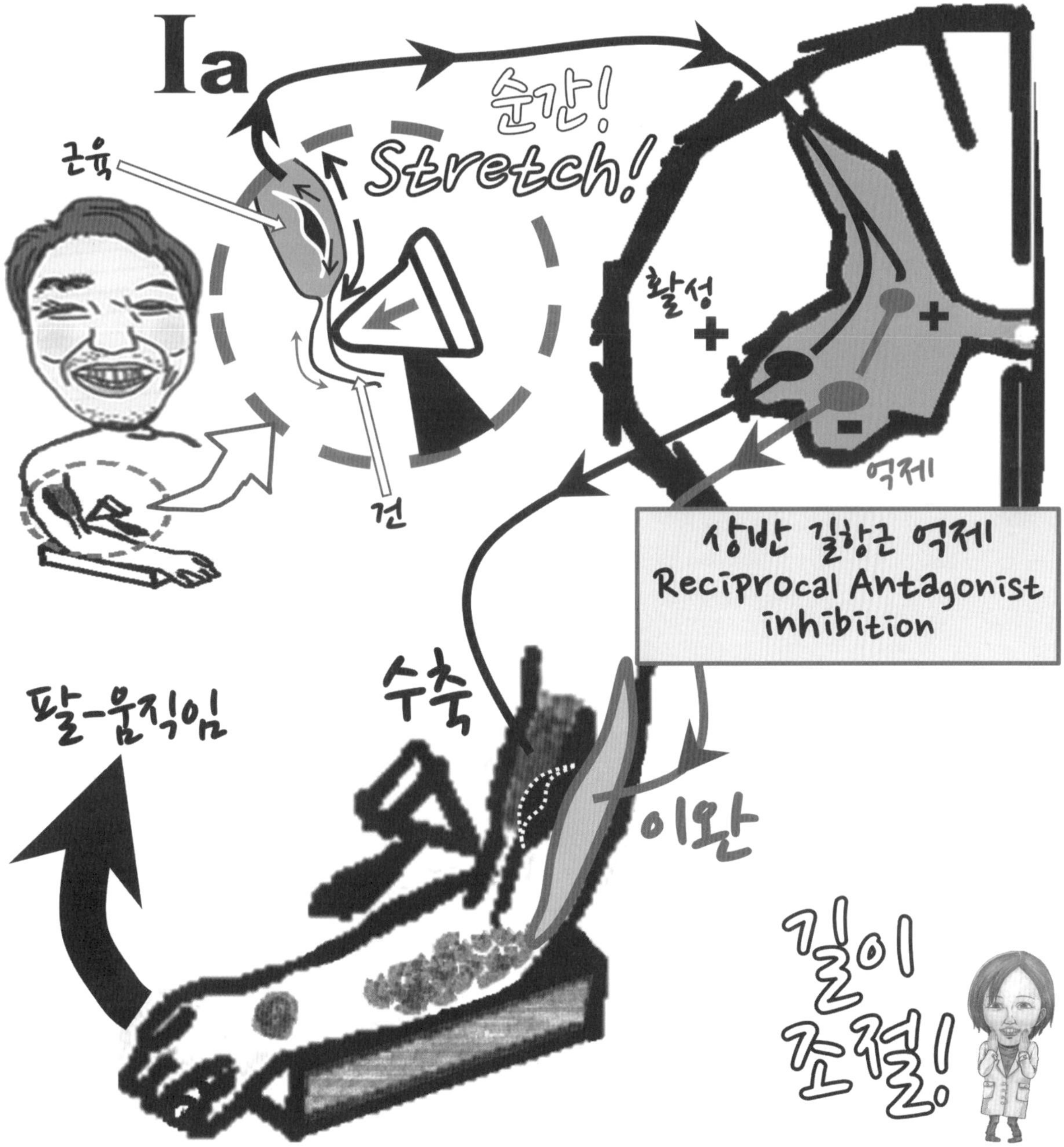

7-66

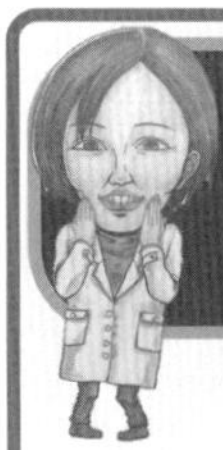

Reflex 되돌릴 반 反 쏠 사 射 - 1

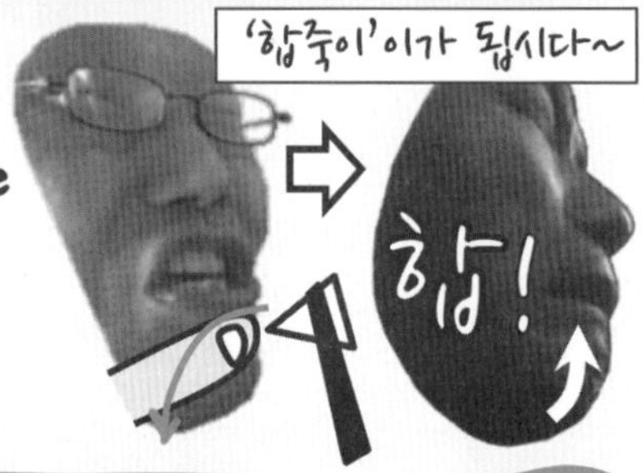

Jaw jerk reflex ► trigeminal nerve

아래 하 下 턱 악 顎 반사 혹은 깨물 교 咬 힘줄 근 筋 반사

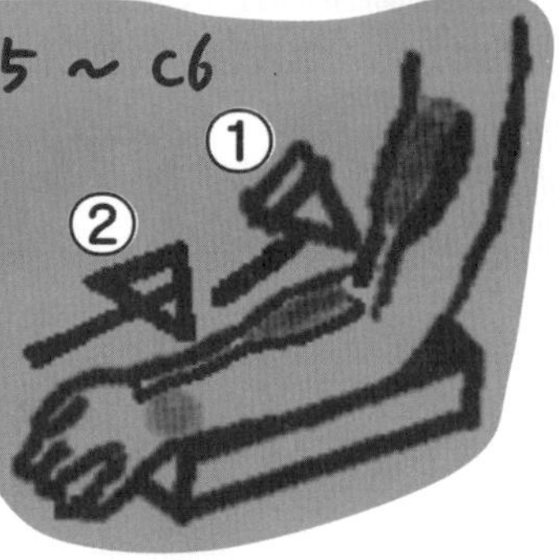

Biceps & Brachioradialis reflex : C5 ~ C6

① 상 上 완 腕 두 이 二 머리 두 頭 근 筋 건 腱 반사 &

② 상 上 완 腕 굽을 요 橈 뼈 골 骨 근 筋 건 腱 반사

Triceps reflex : C6 ~ C8

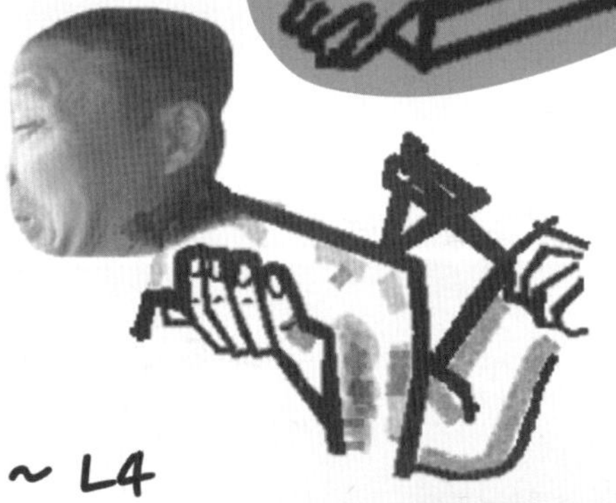

위 상 上 팔 완 腕

석 삼 三 머리 두 頭 힘줄 근 筋 힘줄밑동 건 腱

반사

Patellar tendon reflex : L2 ~ L4

무릎 슬 膝 덮을 개 蓋

힘줄밑동 건 腱 반사

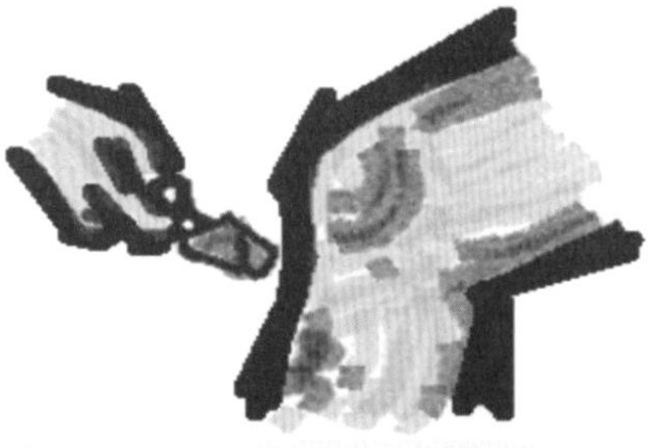

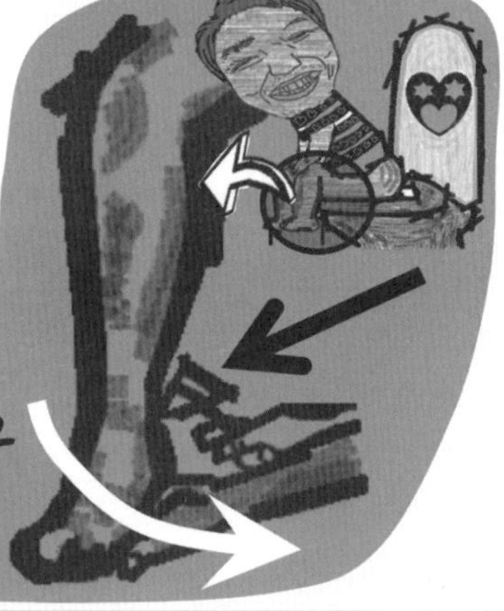

Achilles tendon reflex : L5 ~ S2

아킬레스 힘줄밑동 건 腱 반사

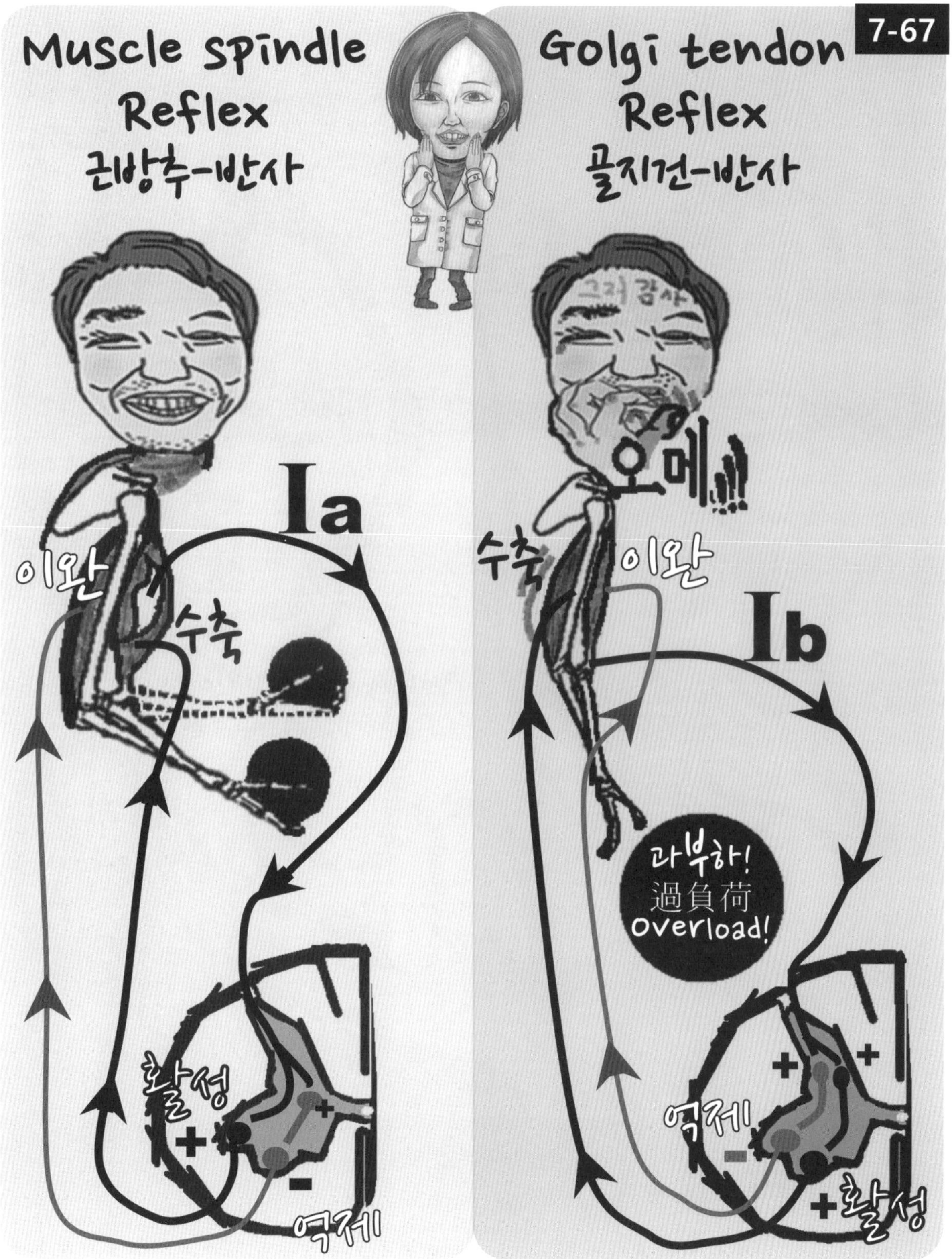
7-67
Muscle Spindle Reflex
근방추-반사
Golgi tendon Reflex
골지건-반사
Ia
이완
수축
활성
역제
Ib
수축
이완
오메!!!
과부하!
過負荷
Overload!
억제
활성

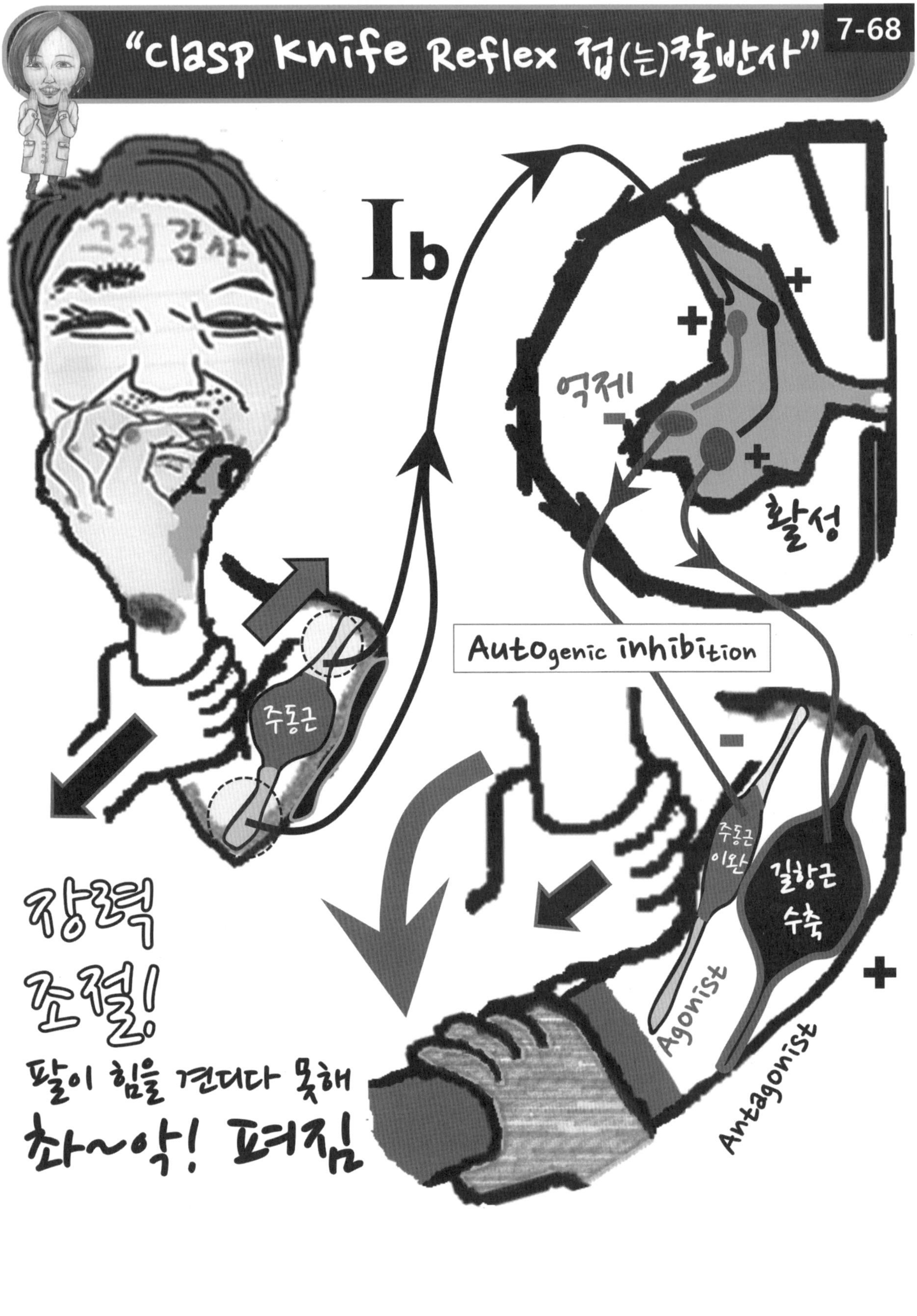
"clasp knife Reflex 접(는)칼반사"
7-68
그저 감사
Ib
주동근
역제
+
+
-
+
활성
Autogenic inhibition
-
주동근 이완
길항근 수축
+
Agonist
Antagonist
장력 조절!
팔이 힘을 견디다 못해
좌~악! 펴짐

7-69

“Flexor withdrawal Reflex”

굽을 **굴** 屈 힘줄 **근** 筋 달아날 **도** 逃 피할 **피** 避 되돌릴 **반** 反 쏠 **사** 射

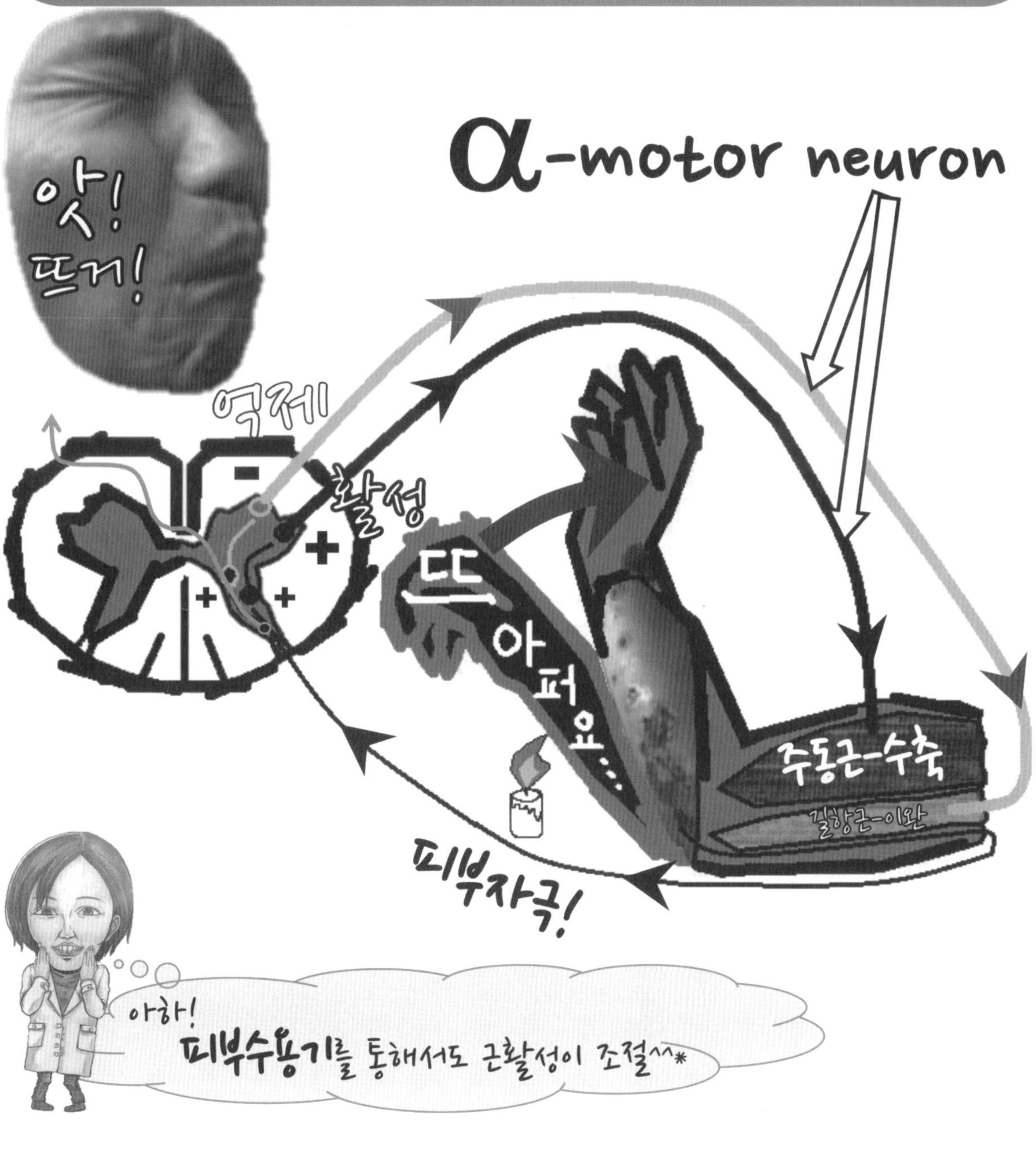

7-70 "Crossed Extension Reflex"

사귈 교交 깍지낄 차叉 펼 신伸 펼 전展 되돌릴 반反 쏠 사射

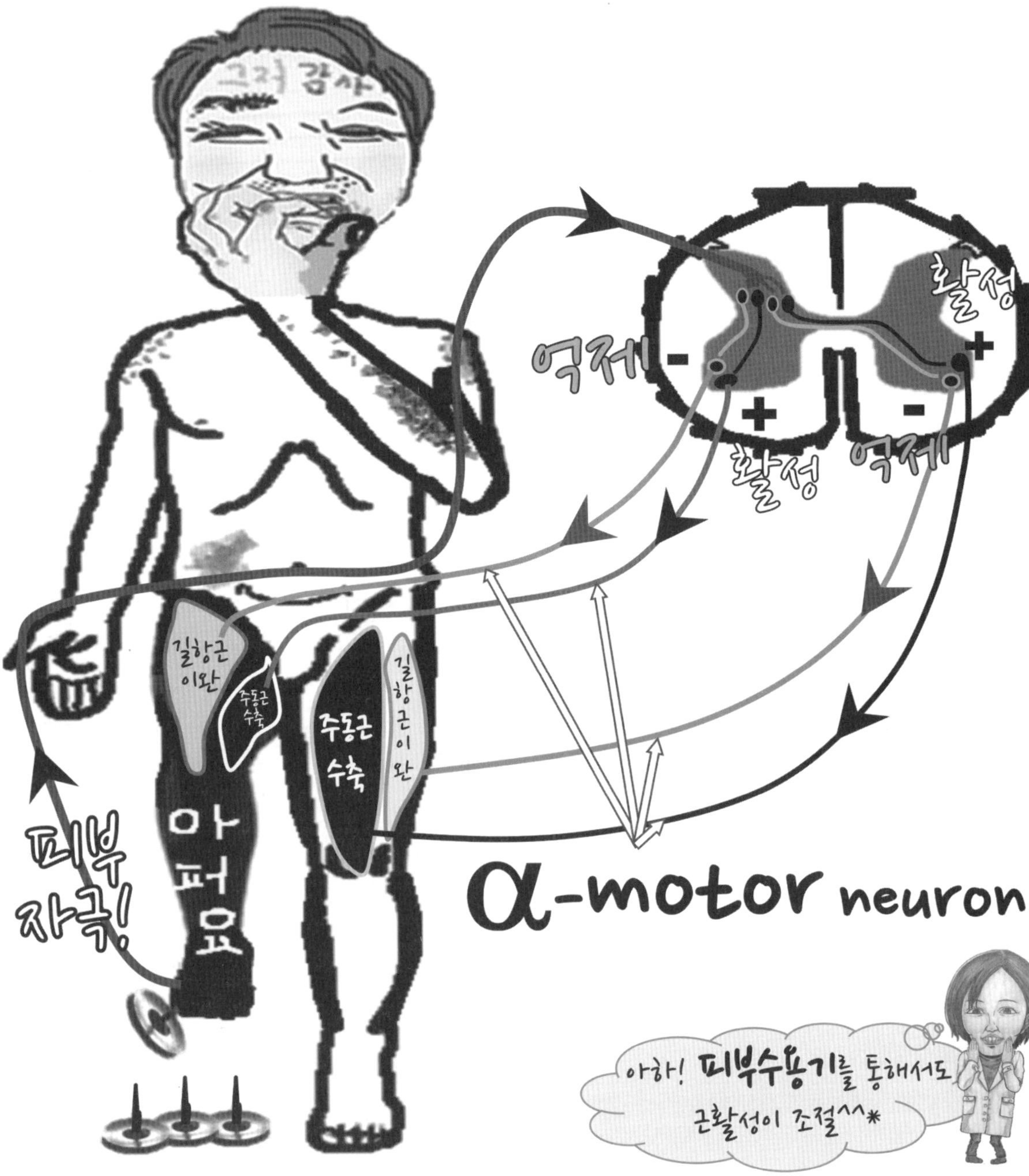

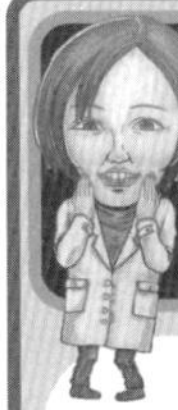

Reflex 되돌릴 반反 쏠 사射 - 2

7-71

Vestibulo-ocular reflex : cranial nerve (III, VI, VIII)

앞 전前 뜰 정庭 눈 안眼 공 구球 반사

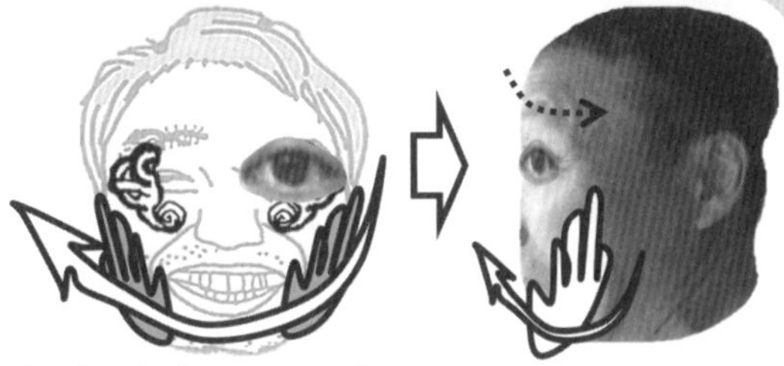

(☞ ☻ 머리 움직임에도 ► 안정된 시각유지 반사^^ ☺☜)

Diving reflex : Vagus nerve

잠길 잠潛 물 수水 반사

► Bradycardia 천천히 서徐 맥 맥脈

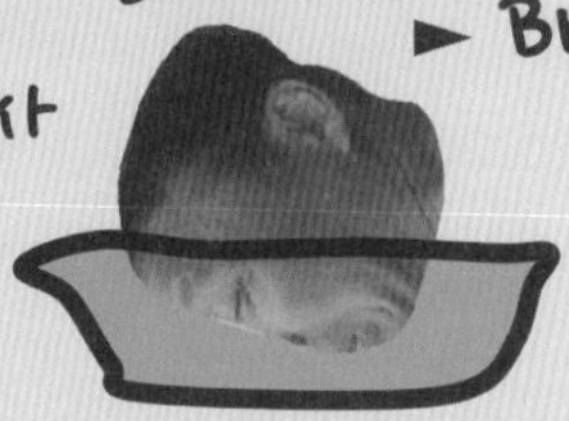

Abdominal skin reflex : T7 ~ T12

배 복腹 벽 벽壁

가죽 피皮 살갗 부膚 반사

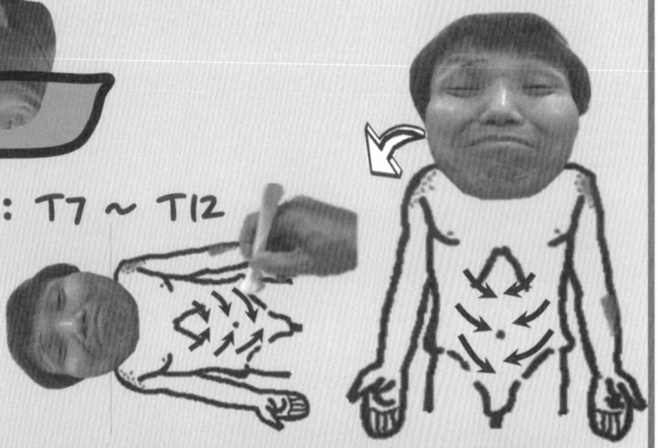

Cremaster reflex : T12 ~ L2

들 거擧 알맹이 고睾 힘줄 근筋 반사

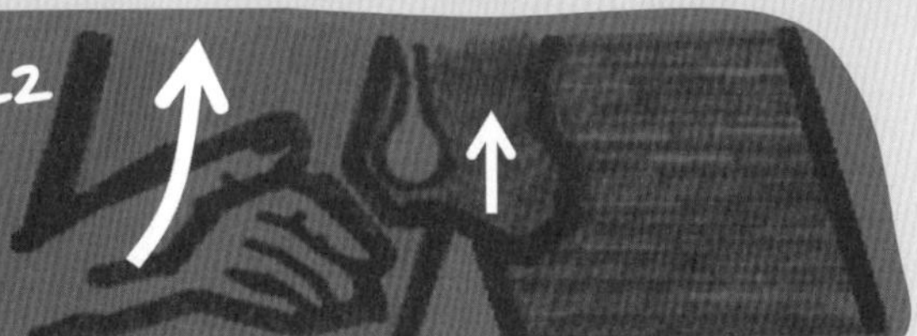

Plantar reflex : S1 ~ S2

발 족足 밑 저底 반사

≒ 혹은 발 족足 밟을, 발바닥 척蹠 반사

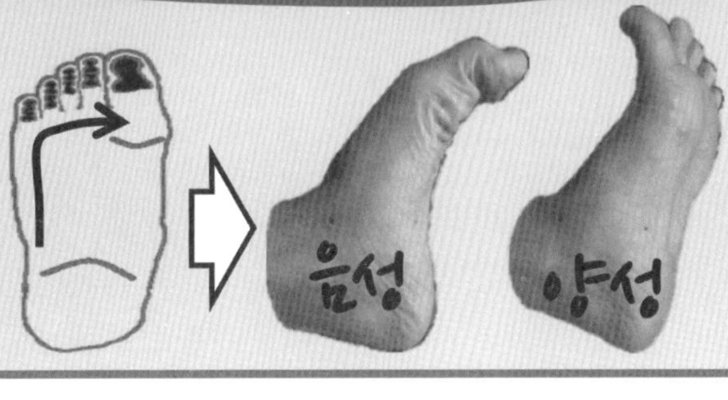

제 7장 인체 감각기의 구조와 생리

" Həssaslığı hərtərəfli itirərək hərisliklə hər cür murdar işlər üçün özlərini pozğunluğa verdilər. Sizsə Məsihi elə öyrənməmisiniz. Əlbəttə, siz İsanın səsini eşitdiniz və İsada - Ondakı həqiqətə əsasən təlim aldınız. Bu təlimə görə əvvəlki həyat tərzinizə məxsus olub aldadıcı ehtiraslarla pozulmaqda olan köhnə mənliyi kənara atın, ruhən və əqlən yeniləşin, əsl salehlik və müqəddəsliklə Allaha bənzər yaradılmış yeni mənliyə bürünün. "

" 그들이 **감각** 없는 자가 되어 자신을 방탕에 방임하여 모든 더러운 것을 욕심으로 행하되오직 너희는 그리스도를 그같이 배우지 아니하였느니라 진리가 예수 안에 있는 것 같이 너희가 참으로 그에게서 듣고 또한 그 안에서 가르침을 받았을진대 너희는 유혹의 욕심을 따라 썩어져 가는 구습을 따르는 옛 사람을 벗어 버리고 오직 너희의 심령이 새롭게 되어 하나님을 따라 의와 진리의 거룩함으로 지으심을 받은 새 사람을 입으라 "

(에베소서 4장 19 ~ 24절)

감각계(느낄감感 깨달을각覺 이을계系, Sensory System)의 구조 및 그 특성의 이해

☞ **"감각(느낄감感 깨달을각覺, SENSE)"**이라는 단어는 **라틴어 sensus** "sensation 감각 등의 의미"를 말의 근원으로 하는 개념으로 (이를 한자-문화의 오천년 역사를 이루고 있는 한반도에 속한 우리나라에서 일상용어처럼→) 흔히 사용되는 **"감각"**이라는 단어는 매우 익숙해 있습니다(그림 7-1, 7-2). 그렇지만요, 여기서

☞ **" 느낄** 감感 **깨달을** 각覺 **"**이라는 단어-의미를 되새겨보면 적지 않은 깨달음!,

즉

✔ **느낄** 감感 이라는 의미-어절에 자극을 받아들이는 수용체(receptor)와 그에 연결된 감각-전깃줄(sensory neuron) 여러 개를 거치는 개념이 포함됨을 유추해 볼 수 있으며,

✔ **깨달을** 각覺 이라는 의미-어절에는 신호가 고위-중추로 입력되면, ('반사, reflex'라고 하는 정형화된 형태도 있지만요) 그동안의 밥상머리 교육-초-중-고 등의 생을 거쳐 성인-사회인에 이르기까지 여러 여정에서 얻어지는 학습-경험이라는 (저의 경우 약 52년의 생을 통해 능동-수동적으로 익힌/익혀진 내용 등) 내용이

고위-중추에 내장 → 표출되는 반응과 행동 그에 포함되는 용어!

즉, ▷PERCEPTION(지각 등), ▷KNOWLEDGE(지식 등),

▷AWARENESS(의식 등), ▷CONSCIOUSNESS(자각 등),

▷ACKNOWLEDGE(인정 등), ▷RECOGNITION(인식 등),

▷REALIZATION(실현 등의 의미) 등의 외래어 및 번역 용어 등이

해당된다 생각(확인·이해·납득 등)해 볼 수 있습니다(그림 7-2).

한편,

감각의 첫-단추가 되는 자극(STIMULI) → 감수기(receptor)의 위치 등으로 구별할 수 있는 내용을 포함하여 살펴보면요,

자극-유형과 감수기에 따라

인체 바깥-자극으로부터 감지되는 수용-개념의

▶ "Exteroception(바깥외外 받을수受 담을용容)"

→ "Exteroceptor(바깥외外 받을수受 담을용容 그릇기器)"

보고(→시각, vision), 듣고(→청각, hearing), 만지고(→촉각,touch), 따뜻하고(온각, thermal sense) 등의 외부-환경으로부터 전해져오는 감각(그림 7-3, 7-4)!

인체 내부-자극으로부터 감지되는 개념의

▶ "Interoception(안내內 받을수受 담을용容)"

→ "Interoceptor(안내內 받을수受 담을용容 그릇기器)"

인체 내장!, 즉 소화-장기와 심혈관 및 호흡기 등을 통해 전해오는 감각

(즉 복통, 복부 팽만감, 신물, 속 쓰림, 항문-쾡김, 항문-묵직함, 가슴앓이, 갈증, 허기, 매스꺼움, 욕지기, 소변/대변 배설 욕구, 가슴-콩닥콩닥 등....)

(♨특히, 급체했을 때 나타나는 두통 안구-통증 및 명치끝 아픔 등, 즉 "연관통(reffered pain)"이라는 인체-장기의 통증이 피부 분절에 표현되는 것을 의미하며, 발생 이유 중 일부는 장기의 통각-감각신경 흥분이 척수의 같은 분절 내의 피부에서 오는 경로와 겹쳐져 고위-중추로 투사가 일어나 인식되는 것으로 확인·이해됩니다)(그림 7-3, 7-4)!

▶ "Proprioception(굳을고固 있을유有 받을수受 담을용容)"

→ "Proprioceptor(굳을고固 있을유有 받을수受 담을용容 그릇기器)"

골격근(skeletal muscle)과 건(tendon) 및 관절낭(joint capsule) 등으로부터 전해오는 신호를 따로 구별하여 이해를 도와주는 내용을 인지·이해할 수 있습니다 (그림 7-3, 7-4)

✔물론,

"고유수용기"에 해당하는 구조는 내수용기에 속한다! 볼 수 있겠지만요, 소화-심-호흡기부터 전해오는 자극(예: 혈액의 산소/이산화탄소분압 변동, 혈압의 경감, 음식물의 화학작용, 염증-산물, 스트레스와 같은 정신작용 등) 등 여러 물리/화학적 자극이 복합적으로 인체 내에서 일어나는 것과는 달리,

▷ **고유수용기**는 골격근과 그에 연결된 건, 그리고 거의 함께 존재하는 관절에서 일어나는 연결-자극과 -반응! (그렇지만 골격근은 인체 체중의 약 40% 이상을 차지하는 거대한 조직이면서 인체-활동에 주된 역할!)

이에 대한 특이한 반응형태의 결과제시-이론 정립(☞ Sherrington's law: **골격-근육에 대한 상반지배-reciprocal innervation-의 원리, 즉 주된 동작을 일으키는 근육의 수축 시 반대 동작을 유발시키는 근육은 이완을 해주어 사지의 움직임 등이 가능하게 해 준다는 내용)** 등은 내수용과 구별하는 것이 객관적 타당성으로 다가옵니다(그림 7-3, 7-4)(하지만, 보다 명확한 근거-자료 및 수정-보완이 필요할 경우, 반드시 수정하여 올려드릴 것을 다짐해 봅니다).

또한,

역사적으로 거슬러 올라가 기원전(Before Christ, B.C.) 약 300년 이전, 아리스토텔레스-선생님에 제시된 "공통감각 → 도형, 운동, 크기, 수 등"과 "고유감각 → 소리, 색깔, 맛, 냄 등"으로의 분류와 제시로부터 시작되어(그림 7-5),

눈(→ **시각**), 귀(→ **청각**과 **평형감각**), 코(→ **후각**), 혀(→ **미각**)처럼
사람의 특정 부위에 존재하는 수용체를 통해 전도되는

▶ **"특수감각(**특별할**특**特 빼어날**수**秀 느낄**감**感 깨달을**각**覺**, Special sense)"**과

시각(← 눈), **청각**과 **평형감각**(← 귀), **후각**(← 코), **미각**(← 혀)를 **제외한** (감각으로)
신체 모든(얼굴, 소화-장기 등 포함) 영역에서 감지-전도되는

▶ **"일반감각(**한**일**一 돌릴**반**般 느낄**감**感 깨달을**각**覺**, General sense)"**으로 구분해 볼 수 있음을 확인·이해·납득할 수 있습니다(그림 7-5).

(♨물론, 수용체 구별 등.... 보다 자세히 구분해 볼 수 있지만요, 결국 주체가 누구인가에 대한 개념 등이기에 이러한 구분에서 머무르는 것을 너그러우신 양해 부탁드립니다 v _ v)

HOWEVER,

여기서,

✔ **'통증(**아플**통**痛 증세**증**症 혹은 아플**동**疼 아플**통**痛**, PAIN)'** 은 인체를 보호해주는(♨즉, "몸의 이

부분이 무언가 잘못되었어요~!"라고 알려주는) 중요한 신호-연락체제라 그런지요,
다른 감각과는 달리 '순응(accommodation)'과 '적응(adaptation)'이
잘 이루어지지 않는 특징을 갖는 감각이면서(그림 7-4),

▷ 특이한 형태의 수용체-세포(receptor cell)가 아닌 수초(골수수髓 칼집초鞘, myelin sheath, 미엘린초 혹은 말이집)가 없는 축삭-자체!, 즉 감각신경(≒감각-전깃줄) 자체가 수용체-세포이면서 감각신경도 되는 → **'자유신경종말(**스스로**자**自 말미암을**유**由 영혼**신**神 지날**경**經 끝날**종**終끝**말**末, **자유신경종말, free nerve ending)'** 이라는 독특하면서도 효율(?)적인 형태를 지닌 감각!!, 그리고

▷ 얼굴을 지배하는 뇌신경(cranial nerve)을 비롯하여 전신-체표 및 소화-장기, 관절 등에 분포하는 특징을 지니는 것으로 확인·이해됩니다(그림 7-4).
동시에

▷ 통증이 아닌 자극(→ 냉각, 온각, 촉각 등)임에도 불구하고 자극-강도가 증가하면 통증-자극으로 변동-전도!!!의 특성과,

▷ 조직-감염 등으로 인한 염증(불탈염炎 증세증症, inflammation) 시 나타나는

●**통각과민(**아플**통**痛 깨달을**각**覺 지날**과**過 재빠를**민**敏, **hyperalgesia**: 역치-이하의 자극에도 불구하고 통각-활성이 유발되는 상태 등) 및

●**이질통(**다를**이**異 바탕**질**質 아플**통**痛, **allodynia**: 통증-자극이 아닌 자극에도 통증으로 인지되는 상태 등) 및

▷ 염증-유도(-연관) 사이토카인(cytokine, 예: 히스타민, histamine 등) 등에 의한 감각신경 자극(→ 통증 및 가려움 등)!!!! 등 매우 광범위한 역할(이러한 견지에서 통증을 발현·인지시켜주는 감수기를 "있을**유**有 해칠**해**害 느낄**감**感 받을**수**受 그릇**기**器, **nociceptor**"로 구분·제시)을 확인·이해할 수 있습니다(그림 7-4).

✔ 시각(볼**시**視 깨달을**각**覺, Visual sense)

♨ **사람(HUMAN)의 '안(**눈**안**眼**, 눈, oculus 혹은 EYE)'** 은 다른 동물들과는 달리 '흰자위'라 하는 '공막(sclera)'이 얼굴-전면에서 볼 때,

✔**흰색**을 나타내며(→ 침팬치, 오랑우탄, 원숭이 등은 갈색계통을 보입니다),
'눈동자'라고 하는 부위와 '흰자위'가 경계를 이루어(그림 7-7)

✔(→ "뿔**각**角 단단할**공**鞏 막**막**膜 바퀴**륜**輪 떼**부**部, **각공막가장자리, corneoscleral limbus**")
눈을 돌리는 모양 및 방향 등을 상대방이 알아챌 수 있는 것에 비하여,

다른 포유동물(예: 강아지 등)의 눈을 전면에서 보면 흰자위가 보이지 않음(눈을 억지로 뒤집어도 거의 보이지 않고, 자칫! 개에게 물릴 수 있는 위험천만?^^)을 확인할 수 있습니다. 이는(≒ 여러 이유 중 하나!) 다른 동물을 사냥할 때, 매우 필요한 장점으로 어느 곳을 보는지 (사냥당하는 동물이) 모르게 혹은 사냥하는 동물의 심정을 (사냥당하는 동물이) 파악하지 못하도록 위장해(≒ 감추어주는) 역할을 하는 것으로 이해·확인됩니다 (그림 7-7). 그래서 그런지요, 사람들이 서로 악수를 할 때, 무의식적으로 상대방의 눈을 보는 행동은 인간만이 지닌 의사소통!(즉, '난 당신에게 적의가 없어요~^^'를 표현하는 무언의 대화!?)이라 여겨집니다ㅋ.

이러한
' 인간(사람인人 사이간間) ' 의
☞ **" 안구(눈안眼 공구球, 눈알, Eyeball 혹은 eyeglobe) "** 는 (크게-멀리서 보면요) 세 개의 구조!
즉,
(' 바깥-섬유층 ' → ' 중간-혈관층 ' → ' 안쪽-신경층 ' 으로 구성!, 그림 7-8)

✔**섬유층**(가늘섬纖 밧줄유維 층층層, **섬유판**, Fibrous layer)은

> 불투명-흰색을 띠고(본 저자는 약간 누런 동태-눈까르?ㅋ), 콜라겐-섬유 등으로 구성된 질긴 막으로 안구의 타원형 구조유지와 안근(ocular muscle)-부착부 역할 등을 담당하는
> ❶ **공막**(단단할공鞏 막막膜, **흰자위막**, Sclera)과

> 이 공막에 연결되어 (얼굴 전면에서 볼 때,) 눈동자를 덮고 있는 무색-투명한 형태를 이루고 삼차신경(trigeminal nerve)의 안구-가지(ophthalmic branch)가 뻗어 감각(통각, 촉각 등)을 전달받는 전깃줄 망 등으로 구성(그러나 혈관조직은 존재하지 않기에 영양분의 공급은 확산-diffusion- 등으로 공급받는)!
> 그로 인하여 **"각막반사, corneal reflex**: 면봉 등으로 각막을 접촉하면 눈 깜빡임이 일어나는 반사"라는 매우 민감한 눈·보호 작용이 일어나는,
> ❷ **각막**(뿔각角 막막膜, **각막**, **맑은막**, Cornea)으로 구성되어 있음이 확인·이해됩니다(그림 7-8, 7-9).

✔**혈관층**(**혈관층**, **맥관층**, Vascular layer)은 이름이 의미하는 것처럼 '모세혈관 (털모毛 가늘세細 피혈血 대롱관管, capillary)'이 매우 풍부하고,

▷ 특히, **멜라닌-색소**(melanin-pigment ☜ 검정색-계통)의 특징적 존재로 물체로부터 유입된 빛의 흡수 → 망막(retina)에 잘 투사되도록 도움을 주는 것으로 확인·이해됩니다(그림 7-8, 7-9).

이러한 '**혈관층**'에서 관찰되는 ♨ 홍채 → 모양체 → 맥락막!,
즉,

❶ **홍채**(무지개**홍**虹 채색**채**彩, **포도막**, Iris)는 용어가 의미하듯 눈의 색깔(← 백인, 황인, 흑인 등)을 좌우하는 구조로써,
두 종류(▷**동공수축근**, pupillary constrictor muscle과
▷ **동공확장근**, pupillary dilator muscle)의 근육으로 형성되는 공간! → '**동공**(눈동자**동**瞳 구멍**공**孔, **동공**, pupil)'이 커졌다-작아졌다 하는 작용으로 빛의 양을 조절하는 특성이 확인·이해됩니다 (7-8, 7-10, 7-11).
이 홍채를 따라 위-아래로 연장된 구조,
즉↴

❷ **모양체**(털**모**毛 모양**양**樣 몸**체**體, **섬모체**, Ciliary body)는 두 특징적 구조 둘을 합한 용어!,
즉 혈관덩어리가 포함된↴

▶ **모양체돌기**(털**모**毛 모양**양**樣 몸**체**體 부딪칠**돌**突 일어날**기**起, **섬모체돌기**, ciliary process)와

▶ **모양체근**(털**모**毛 모양**양**樣 몸**체**體 힘줄**근**筋, **섬모체근** ☜ 평활근-smooth muscle-ciliary muscle)을 포함한 개념임을 확인·이해할 수 있습니다 (그림 7-8, 7-10).

특히,
♨ '**모양체돌기**'에서 분비된 체액(☜ 안구의 압력을 일정하게 유지해 주는)!,
즉 '**안방수**(눈**안**眼 방**방**房 물**수**水, **눈방수**, Aqueous humor)'!
그 생성과 흡수경로를 살펴보면(그림 7-12),
안방수는↴

㉠ **모양체돌기**(Ciliary processes)에서 분비되어

㉡ **후안방**(뒤**후**後 눈**안**眼 방**방**房, **안구뒷방** ☜ 홍채와 수정체 사이 공간, posterior chamber)을 지나

㉢ **동공**(Pupil ☜ 수정체 앞에 위치하고 홍채에 의해 형성된 구조)을 나와

㉣ **전안방**(앞**전**前 눈**안**眼 방**방**房, **안구앞방**, anterior chamber ☜ 각막과

홍채 사이 공간)을 경유하여,

ⓜ "쉘렘관(쉘렘관, Canal of Schlemm, 단단할공鞏 막막膜 고요할정靜 맥맥脈 구멍동洞, 공막정맥굴, scleral venous sinus)"으로 유입되는 안방수-흐름을 확인·이해할 수 있습니다 (그림 7-12).

또한,

♨ '모양체근(Ciliary muscle)'에는 현수인대(매달현懸 드리울수垂 질길인靭 띠대帶, 걸이인대, suspensory ligament)가 수정체(lens) 사이에서 중개되어 근-긴장력을 전달하여 '**수정체**'의 두께를 조절!

> ➲ 수정체(Lens)는 ▷앞뒤로 볼록-볼록한 모양의 무색-투명한 구조이며, ▷'탄성(탄알탄彈 성품성性, elasticity)'이 있는 '**수정체낭(물수水 수정정晶 몸체體 주머니낭囊, 수정체피막, lens capsule)**'으로 감싸 있기에 아무런 장력이 주어지지 않을 경우 → 수정체는 공처럼 볼록 부분이 더욱 두터워지는 모양을 띠며, ▷ 혈관 및 신경 등이 존재하지 않은 이유로 자양분의 공급은 안구의 체액으로부터(≒ 확산-diffusion- 등) 이루어지는 것이 확인·이해됩니다(그림 7-9, 7-12, 7-13).

결국,

→ 빛의 굴절 정도를 조절!!!!(그림 7-13)

(예1: 가까운 곳 보기 ☞ 모양체근 수축 → 현수인대를 느슨하게 해 주는 결과 → 수정체는 두꺼워져 → 빛의 굴절을 크게 → 가까울근近 볼시視, Myopia)

(예2: 먼 곳 보기 ☞ 모양체근 이완 → 현수인대를 팽팽하게 해 주는 결과 → 수정체는 얇아져 → 빛의 굴절을 작게 → 멀원遠 볼시視, Hyperopia)

및

(안구의 혈관층은 홍채 → 모양체에 이어 ↘)

❸ **맥락막(맥맥脈 이을락絡 막막膜, 혹은 가는베융絨 털모毛 막막膜, 얼킴막, Choroid)** 의 세 부분으로 구분해 볼 수 있습니다(그림 7-8).

특히,

맥락막은 ▷ 혈관조직 등에 의해 산소(O_2)와 영양분을 충분히 공급하고, ▷ (전체적으로) 멜라닌-색소로 인해 검은색으로 보이기 때문에 흡사 (필름-인화를 위한) "어두울암暗 집실室, dark room"과 같은 역할을 하는 것으로 확인·이해됩니다(그림 7-8).

✔**신경층**(영혼**신**神 지날**경**經 층**층**層, **신경층**, Neural layer)은 안구(눈안眼 공**구**球, 눈알, eyeball 혹은 eyeglobe)의 가장 안쪽에 위치하는 층으로

▶ ❝**망막**(그물**망**網 막**막**膜, **그물막**, Retina)❞ 등이 주를 이루는 것으로 보이며, 수정체(lens)의 뒤쪽 공간을 메우는 젤라틴-유사 물질(gelatin-like substance) 등으로 구성된 → "**초자체**(유리**초**硝 자식**자**子 몸**체**體, **유리체**, vitreous body 혹은 유리**초**硝 자식**자**子 몸**체**體 진액**액**液, **유리체액**, vitreous humor)"와 접해 있는 신경세포-모둠 층이 이 부분임을 확인·이해할 수 있습니다(그림 7-8, 7-9, 7-14).

♨ 특히,

(흥미롭게도요.)

망막에는 ❝**중심와**(가운데**중**中 마음**심**心 움집**와**窩, **중심오목**, central fovea)❞라는 움푹 들어간 부분이 관찰되며, 이 부분에는 시세포(visual cells) 중에서 거의 ❛**원추세포**(둥글**원**圓 송곳**추**錐 가늘**세**細 태보**포**胞, **원뿔세포**, cone cells)❜만 보이는 듯하며, 신경과 신경을 연결해주는 개재뉴런(interneuron)이 원추세포를 뒤덮지 않도록 자리를 비켜주는 듯한 구조-특징을 관찰·이해할 수 있습니다 (그림 7-14~ 7-16).

그러나 (중심오목의 주변 부위→) 다른 망막-부위는 시-세포와 개재뉴런이 모두 정렬을 이루는 구조를 보이며, 시각중추 방향으로 모둠을 이루어 나가는, 즉

▶ **시신경**(볼**시**視 영혼**신**神 지날**경**經, **시각신경**, optic nerve)을 완성하는 부위는 "시신경유두(볼**시**視 영혼**신**神 지날**경**經 젖**유**乳 머리**두**頭, 시각신경유두, optic disc)"라고 약속한 해부-구조가 확인! → 이 부분은 시각에서 벗어나기에 "**맹점**(소경**맹**盲 점**점**點, blind spot)"이라는 보다, 이해하기 쉬운 용어로 다가섬을 확인·인지할 수 있습니다(그림 7-14~ 7-16).

✔ 망막(그물망網 막막膜, Retina)

안구의 가장 안쪽 → 신경층을 구성하는 망막! (그림 7-17)

물체 → 각막 → 전안방 → 동공 → 수정체 → 초자체 → 망막 ↴

→ ㉠ **신경절세포**(영혼**신**神 지날**경**經 마디**절**節 가늘**세**細 태보**포**胞, **신경절세포**, Ganglion cell ≒ 시신경, optic verve)

→ ㉡ **무축삭세포**(없을**무**無 굴대**축**軸 새끼꼴**삭**索 가늘**세**細 태보**포**胞, **아마크린세포**, **무축삭세포**, Amacrine cell)

→ ㉢ **망상간세포**(그물**망**網 형상**상**狀 사이**간**間 가늘**세**細 태보**포**胞, **인터플랙시폼세포**,

망상간세포, Interplexiform cell)

→ ㉣ **이극세포**(두**이**二 다할**극**極 가늘**세**細 태보**포**胞, **두극세포**, Bipolar cell)

→ ㉤ **수평세포**(물**수**水 평평할**평**平 가늘**세**細 태보**포**胞, **수평세포**, Horizontal cell)로 이어지는

'**개재신경원**(끼일**개**介 있을**재**在 영혼**신**神 지날**경**經 으뜸**원**元, interneurons)'을 거쳐,

→ ㉥ "**시세포**(볼**시**視 가늘**세**細 태보**포**胞, **시각세포**, Visual cell)"

☞ **간상세포**(줄기**간**幹 형상**상**狀 가늘**세**細 태보**포**胞, **막대세포**, Rod cell)와

☞ **원추세포**(둥글**원**圓 송곳**추**錐 가늘**세**細 태보**포**胞, **원뿔세포**, Cone cell)에 도달!

물론,

"중심오목"에서는 바로 초자체 → "**시세포**"로 빛(≒ 물체의 상)이 투사되어 ㉤ → ㉣ → ㉢ → ㉡ → ㉠의 순으로 이어지는 시각-전도는 내용을 확인·이해할 수 있습니다(그림 7-17).

✔ 시세포(볼**시**視 가늘**세**細 태보**포**胞, Visual cells)

(가만히 눈을 감고, 초등학교 시절! 신체검사-날을 떠올리면, 적록·색약-판정의 체크!ㅋ)

사람의 시세포! ☞ "**간상세포**(줄기**간**幹 형상**상**狀 가늘**세**細 태보**포**胞, **막대세포**, Rod cell)"와

☞ "**원추세포**(둥글**원**圓 송곳**추**錐 가늘**세**細 태보**포**胞, **원뿔세포**, Cone cell)"!

즉,

✔ 간상세포(ROD cell): (하나의 눈에는)

약 1억 개(혹은 그 이상)의 세포가 "중심오목" 주변에 산재해 있는 특징을 띠며 (그림 7-14, 7-16, 7-18, 7-19),

♨ 단일 형태(one type ☜ 즉, 특정 파장에 민감하게 반응하는 것이 아닌)로 존재!,

♨ 개재뉴런(≒ 중개-신경원) 하나에 많은 수의 간상세포가 연결된 형태를 보이며 (→ 그만큼 집중도가 떨어지는 이유 등으로¬)

♨ 해상도(≒ 선명도)가 낮은 특징!, (그렇지만요,)

♨ 밝고 어두운, 즉 → '밝을**명**明 어두울**암**暗' 식별 능력은 매우 뛰어나며,

♨ "밤**야**夜 사이**간**間 때**시**時, 혹은 어두울**암**暗 위치**소**所 볼**시**視, **밤눈보기**, Night vision 혹은 scotopic vision (☜ 어두운 곳에서 보는 눈에 작용!)"에 관여!

좀 더 나아가,

▷ "**암순응**(어두울**암**暗 따를**순**順 응할**응**應, **어둠적응** dark adaptation 혹은 scotopic adaptation)" 에 관여! 즉,

밝은 곳에서 → 어두운 곳으로 급-이동하면 처음에는 잘 보이지 않다가 시간이 지나면서 차츰차츰 보이는 현상에 관여!

▷ 이 현상은 간상세포(ROD cell)의 '바깥외外 마디절節, outer segment'에 존재하는 수용체(receptor)! 즉, "로돕신"에 존재하는 레티날(retinal) 등의 세포 내 분자를 통한 신호전달과 이온 통로-관여 → 간상세포 내 전기적 변화로 인해 **'어두운 곳에서 물체-식별이 가능함'**을 확인·이해할 수 있습니다(그림 7-20).

> **➲ 어두운 환경에 노출 시,**
> **간상세포(Rod cell)-외절**에 존재하는
> 수용체(Receptor ☜ **'로돕신, Rhodopsin'** 으로 명명되는)는
> **=** 단백질로 구성된 ☞ **'옵신(opsin)'** 에 ＋
> 비타민A-전구체 ☞ **'레티날(11-cis-retinal** 형태로 존재**)'**
> 이 결합 된 상태로 존재!
> (다시 간단히 요약하면),
> Rhodopsin **=** Opsin ＋ 11-cis-retinal 로 존재!
> **이때,**
> **간상세포-막은 Na⁺ 이온의 세포 내 유입으로 탈분극 상태!**
> **결국,**
> **간상세포는 활성 상태가 되어 사물의 식별 가능!**
>
> **➲ 밝은 환경에 노출 시!**
> **로돕신의 레티날은**
> **11-cis-retinal 형에서 ➠ all-trans-retinal로 바뀌고**
> **→→ 신호전달-signal transduction- →→ Na⁺ ion-channel 닫힘** 등
> **→ 간상세포는 과분극 상태!**
> **결국,**
> **간상세포는 비-활성화 상태가 되어 세포는 휴지상태가 됨!**

한편,

✔ **원추세포(CONE cell)**: (하나의 눈에는)

약 300~700만 개가 망막의 "중심오목, central fovea"에 많은 수가 집중된 경향을 확인·이해할 수 있습니다(그림 7-14, 7-16).

♨ 3개의 세포-형태(three-type)로 구별됨(그림 7-19), 즉

▷ **단파장(Short wave length, 약 420㎚에서 최대-활성의 Blue cone cell 혹은 S-cone cell)**

▷ 중파장(Medium wave length, 약 534㎚에서 최대-활성의 Green cone cell 혹은 M-cone cell)

▷ 장파장(Long wave length, 약 564㎚에서 최대-활성의 Red cone cell 혹은 L-cone cell)

♨ 색깔(Color)을 구별!

♨ 하나의 원추세포가 하나의 신경원과 집중-연결되어 보다 섬세한, 고-해상도(≒ 고-선명도)를 나타내며↘,

♨ (그만큼 물체를 또렷이 보는) **"시력(볼시視 힘력力, Acuity)"**에 관여!

♨ **"낮주晝 사이간間 때시時, 혹은 밝을명明 위치소所 볼시視, 낮눈보기,** Day vision 혹은 photopic vision (☞ 밝은 곳에서 보는 눈에 작용!)"에 관여!

좀 더 나아가,

▷ **"명순응(밝을명明 따를순順 응할응應, 밝음적응** light adaptation 혹은 photopic adaptation)" 에 관여! 즉,

어두운 곳에서 → 밝은 곳으로 급-이동하면 처음에는 눈이 부시다가 (상대적으로) 이내 잘 보이는 현상에 관여(그림 7-19)!

▷ 이 현상 역시 원추세포(CONE cell)의 '바깥외外 마디절節, outer segment'에 존재하는 수용체(receptor)! 즉,

"요돕신, Iodopsin = photopsin + 11-cis retinal"에 존재하는 레티날(retinal)이 빛을 받으면 all-trans-retinal로 변동·변화되어(☞간상세포의 로돕신-활성기전과 유사할 것으로 추측?),,,

→ **'밝은 곳에서 물체-식별이 가능함'**을 확인·이해할 수 있습니다(그림 7-20)(보다 정확한 결과-이론의 제시 등, 확인될 경우, 반드시 수정-보완을 다짐·약속 드립니다. -감사합니다-v _v).

이와 함께,

환경의 밝고 어두움에 따라(예: 해 질 녘, 해 뜰 무렵 등) 강하게 눈에 띄는 정도 등에 차이를 나타내는 ✔ **" 푸르키니에 (=퍼킨지) 이동, Purkinje shift "** ✔은 흥미롭게, 동시에 우리(사람의) 눈의 한계성에 대한 겸허함을 생각해 보게 됩니다(그림 7-21).

또한,

♨ 모양체-근육(Ciliary muscle)에 의한 수정체(lens) 두께의 조절과 함께, (고려해야할 사항!) "눈안眼 굴대축軸 긴장長, Axial length"의 변동에 대한 고려!,

즉 나이가 들수록 안축장이 짧아지는 → 따라서 연세가 드신 분들의 눈이 약간 들어간 듯한 모습! 혹은 고도-근시안으로 오목렌즈를 오랫동안 착용한 (비교적) 젊은 분들에게

서 안경을 벗으면 눈이 약간 돌출된 듯한 모습! 즉, 안축장의 길이(전극과 ~ 후극사이) 변동에 대한 개념을 살펴보는 것은 "굴대**축**軸 성품**성**性 가까울**근**近 볼**시**視, **axial myopia**"와 "굴대**축**軸 성품**성**性 멀**원**遠 볼**시**視, **axial hyperopia**" 등의 이해에 있어서 (간과하지 말아야 할) 중요한 내용이라 확인·이해됩니다(그림 7-22).

특히,

▷ 이러한 안구의 구조-변동은 전극(anterior pole)에 해당하는 각막(cornea)의 면(surface)이 고르지 못하여(≒ 울퉁불퉁하여, 물론, 수정체의 표면도 매끄럽지 못할 수 있는 경우도 고려하면서요) 정확한 초점을 맞출 수 없는 "어지러울**난**亂 볼**시**視, **astigmatism**"와

▷ 수정체(렌즈, lens)의 '굽을**굴**屈 꺾을**절**折 힘**력**力'을 대표하는 "**디옵터, Diopter**"의 개념 이해에도 매우 중요한 부분임이 확인·인지·이해됩니다(그림 7-22, 7-23).

"청각" 과 "평형"

들을청聽 깨달을각覺 과 평평할평平 저울대형衡

- 와우와 전정의 개념과 구조, 그 특징의 이해 -

"**사람**"의 모습! 제-자신의 얼굴을 거울에 비추어 골똘히 보면요, '생기다 만 듯한' ✔눈 아래에 있는 두 귀를 보게 됩니다. ✔머리카락 두어 가닥이 귓속에서 나오는 귓바퀴! ✔저를 바라보는 귓바퀴! 양-손으로 이리저리 바꿔보며, ✔'관자놀이' 부분! 올록-올록 움직이는 부분과 함께 공기-소리, 뼈-소리를 양치질하면서 재차 확인하게 됩니다. 심한 양치질로 몸이 휘청이지 않도록 노력하면서요(그림 7-24)....^^

" 귀**이**耳, **귀**, EAR "는 그리스어 οὖς /oûs / "귀 등의 의미" 등에 어원을 둔 용어로 흔히, 외이 → 중이 → 내이로 구분·약속하여 이해를 도와줍니다(그림 7-25).

즉,

❶ 바깥외外 귀이耳, 바깥귀, External ear

☞ **외이**는 "**이개**(귀**이**耳 끼일**개**介, **귀바퀴**, pinna 혹은 auricle)"로부터

"**외이도**(바깥**외**外 귀**이**耳 길**도**道, **바깥귀길**, external auditory meatus)"를

거쳐 고막 전까지의 구조로 확인·이해됩니다(그림 7-25).

▷ (흥미롭게도요) **이개**(pinna)의 형태는 '접시안테나'처럼 앞을 향해 열려있는 이유에서인지요, 하늘-방향(≒위)으로부터 오는 소리는 자칫! 어디서 오는지 잘 모를 수 있는 것 같습니다(→마치, 대형-마트 등에서 스피커가 천정에 있는 경우, 안내방송이 들리면 머리를 두리번 두리번 거리며 음의 시작점을 한참이나 찾았던 무의식 행동-기억이 떠오릅니다^^)

▷ 이처럼 소리를 모아(← 이개를 통해) **외이도**를 거치는 동안 (바퀴벌레와 등과 같은) 외부 침입자 등으로부터 몸-보호-방어체제로(준비해주신)

✔ "**모**(털**모**毛, hair)"와

'**이지**(귀**이**耳 기름**지**脂, **귀지**, cerumen 혹은 ear wax)'를 분비하는

✔ "**이도선**(귀**이**耳 길**도**道 샘**선**腺, **귀지샘**, ceruminous gland)" 등이 존재함을 확인·이해할 수 있습니다(그림 7-25).

❷ 가운데**중**中 귀**이**耳, **가운데귀**, Middle ear

☞ **중이**는 "**고막**(두드릴**고**鼓 막**막**膜, **고막**, tympanic membrane ← 공기-입자의 전달로 전해지는 소리-전도를 막의 떨림으로 바꾸어 주는 장치!)"으로 시작하여,

고막의 안쪽! → 공기로 차 있는↴

▷ "**고실**(두드릴**고**鼓 집**실**室, **중이강**, tympanic cavity)"과

▷ "**이소골**(귀**이**耳 작을**소**小 뼈**골**骨, auditory ossicles)" 및 그 주위-조직,

> ✔ **이소골** = 망치**추**槌 뼈**골**骨, **망치뼈**, Malleus +
> 다듬잇돌**침**砧 뼈**골**骨, **모루뼈**, Incus +
> 등잔**등**鐙 뼈**골**骨, **등자뼈**, Stapes

그리고,

고실(tympanic cavity)과 비강(nasal cavity) 사이를 연결해주는↴

▷ "**인두고실관**(목구멍**인**咽 머리**두**頭 두드릴**고**鼓 집**실**室 대롱**관**管, pharyngotympanic canal, 혹은 귀**이**耳 대롱**관**管, **귀인두관**, auditory tube 및 **유스타키관**, Eustachian tube (← 비강과 중이의 압력을 일정하게 유지해 주는 역할을 하는)"

등으로 구성됨을 확인·이해할 수 있습니다(그림 7-25, 7-26).

❸ 안**내**內 귀**이**耳, **속귀**, Inner ear

☞ **내이**는 좌우 1쌍의 측두골(temporal bone) 속에 위치하는 공간구조로써 (그림 7-24, 7-25),

▷ (두 바퀴 반 휘감긴 구조의 →) "**와우관**(달팽이**와**蝸 소**우**牛 대롱**관**管, **달팽이관**, cochlear duct)"의 모양과

▷ 3개의 "**반규관**(절반**반**半 구멍**규**規 대롱**관**管, **반고리뼈관**, semicircular canal)"

의 모양대로 형성된 뼈-구조!, 즉

➠ “**골미로**(뼈**골**骨 미혹할**미**迷 길**로**路, **뼈미로**, Bony labyrinth)”와

막으로 덮여 체액으로 채워진 공간 역시 동일한 형태의 구조!, 즉

➠ “**막성미로**(막**막**膜 성품**성**性 미혹할**미**迷 길**로**路, **막미로**, membranous labyrinth)”라 약속하는 구조를 확인·관찰할 수 있습니다(그림 7-27).

“ 앞**전**前 뜰**정**庭 - 달팽이**와**蝸 소**우**牛 이을**계**系, Vestibulocochlear system ”의 구조와 그 특성

“ **베스티불로-코클리아 시스템** ”에서 용어!

☞ “Vestibulo-”는 **라틴어** vestibulum “forecourt, 호텔로 들어가는 넓은 로비의 입구 혹은 호텔이나 주유소 앞의 넓은 마당 등을 의미”에 어원을 둔 단어로서, 우리나라 학자분들이 번역하신 용어, 즉

→ “앞**전**前 뜰**정**庭” 및 (신용어로 약속한→) “**안뜰**”이라는 용어는 매우 재치있고 (생각하고 음미해 볼수록) 탄복할만한 단어로 다가옵니다(그림 7-27~ 7-30).

→ ❶ 90도 각도로 3개의 반원-구조와

❷ 두 바퀴-반을 휘돌아 마치 달팽이 집-유사 구조를 “**집**”으로 보면, 각각의 집(= ❶번 집과 ❷번 집) 앞에 형성되는 공간을

➠ “앞마당”으로 볼 수 있는 재치!

한편,

☞ “-cochlear”는 **그리스어** **κόχλιας** /kókhlias/ “snail with a spiral shell, 나선-모양의 껍데기를 지닌 달팽이 등의 의미” 로부터 어원을 둔 용어로서, 우리나라 학자분들이 번역하신 용어, 즉

→ “달팽이**와**蝸 소**우**牛” 및 (신용어로 약속한→) “**달팽이**”라는 용어 역시, 재치있는 단어로 마음에 와닿습니다(그림 7-27~ 7-30).

이는 아마도,

❝소리❞와 ❝균형❞-감각을 전달받는 이중-감수기가 두개골 속에 내장되어있는 중요성-강조로 본다 해도 결코, 지나치지 않음을 확인·이해·납득 되는 것 같습니다(그림 7-27~ 7-30).

❶ 앞**전**前 뜰**정**庭 이을**계**系, **안뜰계통**, Vestibular system

☞ ❝ **베스티불라-시스템** ❞

즉,

☞ ❛평평할**평**平 저울대**형**衡, **에퀼리브리움**, EQUILIBRIUM❜을 담당하는 시스템!

① ✔**난형낭반**(알**난**卵 형상**형**形 주머니**낭**囊 얼룩**반**斑, **타원주머니평형반**, Macula utricle)과
✔**구형낭반**(공**구**球 형상**형**形 주머니**낭**囊 얼룩**반**斑, **둥근주머니평형반**, Macula saccule),
그리고

② ✔**반규관**(절반**반**半 구멍**규**規 대롱**관**管, **반고리뼈관**, Semicircular canal)

이 관여함을 확인·이해할 수 있습니다(그림 7-30, 7-31)

여기서,
먼저

① ❛**난형낭반**(macula utriculi)❜과 ❛**구형낭반**(macula sacculi)❜이라는
특수-감각세포 모둠을 함께 일컫는 이름의 개념!,
즉
❝→ 귀**이**耳 돌**석**石 그릇**기**器 벼슬**관**官, **귀돌기관**, otolith organ 혹은
→ 평평할**평**平 저울대**형**衡 돌**석**石 그릇**기**器 벼슬**관**官, **평형모래알기관**, statolith organ 및
→ 얼룩**반**斑 형상**상**狀 그릇**기**器 벼슬**관**官, **반점기관**, macula organ❞이라고도 일컫는
구조를 살펴보면요,
(주머니 속에) 젤라틴-유사 물질(gelatinous material) 등과 함께
❝ 귀**이**耳 돌**석**石, **귀돌**, otoliths ❞이 발견되는 구조를
확인·이해할 수 있습니다(그림 7-30, 7-31).

♨ 이처럼,
귀속에 존재하는 **돌**은 무게를 지닌 존재로 → (그 무게에 의해) 일정 방향,

즉 '지구-중력(gravity)의 방향'으로 내리눌려 → 젤리를 누르는 등의 결과,

㉠ ➠ '고요할정靜 과녁적的 고를균均 저울대형衡, 혹은 고요할정靜 멈출지止 고를균均 저울대형衡, static balance'의 감지로 귀결!

동시에

"직선-가속도, Linear acceleration"의 감지!

즉,

㉡ ➠ 축구공처럼 생긴 '둥근-주머니, macula sacculi'
(☜ 드리울수垂 곧을직直 - 곧을직直 줄선線 더할가加 빠를속速 정도도度, vertical linear acceleration 감지!)와

㉢ ➠ 달걀처럼 생긴 '타원형-주머니, macula utriculi'
(☜ 물수水 평평할평平 - 곧을직直 줄선線 더할가加 빠를속速 정도도度, horizontal linear acceleration 감지!)'

등의 역할(㉠㉡㉢)을 확인·이해할 수 있습니다(그림 7-31~ 7-33).

한편,

또 하나의 평형-감지기관!

(그 구조를 살펴보면요.)

② '반규관(Semicircular canal)'은 용어가 귀띔을 주듯!,
'반(semi-)-원(-circular)' 형태의 3개의 관이 서로-서로 90도 각도를 이루며,
♨ 각 반원의 기시-정지부에 해당되는 부분이 부풀어 확보된 공간
(← '부풀팽膨 큰대大 떼부部, 팽대부, ampulla') 속에
젤라틴-유사 물질 등과 감지-세포가 어우러져 형성된
➠ '부풀팽膨 큰대大 정수리정頂, 우무(← 우뭇가사리 등을 끓이고-식혀 형성된 끈끈한 물질)마루 혹은 꼭대기, cupula'라 명명하는 구조가 확인·이해됩니다 (그림 7-30, 7-34, 7-35).

이처럼

【 반규관 구조에 속하는
≫ 팽대부-ampulla- 다시, 그 속에 존재하는
≫ 팽대정-cupula- 그리고, 머리의 움직임에 따라 팽대정에 가감되는
≫ 림프액(lymph fluid)의 흐름-정도!!!! 】

즉,

반규관 속 림프액은 머리-움직임 방향의 반대로(← 유체의 관성-inertia-에 의해) 흘러 팽대정(cupula)을 움직이게 하면 → 팽대정 내 존재하는

'**유모세포**(있을**유**有 털**모**毛 가늘**세**細 태보**포**胞, **털세포**, **hair cell**)'의 활성과 함께 유모세포에 연결된 감각-전깃줄의 활성! → 신호전달-전도에 의해,

결국,

'뿔**각**角 더할**가**加 빠를**속**速 정도**도**度, **angular acceleration**' 감지의 결과로 귀결됨이 확인·이해됩니다(그림 7-34, 7-35).

⇙

이를 좀 더 살펴보면요,

㉠ 앞**전**前 절반**반**半 구멍**규**規대롱**관**管, **앞반고리뼈관**, Anterior semicircular canal

☞ **롤** (【왼**좌**左 오른**우**右 미끄러울**활**滑?(-임의로 이름을 붙여보았습니다^^)】, 말이, Roll) 감지!

㉡ 물**수**水 평평할**평**平 절반**반**半 구멍**규**規 대롱**관**管, **수평반고리뼈관**, Horizontal semicircular canal

☞ **요** (【왼**좌**左 오른**우**右 돌**회**回 돌**선**旋?(-임의로 이름을 붙여보았습니다^^)】, **빗놀이**(← 수직축 기준으로 회전하는 항공기의 비행 상태), Yaw) 감지!

㉢ 뒤**후**後 절반**반**半 구멍**규**規 대롱**관**管, **뒤반고리뼈관**, Posterior semicircular canal

☞ **피치** (【위**상**上 아래**하**下 미끄러울**활**滑?(-임의로 이름을 붙여보았습니다^^)】, Pitch) 감지!

등을 확인·이해할 수 있습니다(그림 7-34, 7-35).

❷ 달팽이**와**前 소**우**牛 이을**계**系, **달팽이계통**, Cochlear system

☞ " **코클리아-시스템** "

즉,

☞ '소리**음**音, **싸운드**, SOUND'를 담당(≒전달 등)하는 시스템!

☎ ✔**나선기관**(소라**나**螺 돌**선**旋 그릇**기**器 벼슬**관**官, **나선기관**, Spiral organ

코(르)티 그릇기器 벼슬관官, 코티기관, organ of Corti)

(등)이 관여함을 확인·이해할 수 있습니다(그림 7-36~ 7-48).

(좀 더 차근히 살펴보면요.)

(그림 7-36, 7-37)

❝ 소리음音 은 누를압壓 힘력力 물결파波 〓 SOUND is a PRESSURE WAVE ❞

(태양계에 속하는 → 수성-금성-지구에서-화성-목성-토성-천왕성-해왕성-명왕성....등등등등)

♨ 어떤 ❛물질(만물물物 바탕질質)❜이 ❛진동(떨칠진振 움직일동動)❜할 경우,

사물 주위의 물질-분자가

❝성길소疏(≒ rarefaction) 빽빽할밀密(≒ compression) 물결파波❞의 특징

(☜ 공기, 물, 금속 등과 같이 매질에 따라 그 이동속도를 달리하며)을 나타내며,

전도되는 물질의 파동을 ❛소리음音❜이라 초-중-고 등 (교육과정 등을 통해)

자연스레 익히고 받아들이고 깨달아온 내용(등) 입니다(그림 7-36~ 7-38).

(또한, 사람은 한계를 지닌 피조물이기에 들을 수 있는 범위가 한정됨을 새삼 깨닫게 됩니다 v _ v)

【여기서, 소밀파는 "dilatational wave" 혹은 "wave of condensation (혹은 compression, compact, cohesion) & rarefaction 등"으로 표현됨을 확인·이해할 수 있습니다】

즉,

♨ ❝인간(사람인人 사이간間, 사람(HUMAN)❞이 들을 수 있는 진동수!

☞ 약 이십 헤르츠(20Hz)에서~ 약 이만 헤르츠(20,000Hz) !

→ 이를 벗어나면 못 듣는 한계를 확인·이해할 수 있습니다(그림 7-38).

(여기서 소리전달의 경로를 살짝 살펴보면요)

(☞ 뼈-진동으로 전달되는 소리는 제외^^ 즉, 밥-먹다 돌을 씹었을 때 강하게 들리지만 타인보다는

돌을 씹은 중환-자신이 듣는 경우????^^)

(그림 7-39~ 7-43)

☎ 공기-진동(❛소밀파❜)이 사람의 귀에 전도(전할전傳 이끌도導)!

⇒ ㉠ "외이(바깥외外 귀이耳, 바깥귀, Outer ear)"를 거쳐,

⇒ ㉡ 중이(Middle ear)의 "고막(두드릴고鼓 막막膜, 고막, tympanic membrane)"

⇒ ㉢ (고막에 고착-연결된, 이소골의 하나인 →) "추골(망치추鎚 뼈골骨, 망치뼈, Malleus)"

⇒ ㉣ "침골(다듬잇돌침砧 뼈골骨, 모루뼈, Incus)"에 이어,

⇒ ㉤ "등골(등잔등鐙 뼈골骨, 등자뼈, Stapes)"로 전해지고, (☜ 진동의 폭이 점점 증가!)

⇒ ㉥ (등골에 연결된) "난원창(알난卵 둥글원圓 창창窓, 안뜰창, Oval window)"으로 파급!

(난원창이 마치 코르크-마개처럼 막고 있던 중이를 지나 내이-inner ear-로 진입!)(그림 7-43)

⇒ ㉦ **"전정계**(앞**전**前 뜰**정**庭 섬돌**계**階, **안뜰께단**, Scala vestibuli)" 속

"**외-림프**(바깥**외**外-**림프**, **바깥림프**, perilymph)"에 영향!

(즉, 지금까지 전해져 온 이소골의 떨림을 림프-흐름으로 변환하여 전달!, 그림 7-40~ 7-44)

⇒ ◎ (이러한 외-림프-흐름의 변동은 전정계의 구조인 →)

"**전정막**(앞**전**前 뜰**정**庭 막**막**膜, **안뜰막**, vestibular membrane 혹은

레이스너 막**막**膜, Reissner's membrane이라고도 하는)" 구조를 자극!

> **이러한**
> ☞ **전정막-자극은**
> → "가운데**중**中 사이**간**間 섬돌**계**階, **중간계단** scala media
> 혹은 달팽이**와**蝸 소**우**牛 대롱**관**管, **달팽이관**, cochlear duct
> 라고도 하는" **구조 속에 들어차 있는**
> → "안**내**內-**림프**, endolymph"의 흐름-변동을 유발!
> → (중간계 즉, =와우관에 존재하는) **청각기관인 "코(르)티기관,**
> **organ of Corti** 혹은 소라**나**螺 돌**선**旋 그릇**기**器 벼슬**관**官, **나선기관,**
> **spiral organ"을 자극!** (그림 7-44)
>
> (이러한 나선기관-자극의 의미는 나선기관에 존재하는 세포자극, 즉↘)
> → **유모세포**(있을**유**有 털**모**毛 가늘**세**細 태보**포**胞, **털세포**, Hair cell) **자극!**
> → (결국 →) **청신경**(들을**청**聽 영혼**신**神 지날**경**經, Acoustic nerve 혹은
> 달팽이**와**蝸 소**우**牛 영혼**신**神 지날**경**經, **달팽이신경,**
> **cochlear nerve) 활성!!!!** (그림 7-45, 7-46)

(위의 네모박스에서 설명해 드린→, 즉 전정막-자극으로 청-감각의 목적 달성과 함께 이어지는↘)

⇒ ㉧ **"와우공**(달팽이**와**蝸 소**우**牛 구멍**공**孔, **계단끝통로** 혹은 **달팽이구멍**, Helicotrema)"

으로 **외-림프**(바깥**외**外-**림프**, perilymph)의 흐름-변동 전달!

(이러한 흐름은 진행형으로 이어져)

⇒ ㉨ **"고막계**(두드릴**고**鼓 막**막**膜 섬돌**계**階, **고실계단**, Scala tympani)"로

(동일 조성의) **외-림프**(perilymph)의 흐름-변동 전도! 는 ↘

⇒ ㉪ **"정원창**(바를**정**正 둥글**원**圓 창**창**窓, **달팽이창**, Round window)"으로

흐름-변동의 전달 및 소리**음**音-**자극-전도의 종료!**

(그림 7-36, 7-37, 7-43)

여기서,

"나선기관(Spiral organ **혹은 코(르)티기관**, organ of Corti)**"** 을 좀 더 살펴보면요,

☞ 이 청각-감지기관은 와우계(cochlear system)라는 흡사 말려진 달팽이집-구조! 그 구조를 원형의 단면이 나오도록 절단하면 드러나는 구조(☞ 흡사, "엿치기"하면 나오는 단면→ -그림 7-42- 엿치기: 엿가래를 순간 힘을 주어 부러뜨려 나오는 단면에서 나타나는 구멍의 수와 크기 등을 비교하여 승패를 겨루는 놀이)!, 이 구조를 차근히 살펴보면요, **전정계**(scala vestibuli)와 **고막계**(scala tympani) 사이에 위치하는 **'중간계, scala media'**를 확인할 수 있으며, 이곳에 위치하는 감지-기관이 **"나선기관"**임을 확인·이해할 수 있습니다(그림 7-42~ 7-45).

특히,

☞ 두 바퀴-반 "소라"처럼 휘어 도는 "나선기관"을 직선형으로 (≒ 가상으로) 펴면,

✓귀(耳)에 가까운 부분이 **"기저부, base"**로써 **고주파 진동수**를 감지하고,

✓끝부분, 즉 **"첨부, apex"** 쪽으로 갈수록 **저빈도 주파수**의 진동을 감지하는 것이 확인·이해됩니다(그림 7-44).

동시에, (이 단면구조를 살펴보면요)

☞ **개막?**, 즉 **덮을개 막막**(발음이 쪼~금 ~ 거시기한????그럼에도) → **蓋膜, 텍토리알-멤브레인, tectorial membrane!**이 중간계를 가로지르는 듯한 모양으로 **헤어쎌**(HAIR cell, 있을**유**有 털**모**毛 가늘**세**細 태보**포**胞, **털세포**)을 덮고 있는 듯한 구조(혹은 흡사, 바이올린의 줄 위에 얹혀있는 "활, fiddle bow"과 같은 형태!)를 띠는 것을 확인·이해할 수 있습니다 (그림 7-45~ 7-47).

또한(개막 아래에서 상호작용 세포들을 좀 더 자세히 살펴보면요),

(**"헤어쎌"**이라 이름 지어진 **세포**들이 개막 안쪽과 바깥쪽에서 ✓안쪽은 1줄로 ✓바깥쪽은 3줄 혹은 그 이상(☞ 즉, 두 바퀴-반을 휘감아 돌면서 줄의 수에 차이가 존재하는 것으로 보입니다)으로 질서 정연하게, -마치 ㉠ 버스노선-번호가 적힌 보도-블럭을 기준 삼아 줄을 서 있는 멋진 한국인의 모습!, ⓒ 1998년 IMF 금 모으기 운동에서 보여주었던 멋진 "국채보상" 행렬의 줄처럼- 배열되어 존재함을 확인·이해할 수 있습니다, 그림 7-46)

(여기서 안쪽에 1줄로 배열된 세포-들, 즉)

☞ **내측 유모세포**(안**내**內 곁**측**側 있을**유**有 털**모**毛 가늘**세**細 태보**포**胞, **속털세포**, Inner hair cell)는

✓그 수가 약 3,500개 정도에 불과하지만(☜ 외측-유모세포와 비교하여),

✓이 세포들에 밀집된 신경의 밀집도는 약 95%로 밀도가 (상대적으로) 매우 높으며, 소리의 주된 신호(≒ 실제 소리)를 주파수별로 전달해 주는 것-즉, SOUND라는 음원에 대한 고막의 진동과 뼈들의 움직임으로부터 유도된 림프액 흐름의 변동이 개막-유모세포의 움직임으로 파급 및 세포 내/외의 이온전류 변동 등을 유발하는 신경활성의 생성 및 전도-등으로 확인·이해할 수 있습니다

(그림 7-46, 7-47).

HOWEVER,

☞ **외측 유모세포**(바깥**외**外 곁**측**側 있을**유**有 털**모**毛 가늘**세**細 태보**포**胞, **바깥털세포**, Outer hair cell)는

✓신경과 연결된 밀집도가 약 5% 정도로 (상대적으로) 매우 낮지만,

✓세포의 수는 약 15,000개에서 약 20,000개로 매우 숫자가 많으며,

특히 "달팽이**와**蝸 소**우**牛 더할**증**增 넓이**폭**幅, **달팽이증폭**, **cochlear amplification**"에 관여하는 등의 중요한 역할

(☜ 즉, 많은 숫자의 세포들로 구성되는 배열 및 움직임 등으로 유도되는),

(☜ 동시에, 작은 소리-quiet sound-의 증폭 등에 관여하는 것으로 이해되는),

즉 소리의 '**감도(sensitivity)**'를 **증폭(amplification)**시켜주는

(등의) 기능을 확인·이해할 수 있습니다(그림 7-46~ 7-48).

"후각" 과 "미각"
냄새맡을후嗅 깨달을각覺 과 맛미味 깨달을각覺

❤ 냄새맡을**후**嗅 깨달을**각**覺, Olfactory sense

☞ **후각!** -문득! 안사람의 임신-입덧으로 거의 열 달 동안 고생하는 모습! 냉장고 문만 열어도 심한 게워냄!....

아마도요, 사람-몸의 이상징후 시 예민해지는 감각 중 하나임을 새삼 떠올리게 됩니다 v_v -

✓ 인체의 감각 중 (어쩌면 유일하게) 시상(Thalamus ☜ 거의 모든 '감각의 중계소'라는 별명을 지닌)을 거치지 않고 대뇌-중추로 전도되는 감각에 해당함을 확인·이해할 수 있습니다(그림 7-49).

즉,

✓사골(벌집뼈, ethmoid bone)의 사판(벌집체판, cribriform plate)을 통해 **두개강**(머리**두**頭 덮을**개**蓋 빈속**강**腔, 머리안, cranial cavity)으로 진입하는 제1번 뇌신경-후신경(냄새맡을**후**嗅 영혼**신**神 지날**경**經, 후각신경, olfactory nerve)과 시냅스(연접, synapse)를 이루는 ↴

❶ "**사구방세포**(실**사**絲 공**구**球 모**방**方 가늘**세**細 태보**포**胞, **페리글로메룰라세포**, **토리옆세포**, periglomerular cell)"를 비롯하여 "**소방세포**(작을**소**小 방**방**房 가늘**세**細 태보**포**胞, **터프티드세포**, **작은방세포**, tufted cell)", "**과립세포**(낟알**과**顆 알**립**粒 가늘**세**細

태보포胞, **그레뉼세포, 과립세포**, granule cell)" 및 "**승모세포**(스님**승**僧 모자**모**帽 가늘**세**細 태보**포**胞, **마이트랄세포, 승모세포**, mitral cell)" (등) 과 서로 연결을 이루어

❷ "**후구**(냄새맡을**후**嗅 공**구**球, **후각망울**, olfactory bulb)"를 형성!

⇒ "**후삭**(냄새맡을**후**嗅 새끼끌**삭**索, **후각로**, olfactory tract)"으로 이어지고

⇒ "**후삼각**(냄새맡을**후**嗅 석**삼**三 뿔**각**角, **후각로삼각**, olfactory trigon)" 등을 거쳐,

⇒ "**일차후각영역**(한**일**一 버금**차**次 냄새맡을**후**嗅 깨달을**각**覺 거느릴**영**領 지경**역**域, **일차후각영역**, primary olfactory area)"으로 연결됨을 확인·이해할 수 있습니다(그림 7-49).

❤ 맛미嗅 깨달을각覺, Taste sense

☞ (문득! 드라마 "대장금"이라는 한류열풍을 일으키고 유지되고 있는 대작이 떠오르는 듯합니다^^. 반복되는 장면! 임금님이 수라상의 음식을 맛보는 장면-대사, "....맛있구나!....ㅋ")

❝**맛**(맛**미**味, taste)❞이라는 단어의 라틴어-어원 taxō는 "touch 접촉 등의 의미"를 지닌 개념에서 출발한 단어 그대로,

✓혀의 미세포인 ❝**미뢰**(맛**미**味 꽃봉오리**뢰**蕾, **맛봉오리**, taste bud 혹은 gustatory bud)❞에 화학물질이 "**접촉**"되면 감지-전도되는 개념이 "맛"으로 확인·이해할 수 있습니다

이러한 맛에는 (≒ 고전적이라 할 수 있는)

♨ **단맛**(달**감**甘 맛**미**味, Sweet)

♨ **신맛**(실**산**酸 맛**미**味, Sour)

♨ **쓴맛**(쓸**고**苦 맛**미**味, Bitter)

♨ **짠맛**(짤**함**鹹 맛**미**味, Salty)을 가리켰으나,

여기에

♨ ❝**우마미**❞라 하는 ❝**감칠맛**(맛있을**지**旨 맛**미**味, UMAMI)❞이 포함-인정됨을 확인·이해할 수 있습니다(그림 7-50).

또한,

✓ 맛을 느끼는 부위가 여기가-이렇게 저기가-요렇게 다르다고 콕! 집어 말할 수 없는 것(물론, 맛에 대한 지도-map-가 널리 익숙해져 있지만요)이 이해됩니다.

실제 (혀에 존재하는↴)

✓ "**사상유두**(실**사**絲 형상**상**狀 젖**유**乳 머리**두**頭, **실유두**, filiform papilla)"에는 미뢰(taste bud)가 존재하지 않으며,

✓ 3개의 뇌신경, 즉

▷ **안면신경**(얼굴**안**顔 낯**면**面 영혼**신**神 지날**경**經, **얼굴신경**, Facial nerve)

▷ **설인신경**(혀**설**舌 목구멍**인**咽 영혼**신**神 지날**경**經, **설인신경**, Glossopharyngeal nerve)

▷ **미주신경**(미혹할**미**迷 달릴**주**走 영혼**신**神 지날**경**經, **미주신경**, Vagus nerve)이 나누어 혀의 맛을 감지하며,

❤ 임상 증상의 양상 등(→ 직·간접적 예: ㉠쓴-가루약을 입에 털어 넣고 물을 마신 후 고개를 뒤로 젖혀 목을 흔들며 먹었던 쓰디쓴 기억^^ ㉡입이 늘 쓰시다 하시던 우리-할머니! ㉢짜고-달달한 음식이 맛있게 느껴지는 등,...,ㅋ)의 경험으로 맛을 느끼는 부분에 차이가 있는 듯 보이지만요,

☎ '**맛**'은 다섯 가지 맛을 **혀 전체**에서 감지됨을 (겸허한 마음 담아, 조심스레) 제시해봅니다 (그림 7-50, 7-51)

(물론, 정확한 자료 등, 타당성 있는 보충 자료의 확인 시 반드시 수정-보완해드릴 것을 다짐·약속드립니다^^).

"고유수용기, Proprioceptor"의 구조와 그 특성

☞ 피부에서 내장에서 전해져오는 일반감각과 특수감각이 아닌,
체중의 40퍼센트 이상을 차지하는 근육과 건으로부터 전해오는 감각-감지기!
⇒ "굳을**고**固 있을**유**有 받을**수**受 담을**용**容 그릇**기**器, Proprioceptor"
즉,

✓ "뼈**골**骨 격식**격**格 힘줄**근**筋, **뼈대근육**, Skeletal muscle"으로부터
'**근육의 신장**(펼**신**伸 길**장**長, **길이**, length)**과**
속도(빠를**속**速 정도**도**度, **속도**, speed)**를 감지**' 하는
⇒ "**근방추**(힘줄**근**筋 실뽑을**방**紡 저울**추**錘, **근육방추**, Muscle spindle)"와

✓ "힘줄밑둥**건**腱, **힘줄**, Tendon"으로부터
'**건에 전도되는 장력**(베풀**장**張 힘**력**力, **장력**, tension)**을 감지**' 하는
⇒ "**골지건기관**(**골지** 힘줄밑둥**건**腱 그릇**기**器벼슬**관**官, **골지힘줄기관**, Golgi tendon organ)"이 그것이라 확인·이해됩니다 (그림 7-52, 7-53, 7-62, 7-63).

(하나씩 차근히 살펴보면요)

❤ 힘줄**근**筋 실뽑을**방**紡 저울**추**錘, Muscle spindle

☞ **❝머슬-스핀들❞**을 **❝筋紡錘❞**로 번역! ⇒ **❛길쌈❜**을 연상케 하는 대목에서요,

'캬하~'하는 감탄이 연발하게 됨을 봅니다^^(그림 7-52).

그것도 잠시, 적지 않은 딜레마에 빠지게 됩니다 v _ v ☞ 그 이유는요,

(✓커다란 단백질-덩어리라 볼 수 있는 몸을 이루는 **골격근**! 그 속에 존재하는 많은 수의)

"감수기" 혹은 **"리셉터"**, **"RECEPTOR"**가 쌀알만 한 구조(≒ **길이 약 1㎝**)를 이루고요

✓그 속에 아주 작은 단백질-덩어리라 볼 수 있는 미세-근육들이 또 들어있기에

헷갈리는 경향과 함께 차근히 들여다보지 않으면 (이해에 있어서 ☜ 학부시절-中煥의 경우)

잘 와닿지 않을 수 있(었)기 때문입니다.

또한,

✓사람-체중의 반 가까이를 차지하는 큰 장기!

✓뼈와 뼈 등을 연결하여 크고, 작고, 빠르고, 느린,,,, **"움직임"**을 주관하는 장기!

⇒ ❝SKELETAL MUSCLE❞

(좀 더 생각의 실을 뽑으면요)

일일이 근육들의 ♨늘어나고, ♨빨리 늘어나고, ♨상대적으로 천천히 늘어나는

(상태의 여러 상황 포함) 경향 등을 세밀하게 (인식-인지하면서 ≒ 생각하면서 ≒ 의식적 중추조절)

조절-조정한다는 것! 등이 거의 불가능함을 (≒ 또한 그것이 인간의 한계임을,

혹은 그렇게 일일이 생각하면 수백 개 되는 근육의 움직임과 긴장을 조절하는 행위가 어쩌면

비효율적이고 무의미하다는,...) 약 52년(허락해 주신 삶)의 제-자신이(인간김중환) 먼저

되돌아보면서 (어렵지 않게) 인정하게 됩니다.

그럼에도불구하고,

이러한 생각을 노파심으로 돌리게끔 하시는 깔끔한 창조의 마무리!

즉,

☎ 골격근들 모두에 각각 평행하게 매달아 주셔서 ☏

✓늘어나는 정도와 속도를 감지하고,

그에 적절히 반응하도록

✓**감수기 자체에 미세한 또 다른 미세-근육을 집어넣고**(그림 7-54, 7-55),

즉

● 인체-골격근 ⇒ ❝**추외근섬유**, Extrafusal muscle fiber❞로 구분!

◆ 감수기(속)-근육 ⇒ ❝추내근섬유, Intrafusal muscle fiber❞로 구분!

다시,

(추내근섬유≒추내근섬유세포 안에는)

〓 (핵의 배열이 마치 '가방'처럼 모여있기에?)

❛씨핵核 주머니낭囊 가늘섬纖 밧줄유維, 핵주머니섬유, Nuclear bag fiber❜

〓 (핵의 배열이 쇠사슬 혹은 자전거-체인처럼 보이기에?)

❛씨핵核 쇠사슬쇄鎖 형상상狀 섬纖 유維, 핵사슬섬유, Nuclear chain fiber❜ (그림 7-55).

거기에 더하여,

✓크고 작은 (감각/운동) 전깃줄,

즉

(추내근섬유≒추내근섬유세포 안에ㄱ)

ⓚ 감각-전깃줄 SENSORY NERVE ⓚ

⇒ ❛원-에이 감각-신경섬유, Ia sensory nerve fiber❜

→ 그 시작점이 핵-위치 부분을 '고리'처럼 감싸 돌고 감아 도는 형태가 마치 '소라'처럼 감긴 모양을 이루기에

❛바퀴윤輪 소라나螺 돌선旋 끝날종終 끝말末, 고리나선신경종말, annulospiral endings❜ 이라는 이름을 붙여서 구분!

그리고,

❛투 감각-신경섬유, II sensory nerve fiber❜

→ 그 시작점이 흡사, 꽃잎이 물보라처럼 흩날리는 듯한 형태를 보이는 이유 등으로

❛거느릴총總 형상상狀 꽃화花 글서書 상자상箱 끝날종終 끝말末, 꽃술신경종말, flower spray endings❜ 으로 구분! (그림 7-56) 해 주는 것으로 확인·이해됩니다.

한편,

ⓚ 운동-전깃줄 MOTOR NERVE ⓚ

● **인체-골격근** ⇒ ❝**알파** 운전할**운**運 움직일**동**動 영혼**신**神 지날**경**經 으뜸**원**元,
알파운동신경원, α-motor neuron❞으로 구분!
→ 그 부착점이 골격근섬유(=추외근섬유)에 콕! 박힌 형상이
▷ 흡사, '레코드-LP판'처럼 생긴 이유 등으로
' **알파**-끝날**종**終 널조각**판**板, **알파종말판**, α-end plate' 라는
이름을 붙여서 구분(그림 7-58)!

◆ **감수기**(속)**-근육** ⇒ ❝**감마** 운전할**운**運 움직일**동**動 영혼**신**神 지날**경**經 으뜸**원**元,
감마운동신경원, γ-motor neuron❞으로 구분!
(그림 7-57, 7-58)

다시,
(추내근섬유≒추내근섬유<u>**세포**</u> 안에는)
〓 **핵낭섬유(nuclear bag fiber)의 근육을 지배하는**
' 움직일**동**動 과녁**적**的 **감마** 운전할**운**運 움직일**동**動 영혼**신**神 지날**경**經 으뜸**원**元,
역동적감마운동신경원, Dynamic γ-motor neuron'
→ 그 부착점이 핵-부분을 지나 근섬유에 고정! ▷ 그 고정된 끝-모양이
흡사 '레코드-LP판 혹은 CD-판'처럼 생긴 이유 등으로
' **감마**-끝날**종**終 널조각**판**板, **감마종말판**, γ-end plate' 이라는 이름을
붙여서 구분(그림 7-59 ①)!

또한,
〓 **핵쇄상섬유(nuclear chain fiber)의 근육을 지배하는**
' 머무를**정**停 과녁**적**的 **감마** 운전할**운**運 움직일**동**動 영혼**신**神 지날**경**經 으뜸**원**元,
정지감마운동신경원, Static γ-motor neuron'
→ 그 부착점이 핵-부분의 양옆으로 근섬유에 고정! ▷ 그 고정된 형상이
마치 견인차가 자동차를 끌고 가는 듯한 모양 등의 이유로
' **감마**-차례**서**序 늘어놓을**열**列 영혼**신**神 지날**경**經 끝날**종**終 끝**말**末,
감마끌림끝, γ-trail ending' 이라는 이름을 붙여서 구분!
(그림 7-60 ②)해주어

내용-이해에 도움이 됨을 확인·인지할 수 있습니다(그림 7-52~ 7-62, 7-64).

❤ 골지 힘줄밑둥건腱 그릇기器 벼슬관官, Golgi tendon organ

☞ **"힘줄"**, **"텐돈"**, **"TENDON"**은 용어의 어원이 **그리스어** τένων /ténōn/ "sinew 힘줄 등의 의미" 에서 온 단어답게 근육이 지닌 '수축(contraction)'과 '이완(relaxation)' 이라는 액틴-단백질과 마이오신-단백질의 연결-교차 되지 않는, 즉 늘어남과 줄어듦이 없는(혹은 없어야 하는) 조직임을 확인·이해할 수 있습니다(그림 7-63).

☞ 이러한 내용은 콜라겐(collagen) 재질의 미세섬유가 **"캡슐, CAPSULE"**, 즉 **"골지 그릇기器 벼슬관官 주머니낭囊, 골지기관주머니, Golgi organ capsule"**에 에워 쌓여 있는 구조 등이 근거의 확신을 보태어 줍니다(그림 7-63).

따라서,

이 수용체-기관에 연결된 감각-전깃줄은 늘어나고 줄어듦이 아닌,

☞ **'장력(베풀장張 힘력力, 장력, TENSION)을 감지'** 하는,

☞ **'원-비 감각-신경섬유, Ib sensory nerve fiber'** 로 이름을 붙여서 근방추의 그것과 구분해 줌을 확인·이해할 수 있습니다(그림 7-63, 7-64).

" 고유수용기, Proprioceptor "의 기능과 그 특성 이해

㊞ 가만히 눈을 감고 생각에 잠겨봅니다. ⇒ **"골격힘줄근筋"** 그리고 **"힘줄 밑둥건腱"**

✓인체의 어느 장기보다 매우 거대한 (체중의 몇 퍼센트로 따지는) 조직!

✓그 숫자도 (사람에서는) 육백 개가 넘는 방대한 친구입니다^^. 그렇다고

✓이들 각각이 눈을 가지고 있는 것도 아니며,

✓손상을 받아도 바로 '나!!!!, 다쳤어요!'라고 표현하지도 않는 (어쩌면 약간 우직-우둔한?) 뚝배기 같은 모습을 보이기도 합니다. 그리고요,

✓단백질-재질로 형성된 **"실"** 등과 같은 모습으로 질서정연하게 배열된 특이한 구조!,

✓그 사이사이에 존재하는

"마이오블라스트MYOBLAST ☞ 쎄터라이트쎌SATELLITE-CELL"로

아주 조금 》 조금 》 많이 》 아주 많이 찢어지고 손상당한 부분을 메꿔 주면서

✓상황에 대처하고 주어지는 "짐질부負 짊어질담擔, load"을 견딜 수 있는 멋진 근육으로 변신하는 (등의) 구조임을 확인·이해할 수 있습니다.

⌒‿⌒ FURTHERMORE풀덜모어ㅋ,

(예외도 있지만요)

✓골격근의 양 끝-부분에 **"텐돈, Tendon, 힘줄"**이 근육과 일렬로 연결된 구조를 이루어 **'하나의 근육+건'**이라는 600개 이상 근육에 **"짝궁"**으로 존재함을 이해할 수 있는 점이 흥미롭기까지 합니다. 이러한 구조(그림 7-63)는 근육이 **활동**(☞ 수축 + 이완 = 움직임)을 환경·상황에 따라 원활하게 해 주는 결과를 확인·이해할 수 있기 때문입니다.

✓물론, 움직임을 학문적으로 접근하여,

♨ 주된 움직임-방향에 작용하는 근육을 (때로는 여러 근육이 관여하는)

"주인**주**主 움직일**동**動 힘줄**근**筋, 혹은 지을**작**作 움직일**동**動 힘줄**근**筋, **작용근**, AGONIST",

♨ 이 주동근의 반대되는 방향 혹은 움직임에 작용하는 근육을

"맞설**길**拮 막을**항**抗 힘줄**근**筋, 혹은 대할**대**對 막을**항**抗 힘줄**근**筋, **맞버팀근**, ANTAGONIST",

♨ 동작에 협조하는 근육(들)을

"화합할**협**協 한가지**동**同 힘줄**근**筋, 혹은 화합할**협**協 힘**력**力 힘줄**근**筋, **공동근**, SYNERGIST" 등으로 구분하지만요, 그 기본은 근-길이, 근-속도, 근-장력 감지의 견지(즉, 감수체와 감수체 연결-감각/운동전깃줄)에서 보는 개념이 밑바탕을 이룸을 또한 확인·이해할 수 있습니다. ㊞

(이러한 견지에서 기능 및 특성을 살펴보면요)

❝ 머쓸스핀들, Muscle Spindle ❞

㉮ 어떤 한 **❝골격근(=추외근, extrafusal muscle fiber)❞**의 길이가 늘어나면(예: 손-망치로 건-tendon-을 두들겨 건의 길이가 순간 늘어나고 → 연결된 근육으로 파급 → 근육이 늘어나는 경우, 등 -그림 7-65-),

㉯ 자극받아 늘어난 <u>골격근(=추외근)에 평행하게 붙어있는</u> **❝근방추(muscle spindle)❞**가 늘어나고 →

㉰ **근방추 속** (자극에 대응되는 ☞) **❝추내근섬유, intrafusal muscle fiber❞**가 늘어나 →

㉱ (순간-늘어남을 감지한) **감각-구심신경**인 Ia **활성**이 증가-전도되어 →

㉲ 중추인 척수(spinal cord)로 유입! (시냅스-SYNAPSE-를 이루어 전기적 흥분전달을 화학물질-전도-전달을 이루게 하여) →

㉳ **❝척수전각세포(anterior horn cell ☞ 즉, 알파운동신경원, α-motor neuron)❞**를 **흥분**(≒전기적 흥분전달이 이어져)**시켜** →

㉴ (길이가 늘어나 근방추-Ia 흥분이 일어난 바로 그 근육 ☞)

골격근 수축(contraction)!

동시에,

〓 ㉯ 척수-유입된 구심-신경섬유는 (또 다른 신경과 시냅스를 이루어) →

㉰ (근방추-Ia 활성화된 근육과 반대-작용을 하는)

척수전각세포(anterior horn cell 즉, 알파운동신경원)를 **억제(inhibition)**시켜

㉱ → (길이가 늘어나 근방추-Ia 흥분이 일어난 근육-작용의 반대 근육)

골격근 이완(relaxation)!

☞ 이러한 개념을 "서로**상**相 되돌릴**반**反 맞설**길**拮 막을**항**抗 힘줄**근**筋 누를**억**抑 억제할**제**制,

혹은 서로**상**相 좋을**호**好 맞설**길**拮 막을**항**抗 힘줄**근**筋 누를**억**抑 억제할**제**制,

서로간맞버팀근억제, reciprocal antagonist inhibition)"

라는 글귀로 거창하게 표현했지만요, 이는 Sherrington 선생님의 제시!

(⇒ 즉, 인체 관절의 움직임! 예를 들면, 팔을 몸쪽으로 굽힐 경우-biceps brachii-, 일어나는 자연스런 팔-굽힘에는 굽히는 반대쪽 근육-triceps brachii-이 이완을 해주어 부드러운 움직임-smooth movement-이 일어남을 "법칙, law"이라는 표현 등을 사용하여 탁월한 생각과 실험-측정 등의 노력과 연구업적을 후학도가 기억하게끔 기리는 내용) 등에 그 근간을 두고 있음을 확인·이해할 수 있습니다)(그림 7-3, 7-65)

(이러한 과정을 공유하는)

"머쓸스핀들, muscle spindle"의 기능은

✓ "깊을**심**深 떼**부**部 힘줄밑둥**건**腱 되돌릴**반**反 쏠**사**射, **깊은힘줄반사, deep tendon reflex"** 와

"근방추반사(muscle spindle reflex: 의식하지 않아도 근방추가 늘어나면, 늘어난-근육의 수축과 동시에 길항작용-근육 이완이 일어나는 반사-그림 7-67)"

등과 연관성이 있으며, (동시에)

⇒ 이를 이해하는데 있어서 도움이 됨을 확인·이해할 수 있습니다(그림 7-65, 7-66).

반면,

(동일한 견지에서 근방추와는 반대 반응-유형을 보이는 "장력감지기" → "골지건기관"을 살펴보면요↴)

> " **골지텐돈올간, Golgi tendon organ,**
> 이제부터 아래 내용부터는요, GTO라 약어로 설명드리고자 합니다 "

(일례? 특히, 5킬로그램-무게의 아령도 제대로 못 드는 중환者!ㅋ↴

☞ 도전! 20킬로그램-무게의 아령을 들다가 바닥에 내동댕이치는 "오메~에!"↴)

(그림 7-67)

㉮ 20kg 무게의 아령 들기!

(☞ 이때 근육-biceps brachii-에 연결된 건-조직 속 GTO는 활성화 시작!)

㉯ (안사람이 지켜보기에 힘들지만 참고 견딤, 동시에 힘을 풀었다가는 왠지 제트.오.티.(≒ Z.O.T.)될 것 같은 불안감 엄습!)

☞ GTO는 활성화 지속!,

즉 감각-구심신경인 Ib 활성이 증가 및 지속하지만,

뜻의意 뜻지志로 견디고 있는 중!, 단, 교감신경-활성 등의 내용은 잠시 배제^^)

㉰ 견디는 "역치(문지방역閾 값치値, 문턱값, Threshold)"에 도달한 순간,

유지되었던 ('GTO-활성으로 인한 반응'을 억제하던 의지!) 견딤이 풀림!

㉱ ('GTO-활성으로 인한 반응'을 살펴보면요)

㉠ 골격근-수축(≒긴장)으로 GTO활성 증가!

㉡ 감각-구심신경 Ib 활성 → 증가-전도되어 →

㉢ 중추인 척수(spinal cord)로 유입! →

㉣ "척수전각세포(anterior horn cell ☞ 즉, 알파운동신경원, α-motor neuron)"를 억제하여 →

㉤ (길이가 늘어나 근-긴장이 건에 영향-미친 바로 그 근육 ☞)

골격근 이완(relaxation)!

☞ 이러한 개념을 "스스로자自 움직일동動 성품성性 누를억抑 억제할제制, 자율성억제, autogenic inhibition)"로 표현함을 확인·이해할 수 있습니다 (그림 7-67, 7-68).

동시에,

㉢ 척수-유입된 구심-신경섬유는 (또 다른 신경과 시냅스를 이루어) →

㉣ (GTO-Ib 활성화된 근육과 반대-작용을 하는)

척수전각세포(anterior horn cell)를 활성화(activation)시켜

㉤ → (길이가 늘어나 GTO-Ib 흥분이 일어난 근육-작용의 반대 근육)

골격근 수축(contraction)!

㉲ GTO-작용으로

⇒ 좌~악~ 펴지고 힘을 잃으면서 아령을 내동댕이치게 됨! (그림 7-67)

이러한 GTO의 작용은 또 다른 예(그림 7-68),

즉

근-경련(☞병리적 소견 포함) 등으로 "주관절(팔꿈치주肘 빗장관關 마디절節, 팔꿉관절, elbow joint)"을 '굴곡(굽을굴屈 굽을곡曲, 굽힘, flexion)'한 상태를 반대의 힘을 적용하여 펴고자 할 때, 반대의 힘을 지속적으로 주게되면 어느 순간!

좌~악! 펴지는 원리 또한 GTO의 작용설명으로 가능함을 확인·이해할 수 있습니다 (그림 7-68).

이와 함께,

① 촛불 등으로 인한 피부-손상의 경우 나타나는

"굽을**굴**屈 힘줄**근**筋 달아날**도**逃 피할**피**避 되돌릴**반**反 쏠**사**射, **굴곡중지반사,**
Flexor withdrawal reflex"

② 압정 등의 손상으로 유도되는

"사귈**교**交 깍지낄**차**叉 펼**신**伸 펼**전**展 되돌릴**반**反 쏠**사**射, **교차폄반사,**
crossed extensor reflex"와 같은 피부자극 시 나타나는 유발되는 반사에도 고유수용기-신경 활성의 기전이 관여함을 확인·이해할 수 있습니다 (그림 7-69, 7-70).

또한,

(정확-타당성 있는 기전 등의 제시를 위해 현재에도 최선을 다하는 가운데, 그렇지만 아직은 정확히 모르지만요)

* 척수신경-연관,
* 자율신경-연관 반사 역시, 일부(혹은 많은 부분, 어쩌면 관여하지 않을 수도 있는→)
  고유수용기-연관 반사를 확인·이해할 수 있습니다-감사합니다-(그림 7-71).

(물론, 이 부분 역시, 정확한 기전의 제시-자료의 확인 시 (등), 수정-보완하여 올려드릴 것을 다짐해봅니다)

"인체 감각기의 구조와 생리" 편에서,
꼭! '숙지-기억' 해 주시면 도움이 되는 (시험준비 등) 핵심어"는요^^

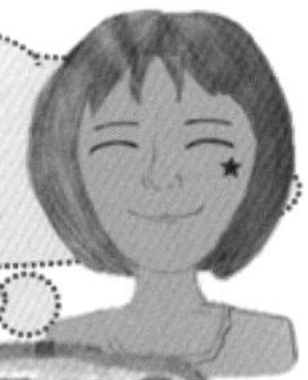

MEMO

인생에는 공짜가 없다

똑똑똑
누구니?
샌애긔예요.
너구나

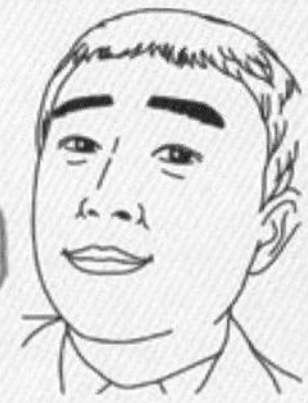

교실 게시판

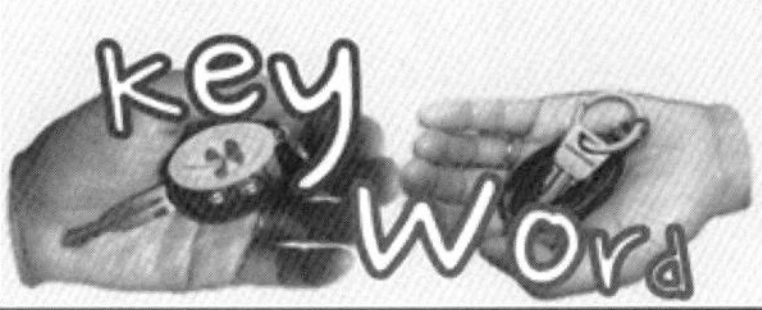

중환者ㅋ교수님의 말씀을
받아드릴 것입니다♥

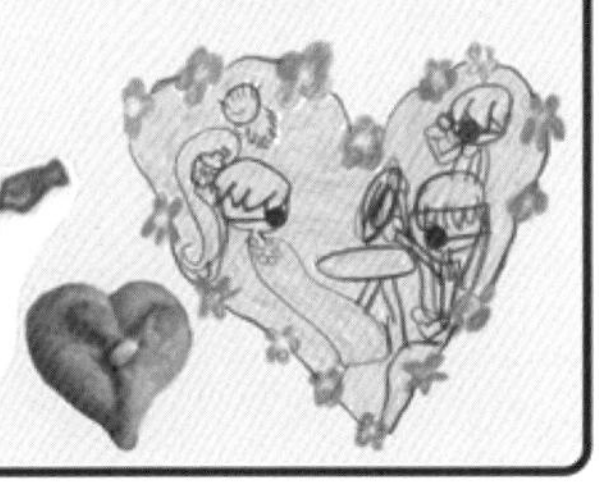

남을여餘 흰백白

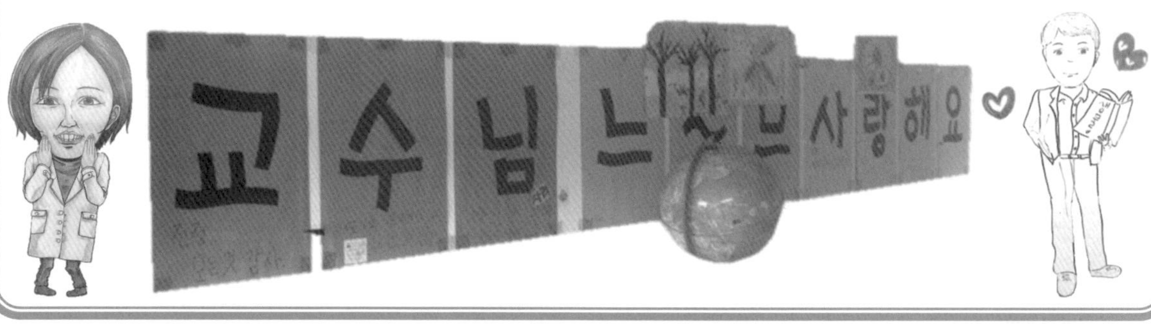

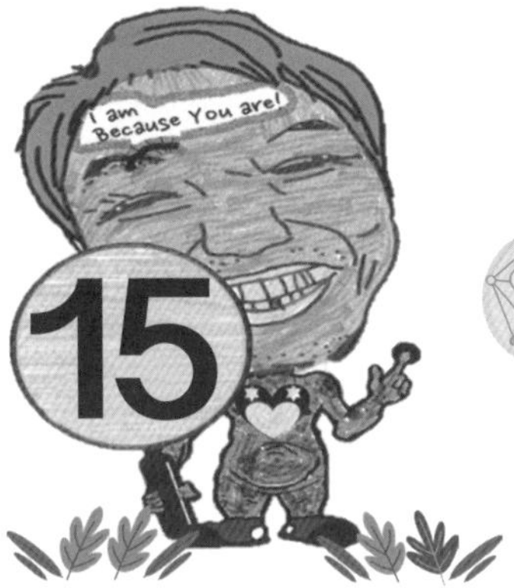

인체 세포 및 조직의 구조와 생리

나무가 고요하고자 하나 바람이 멎지 아니하고
자식이 어버이를 봉양하고자 하나
어버이는 기다려 주지 않는다.

〈한시외전〉

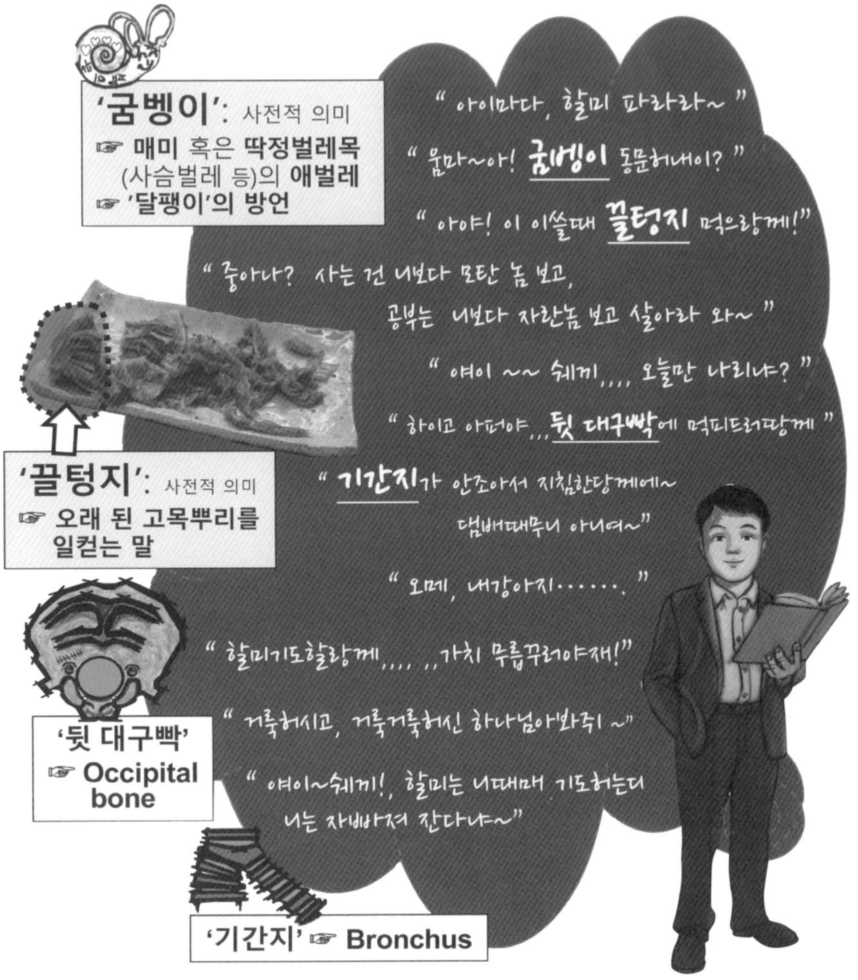

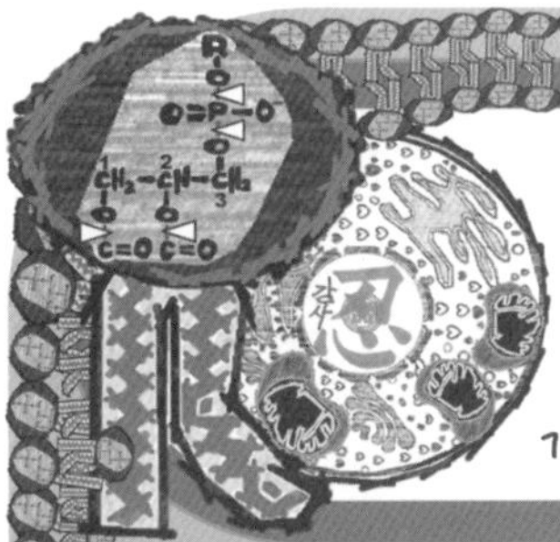

Cell 세포

가늘 세 細 태보 포 胞

Tissue 조직

짤 조 組 짤 직 織

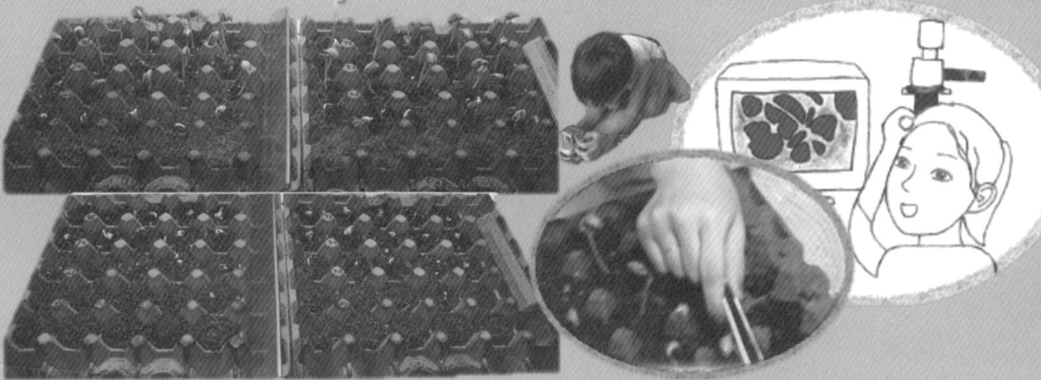

ဆဲလ် תָּא ЭД ЭС

เซลล์ خَلِيَّة

γαμέτης កោសិកា

buněčný कोशिका

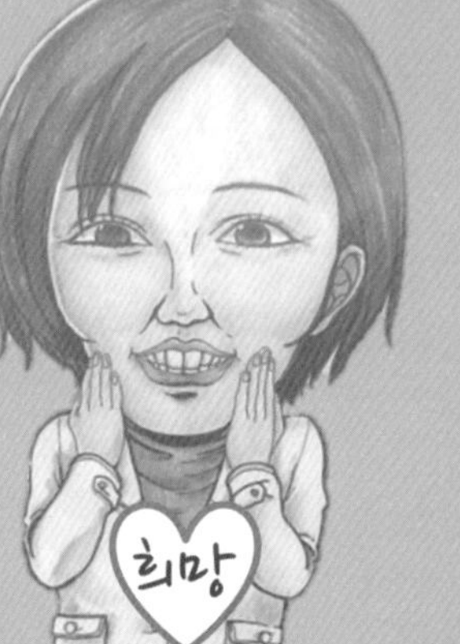

Клітина клéтка

Hücre sejt

سلّول tế bào

細胞

15-2

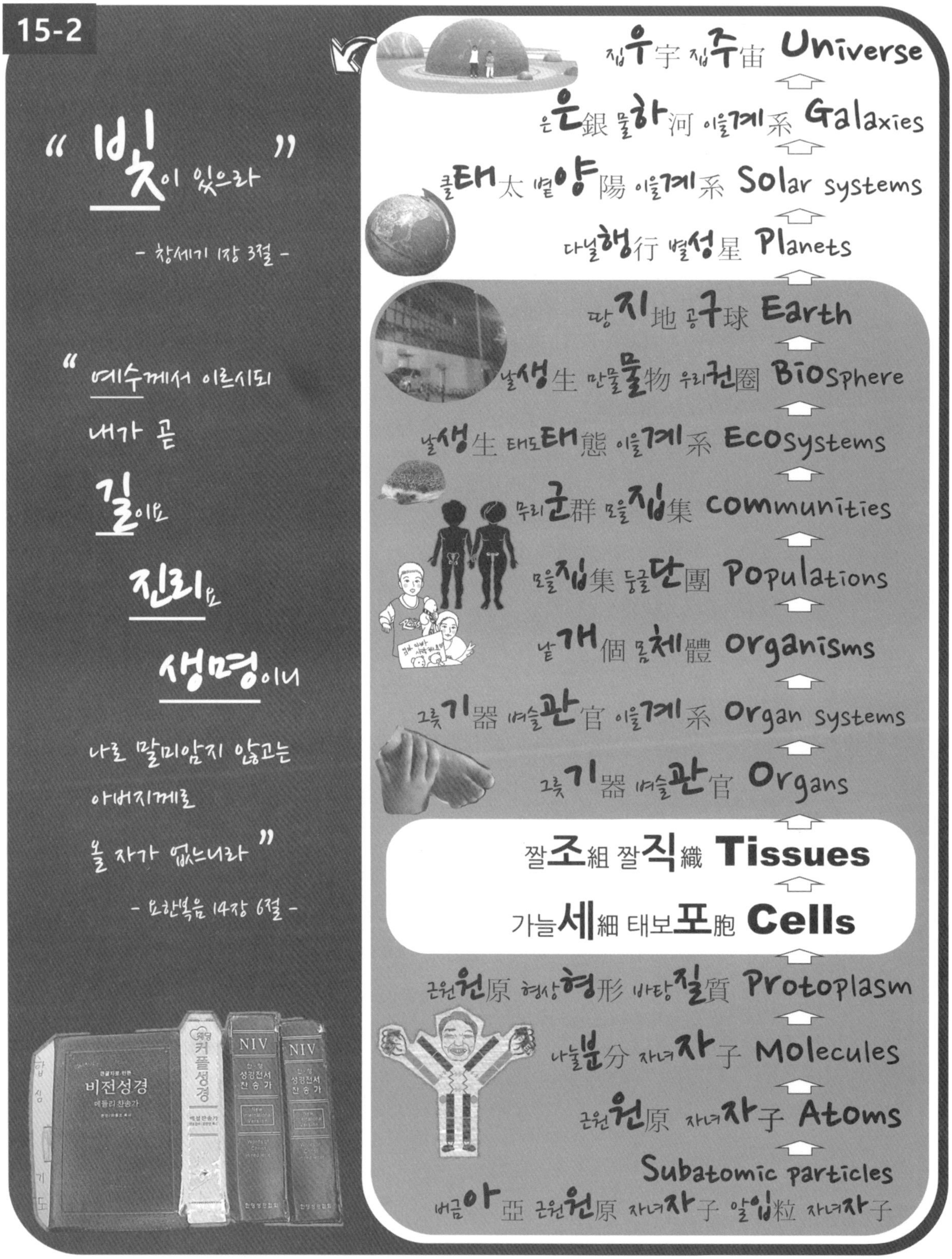
" 빛이 있으라 "
- 창세기 1장 3절 -
" 예수께서 이르시되
내가 곧
길이요
진리요
생명이니
나로 말미암지 않고는
아버지께로
올 자가 없느니라 "
- 요한복음 14장 6절 -
비전성경
커플성경
NIV
NIV
집우宇 집주宙 Universe
은은銀 물하河 이을계系 Galaxies
클태太 볕양陽 이을계系 Solar systems
다닐행行 별성星 Planets
땅지地 공구球 Earth
날생生 만물물物 우리권圈 Biosphere
날생生 태도태態 이을계系 Ecosystems
무리군群 모을집集 communities
모을집集 둥글단團 Populations
낱개個 몸체體 Organisms
그릇기器 벼슬관官 이을계系 Organ systems
그릇기器 벼슬관官 Organs
짜을조組 짜을직織 Tissues
가늘세細 태보포胞 Cells
근원원原 형상형形 바탕질質 Protoplasm
나눌분分 자녀자子 Molecules
근원원原 자녀자子 Atoms
Subatomic particles
버금아亞 근원원原 자녀자子 알입粒 자녀자子

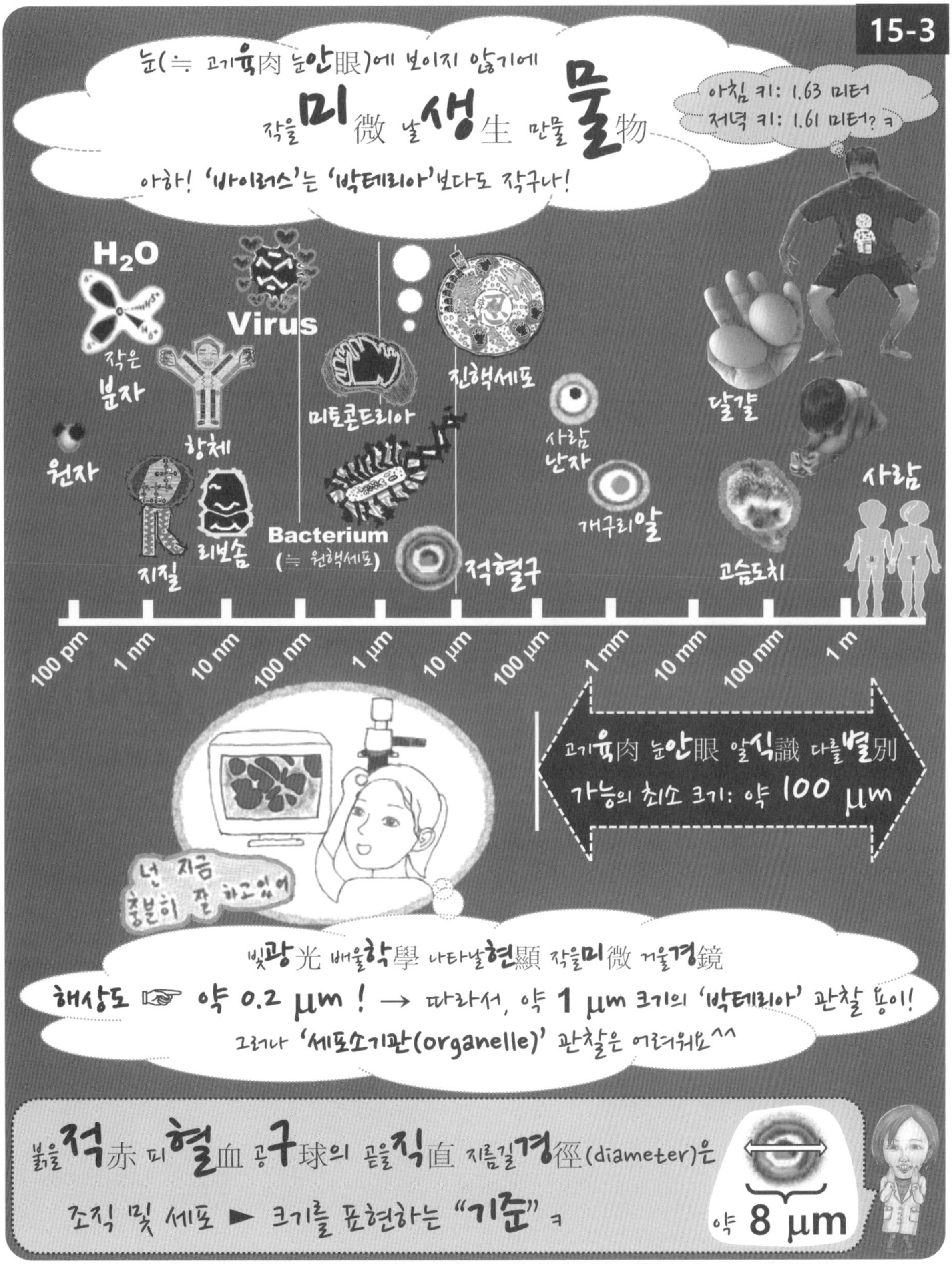
15-3
눈(≒ 고기육肉 눈안眼)에 보이지 않기에
작을미微 날생生 만물물物
아하! '바이러스'는 '박테리아'보다도 작구나!
아침 키: 1.63 미터
저녁 키: 1.61 미터? ㅋ
H2O
작은 분자
원자
항체
Virus
지질
리보솜
Bacterium
(≒ 원핵세포)
미토콘드리아
진핵세포
적혈구
사람 난자
개구리알
달걀
고슴도치
사람
100 pm
1 nm
10 nm
100 nm
1 μm
10 μm
100 μm
1 mm
10 mm
100 mm
1 m
고기육肉 눈안眼 알식識 다를별別
가능의 최소 크기: 약 100 μm
넌 지금 충분히 잘 하고있어
빛광光 배울학學 나타날현顯 작을미微 거울경鏡
해상도 ☞ 약 0.2 μm ! → 따라서, 약 1 μm 크기의 '박테리아' 관찰 용이!
그러나 '세포소기관(organelle)' 관찰은 어려워요^^
붉을적赤 피혈血 공구球의 곧을직直 지름길경徑(diameter)은
조직 및 세포 ► 크기를 표현하는 "기준" ㅋ
약 8 μm

15-4

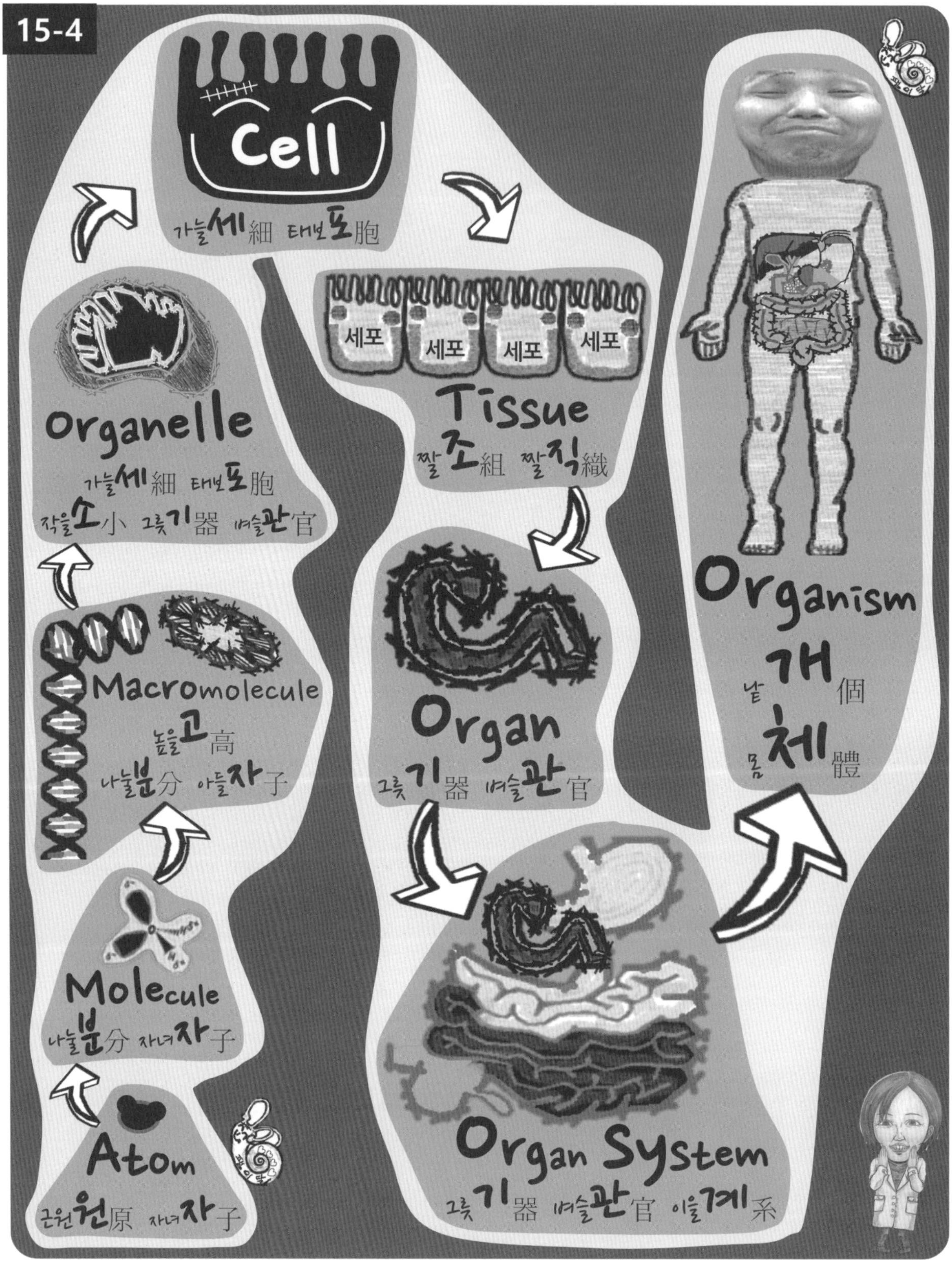
Cell
가늘세細 태보포胞
세포
세포
세포
세포
Tissue
짤조組 짤직織
Organ
그릇기器 벼슬관官
Organ System
그릇기器 벼슬관官 이을계系
Organism
낱개個
몸체體
Organelle
가늘세細 태보포胞
작을소小 그릇기器 벼슬관官
Macromolecule
높을고高
나눌분分 아들자子
Molecule
나눌분分 자녀자子
Atom
근원원原 자녀자子

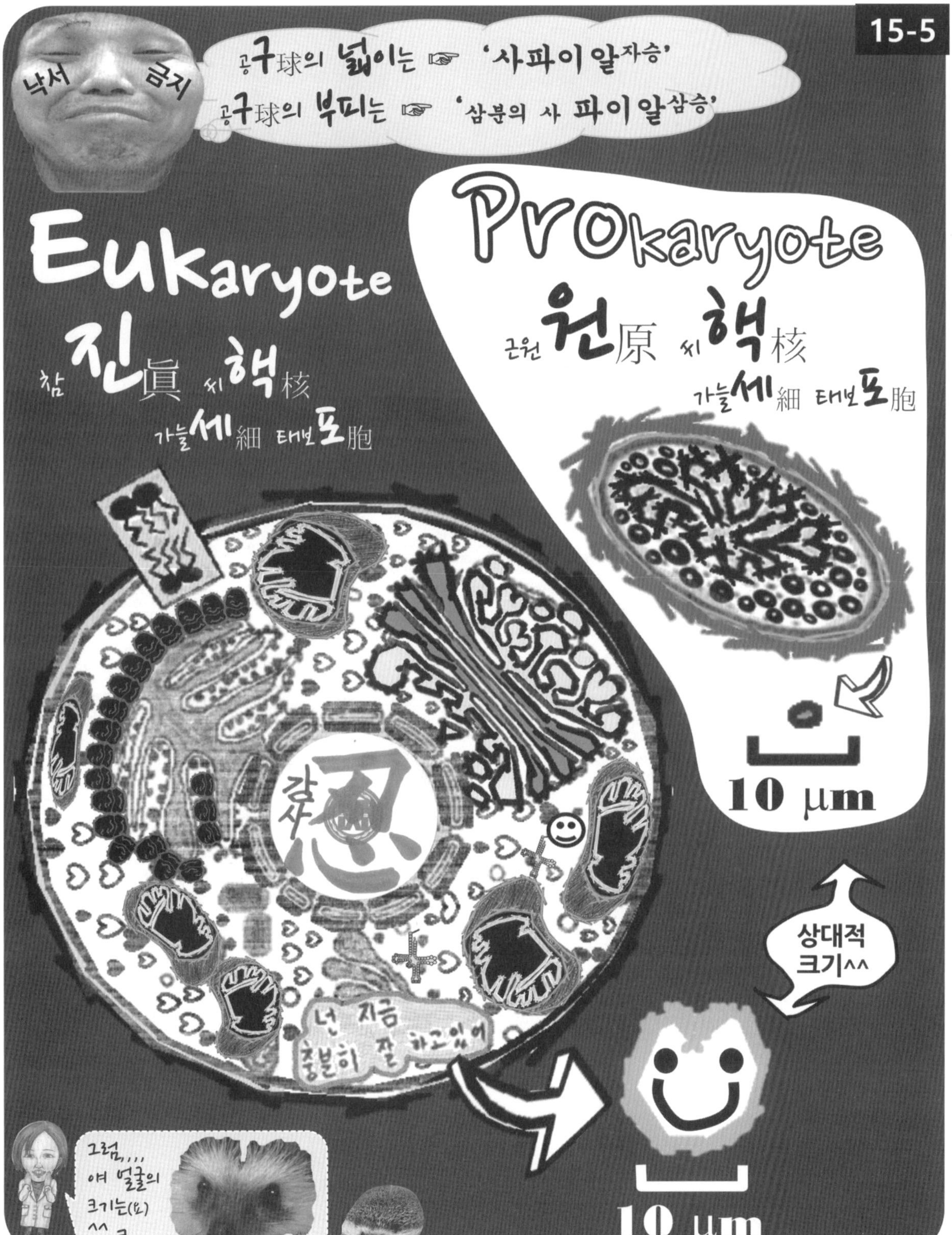
15-5
낙서 금지
공구球의 넓이는 ☞ '사파이알자승'
공구球의 부피는 ☞ '삼분의 사 파이알삼승'
Eukaryote
참 진眞 씨 핵核
가늘 세細 태보 포胞
Prokaryote
근원 원原 씨 핵核
가늘 세細 태보 포胞
10 μm
상대적 크기^^
감사
忍
넌 지금 충분히 잘 하고있어
10 μm
그럼,,, 얘 얼굴의 크기는(요) ^^ ㅋ

15-6

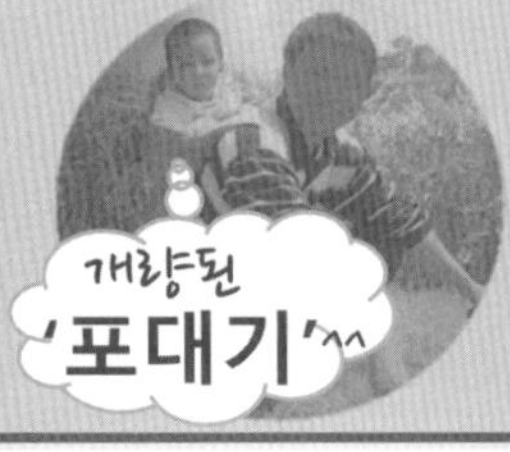

개량된 '포대기'^^	Prokaryote 근원 원原 씨 핵核 세포	Eukaryote 참 진眞 씨 핵核 세포
세포의 크기 ☞	약 0.2 μm~ 약 2.0 μm	약 10 μm~ 약 150 μm
씨 핵核 막 막膜 ☞	없음	있음
DNA 존재-위치	세포 바탕 질質 (in nucleoid)	핵 안 내內
DNA 생김새	둥글 원圓 형상 형形 DNA	줄 선線 형상 형形 DNA
Ribosome 의 침강속도	70S	80S
Histone ☞	없음	있음
세포소기관 ☞	매우 적은 수의 organelle	(무.진.장.) 많은 수 존재
소기관-막 ☞	막 없음	두 겹 혹은 한 겹의 막 존재
세포 울타리 벽壁 의 형태	굳을 경硬 곧을 직直 형태	동물세포 ► 없음 (식물 ► 경직-rigidity-형태)
세포 분열의 형태	두 이二 나눌 분分 법 법法	있을 유有 실 사絲 나눌 분分 찢을 열裂
유전자-전달 방법	없을 무無 성품 성性 날 생生 번성할 식殖	있을 유有 성 생식 (감수분열)
대표적 예 ☞	가늘 세細 세균 균菌(bacteria), 옛 고古 세균(archaea) 등,,,,	동물, 식물, 균류(fungi) 등,,,,

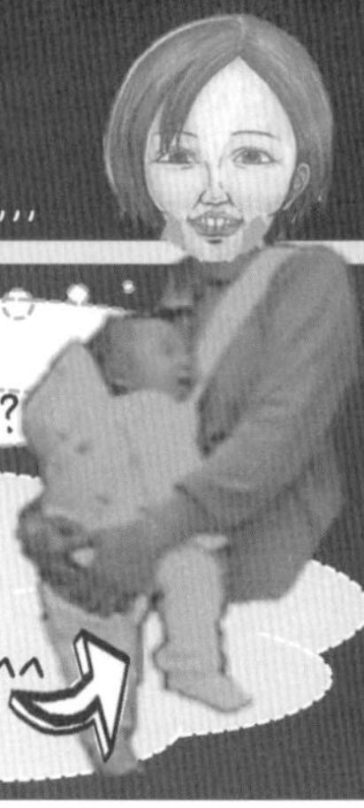

'세포'의 "태보 포胞" 글자에서 '태보' 의미는요?

☞ 아이밸 태胎 포대기 보褓 즉,

► "태아를 감싸는 막과 태반"을 의미하는구나^^

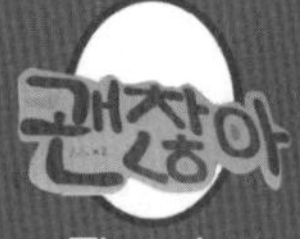

Theodor **Svedberg** (1884-1971)

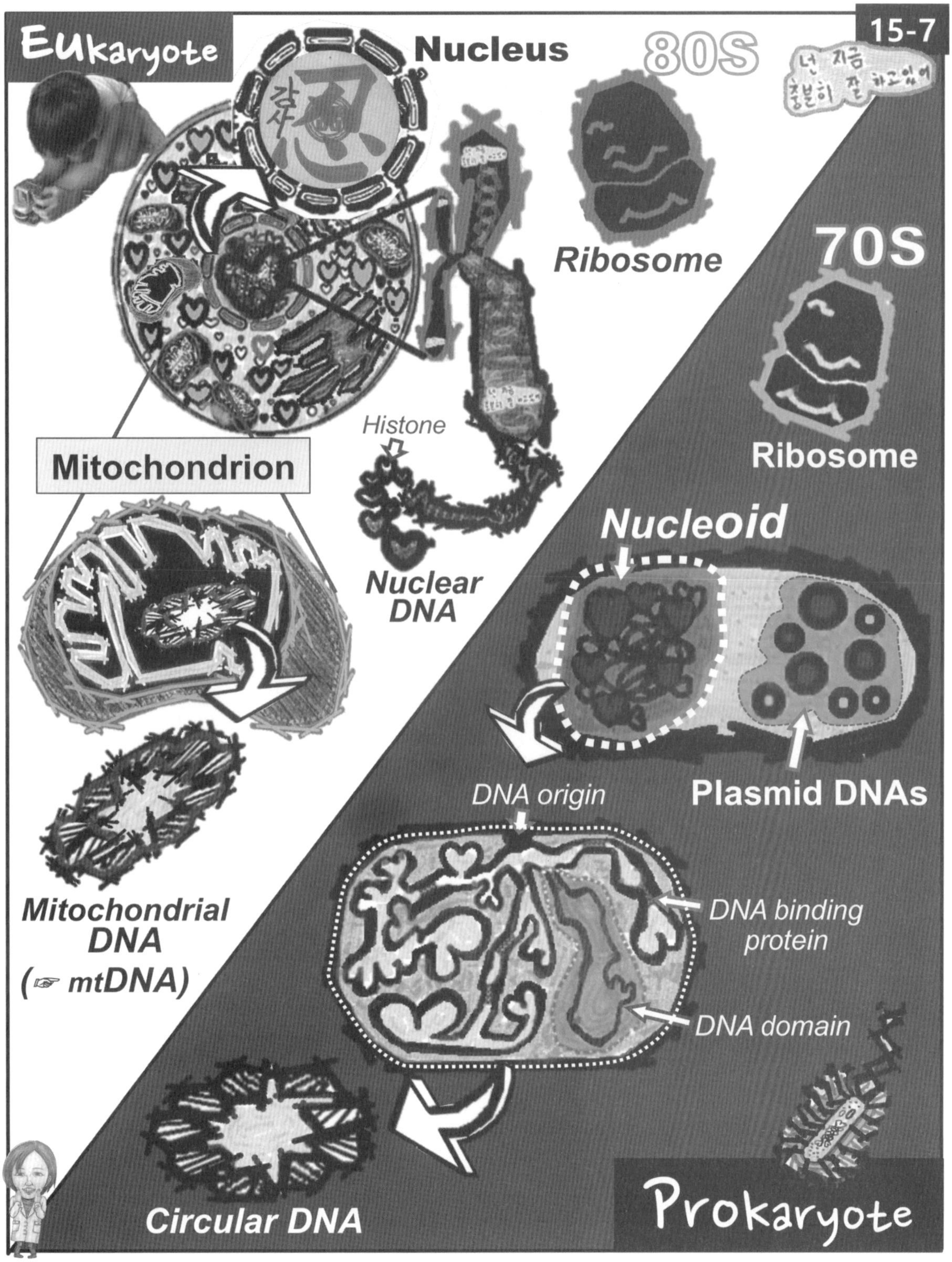

Eukaryote
Nucleus
80S
15-7
넌 지금 충분히 잘 하고있어
Ribosome
70S
Ribosome
Histone
Mitochondrion
Nuclear DNA
Nucleoid
Mitochondrial DNA (☞ mtDNA)
DNA origin
Plasmid DNAs
DNA binding protein
DNA domain
Circular DNA
Prokaryote

15-8

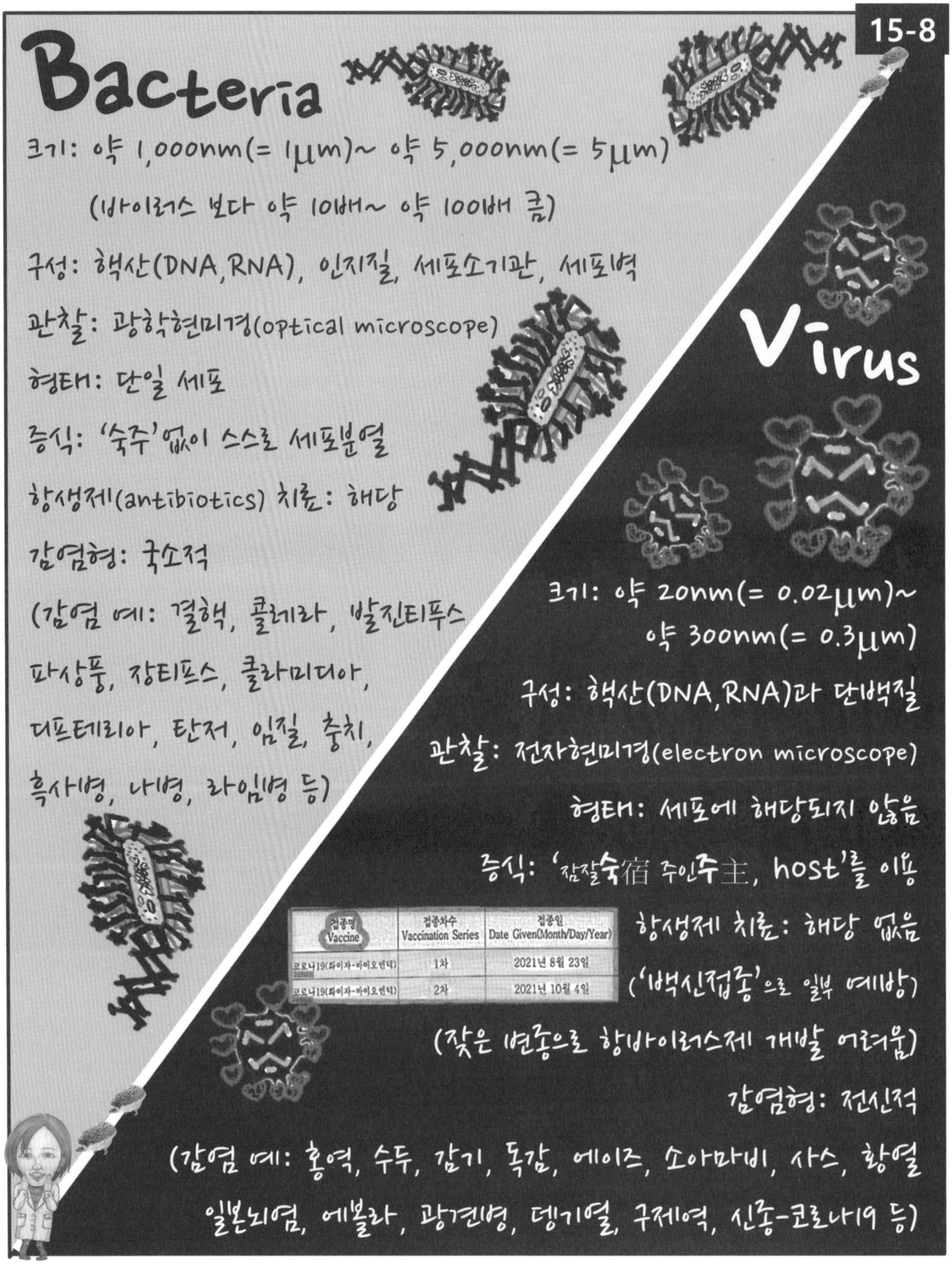
Bacteria
크기: 약 1,000nm(= 1μm)~ 약 5,000nm(= 5μm)
(바이러스 보다 약 10배~ 약 100배 큼)
구성: 핵산(DNA, RNA), 인지질, 세포소기관, 세포벽
관찰: 광학현미경(optical microscope)
형태: 단일 세포
증식: '숙주'없이 스스로 세포분열
항생제(antibiotics) 치료: 해당
감염형: 국소적
(감염 예: 결핵, 콜레라, 발진티푸스
파상풍, 장티프스, 클라미디아,
디프테리아, 탄저, 임질, 충치,
흑사병, 나병, 라임병 등)
Virus
크기: 약 20nm(= 0.02μm)~
약 300nm(= 0.3μm)
구성: 핵산(DNA, RNA)과 단백질
관찰: 전자현미경(electron microscope)
형태: 세포에 해당되지 않음
증식: '잠잘숙宿 주인주主, host'를 이용
항생제 치료: 해당 없음
('백신접종'으로 일부 예방)
(잦은 변종으로 항바이러스제 개발 어려움)
감염형: 전신적
(감염 예: 홍역, 수두, 감기, 독감, 에이즈, 소아마비, 사스, 황열
일본뇌염, 에볼라, 광견병, 뎅기열, 구제역, 신종-코로나19 등)
접종명 Vaccine
접종차수 Vaccination Series
접종일 Date Given(Month/Day/Year)
코로나19(화이자-바이오엔텍) 1차 2021년 8월 23일
코로나19(화이자-바이오엔텍) 2차 2021년 10월 4일

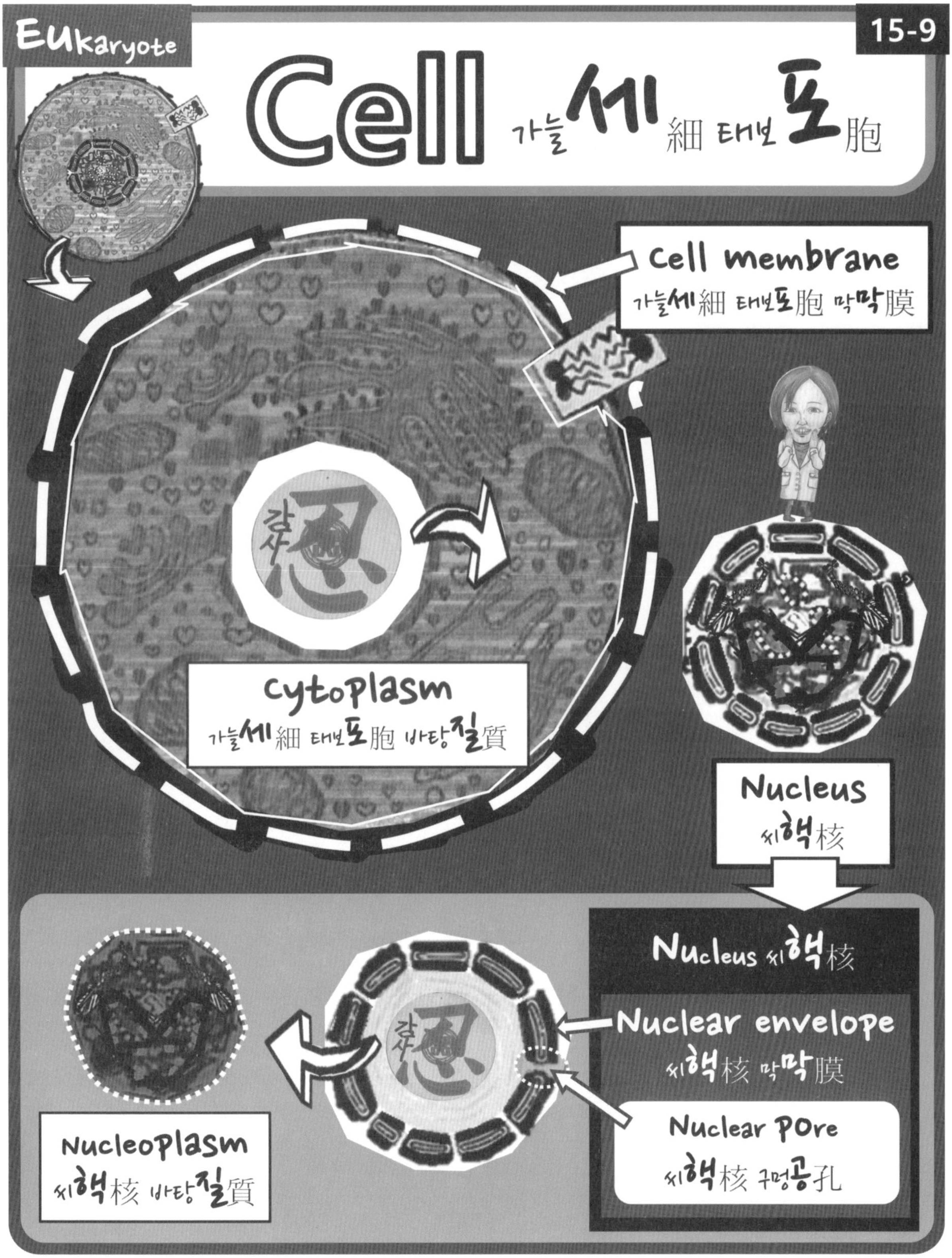
Eukaryote
15-9
Cell 가늘세細 태보포胞
Cell membrane
가늘세細 태보포胞 막막膜
cytoplasm
가늘세細 태보포胞 바탕질質
Nucleus
씨핵核
Nucleus 씨핵核
Nuclear envelope
씨핵核 막막膜
Nuclear pore
씨핵核 구멍공孔
Nucleoplasm
씨핵核 바탕질質

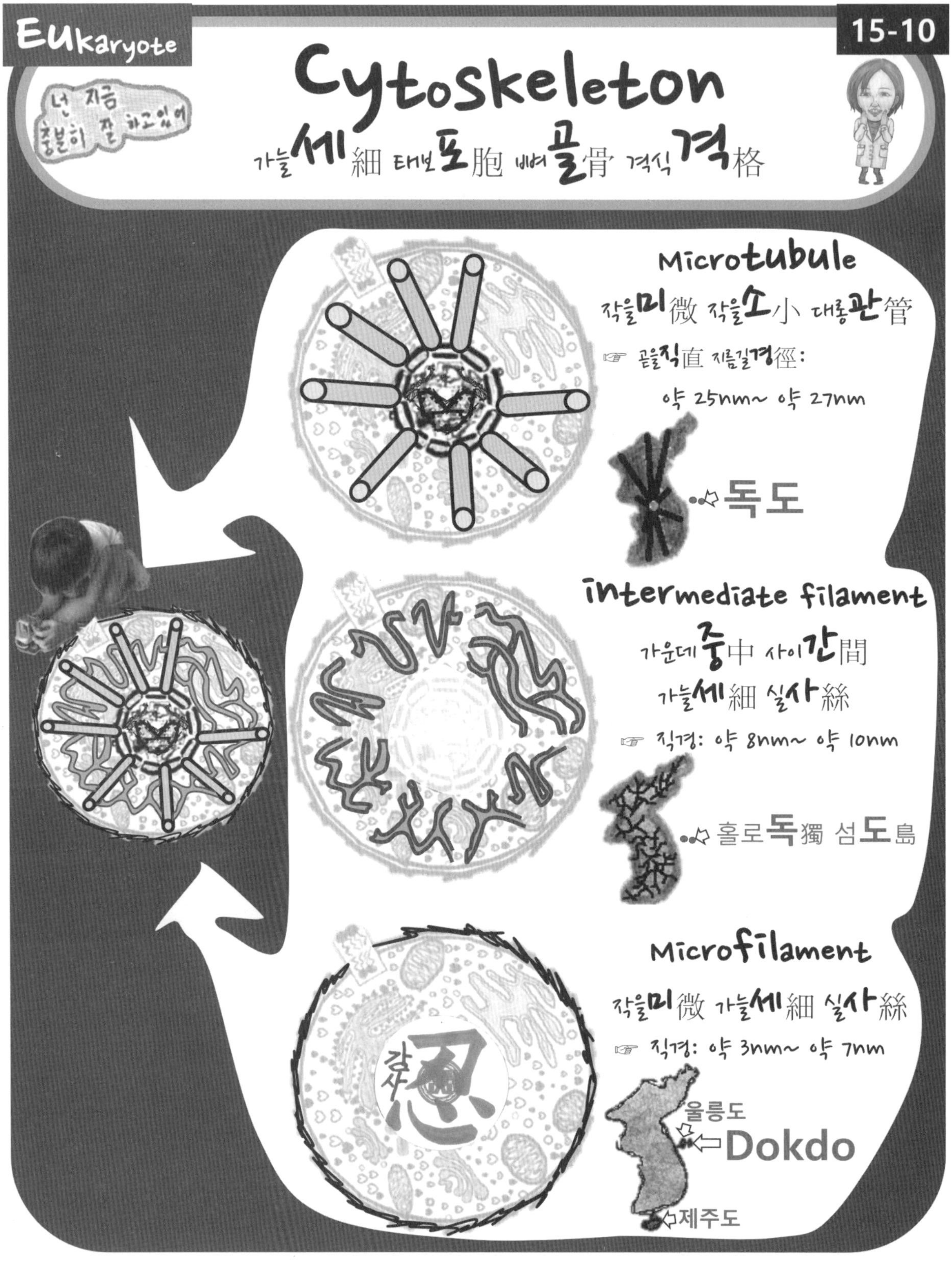

Eukaryote
15-10
Cytoskeleton
가늘세細 태보포胞 뼈골骨 격식격格
넌 지금 충분히 잘 하고있어
Microtubule
작을미微 작을소小 대롱관管
☞ 곧을직直 지름길경徑:
약 25nm~ 약 27nm
독도
intermediate filament
가운데중中 사이간間
가늘세細 실사絲
☞ 직경: 약 8nm~ 약 10nm
홀로독獨 섬도島
Microfilament
작을미微 가늘세細 실사絲
☞ 직경: 약 3nm~ 약 7nm
감사
忍
울릉도
Dokdo
제주도

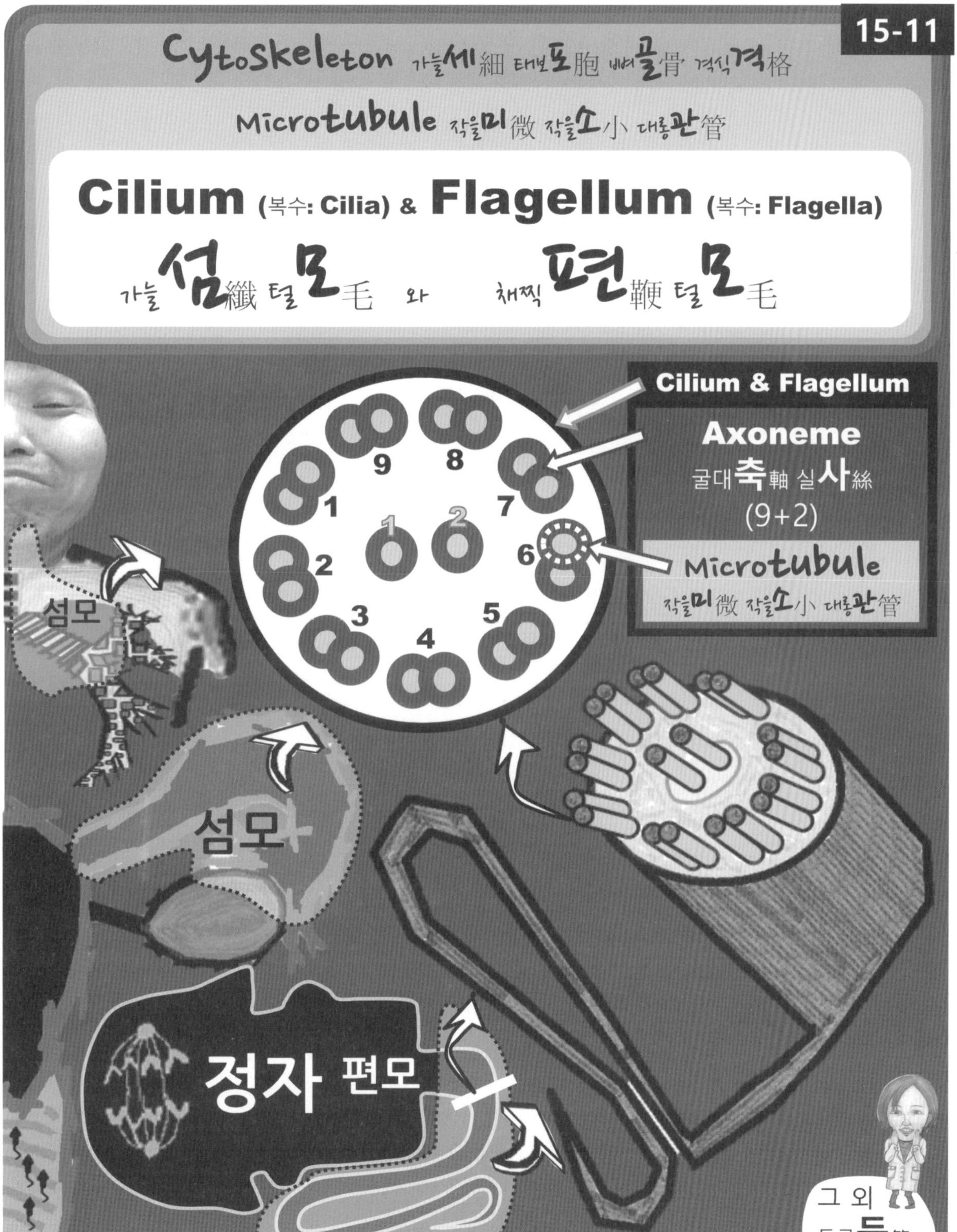
15-11
Cytoskeleton 가늘세細 태보포胞 뼈골骨 격식격格
Microtubule 작을미微 작을소小 대롱관管
Cilium (복수: Cilia) & Flagellum (복수: Flagella)
가늘섬纖 털모毛 와 채찍편鞭 털모毛
Cilium & Flagellum
Axoneme
굴대축軸 실사絲
(9+2)
Microtubule
작을미微 작을소小 대롱관管
1
2
3
4
5
6
7
8
9
1
2
섬모
섬모
정자 편모
그 외
등급등等,,,,

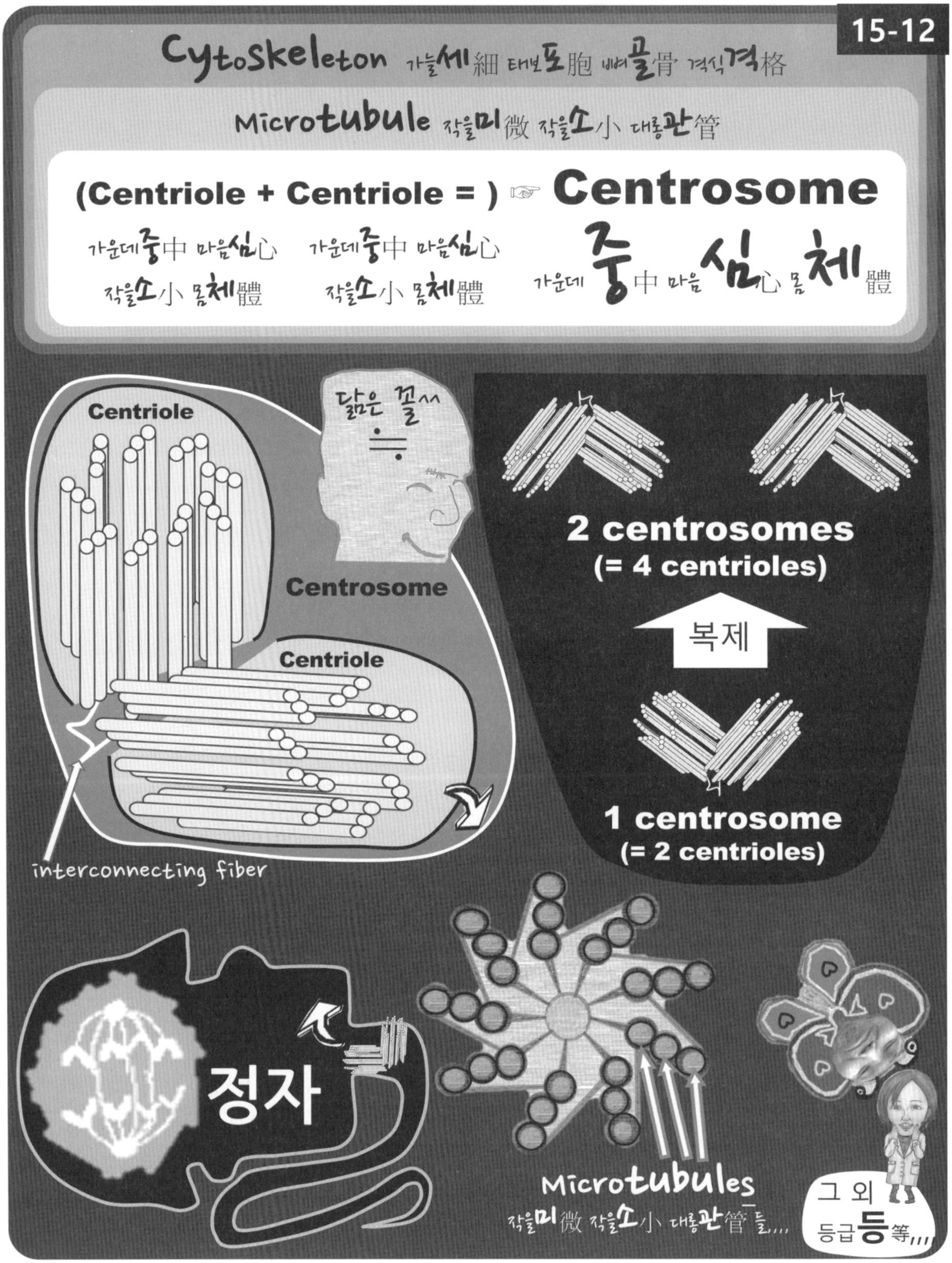
15-12
Cytoskeleton 가늘세細 태보포胞 뼈골骨 격식격格
Microtubule 작을미微 작을소小 대롱관管
(Centriole + Centriole =) ☞ Centrosome
가운데중中 마음심心 작을소小 몸체體
가운데중中 마음심心 작을소小 몸체體
가운데 중中 마음 심心 몸 체體
Centriole
닮은 꼴^^
Centrosome
Centriole
interconnecting fiber
2 centrosomes
(= 4 centrioles)
복제
1 centrosome
(= 2 centrioles)
정자
Microtubules
작을미微 작을소小 대롱관管들,,,
그 외
등급등等,,,

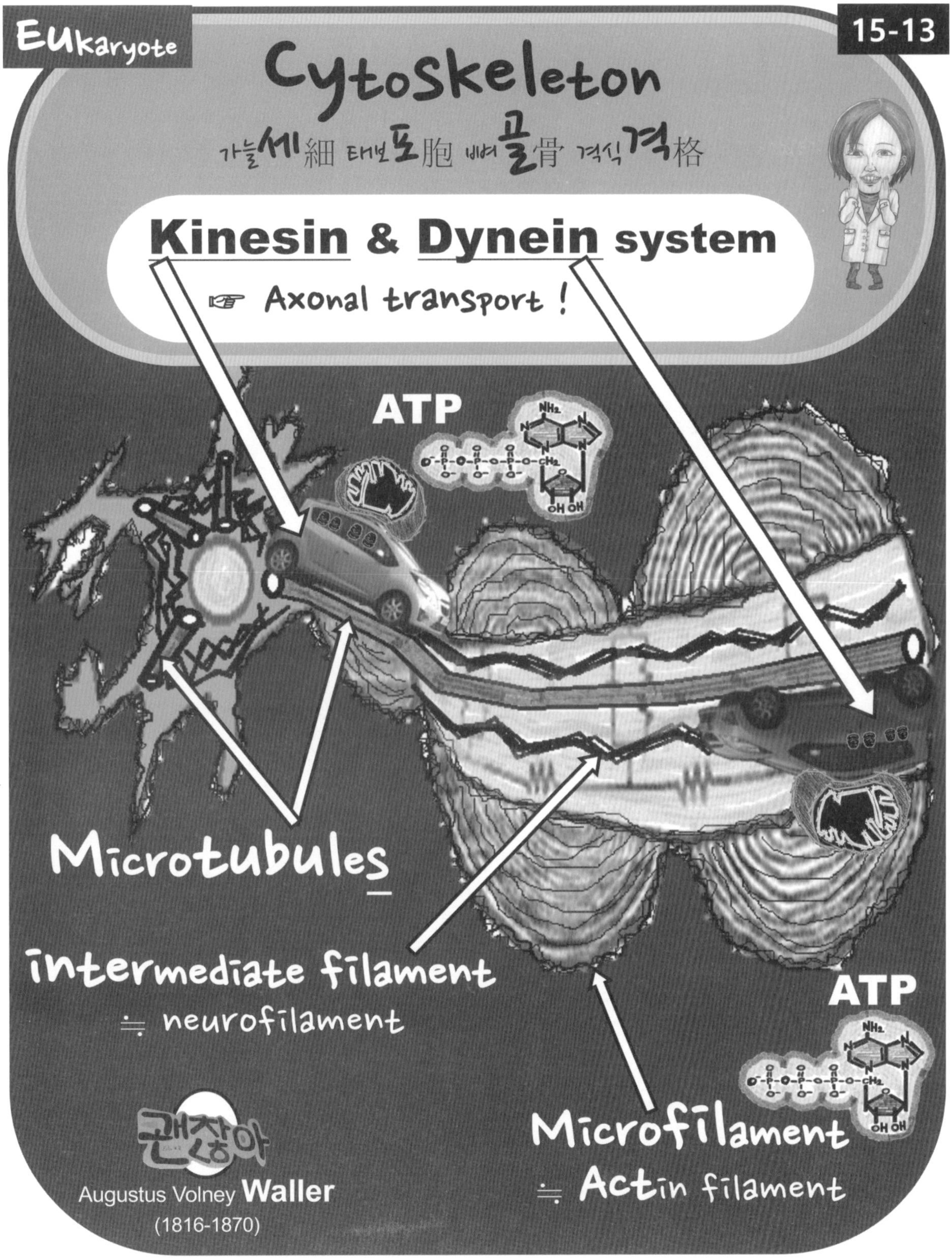

EUkaryote
15-13
Cytoskeleton
가늘세細 태보포胞 뼈골骨 격식격格
Kinesin & Dynein system
☞ Axonal transport !
ATP
Microtubules
intermediate filament
≒ neurofilament
ATP
Microfilament
≒ Actin filament
괜찮아
Augustus Volney Waller
(1816-1870)

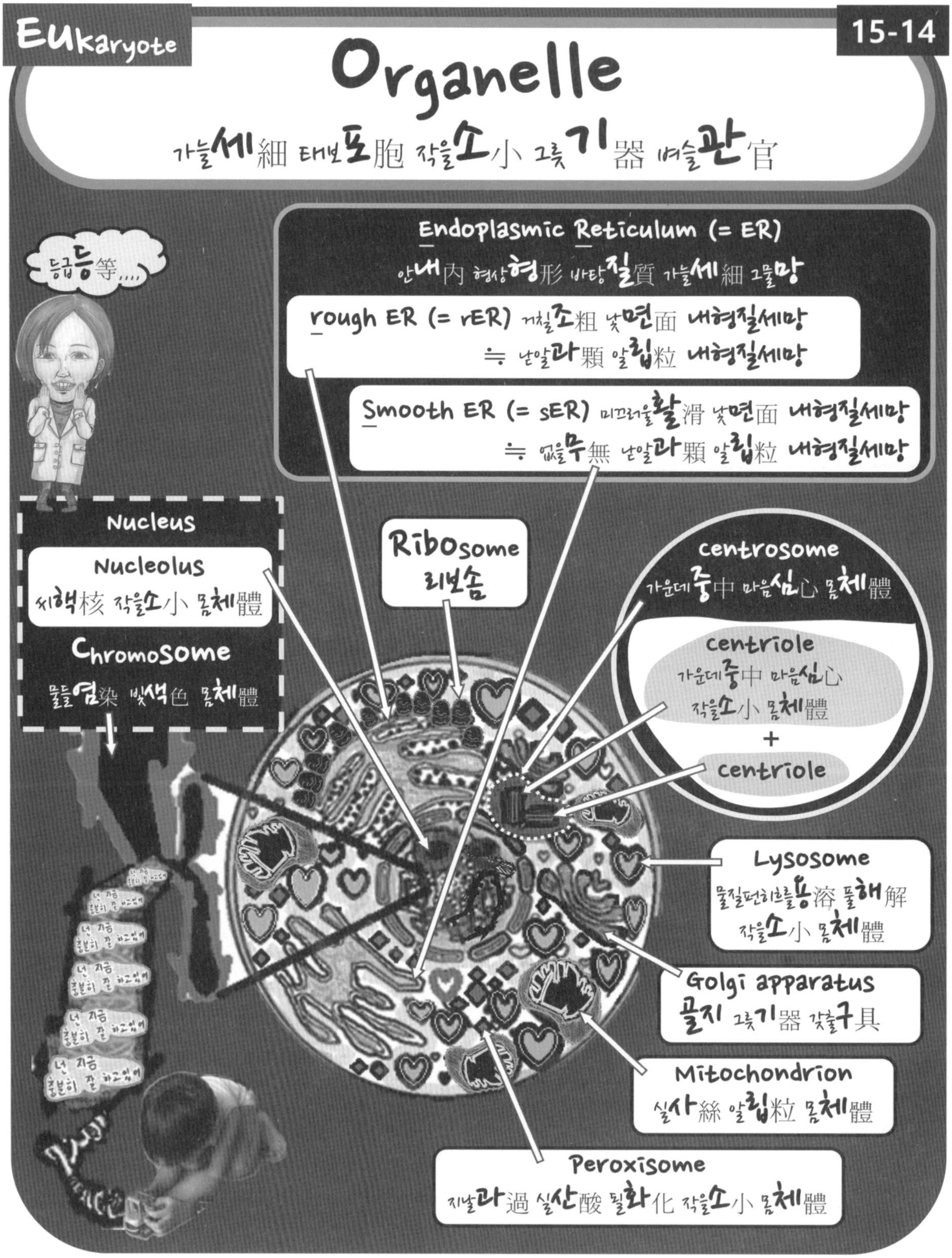
Eukaryote
15-14
Organelle
가늘세細 태보포胞 작을소小 그릇기器 벼슬관官
Endoplasmic Reticulum (= ER)
안내內 형상형形 바탕질質 가늘세細 그물망
rough ER (= rER) 거칠조粗 낯면面 내형질세망
≒ 낟알과顆 알립粒 내형질세망
Smooth ER (= sER) 미끄러울활滑 낯면面 내형질세망
≒ 없을무無 낟알과顆 알립粒 내형질세망
등급등等....
Nucleus
Nucleolus
씨핵核 작을소小 몸체體
Chromosome
물들염染 빛색色 몸체體
Ribosome
리보솜
centrosome
가운데중中 마음심心 몸체體
centriole
가운데중中 마음심心
작을소小 몸체體
+
centriole
Lysosome
물질편히흐를용溶 풀해解
작을소小 몸체體
Golgi apparatus
골지 그릇기器 갖출구具
Mitochondrion
실사絲 알립粒 몸체體
Peroxisome
지날과過 실산酸 될화化 작을소小 몸체體

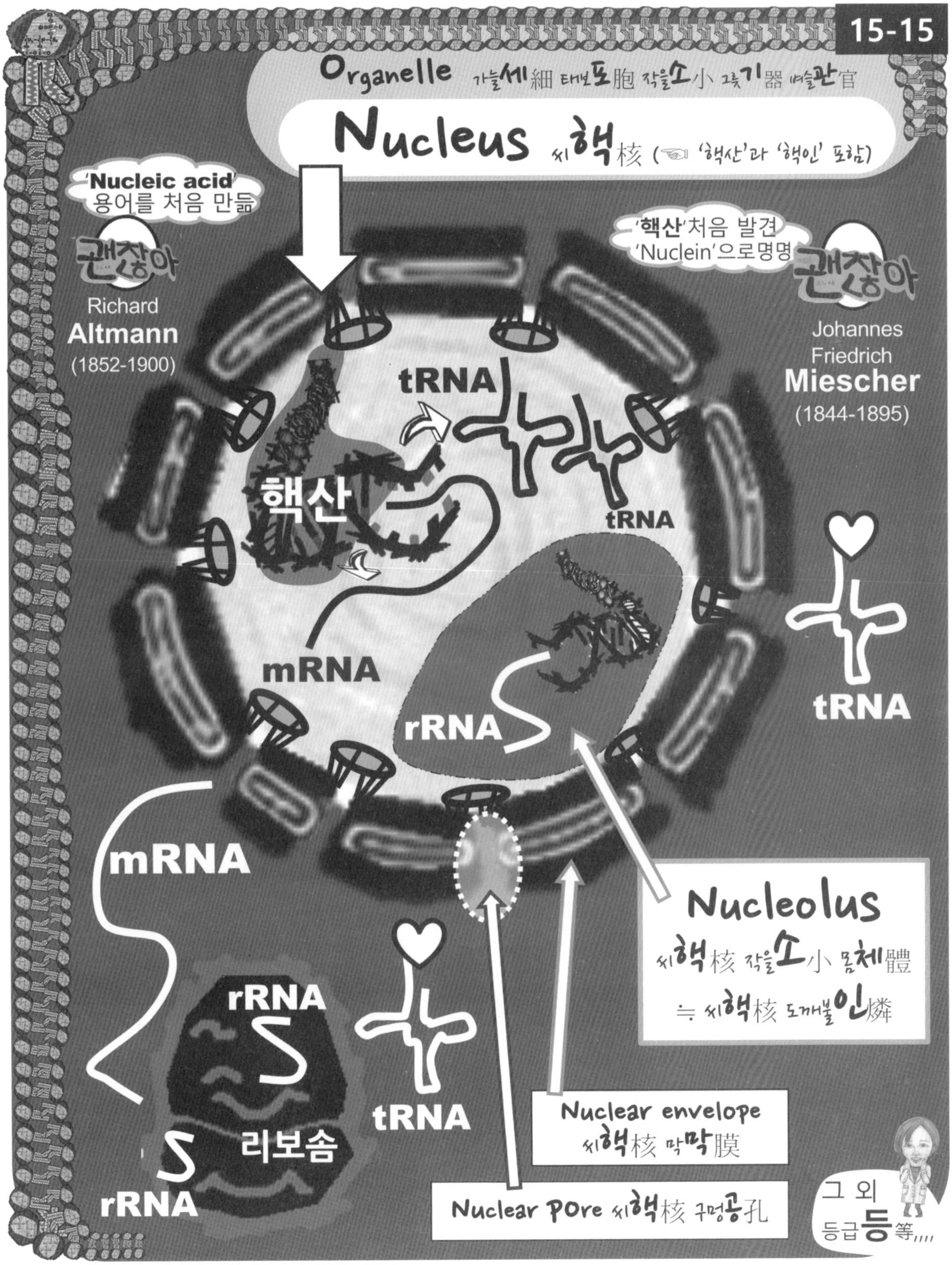
15-15
Organelle 가늘세細 태보포胞 작을소小 그릇기器 벼슬관官
Nucleus 씨핵核 (☜ '핵산'과 '핵인' 포함)
'Nucleic acid' 용어를 처음 만듦
괜찮아
Richard Altmann (1852-1900)
'핵산'처음 발견 'Nuclein'으로명명
괜찮아
Johannes Friedrich Miescher (1844-1895)
tRNA
핵산
tRNA
mRNA
rRNA
tRNA
mRNA
rRNA
tRNA
리보솜
rRNA
Nucleolus 씨핵核 작을소小 몸체體 ≒ 씨핵核 도깨불인燐
Nuclear envelope 씨핵核 막막膜
Nuclear Pore 씨핵核 구멍공孔
그 외 등급등等,,,,

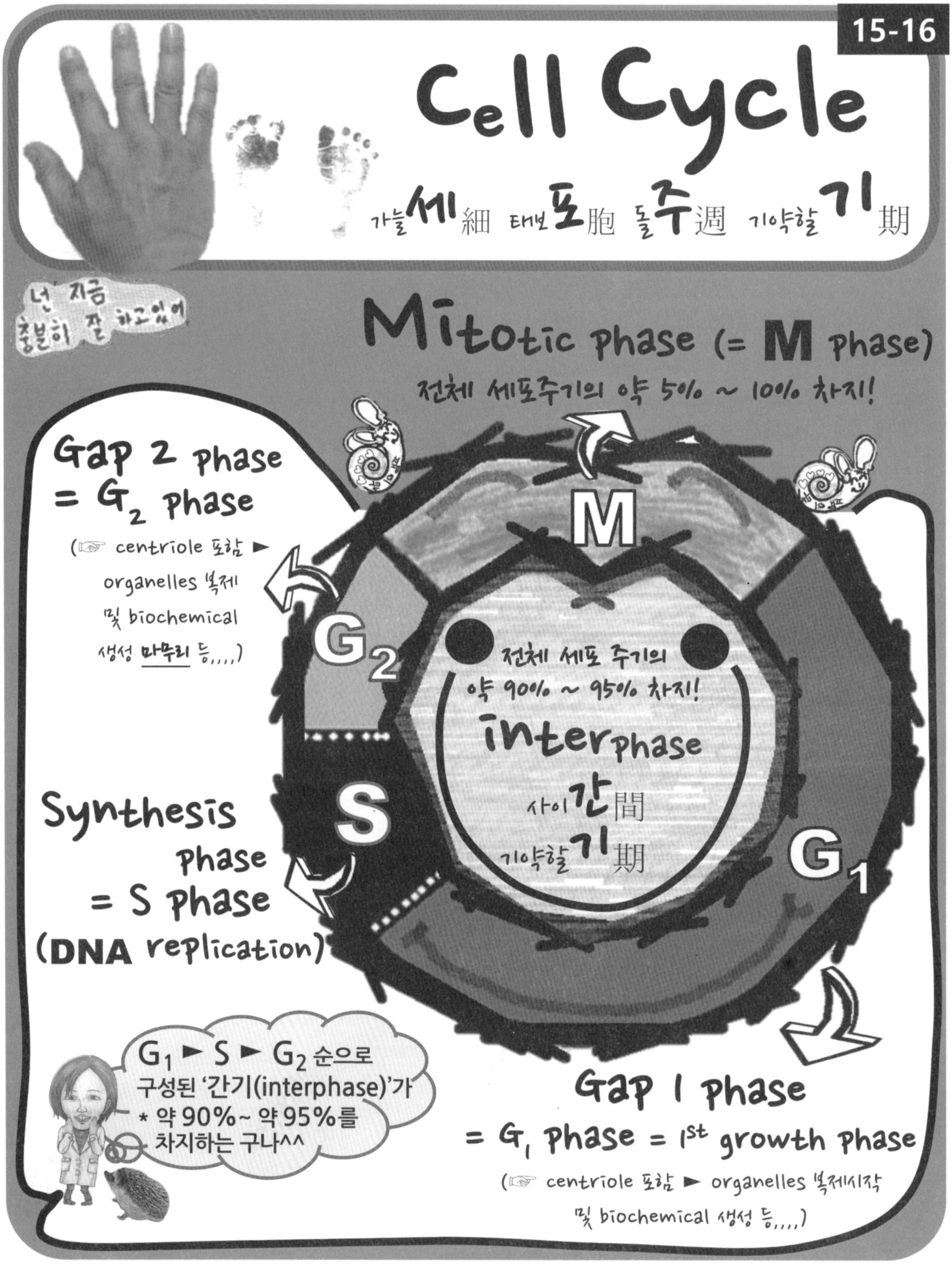
15-16
Cell Cycle
가늘세細 태보포胞 돌주週 기약할기期
넌 지금 충분히 잘 하고있어
Mitotic phase (= M phase)
전체 세포주기의 약 5% ~ 10% 차지!
Gap 2 phase = G2 phase
(☞ centriole 포함 ► organelles 복제 및 biochemical 생성 마무리 등,,,,)
M
G2
S
G1
전체 세포 주기의
약 90% ~ 95% 차지!
interphase
사이간間
기약할기期
Synthesis phase = S phase (DNA replication)
Gap 1 phase
= G1 phase = 1st growth phase
(☞ centriole 포함 ► organelles 복제시작 및 biochemical 생성 등,,,,)
G1 ► S ► G2 순으로
구성된 '간기(interphase)'가
* 약 90%~ 약 95%를
차지하는 구나^^

15-17

cell cycle 가늘세細 태보포胞 돌주週 기약할기期

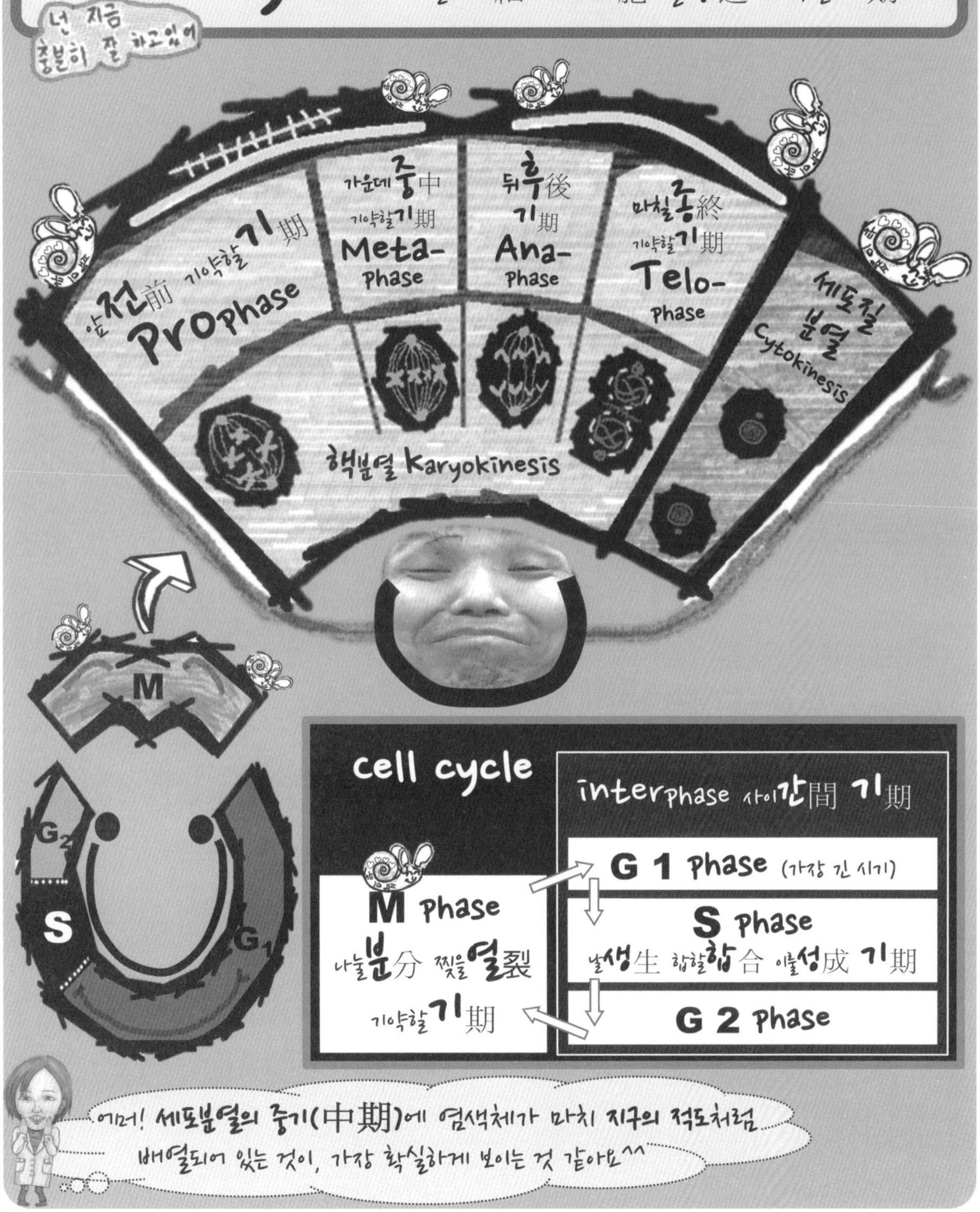

15-18

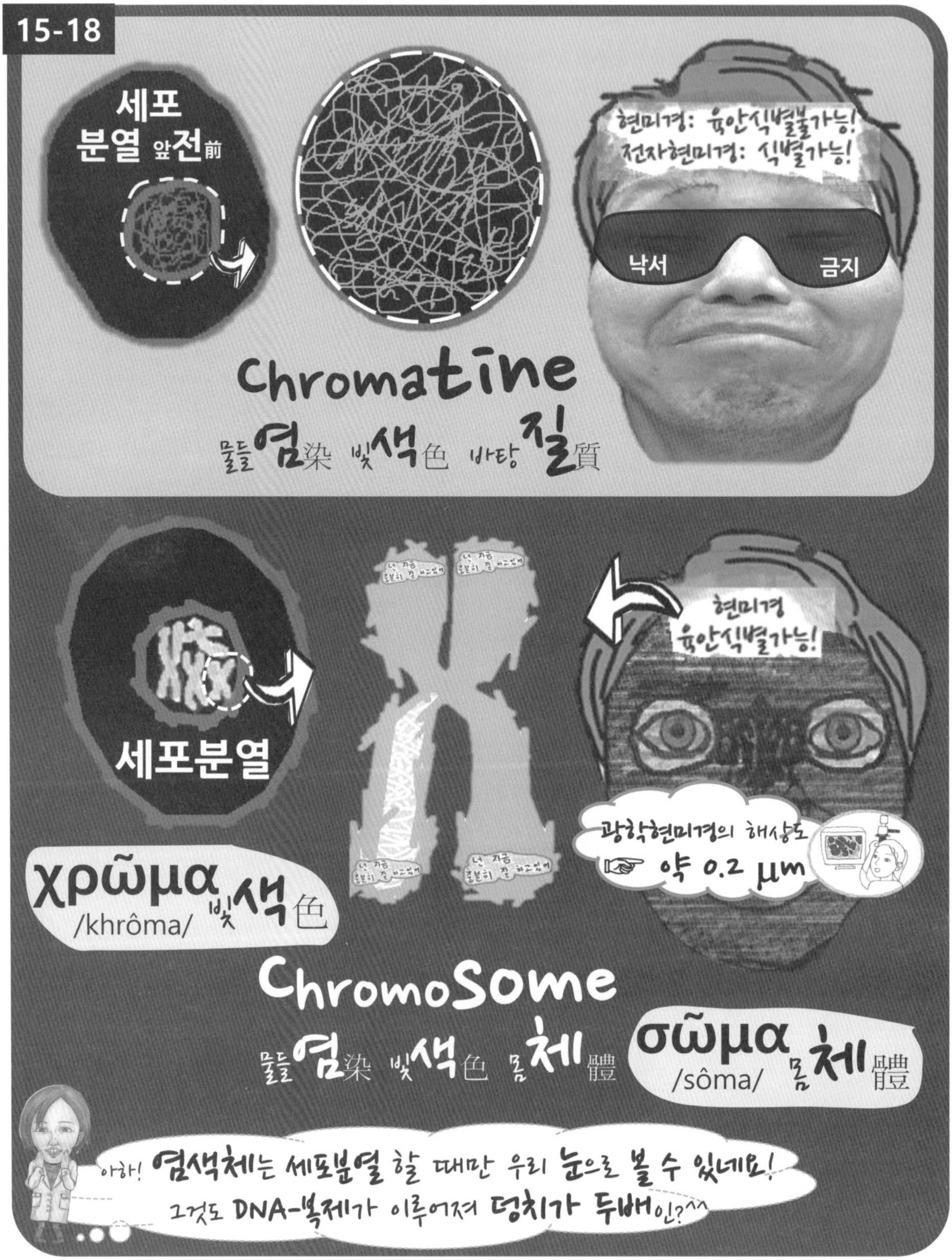
세포 분열 앞전前
현미경: 육안식별불가능!
전자현미경: 식별가능!
낙서 금지
Chromatine
물들염染 빛색色 바탕질質
세포분열
현미경 육안식별가능!
광학현미경의 해상도 약 0.2 μm
χρῶμα /khrôma/ 빛색色
ChromoSome
물들염染 빛색色 몸체體
σῶμα /sôma/ 몸체體
아하! 염색체는 세포분열 할 때만 우리 눈으로 볼 수 있네요!
그것도 DNA-복제가 이루어져 덩치가 두배인?^^

Chromosome 물들염染 빛색色 몸체體

15-19

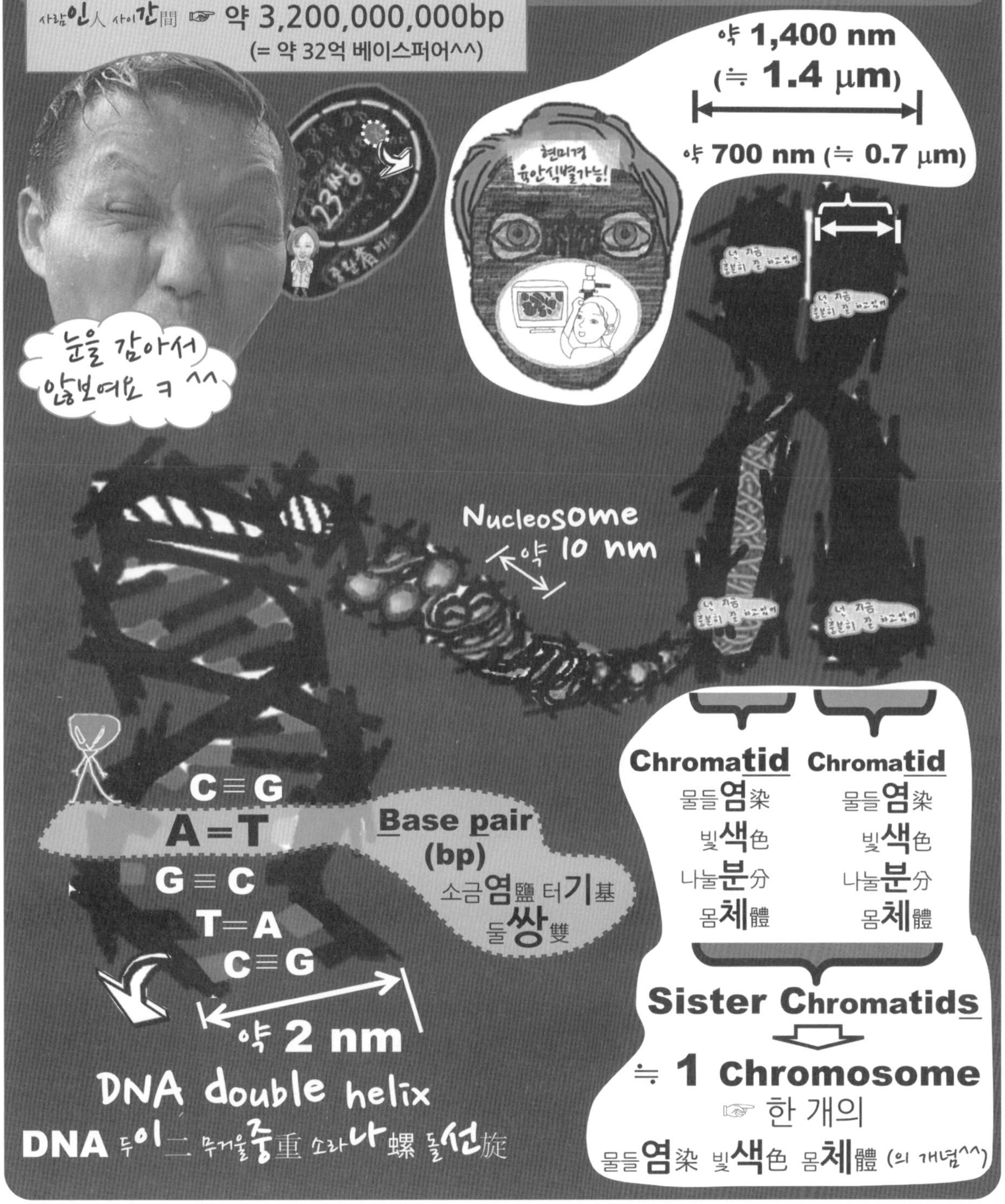

15-20

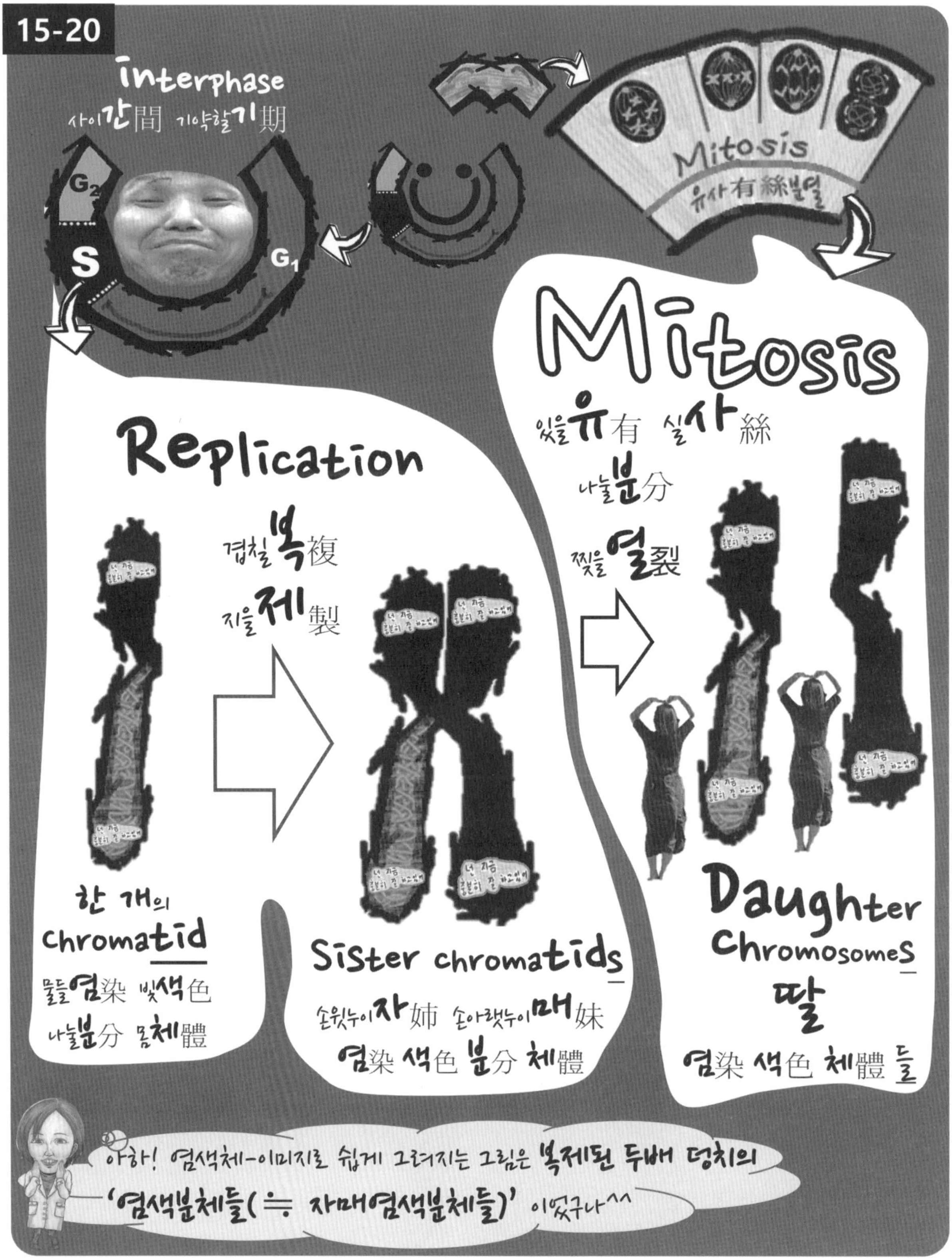
Interphase
사이간間 기약할기期
G2
S
G1
Mitosis
유사有絲분열
Replication
겹칠복複
지을제製
한 개의 chromatid
물들염染 빛색色
나눌분分 몸체體
Sister chromatids
손윗누이자姉 손아랫누이매妹
염染 색色 분分 체體
Mitosis
있을유有 실사絲
나눌분分
찢을열裂
Daughter Chromosomes
딸
염染 색色 체體 들
아하! 염색체-이미지로 쉽게 그려지는 그림은 복제된 두배 덩치의
'염색분체들(≒ 자매염색분체들)' 이었구나^^

15-21

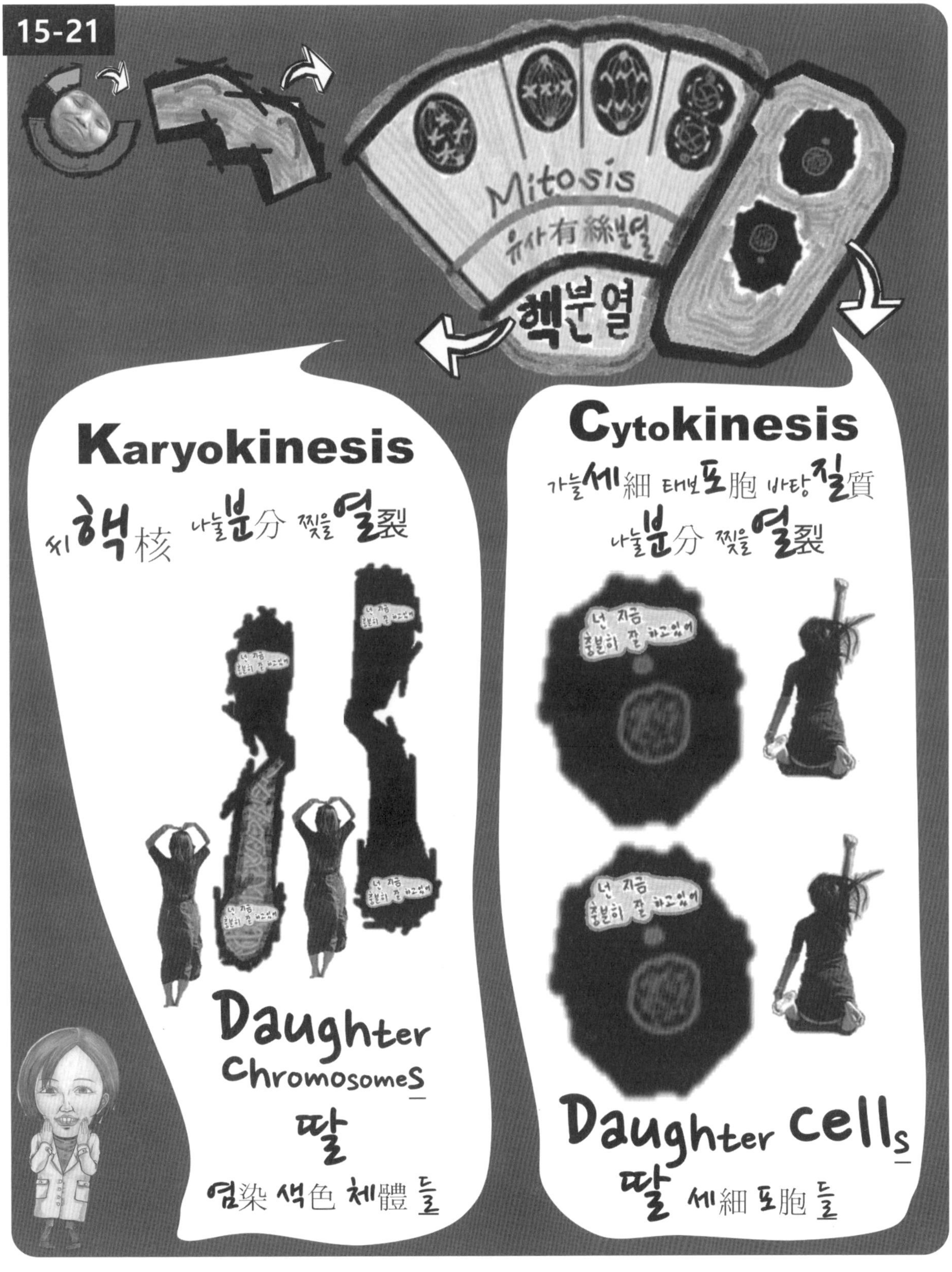
Mitosis
유사有絲분열
핵분열
Karyokinesis
씨핵核 나눌분分 찢을열裂
Cytokinesis
가늘세細 태보포胞 바탕질質
나눌분分 찢을열裂
Daughter Chromosomes
딸
염染 색色 체體 들
Daughter cells
딸 세細 포胞 들

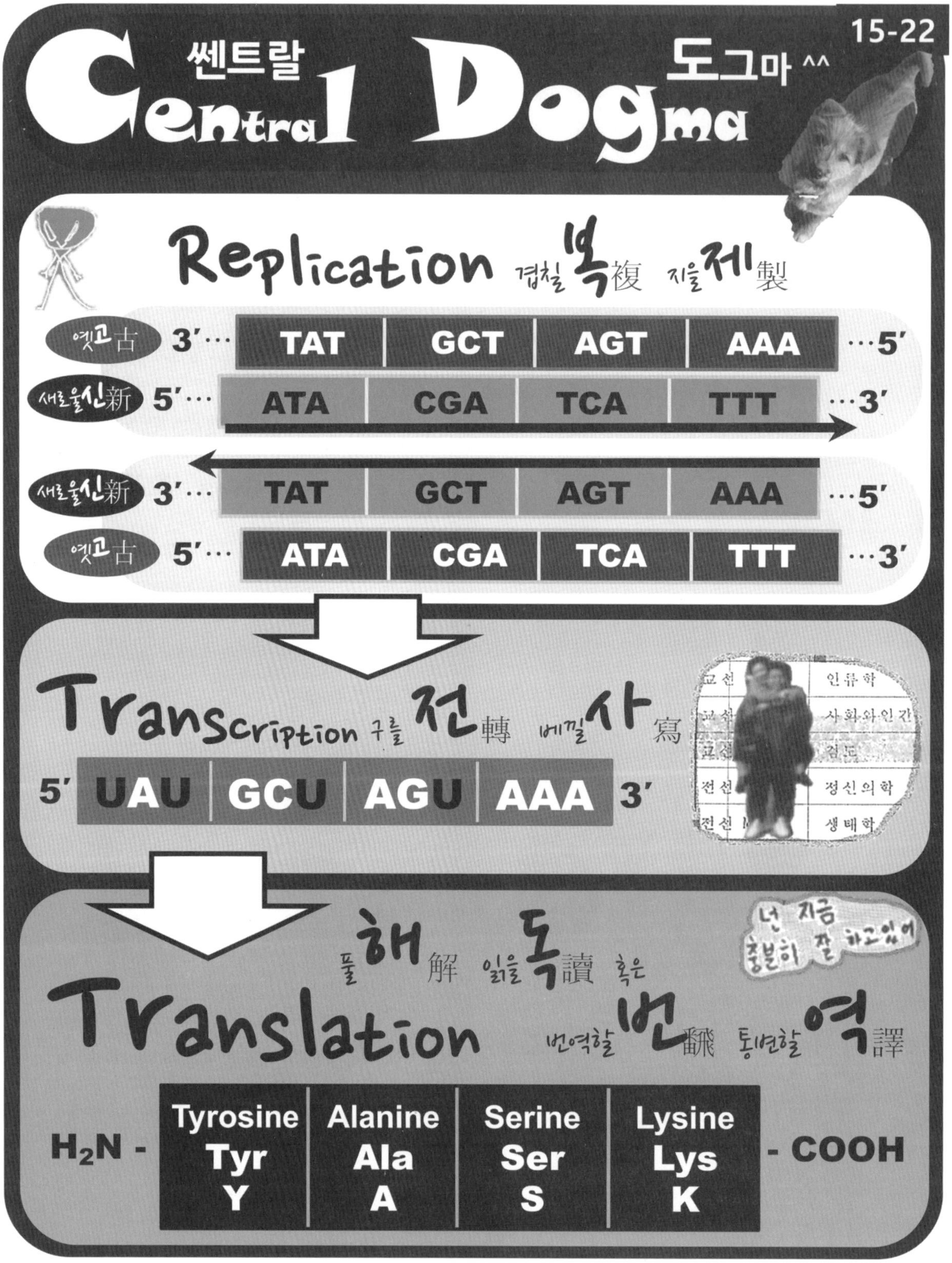
15-22
센트랄 Central Dogma 도그마 ^^
Replication 겹칠 복 複 지을 제 製
옛 고 古 3′… TAT GCT AGT AAA …5′
새로울 신 新 5′… ATA CGA TCA TTT …3′
새로울 신 新 3′… TAT GCT AGT AAA …5′
옛 고 古 5′… ATA CGA TCA TTT …3′
Transcription 구를 전 轉 베낄 사 寫
5′ UAU GCU AGU AAA 3′
풀 해 解 읽을 독 讀 혹은
Translation 번역할 번 飜 통변할 역 譯
넌 지금 충분히 잘 하고있어
H2N - Tyrosine Tyr Y | Alanine Ala A | Serine Ser S | Lysine Lys K - COOH

Chromosome

물들 **염**染 빛 **색**色 몸 **체**體

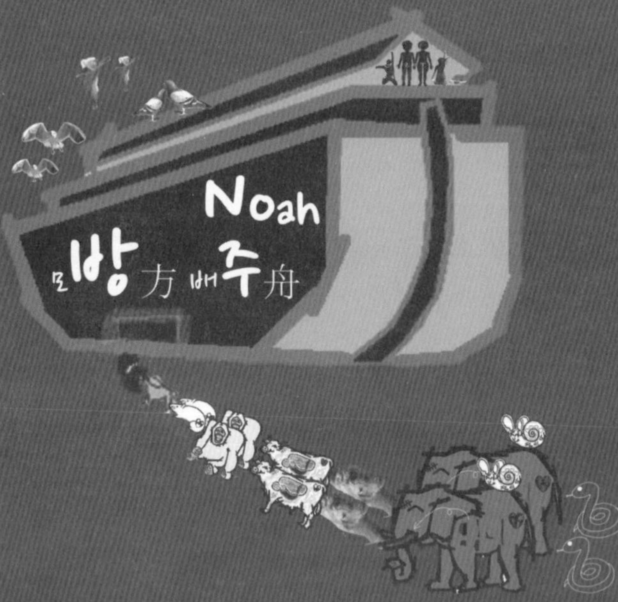

…(중략) 너는 모든 정결한 짐승은 암수 일곱씩,
부정한 것은 암수 둘 씩을 네게로 데려오며,
공중의 새도 암수 일곱 씩을 데려와
그 **씨**를 온 지면에 **유전**하게 하라…(중략)

(창세기 7장 2-3절)

15-23

염색체 둘 **쌍**雙의 수

집파리 (▶ 파리**승**蠅)	6
모기 (▶ 모기**문**蚊)	3
개 (▶ 개**견**犬)	39
잉어 (▶ 잉어**리**鯉)	52
소 (▶ 소**우**牛)	30
당나귀 (▶ 당나귀**려**驢)	31
말 (▶ 말**마**馬)	32
"사람"	23
고양이 (▶ 고양이**묘**猫)	19
생쥐 (새앙쥐**정**鼱 새앙쥐**구**鼩)	20
닭 (▶ 닭**계**鷄)	39
붉은 털 원숭이 (▶ 원숭이**저**狙)	21
두꺼비 (▶ 두꺼비**섬**蟾)	11
개구리 (▶ 개구리**와**蛙)	13
악어 (▶ 악어**악**鰐)	16
쌀 (▶ 쌀**미**米)	12
보리 (▶ 보리**맥**麥)	21
감자 (▶ 감자**저**藷)	24
양파 (▶ 구슬**옥**玉 파**총**葱 등,,,,)	8

아하! 그래서 태초부터 지금까지 생존해온 유일한 존재는 '바다생물'이구나^^

☻ 인간이 들어갈 수 있는 수심은 ▶ 최대 약 350 미터가 못되는데(요),

☺ 바다의 깊이는 10,000미터 이상인 곳도 있기에 우리가 모르는 생물이 훨씬 많은?^^ ㅋ

Gene 진 & Genome 게놈

15-24

Genome

괜찮아

Hans Karl Albert **Winkler** (1877-1945)

☞ 유전자**(gene)**와 염색체**(chromosome)**을 합한 개념의 용어**!**

♀♂ 정자 혹은 난자가 지닌 염색체 전체의 의미에서 출발하여,

► ' 한 생물체가 지닌 모든 유전정보의 집합체 ' 를 뜻하는 것으로 발전!

이러한 개념의 시작-발전을 근거로요, (물론, 향후 더욱 수정-보완될 것이지만요^^)

∴ 생물의 체세포에 존재하는 염색체 중,

"단배체(홑**단**單 곱**배**倍 몸**체**體**, haploid)"**에 포함된 유전 정보를

의미하는 용어(등으)로 간주함을 확인·이해할 수 있습니다^^.

☻ **Genome**을 중점 연구하는 학문을 '유전체학(**genomics**)',

☻ 유전자의 기능(등) 파악을 위해 mRNA, protein 등으로 확장된 연구-개념을 '오믹스(**omics**)'

☻ 한 생물의 mRNA 집합인 '전사체(transcriptome)'와 단백질-집합인 '단백질체(proteome)'의 학문-영역을 '전사체학(**transcriptomics**)' 및 '단백질체학(**proteomics**)'등으로 명명·발전^^

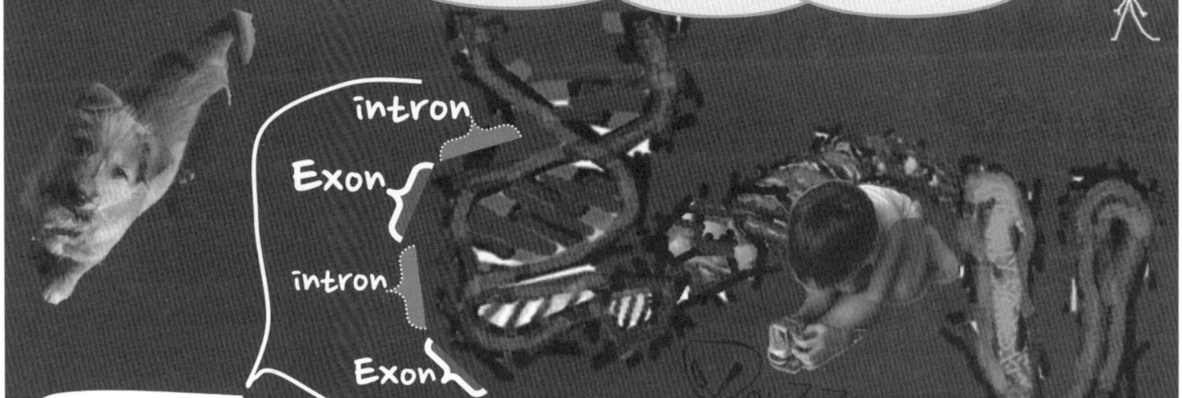

Gene

남길**유**遺 전할**전**傳 자녀**자**子

Gene: 세포 내에서 유용한 물질을 만들어 내는 정보를 가진 단위

즉, DNA 이중나선 중 ► 실제 정보를 지닌 염기서열을 의미^^

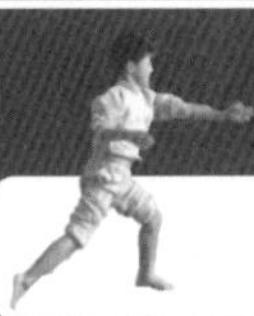

Genome
Genomics 1

'바보같은 대답은 있을지언정, 바보같은 질문은 없다!'고 하시네요^^,, ㅋ

Mol Cell Toxicol (2010) 6:361-371
DOI 10.1007/s13273-010-0048-8

ORIGINAL PAPER

Identification of atrophy-related proteins produced in response to cast immobilization in rat gastrocnemius muscle

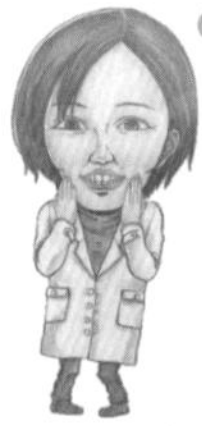

Abstract Prolonged disuse of skeletal muscle causes atrophy, which is a universal phenomenon induced by various factors such as cast immobilization and space flight. However, the identity of proteins produced in atrophying skeletal muscle cells is poorly understood, especially during a period of cast immobilization. In the present study, we used 2-dimensional gel electrophoresis and matrix-assisted laser desorption ionization time-of-flight/time-of-flight mass spectrometry to investigate protein expression in rat gastrocnemius subjected to cast immobilization for 7 and 21 days. Gastrocnemius muscle mass was lost continuously throughout the 21 days of cast immobilization. Proteomic analysis of silver-stained gels of whole-protein extracts from rat gastrocnemius muscle strips detected 48 proteins. Of these proteins, the expression of 6 proteins changed during cast immobilization; these proteins are involved in metabolic, contraction, and chaperone activities. These results suggest that cast immobilization-induced skeletal muscle atrophy is related to changes in the defense and contractile apparatus proteins in rat gastrocnemius muscle.

Keywords Muscle atrophy, Cast immobilization, Gastrocnemius muscle, Proteomics

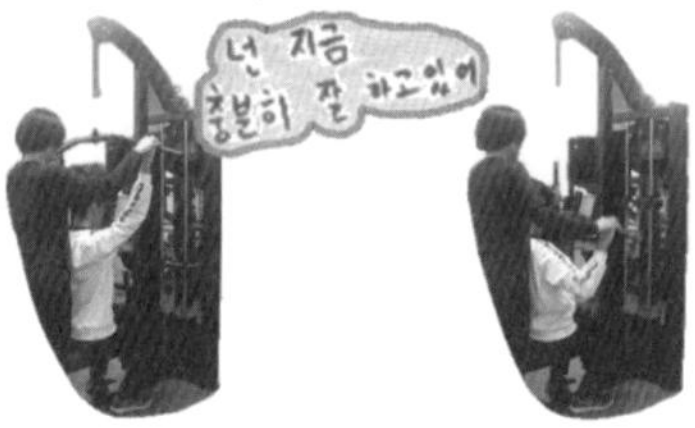

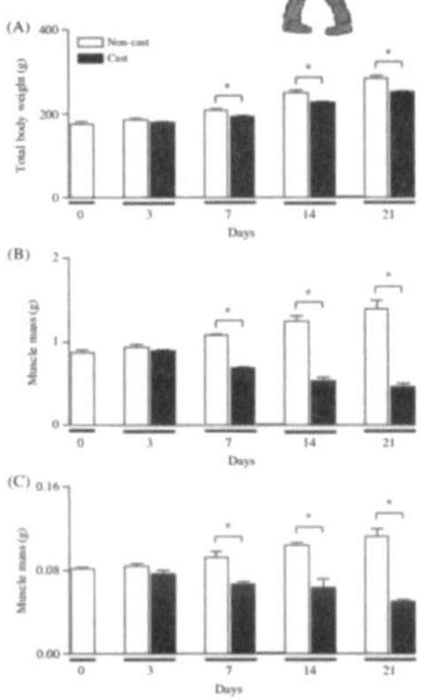

Figure 1. Changes in weights of total body (A), gastrocnemius muscle (B), and soleus muscle (C) during 3-21 days of rat hindlimb immobilization. Each point represents mean ± SE for 5-7 experiments. *Significantly different from non-casted controls ($P < 0.05$).

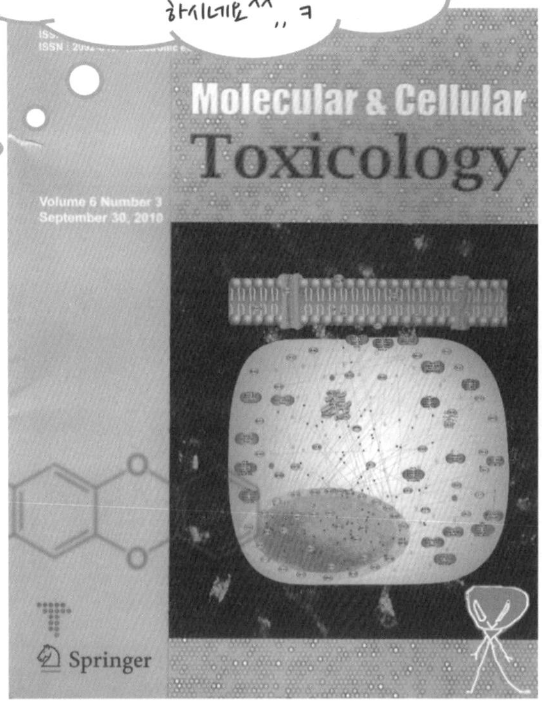

Table 1. Summary of proteins prominently expressed in rat skeletal muscle as identified by MALDI-TOF/TOF. The identity of each protein is shown. The names of the proteins, peptides representative of the identified sequences and the sequence coverage (SC), theoretical and experimental pI and Mr values, accession numbers in both the NCBI (NC) and SWISS-PROT (SP) databases, and known functions are presented.

No	Protein name	Peptide sequences	SC (%)	pI/Mr (kDa) Theoretical	pI/Mr (kDa) Experimental	Accession No/ Data base	Known function
1	Cofilin	LLPLNDCR YALYDATYETK	9	9.37/22.0	7.33/19.6	34865596/NC P45591/SP	Actin polymerization
2	Nucleoside diphosphate kinase B	TFIAIKPDGVQR QHYIDLKDRPFFPGLVK DRPFFPGLVK YMNSGPVVAMVWEGLNVVK VMLGETNPADSKPGTIR GDFCIQVGR	20	9.39/40.4	7.17/18.6	19852058/NC Q01768/SP	Necleoside diphosphate kinase activity

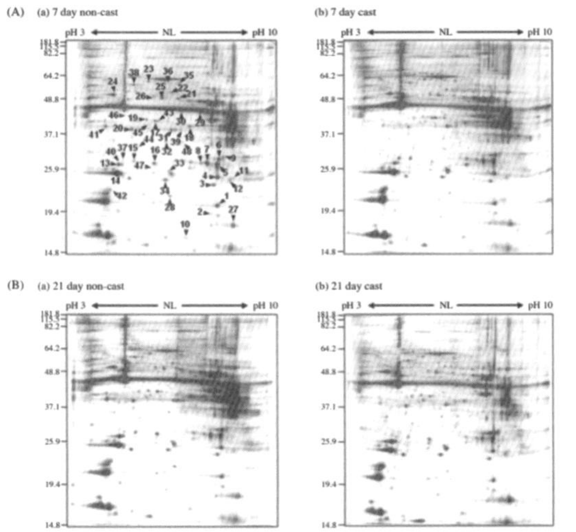

Figure 2. Silver-stained 2-DE gels of proteins from gastrocnemius muscles during 7 and 21 days of rat hindlimb cast immobilization. Proteins were subjected to IEF on IPG pH 3-10 non-linear (NL) strips and then separated by 12% (w/v) polyacrylamide SDS PAGE. Arrows and arrowheads show proteins subsequently examined by MALDI-TOF/TOF. The numbers indicated in the gels correspond to the numbers in Tables 1 and 2. The profiles are typical of those obtained in three independent experiments.

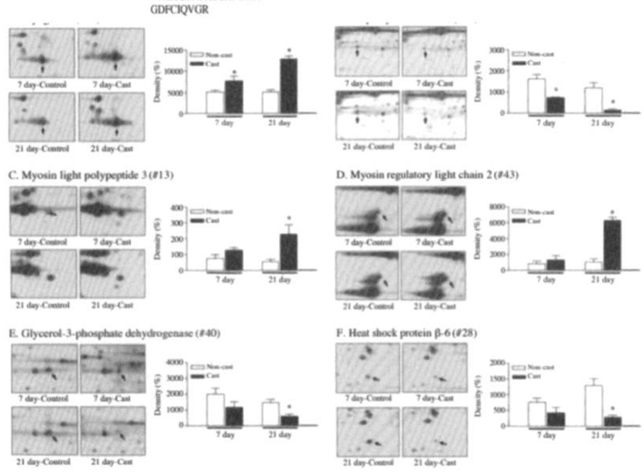

Figure 3. Enlargement of a silver-stained 2-DE image showing intact rat skeletal muscle proteins changed by cast immobilization. The arrowheads indicated proteins upregulated or downregulated compared with controls. The numbers indicated in the gels correspond to the numbers in Tables 1 and 2. Regions containing proteins with statistically significant changed levels following cast immobilization were cropped and enlarged for this figure ($P < 0.05$). Statistical analysis was performed on gels from three independent experiments using PDQuest. White bars, control; black bars, cast immobilization.

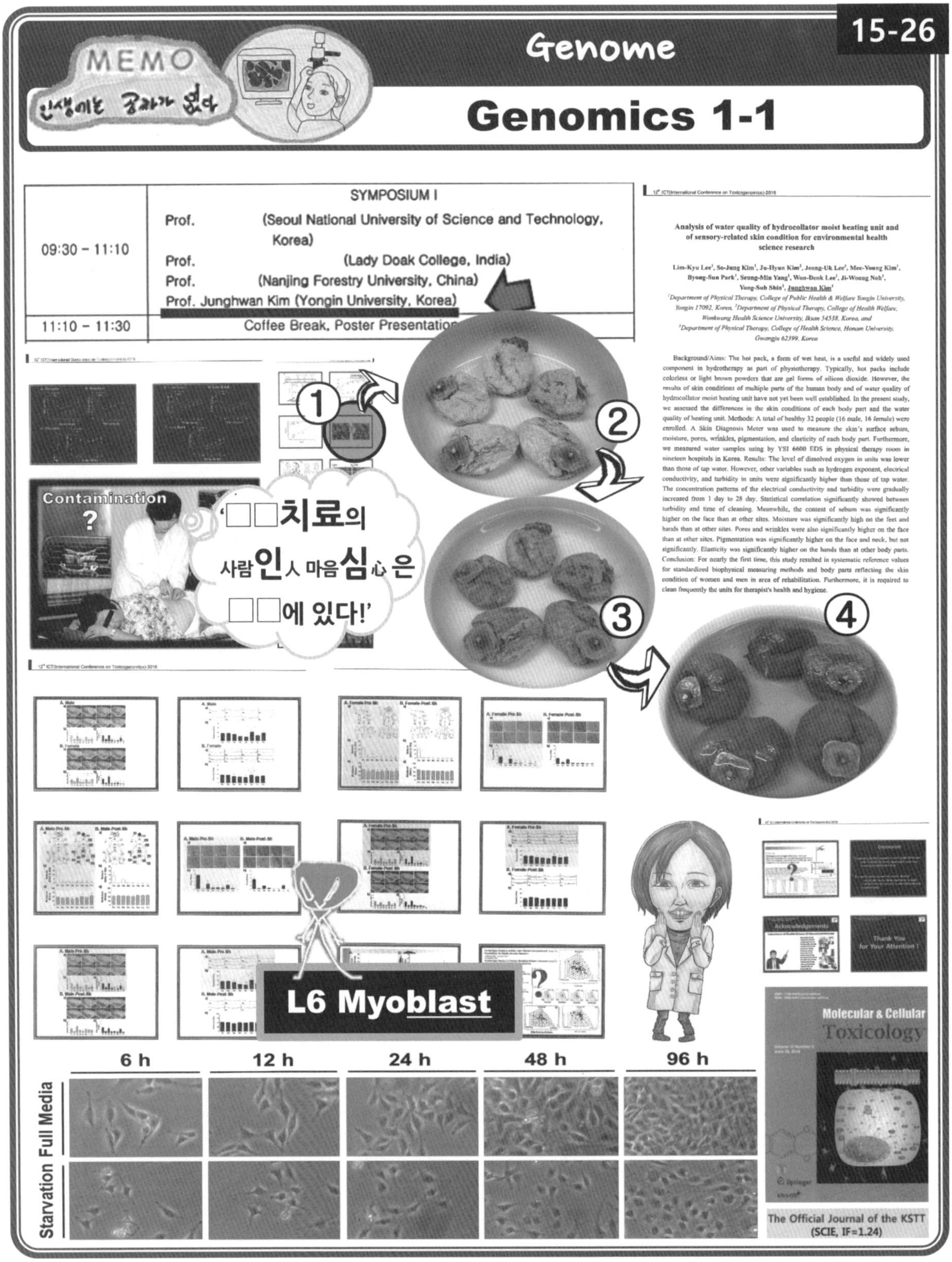

15-26
MEMO
인생에는 공짜가 없다
Genome
Genomics 1-1
SYMPOSIUM I
09:30 – 11:10
Prof. (Seoul National University of Science and Technology, Korea)
Prof. (Lady Doak College, India)
Prof. (Nanjing Forestry University, China)
Prof. Junghwan Kim (Yongin University, Korea)
11:10 – 11:30
Coffee Break, Poster Presentation
12th ICT(International Conference on Toxicogenomics)-2016
Analysis of water quality of hydrocollator moist heating unit and of sensory-related skin condition for environmental health science research
Lim-Kyu Lee[1], So-Jung Kim[1], Ju-Hyun Kim[2], Jeong-Uk Lee[2], Mee-Young Kim[1], Byong-Sun Park[1], Seung-Min Yang[1], Won-Deok Lee[1], Ji-Woong Noh[1], Yong-Sub Shin[1], Junghwan Kim[1]
[1]Department of Physical Therapy, College of Public Health & Welfare Yongin University, Yongin 17092, Korea, [2]Department of Physical Therapy, College of Health Welfare, Wonkwang Health Science University, Iksan 54538, Korea, and [3]Department of Physical Therapy, College of Health Science, Honam University, Gwangju 62399, Korea
Background/Aims: The hot pack, a form of wet heat, is a useful and widely used component in hydrotherapy as part of physiotherapy. Typically, hot packs include colorless or light brown powders that are gel forms of silicon dioxide. However, the results of skin conditions of multiple parts of the human body and of water quality of hydrocollator moist heating unit have not yet been well established. In the present study, we assessed the differences in the skin conditions of each body part and the water quality of heating unit. Methods: A total of healthy 32 people (16 male, 16 female) were enrolled. A Skin Diagnosis Meter was used to measure the skin's surface sebum, moisture, pores, wrinkles, pigmentation, and elasticity of each body part. Furthermore, we measured water samples using by YSI 6600 EDS in physical therapy room in nineteen hospitals in Korea. Results: The level of dissolved oxygen in units was lower than those of tap water. However, other variables such as hydrogen exponent, electrical conductivity, and turbidity in units were significantly higher than those of tap water. The concentration patterns of the electrical conductivity and turbidity were gradually increased from 1 day to 28 day. Statistical correlation significantly showed between turbidity and time of cleaning. Meanwhile, the content of sebum was significantly higher on the face than at other sites. Moisture was significantly high on the feet and hands than at other sites. Pores and wrinkles were also significantly higher on the face than at other sites. Pigmentation was significantly higher on the face and neck, but not significantly. Elasticity was significantly higher on the hands than at other body parts. Conclusion: For nearly the first time, this study resulted in systematic reference values for standardized biophysical measuring methods and body parts reflecting the skin condition of women and men in area of rehabilitation. Furthermore, it is required to clean frequently the units for therapist's health and hygiene.
Contamination
?
①
②
③
④
'□□치료의
사람인人 마음심心 은
□□에 있다!'
L6 Myoblast
6 h
12 h
24 h
48 h
96 h
Full Media
Starvation
Thank You for Your Attention !
Acknowledgements
Molecular & Cellular Toxicology
The Official Journal of the KSTT
(SCIE, IF=1.24)

15-27

DNA double helix
DNA 두이二 무거울중重 소라나螺 돌선旋

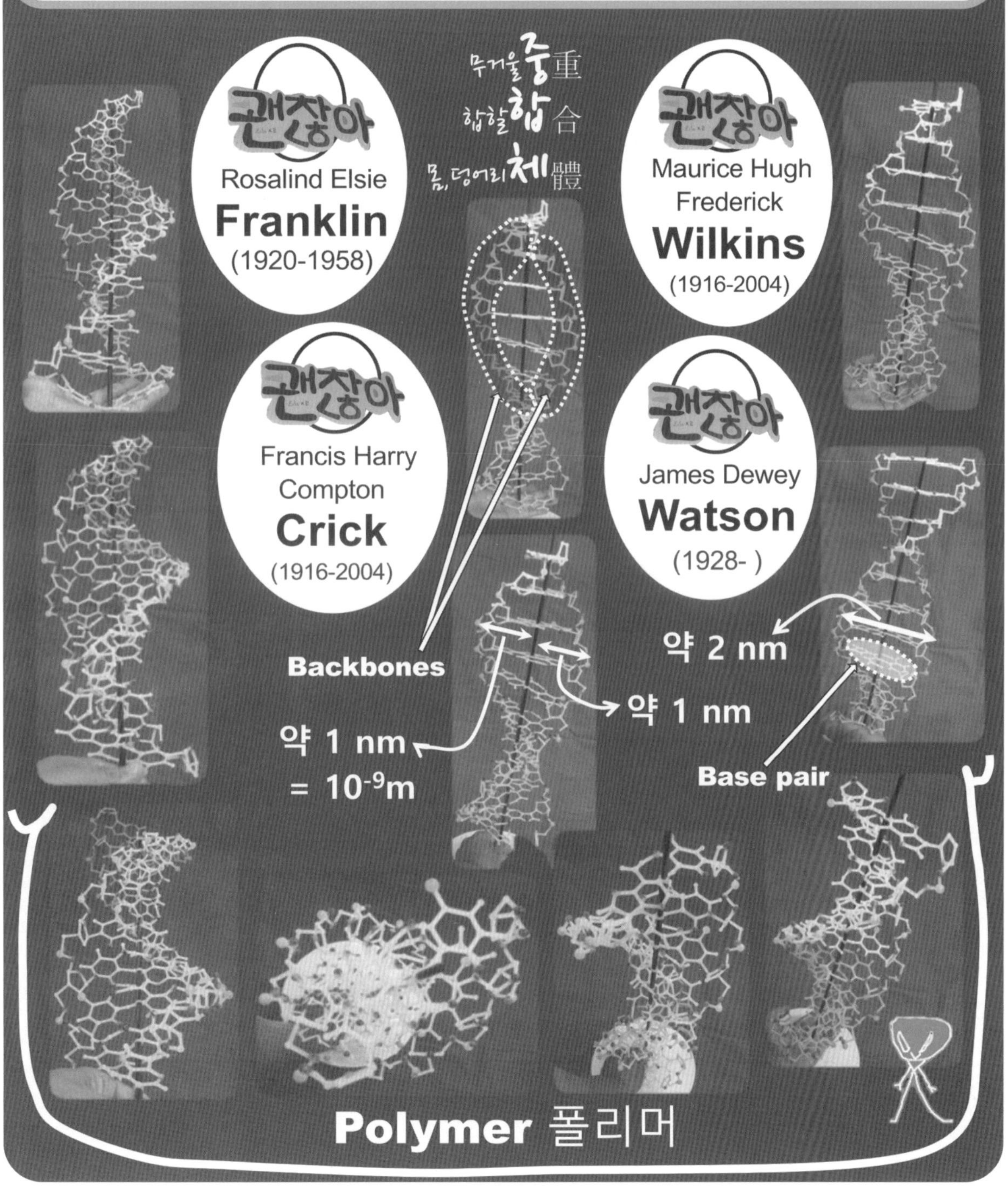

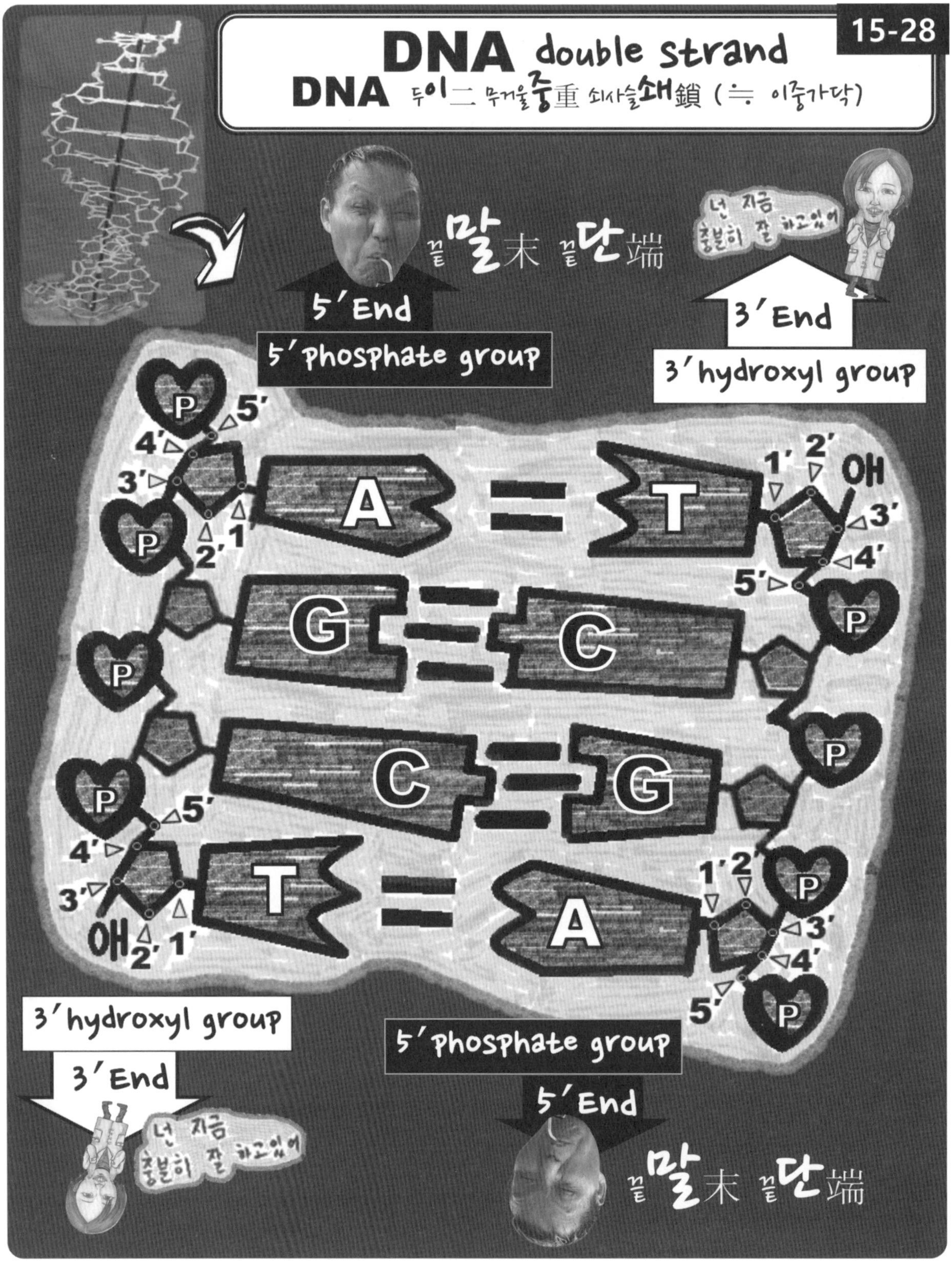
15-28
DNA double strand
DNA 두이二 무거울중重 쇠사슬쇄鎖 (≒ 이중가닥)
끝말末 끝단端
넌 지금 충분히 잘 하고있어
5′End
5′phosphate group
3′End
3′hydroxyl group
A = T
G ≡ C
C ≡ G
T = A
P
OH
1′ 2′ 3′ 4′ 5′
3′hydroxyl group
3′End
5′phosphate group
5′End
넌 지금 충분히 잘 하고있어
끝말末 끝단端

DNA double strand

15-29

Hydrogen double bond

물수水 흴소素 두이二 무거울중重 맺을결結 합할합合

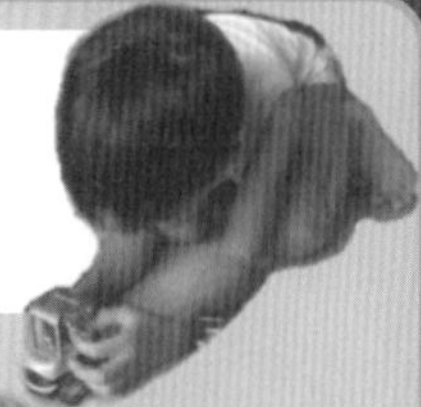

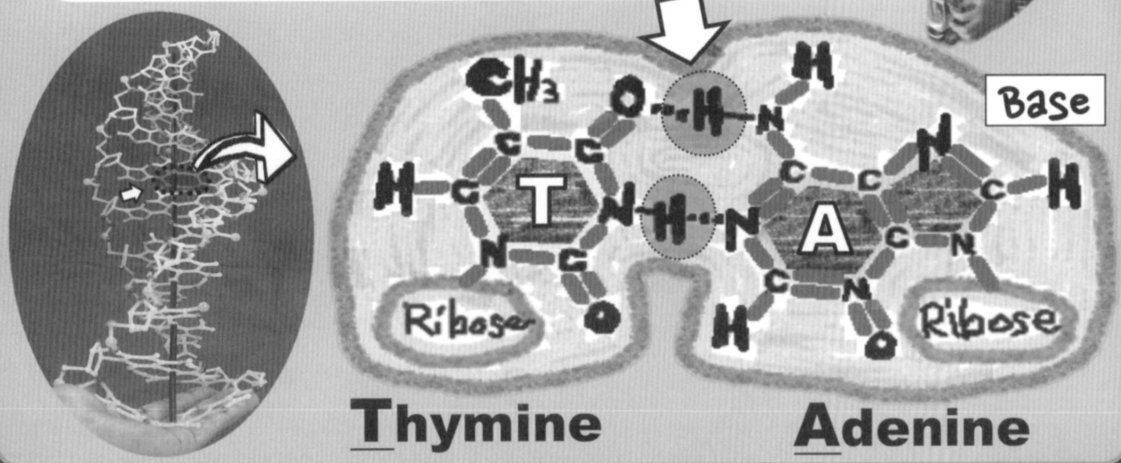

Hydrogen triple bond

물수水 흴소素 석삼三 무거울중重 맺을결結 합할합合

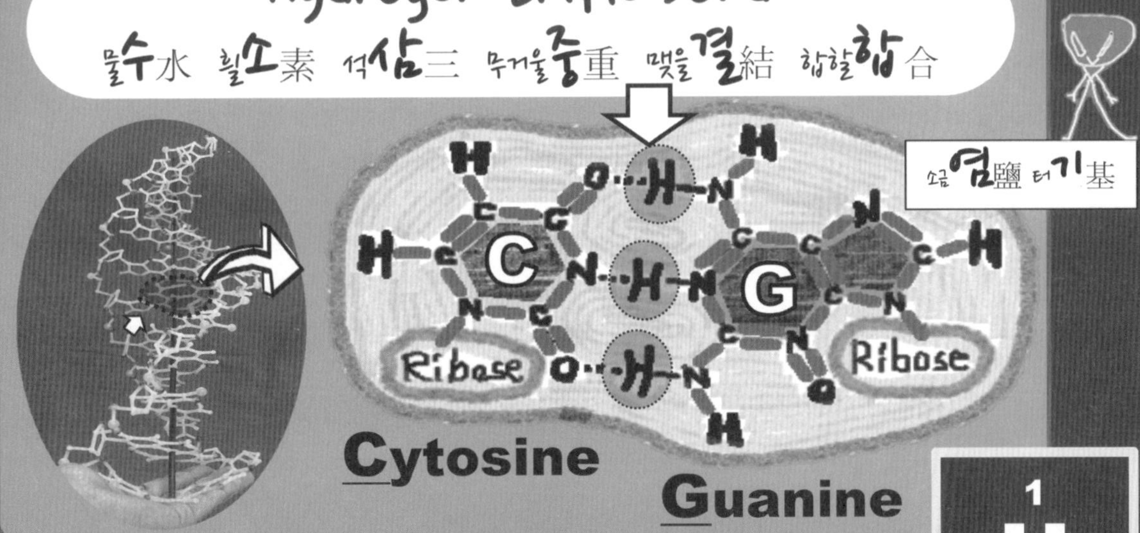

1
H
Hydrogen
1.008

어머! * 아데닌은 * 티민과 수소 2중 결합,
* 시토신은 * 구아닌과 수소 3중 결합을 하는구나^^

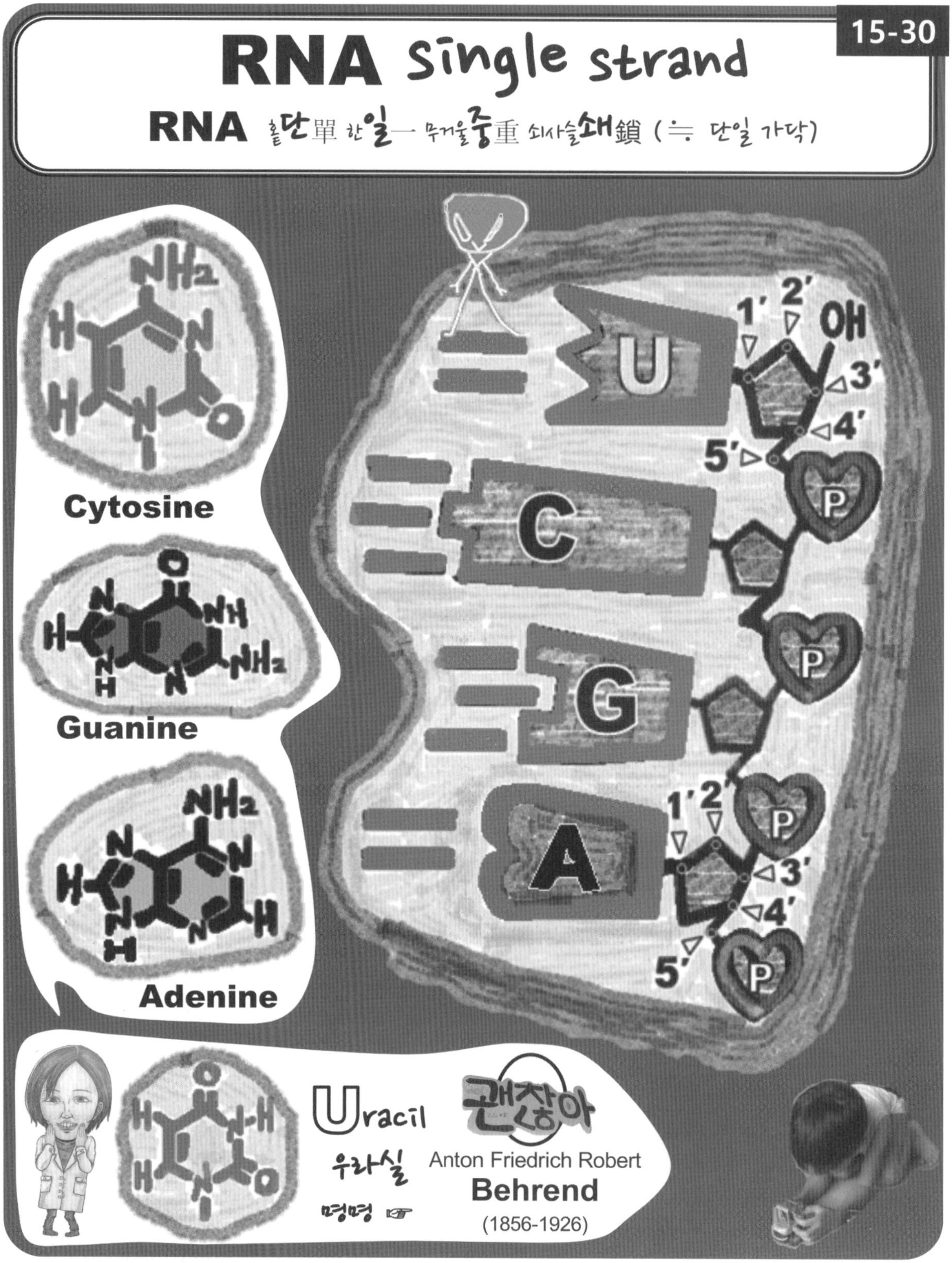
15-30
RNA single strand
RNA 홑단單 한일一 무거울중重 쇠사슬쇄鎖 (≒ 단일 가닥)
Cytosine
Guanine
Adenine
U
C
G
A
P
1′ 2′ OH 3′ 4′ 5′
Uracil
우라실
명명 ☞
괜찮아
Anton Friedrich Robert
Behrend
(1856-1926)

15-31

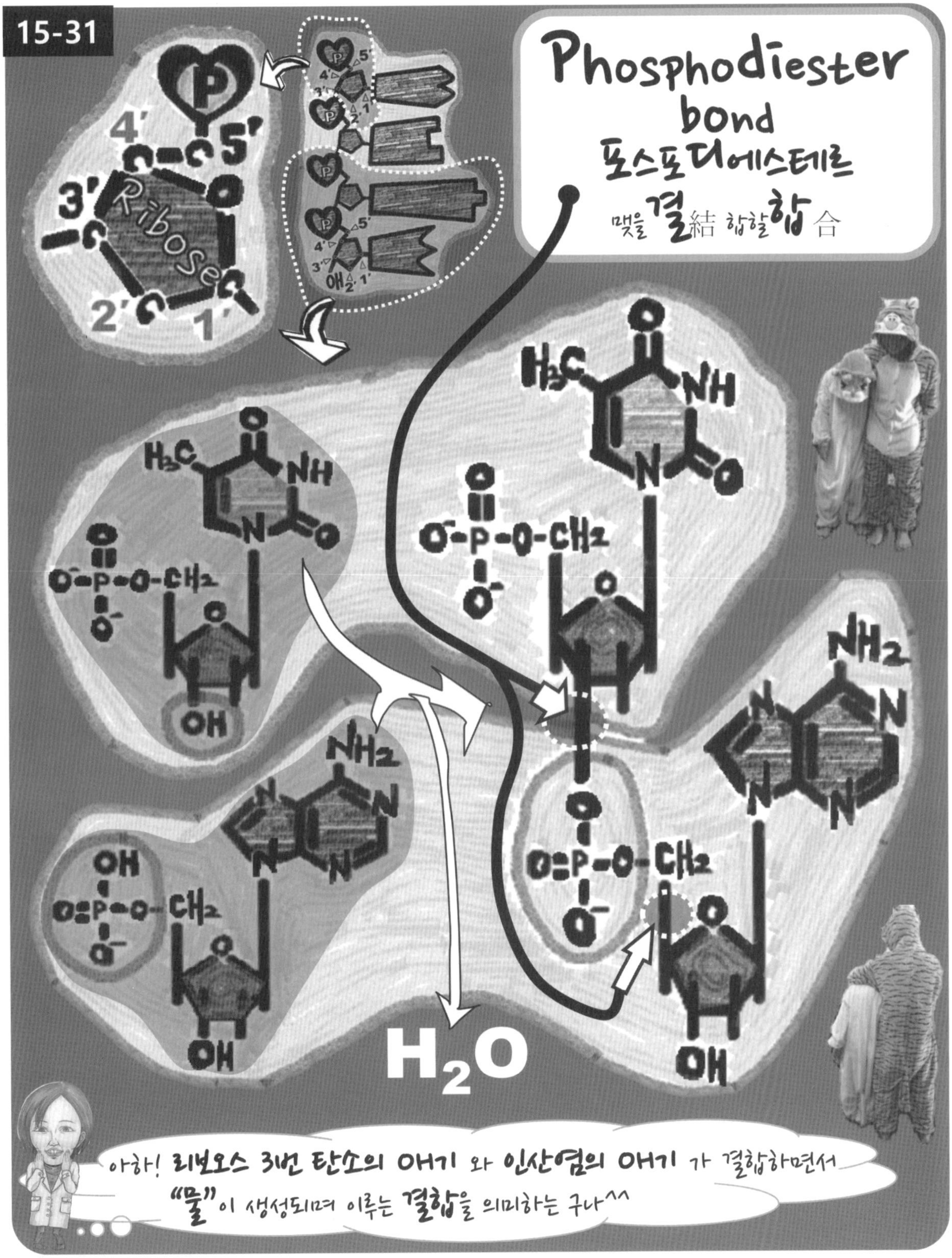
Phosphodiester bond
포스포디에스테르
맺을 결結 합할 합 合
Ribose
4′ 5′ 3′ 2′ 1′
P
H_3C NH N O
O⁻-P-O-CH₂
OH
NH₂
H_2O
아하! 리보오스 3번 탄소의 OH기 와 인산염의 OH기 가 결합하면서
"물"이 생성되며 이루는 결합을 의미하는 구나^^

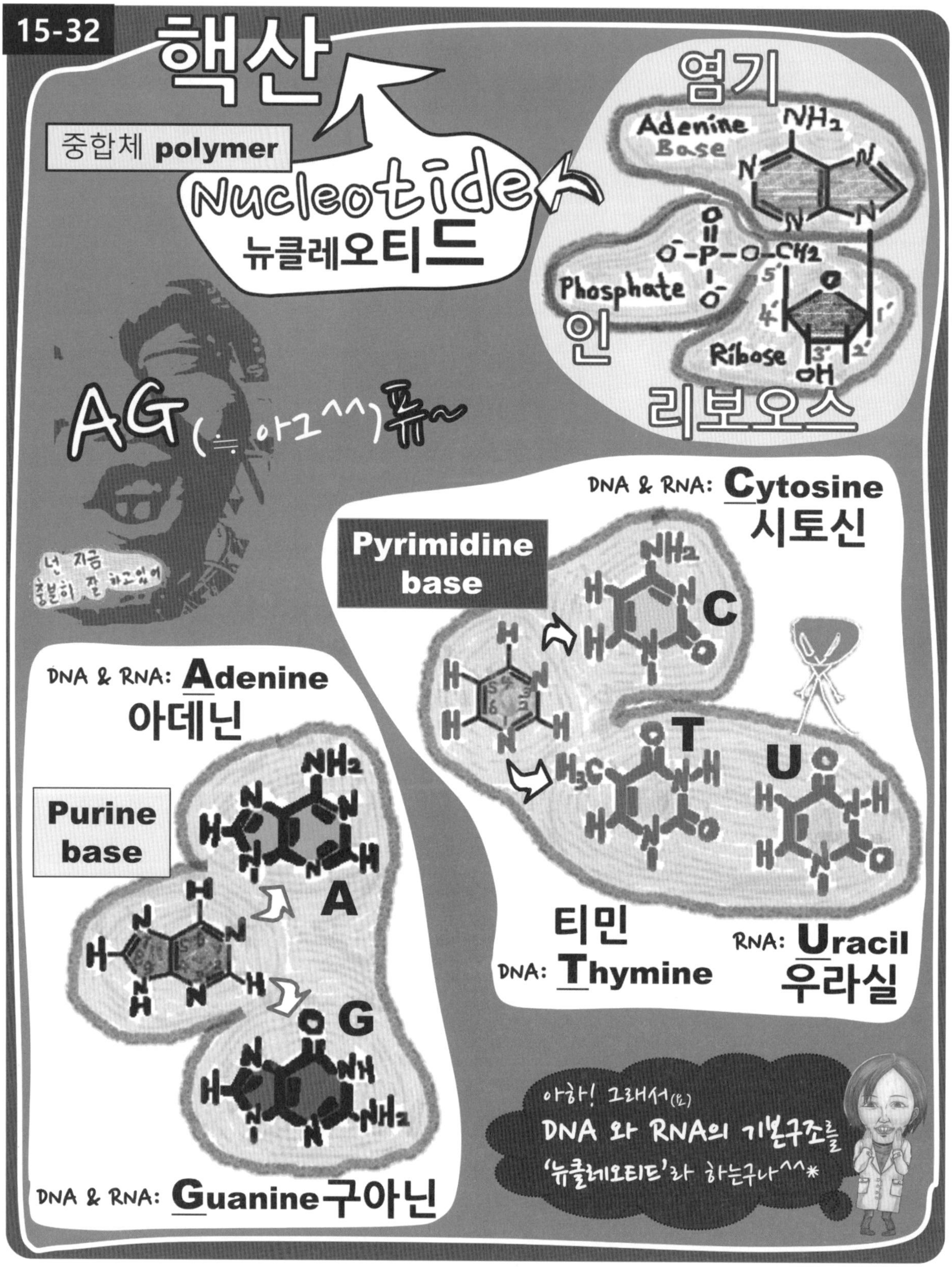
15-32
핵산
중합체 polymer
Nucleotide
뉴클레오티드
염기
Adenine
Base
Phosphate
인
Ribose
리보오스
AG(≒ 아그^^)퓨~
넌 지금 충분히 잘 하고있어
DNA & RNA: Cytosine
시토신
Pyrimidine base
C
T
U
티민
DNA: Thymine
RNA: Uracil
우라실
DNA & RNA: Adenine
아데닌
Purine base
A
G
DNA & RNA: Guanine 구아닌
아하! 그래서(요)
DNA 와 RNA의 기본구조를
'뉴클레오티드'라 하는구나^^*

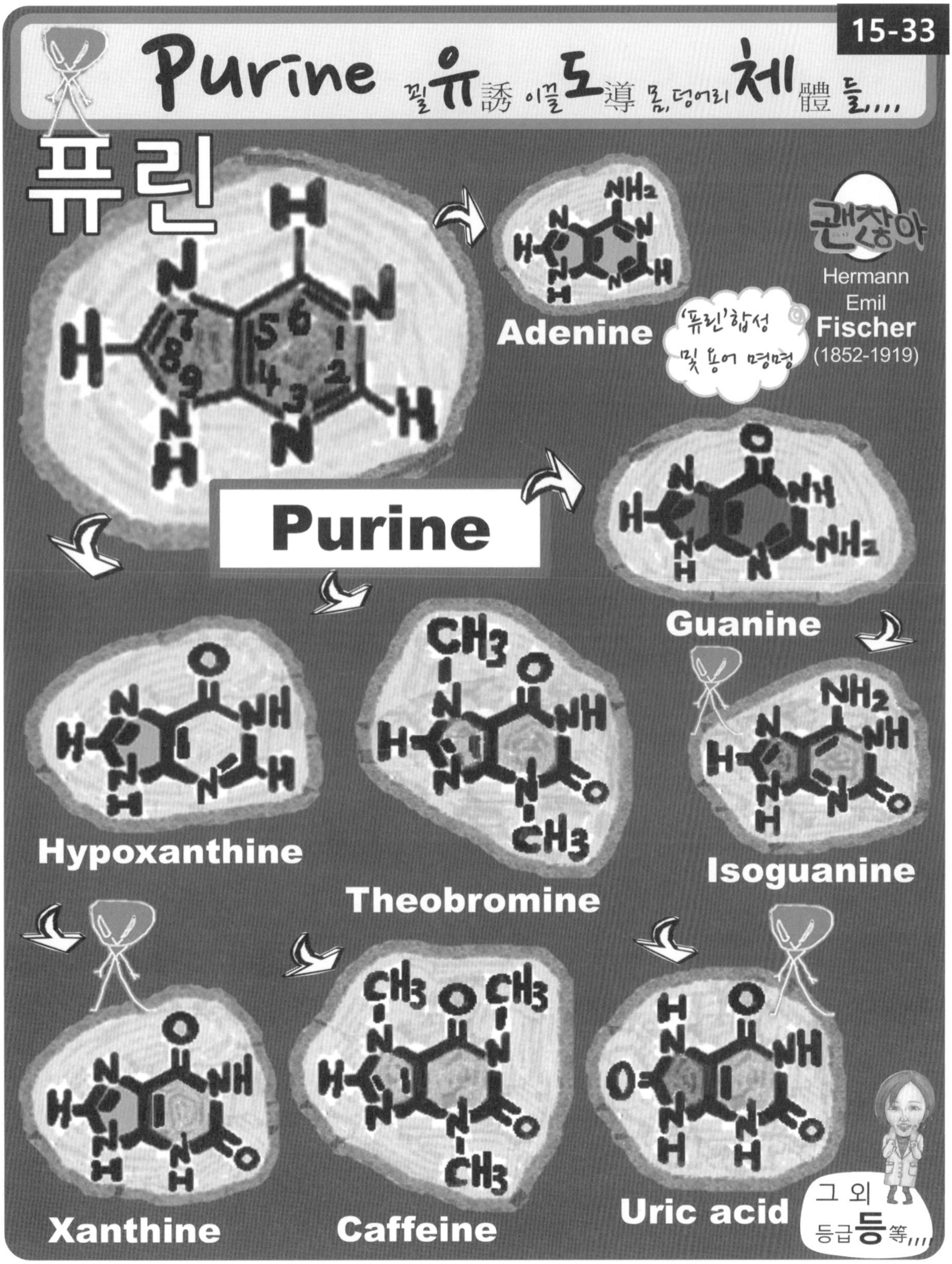
15-33
Purine 끌유誘 이끌도導 몸,덩어리체體 들,,,
퓨린
Adenine
괜찮아
Hermann
Emil
Fischer
(1852-1919)
'퓨린'합성
및 용어 명명
Purine
Guanine
Hypoxanthine
Theobromine
Isoguanine
Xanthine
Caffeine
Uric acid
그 외
등급등等,,,

Nucleoside “뉴클레오싸이드”

15-34

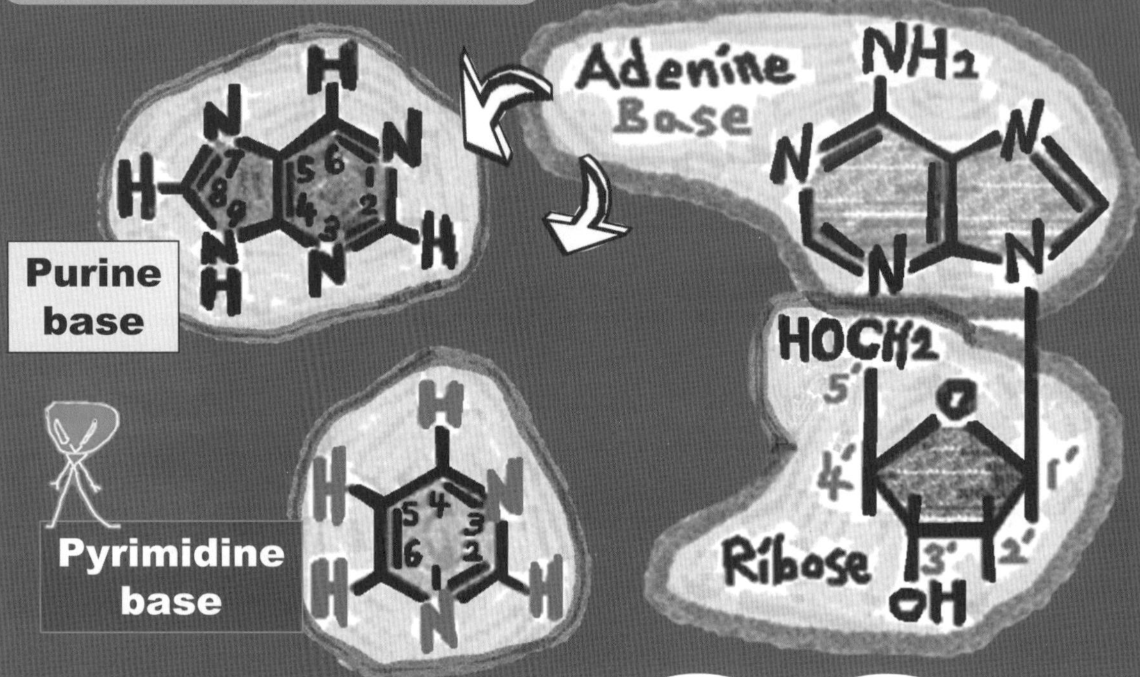

넌 지금 충분히 잘 하고있어

Nucleoside

Base	Nucleoside	Deoxynucleoside
Adenine	Adenosine	Deoxyadenosine
Thymine	-	Deoxythymidine
Guanine	Guanosine	Deoxyguanosine
cytosine	cytidine	Deoxycytidine
uracil	Uridine	-

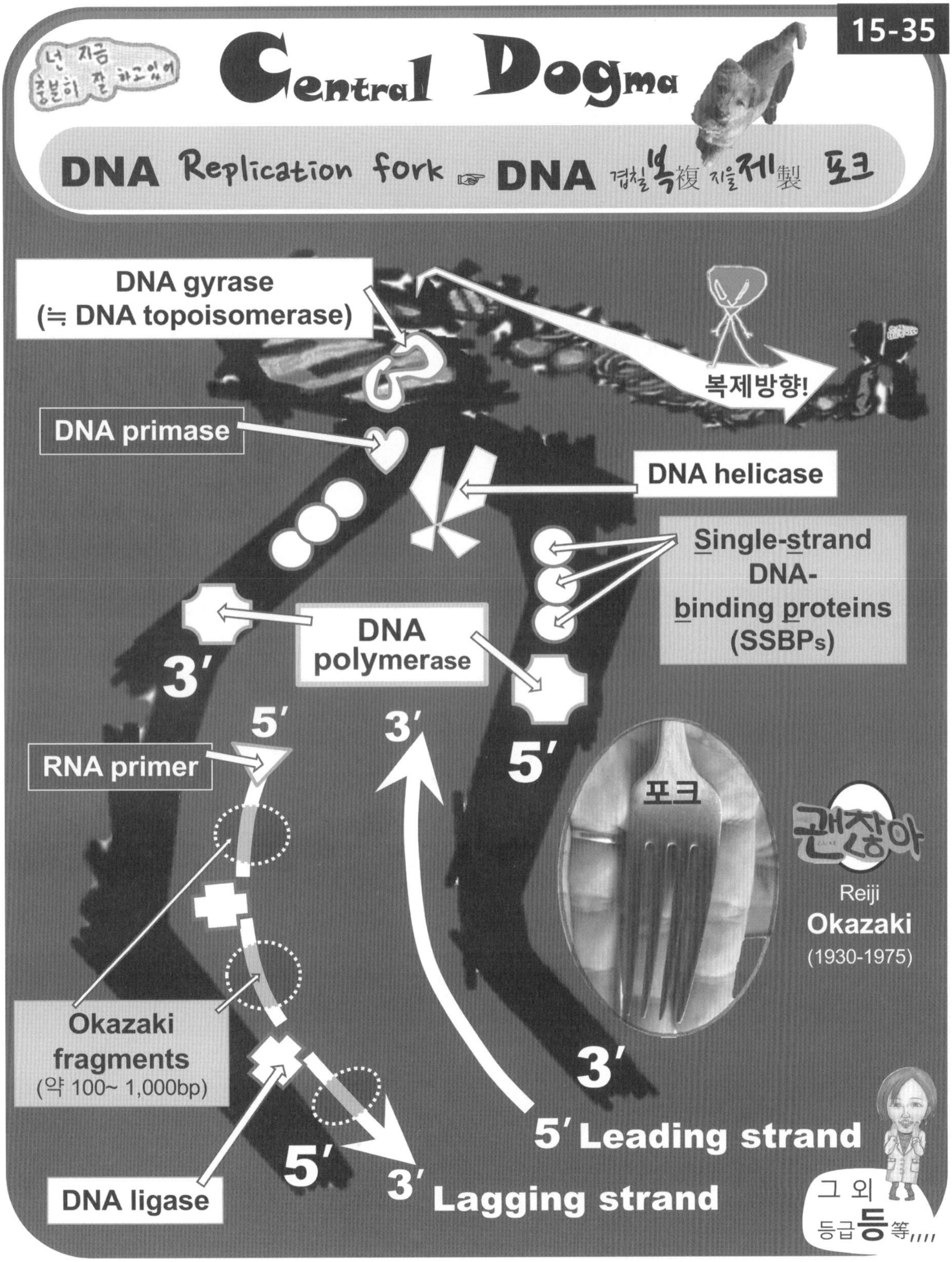
15-35
넌 지금 충분히 잘 하고있어
Central Dogma
DNA Replication fork ☞ DNA 겹칠복複 지을제製 포크
DNA gyrase
(≒ DNA topoisomerase)
복제방향!
DNA primase
DNA helicase
Single-strand DNA-binding proteins (SSBPs)
DNA polymerase
3′
5′
3′
5′
RNA primer
포크
괜찮아
Reiji Okazaki (1930-1975)
Okazaki fragments
(약 100~ 1,000bp)
3′
5′ Leading strand
5′
3′ Lagging strand
DNA ligase
그 외
등급등等,,,,

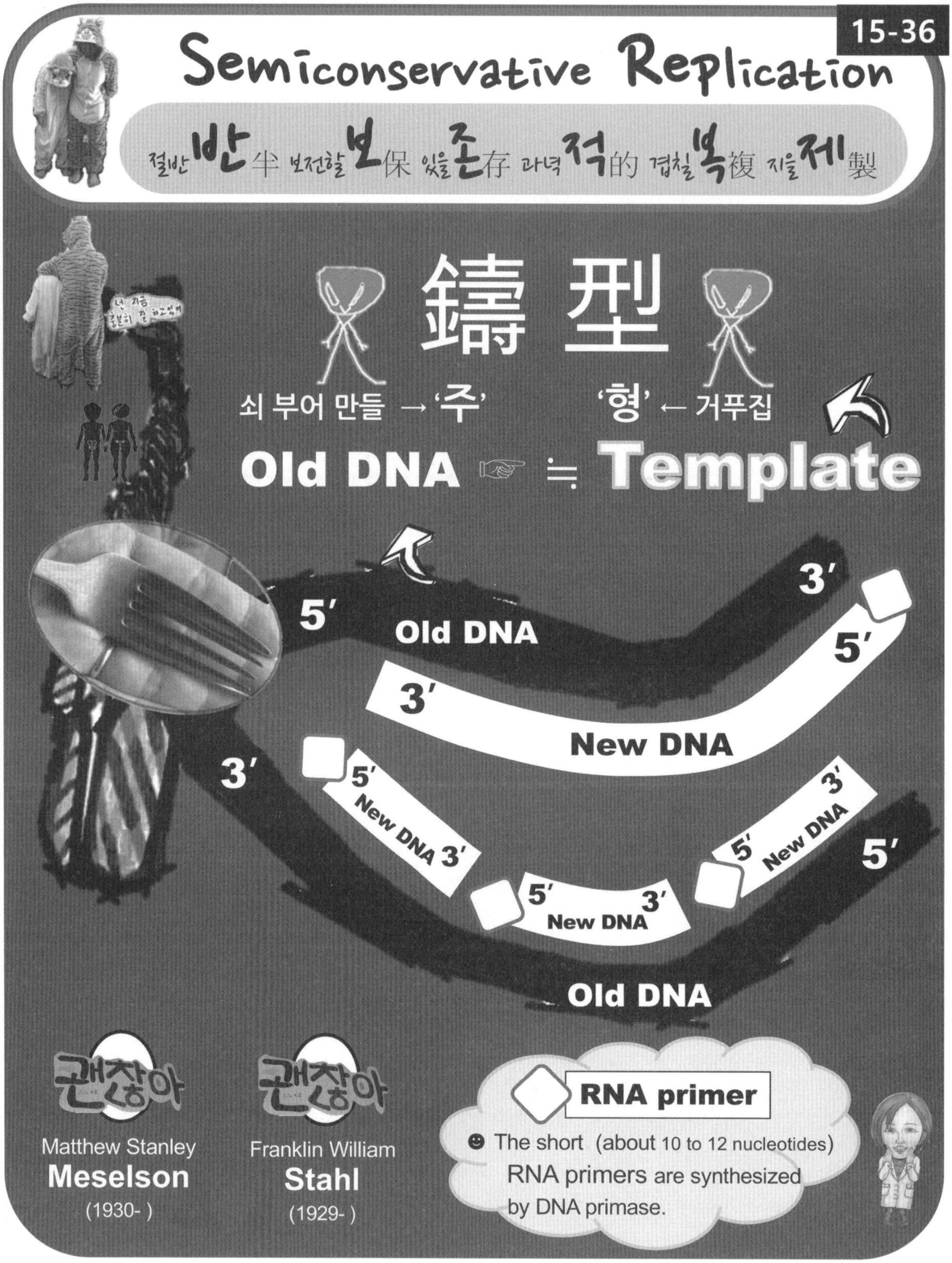
15-36
Semiconservative Replication
절반 반 半 보전할 보 保 있을 존 存 과녁 적 的 겹칠 복 複 지을 제 製
鑄 型
쇠 부어 만들 → '주'
'형' ← 거푸집
Old DNA ☞ ≒ Template
5′
Old DNA
3′
3′
5′
New DNA
3′
5′
New DNA 3′
5′
New DNA
3′
5′
New DNA
3′
5′
5′
Old DNA
괜찮아
Matthew Stanley
Meselson
(1930-)
괜찮아
Franklin William
Stahl
(1929-)
RNA primer
The short (about 10 to 12 nucleotides) RNA primers are synthesized by DNA primase.

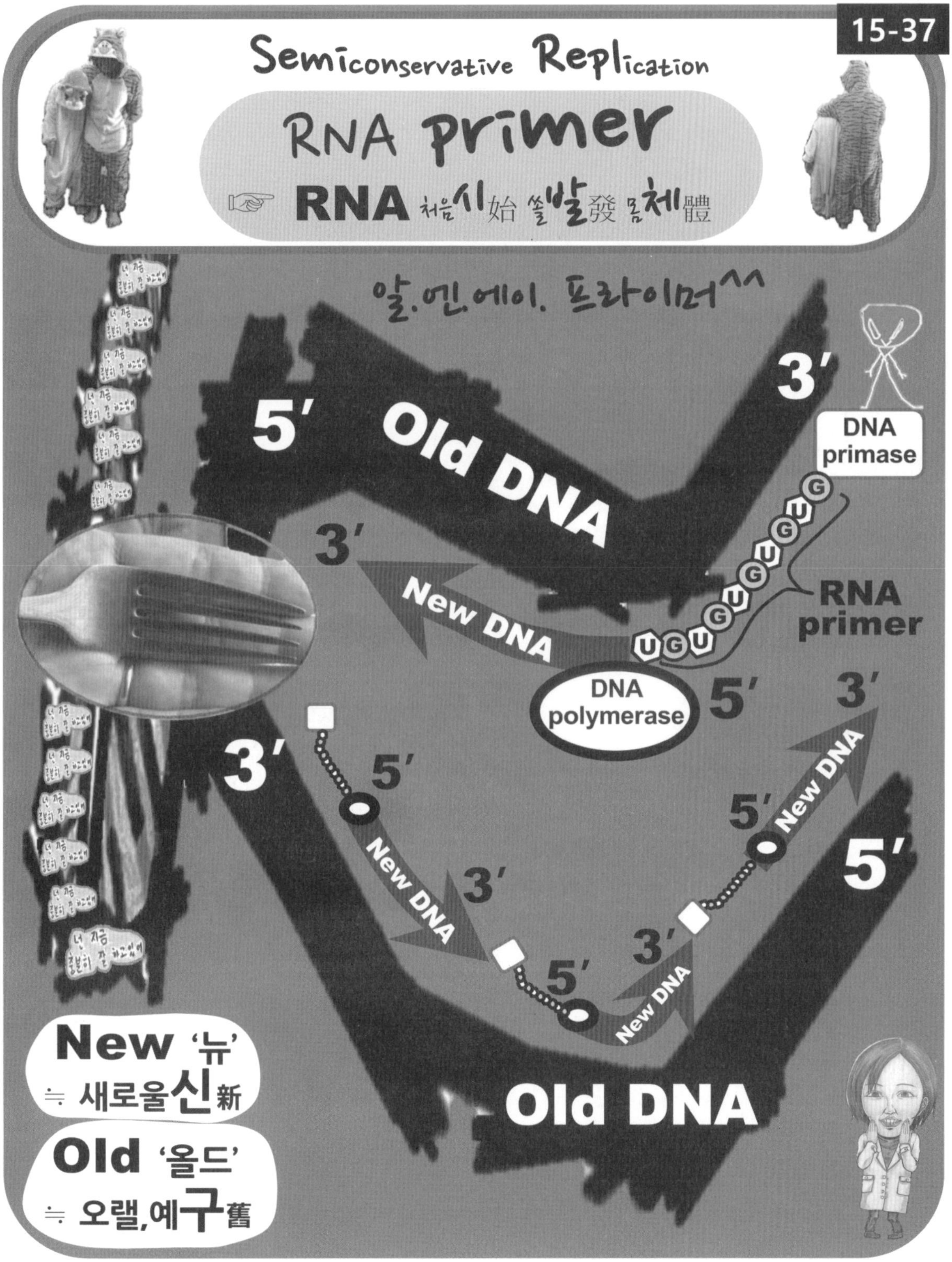
15-37
Semiconservative Replication
RNA primer
☞ RNA 처음시始 쏠발發 몸체體
알.엔.에이. 프라이머^^
5′
Old DNA
3′
DNA primase
3′
New DNA
G
U
G
U
G
U
G
U
G
U
RNA primer
DNA polymerase
5′
3′
3′
5′
New DNA
5′
New DNA
3′
5′
5′
3′
New DNA
Old DNA
New '뉴'
≒ 새로울신新
Old '올드'
≒ 오랠,예구舊

15-38

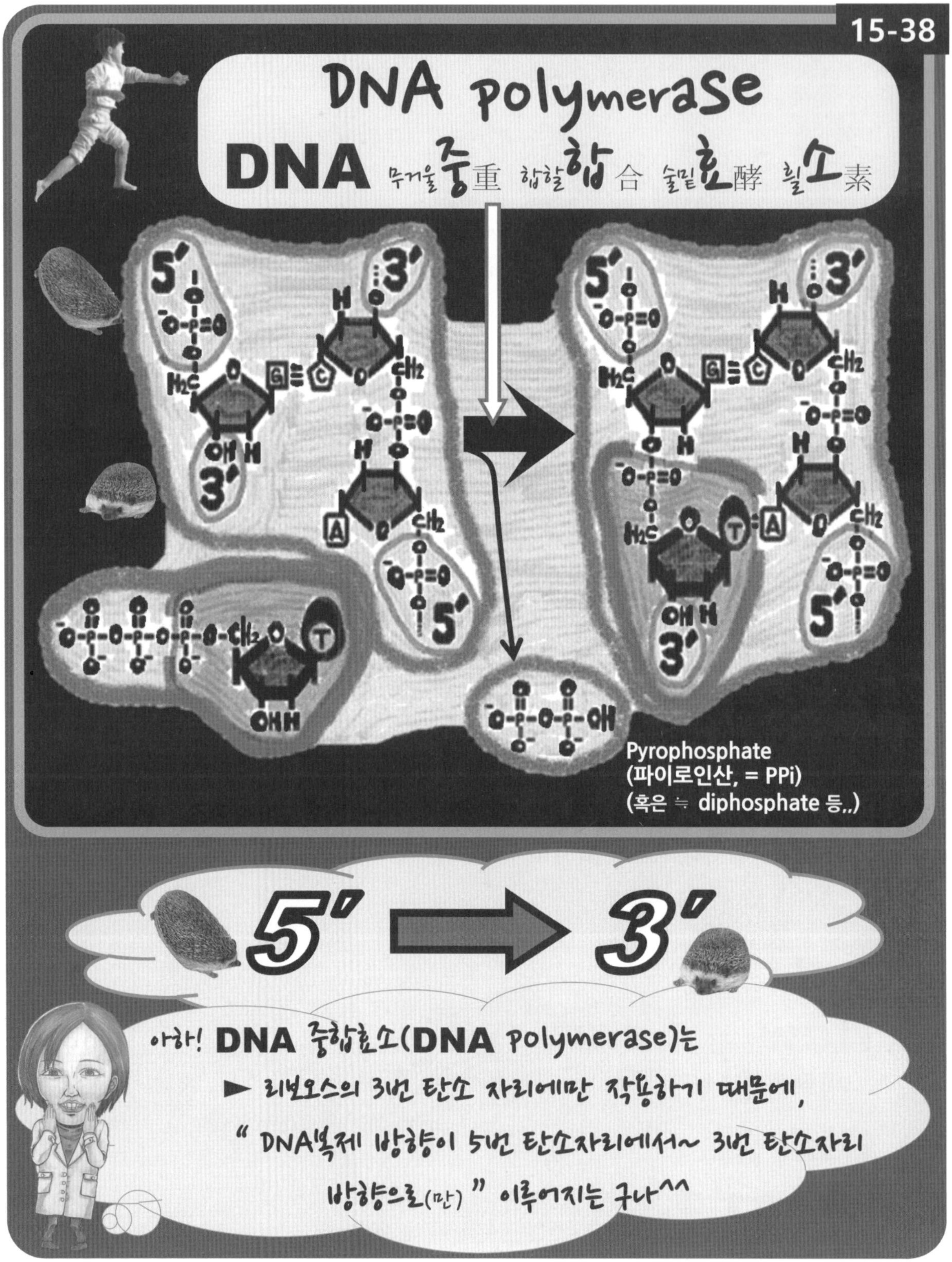
DNA polymerase
DNA 무거울 중 重 합할 합 合 술밑 효 酵 흴 소 素
Pyrophosphate
(파이로인산, = PPi)
(혹은 ≒ diphosphate 등,,)
5′ → 3′
아하! DNA 중합효소(DNA polymerase)는
► 리보오스의 3번 탄소 자리에만 작용하기 때문에,
" DNA복제 방향이 5번 탄소자리에서~ 3번 탄소자리
방향으로(만) " 이루어지는 구나^^

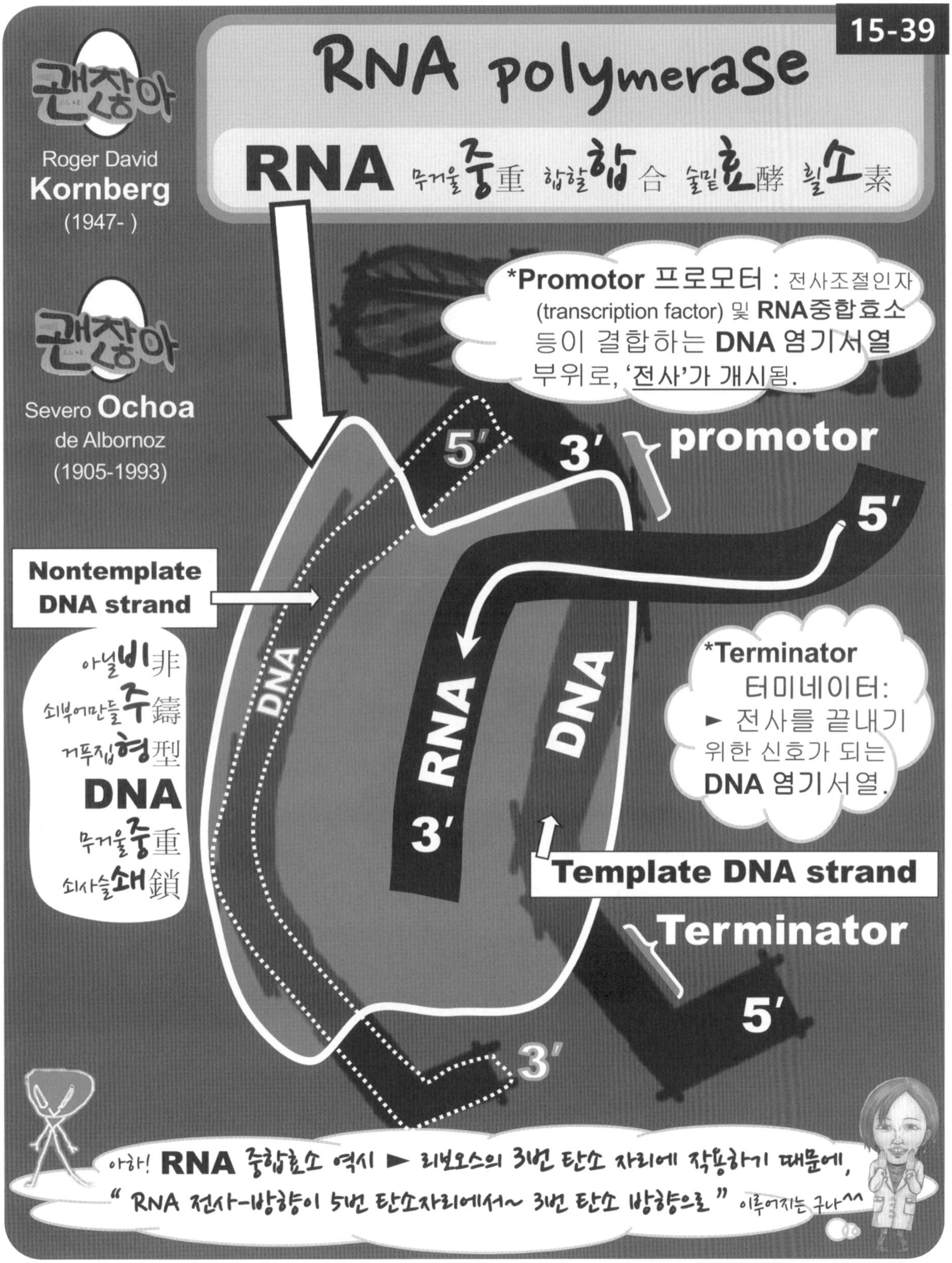
15-39
RNA polymerase
RNA 무거울 중 重 합할 합 合 술밑 효 酵 흴 소 素
괜찮아
Roger David Kornberg (1947-)
괜찮아
Severo Ochoa de Albornoz (1905-1993)
*Promotor 프로모터 : 전사조절인자 (transcription factor) 및 RNA중합효소 등이 결합하는 DNA 염기서열 부위로, '전사'가 개시됨.
5′
3′
promotor
5′
Nontemplate DNA strand
아닐 비 非
쇠부어만들 주 鑄
거푸집 형 型
DNA
무거울 중 重
쇠사슬 쇄 鎖
DNA
RNA
DNA
3′
*Terminator 터미네이터: ► 전사를 끝내기 위한 신호가 되는 DNA 염기서열.
Template DNA strand
Terminator
5′
3′
아하! RNA 중합효소 역시 ► 리보오스의 3번 탄소 자리에 작용하기 때문에,
" RNA 전사-방향이 5번 탄소자리에서~ 3번 탄소 방향으로 " 이루어지는 구나^^

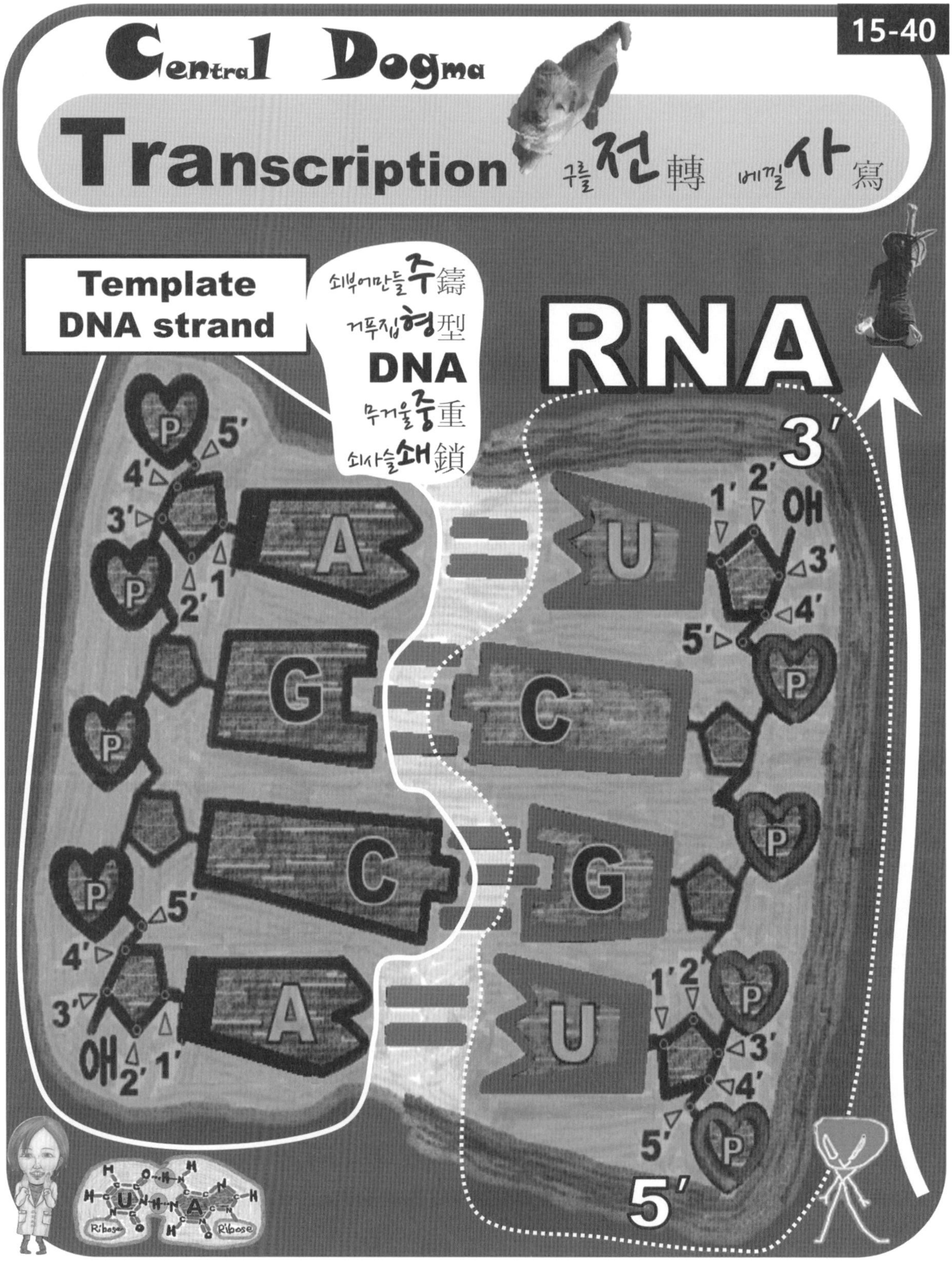
15-40
Central Dogma
Transcription 구를 전 轉 베낄 사 寫
Template DNA strand
쇠부어만들 주 鑄
거푸집 형 型
DNA
무거울 중 重
쇠사슬 쇄 鎖
RNA
3′
5′
A
G
C
A
U
C
G
U
P
OH
Ribose

DeoxyriboNucleic Acid 데옥시리보핵산

15-41

RiboNucleic Acid 리보핵산

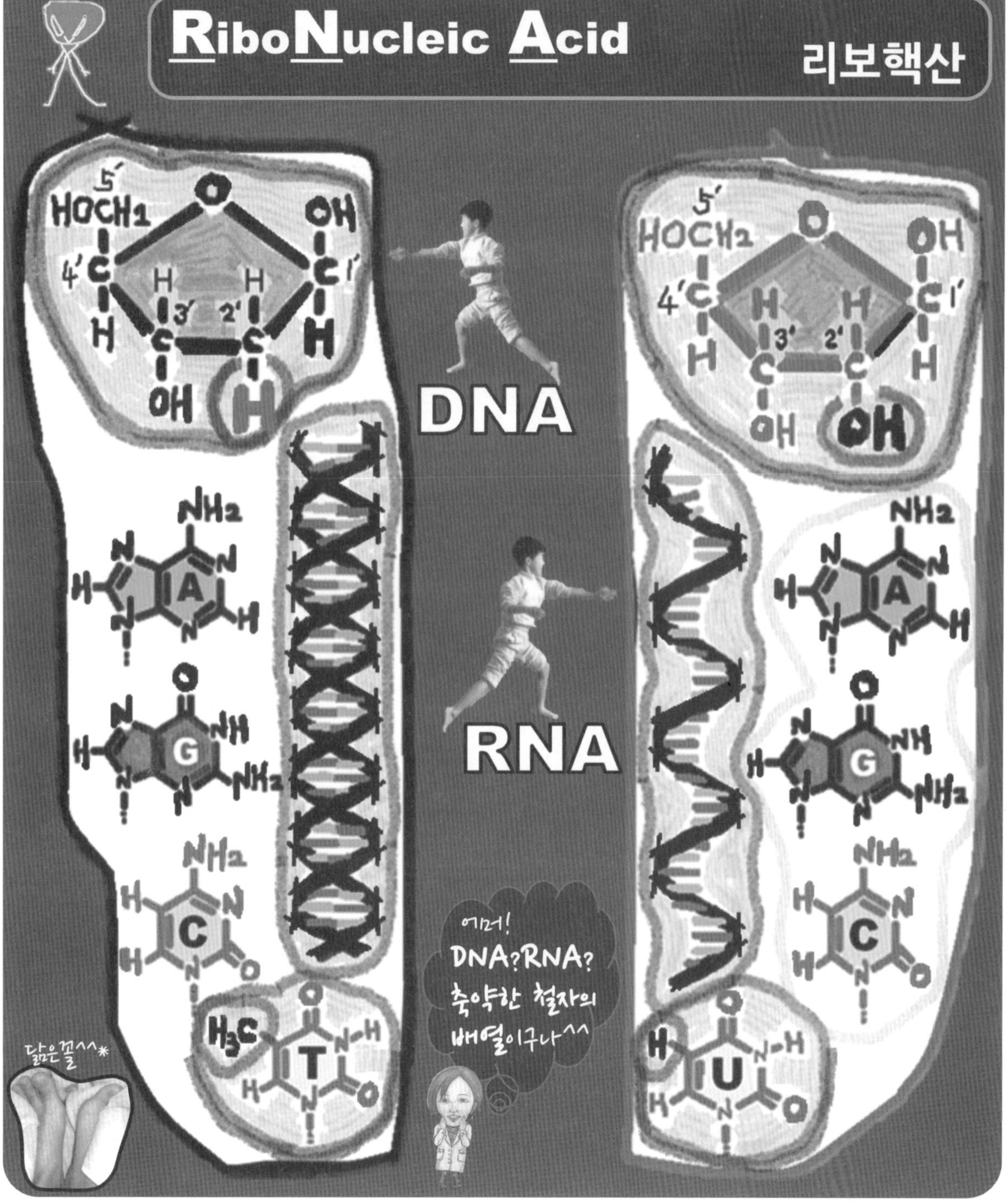

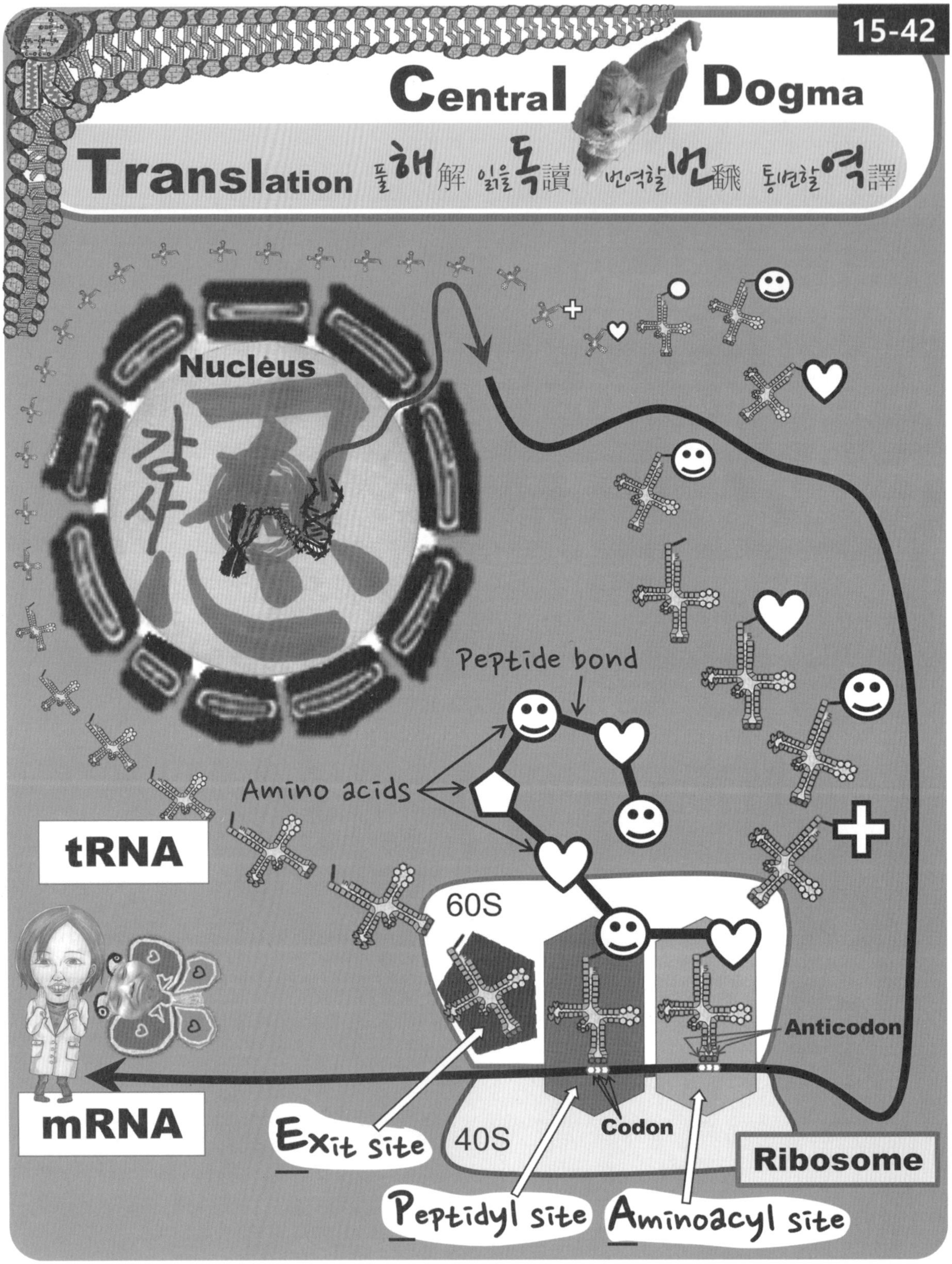
15-42
Central Dogma
Translation 풀해解 읽을독讀 번역할번飜 통변할역譯
Nucleus
강사
Peptide bond
Amino acids
tRNA
60S
Anticodon
mRNA
Codon
Exit site
40S
Ribosome
Peptidyl site
Aminoacyl site

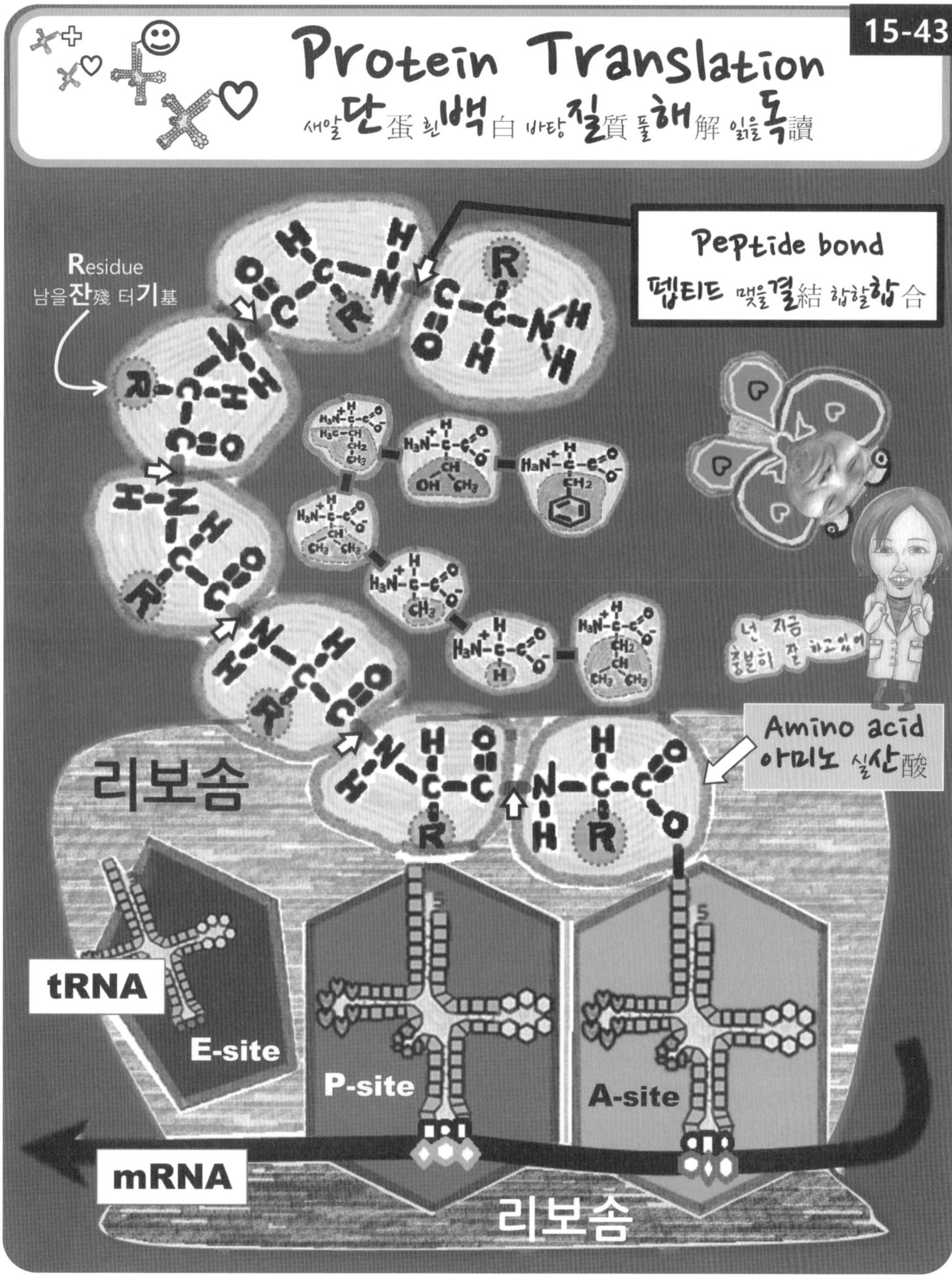
15-43
Protein Translation
새알단蛋 흰백白 바탕질質 풀해解 읽을독讀
Peptide bond
펩티드 맺을결結 합할합合
Residue
남을잔殘 터기基
넌 지금 충분히 잘 하고있어
Amino acid
아미노 실산酸
리보솜
tRNA
E-site
P-site
A-site
mRNA
리보솜

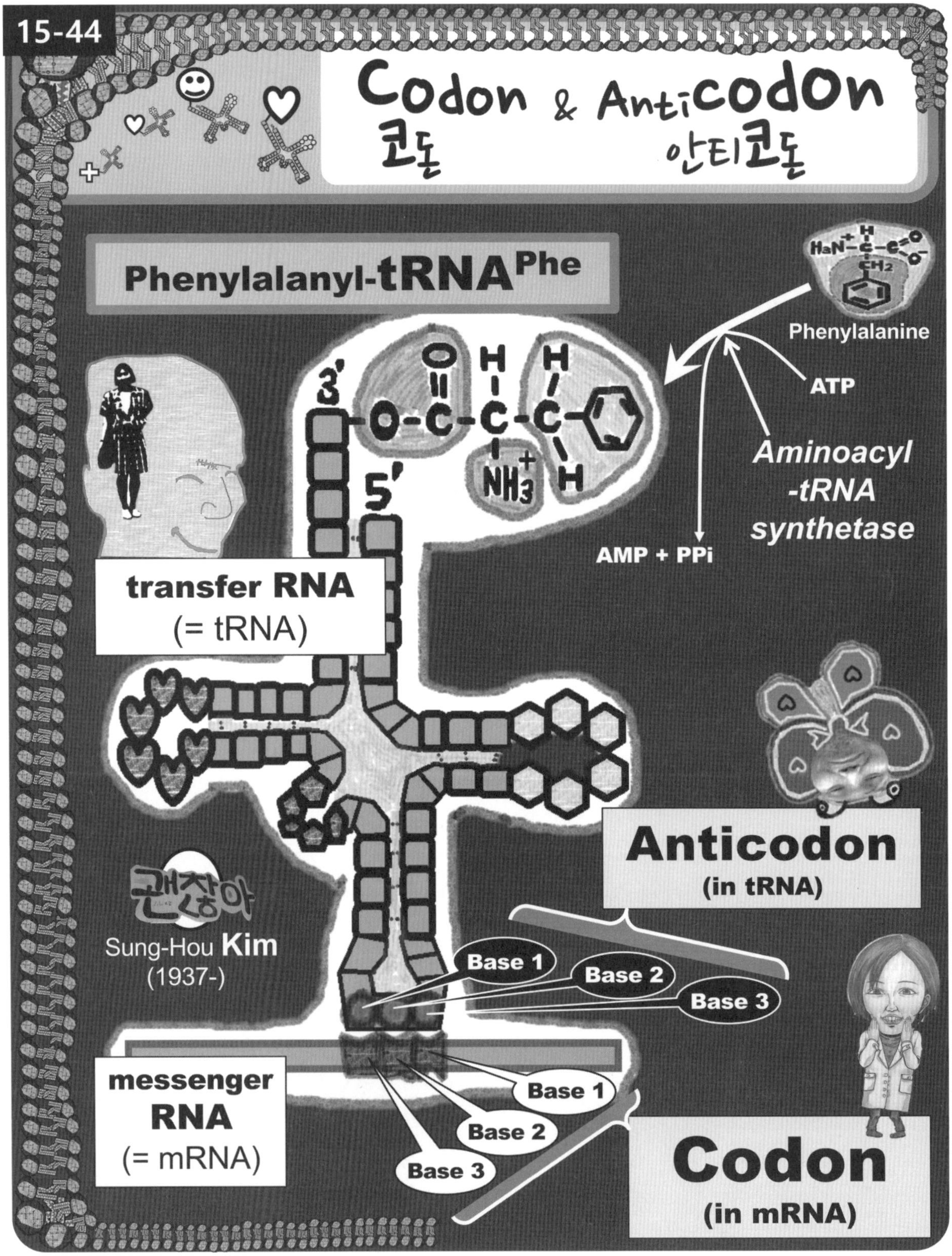
15-44
Codon & Anticodon
코돈 안티코돈
Phenylalanyl-tRNA^Phe
Phenylalanine
ATP
Aminoacyl
-tRNA
synthetase
AMP + PPi
3'
5'
transfer RNA
(= tRNA)
Anticodon
(in tRNA)
괜찮아
Sung-Hou Kim
(1937-)
Base 1
Base 2
Base 3
messenger
RNA
(= mRNA)
Base 1
Base 2
Base 3
Codon
(in mRNA)

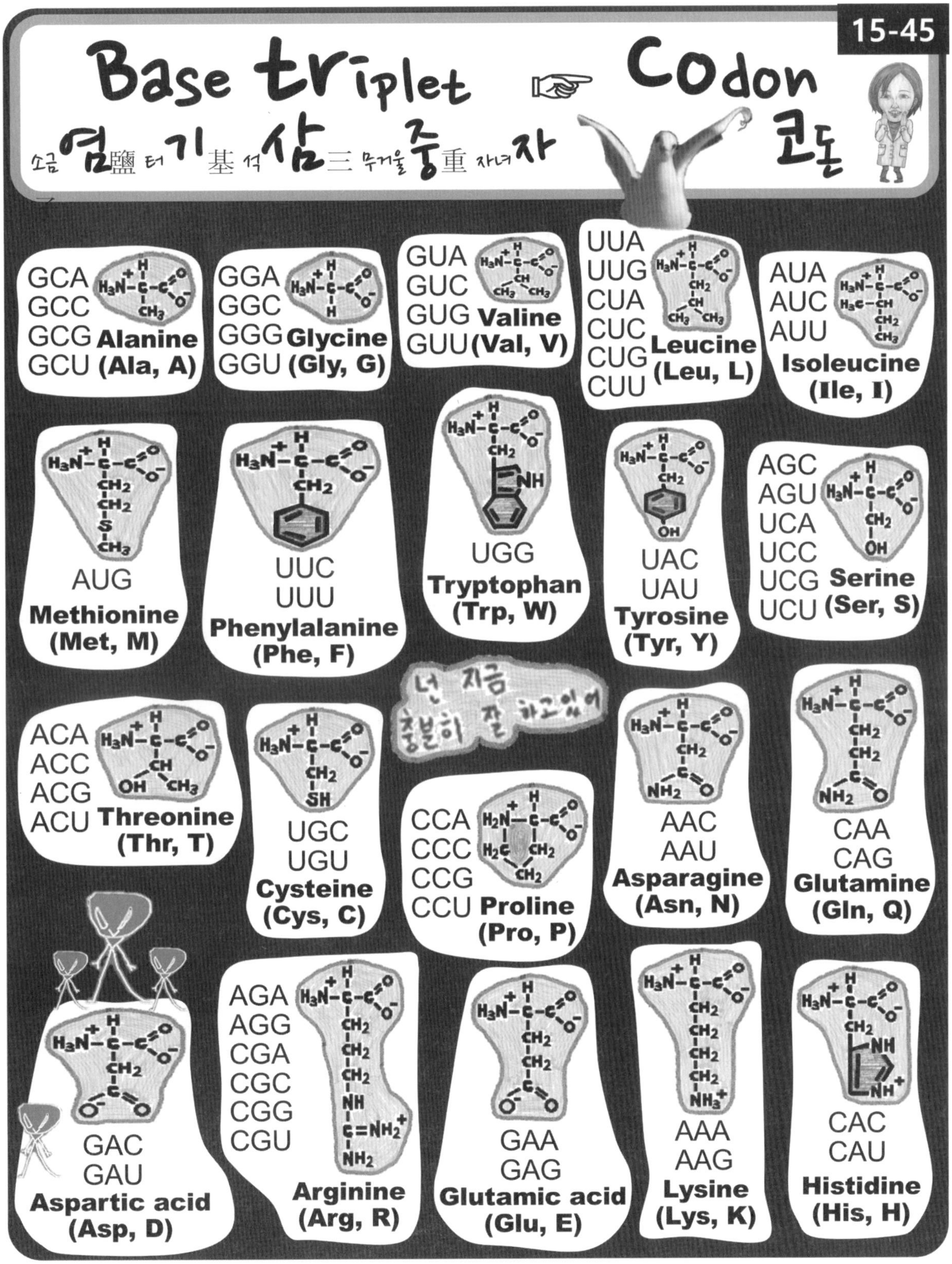
15-45
Base triplet ☞ Codon
소금 염 鹽 터 기 基 석 삼 三 무거울 중 重 자녀 자
코돈
GCA GCC GCG GCU Alanine (Ala, A)
GGA GGC GGG GGU Glycine (Gly, G)
GUA GUC GUG GUU Valine (Val, V)
UUA UUG CUA CUC CUG CUU Leucine (Leu, L)
AUA AUC AUU Isoleucine (Ile, I)
AUG Methionine (Met, M)
UUC UUU Phenylalanine (Phe, F)
UGG Tryptophan (Trp, W)
UAC UAU Tyrosine (Tyr, Y)
AGC AGU UCA UCC UCG UCU Serine (Ser, S)
ACA ACC ACG ACU Threonine (Thr, T)
UGC UGU Cysteine (Cys, C)
넌 지금 충분히 잘 하고있어
CCA CCC CCG CCU Proline (Pro, P)
AAC AAU Asparagine (Asn, N)
CAA CAG Glutamine (Gln, Q)
GAC GAU Aspartic acid (Asp, D)
AGA AGG CGA CGC CGG CGU Arginine (Arg, R)
GAA GAG Glutamic acid (Glu, E)
AAA AAG Lysine (Lys, K)
CAC CAU Histidine (His, H)

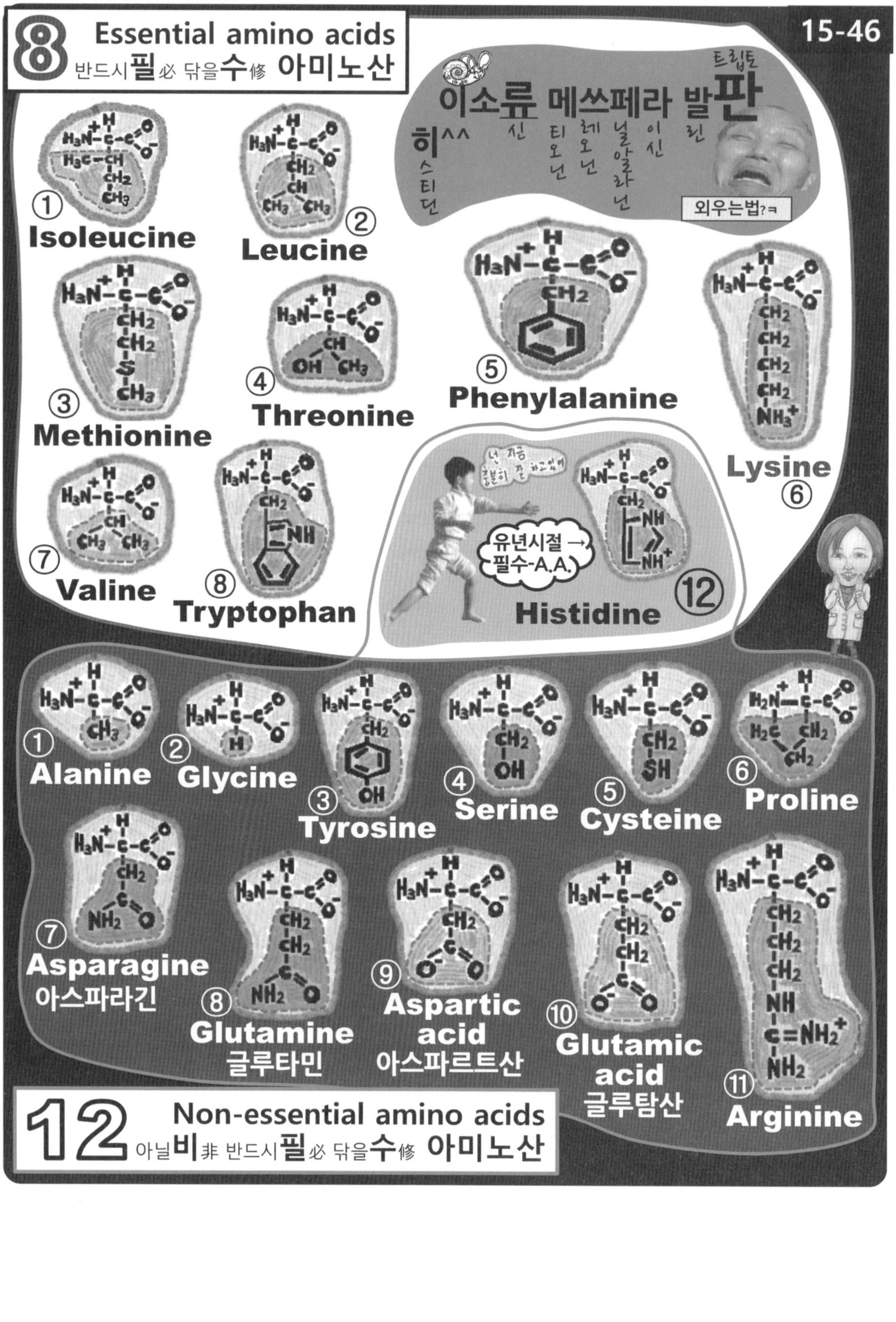
8 Essential amino acids
반드시필必 닦을수修 아미노산
15-46
트립토
이소류 메쓰페라 발판
히^^
스티딘
신
티오닌
레오닌
닐알라닌
이신
린
외우는법?ㅋ
① Isoleucine
② Leucine
③ Methionine
④ Threonine
⑤ Phenylalanine
⑥ Lysine
⑦ Valine
⑧ Tryptophan
유년시절 → 필수-A.A.
Histidine ⑫
① Alanine
② Glycine
③ Tyrosine
④ Serine
⑤ Cysteine
⑥ Proline
⑦ Asparagine
아스파라긴
⑧ Glutamine
글루타민
⑨ Aspartic acid
아스파르트산
⑩ Glutamic acid
글루탐산
⑪ Arginine
12 Non-essential amino acids
아닐비非 반드시필必 닦을수修 아미노산

Polyribosomes 폴리-리보솜

15-47

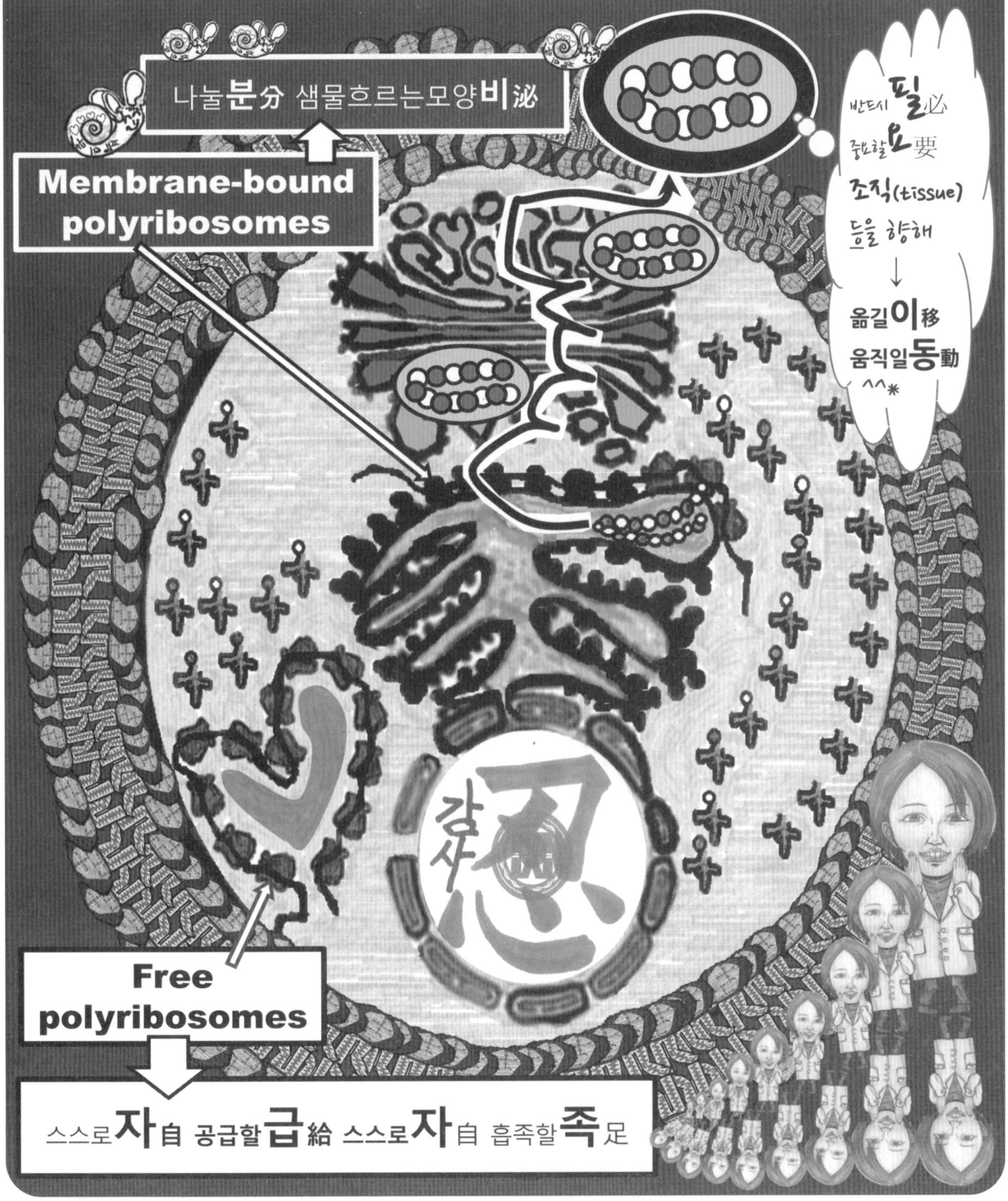

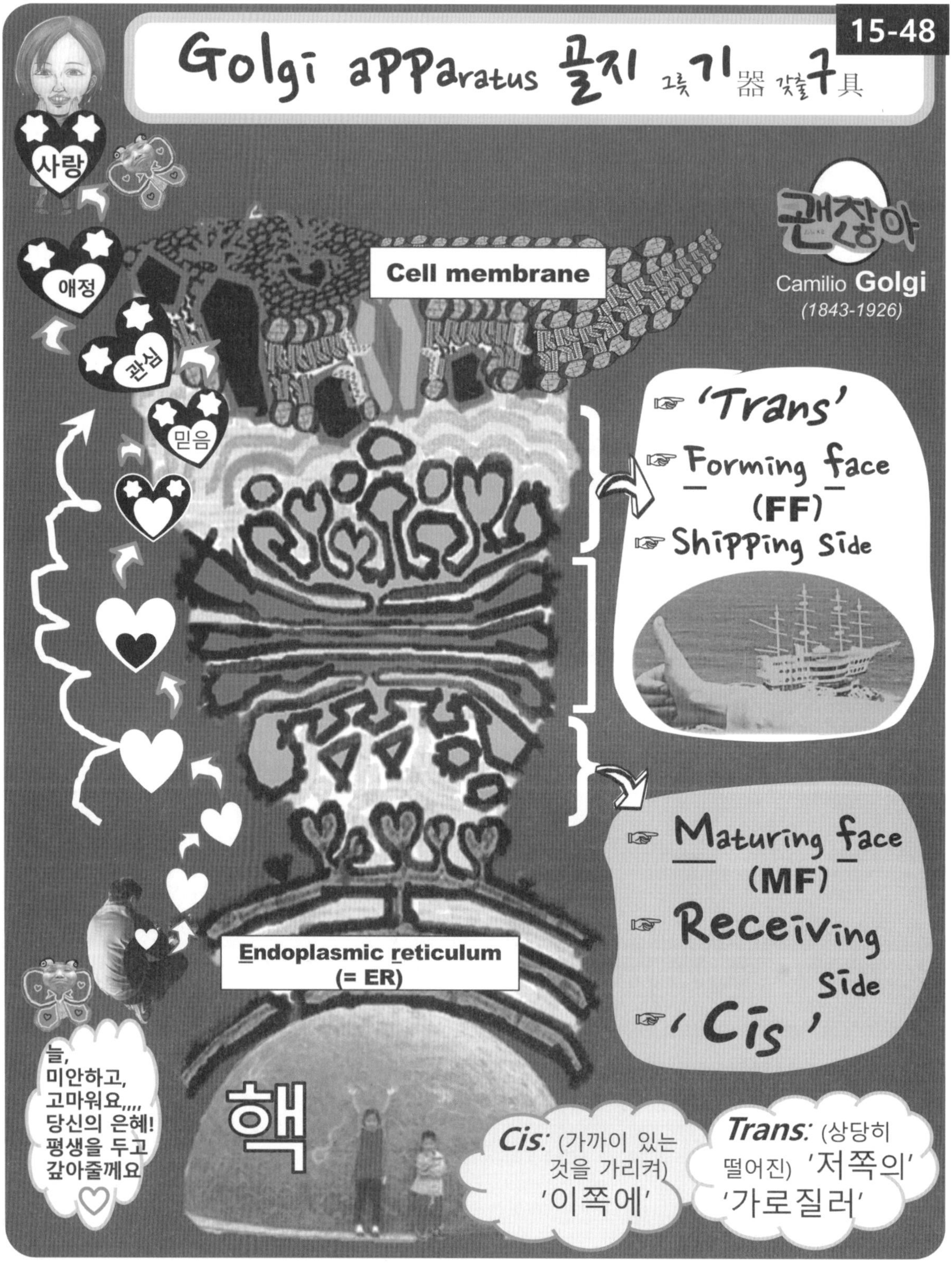
15-48
Golgi apparatus 골지 그릇 기 器 갖출 구 具
사랑
애정
관심
믿음
괜찮아
Camilio Golgi
(1843-1926)
Cell membrane
☞ 'Trans'
☞ Forming face
(FF)
☞ Shipping side
☞ Maturing face
(MF)
☞ Receiving
side
☞ 'Cis'
Endoplasmic reticulum
(= ER)
늘,
미안하고,
고마워요,,,,
당신의 은혜!
평생을 두고
갚아줄께요
핵
Cis: (가까이 있는 것을 가리켜) '이쪽에'
Trans: (상당히 떨어진) '저쪽의' '가로질러'

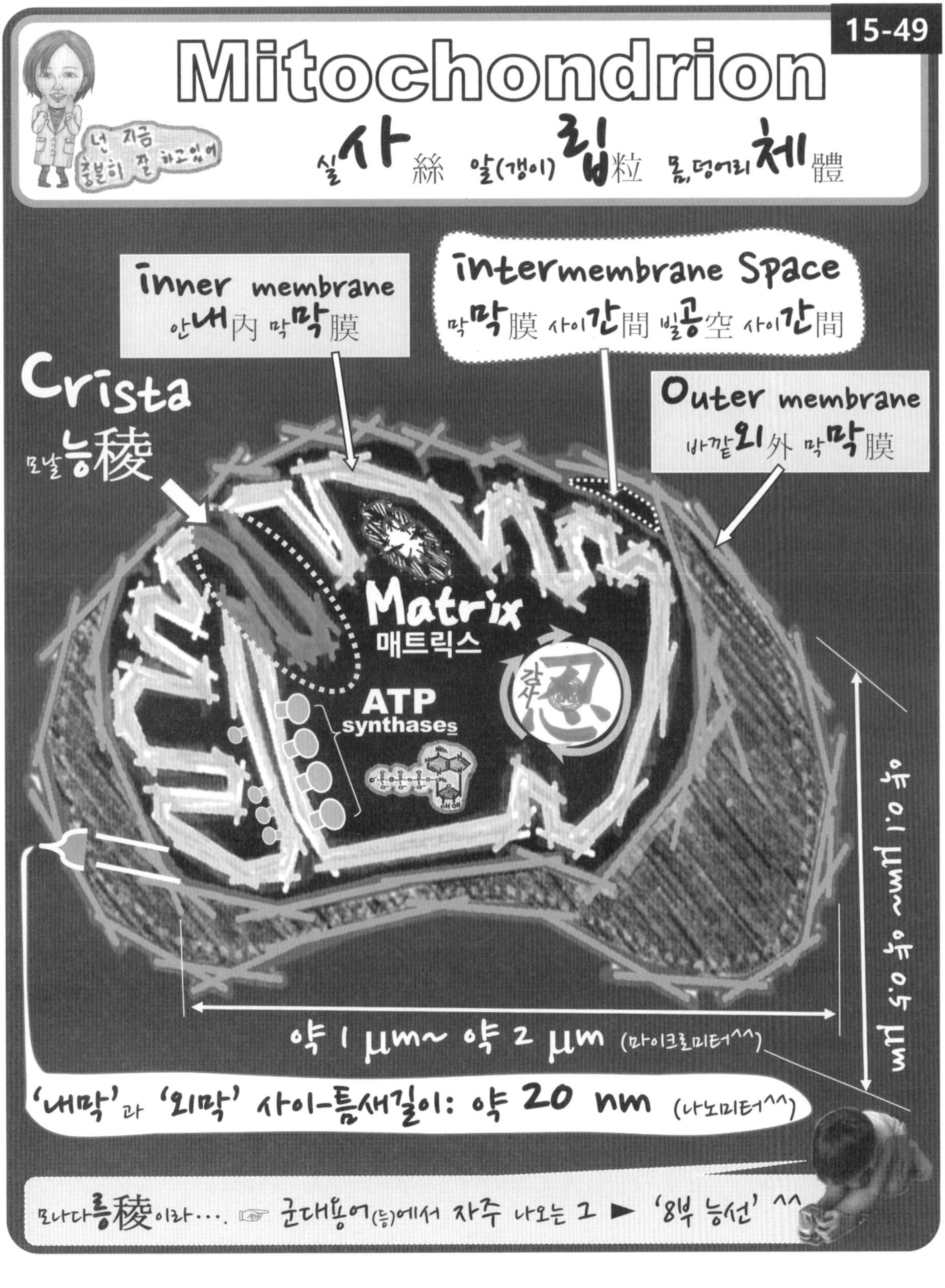
15-49
Mitochondrion
실사絲 알(갱이)립粒 몸,덩어리체體
넌 지금 충분히 잘 하고있어
Inner membrane
안내內 막막膜
Intermembrane Space
막막膜 사이간間 빌공空 사이간間
Crista
모날능稜
Outer membrane
바깥외外 막막膜
Matrix
매트릭스
ATP synthases
약 1 μm~ 약 2 μm (마이크로미터^^)
약 0.5 μm ~ 약 1.0 μm
'내막'과 '외막' 사이-틈새길이: 약 20 nm (나노미터^^)
모나다릉稜이라... ☞ 군대용어(등)에서 자주 나오는 그 ► '8부 능선' ^^

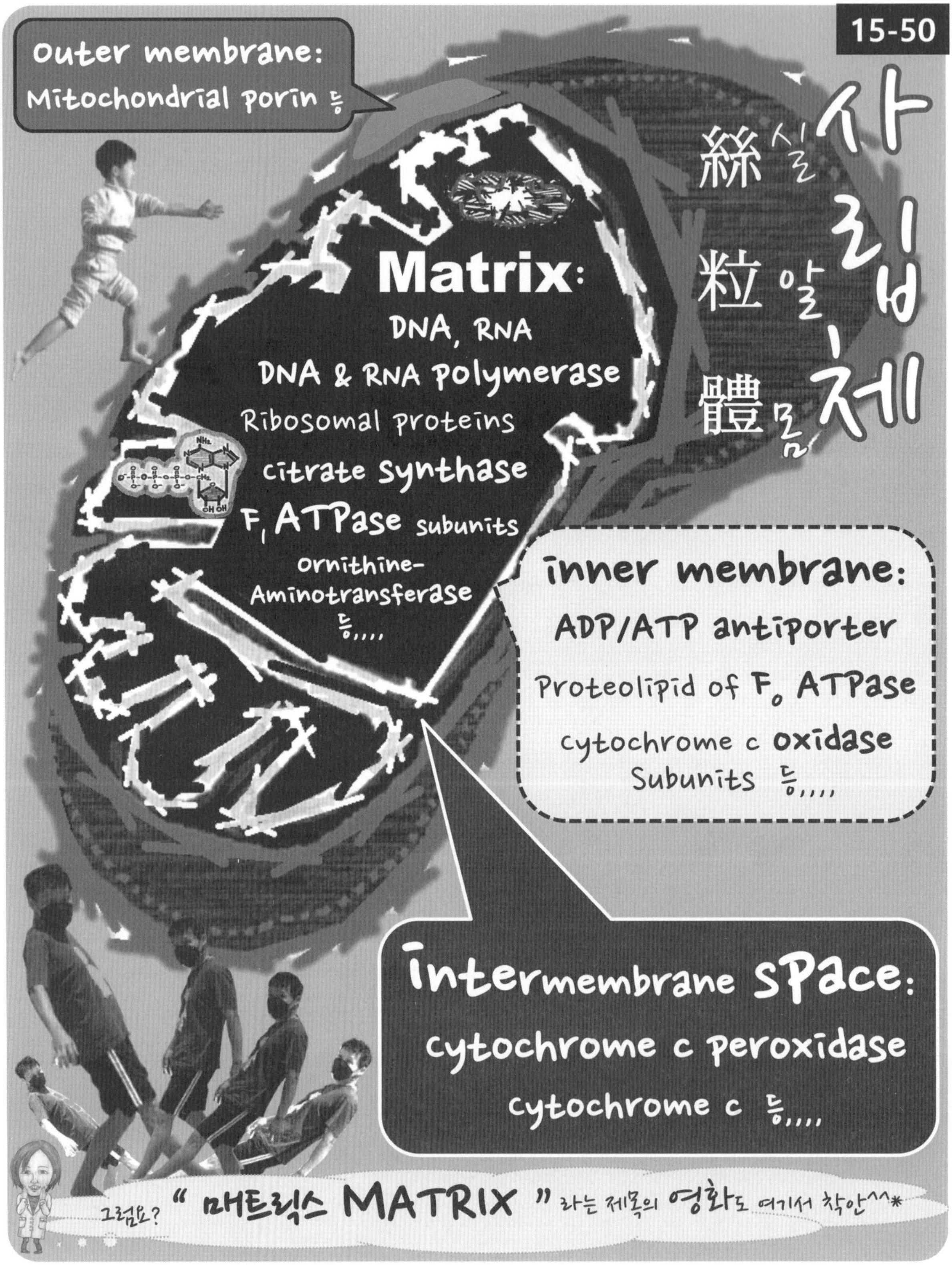
15-50
Outer membrane:
Mitochondrial porin 등
絲실 粒알 體몸
사립체
Matrix:
DNA, RNA
DNA & RNA polymerase
Ribosomal proteins
citrate synthase
F_1 ATPase subunits
Ornithine-
Aminotransferase
등,,,,
inner membrane:
ADP/ATP antiporter
Proteolipid of F_o ATPase
cytochrome c oxidase
Subunits 등,,,,
Intermembrane space:
cytochrome c peroxidase
cytochrome c 등,,,,
그러죠? " 매트릭스 MATRIX " 라는 제목의 영화도 여기서 착안^^*

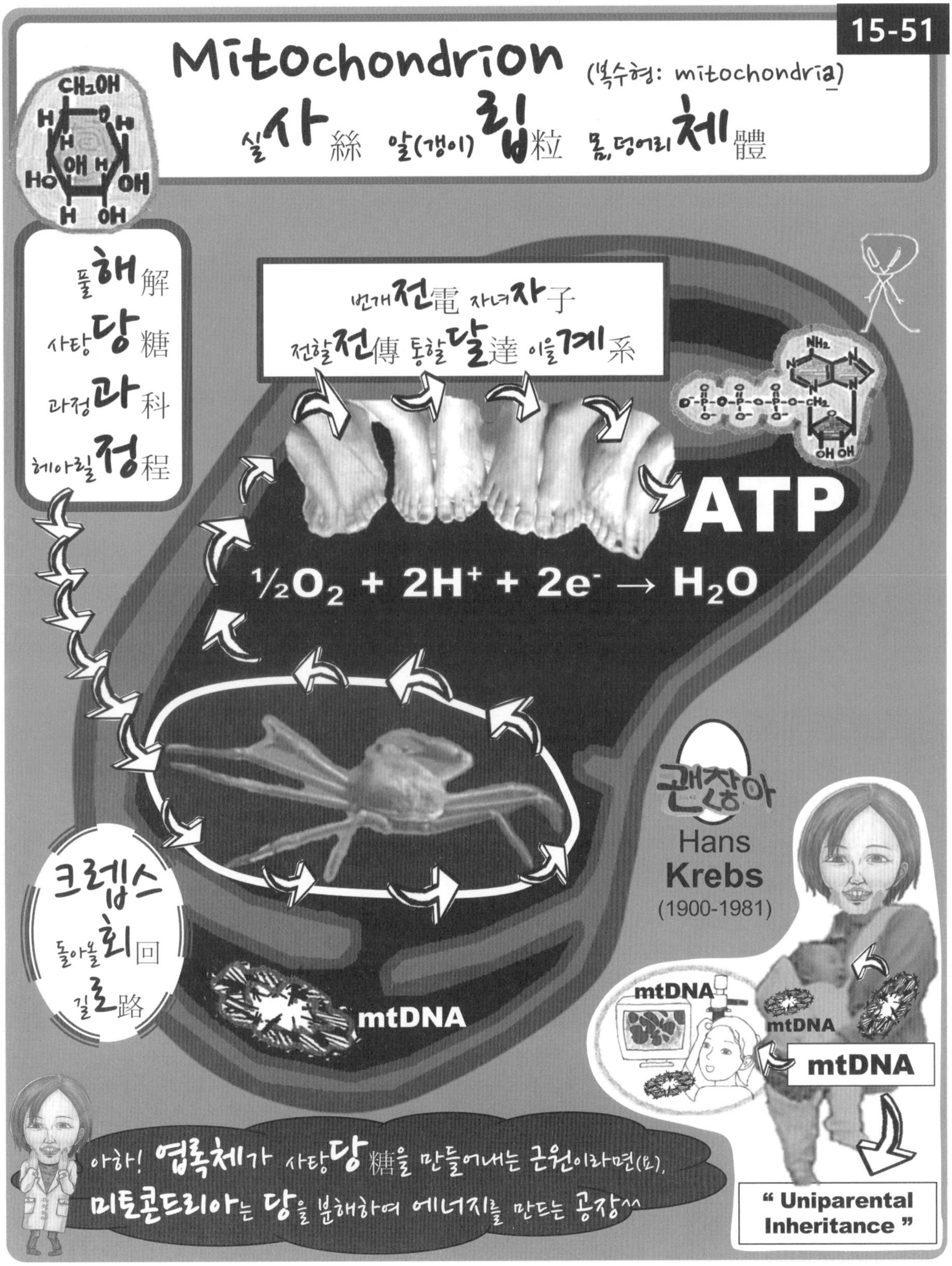
15-51
Mitochondrion (복수형: mitochondria)
실사絲 알(갱이)립粒 몸,덩어리체體
풀해解
사탕당糖
과정과科
헤아릴정程
번개전電 자녀자子
전할전傳 통할달達 이을계系
ATP
½O2 + 2H+ + 2e- → H2O
괜찮아
Hans
Krebs
(1900-1981)
크렙스
돌아올회回
길로路
mtDNA
mtDNA
mtDNA
mtDNA
" Uniparental
Inheritance "
아하! 엽록체가 사탕당糖을 만들어내는 근원이라면(요),
미토콘드리아는 당을 분해하여 에너지를 만드는 공장새

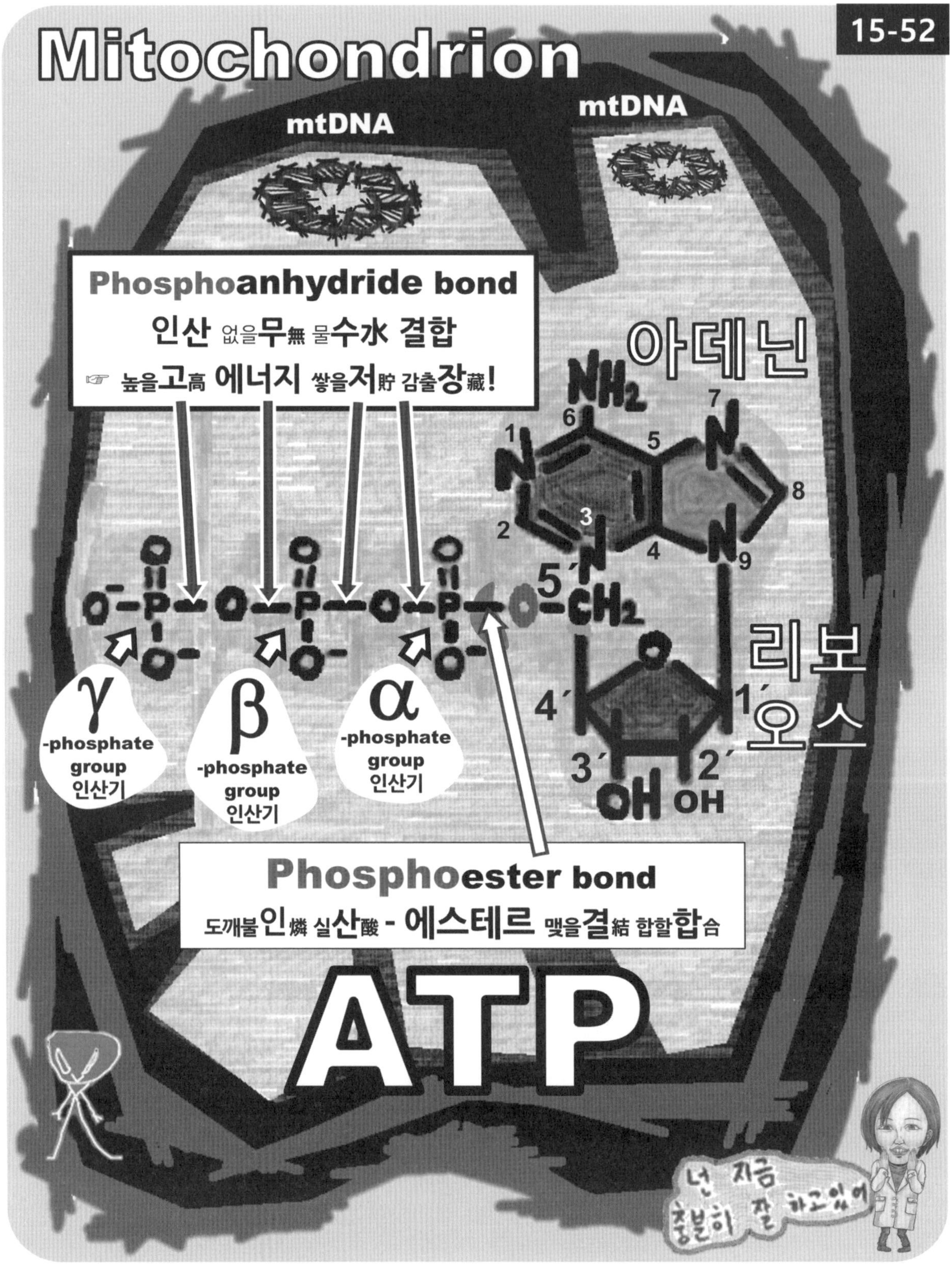
15-52
Mitochondrion
mtDNA
mtDNA
Phosphoanhydride bond
인산 없을무無 물수水 결합
☞ 높을고高 에너지 쌓을저貯 감출장藏!
아데닌
NH2
1
6
5
7
8
2
3
4
9
5´
CH2
리보오스
4´
1´
3´
2´
OH OH
γ
-phosphate group
인산기
β
-phosphate group
인산기
α
-phosphate group
인산기
Phosphoester bond
도깨불인燐 실산酸 - 에스테르 맺을결結 합할합合
ATP
넌 지금 충분히 잘 하고있어

Mitochondrion 실사絲 알립粒 몸체體

15-53

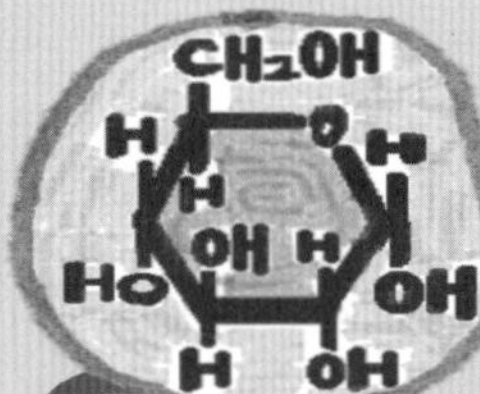

풀해解
사탕당糖
과정과科
헤아릴정程

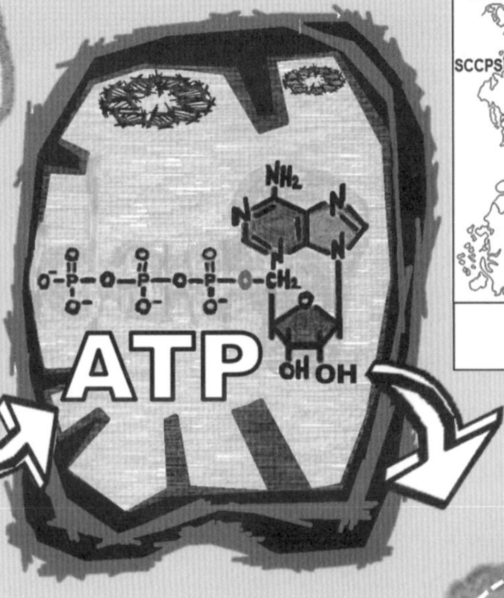

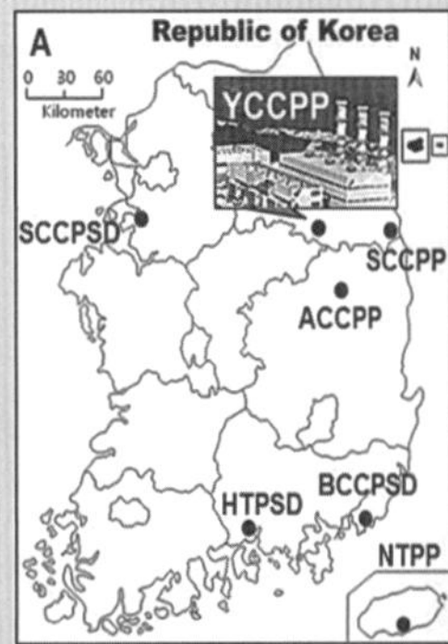

발전소

15

P

Phosphorus

30.97

아데닌

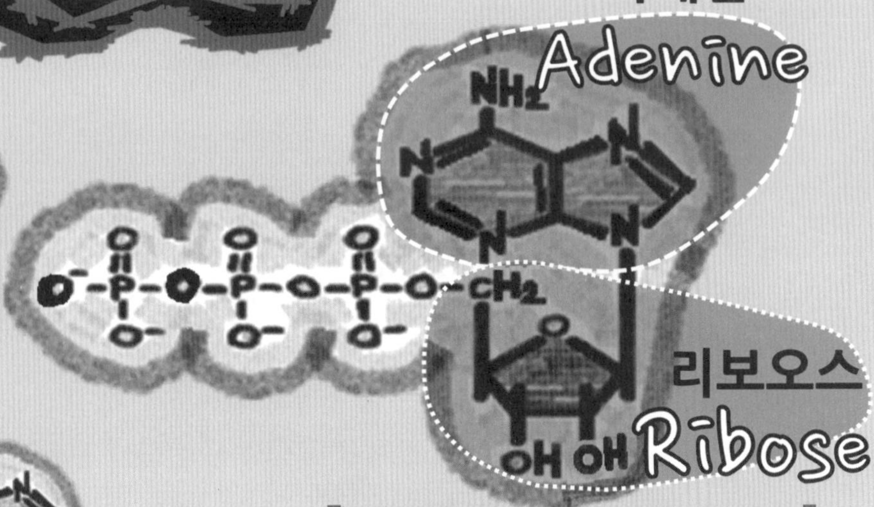

리보오스

AMP

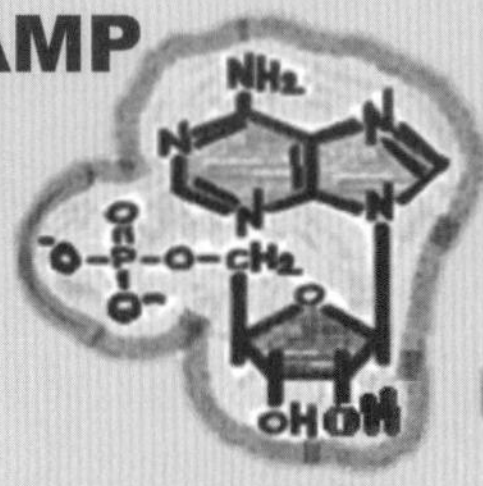

ADP

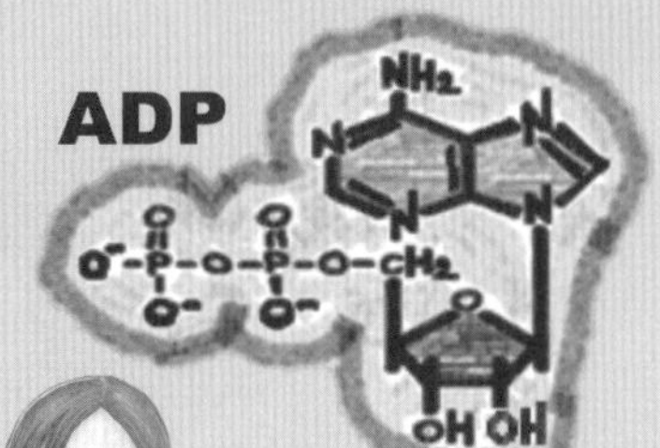

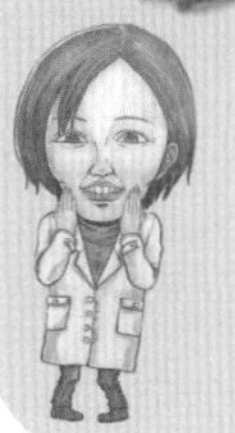

Adenosine monophosphate, AMP

Adenosine diphosphate, ADP

Adenosine triphosphate, ATP

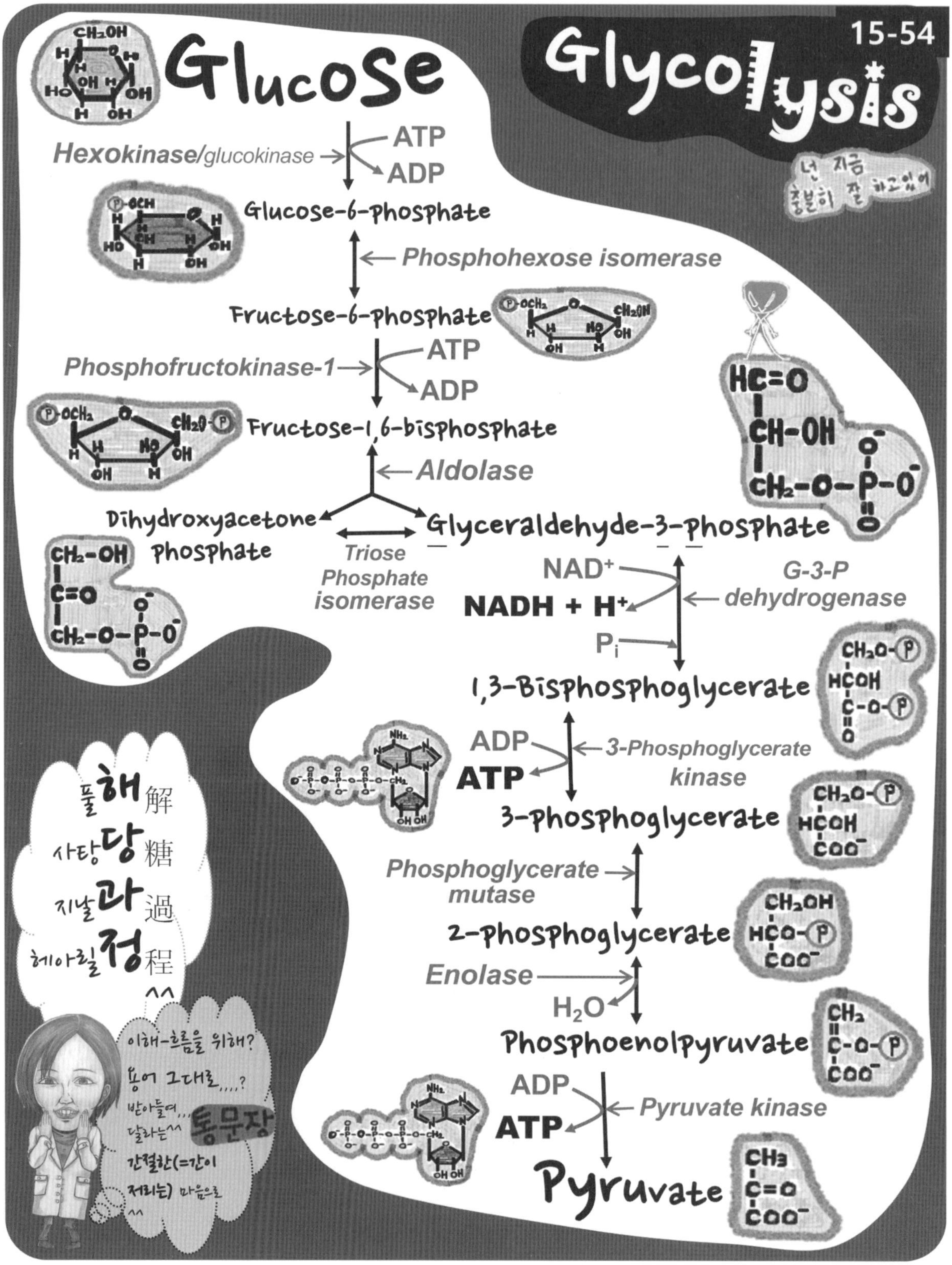
15-54
Glycolysis
Glucose
Hexokinase/glucokinase
ATP
ADP
Glucose-6-phosphate
Phosphohexose isomerase
Fructose-6-phosphate
Phosphofructokinase-1
ATP
ADP
Fructose-1,6-bisphosphate
Aldolase
Dihydroxyacetone phosphate
Triose Phosphate isomerase
Glyceraldehyde-3-phosphate
NAD+
NADH + H+
Pi
G-3-P dehydrogenase
1,3-Bisphosphoglycerate
ADP
ATP
3-Phosphoglycerate kinase
3-phosphoglycerate
Phosphoglycerate mutase
2-phosphoglycerate
Enolase
H2O
Phosphoenolpyruvate
ADP
ATP
Pyruvate kinase
Pyruvate
풀해 解
사탕당 糖
지날과 過
헤아릴정 程
^^

GlycoLYSIS 15-55

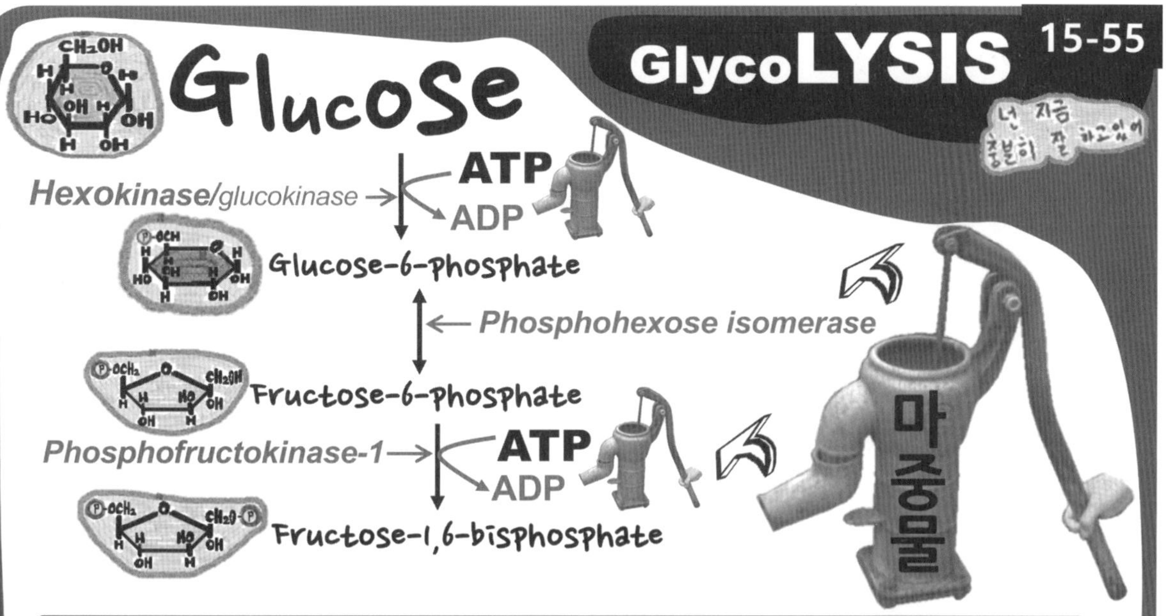

마중물: (사전적의미☞) '펌프(pump)'에 먼저 붓는 한 바가지 정도의 물을 의미, 즉 '펌프질'을 할 때, 먼저 물을 부어 품어 올리는 새물을 맞이하는 물.

우리할머니: 워~메~!, 큰 사우는 내 생일때마다 이찌안코 새벽에 꼬옥 온당께,,,, 시방 **'마중'** 나가야제! ...댐배한보루, 바카사탕,,,, 고맙땅께!

파이란

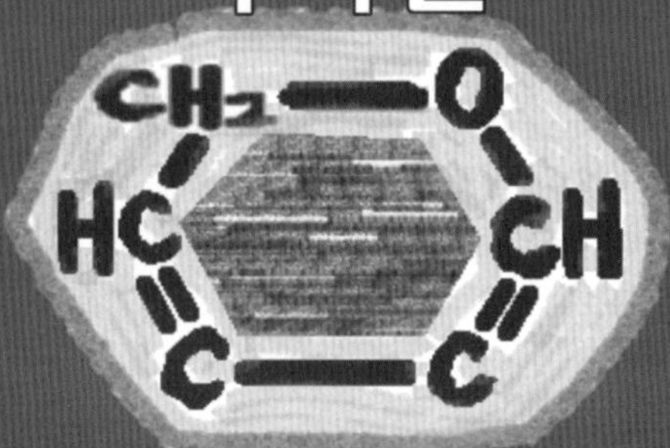

퓨란

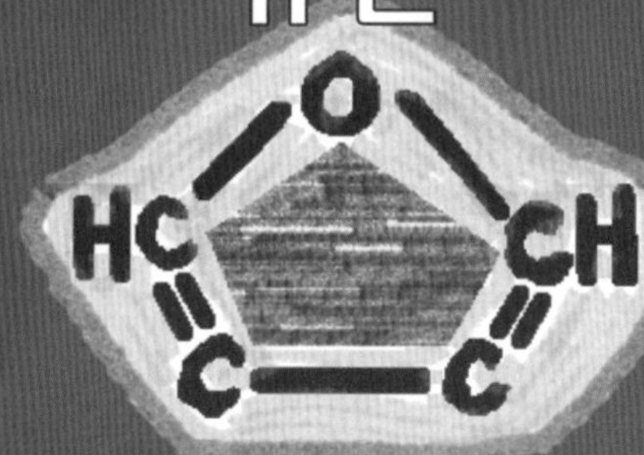

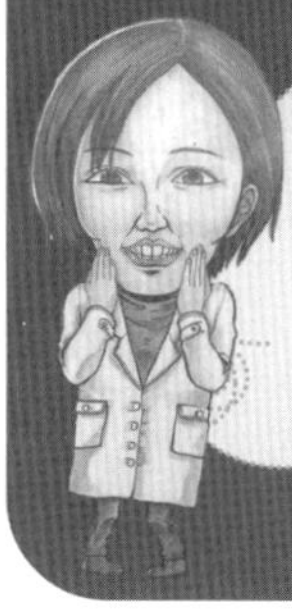

Pyran: 5개의 탄소 원자와 1개의 산소 원자 및 이중 결합 2개를 지닌 '헤테로고리' 화합물

Furan: 4개의 탄소 원자와 1개의 산소 원자 및 이중결합 2개를 지닌 '헤테로고리' 화합물

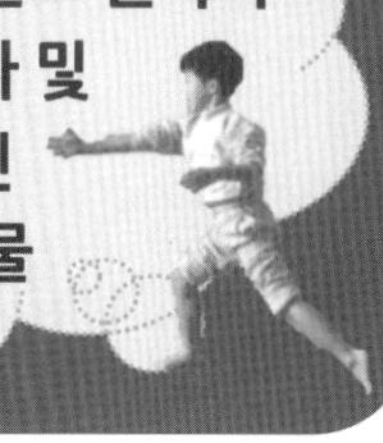

15-56

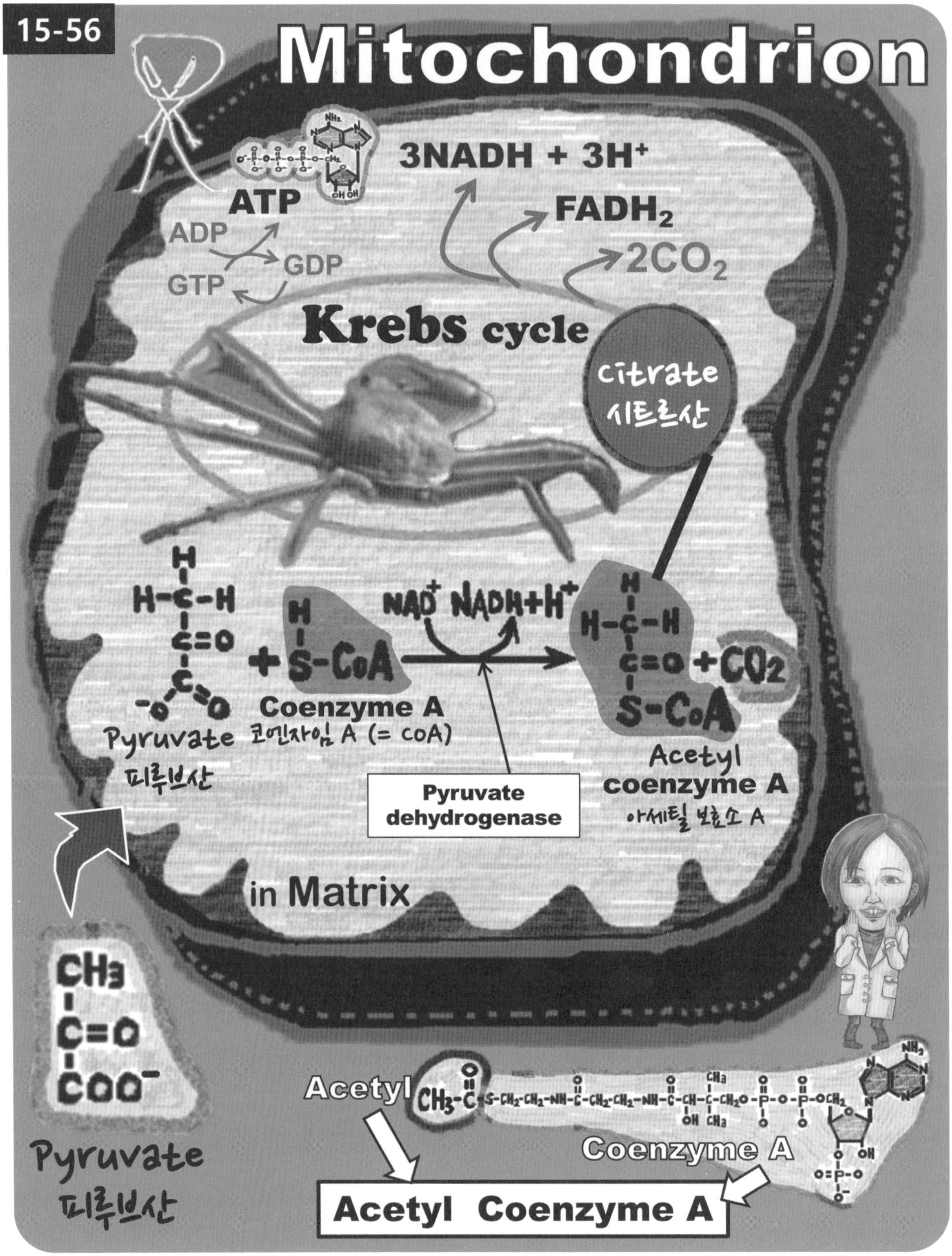
Mitochondrion
3NADH + 3H⁺
FADH2
2CO2
ATP
ADP
GDP
GTP
Krebs cycle
citrate
시트르산
Coenzyme A
코엔자임 A (= CoA)
Pyruvate
피루브산
NAD⁺ NADH+H⁺
Pyruvate dehydrogenase
Acetyl coenzyme A
아세틸 보효소 A
in Matrix
Pyruvate
피루브산
Acetyl
Coenzyme A
Acetyl Coenzyme A

15-57

Pantothenic acid 판토텐산

(≒ vitamin B_5)

3-[(2,4-dihydroxy-3,3-dimethylbutanoyl)amino]propanoic acid

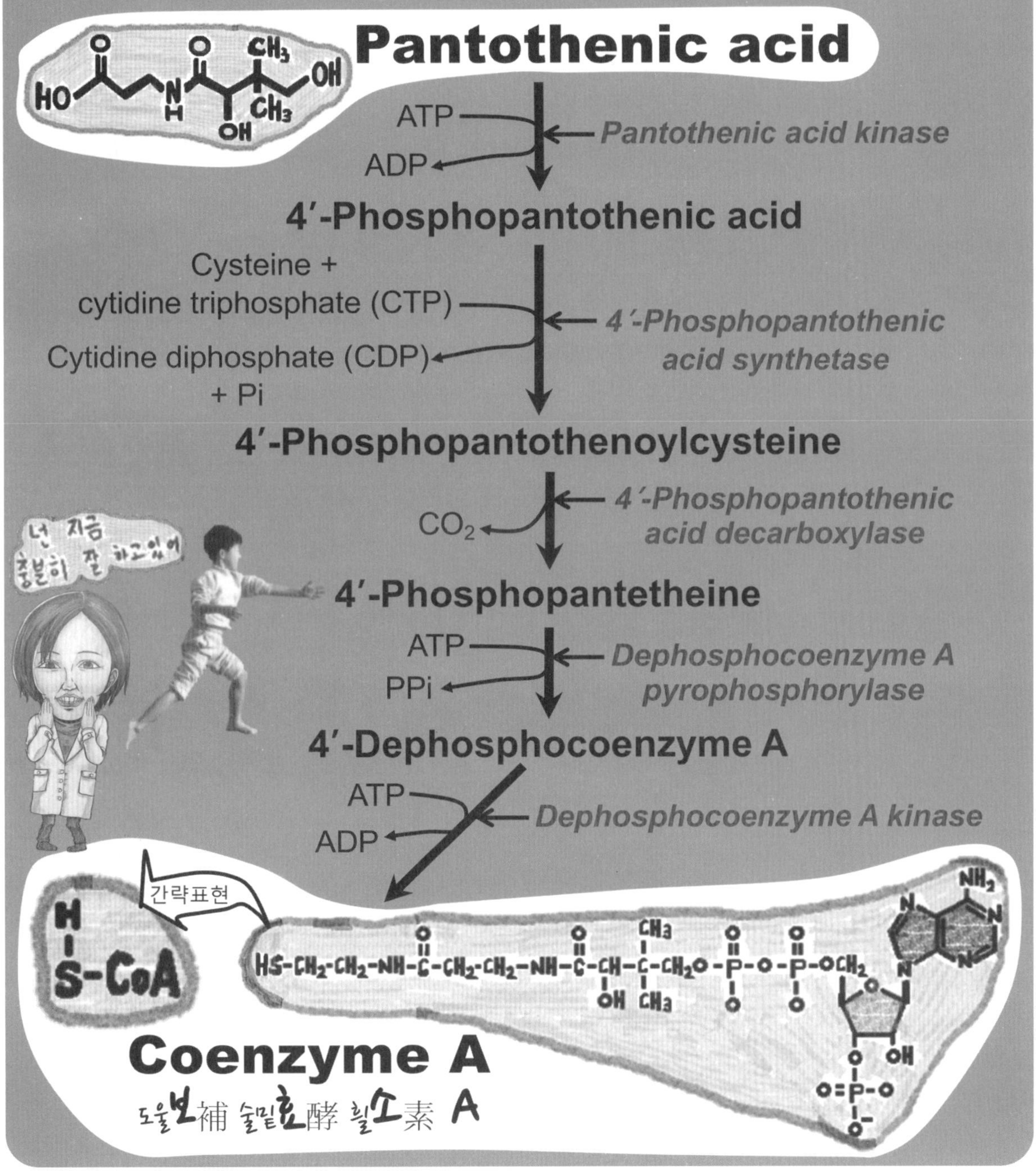

15-58

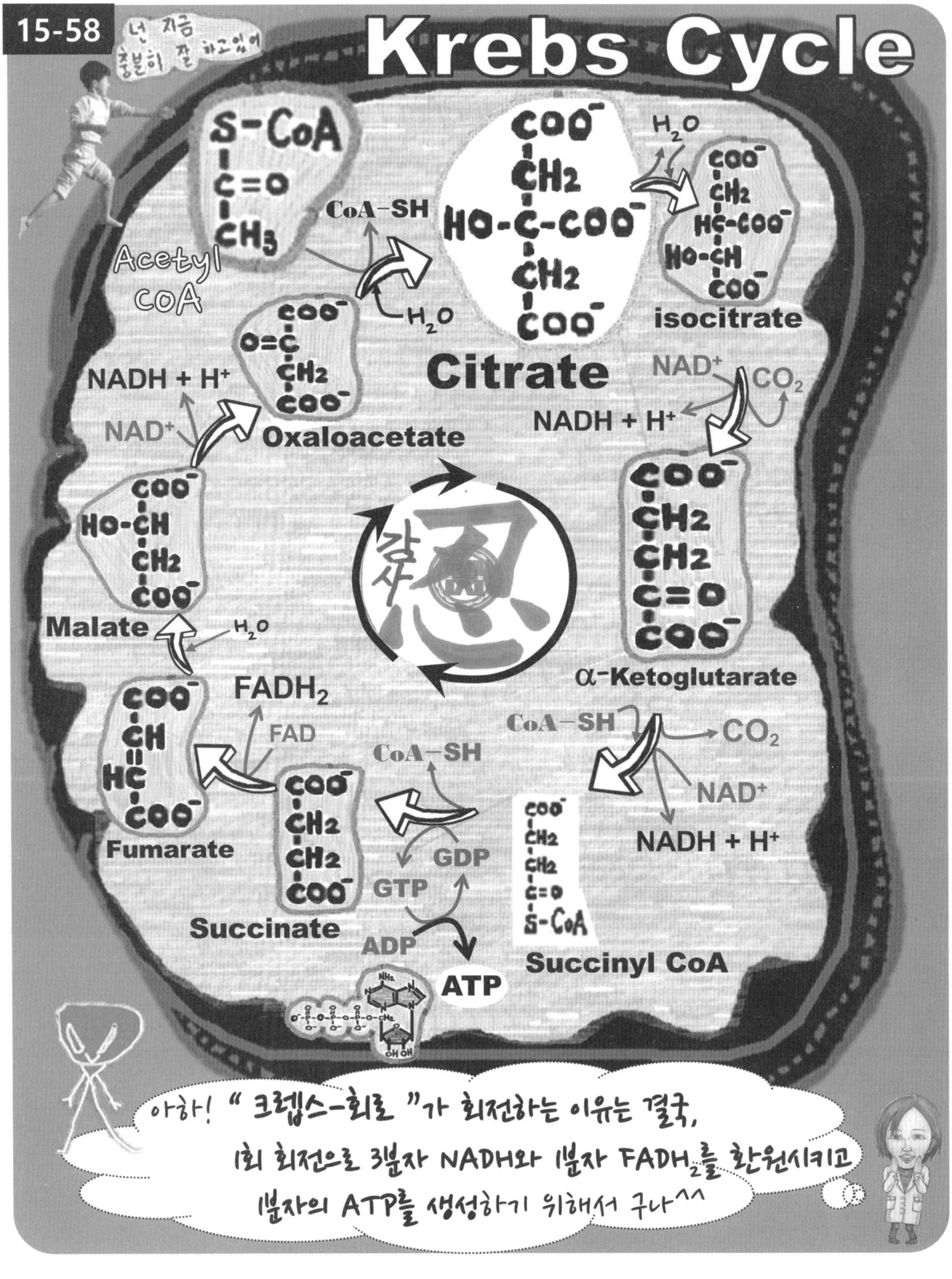
넌 지금 충분히 잘 하고있어
Krebs Cycle
Acetyl CoA
CoA-SH
H_2O
Citrate
isocitrate
NAD^+
CO_2
$NADH + H^+$
Oxaloacetate
Malate
α-Ketoglutarate
Fumarate
$FADH_2$
FAD
Succinate
CoA-SH
GDP
GTP
ADP
ATP
Succinyl CoA
아하! "크렙스-회로"가 회전하는 이유는 결국,
1회 회전으로 3분자 NADH와 1분자 FADH2를 환원시키고
1분자의 ATP를 생성하기 위해서 구나^^

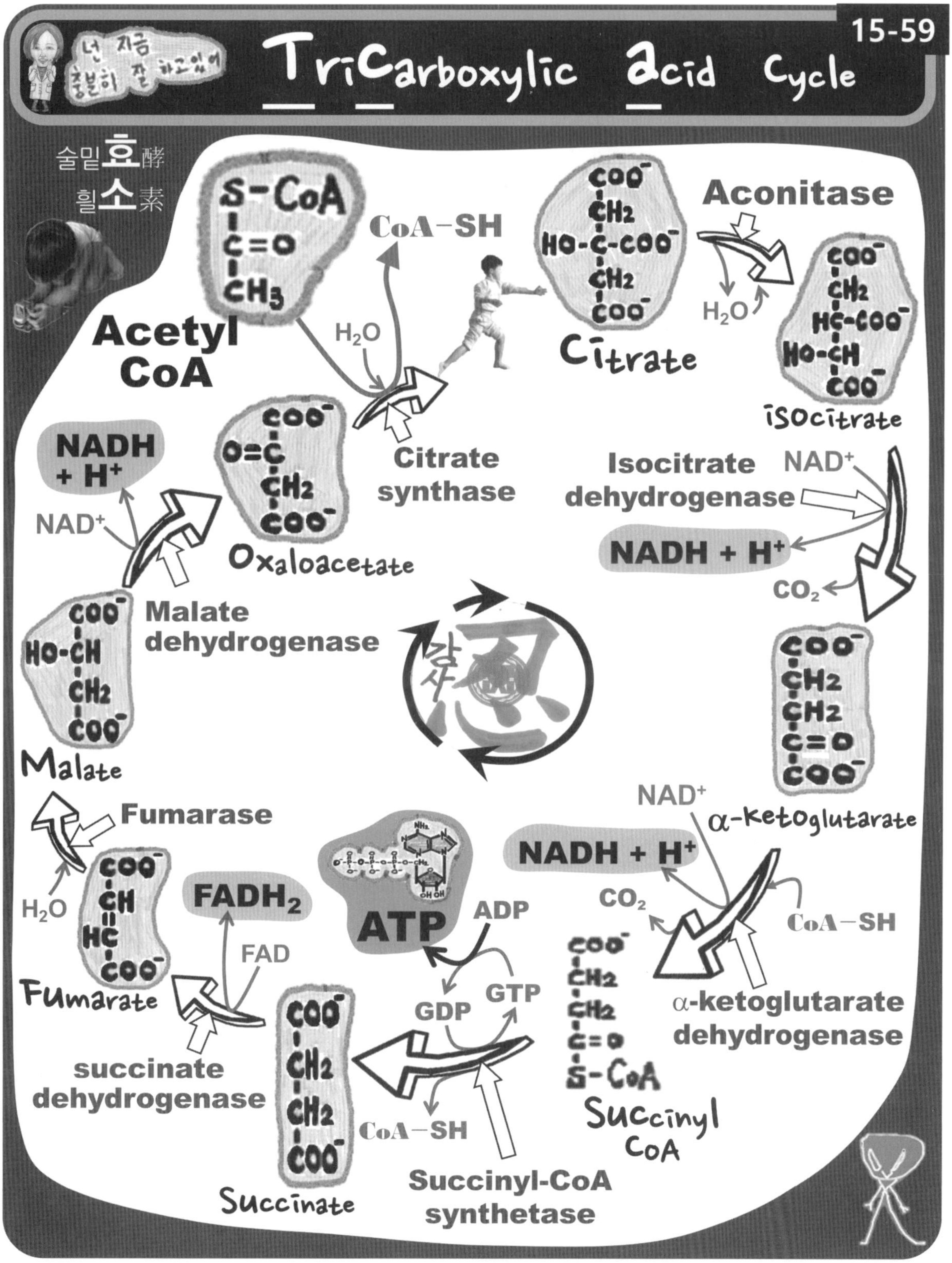
15-59
TriCarboxylic acid Cycle
넌 지금 충분히 잘 하고있어
술밑효酵
힐소素
S-CoA
C=O
CH3
Acetyl CoA
CoA-SH
H2O
Citrate synthase
COO⁻
CH2
HO-C-COO⁻
CH2
COO⁻
Citrate
Aconitase
H2O
COO⁻
CH2
HC-COO⁻
HO-CH
COO⁻
isocitrate
Isocitrate dehydrogenase
NAD+
NADH + H+
CO2
COO⁻
CH2
CH2
C=O
COO⁻
α-ketoglutarate
NAD+
NADH + H+
CO2
CoA-SH
α-ketoglutarate dehydrogenase
COO⁻
CH2
CH2
C=O
S-CoA
Succinyl CoA
Succinyl-CoA synthetase
CoA-SH
GDP
GTP
ADP
ATP
COO⁻
CH2
CH2
COO⁻
Succinate
succinate dehydrogenase
FAD
FADH2
COO⁻
CH
HC
COO⁻
Fumarate
H2O
Fumarase
COO⁻
HO-CH
CH2
COO⁻
Malate
Malate dehydrogenase
NAD+
NADH + H+
COO⁻
O=C
CH2
COO⁻
Oxaloacetate

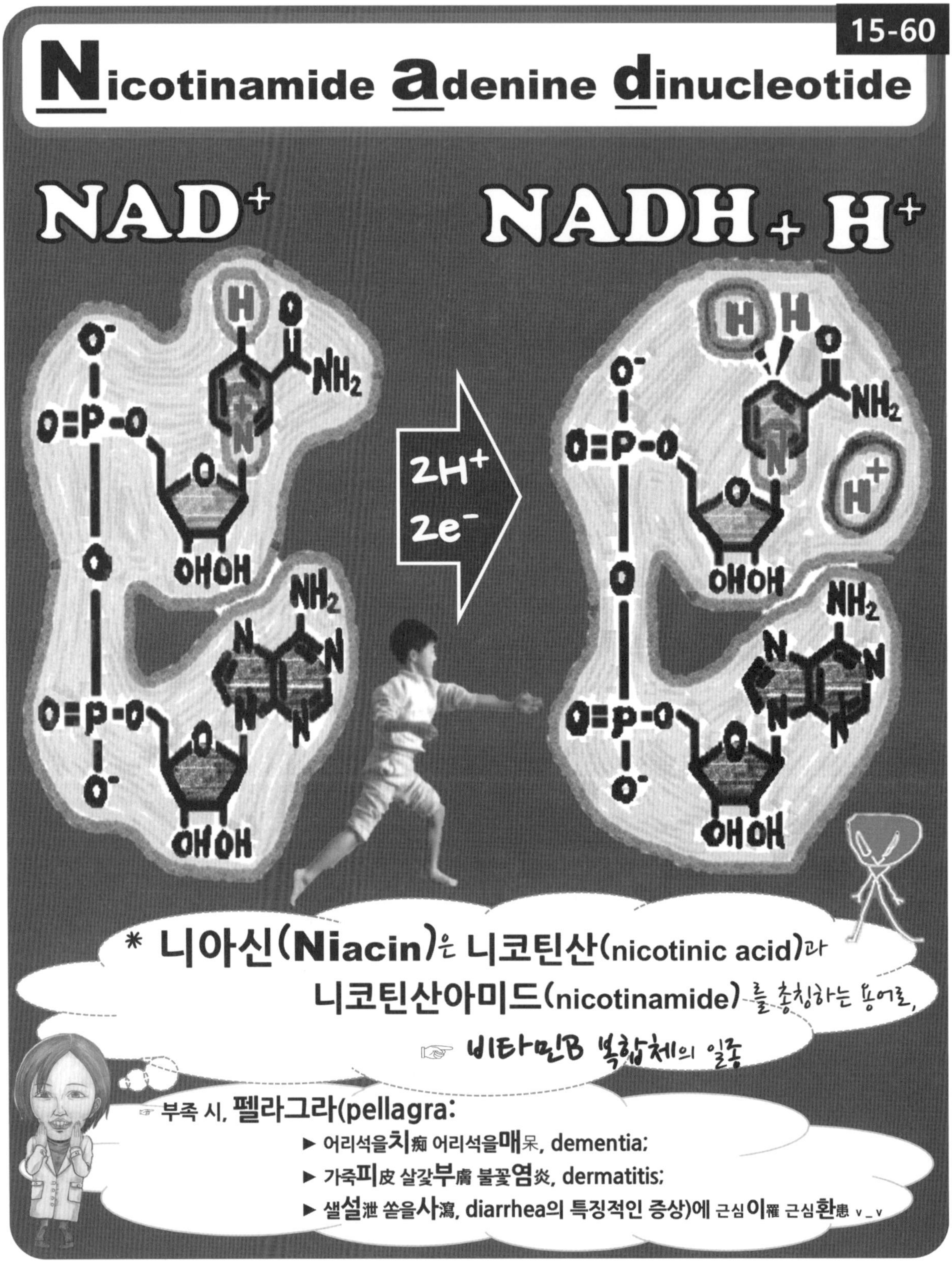
15-60
Nicotinamide adenine dinucleotide
NAD+
NADH + H+
O-
O=P-O
O
O=P-O
O-
H
O
NH2
N
OHOH
NH2
N
N
N
N
2H+
2e-
* 니아신(Niacin)은 니코틴산(nicotinic acid)과
니코틴산아미드(nicotinamide)를 총칭하는 용어로,
☞ 비타민B 복합체의 일종
☞ 부족 시, 펠라그라(pellagra:
► 어리석을치痴 어리석을매呆, dementia;
► 가죽피皮 살갗부膚 불꽃염炎, dermatitis;
► 샐설泄 쏟을사瀉, diarrhea의 특징적인 증상)에 근심이罹 근심환患 v_v

Flavin adenine dinucleotide

15-61

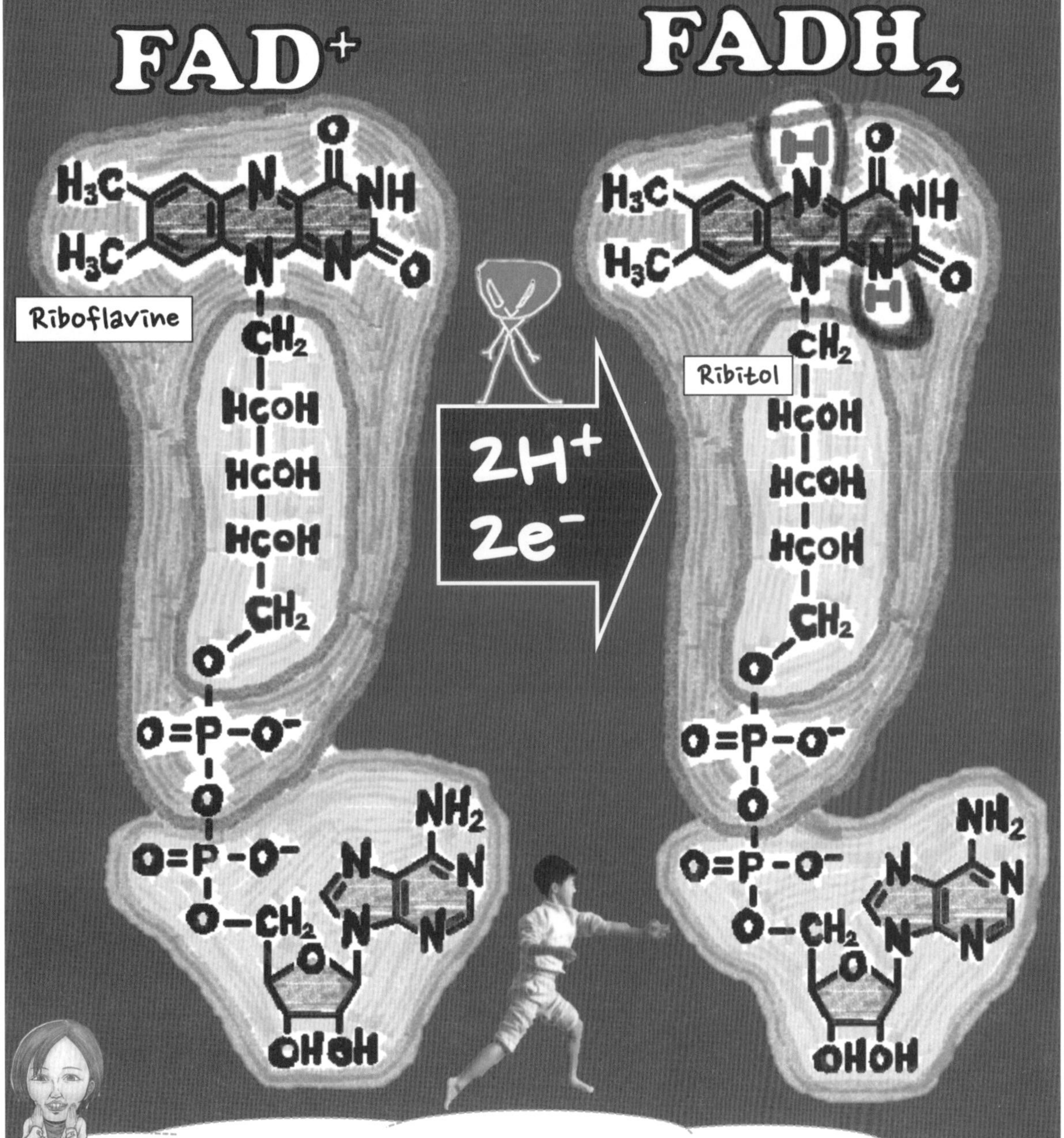

* **Flavin** : 동 • 식물계에 널리 분포되어 있는 황적색 수용성 색소-군의 총칭.
* **Ribitol** : D-ribose 환원-생성물. 즉, **Riboflavin** (= Vt B 복합체의 하나)의 구성성분

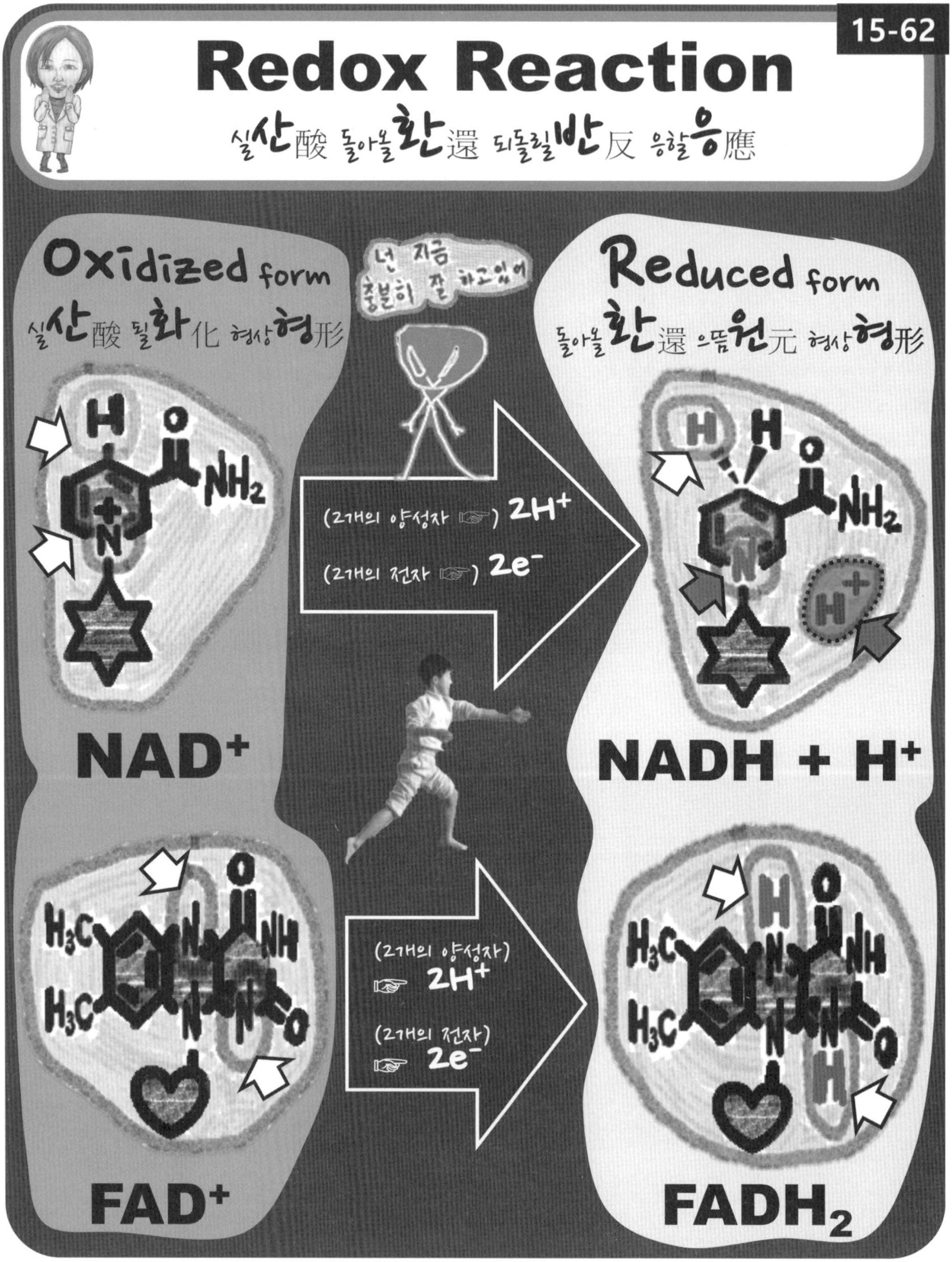
15-62
Redox Reaction
실산酸 돌아올환還 되돌릴반反 응할응應
Oxidized form
실산酸 될화化 형상형形
넌 지금 충분히 잘 하고있어
Reduced form
돌아올환還 으뜸원元 형상형形
(2개의 양성자 ☞) 2H+
(2개의 전자 ☞) 2e-
NAD+
NADH + H+
(2개의 양성자)
☞ 2H+
(2개의 전자)
☞ 2e-
FAD+
FADH2

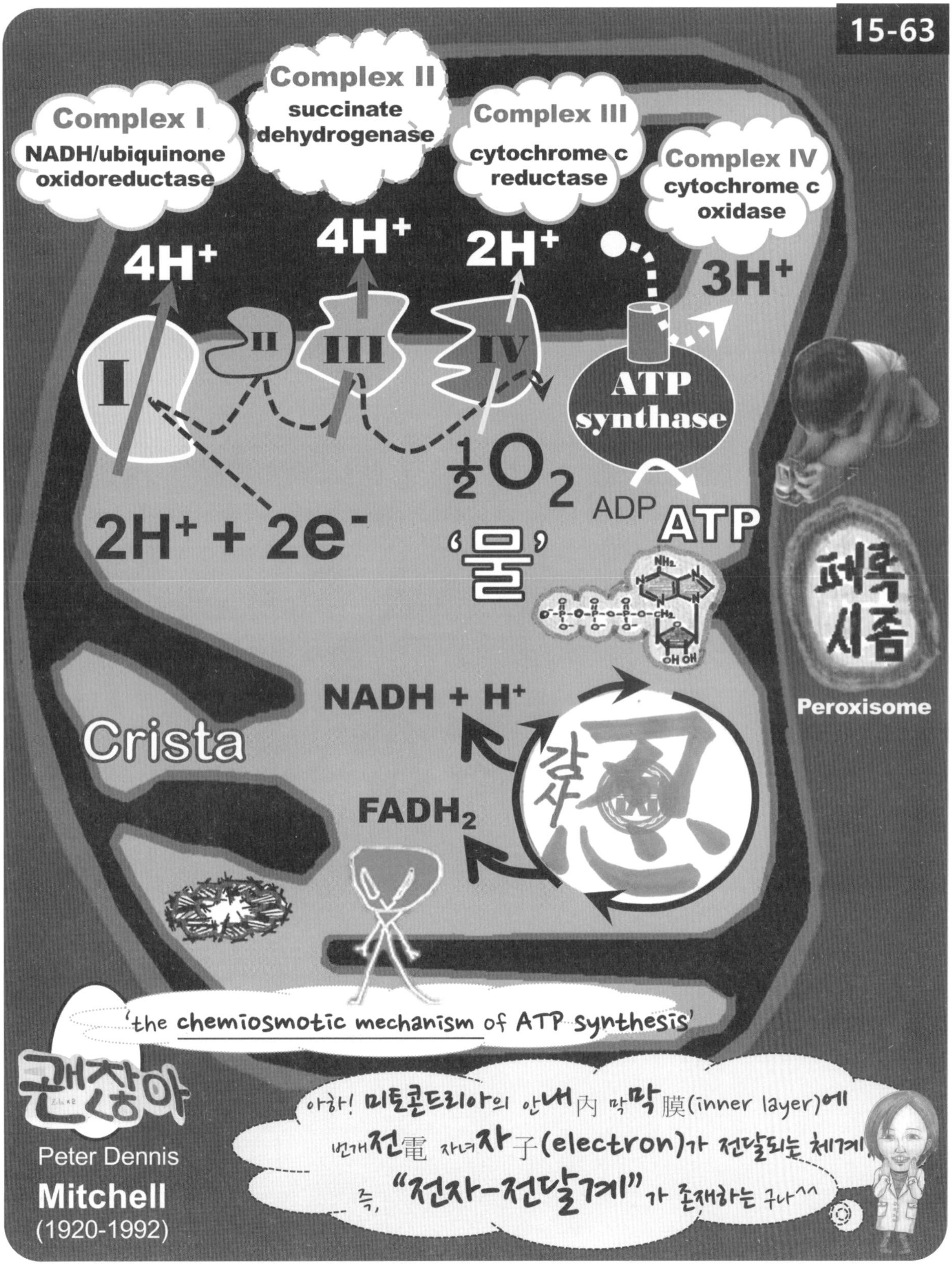
15-63
Complex I
NADH/ubiquinone oxidoreductase
Complex II
succinate dehydrogenase
Complex III
cytochrome c reductase
Complex IV
cytochrome c oxidase
4H+
4H+
2H+
3H+
ATP synthase
1/2 O2
ADP ATP
2H+ + 2e-
'물'
폐록시좀
Peroxisome
NADH + H+
FADH2
Crista
'the chemiosmotic mechanism of ATP synthesis'
괜찮아
Peter Dennis
Mitchell
(1920-1992)
아하! 미토콘드리아의 안내內 막막膜(inner layer)에
번개전電 자녀자子(electron)가 전달되는 체계
즉, "전자-전달계"가 존재하는 구나^^

15-64

Peroxisome (≒ microbody)

Radical 라디칼

페록시좀

☞ 홀전자(Unpaired electron) 오비탈(orbital)을 지닌 화학 종의 하나로써, 매우매우 불안정하여 오래 존재할 수 없으며, 화학 반응 중 일시적으로 생성된다고 하네요….

☞ 혹은, 최-외각 전자가 안정적 전자쌍을 만족시키지 못하는 원자, 분자, 이온 등을 의미

라디칼		화학식
비닐 (Vinyl) 기	☞	$CH_2 = CH -$
아세틸 (Acetyl) 기	☞	$CH_3CO -$
메톡실 (Methoxyl) 기	☞	$CH_3O -$
이미노 (imino) 기	☞	$- NH -$
카르보닐 (carbonyl) 기	☞	$- CO -$
니트로 (Nitro) 기	☞	$O_2N -$
페닐 (Phenyl) 기	☞	$C_6H_5 -$
메틸 (Methyl) 기	☞	$CH_3 -$
설폰 (Sulfonic) 기	☞	$HSO_3 -$
에틸 (Ethyl) 기	☞	$C_2H_5 -$

등 ,,,,

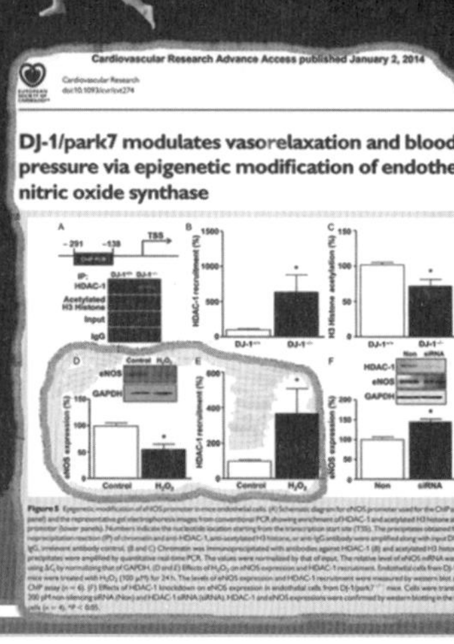
Cardiovascular Research Advance Access published January 2, 2014

DJ-1/park7 modulates vasorelaxation and blood pressure via epigenetic modification of endothelial nitric oxide synthase

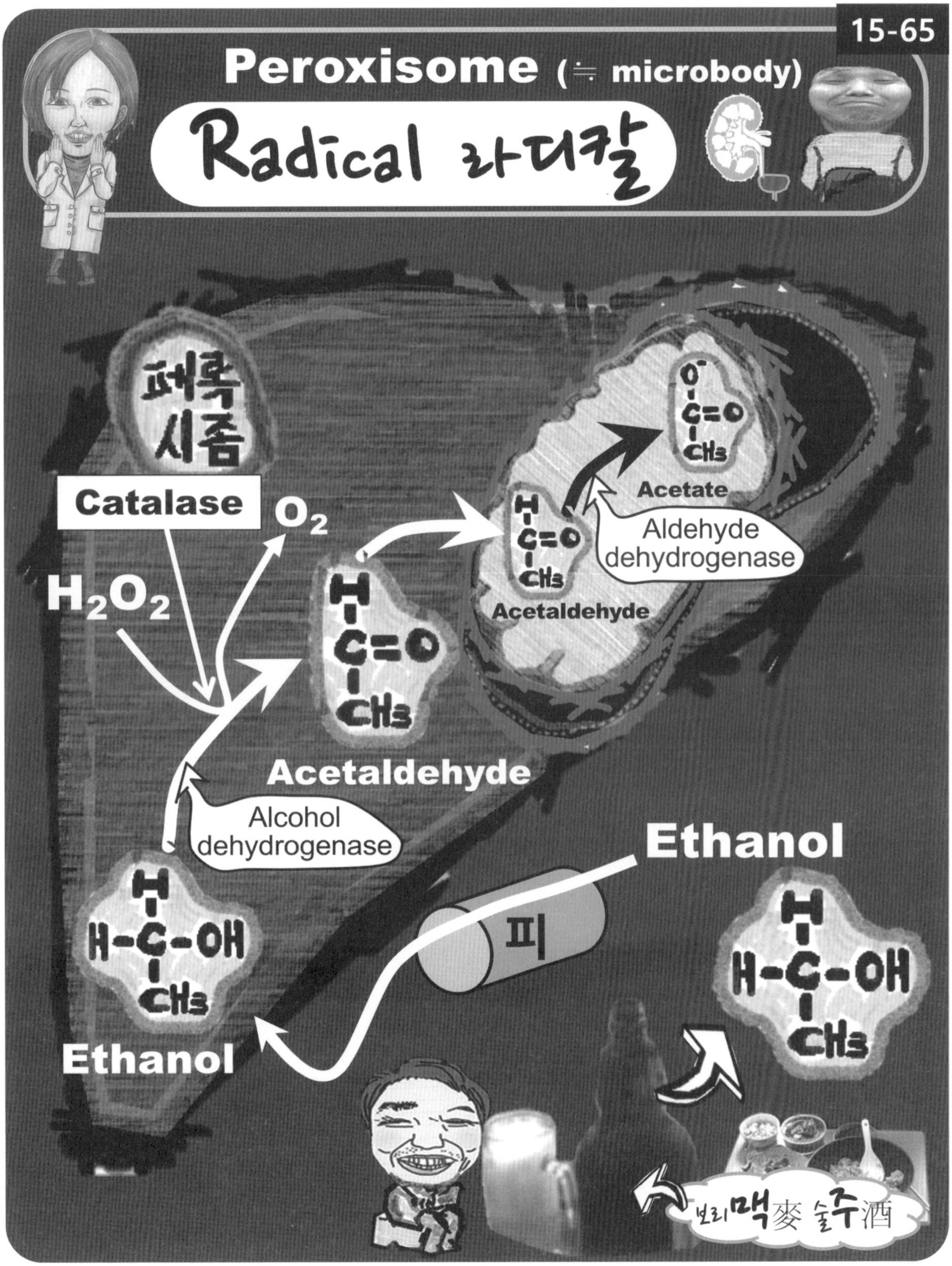
15-65
Peroxisome (≒ microbody)
Radical 라디칼
페록시좀
Catalase
O_2
H_2O_2
Acetaldehyde
Alcohol dehydrogenase
Ethanol
Acetate
Aldehyde dehydrogenase
Acetaldehyde
Ethanol
피
보리맥麥 술주酒

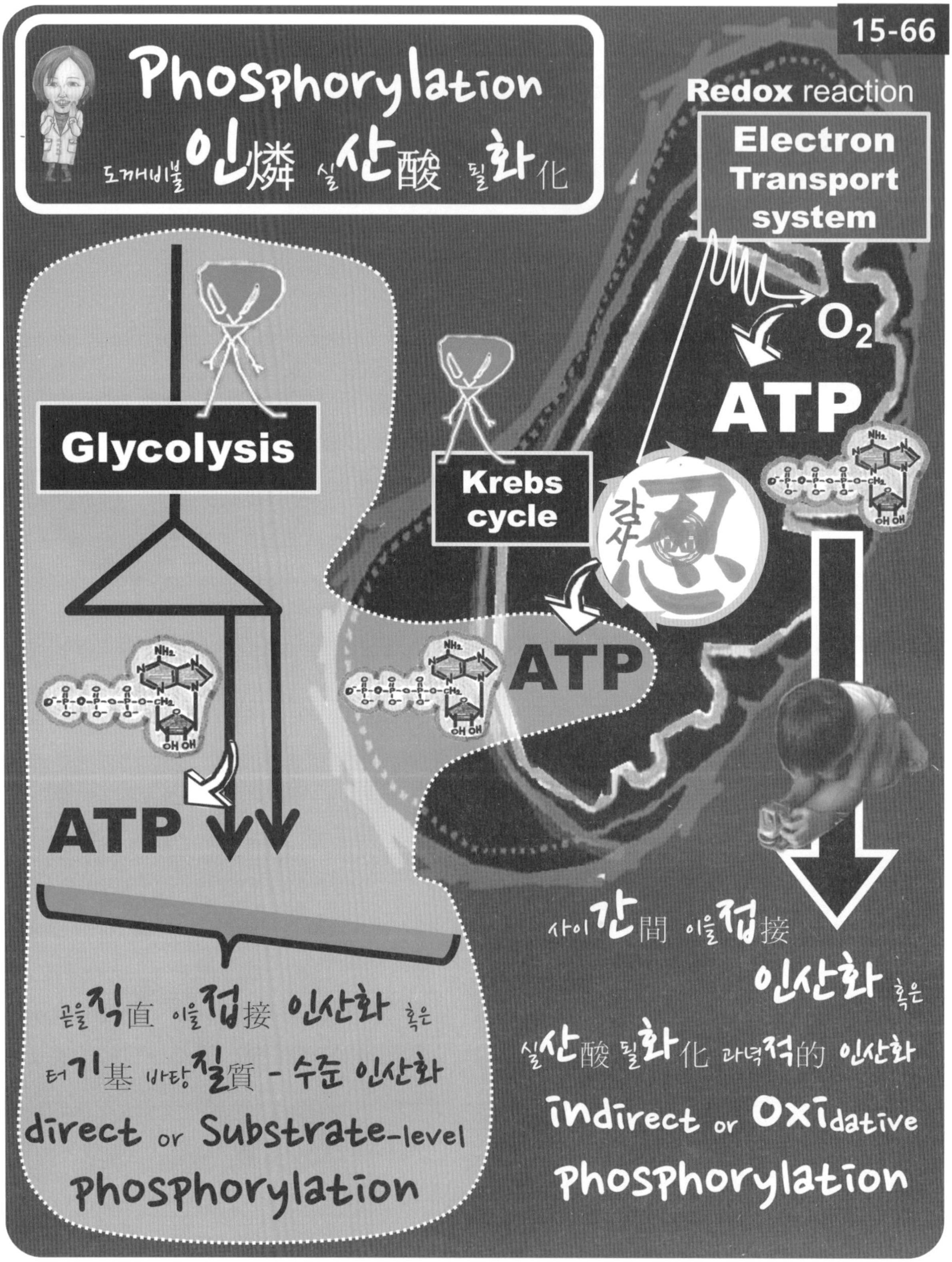
15-66
Phosphorylation
도깨비불 인燐 실 산酸 될 화化
Redox reaction
Electron Transport system
O_2
ATP
Glycolysis
Krebs cycle
ATP
ATP
사이 간間 이을 접接
인산화 혹은
실 산酸 될 화化 과녁 적的 인산화
indirect or Oxidative Phosphorylation
곧을 직直 이을 접接 인산화 혹은
터 기基 바탕 질質 - 수준 인산화
direct or Substrate-level Phosphorylation

15-67

Glucose 이론적 ATP 수율 계산

Theoretical ATP yield

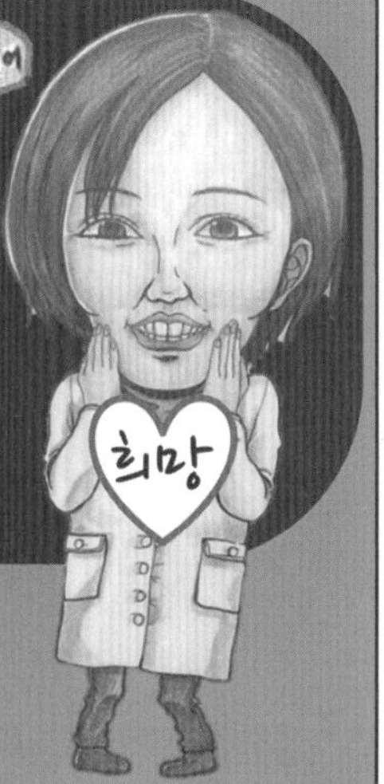

$3H^+ \Rightarrow$ 1 ATP synthesis

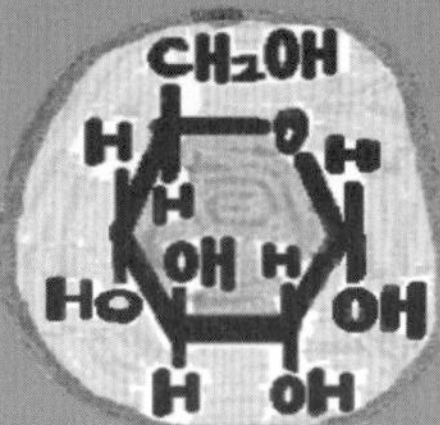

NADH : $\frac{10H^+}{3} \approx 3.3$ $FADH_2$: $\frac{6H^+}{3} \approx 2$

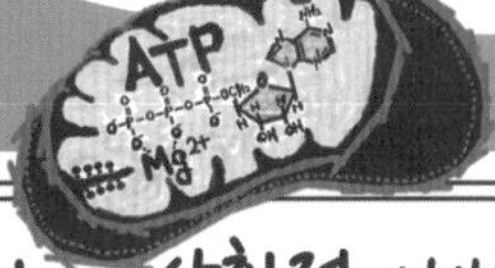

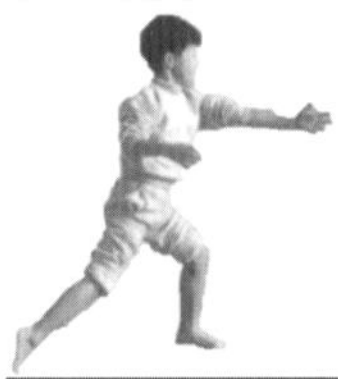

	ATP 소비?	직접-인산화에 의한 ATP생성	NADH $FADH_2$ 환원	산화적-인산화에 의한 ATP생성	Net ATP
해당과정 Glycolysis	-2	4	2NADH → $2FADH_2$	2 × 3 = 6 → 2 × 2 = 4	8 → 6
피루브산(pyruvate)에서 Acetyl COA로 이행^^	0	0	2NADH	2 × 3 = 6	6
크렙스 회로 Krebs cycle	0	2GTPs → 2ATPs	$2FADH_2$ 6NADH	2 × 2 = 4 6 × 3 = 18	24

Adenosine triphosphate

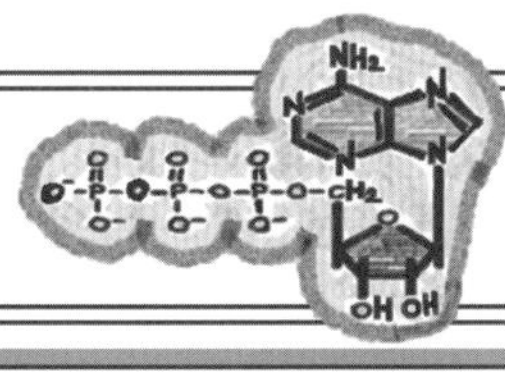

38 → 36

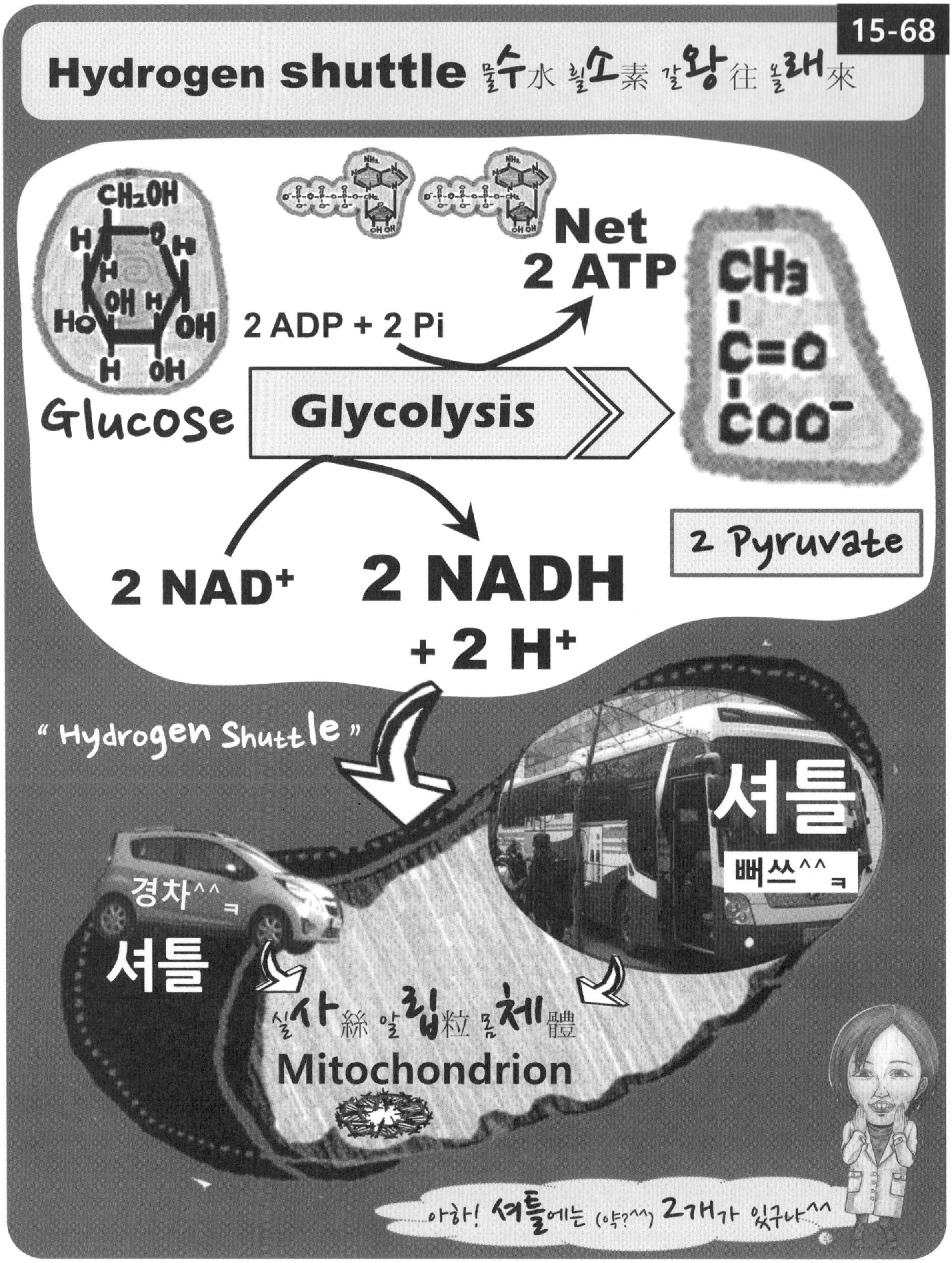
15-68
Hydrogen shuttle 물수水 흴소素 갈왕往 올래來
CH_2OH
Glucose
2 ADP + 2 Pi
Net 2 ATP
Glycolysis
CH_3 - C=O - COO^-
2 Pyruvate
2 NAD^+
2 NADH + 2 H^+
" Hydrogen Shuttle "
셔틀
빼쓰^^ㅋ
경차^^ㅋ
셔틀
실사絲 알립粒 몸체體
Mitochondrion
아하! 셔틀에는 (약?^^) 2개가 있구나^^

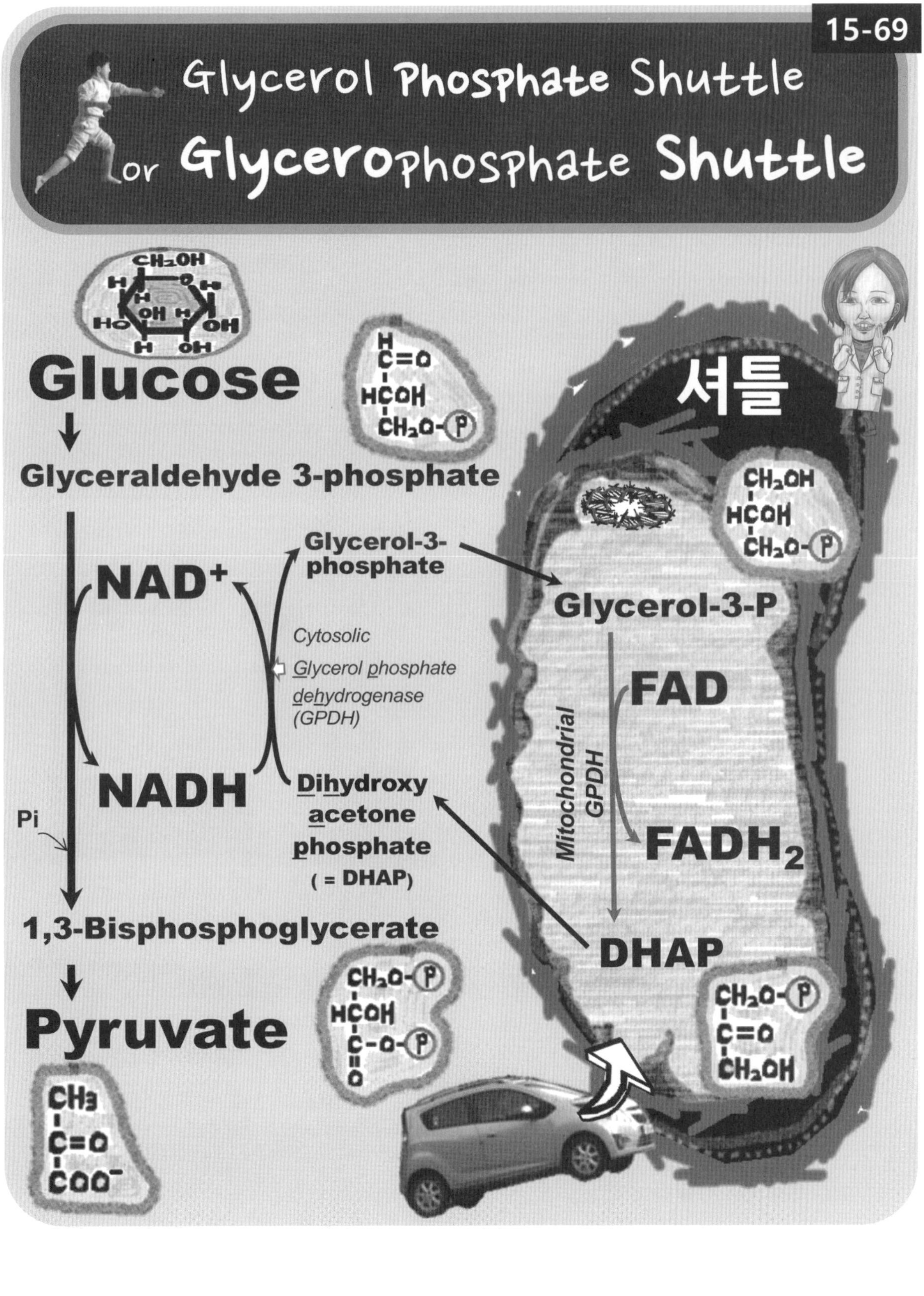
15-69
Glycerol Phosphate Shuttle
or Glycerophosphate Shuttle
Glucose
Glyceraldehyde 3-phosphate
NAD+
NADH
Pi
1,3-Bisphosphoglycerate
Pyruvate
Glycerol-3-phosphate
Cytosolic
Glycerol phosphate
dehydrogenase
(GPDH)
Dihydroxy
acetone
phosphate
(= DHAP)
셔틀
Glycerol-3-P
FAD
Mitochondrial GPDH
FADH2
DHAP

15-70

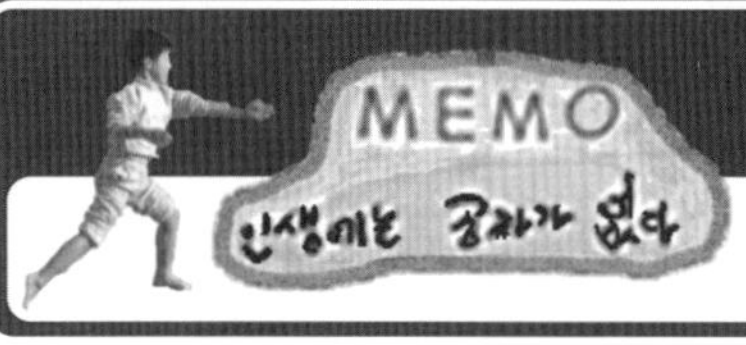

Glycerophosphate Shuttle

Muscle & Nerve (등)

Life Sciences 143 (2015) 50–57

Contents lists available at ScienceDirect

Life Sciences

journal homepage: www.elsevier.com/locate/lifescie

ELSEVIER

Full length article

DJ-1 protects against undernutrition-induced atrophy through inhibition of the MAPK–ubiquitin ligase pathway in myoblasts

A B S T R A C T

Aims: The purpose of this study is to explore whether antioxidant DJ-1 protein affects the atrophy of skeletal muscle cell induced by undernutrition.

Main methods: To determine cell atrophic responses, L6 cell line and skeletal primary cells from mouse hind limbs were cultivated under condition of FBS-free and low glucose. Changes of protein expression were analyzed using Western blot. Overexpression and knockdown of DJ-1 was performed in cells to assess its influence on cell atrophic responses.

Key findings: Undernutrition decreased cell size and increased the abundance of oxidized form and total form of DJ-1 protein in L6 myoblasts. The undernourished cells revealed an elevation in the expression of muscle-specific RING finger-1 (MuRF-1) and atrogin-1, and in the phosphorylations of p38 mitogen-activated protein kinase (MAPK) and stress-activated protein kinase/*c-Jun* N-terminal kinase compared with control groups. Moreover, DJ-1-knockout mice showed a decrease in cell size and an enhancement in the expression of MuRF-1 and atrogin-1, as well as in the phosphorylation of MAPKs in gastrocnemius muscles; these changes were also observed in L6 cells transfected with siRNA of DJ-1. On the other hand, L6 cells overexpressing full-length DJ-1 did not exhibit the alterations in cell size and ubiquitin ligases seen after undernourished states of control cells. Myotubes differentiated from L6 cells also showed elevated expression of MuRF-1 and atrogin-1 in response to undernutrition.

Significance: These results suggest that DJ-1 protein may contribute to undernutrition-induced atrophy via MAPKs/ubiquitin ligase pathway in skeletal muscle cells.

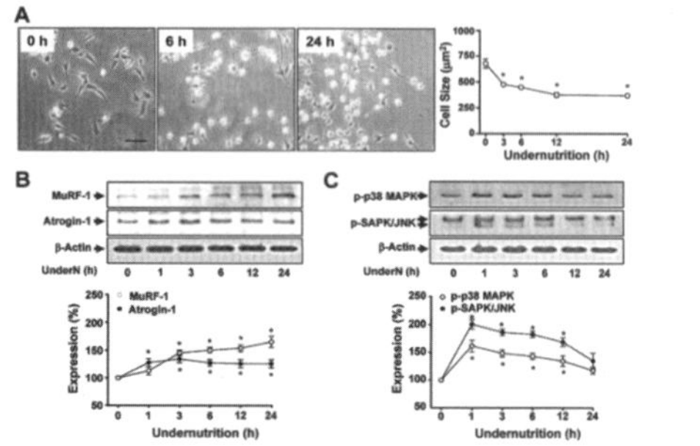

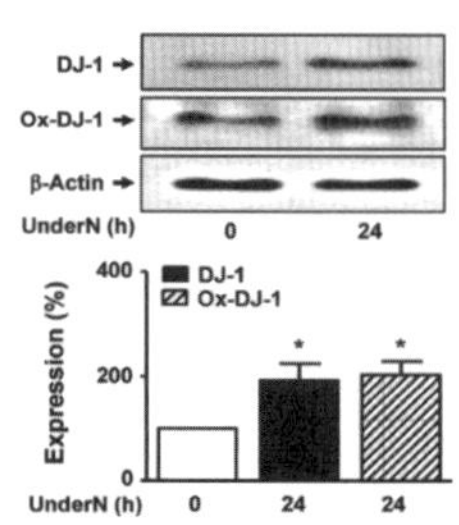

Fig. 4. DJ-1 oxidation in undernourished L6 cells. Extracts from L6 cells with or without undernutrition for 24 h were immunoblotted with DJ-1, oxidized DJ-1 (Ox-DJ-1) and β-actin antibodies (n = 4–7). Statistical graphs show the results with total and oxidized DJ-1 antibodies. The basal levels of abundance in controls without undernutrition (0 h) were considered to be 100%. *Significantly different from controls without undernutrition with $p < 0.05$.

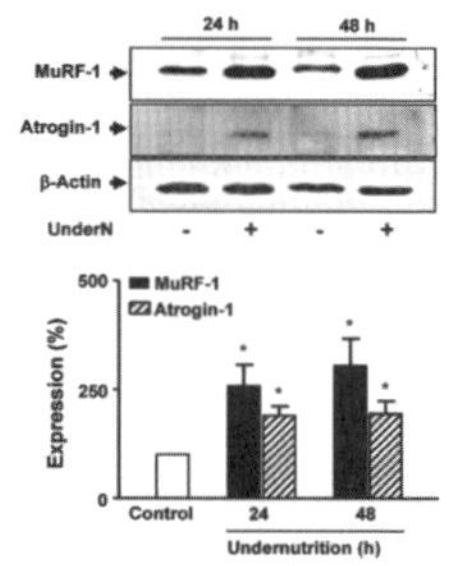

Fig. 5. Changes in atrophy-related proteins in L6 myotubes in undernourished states. Abundance of MuRF-1 and atrogin-1 were measured in L6 myotubes at 24 h and 48 h of undernourished states. The graph on the lower panel shows the results of statistical analysis of expression of MuRF-1 and atrogin-1 in L6 myotubes (n = 4). The abundance of MuRF-1 and atrogin-1 were examined using specific antibodies. The basal levels of abundance in controls without undernutrition were considered to be 100% (n = 4). *Significantly different from controls with $p < 0.05$.

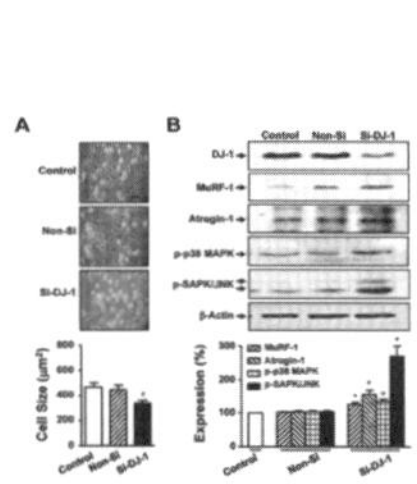

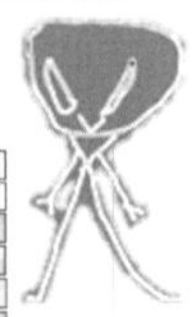

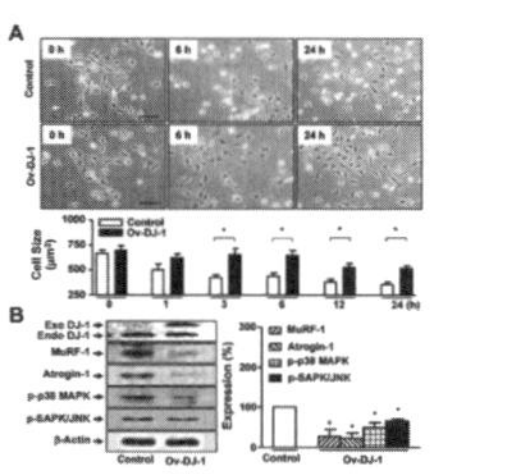

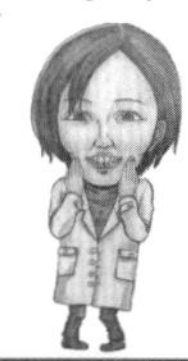

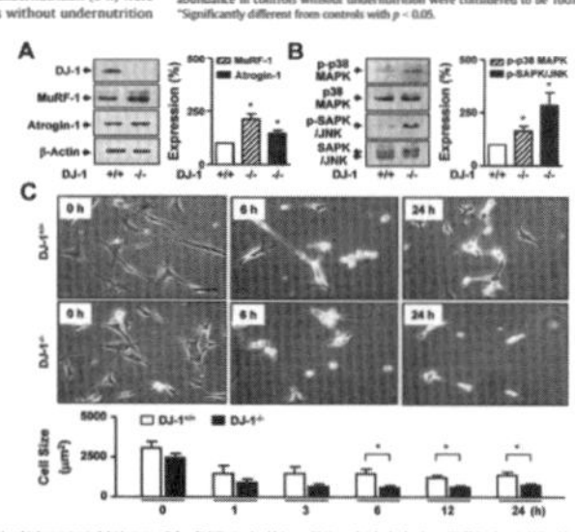

Korean J Physiol Pharmacol
Vol 13: 491−496, December, 2009
DOI: 10.4196/kjpp.2009.13.6.491

p38 MAPK Participates in Muscle-Specific RING Finger 1-Mediated Atrophy in Cast-Immobilized Rat Gastrocnemius Muscle

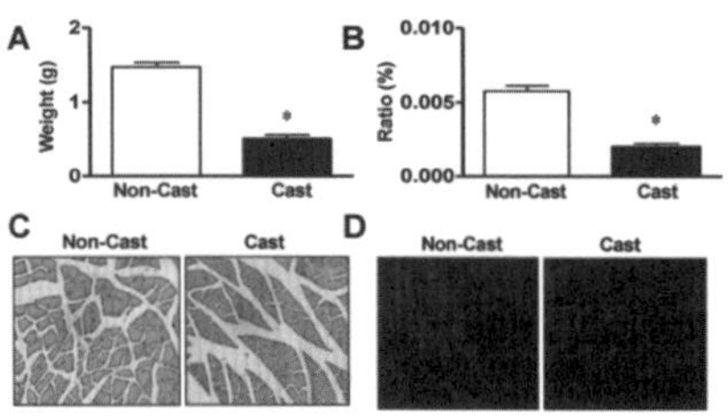

Fig. 1. Morphological characterization of gastrocnemius muscle from cast-immobilized rat hindlimb. Gastrocnemius muscle weights (A, n=8), ratios of muscle weight to body weight (B, n=8), and cross-sectional areas (C, n=7) were measured 14 days after cast immobilization. The muscle fibers were visualized with H&E staining, as described in the Materials and methods. (D) Immunohistological analysis of rats at day 14 after cast immobilization. MuRF1 expression (red) was visualized with a phase-contrast microscope (×400). Representative result of six independent experiments. *Significantly different from the noncasted control ($p < 0.05$).

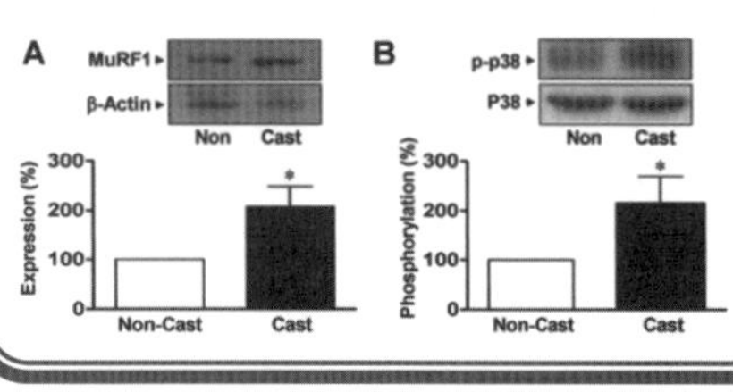

Fig. 2. Expression of MuRF1 and p38 MAPK in gastrocnemius muscles from cast-immobilized rats. Immunoblotting analysis of MuRF1 (A) and p38 MAPK (B) in the gastrocnemius muscle. Protein expression and phosphorylation were examined using anti-nonphospho- and anti-phospho-specific antibodies, respectively. The statistical results were obtained from the upper panels. The levels of MuRF1 expression and p38 MAPK phosphorylation in the noncasted muscle group were considered to be 100% (n=4). *Significantly different from the noncasted controls ($p < 0.05$). Non, noncasted.

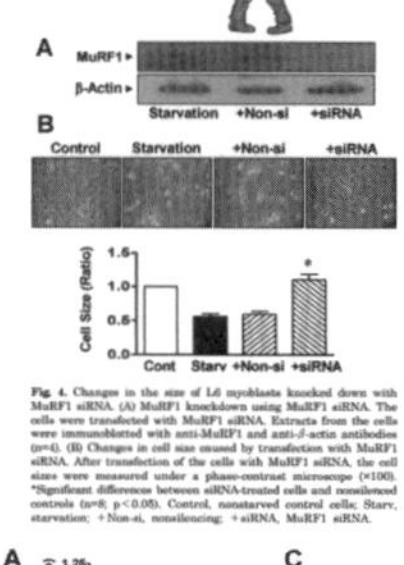

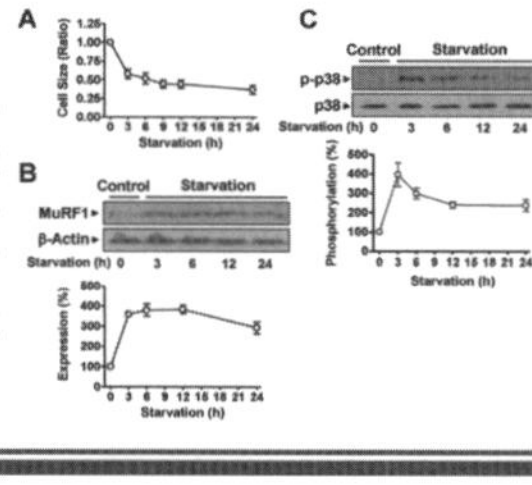

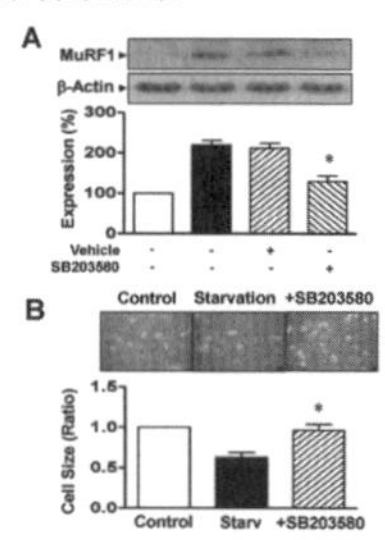

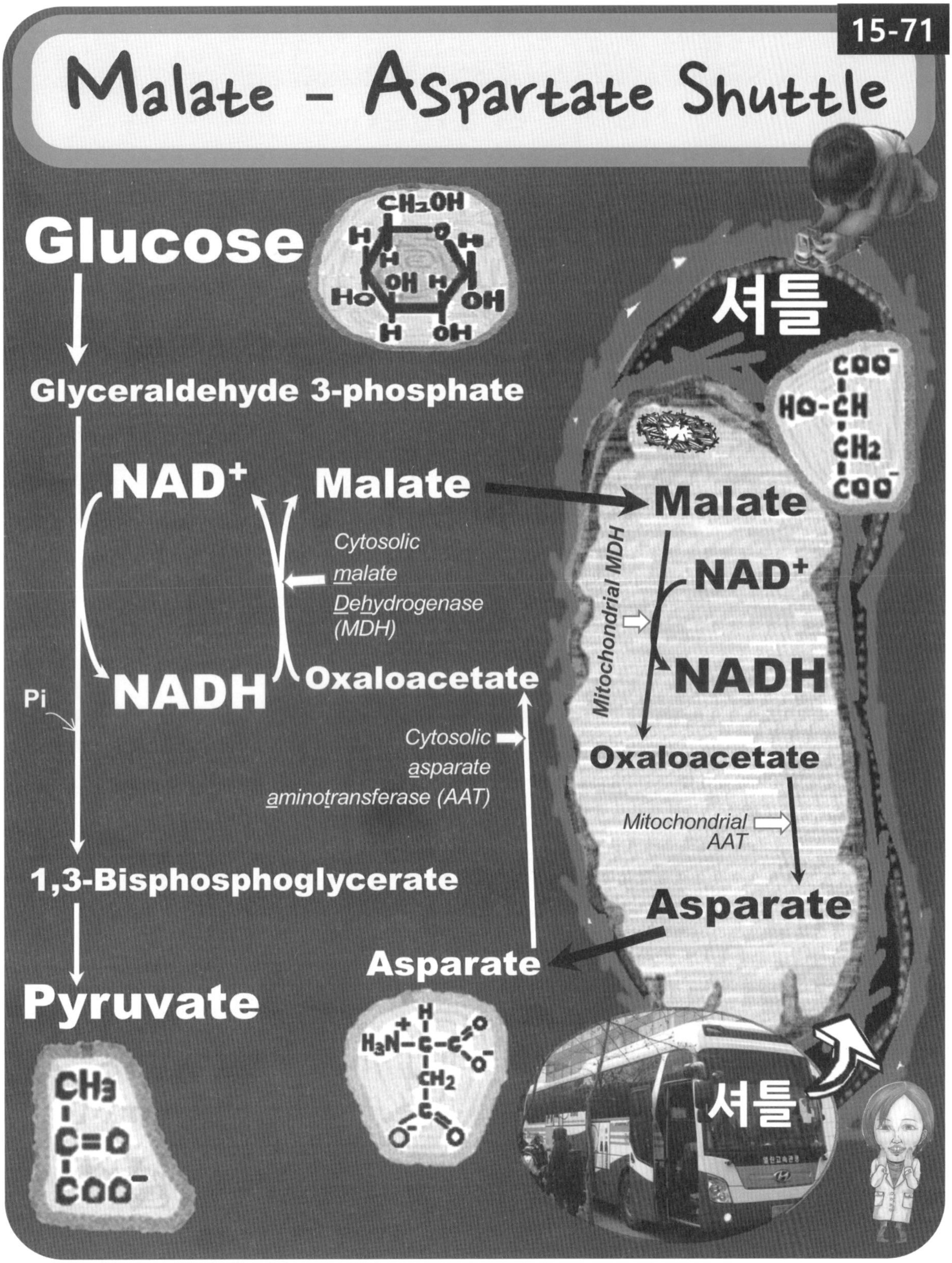
15-71
Malate - Aspartate Shuttle
Glucose
Glyceraldehyde 3-phosphate
NAD+
Malate
Cytosolic
malate
Dehydrogenase
(MDH)
NADH
Oxaloacetate
Pi
Cytosolic
asparate
aminotransferase (AAT)
1,3-Bisphosphoglycerate
Asparate
Pyruvate
셔틀
Malate
Mitochondrial MDH
NAD+
NADH
Oxaloacetate
Mitochondrial
AAT
Asparate
셔틀

15-72

Malate - Aspartate Shuttle

Heart & Liver (등)

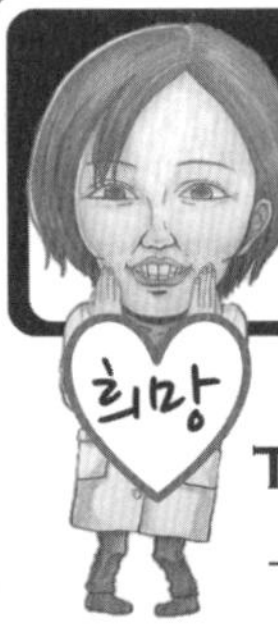

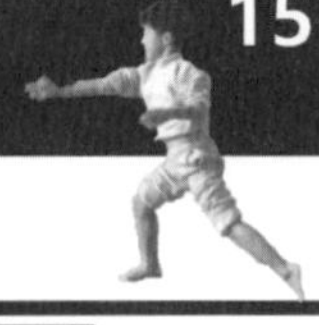

꼬챙이곶串 + 마음심心

TRANSYLVANIAN REVIEW
VOL. XXV, No. 17, 2017

A Review of Cardiovascular Disease in Korean Shift Workers and the Approach to Improve Their Health at Y Power Plant

Abstract

The aim of this review was to investigate cardiovascular disease in Korean shift workers and to suggest an approach related to physiotherapy for improving their health. This review paper focused on cardiovascular disease, including hypertension, diabetes, and obesity. We summarized the results of various studies in a literature review. Our results showed the status and pattern of cardiovascular disease in Korean shift workers. In the present review paper, we thoughtfully discussed cardiovascular disease based on our results and with reference to previous cardiovascular physiotherapy research.

Keywords: Korean shift workers, job stress, cardiovascular disease, hypertension, power plant.

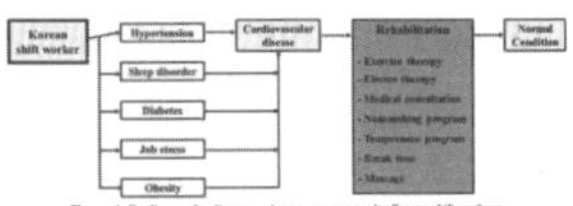

Figure 1: Cardiovascular disease and recovery program for Korean shift workers.

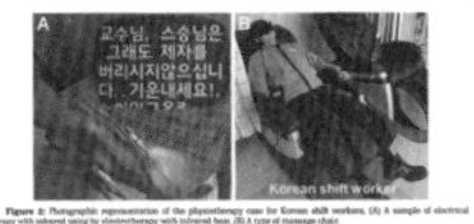

Enhancement of receptor-operated cation current and TRPC6 expression in arterial smooth muscle cells of deoxycorticosterone acetate-salt hypertensive rats

Objectives In deoxycorticosterone acetate (DOCA)-salt hypertensive rats, altered reactivity of blood vessels to vasoactive agonists is frequently associated with an elevation in blood pressure. Canonical transient receptor potential (TRPC) channels are believed to encode receptor-operated cation channels (ROC), the activation of which is involved in smooth muscle depolarization and vasoconstriction. The aims of the present study were to investigate whether the ROC current is increased in DOCA-hypertensive rats and determine whether aldosterone directly enhances the expression of TRPC.

Methods The nystatin-perforated patch-clamp technique was used for the recording of receptor-stimulated ion currents in mesenteric arterial smooth muscle cells, which were enzymatically dispersed from sham-operated and DOCA-salt hypertensive rats. Expressions of TRPCs were evaluated by reverse transcriptase-polymerase chain reaction (RT-PCR) and by Western blot analysis.

Results Receptor-stimulated currents activated by 5-hydroxytryptamine (serotonin) and norepinephrine were increased significantly in the mesenteric arterial smooth muscle cells of DOCA-salt hypertensive rats compared to sham-operated rats. Ion-substitution experiments revealed that the enhanced currents were cation currents (ROC currents). Enhanced expression of TRPC6 in mesenteric arteries from DOCA-salt hypertensive rats was demonstrated by real-time RT-PCR. Up-regulation of TRPC6 by aldosterone treatment *in vitro* was also observed in A7r5 cells by RT-PCR and in western blots.

Conclusion These results suggest that aldosterone enhances TRPC6 expression and ROC currents in vascular smooth muscle cells, and that this may in turn contribute to altered vascular reactivity and to hypertension. *J Hypertens* 25:809–817 © 2007 Lippincott Williams & Wilkins.

Journal of Hypertension 2007, 25:809–817

Keywords: aldosterone, cardiovascular disease, cation channels, hypertension, transient receptor potential channels, vascular smooth muscle

[a]Artificial Muscle Research Center, [b]Departments of Physiology, [c]Biochemistry, College of Medicine, Konkuk University, Choongju, [d]Department of Bioscience and Biotechnology, Sejong University, Seoul, [e]Department of Medicine, Sungkyunkwan University, School of Medicine, Seoul and [f]National Research Laboratory for Cell Physiology, Department of Physiology, Seoul National University College of Medicine, Seoul, Korea

Correspondence and requests for reprints to Won-Kyung Ho, National Research Laboratory for Cell Physiology, Department of Physiology, Seoul National University College of Medicine, 28 Yonkeun-Dong, Chongno-Ku, Seoul 110-799, Korea
Tel: +82 2 7408227; fax: +82 2 7639667; e-mail: wonkyung@snu.ac.kr

Received 8 March 2006 **Accepted** 21 November 2006

Fig. 1

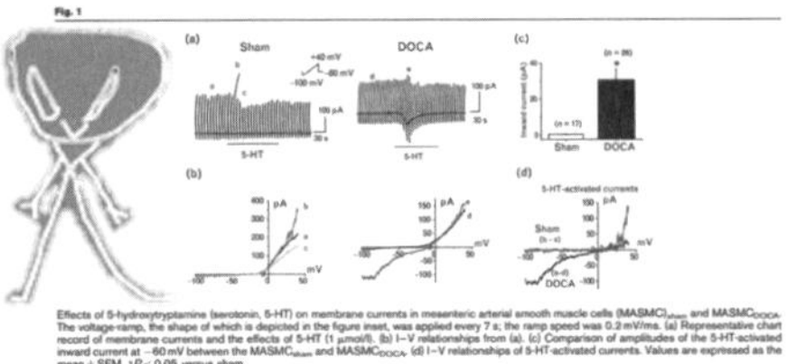

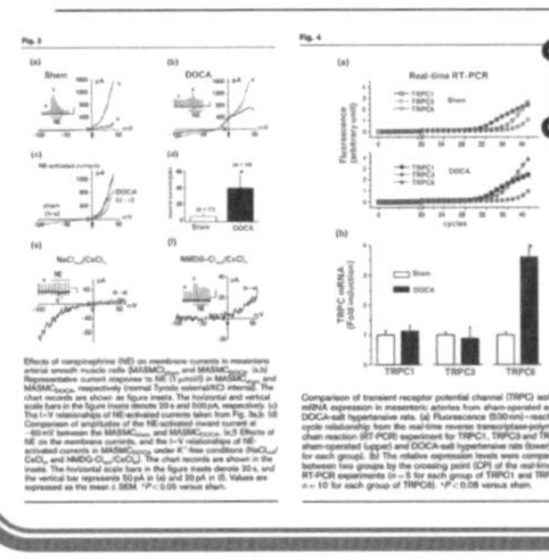

Helf Me!

ORIGINAL ARTICLE

Respiratory function of the Korean elite judo athletes and non-athletes

Abstract

Background and Study Aim: Respiratory function (respiratory system) is important for patients including judo athletes who require sports rehabilitation. The purpose of this study was knowledge about respiratory function of Korean elite judo athletes and non-athletes.

Material and Methods: We measured the respiratory function of both 21 elite judo athletes and 21 non-athletes. Respiratory measurements were performed in a sitting position using a spirometer, and the circumference of the participants' chests and abdomens was measured. Respiratory measurements were focused on a forced vital capacity (FVC) graph.

Results: Chest circumference was significantly increased in the elite judo athletes compared with the non-athletes. In respirogram phasic analysis, the expiratory, inspiratory, and total area of FVC were significantly increased in the judo athletes compared to the non-athletes. The slopes of respirogram phases, such as the tangent angles, of the FVC were compared between non-athletes and judo athletes. The tangent for athletes at AS2 and AS3 were significantly increased compared to non-athletes. In addition, the tangent of the DS2 and DS3 were significantly increased in judo athletes, respectively. Furthermore, in the correlative analysis, chest and abdominal circumference were not correlated with the area of the FVC. However, the correlation coefficients for the chest circumference and tangent were significantly correlated with the slope of the FVC in AS1 and AS2, respectively.

Conclusions: The results suggest that the differences in changes in the phases of the respirogram between the non-athletes and Korean elite judo athletes may in part contribute to our expanding of understanding of respiratory function for professional sports and rehabilitation through sport.

Key words: cardiovascular disease • forced vital capacity • rehabilitation through sport

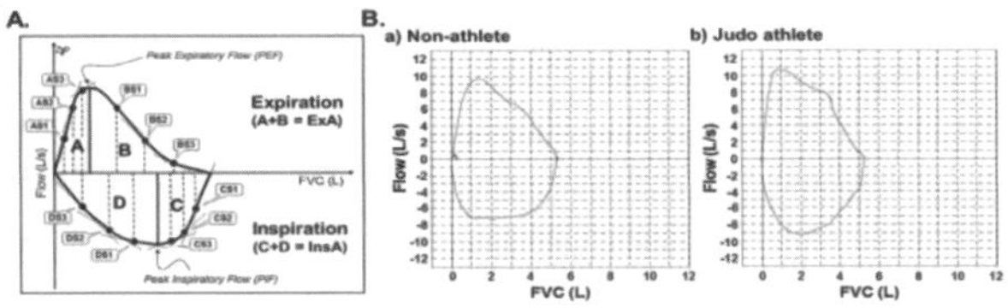

Figure 1. Differences in FVC and respirogram phase between the non-athletes (n = 21) and Korean elite judo athletes (n = 21).

근심환患 사람자者

ORIGINAL ARTICLE

Somatotype analysis of Korean combat sport athletes based on weight divisions

Abstract

Background and Study Aim: It is well established that somatotypes are defined by the physical characteristics of the body. However, the somatotype results of Korean combat sport athletes have not yet been established. The purpose of study was the somatotype of Korean combat sport athletes based on body weight divisions and physical characteristics in relations the practice of training and sport rehabilitation.

Material and Methods: This study consisted of 40 judo, 32 *ssireum*, 31 taekwondo (*gyorugi*), 20 taekwondo (*poomsae*), 23 boxing, and 13 wrestling elite athletes. The participants were divided into four weight divisions: light weight (−55 to −74 kg), middle weight (−75 to −94 kg), heavy weight (−95 to −114 kg), and super heavy weight (+115 kg). Somatotypes measurements were performed using a Heath and Carter's modified somatotype method.

Results: *Ssireum* athletes had higher endomorphic and mesomorphic characteristic values and lower ectomorphic characteristics compared to other athletes. Somatotype component values for judo and wrestling athletes were similar. *Gyorugi* athletes had higher ectomorphic values than other athletes and were taller. Values of all components among the *poomsae* athletes were balanced. Boxing athletes had the same endomorphic and ectomorphic values and higher mesomorphic characteristic values. Differences between the sports were more significant in the lower- and middle-weight categories compared to the heavy- and super-heavy-weight categories. For all combat sports, higher weight divisions included higher endomorphic and mesomorphic values and lower ectomorphic values compared to lower weight categories. Correlations between endomorphic characteristics and body weight were significant among all athletes except for *gyorugi* athletes. Correlations between mesomorphic characteristics and body weight were significant among judo, *ssireum*, boxing, and wrestling athletes, but taekwondo athletes did not show any correlation. The correlation between ectomorphic characteristics and body weight were significantly negative among judo, *ssireum*, *gyorugi*, boxing, and wrestling athletes and negative among *poomsae* athletes.

Conclusions: Almost all combat sport athletes have mesomorph body types except for taekwondo athletes, and the somatotypes of athletes were influenced by the type of sport and weight divisions. Therefore, injured or ahead-of-the-game elite combat athletes require different methods of rehabilitation and training based on sport type and body weight, and further studies are required to assist in proper training for athletes returning from injury and to aid in sport rehabilitation.

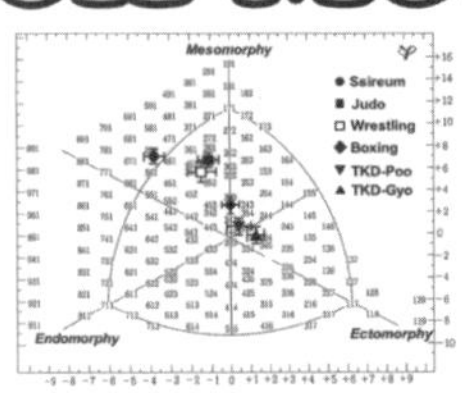

15-73

Glucose 실질적 ATP 수율 계산

Actual ATP yield

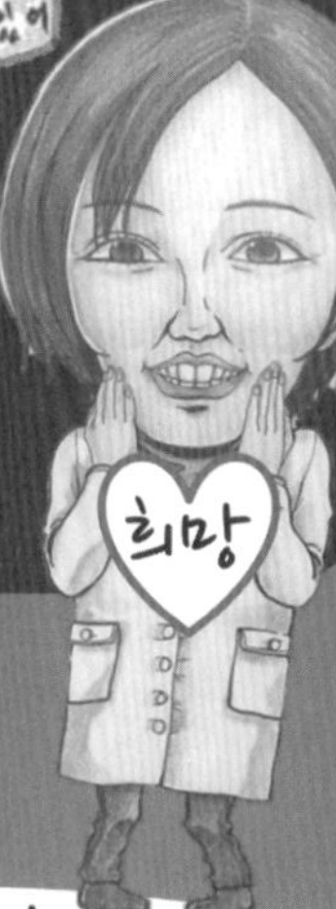

4H⁺ ⇨ 1 ATP synthesis

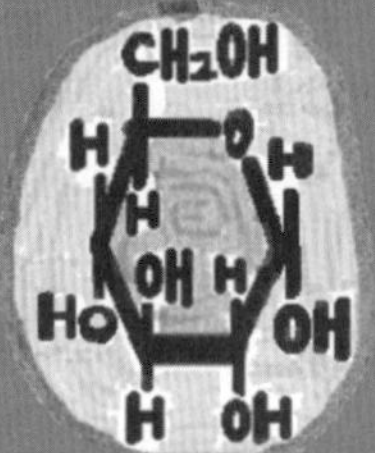

NADH : $\frac{10H^+}{4} \approx 2.5$ $FADH_2$: $\frac{6H^+}{3} \approx 1.5$

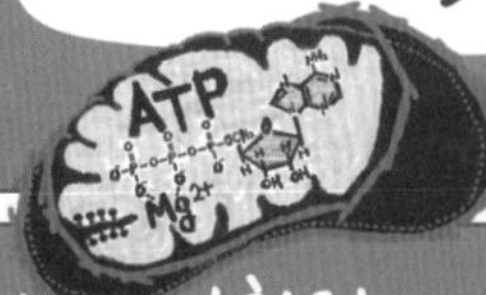

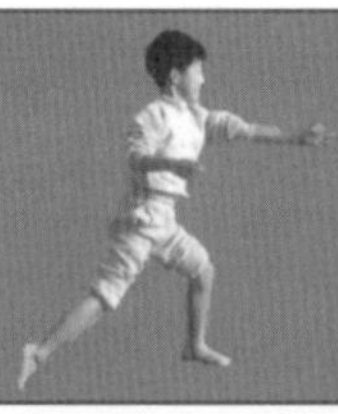

	ATP 소비?	직접-인산화에 의한 ATP생성	NADH $FADH_2$ 환원	산화적-인산화에 의한 ATP생성	Net ATP
해당과정 Glycolysis	-2	4	2NADH ↷ $2FADH_2$	2 × 2.5 = 5 ↷ 2 × 1.5 = 3	7 ↷ 5
피루브산 (Pyruvate)에서 Acetyl CoA로 이행^^	0	0	2NADH	2 × 2.5 = 5	5
크렙스 회로 Krebs cycle	0	2GTPs → 2ATPs	$2FADH_2$ 6NADH	2 × 1.5 = 3 6 × 2.5 = 15	20

Adenosine triphosphate

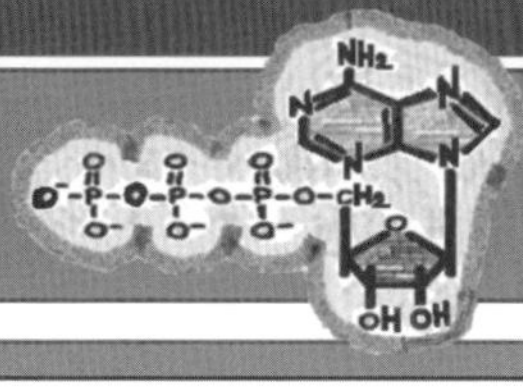

32 ↷ 30

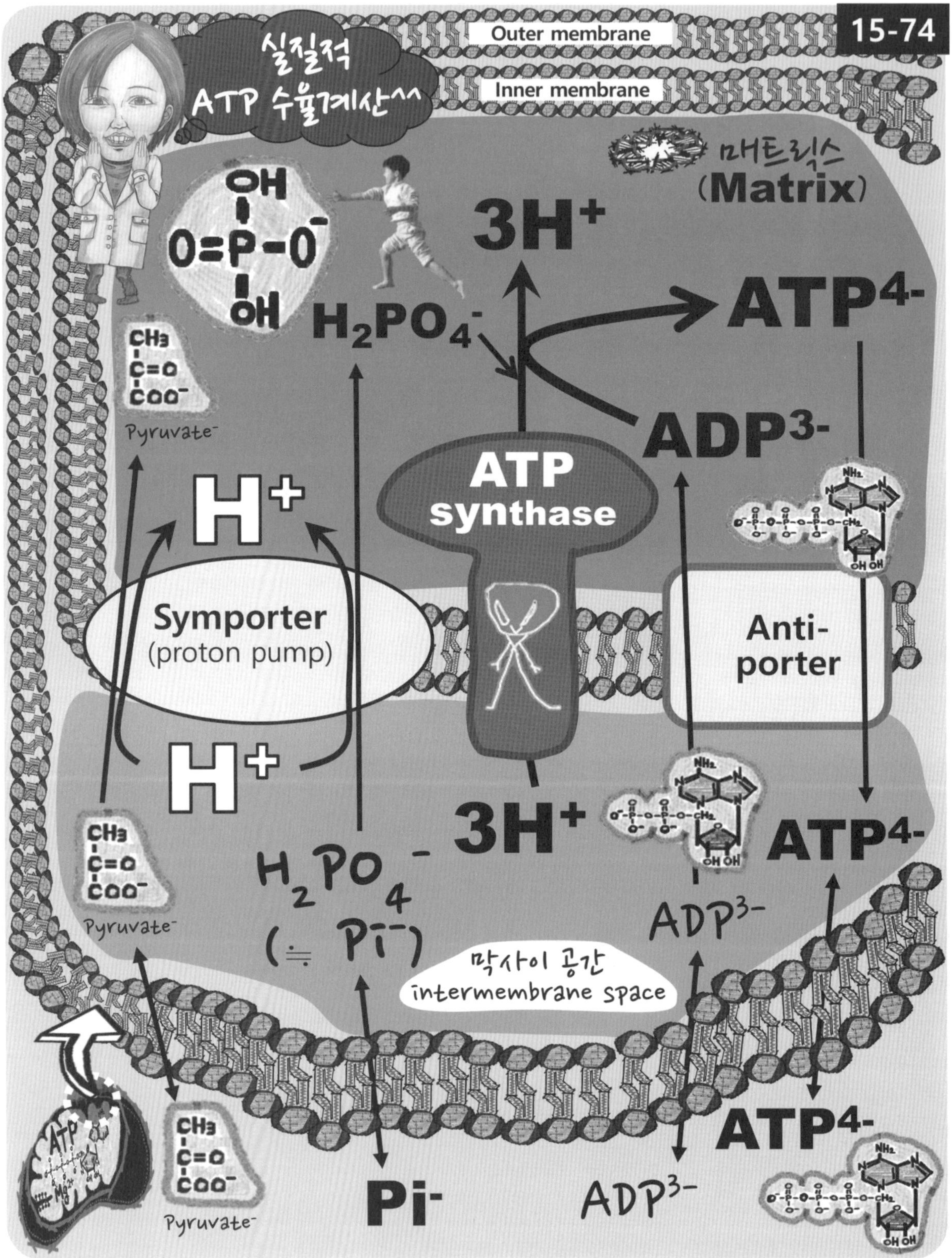
15-74
Outer membrane
Inner membrane
실질적 ATP 수율계산^^
매트릭스 (Matrix)
3H+
ATP4-
H2PO4-
ADP3-
Pyruvate-
H+
ATP synthase
Symporter (proton pump)
Anti-porter
H+
3H+
ATP4-
H2PO4- (≒ Pi-)
ADP3-
막사이 공간 intermembrane space
Pyruvate-
ATP4-
ADP3-
Pi-
Pyruvate-

15-75

인체는 '열린 계(≒ Open system)'

열역학 제 1 법칙 (1st law of thermodynamic): 에너지는 한 형태에서 다른 형태의 에너지로 '전환'될 수 있지만 만들어지거나 파괴될 수 없다 정의!

열역학 제 2 법칙 (2nd law of thermodynamic): 우주의 엔트로피(entropy≒무질서)는 자발적 과정인 경우 증가하고 평형 과정인 경우 변하지 않는다 정의!

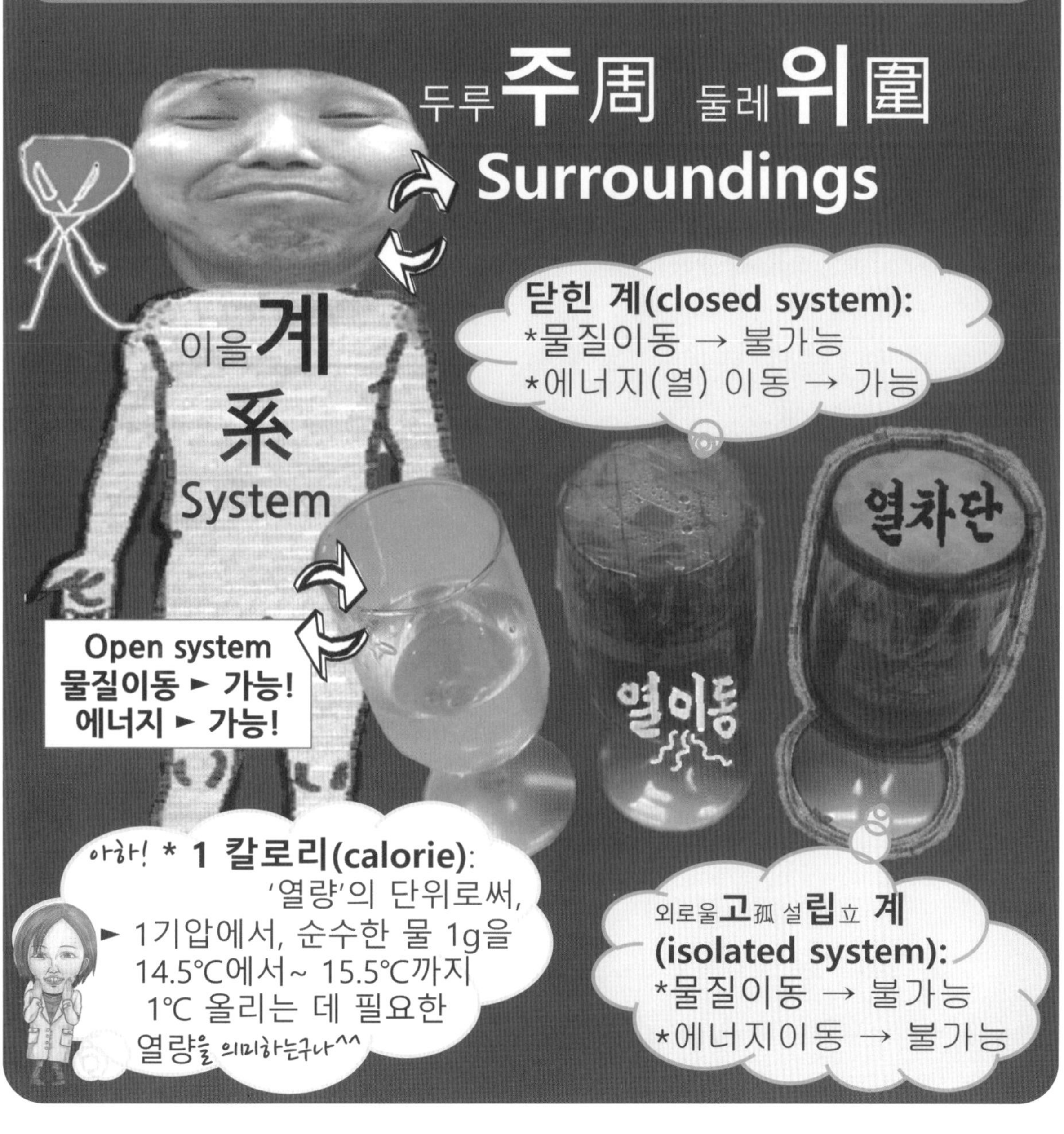
두루 주 周 둘레 위 圍
Surroundings
이을 계
系
System
Open system
물질이동 ► 가능!
에너지 ► 가능!
닫힌 계(closed system):
*물질이동 → 불가능
*에너지(열) 이동 → 가능
열이동
열차단
외로울 고 孤 설 립 立 계
(isolated system):
*물질이동 → 불가능
*에너지이동 → 불가능
아하! * 1 칼로리(calorie):
'열량'의 단위로써,
► 1기압에서, 순수한 물 1g을
14.5℃에서~ 15.5℃까지
1℃ 올리는 데 필요한
열량을 의미하는구나^^

15-76

$$C_6H_{12}O_6 + 6O_2 \rightarrow 6CO_2 + 6H_2O + \text{Energy}$$

ADP + Pi → ATP

여기서 "자유(free) " 는(요),
► '유효하게 사용할 수 있는' 혹은
► '이용 가능한'(등)의 개념이래요^^

괜찮아

Josiah Willard **Gibbs** (1839-1903)

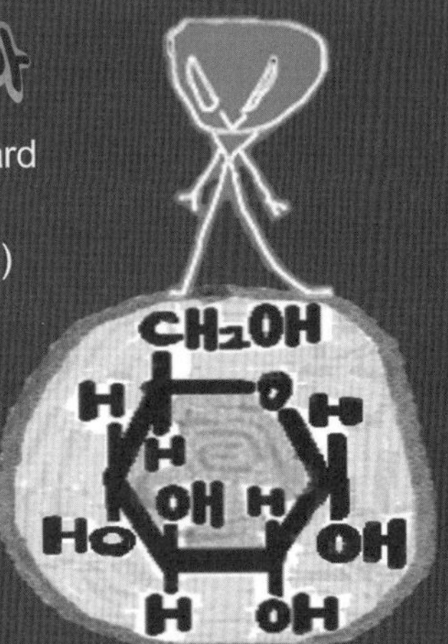

상대적으로
많은 자유에너지를 간직!
≒ 상대적으로 작은
엔트로피(entropy)

" Endergonic reaction "

(► 흔히, 결합을 이룰 때)

≒ **자유에너지 흡수 반응**

≒ **자유에너지 증강 반응**

≒ ' 숨들이쉴흡吸 더울열熱 반응 '

≒ '한가지동同 될화化 작용(Anabolism)'

☞ 자유에너지 증가!

☞ 단순 분자 ☞ 복합 분자!

ΔG° ☞ + kcal/mole

" Exergonic reaction "

(► 흔히, 결합이 끊어져)

≒ **자유에너지 방출 반응**

≒ **자유에너지 발생 반응**

≒ ' 쏠발發 더울열熱 반응 '

≒ '다를이異 될화化 작용(Catabolism)'

☞ 자유에너지 감소!

☞ 복합 분자 ☞ 단순 분자!

ΔG° ☞ - kcal/mole

Gibbs free energy

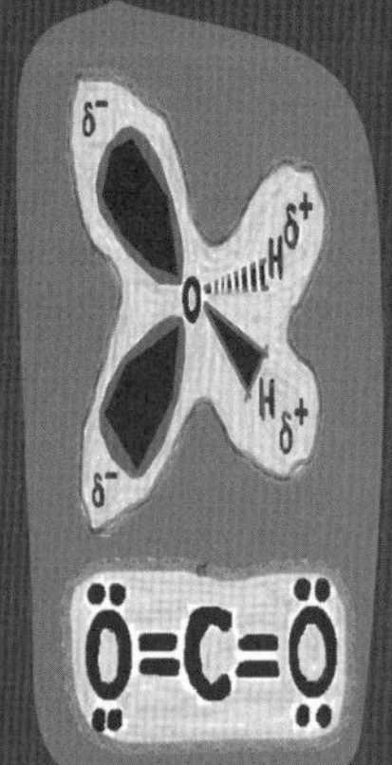

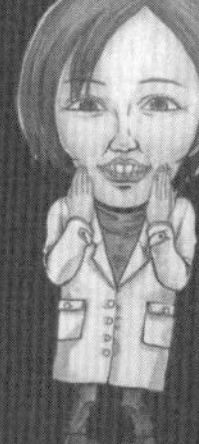

상대적으로
적은 자유에너지를 간직!
≒ 상대적으로 큰
엔트로피(entropy)

15-77

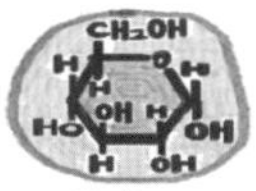

ADP + Pi → ATP

$$C_6H_{12}O_6 + 6O_2 \rightarrow 6CO_2 + 6H_2O + \text{Energy}$$

Glucose | Oxygen | carbon dixide | Water

약 680~ 약 686 kcal/mole
(in bomb calorimeter)

1 ATP: 약 7.3 kcal/mole

따라서,

7.3 X 36 ATP = 약 263 kcal/mole

☞ 263/680 X 100 = 약 39% 에너지!

혹은

☞ 263/686 X 100 = 약 38% 에너지!

항상 **항** 恒 따뜻할 **온** 溫
움직일 **동** 動 만물 **물** 物

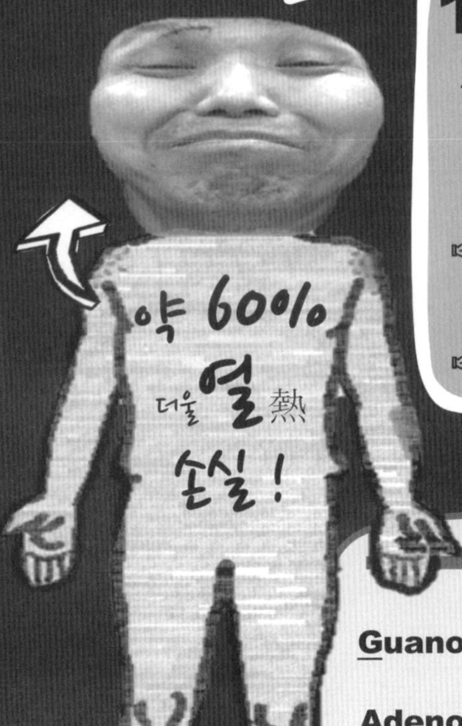

ΔG° kcal/mole

Guanosine triphosphate (GTP)	-7.3
Adenosine triphosphate (ATP)	-7.3
Uridine triphosphate (UTP)	-7.3
Cytidine triphosphate (CTP)	-7.3

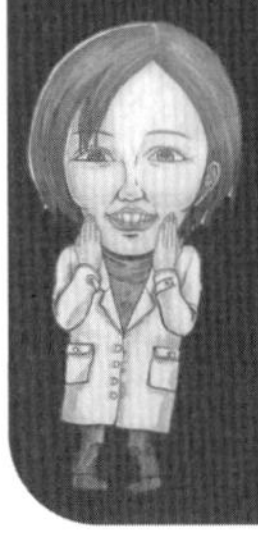

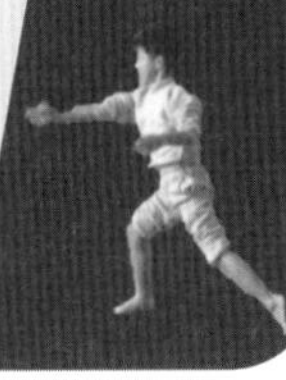

15-78

$C_6H_{12}O_6 + 6O_2 \rightarrow 6CO_2 + 6H_2O$ + Energy

ADP + Pi → ATP

약 680~ 약 686 kcal/mole

$N_A = 6.02214 \times 10^{23}$

괜찮아

Lorenzo Romano
Amedeo Carlo
Avogadro
(1776-1856)

포도 포 葡 포도 도 萄 사탕 당 糖

원소 개수

$C_6H_{12}O_6$

C	H	O
12.01 X 6 = 72.06 amu	1.008 X 12 = 12.10 amu	16.00 X 6 = 96.00 amu

평균원자질량 ≒ 원자질량 ≒ 원자량 atomic mass

72.06 amu + 12.01 amu + 96.00 amu

1 mole ≒ 180.16 amu

1 mole mass ≒ 180.16 g

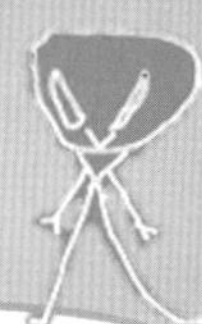

몰질량: '원소'의 '원자질량'과 같은 그램(gram, g) 단위의 양

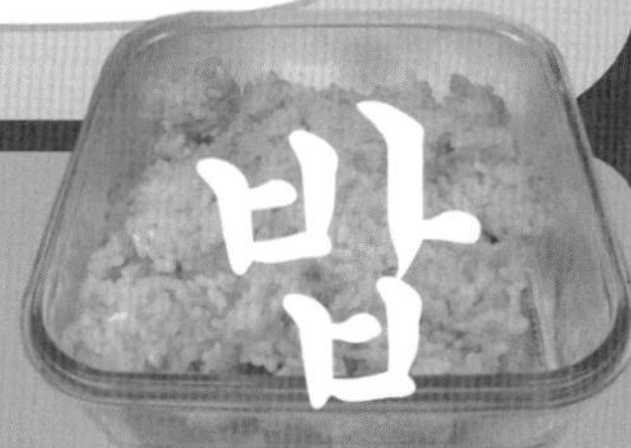

∴ 따라서 포도당 180.16g이
☞ 약 680 kal~ 686 kal를 낸다는 의미! ^^

if, 여성의 평균 기초대사량 ► 약 1,200 kcal로 보면(요),
☞ 이 기초대사량을 유지하려면,
► 약 317.92g~ 315.15g의 포도당이 필요!

만약, (같은 양을) 5% 포도당-수액으로 보충할 경우, 약 20배 필요!,
즉 ☞ 6358.4ml~ 6303.0ml (≒약 6.3 리터)의 공급이 필요!

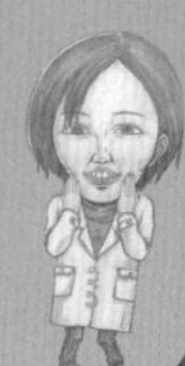

Monosaccarides 홑단單 사탕당糖 무리류類 들,,,,

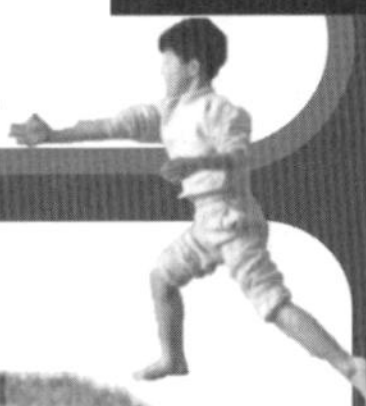

Hexose 여섯육六 숯탄炭 사탕당糖

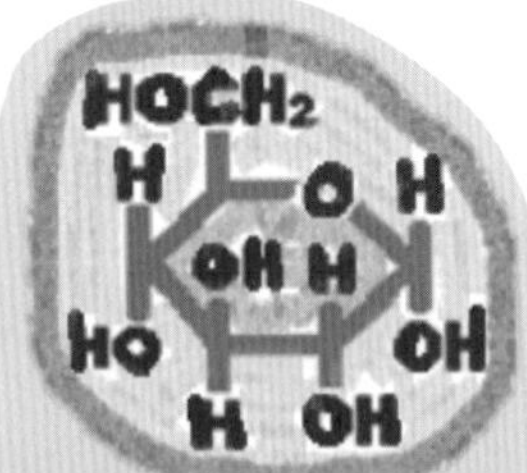

Glucose
포도포葡 포도도萄 사탕당糖

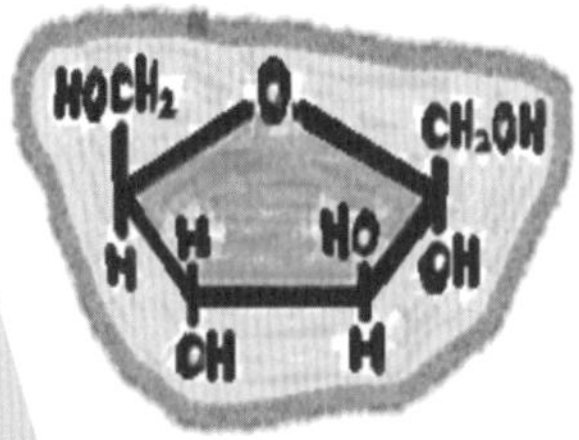

Fructose
열매과果
사탕당糖

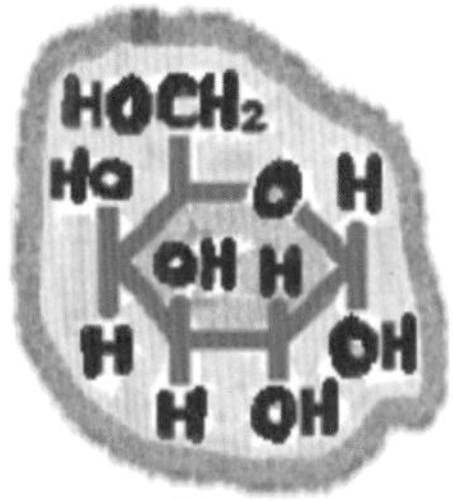

Galactose
갈락토오스

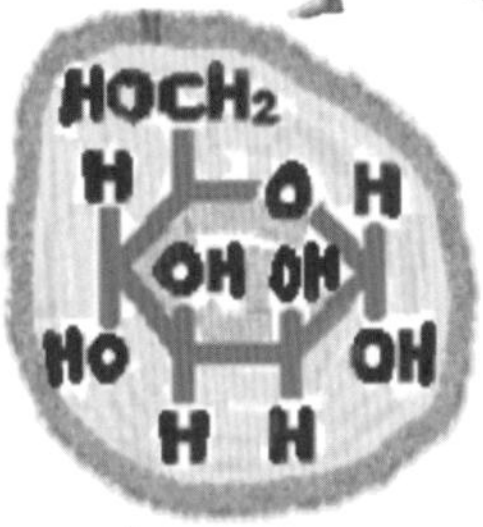

Mannose
만노오스

Pentose 다섯오五 숯탄炭 사탕당糖

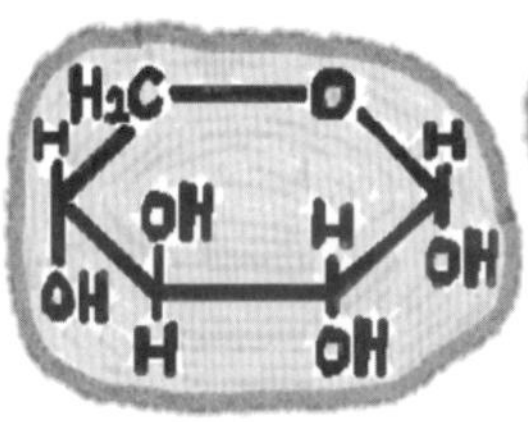

Xylose
자일로오스

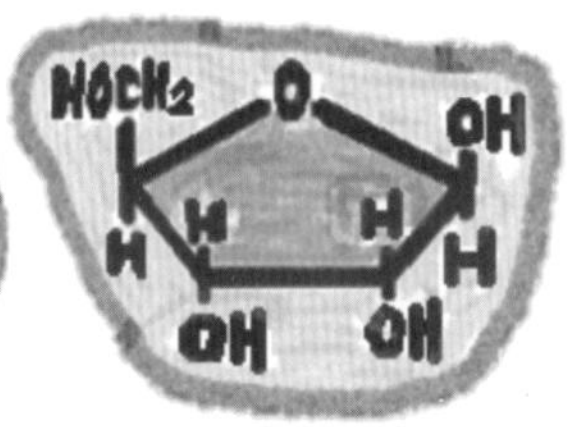

Ribose
리보오스

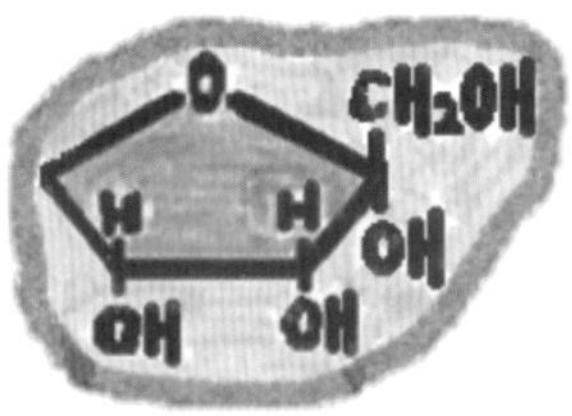

Ribulose
리불로오스

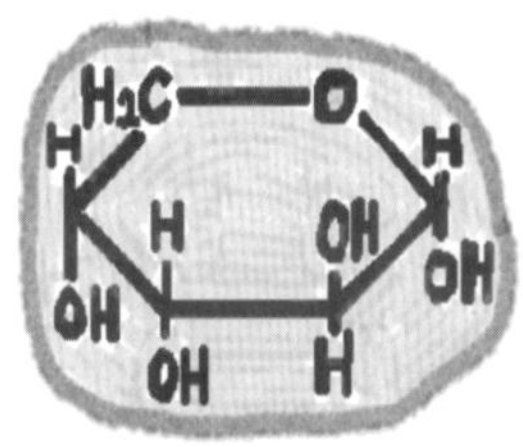

Arabinose
아라비노오스

Triose 석삼三 숯탄炭 사탕당糖

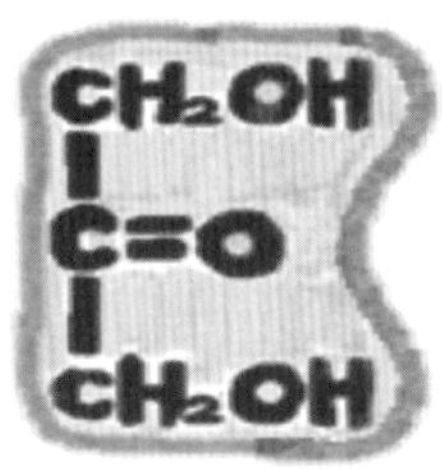

Dihydroxyacetone
디하이드록시아세톤

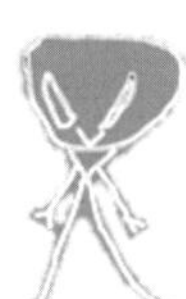

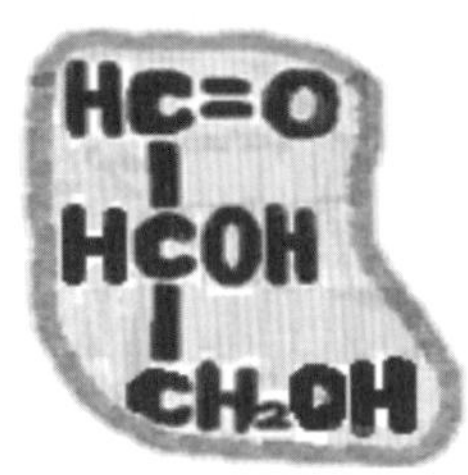

Glyceraldehyde
글리세랄데히드

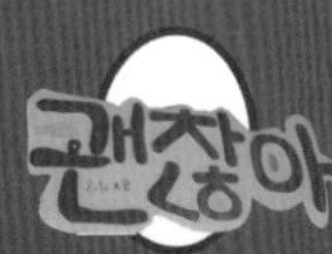

Hermann Emil Louis
Fischer
(1852-1919)

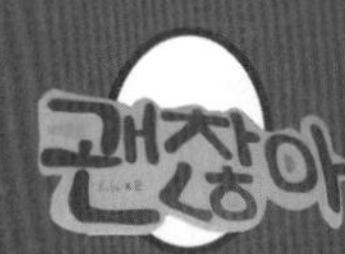

Sir Walter Norman
Haworth
(1883-1950)

그 외
등급등等,,,,

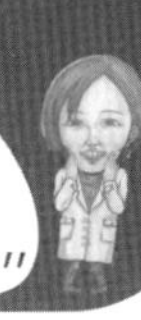

15-79

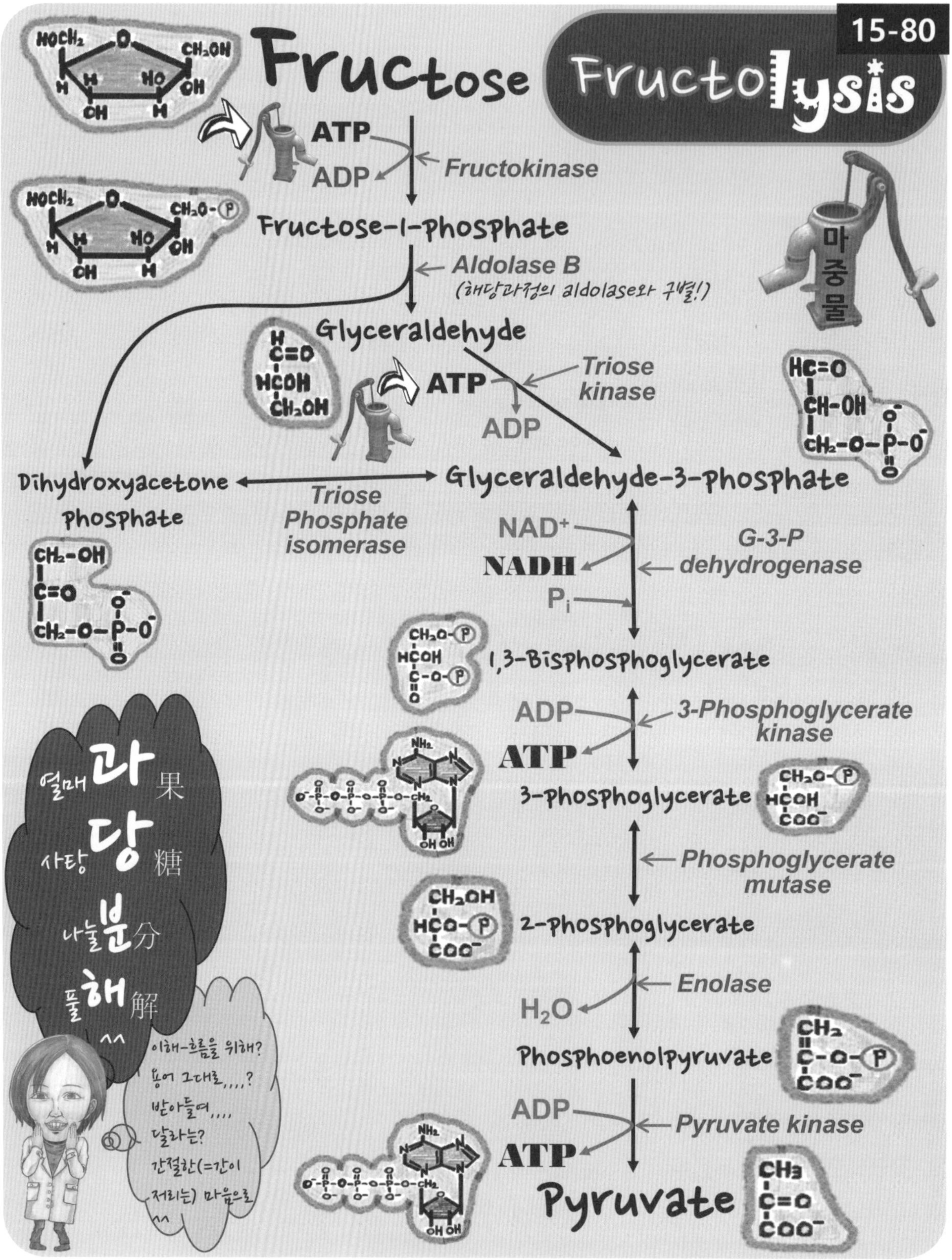
15-80
Fructolysis
Fructose
ATP
ADP
Fructokinase
Fructose-1-phosphate
Aldolase B
(해당과정의 aldolase와 구별!)
마중물
Glyceraldehyde
ATP
ADP
Triose kinase
Dihydroxyacetone phosphate
Triose Phosphate isomerase
Glyceraldehyde-3-phosphate
NAD+
NADH
Pi
G-3-P dehydrogenase
1,3-Bisphosphoglycerate
ADP
ATP
3-Phosphoglycerate kinase
3-phosphoglycerate
Phosphoglycerate mutase
2-phosphoglycerate
Enolase
H2O
Phosphoenolpyruvate
ADP
ATP
Pyruvate kinase
Pyruvate
열매 과 果
사탕 당 糖
나눌 분 分
풀 해 解
^^
이해-흐름을 위해?
용어 그대로,,,,?
받아들여,,,,
달라는?
간절한(=간이
저리는) 마음으로
^^

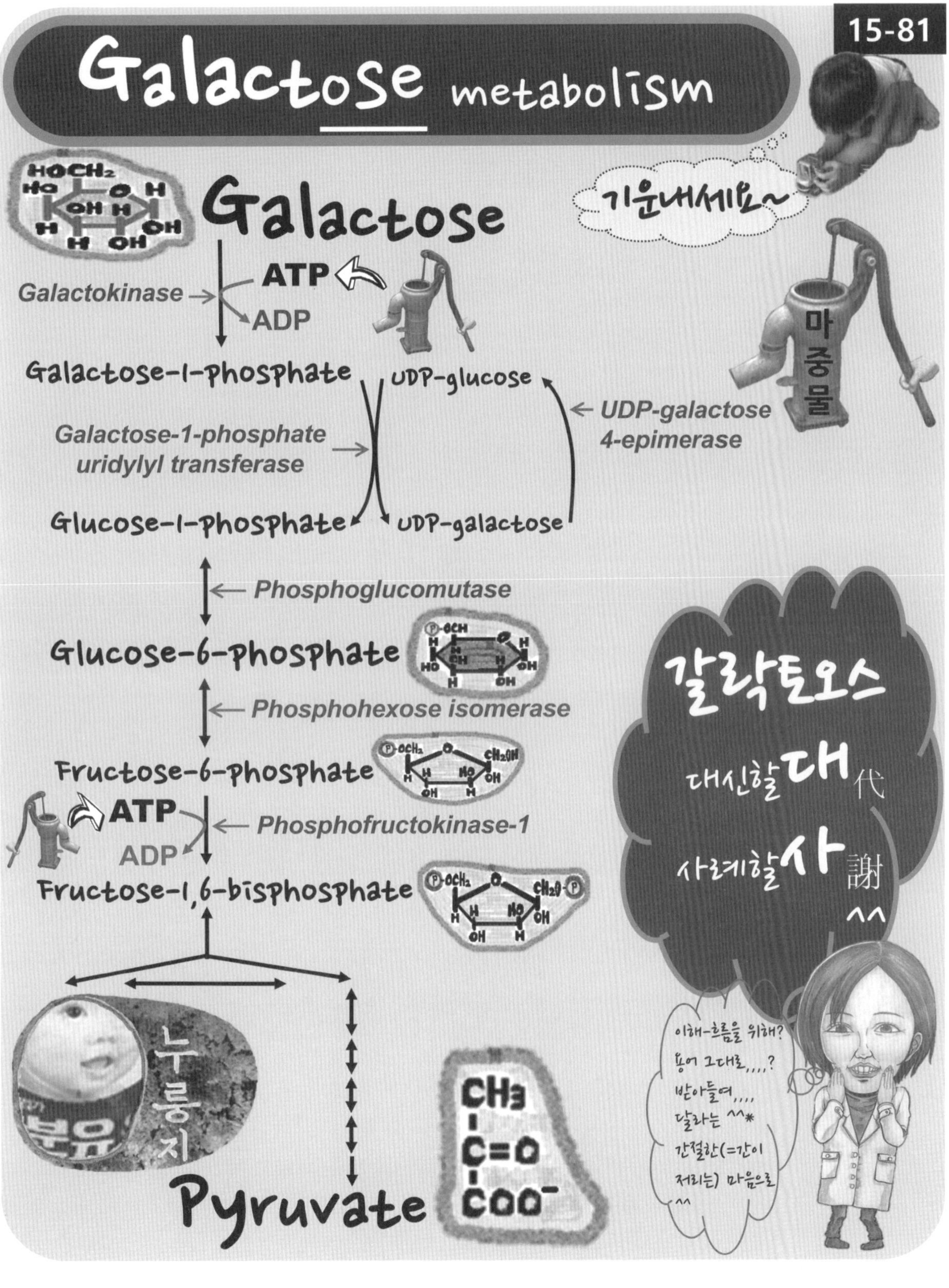
15-81
Galactose metabolism
Galactose
ATP
Galactokinase
ADP
Galactose-1-phosphate
UDP-glucose
Galactose-1-phosphate uridylyl transferase
UDP-galactose 4-epimerase
Glucose-1-phosphate
UDP-galactose
Phosphoglucomutase
Glucose-6-phosphate
Phosphohexose isomerase
Fructose-6-phosphate
ATP
Phosphofructokinase-1
ADP
Fructose-1,6-bisphosphate
Pyruvate
CH3
C=O
COO-
기운내세요~
마중물
누룽지
분유
갈락토오스
대신할 대 代
사례할 사 謝
^^
이해-흐름을 위해?
용어 그대로,,,,?
받아들여,,,,
달라는 ^^*
간절한(=간이
저리는) 마음으로
^^

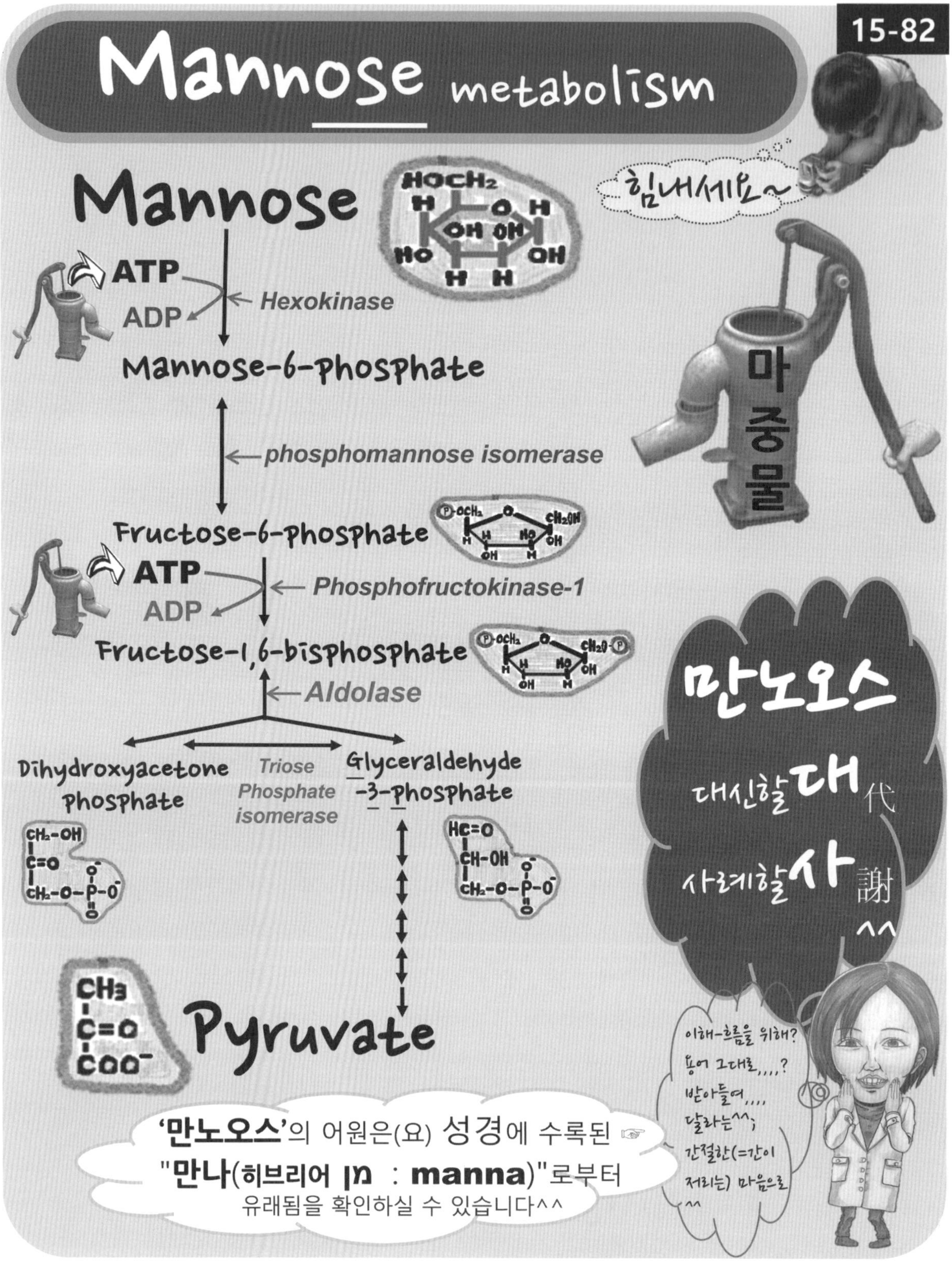
15-82
Mannose metabolism
힘내세요~
Mannose
HOCH2
ATP
ADP
Hexokinase
Mannose-6-phosphate
phosphomannose isomerase
마중물
Fructose-6-phosphate
ATP
ADP
Phosphofructokinase-1
Fructose-1,6-bisphosphate
Aldolase
Dihydroxyacetone phosphate
Triose Phosphate isomerase
Glyceraldehyde-3-phosphate
만노오스
대신할 대 代
사례할 사 謝
^^
Pyruvate
이해-흐름을 위해? 용어 그대로,,,,? 받아들여,,,, 달라는^^; 간절한(=간이 저리는) 마음으로 ^^
'만노오스'의 어원은(요) 성경에 수록된 ☞
"만나(히브리어 מן : manna)"로부터
유래됨을 확인하실 수 있습니다^^

15-83

Saccarides 사탕당糖 무리류類 들,,,,

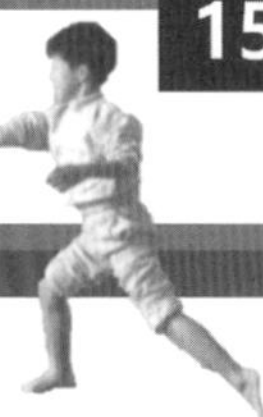

Disaccharide 두이二 사탕당糖 무리류類

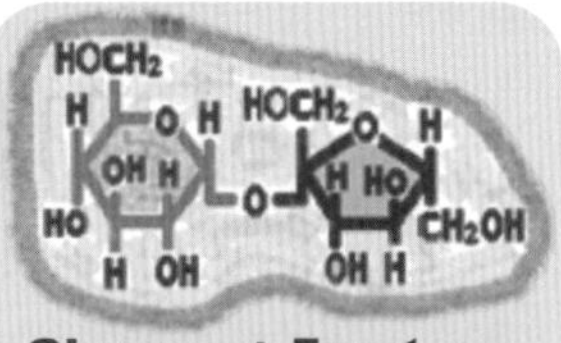

Glucose + Fructose

Sucrose

사탕수수자蔗 사탕당糖 ≒ 눈설雪 사탕당糖

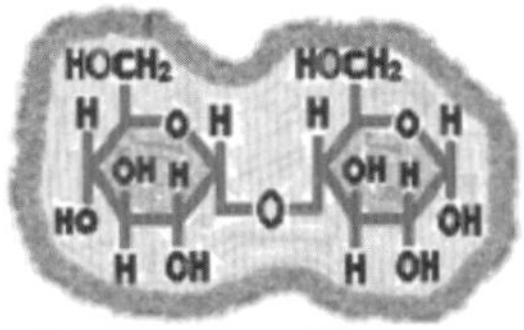

Glucose + Glucose

Maltose

보리맥麥 싹아芽 사탕당糖 ≒ 엿당

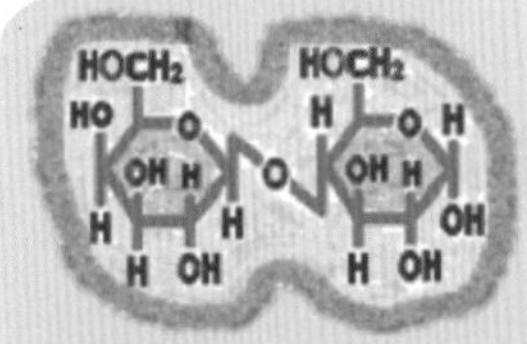

Galactose + Glucose

Lactose

젖유乳 사탕당糖

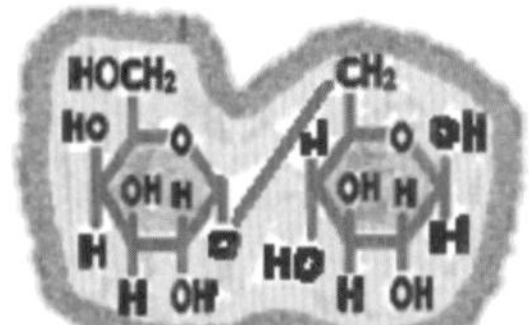

Galactose + Glucose

Melibiose

멜리비오스

Trisaccharide 석삼三 사탕당糖 무리류類

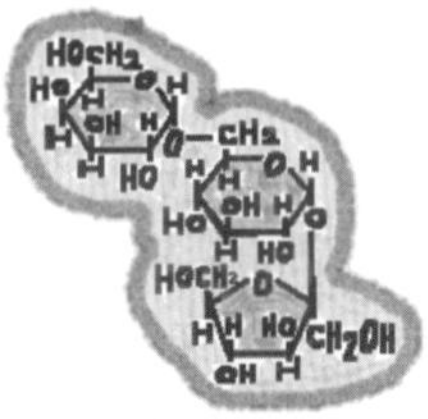

Raffinose

라피노오스

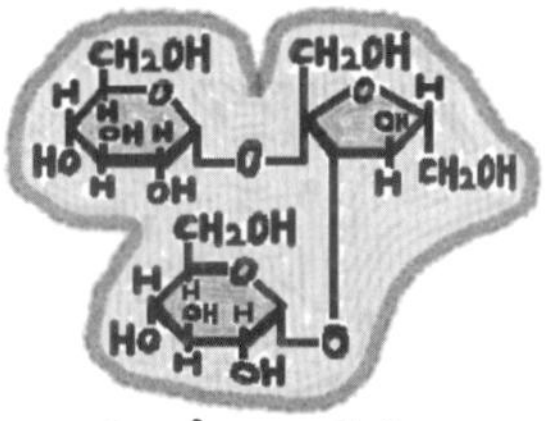

Melezitose

멜레지토오스

Tetrasaccharide 넉사四 사탕당糖 무리류類

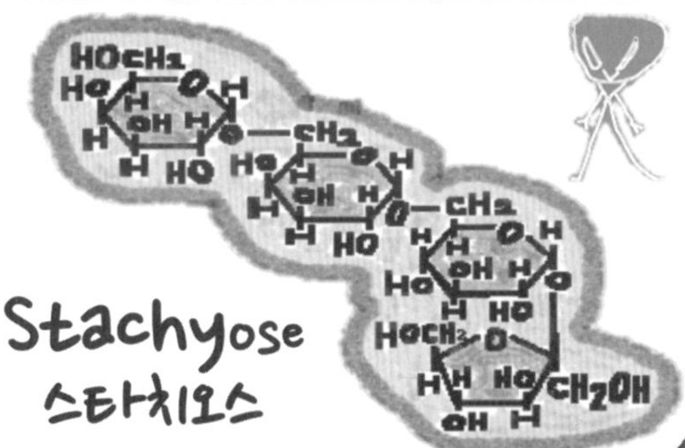

Stachyose

스타치오스

Polysaccharide 많을다多 사탕당糖 무리류類

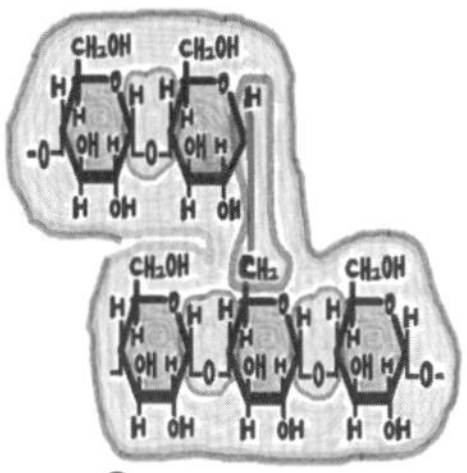

Glycogen

글리코겐

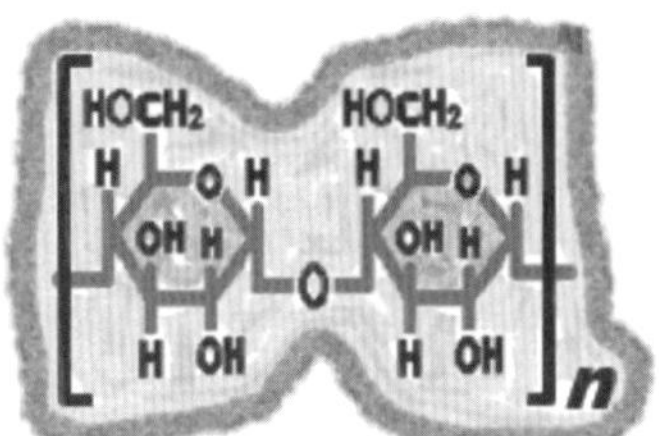

Starch

앙금전澱 가루분粉

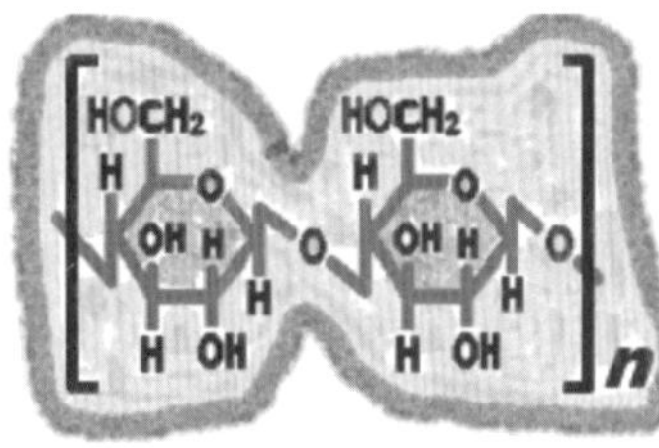

Cellulose

가늘섬纖 밧줄유維 흴소素

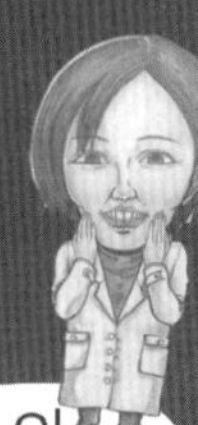

그 외 등급등等,,,,

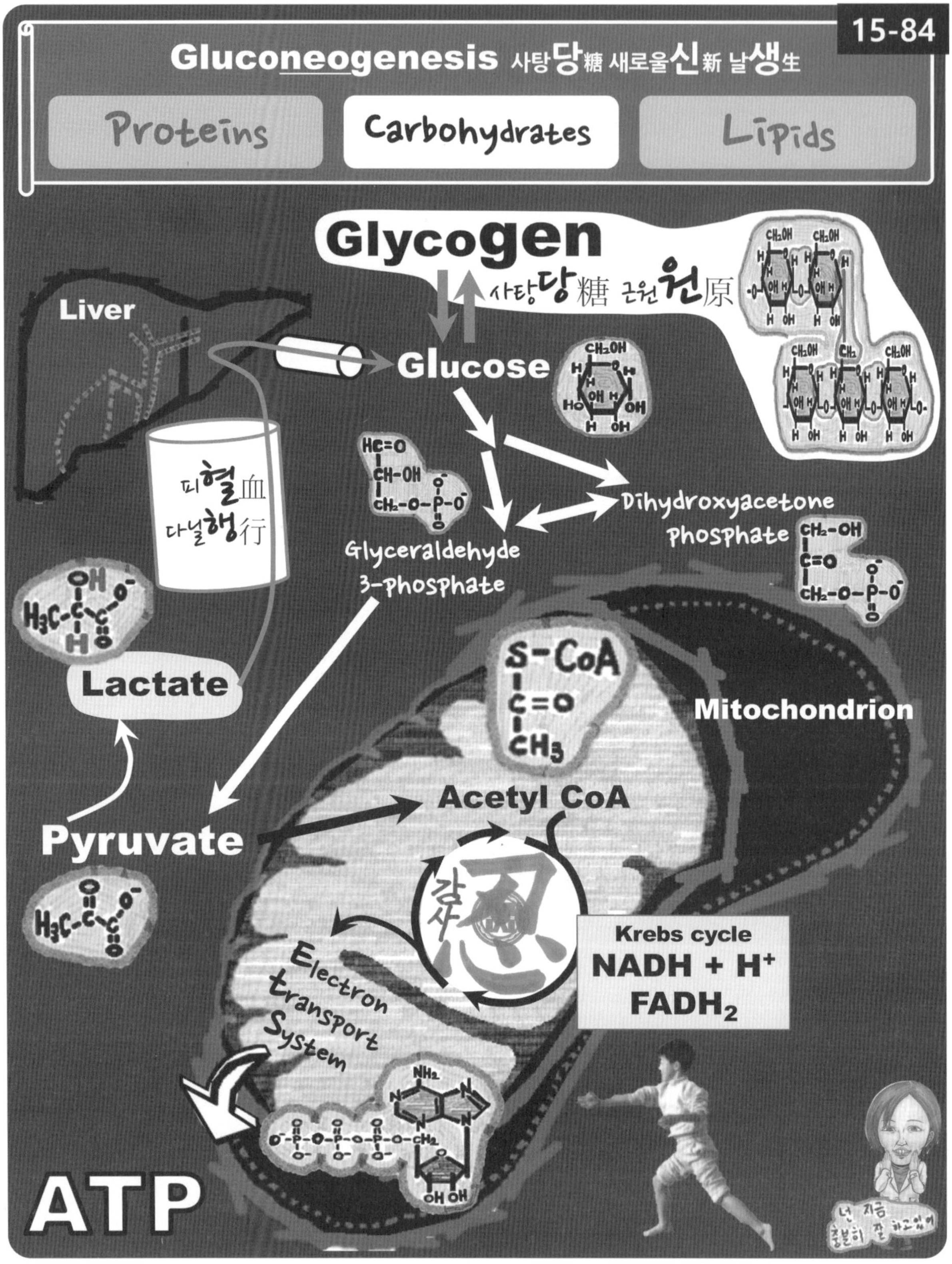
15-84
Gluconeogenesis 사탕당糖 새로울신新 날생生
Proteins
Carbohydrates
Lipids
Glycogen
사탕당糖 근원원原
Liver
Glucose
피혈血
다닐행行
Dihydroxyacetone Phosphate
Glyceraldehyde 3-Phosphate
Lactate
Mitochondrion
Acetyl CoA
Pyruvate
Krebs cycle
NADH + H+
FADH2
Electron transport System
ATP
넌 지금 충분히 잘 하고있어

15-85

(Liver) Glycogenesis
(간 간肝) 글리코겐 날생生 합할합合 이룰성成

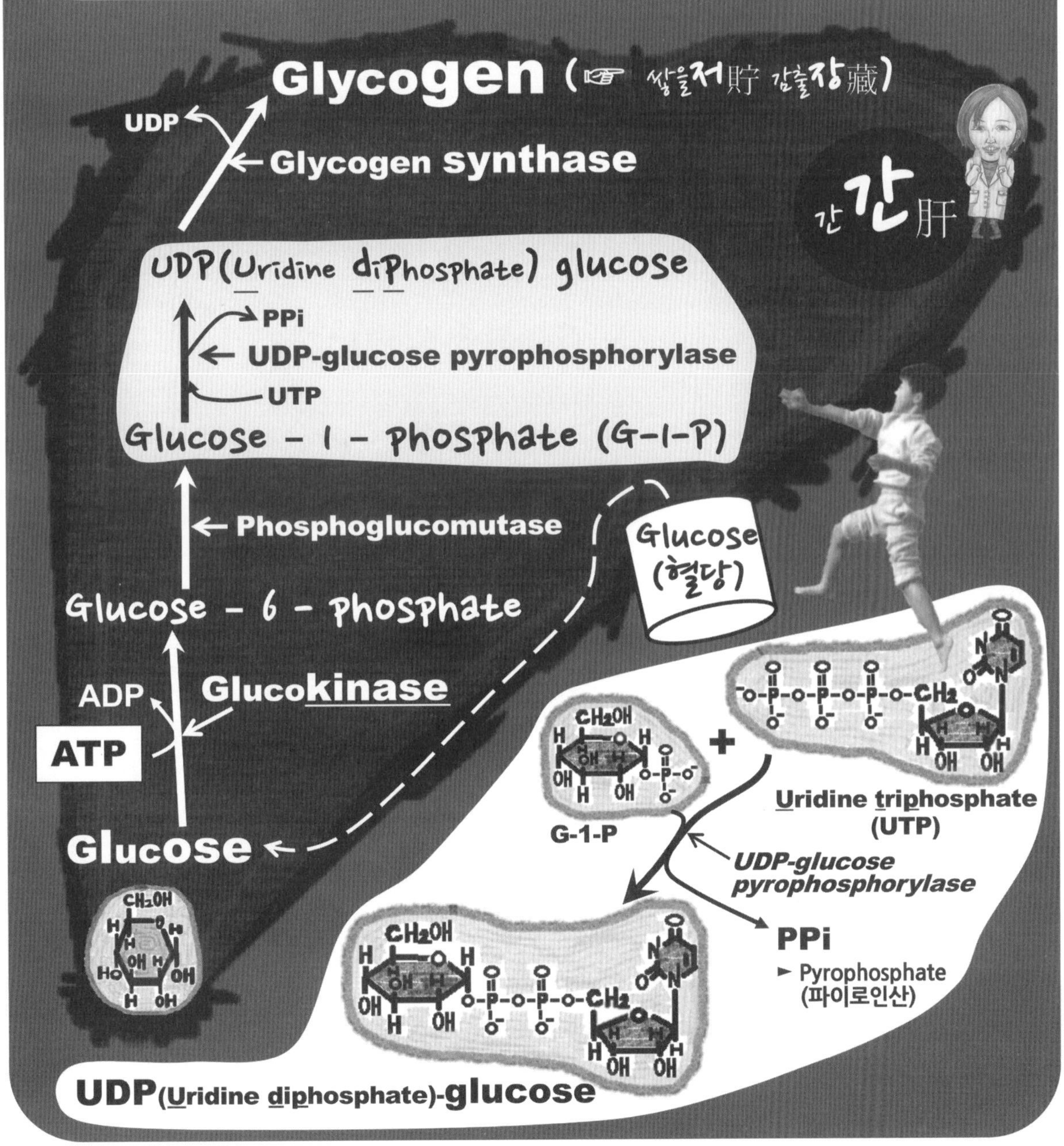

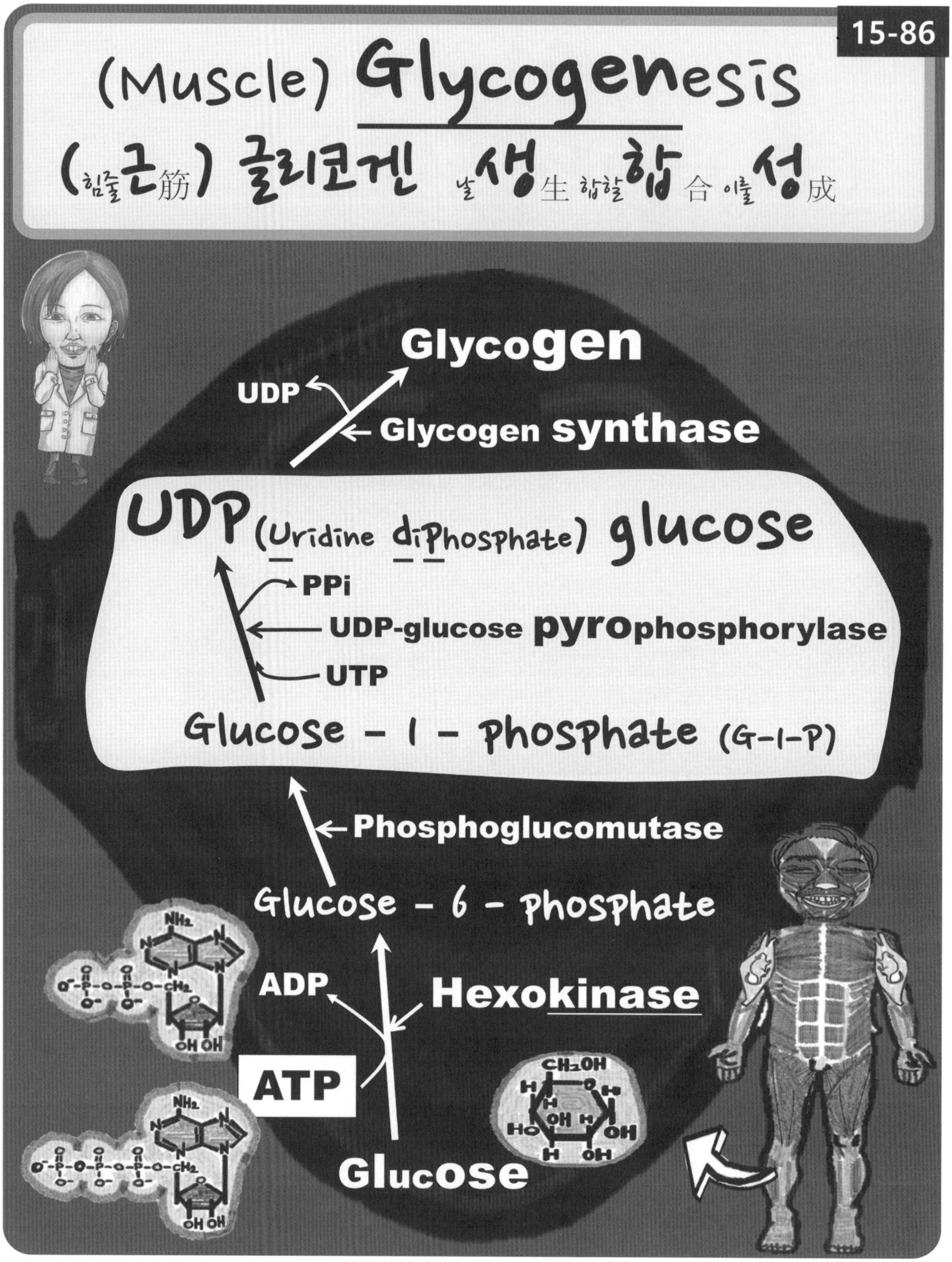
15-86
(Muscle) Glycogenesis
(힘줄근筋) 글리코겐 날생生 합할합合 이룰성成
Glycogen
UDP
Glycogen synthase
UDP (Uridine diPhosphate) glucose
PPi
UDP-glucose pyrophosphorylase
UTP
Glucose - 1 - phosphate (G-1-P)
Phosphoglucomutase
Glucose - 6 - phosphate
ADP
Hexokinase
ATP
Glucose

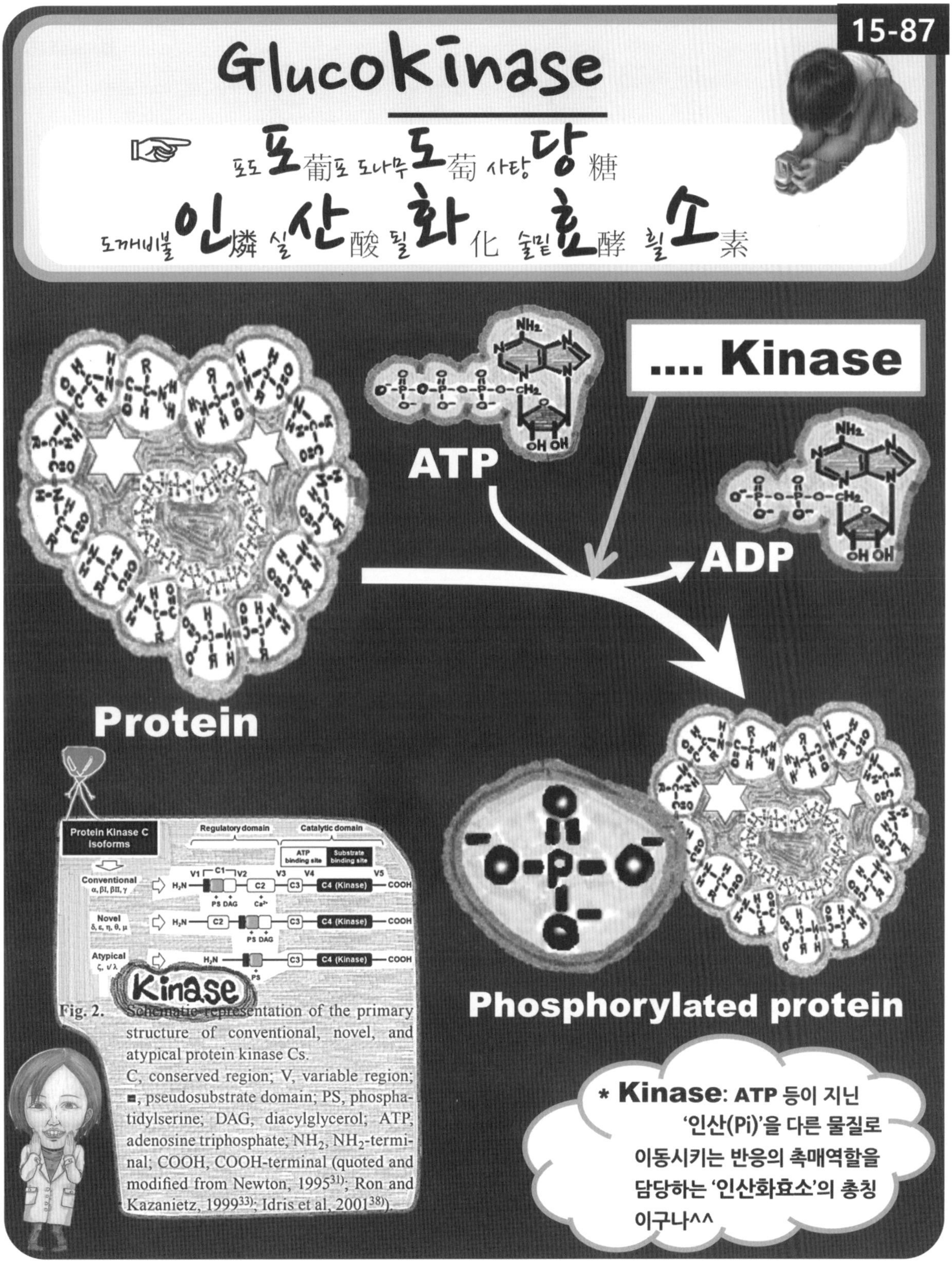
15-87
GlucoKinase
포도 포 葡 포도나무 도 萄 사탕 당 糖
도깨비불 인 燐 실 산 酸 될 화 化 술밑 효 酵 흴 소 素
.... Kinase
ATP
ADP
Protein
Phosphorylated protein
Protein Kinase C isoforms
Regulatory domain
Catalytic domain
ATP binding site
Substrate binding site
Conventional α, βI, βII, γ
Novel δ, ε, η, θ, μ
Atypical ζ, ι/λ
C4 (Kinase)
COOH
Kinase
Fig. 2. Schematic representation of the primary structure of conventional, novel, and atypical protein kinase Cs. C, conserved region; V, variable region; ■, pseudosubstrate domain; PS, phosphatidylserine; DAG, diacylglycerol; ATP, adenosine triphosphate; NH2, NH2-terminal; COOH, COOH-terminal (quoted and modified from Newton, 1995[31]; Ron and Kazanietz, 1999[33]; Idris et al, 2001[38]).
* Kinase: ATP 등이 지닌 '인산(Pi)'을 다른 물질로 이동시키는 반응의 촉매역할을 담당하는 '인산화효소'의 총칭 이구나^^

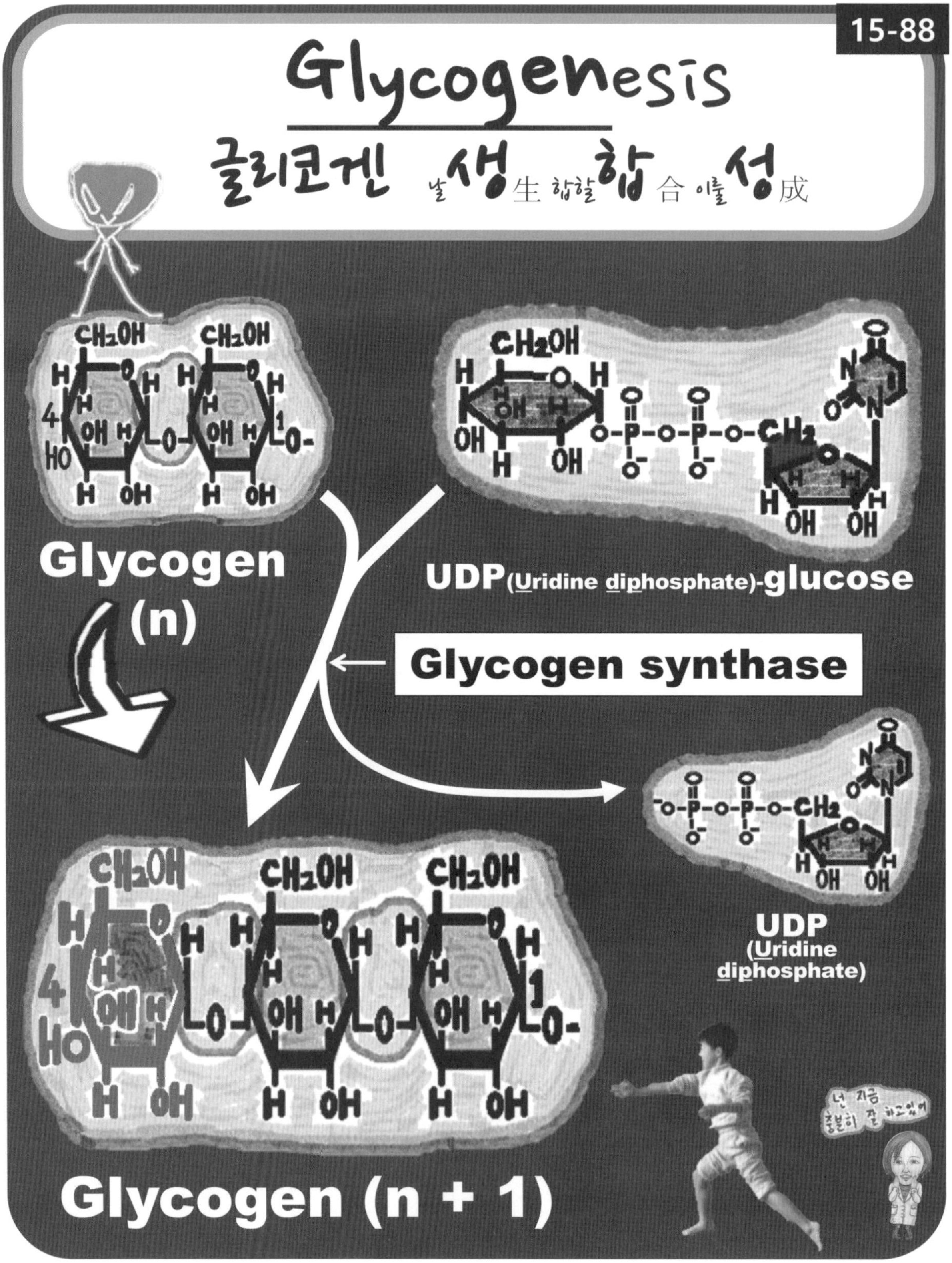
15-88
Glycogenesis
글리코겐 날생生 합할합合 이룰성成
Glycogen (n)
UDP(Uridine diphosphate)-glucose
Glycogen synthase
UDP (Uridine diphosphate)
Glycogen (n + 1)
넌 지금 충분히 잘 하고있어

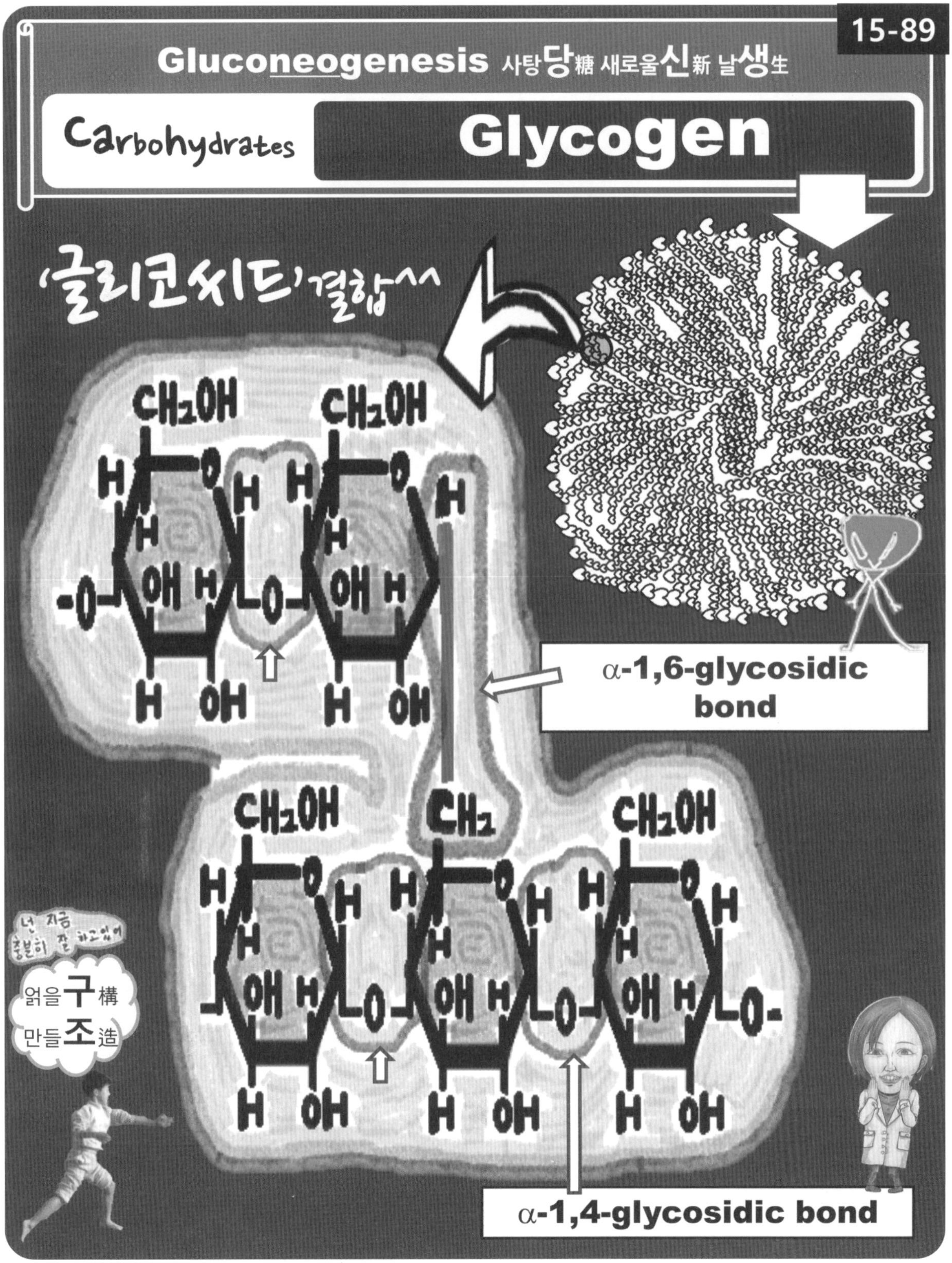
15-89
Gluconeogenesis 사탕당糖 새로울신新 날생生
Carbohydrates
Glycogen
'글리코시드' 결합^^
α-1,6-glycosidic bond
α-1,4-glycosidic bond
넌 지금 충분히 잘 하고있어
얽을구構
만들조造

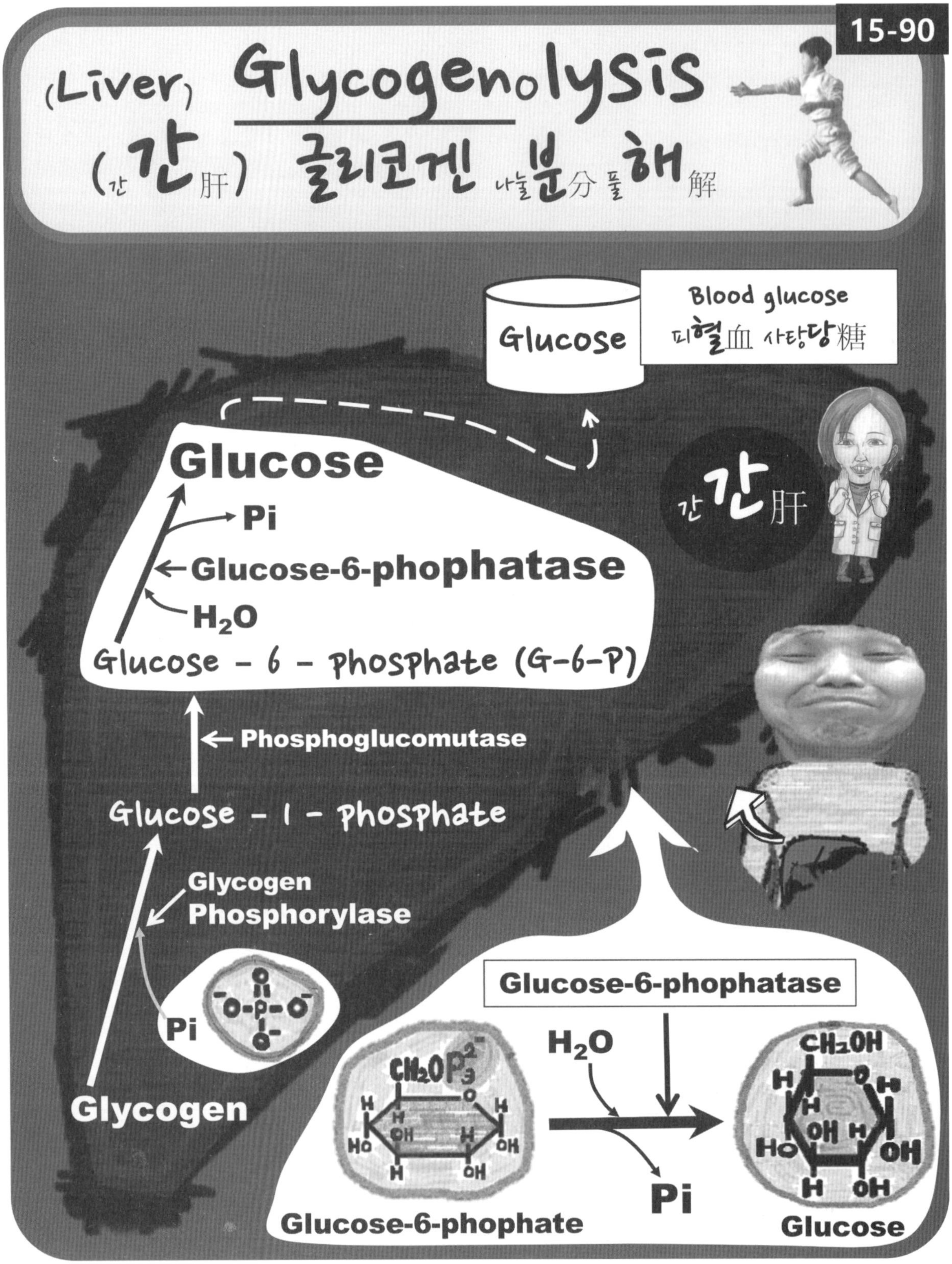
15-90
(Liver) Glycogenolysis
(간 간 肝) 글리코겐 나눌 분 分 풀 해 解
Glucose
Blood glucose
피 혈 血 사탕 당 糖
간 간 肝
Glucose
Pi
Glucose-6-phophatase
H2O
Glucose - 6 - Phosphate (G-6-P)
Phosphoglucomutase
Glucose - 1 - Phosphate
Glycogen
Phosphorylase
Pi
Glycogen
Glucose-6-phophatase
H2O
Pi
Glucose-6-phophate
Glucose

15-91

Glycogenolysis 글리코겐 나눌분分 풀해解

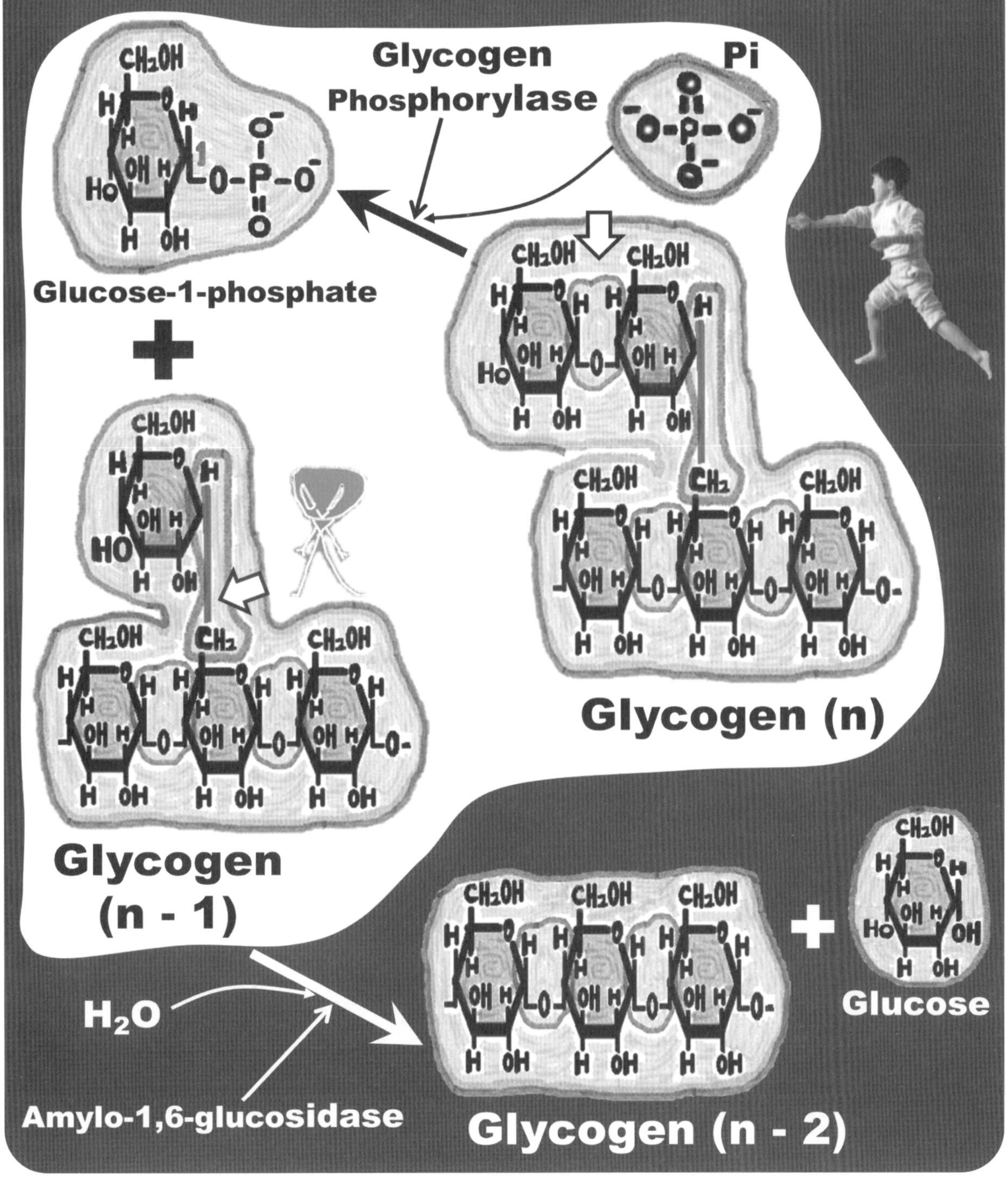

15-92

Glucose - 6 - phosphatase

☞ 포도 포葡 포도나무 도萄 사탕 당糖 - 6 - 도깨비불 인燐 실 산酸
더할 가加 물 수水 나눌 분分 풀 해解 술밑 효酵 흴 소素

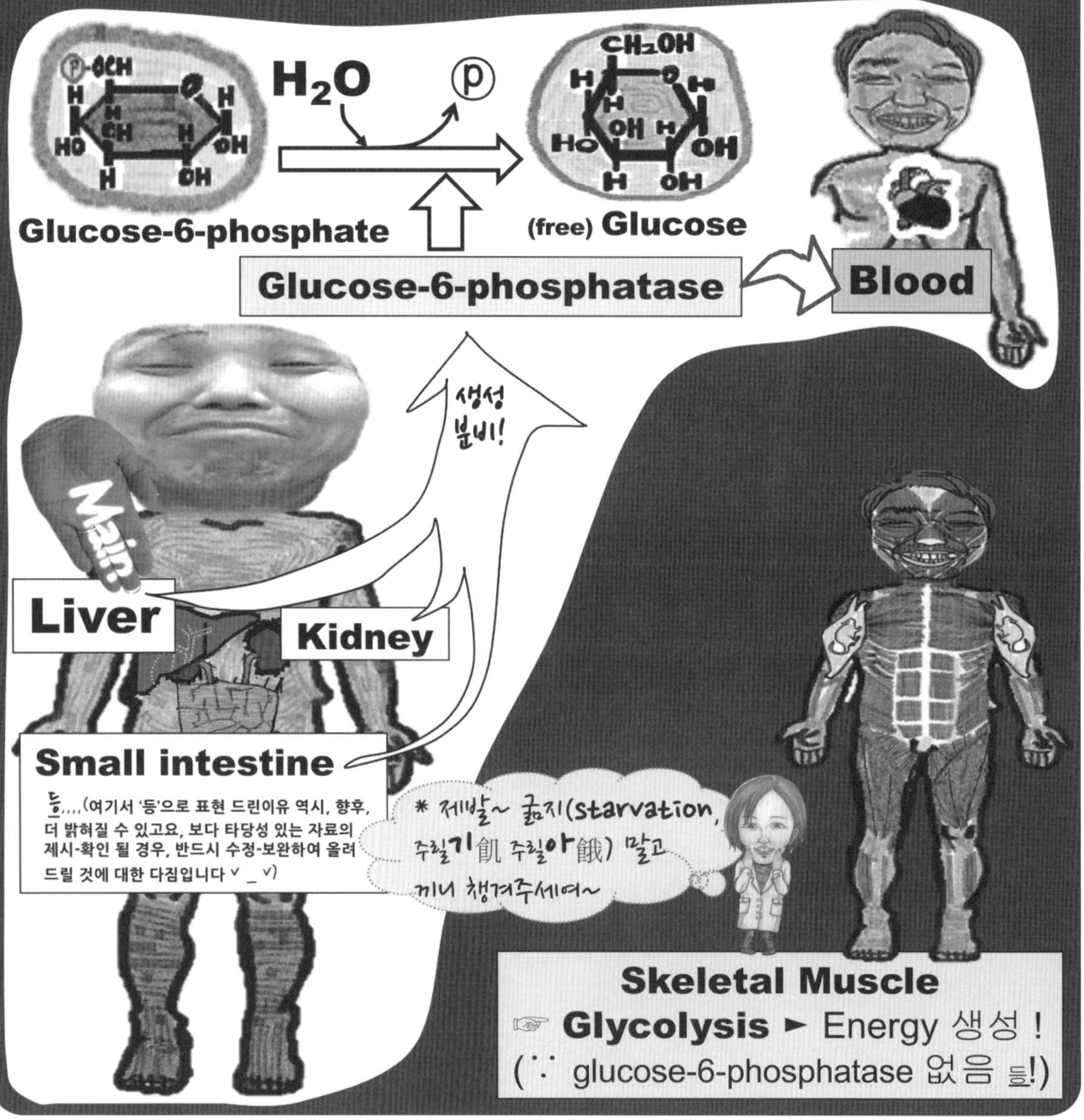

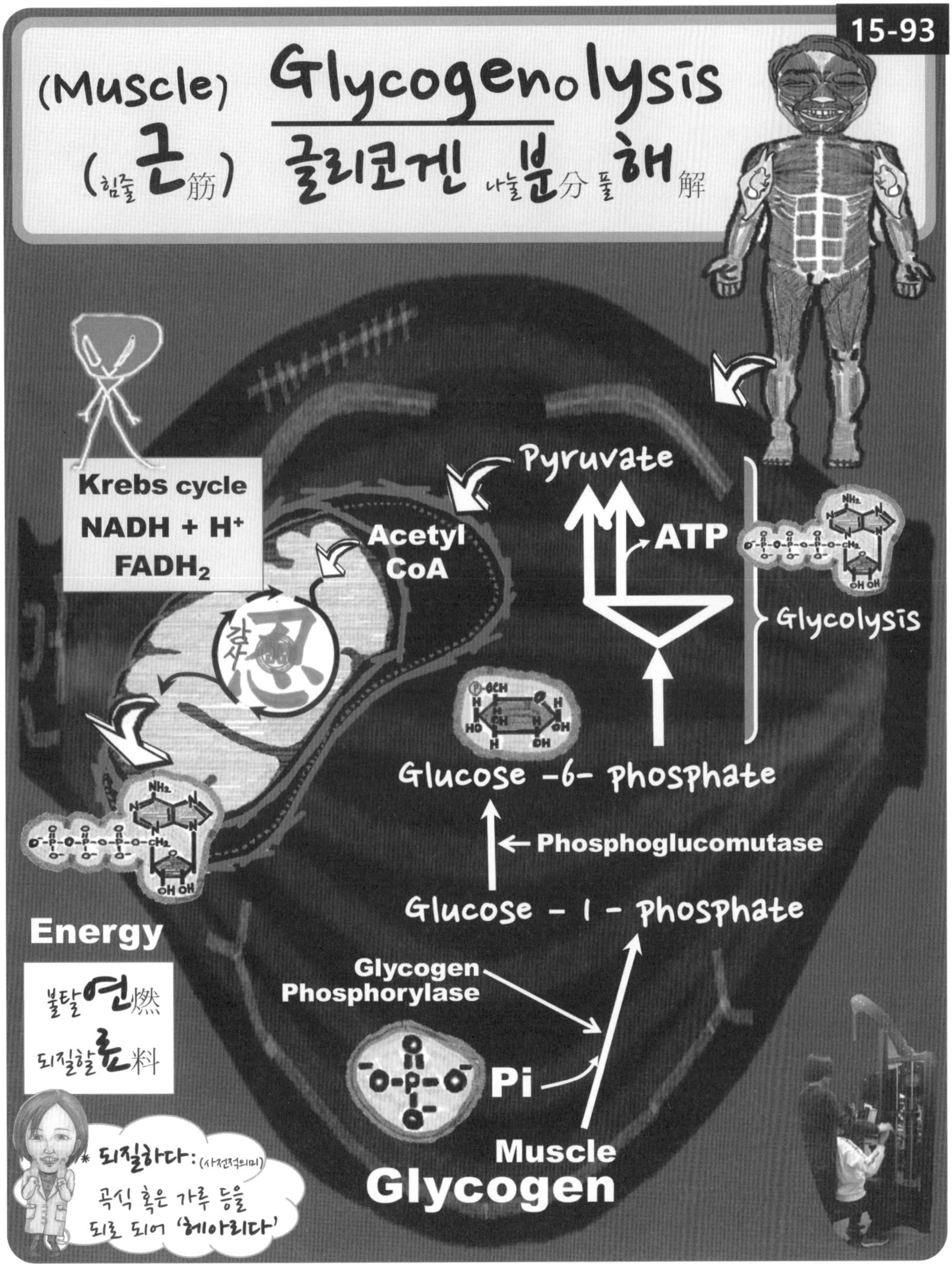
15-93
(Muscle) Glycogenolysis
(힘줄 근 筋) 글리코겐 나눌 분 分 풀 해 解
Krebs cycle
NADH + H+
FADH2
Pyruvate
Acetyl CoA
ATP
Glycolysis
Glucose -6- phosphate
Phosphoglucomutase
Glucose - 1 - phosphate
Glycogen Phosphorylase
Pi
Muscle
Glycogen
Energy
불탈 연 燃
되질할 료 料
* 되질하다: (사전적의미)
곡식 혹은 가루 등을
되로 되어 '헤아리다'

15-94

Muscle Glycogen

ATP 수율 계산
ATP yield

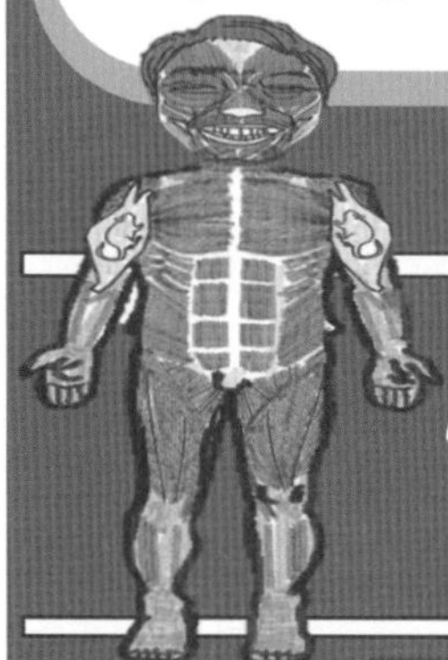
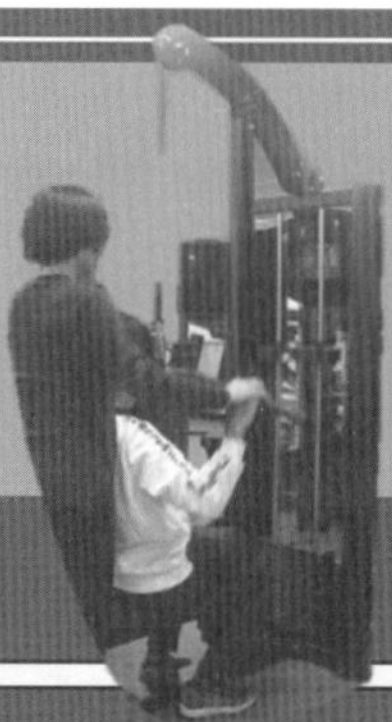
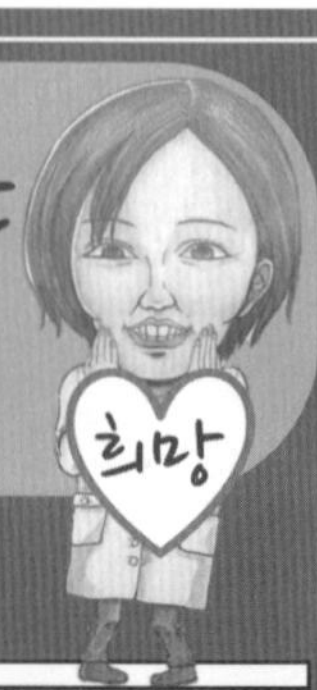

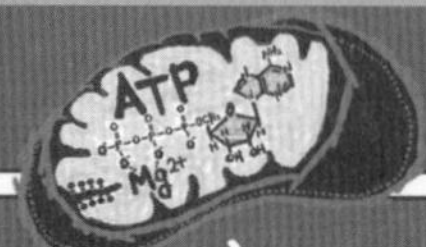

		ATP 소비?	직접-인산화에 의한 ATP생성	NADH $FADH_2$ 환원	산화적-인산화에 의한 ATP생성	Net ATP
해당과정 Glycolysis	이론적	-1	4	2NADH $2FADH_2$	2 × 3 = 6 2 × 2 = 4	9 7
	실질적	-1	4	2NADH $2FADH_2$	2 X 2.5 = 5 2 X 1.5 = 3	8 6
피루브산 (pyruvate) 에서 Acetyl coA 로 이행^^	이론적	0	0	2NADH	2 × 3 = 6	6
	실질적	0	0	2NADH	2 X 2.5 = 5	5
크렙스 회로 krebs cycle	이론적	0	2GTPs → 2ATPs	$2FADH_2$ 6NADH	2 × 2 = 4 6 × 3 = 18	24
	실질적	0	2GTPs → 2ATPs	$2FADH_2$ 6NADH	2 X 1.5 = 3 6 X 2.5 = 15	20
ATP	이론적					39 혹은 37
	실질적					33 혹은 31

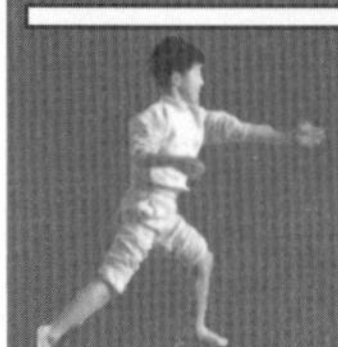
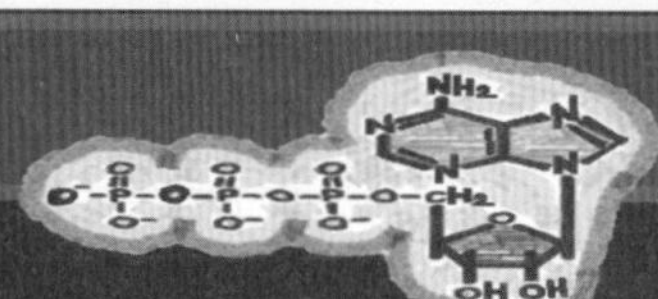

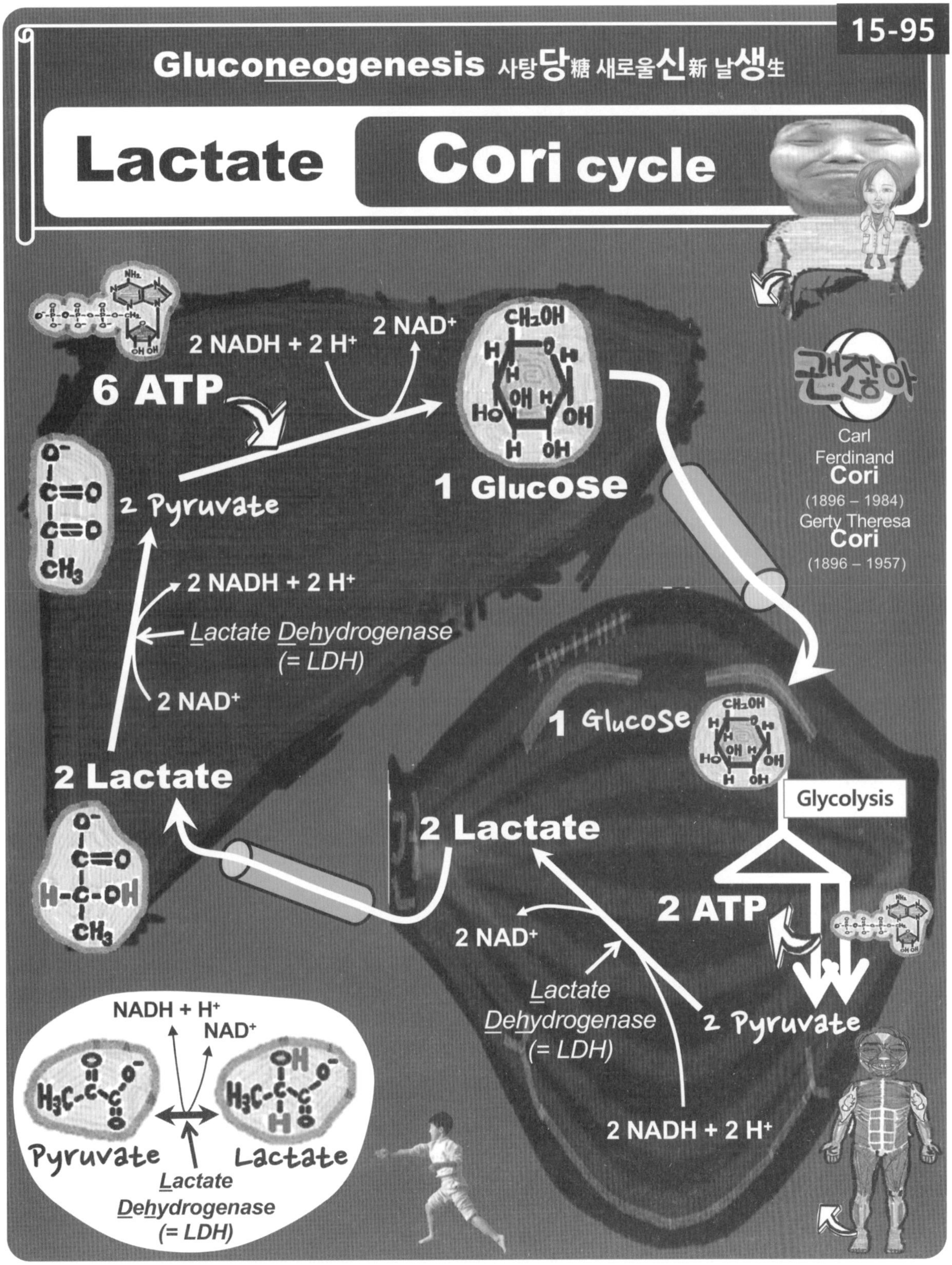
15-95
Gluconeogenesis 사탕당糖 새로울신新 날생生
Lactate
Cori cycle
괜찮아
Carl Ferdinand Cori (1896 – 1984)
Gerty Theresa Cori (1896 – 1957)
2 NADH + 2 H+
2 NAD+
6 ATP
1 Glucose
2 Pyruvate
2 NADH + 2 H+
Lactate Dehydrogenase (= LDH)
2 NAD+
2 Lactate
1 Glucose
Glycolysis
2 Lactate
2 ATP
2 NAD+
Lactate Dehydrogenase (= LDH)
2 Pyruvate
2 NADH + 2 H+
NADH + H+
NAD+
Pyruvate
Lactate
Lactate Dehydrogenase (= LDH)

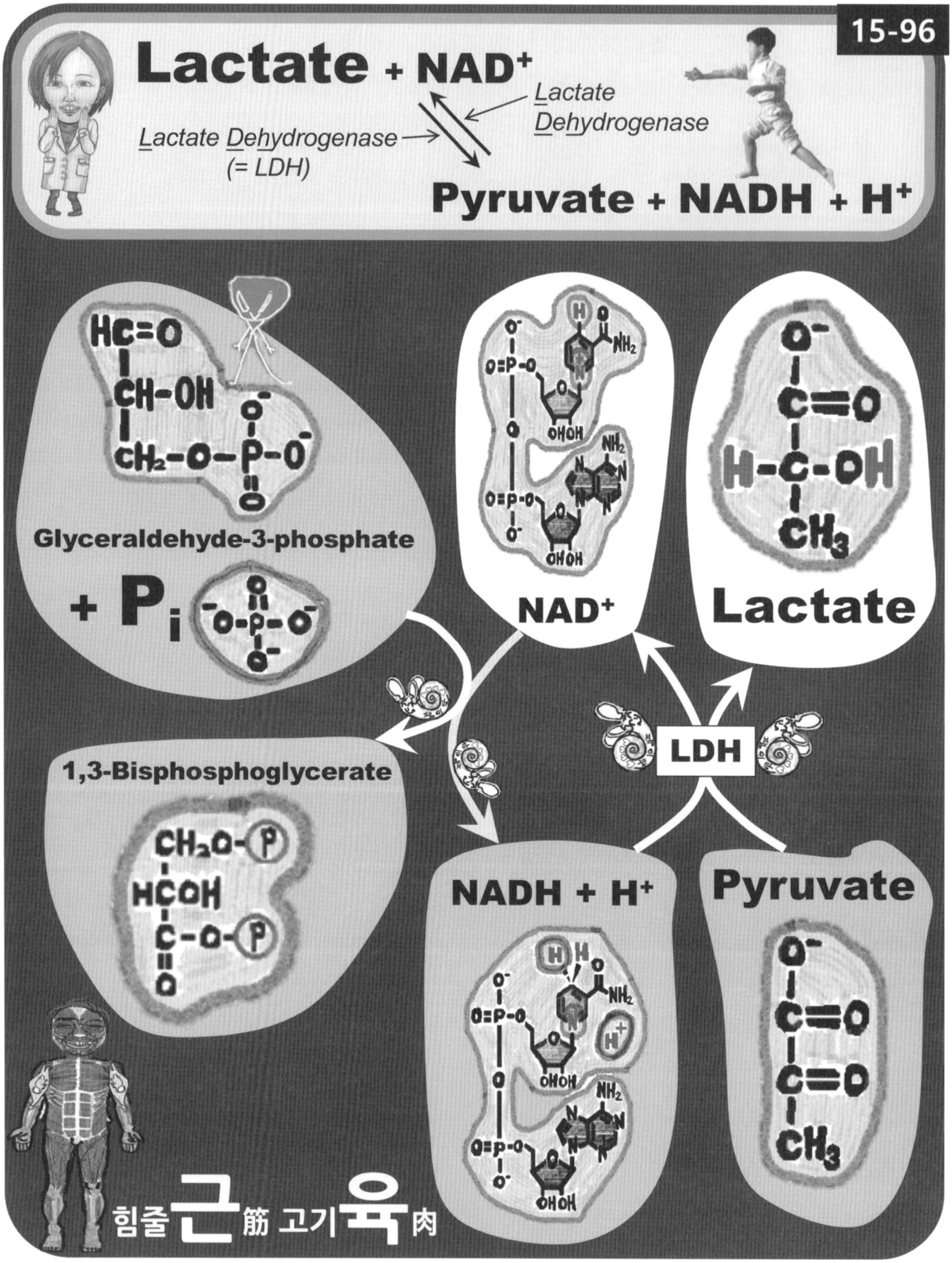
15-96
Lactate + NAD+
Lactate Dehydrogenase
Lactate Dehydrogenase
(= LDH)
Pyruvate + NADH + H+
Glyceraldehyde-3-phosphate
+ Pi
NAD+
Lactate
LDH
1,3-Bisphosphoglycerate
NADH + H+
Pyruvate
힘줄 근 筋 고기 육 肉

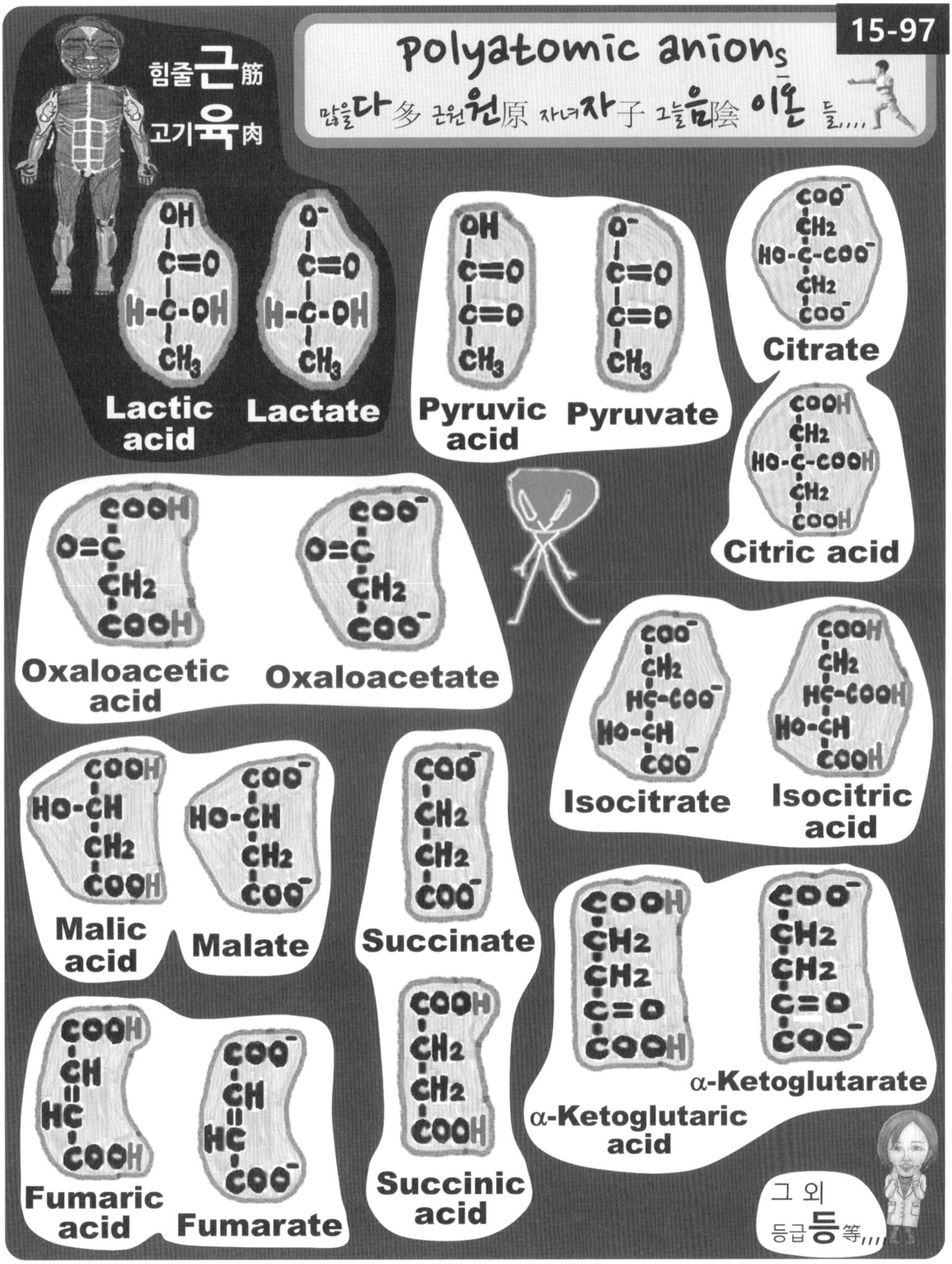
15-97
Polyatomic anions
많을다多 근원원原 자녀자子 그늘음陰 이온 들,,,,
힘줄근筋
고기육肉
Lactic acid
Lactate
Pyruvic acid
Pyruvate
Citrate
Citric acid
Oxaloacetic acid
Oxaloacetate
Isocitrate
Isocitric acid
Malic acid
Malate
Succinate
Succinic acid
α-Ketoglutarate
α-Ketoglutaric acid
Fumaric acid
Fumarate
그 외
등급등等,,,,

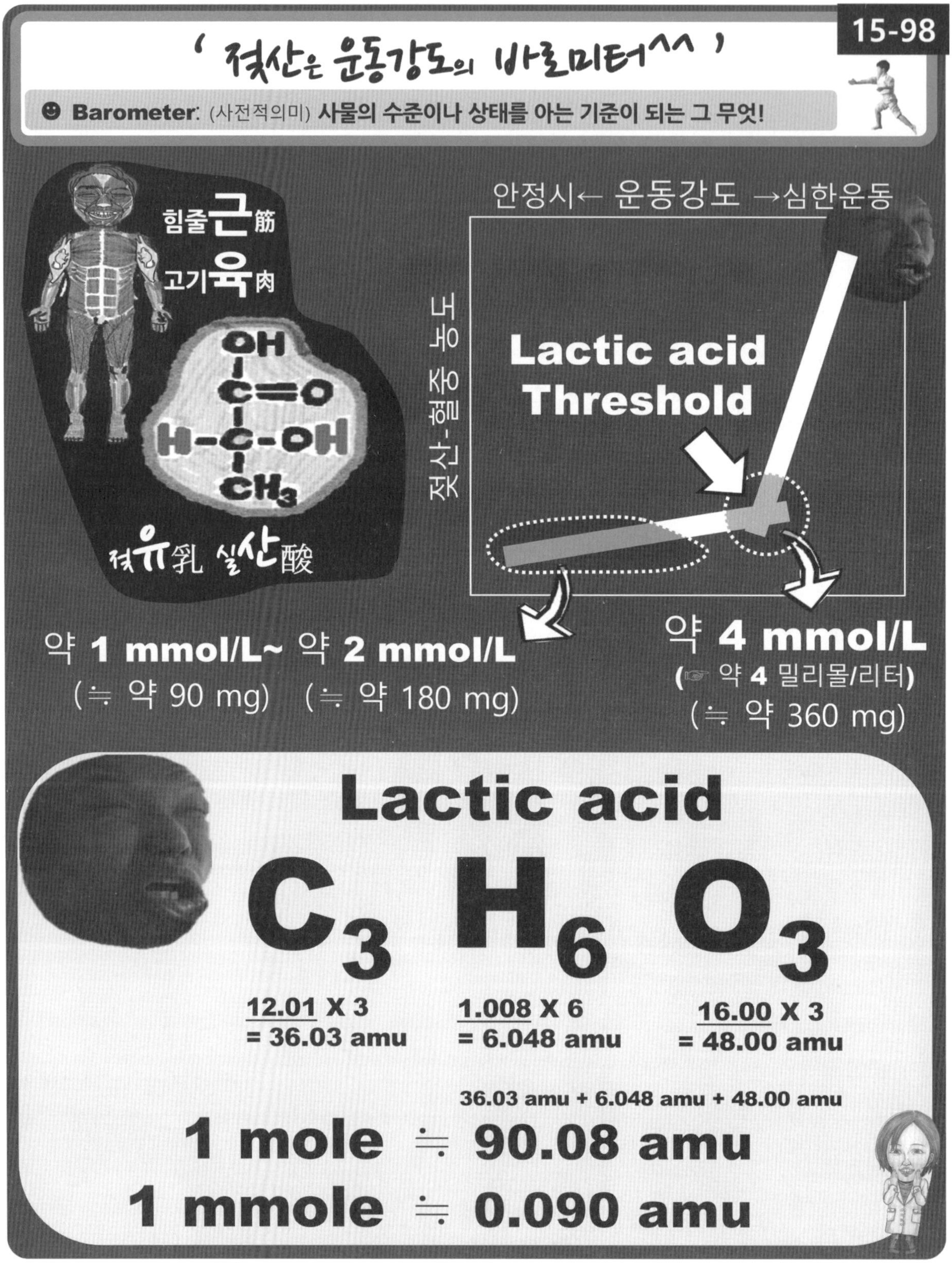
15-98
'젖산은 운동강도의 바로미터^^'
Barometer: (사전적의미) 사물의 수준이나 상태를 아는 기준이 되는 그 무엇!
힘줄근筋
고기육肉
OH
C=O
H-C-OH
CH3
젖유乳 실산酸
안정시← 운동강도 →심한운동
젖산-혈중 농도
Lactic acid Threshold
약 1 mmol/L~ 약 2 mmol/L
(≒ 약 90 mg) (≒ 약 180 mg)
약 4 mmol/L
(☞ 약 4 밀리몰/리터)
(≒ 약 360 mg)
Lactic acid
C3 H6 O3
12.01 X 3 = 36.03 amu
1.008 X 6 = 6.048 amu
16.00 X 3 = 48.00 amu
36.03 amu + 6.048 amu + 48.00 amu
1 mole ≒ 90.08 amu
1 mmole ≒ 0.090 amu

15-99

Cori Cycle

Lactate 이론적 ATP 수율 계산

Theoretical ATP yield

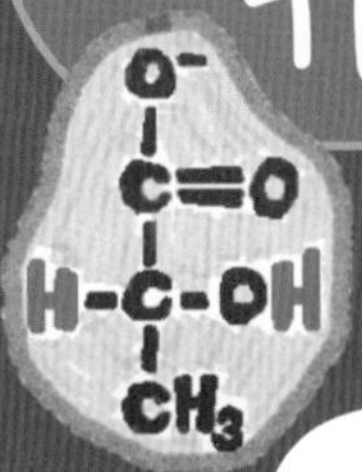

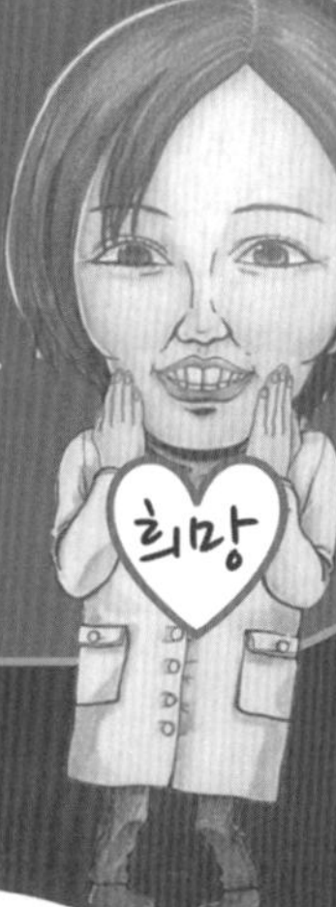

$3H^+$ ⇨ 1 ATP synthesis

NADH : $\frac{10H^+}{3} \approx 3.3$ $FADH_2$: $\frac{6H^+}{3} \approx 2$

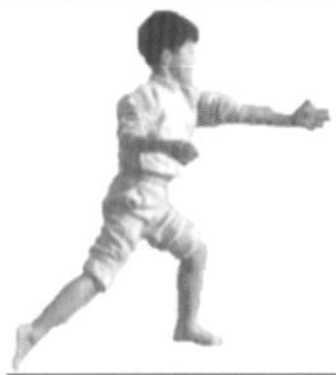

	ATP 소비?	직접-인산화에 의한 ATP생성	NADH $FADH_2$ 산화/환원	산화적-인산화에 의한 ATP생성	Net ATP
코리회로(간) cori cycle	-6	0	2NADH	2 × -3 = -6	**-12**
해당과정 Glycolysis	-2	4	2NADH $2FADH_2$	2 × 3 = 6 2 × 2 = 4	**8** **6**
피루브산(pyruvate)에서 Acetyl CoA로 이행^^	0	0	2NADH	2 × 3 = 6	**6**
크렙스 회로 krebs cycle	0	2GTPs → 2ATPs	$2FADH_2$ 6NADH	2 × 2 = 4 6 × 3 = 18	**24**
Adenosine triphosphate					**26** **24**

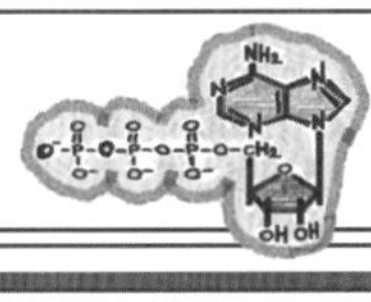

15-100

Cori Cycle

Lactate

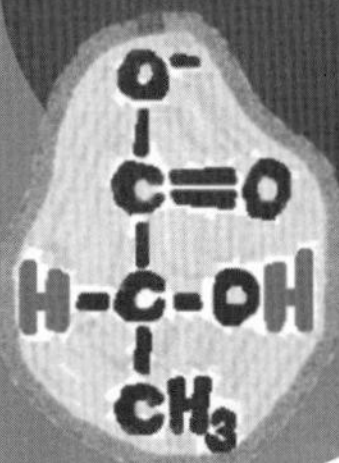

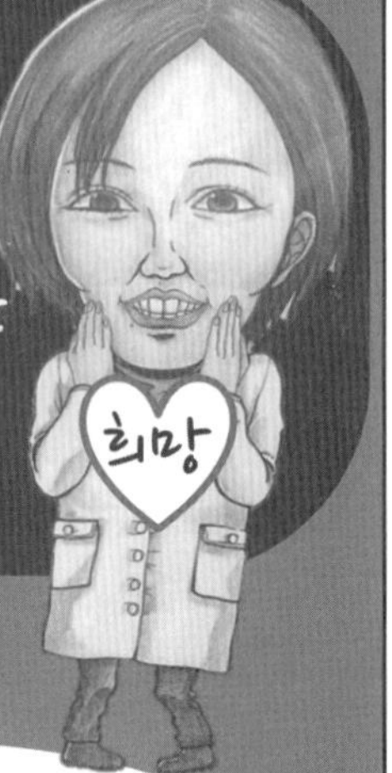

실질적 ATP 수율 계산
Actual ATP yield

4H⁺ ⇨ 1 ATP synthesis

NADH : $\frac{10H^+}{4} \approx 2.5$, $FADH_2$: $\frac{6H^+}{3} \approx 1.5$

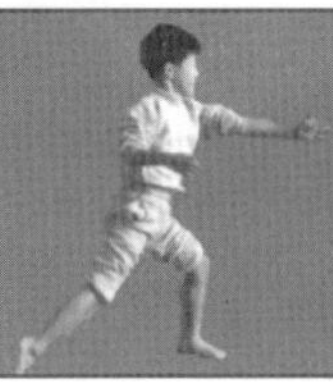

	ATP 소비?	직접-인산화에 의한 ATP생성	NADH $FADH_2$ 산화/환원	산화적-인산화에 의한 ATP생성	Net ATP
코리회로(간) cori cycle	-6	0	2NADH	2 X -3 = -6	-12
해당과정 Glycolysis	-2	4	2NADH ↪ $2FADH_2$	2 X 2.5 = 5 ↪ 2 X 1.5 = 3	7 ↪ 5
피루브산(Pyruvate)에서 Acetyl CoA로 이행^^	0	0	2NADH	2 X 2.5 = 5	5
크렙스 회로 krebs cycle	0	2GTPs → 2ATPs	$2FADH_2$ 6NADH	2 X 1.5 = 3 6 X 2.5 = 15	20

Adenosine triphosphate

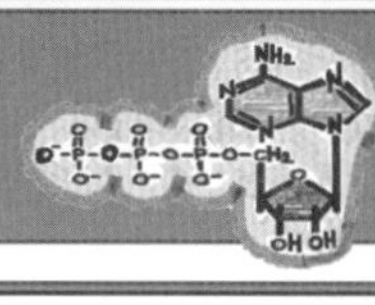

20 ↪ 18

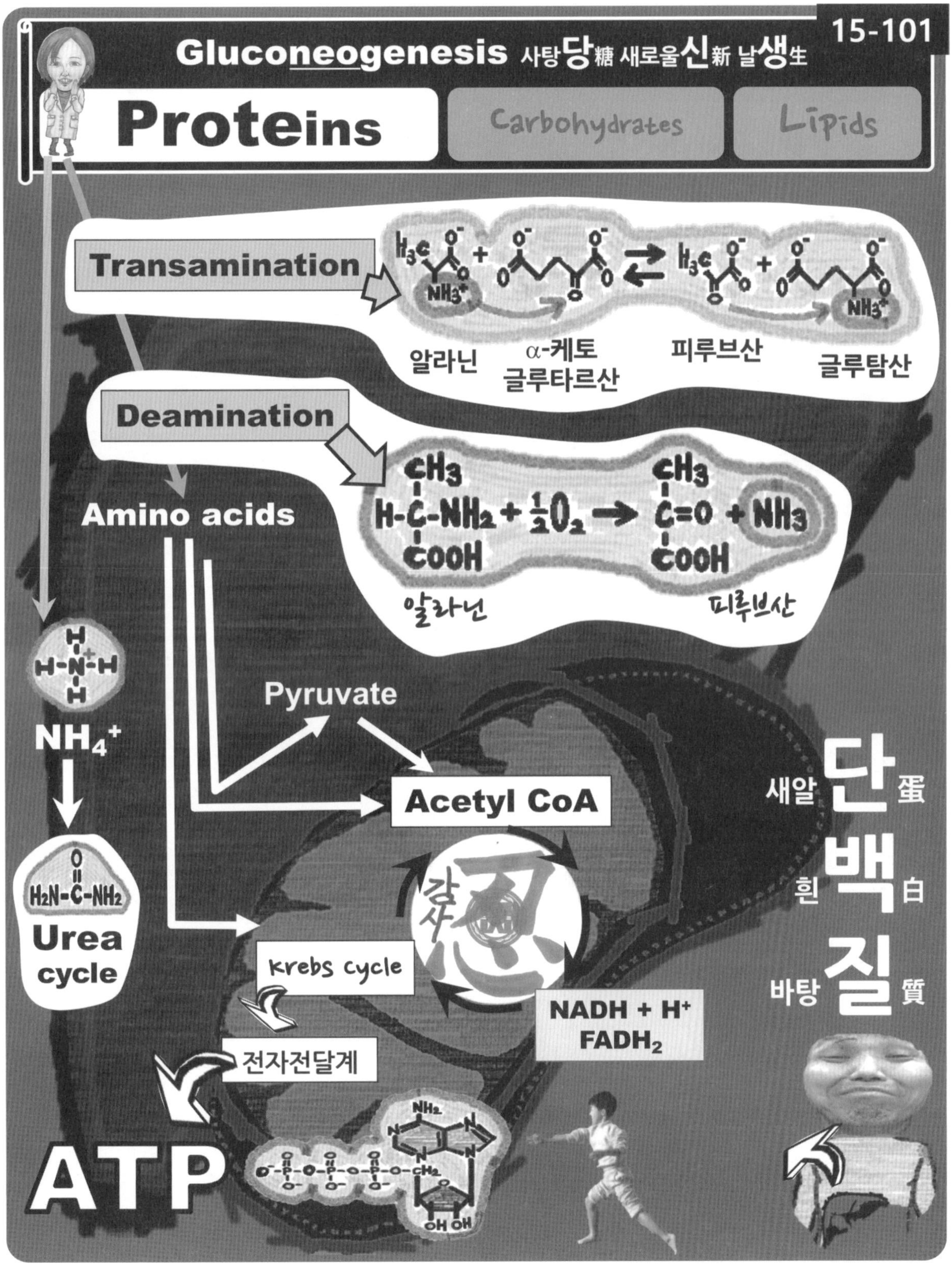
15-101
Gluconeogenesis 사탕당糖 새로울신新 날생生
Proteins
Carbohydrates
Lipids
Transamination
알라닌
α-케토 글루타르산
피루브산
글루탐산
Deamination
Amino acids
알라닌
피루브산
NH_4^+
Urea cycle
Pyruvate
Acetyl CoA
Krebs cycle
NADH + H^+
$FADH_2$
전자전달계
ATP
새알 단 蛋
흰 백 白
바탕 질 質

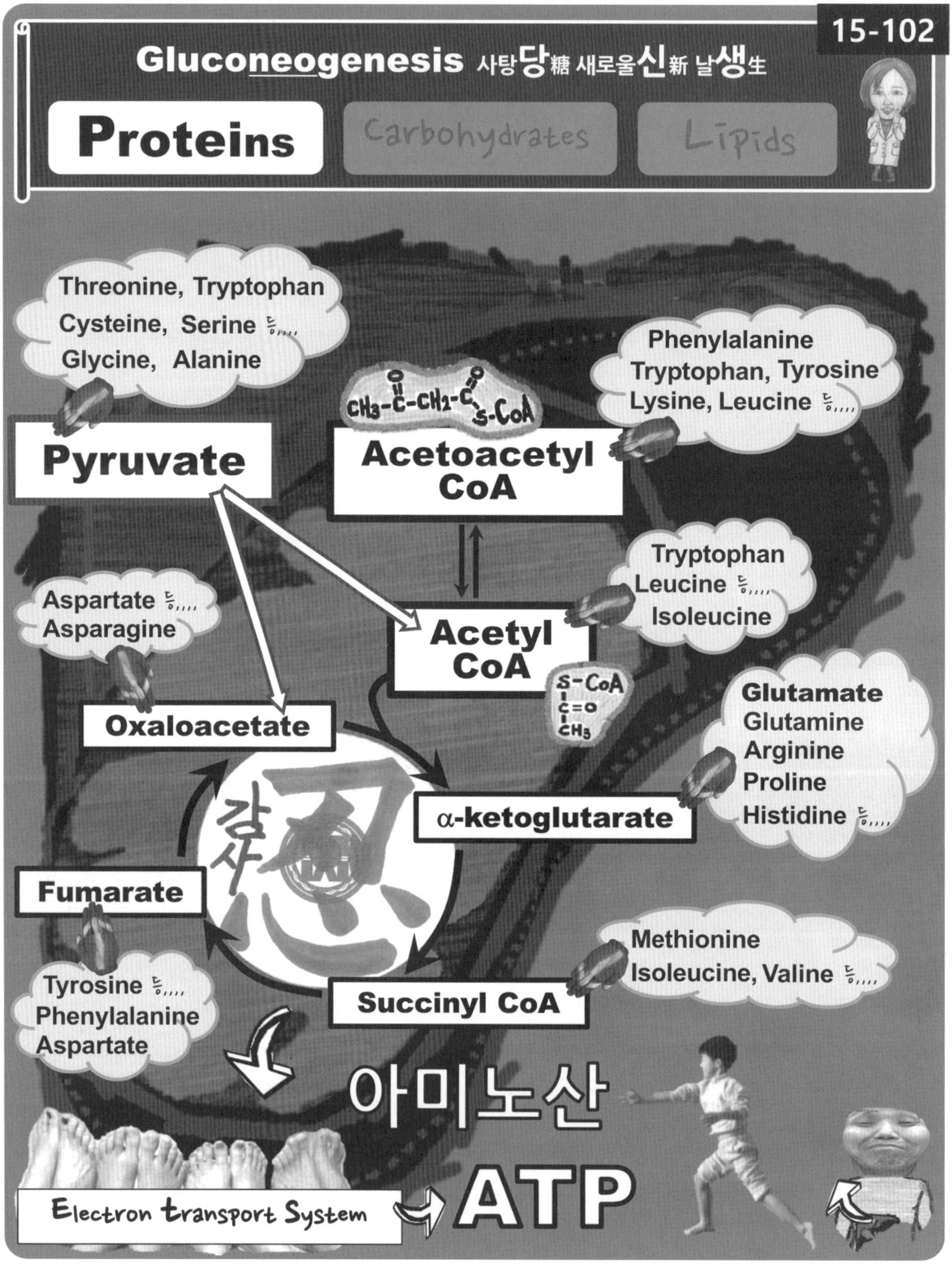
15-102
Gluconeogenesis 사탕당糖 새로울신新 날생生
Proteins
Carbohydrates
Lipids
Threonine, Tryptophan
Cysteine, Serine 등,,,,
Glycine, Alanine
Pyruvate
CH3-C-CH2-C-S-CoA
Acetoacetyl CoA
Phenylalanine
Tryptophan, Tyrosine
Lysine, Leucine 등,,,,
Tryptophan
Leucine 등,,,,
Isoleucine
Aspartate 등,,,,
Asparagine
Acetyl CoA
S-CoA
C=O
CH3
Oxaloacetate
Glutamate
Glutamine
Arginine
Proline
Histidine 등,,,,
α-ketoglutarate
갈사
Fumarate
Tyrosine 등,,,,
Phenylalanine
Aspartate
Succinyl CoA
Methionine
Isoleucine, Valine 등,,,,
아미노산
Electron transport System
ATP

15-103

Gluconeogenesis 사탕당糖 새로울신新 날생生

Proteins — Alanine-Glucose cycle

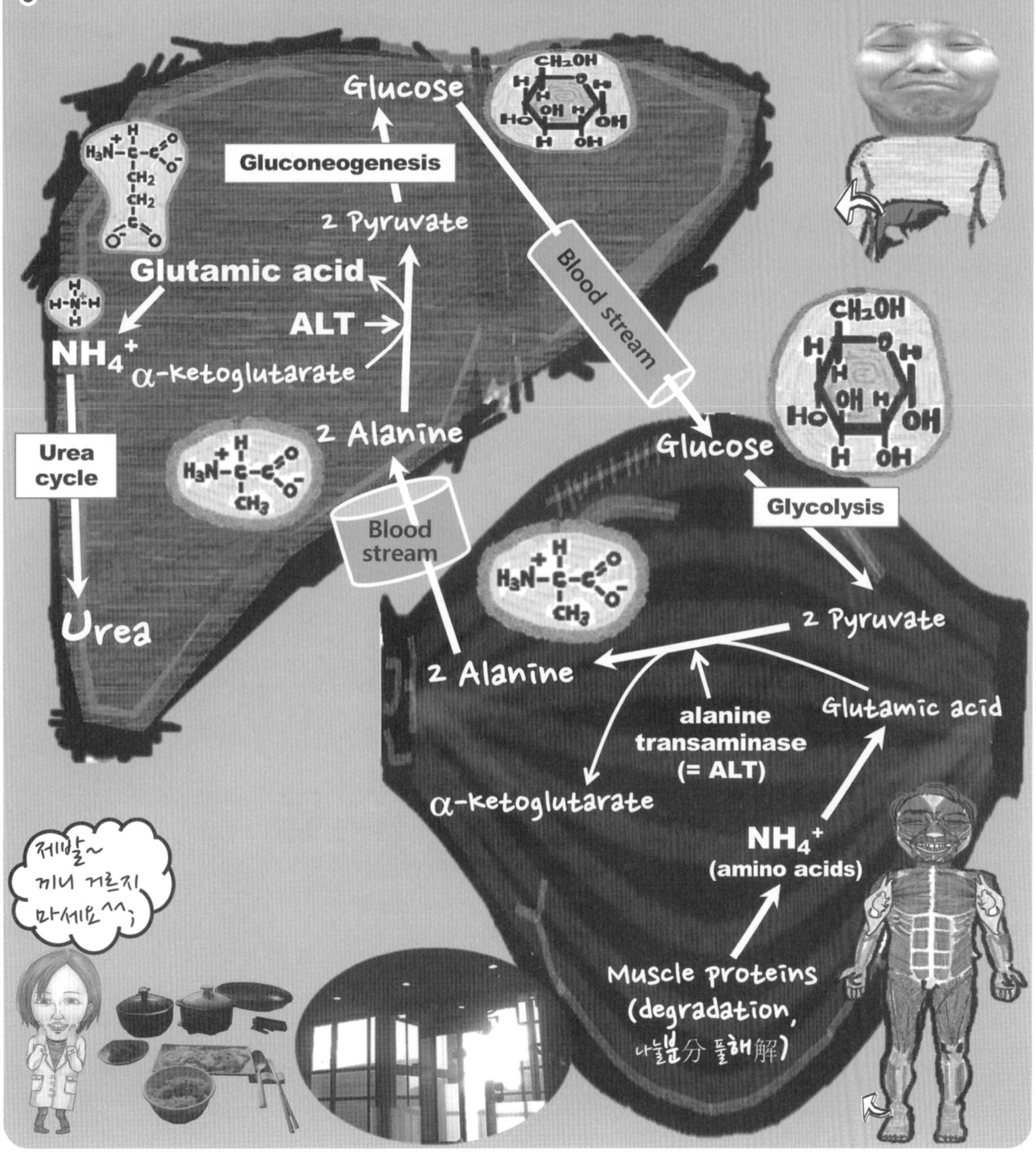

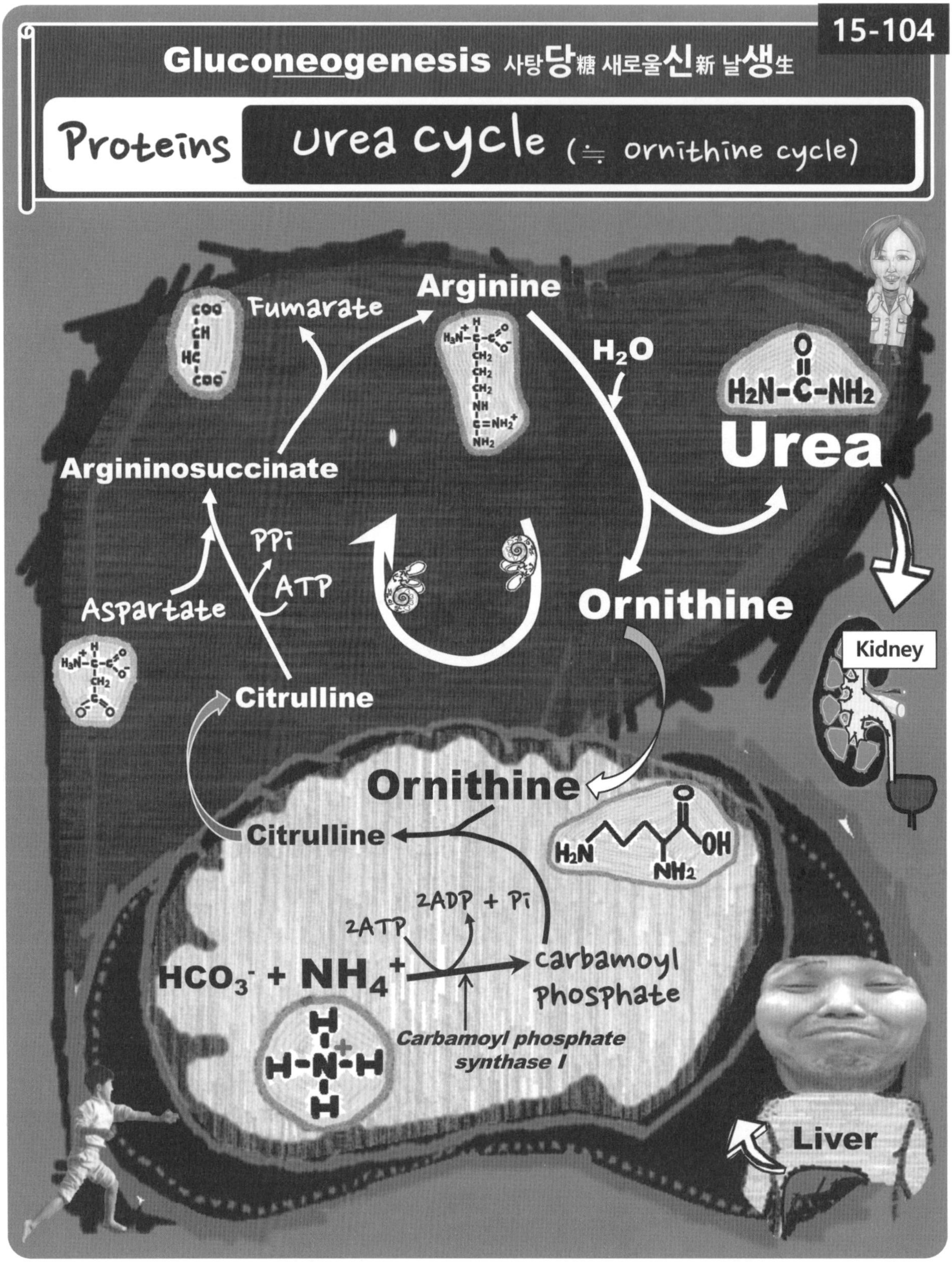
15-104
Gluconeogenesis 사탕당糖 새로울신新 날생生
Proteins
Urea cycle (≒ ornithine cycle)
Fumarate
Arginine
H_2O
$H_2N-C(=O)-NH_2$
Urea
Argininosuccinate
PPi
ATP
Aspartate
Ornithine
Kidney
Citrulline
Ornithine
Citrulline
2ADP + Pi
2ATP
$HCO_3^- + NH_4^+$
carbamoyl phosphate
Carbamoyl phosphate synthase I
Liver

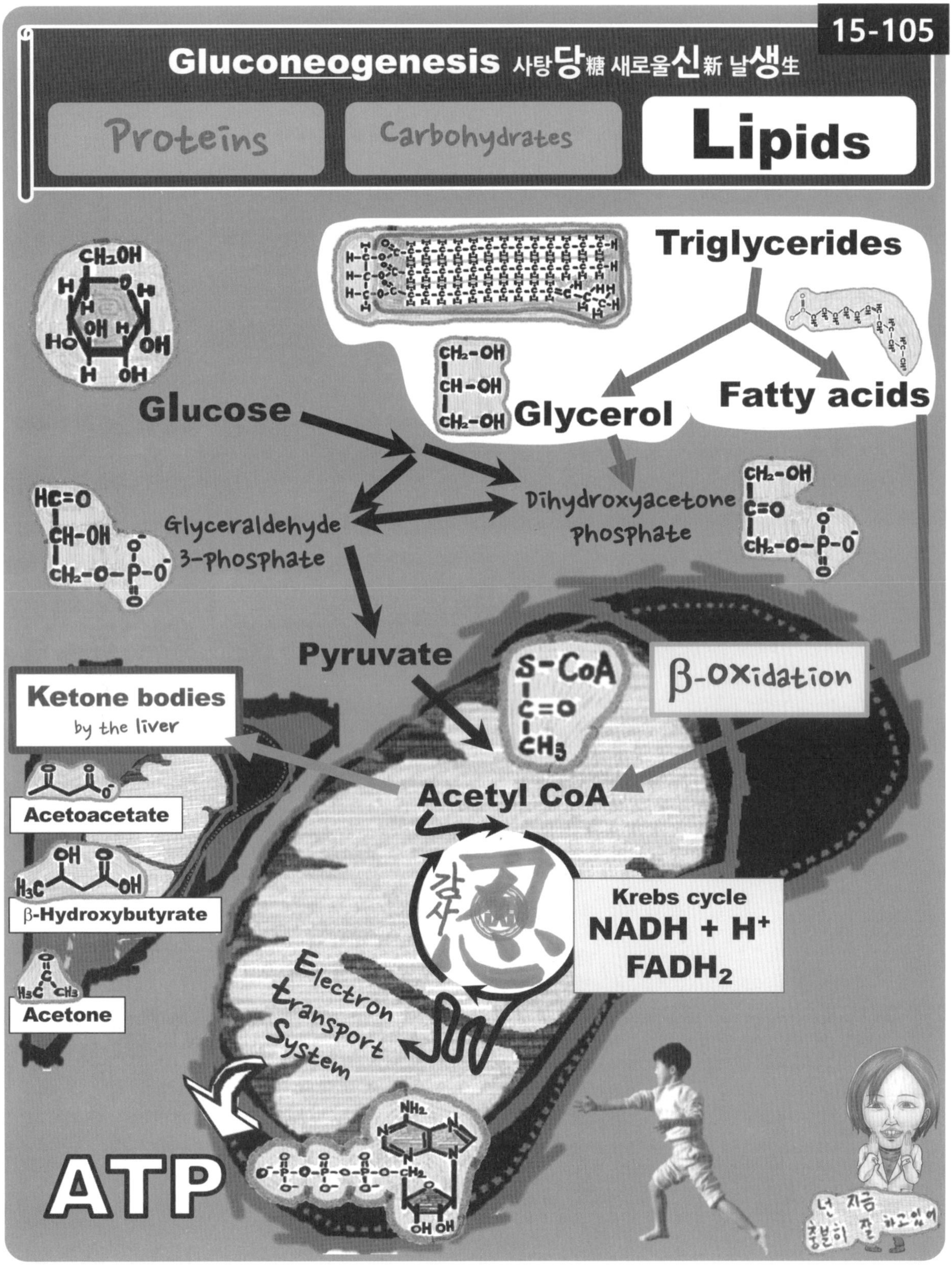
15-105
Gluconeogenesis 사탕당糖 새로울신新 날생生
Proteins
Carbohydrates
Lipids
Triglycerides
Glucose
Glycerol
Fatty acids
Glyceraldehyde 3-phosphate
Dihydroxyacetone Phosphate
Pyruvate
β-oxidation
Ketone bodies
by the liver
Acetoacetate
β-Hydroxybutyrate
Acetone
Acetyl CoA
Krebs cycle
NADH + H+
FADH2
Electron transport System
ATP
넌 지금 충분히 잘 하고있어

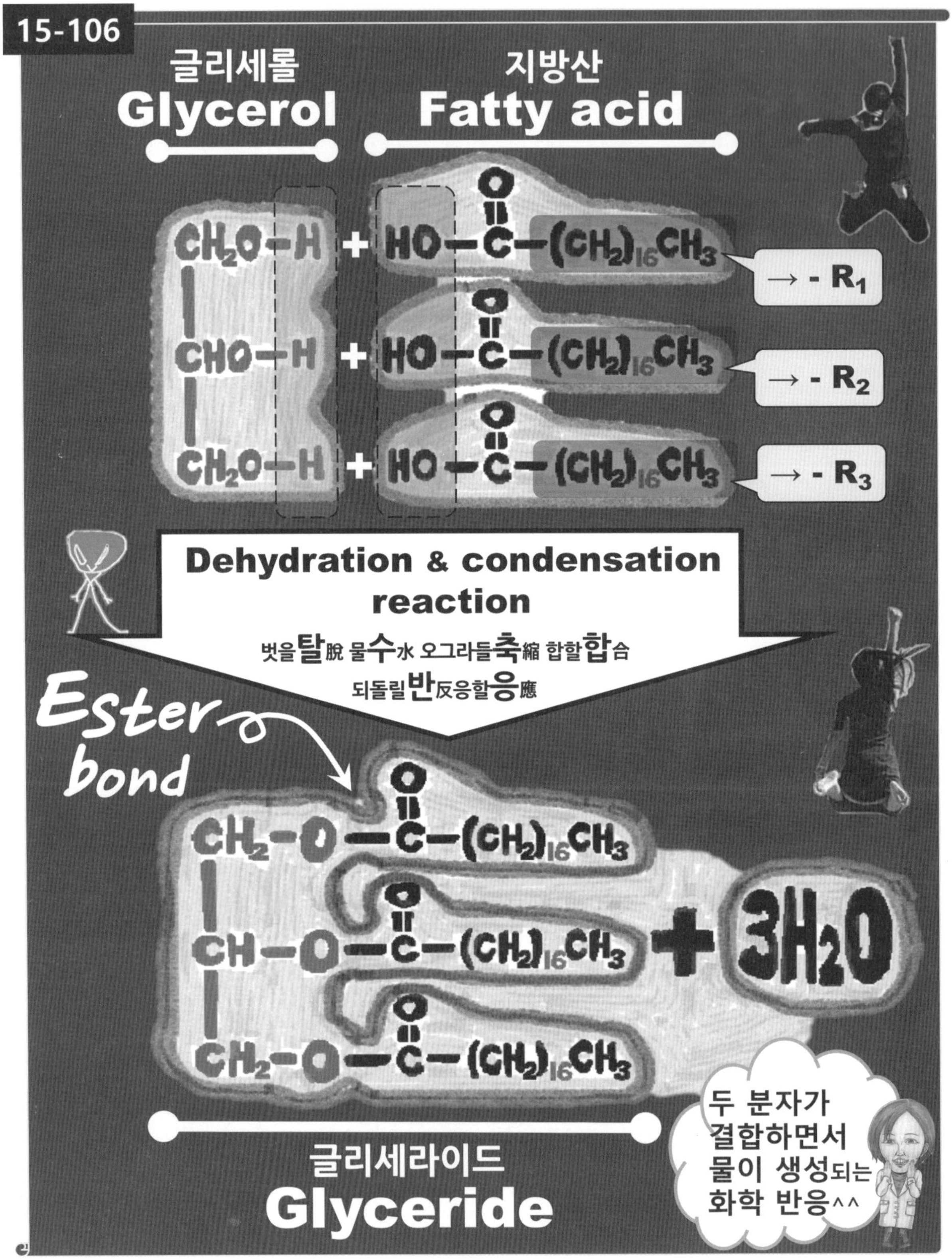
15-106
글리세롤
Glycerol
지방산
Fatty acid
CH2O-H + HO-C-(CH2)16CH3 → - R1
CHO-H + HO-C-(CH2)16CH3 → - R2
CH2O-H + HO-C-(CH2)16CH3 → - R3
Dehydration & condensation reaction
벗을탈脫 물수水 오그라들축縮 합할합合
되돌릴반反응할응應
Ester bond
CH2-O-C-(CH2)16CH3
CH-O-C-(CH2)16CH3
CH2-O-C-(CH2)16CH3
+ 3H2O
글리세라이드
Glyceride
두 분자가 결합하면서 물이 생성되는 화학 반응^^

15-107

Gluconeogenesis 사탕당糖 새로울신新 날생生

Glycerides (글리세라이드) Lipids

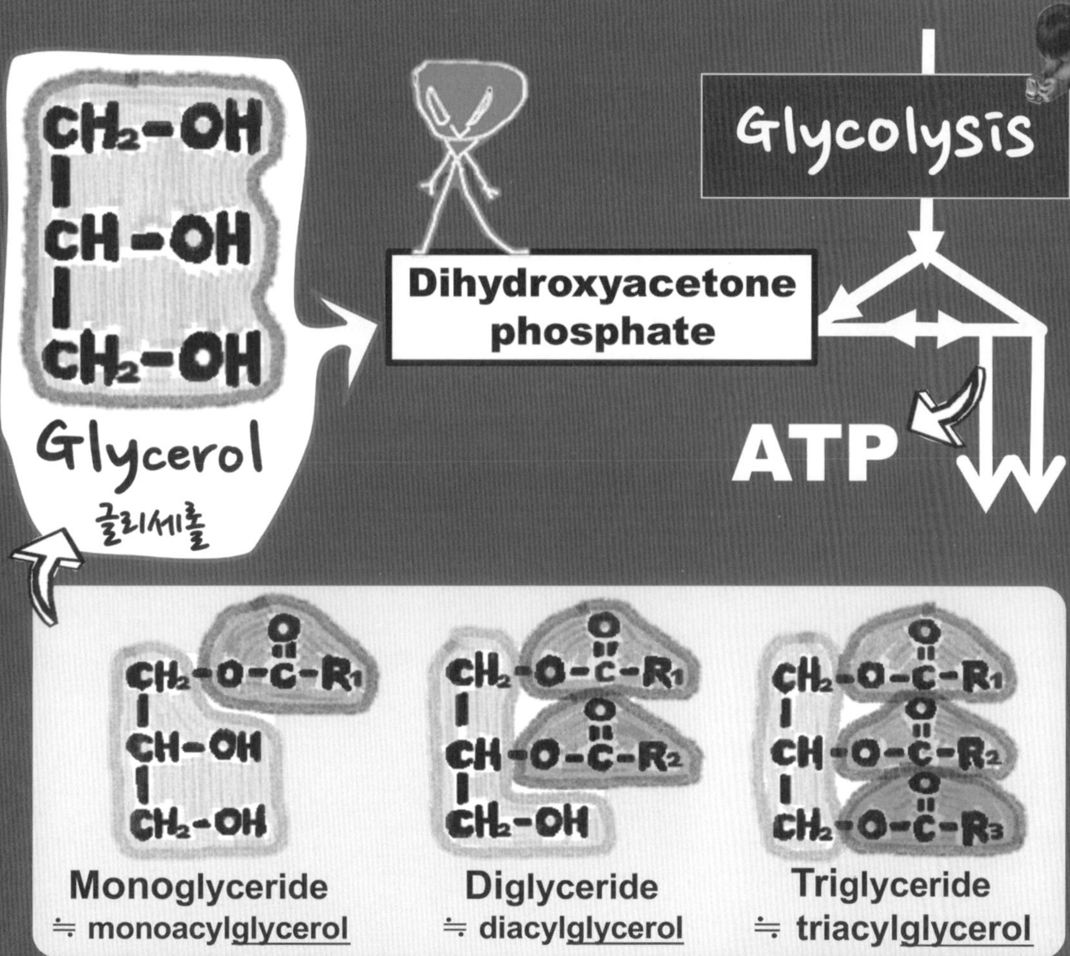

아하! 글리세라이드(Glycerides)는 '지방산(fatty acid)'과 '글리세롤(glycerol)'의 에스테르 결합 화합물을 의미^^
즉, 히드록시기(-OH group)가 1개 결합된 구조이면 ► 모노글리세라이드,
2개 결합된, 3개 결합된 구조는 각각 디-, 트라이-글리세라이드 구나^^

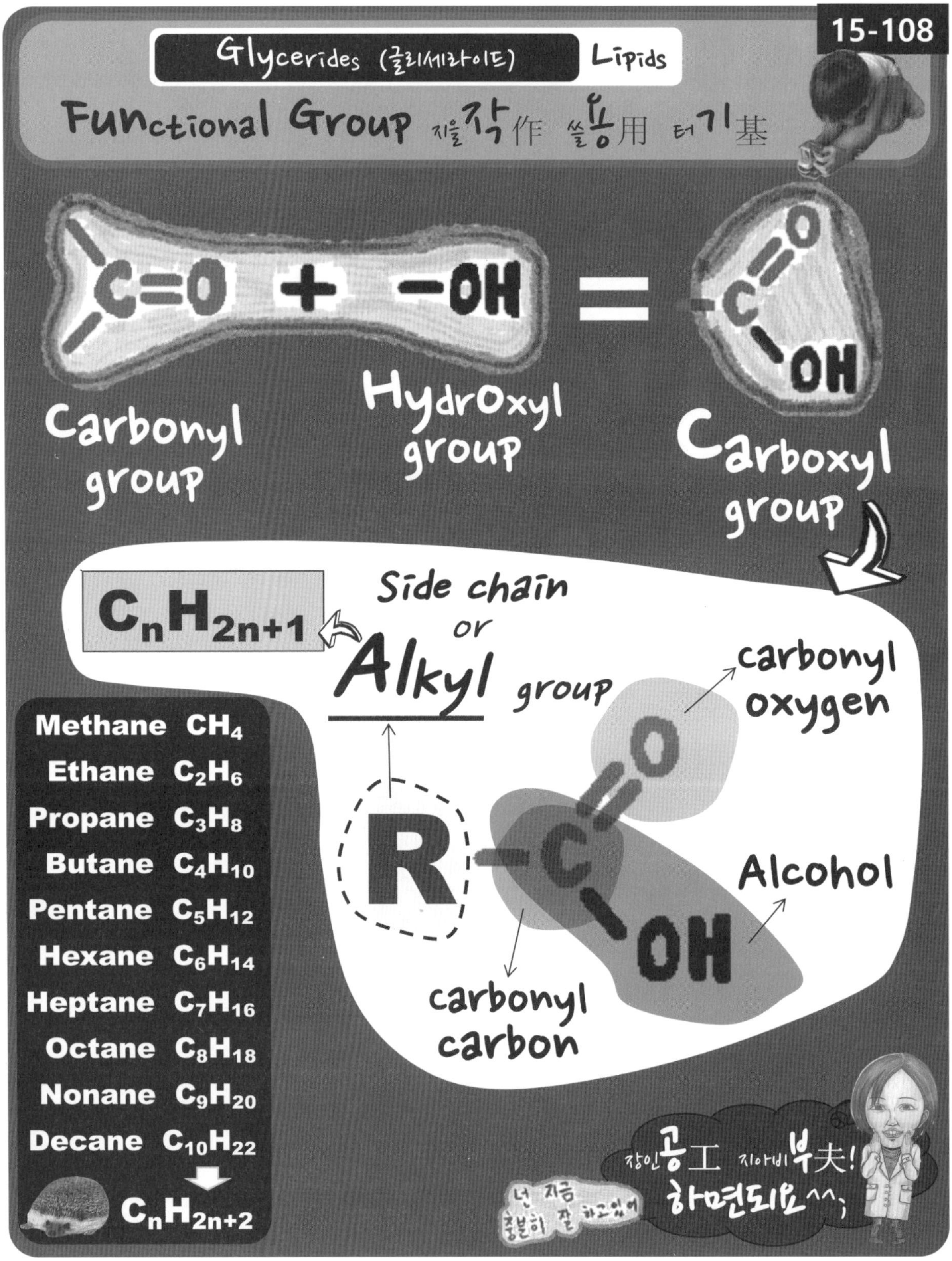
15-108
Glycerides (글리세라이드)
Lipids
Functional Group 지을작作 쓸용用 터기基
C=O + -OH = -C(=O)OH
Carbonyl group
Hydroxyl group
Carboxyl group
C_nH_{2n+1}
Side chain or Alkyl group
carbonyl oxygen
R-C(=O)-OH
Alcohol
carbonyl carbon
Methane CH_4
Ethane C_2H_6
Propane C_3H_8
Butane C_4H_{10}
Pentane C_5H_{12}
Hexane C_6H_{14}
Heptane C_7H_{16}
Octane C_8H_{18}
Nonane C_9H_{20}
Decane $C_{10}H_{22}$
C_nH_{2n+2}
넌 지금 충분히 잘 하고있어
장인공工 지아비부夫! 하면되요^^;

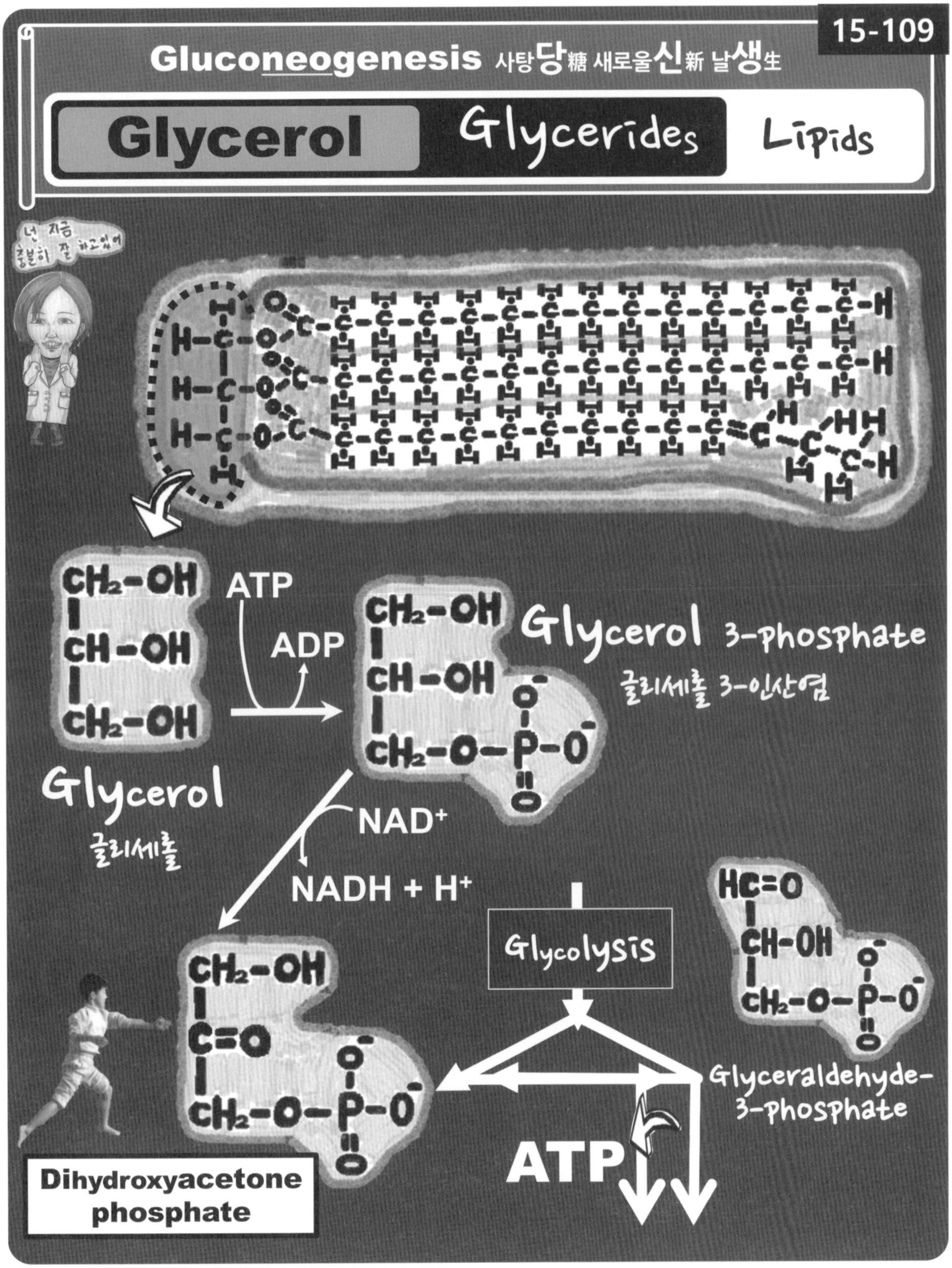
15-109
Gluconeogenesis 사탕당糖 새로울신新 날생生
Glycerol
Glycerides
Lipids
ATP
ADP
Glycerol 3-phosphate
글리세롤 3-인산염
Glycerol
글리세롤
NAD+
NADH + H+
Glycolysis
Glyceraldehyde-3-phosphate
ATP
Dihydroxyacetone phosphate

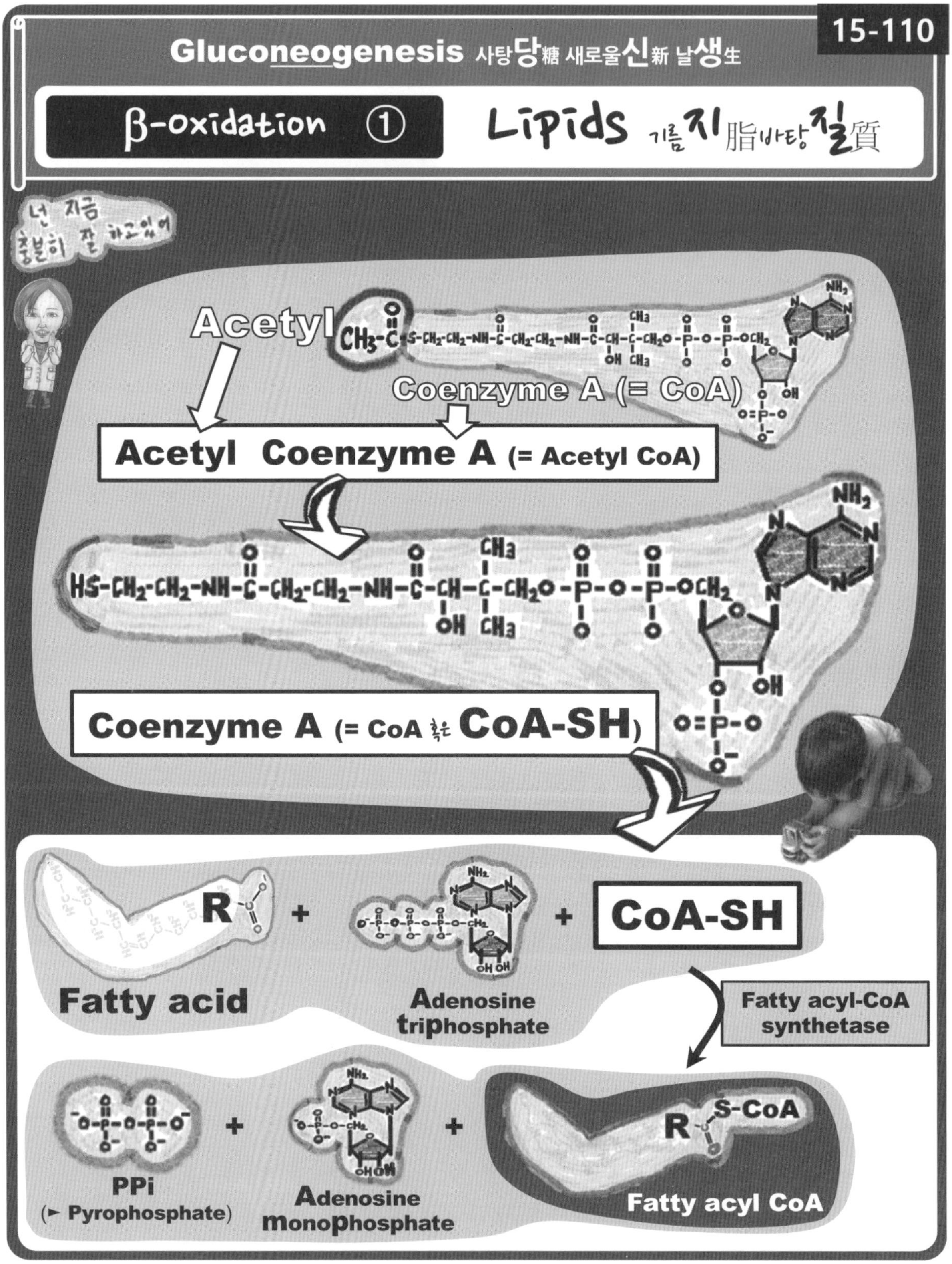
15-110
Gluconeogenesis 사탕당糖 새로울신新 날생生
β-oxidation ①
Lipids 기름지脂 바탕질質
넌 지금 충분히 잘 하고있어
Acetyl
Coenzyme A (= CoA)
Acetyl Coenzyme A (= Acetyl CoA)
Coenzyme A (= CoA 혹은 CoA-SH)
Fatty acid
+
Adenosine triphosphate
+
CoA-SH
Fatty acyl-CoA synthetase
PPi
(► Pyrophosphate)
+
Adenosine monophosphate
+
R S-CoA
Fatty acyl CoA

15-111

Gluconeogenesis 사탕당糖 새로울신新 날생生

β-oxidation ②

Lipids 기름지脂바탕질質

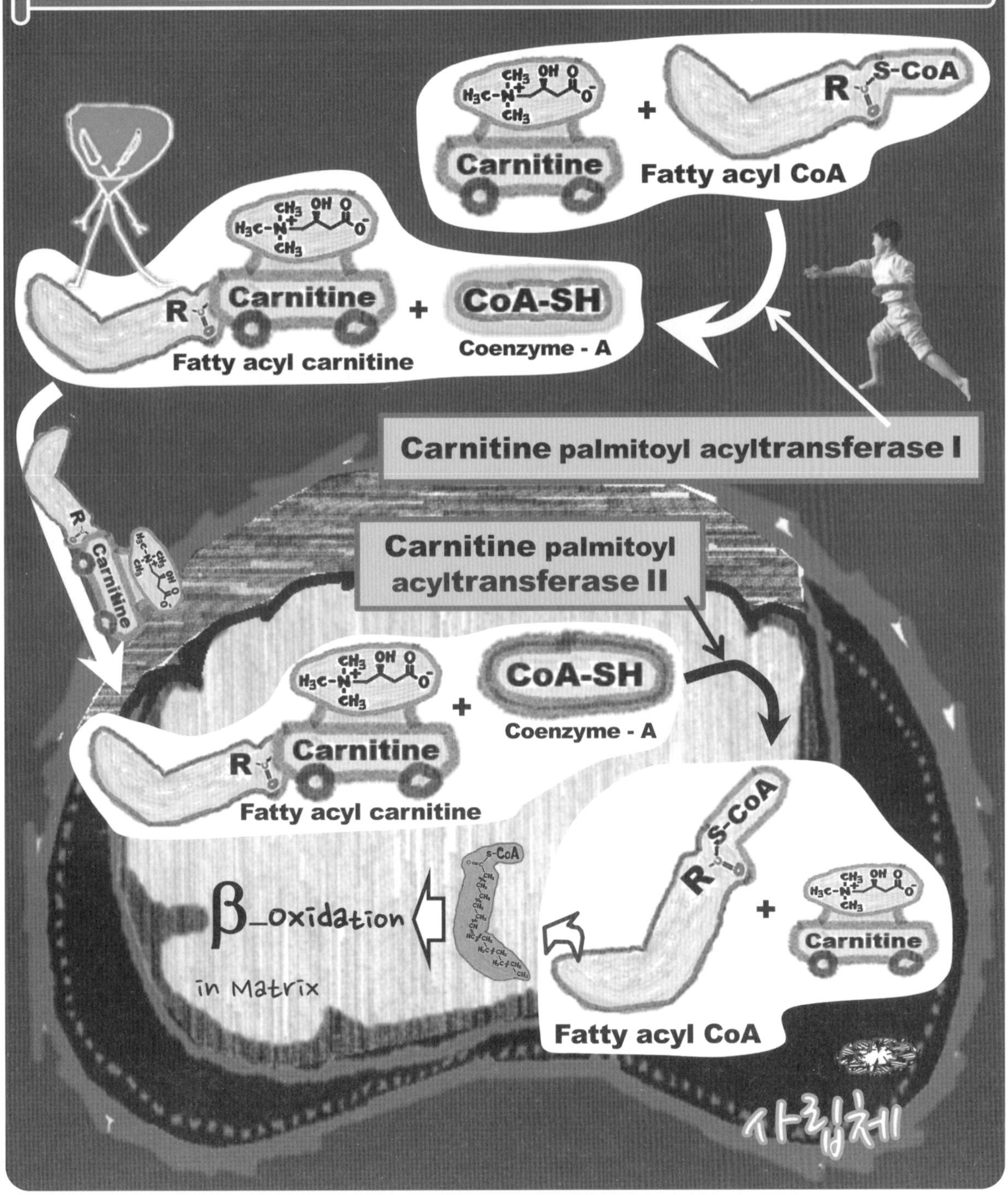

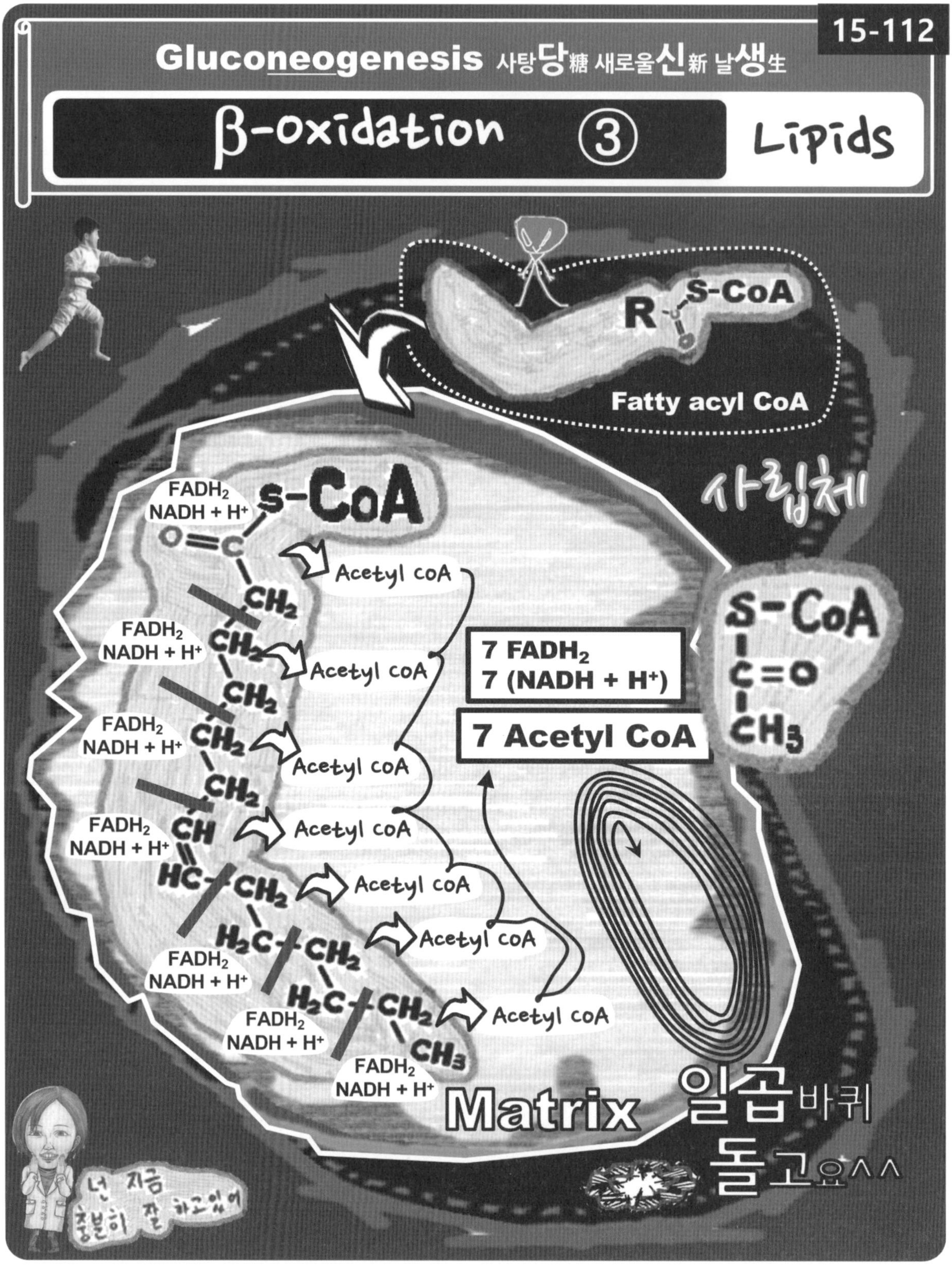
15-112
Gluconeogenesis 사탕당糖 새로울신新 날생生
β-oxidation ③
Lipids
R
S-CoA
Fatty acyl CoA
사립체
s-CoA
FADH$_2$
NADH + H$^+$
Acetyl coA
S-CoA
C=O
CH$_3$
7 FADH$_2$
7 (NADH + H$^+$)
7 Acetyl CoA
Matrix
일곱바퀴
돌고요^^
넌 지금 충분히 잘 하고있어

15-113

14C-Lipid
탄소-14 리피드^^

ATP 수율 계산
ATP yield

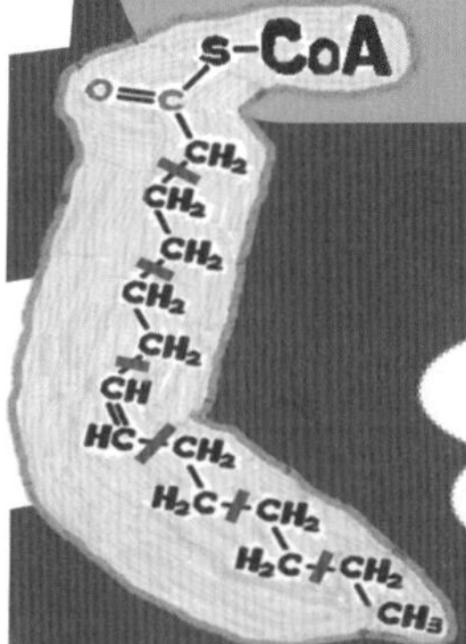

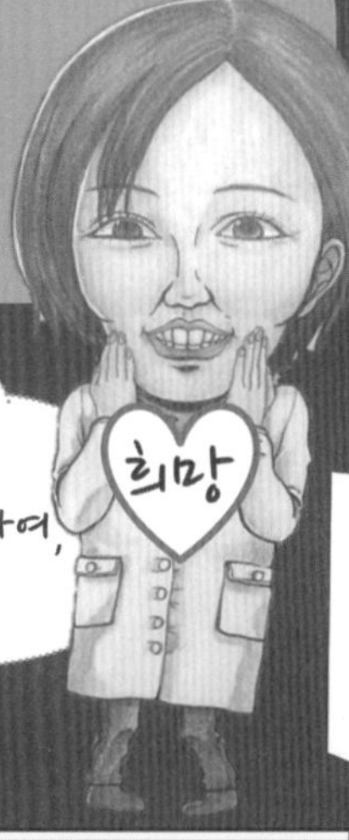

넌 지금 충분히 잘 하고있어

아하!
지방 1 그램이 약 **9 kcal/g**의 에너지를 생산하여,
탄수화물/단백질 1 그램이 약 **4 kcal/g**에 비해
약 두배 넘는 고효율-에너지 생성을 보이는 구나^^

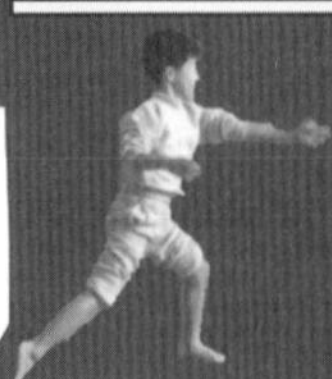

	ATP 소비?	직접-인산화에 의한 ATP생성	NADH $FADH_2$ 환원	산화적-인산화에 의한 ATP생성	Net ATP
이론적 크렙스 회로 krebs cycle	0	7GTPs → 7ATPs	14$FADH_2$ 28NADH	14 × 2 = 28 28 × 3 = 84	112
실질적 크렙스 회로 krebs cycle	0	7GTPs → 7ATPs	14$FADH_2$ 28NADH	14 × 1.5 = 21 28 × 2.5 = 70	91

Adenosine triphosphate

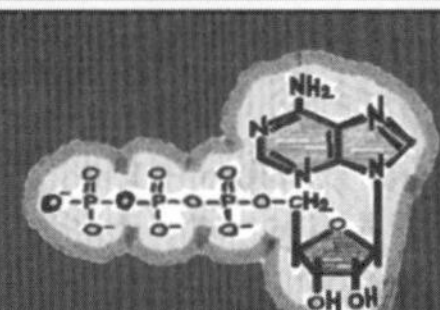

112

91

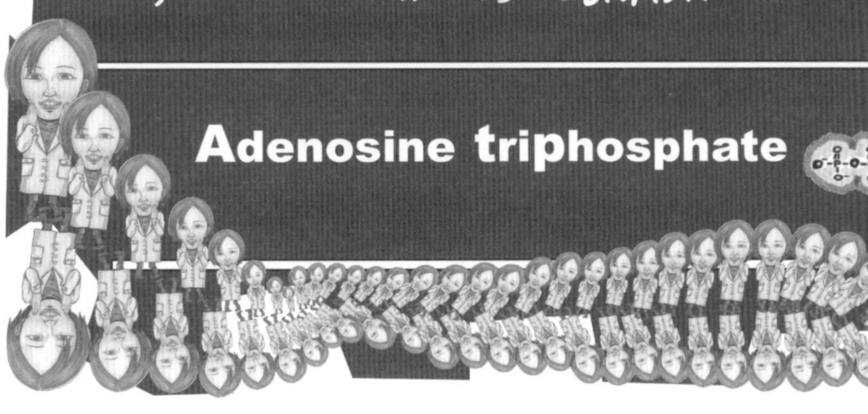

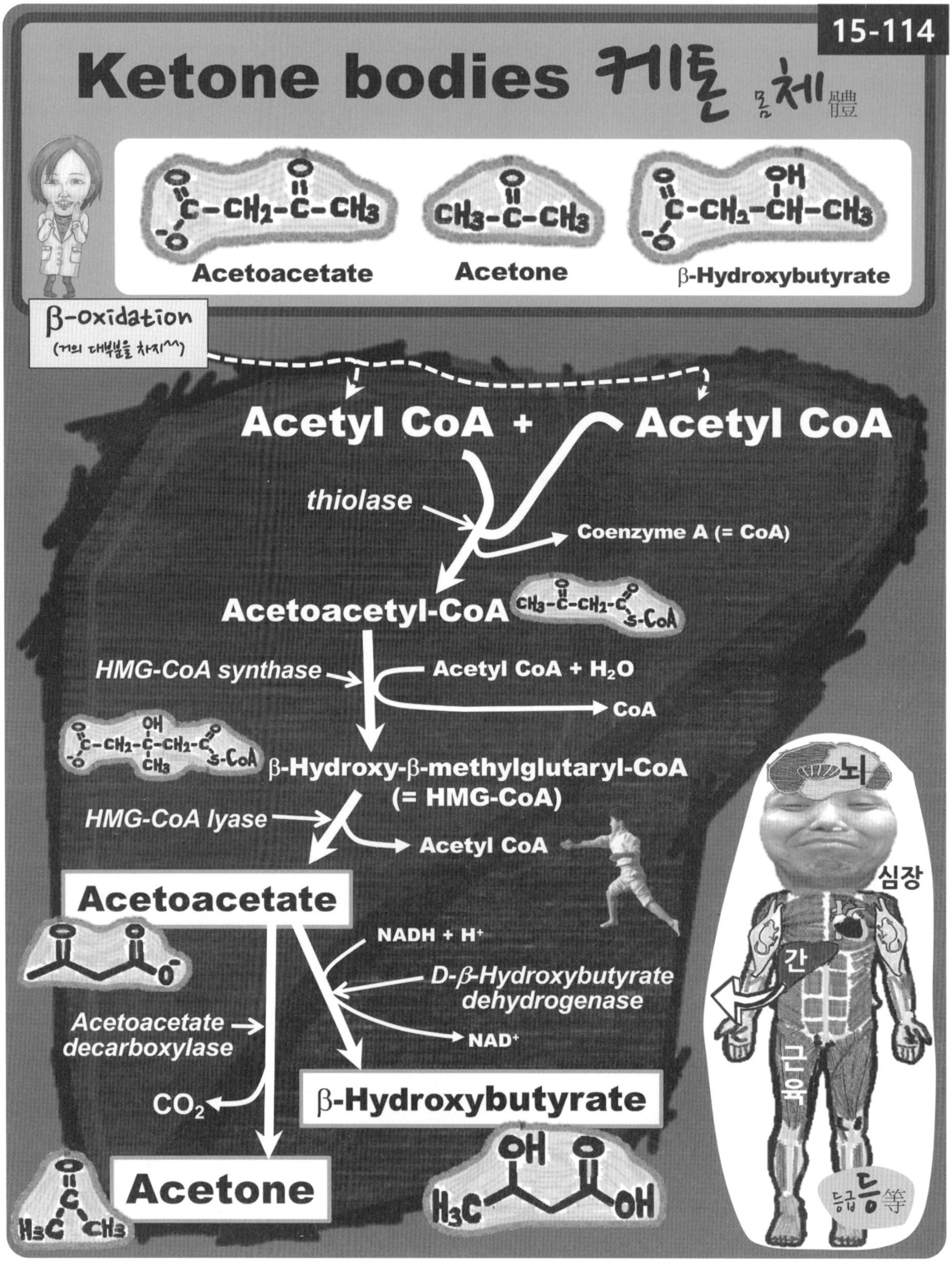
15-114
Ketone bodies 케톤 몸체 體
Acetoacetate
Acetone
β-Hydroxybutyrate
β-oxidation
(거의 대부분을 차지^^)
Acetyl CoA +
Acetyl CoA
thiolase
Coenzyme A (= CoA)
Acetoacetyl-CoA
HMG-CoA synthase
Acetyl CoA + H2O
CoA
β-Hydroxy-β-methylglutaryl-CoA
(= HMG-CoA)
HMG-CoA lyase
Acetyl CoA
Acetoacetate
NADH + H+
D-β-Hydroxybutyrate dehydrogenase
NAD+
Acetoacetate decarboxylase
CO2
β-Hydroxybutyrate
Acetone
뇌
심장
간
근육
등급 등 等

15-115

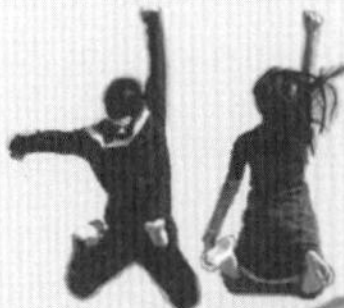

Saturated fatty acids

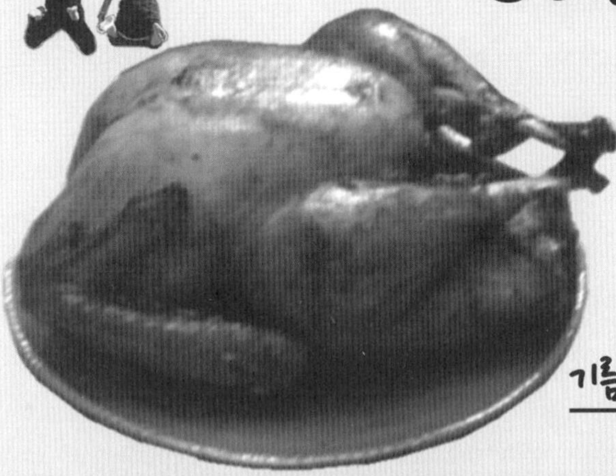

배부를 포 飽 화할 화 和
기름 지 脂 기름 방 肪 실 산 酸

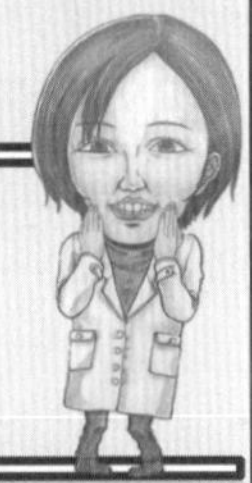

Common Name	Abbreviation	Systemic Name	Structure hydrophobic Hydrocarbon tail	Example
Butyric	4:0	Butanoic acid	$CH_3(CH_2)_2COOH$	(일명: 낙산) 버터유(게운적, 불쾌향)
caproic	6:0	Hexanoic acid	$CH_3(CH_2)_4COOH$	버터유, 팜유, 야자유 (불쾌향)
caprylic	8:0	Octanoic acid	$CH_3(CH_2)_6COOH$	버터유, 팜유, 야자유 (불쾌향)
capric	10:0	n-Decanoic	$CH_3(CH_2)_8COOH$	버터유, 야자유 (불쾌향)
Lauric	12:0	n-Dodecanoic	$CH_3(CH_2)_{10}COOH$	월계수과육유, 버터유, 야자유
Myristic	14:0	n-Tetradecanoic	$CH_3(CH_2)_{12}COOH$	버터유, 팜유, 야자유, 낙화생유
Palmitic	16:0	n-Hexadecanoic	$CH_3(CH_2)_{14}COOH$	동-식물 유지에 분포
Stearic	18:0	n-Octadecanoic	$CH_3(CH_2)_{16}COOH$	동-식물 유지, 인지질에 분포 (多)
Arachidic	20:0	n-Eicosanoic	$CH_3(CH_2)_{18}COOH$	버터유, 라드, 낙화생유
Behenic	22:0	n-Docosanoic	$CH_3(CH_2)_{20}COOH$	식물의 종자유, 경화어유
Lignoceric	24:0	n-Tetracosanoic	$CH_3(CH_2)_{22}COOH$	당지질, 낙화생유(=땅콩기름)
cerotic	26:0	n-Hexacosanoic	$CH_3(CH_2)_{24}COOH$	밀납, 왁스

15-116

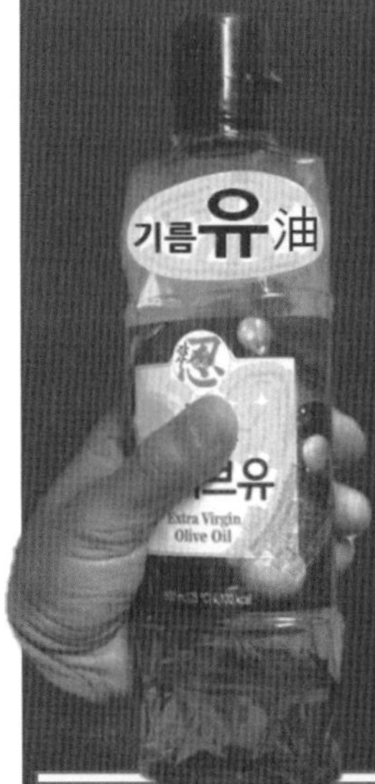

Ünsaturated fatty acids

아니 불 不 배부를 포 飽 화할 화 和
기름 지 脂 기름 방 肪 실 산 酸

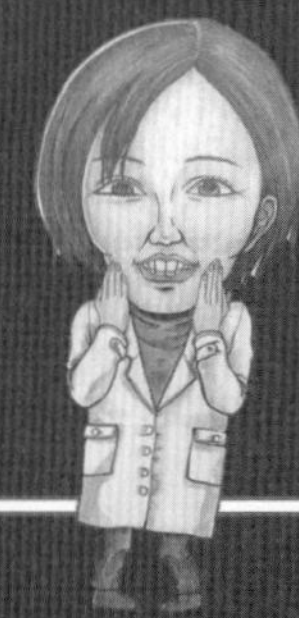

Common Name	Abbreviation	Systemic Name	Structure hydrophobic Hydrocarbon tail	Example
Palmitoleic	16:1 cΔ9	cis-9-Hexadecenoic	$CH_3(CH_2)_5CH{=}CH(CH_2)_7COOH$	어유, 고래유
Oleic	18:1 cΔ9	cis-9-Octadecenoic	$CH_3(CH_2)_7CH{=}CH(CH_2)_7COOH$	동-식물 유지
Linoleic	18:2 cΔ9,12	cis, cis-9,12-Octadecadienoic	$CH_3(CH_2)_4CH{=}CHCH_2CH{=}CH(CH_2)_7COOH$	동-식물 유지
Linolenic	18:3 cΔ9,12,15	All-cis-9,12.15-Octadecadienoic	$CH_3CH_2CH{=}CHCH_2CH{=}CHCH_2CH{=}CH(CH_2)_7COOH$	동-식물 유지
Arachidonic	20:4 cΔ5,8,11,14	All-cis-5,8,11,14-Eicosatetraenoic	$CH_3(CH_2)_4CH{=}CHCH_2CH{=}CHCH_2CH{=}CHCH_2CH{=}CH(CH_2)_3COOH$	동물계 지질
Erucic	22:1 cΔ13	cis-13-Docosenoic	$CH_3(CH_2)_7CH{=}CH(CH_2)_{11}COOH$	채종유, 겨자유

15-117

Unsaturated fatty acids
Cis- & Trans-fatty acid

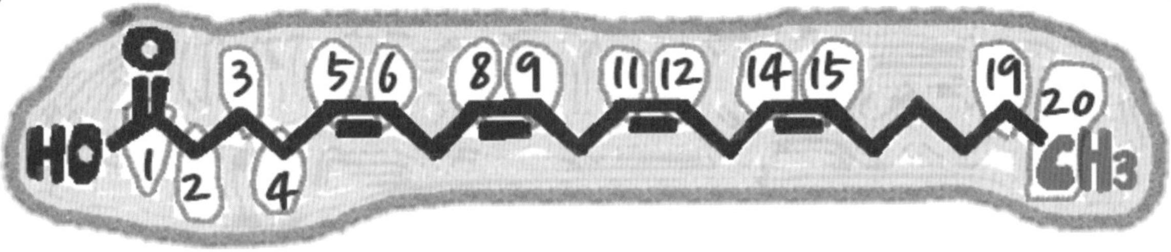

20:4($\Delta^{5,8,11,14}$) All-*cis*-5,8,11,14-Eicosatetraenoic acid

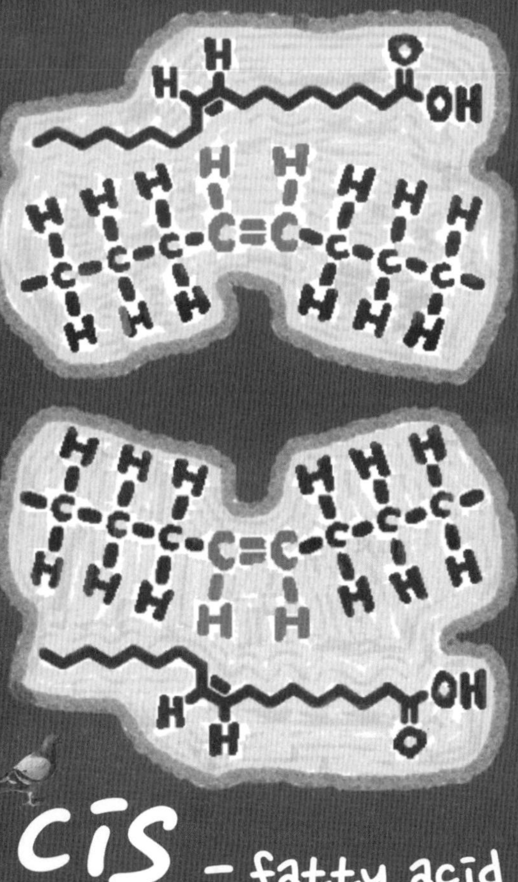

cis - fatty acid

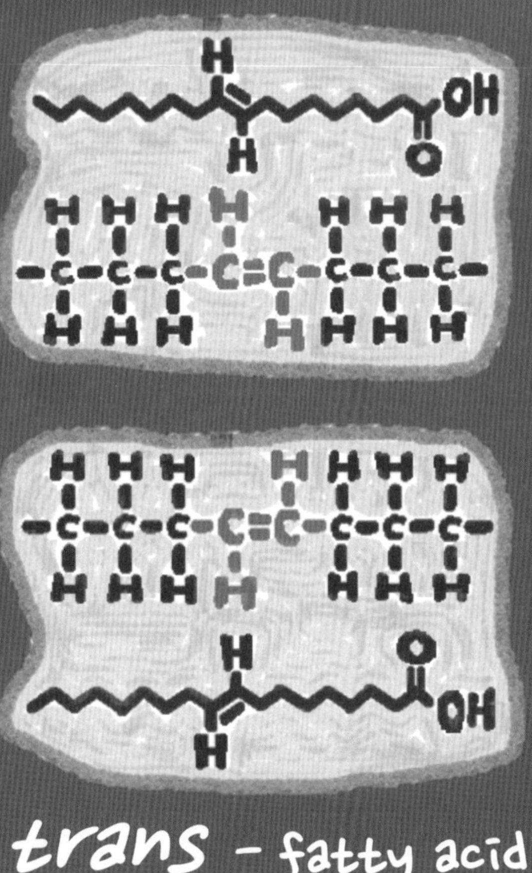

trans - fatty acid

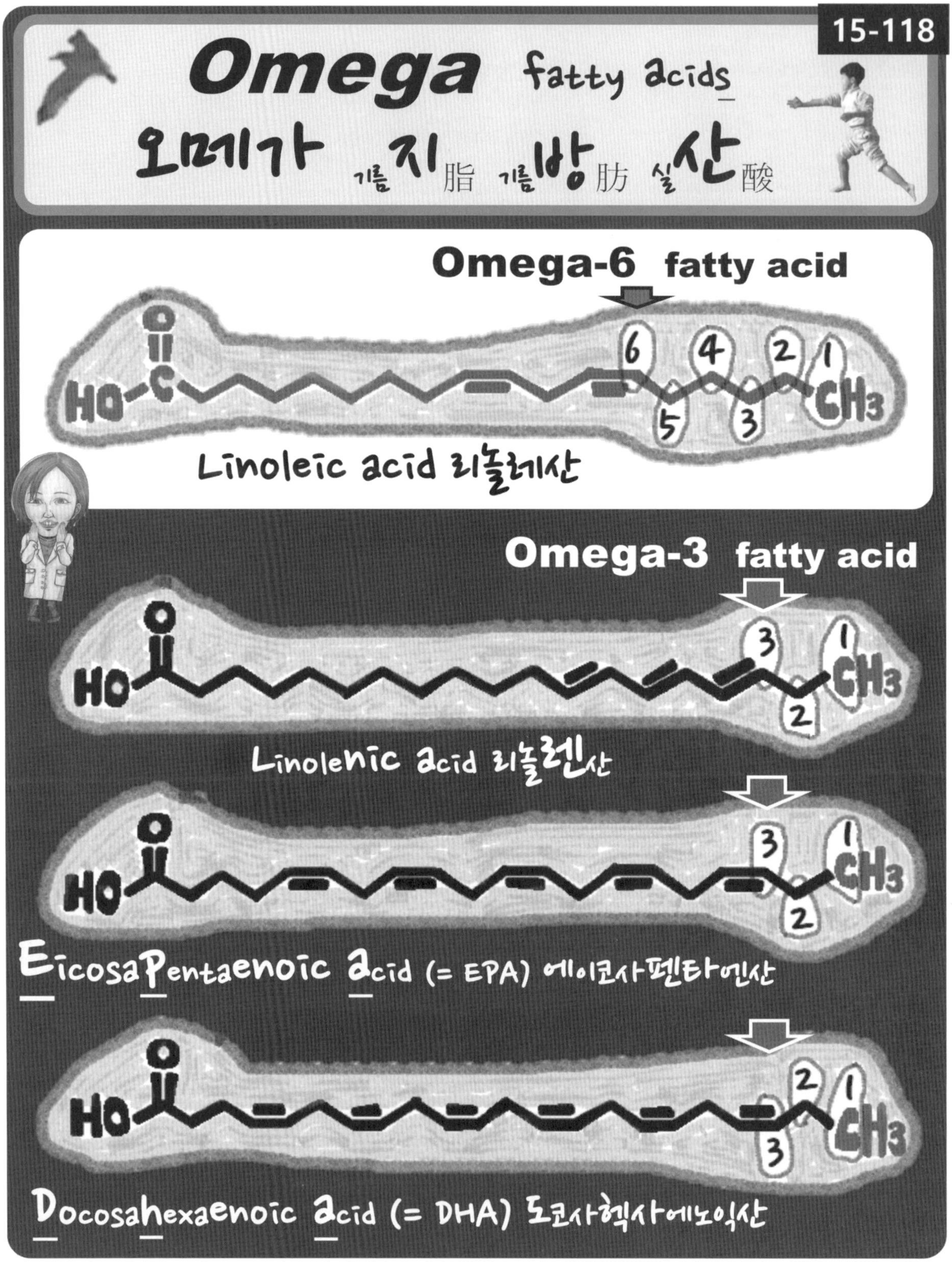
15-118
Omega fatty acids
오메가 기름지脂 기름방肪 실산酸
Omega-6 fatty acid
Linoleic acid 리놀레산
Omega-3 fatty acid
Linolenic acid 리놀렌산
EicosaPentaenoic acid (= EPA) 에이코사펜타엔산
Docosahexaenoic acid (= DHA) 도코사헥사에노익산

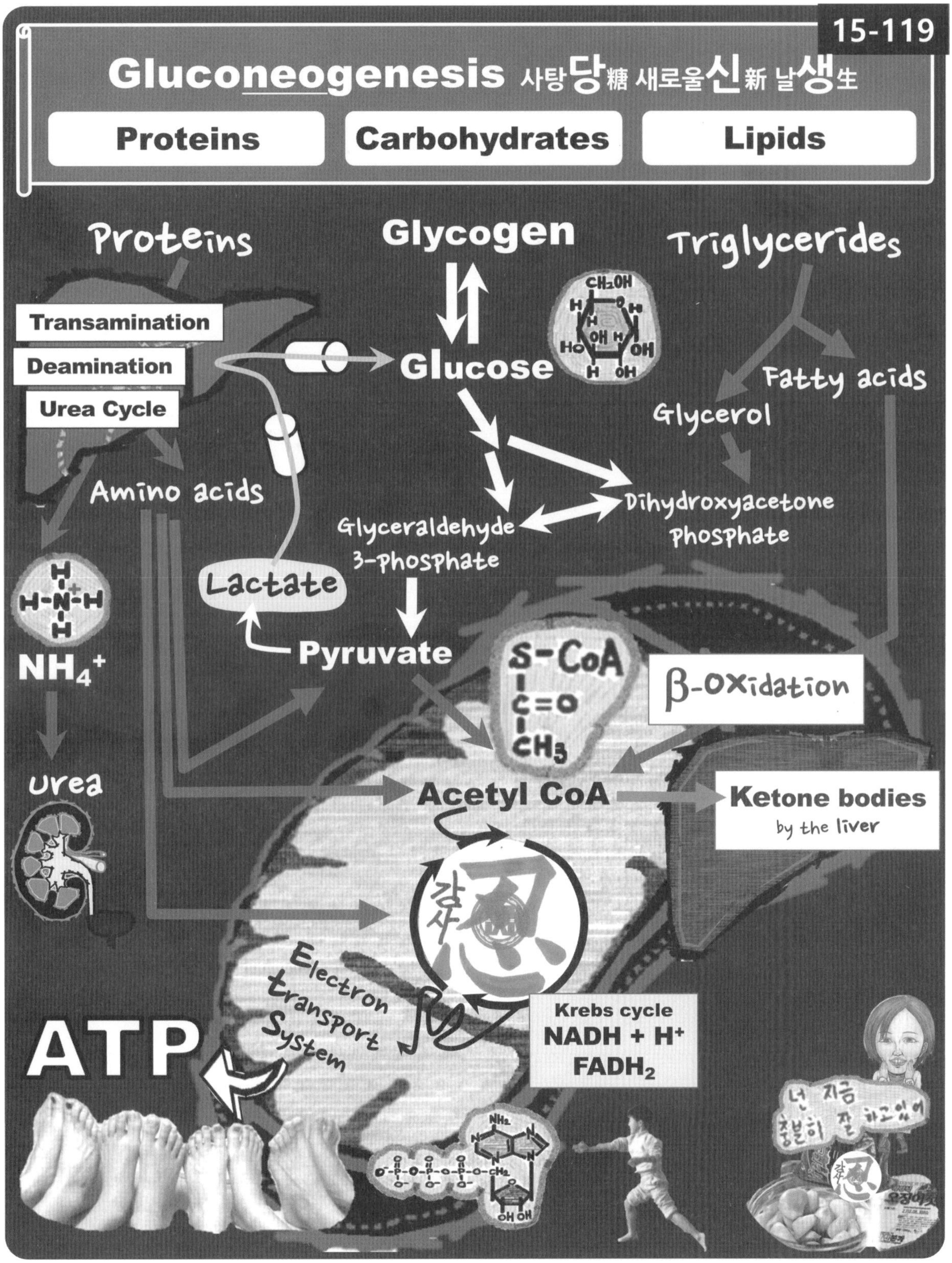
15-119
Gluconeogenesis 사탕당糖 새로울신新 날생生
Proteins
Carbohydrates
Lipids
Proteins
Glycogen
Triglycerides
Transamination
Deamination
Urea Cycle
Glucose
Fatty acids
Glycerol
Amino acids
Dihydroxyacetone Phosphate
Glyceraldehyde 3-Phosphate
Lactate
Pyruvate
NH_4^+
S-CoA
C=O
CH_3
β-oxidation
Urea
Acetyl CoA
Ketone bodies
by the liver
Electron transport System
Krebs cycle
NADH + H+
$FADH_2$
ATP
넌 지금 충분히 잘 하고있어

15-120

Cell membrane 가늘세細 태보포胞 막막膜

≒ cytoplasmic membrane 세細 포胞 바탕질質 막膜

≒ Plasma membrane 형상형形 바탕질質 막막膜

≒ Plasmalemma 근원원原 형상형形 바탕질質 막막膜 등,,,,

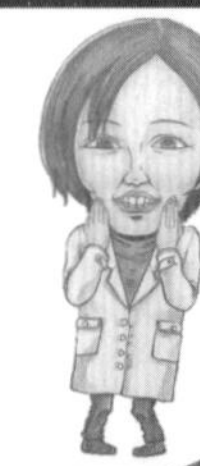

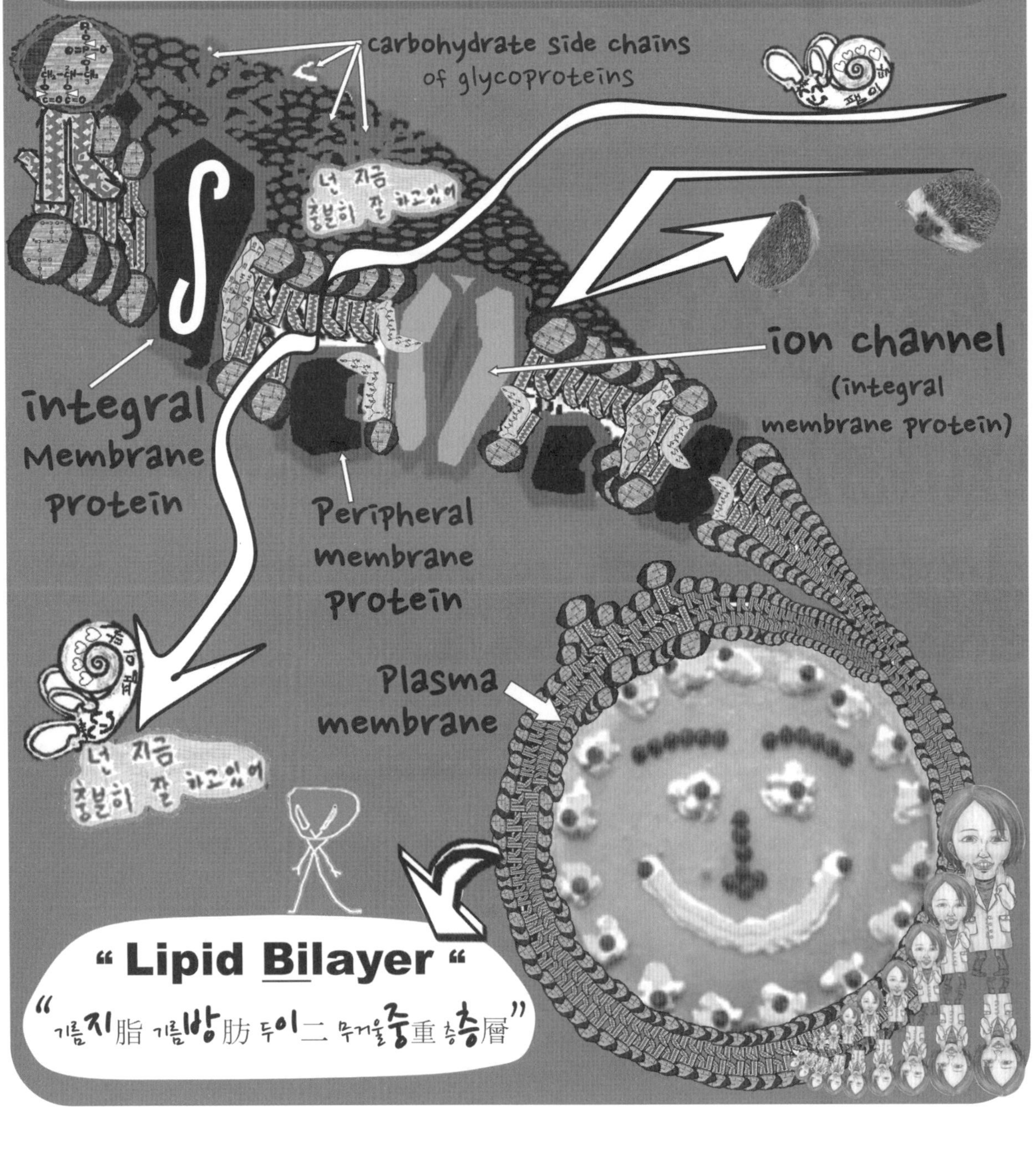

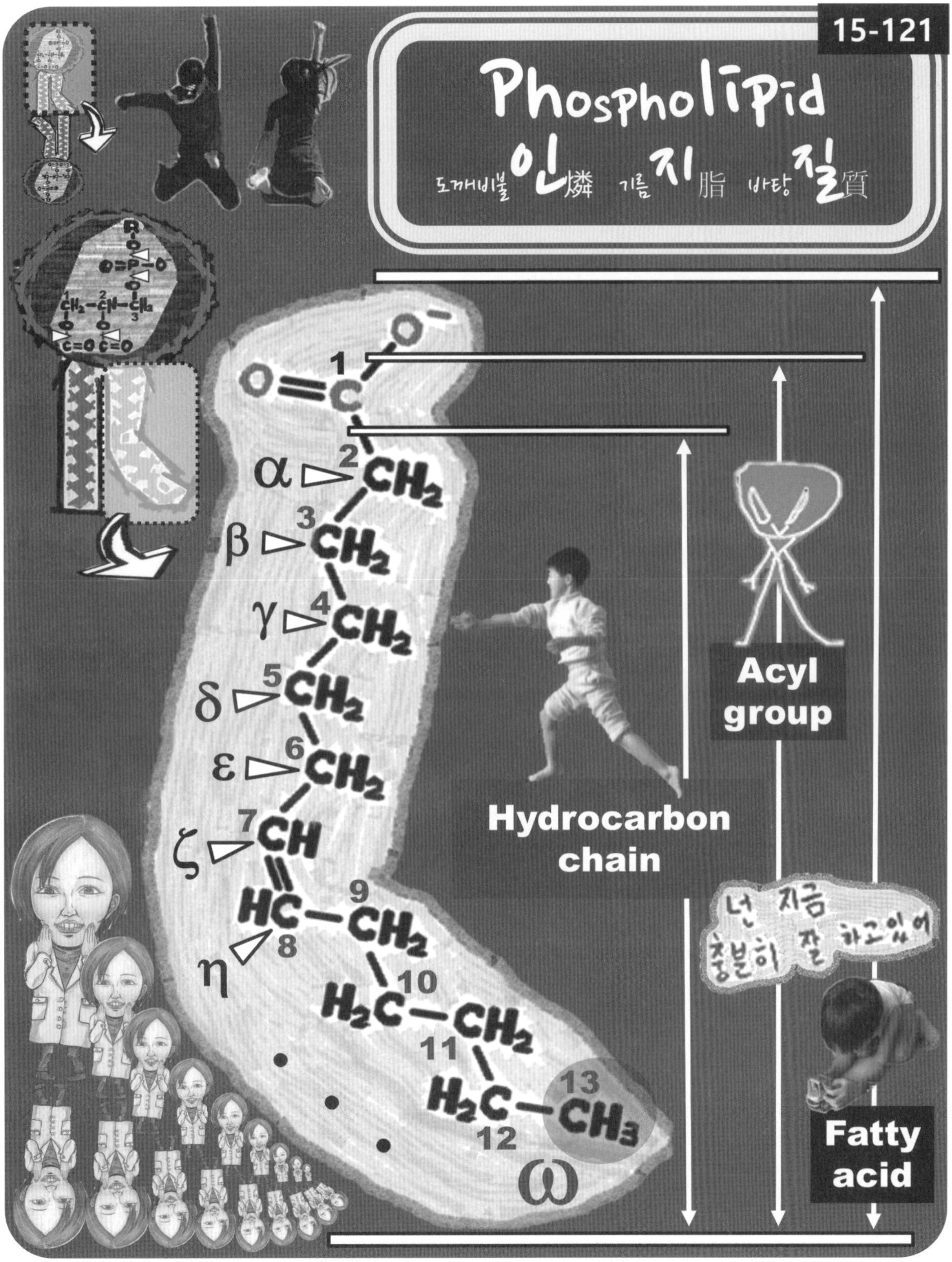
15-121
Phospholipid
도깨비불 인 燐 기름 지 脂 바탕 질 質
O=C–O⁻
α 2 CH2
β 3 CH2
γ 4 CH2
δ 5 CH2
ε 6 CH2
ζ 7 CH
η 8 HC
9 CH2
10 H2C–CH2
11 H2C
12
13 CH3
ω
Acyl group
Hydrocarbon chain
Fatty acid
넌 지금 충분히 잘 하고있어

15-122

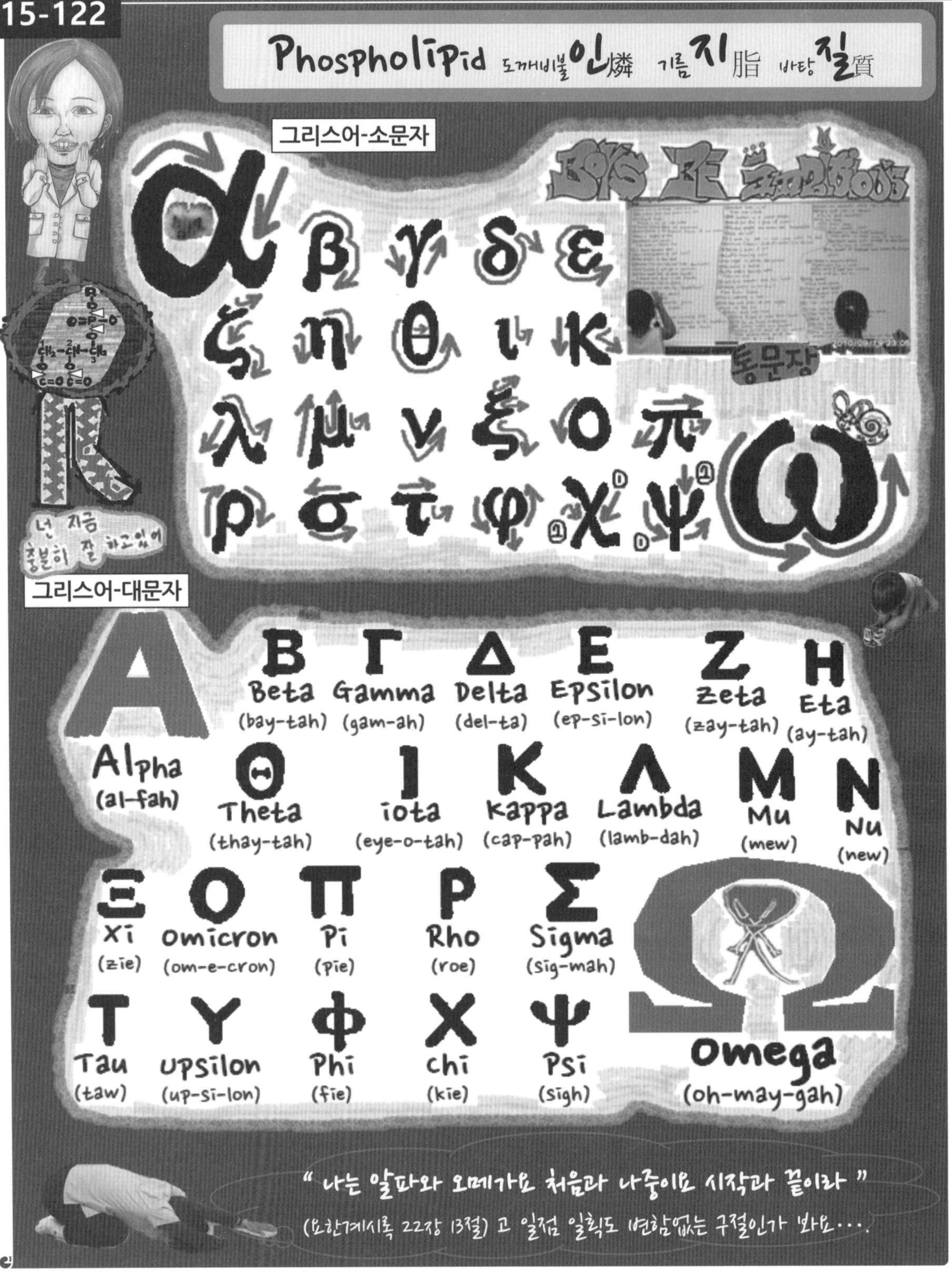
Phospholipid 도깨비불 인燐 기름 지脂 바탕 질質
그리스어-소문자
α β γ δ ε ζ η θ ι κ λ μ ν ξ ο π ρ σ τ φ χ ψ ω
동문장
넌 지금 충분히 잘 하고있어
그리스어-대문자
A Alpha (al-fah)
B Beta (bay-tah)
Γ Gamma (gam-ah)
Δ Delta (del-ta)
E Epsilon (ep-si-lon)
Z Zeta (zay-tah)
H Eta (ay-tah)
Θ Theta (thay-tah)
I iota (eye-o-tah)
K Kappa (cap-pah)
Λ Lambda (lamb-dah)
M Mu (mew)
N Nu (new)
Ξ Xi (zie)
O Omicron (om-e-cron)
Π Pi (pie)
P Rho (roe)
Σ Sigma (sig-mah)
T Tau (taw)
Y Upsilon (up-si-lon)
Φ Phi (fie)
X Chi (kie)
Ψ Psi (sigh)
Ω Omega (oh-may-gah)
" 나는 알파와 오메가요 처음과 나중이요 시작과 끝이라 "
(요한계시록 22장 13절) 고 일점 일획도 변함없는 구절인가 봐요···.

15-123

Phospholipid 도깨비불 인燐 기름 지脂 바탕 질質

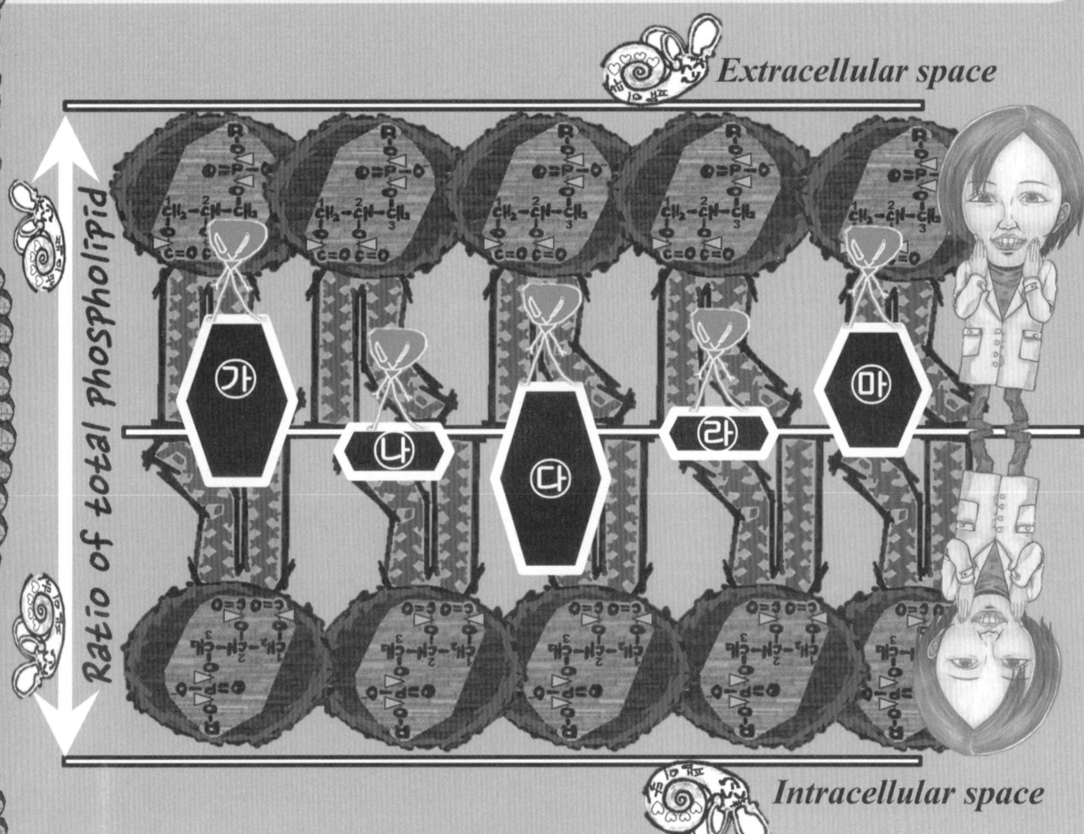

㉮ **Phosphatidyl<u>cholin</u>**

㉯ **Phosphatidyl<u>serine</u>**

㉰ **Phosphatidyl<u>ethanolamine</u>**

㉱ **Phosphatidyl<u>inositol</u>**

㉲ **Sphingomyelin** 등,,,,

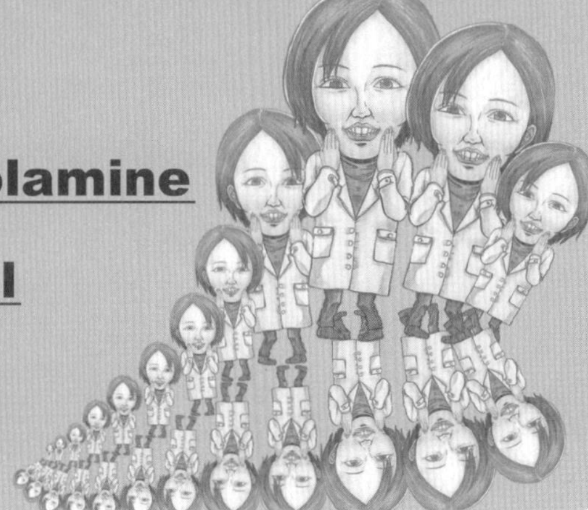

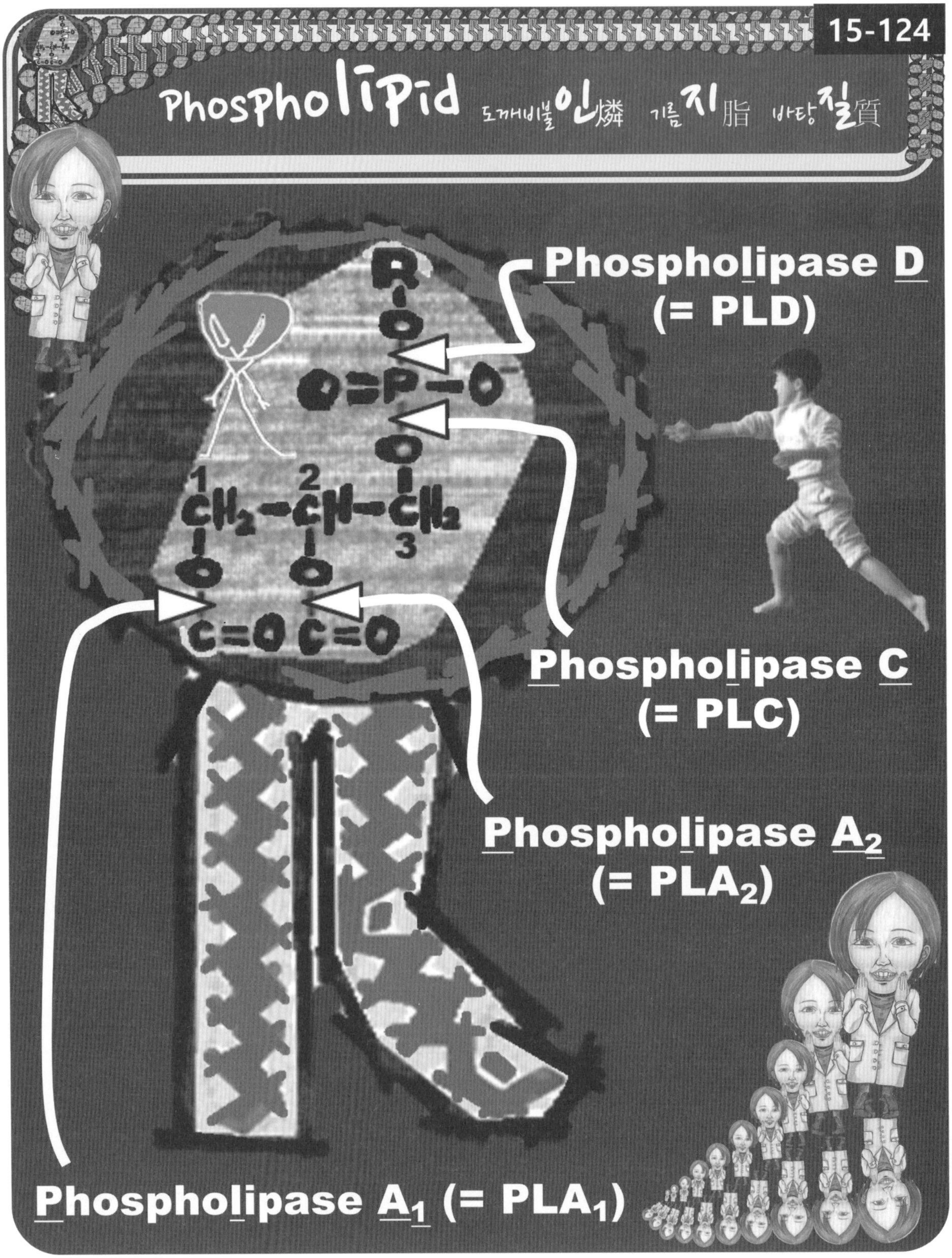
15-124
Phospholipid 도깨비불 인 燐 기름 지 脂 바탕 질 質
Phospholipase D
(= PLD)
Phospholipase C
(= PLC)
Phospholipase A2
(= PLA2)
Phospholipase A1 (= PLA1)

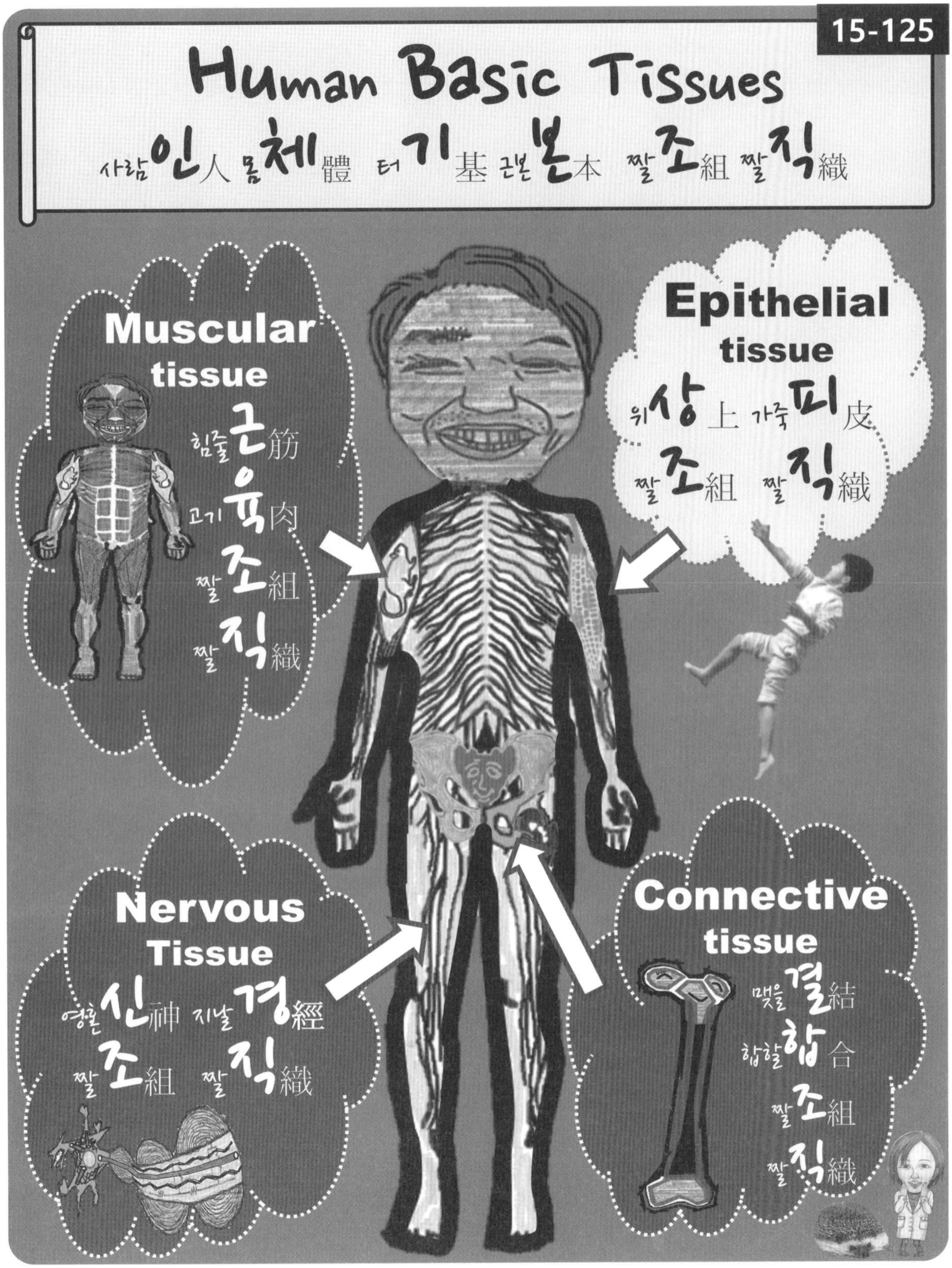
15-125
Human Basic Tissues
사람 인人 몸 체體 터 기基 근본 본本 짤 조組 짤 직織
Muscular tissue
힘줄 근筋 고기 육肉 짤 조組 짤 직織
Epithelial tissue
위 상上 가죽 피皮 짤 조組 짤 직織
Nervous Tissue
영혼 신神 지날 경經 짤 조組 짤 직織
Connective tissue
맺을 결結 합할 합合 짤 조組 짤 직織

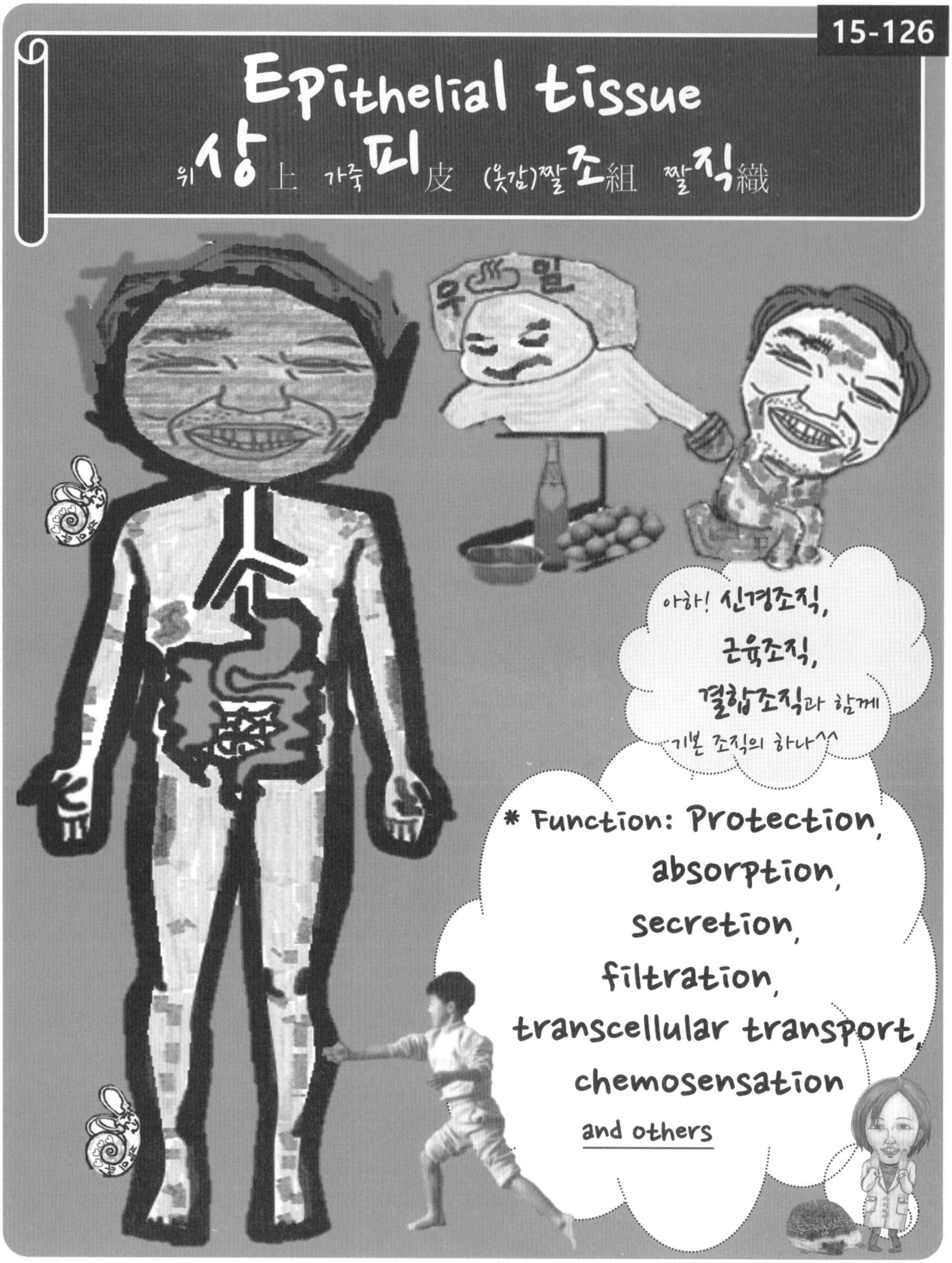
15-126
Epithelial tissue
위 상上 가죽 피皮 (옷감)짤 조組 짤 직織
아하! 신경조직,
근육조직,
결합조직과 함께
기본 조직의 하나^^
* Function: Protection,
absorption,
secretion,
filtration,
transcellular transport,
chemosensation
and others

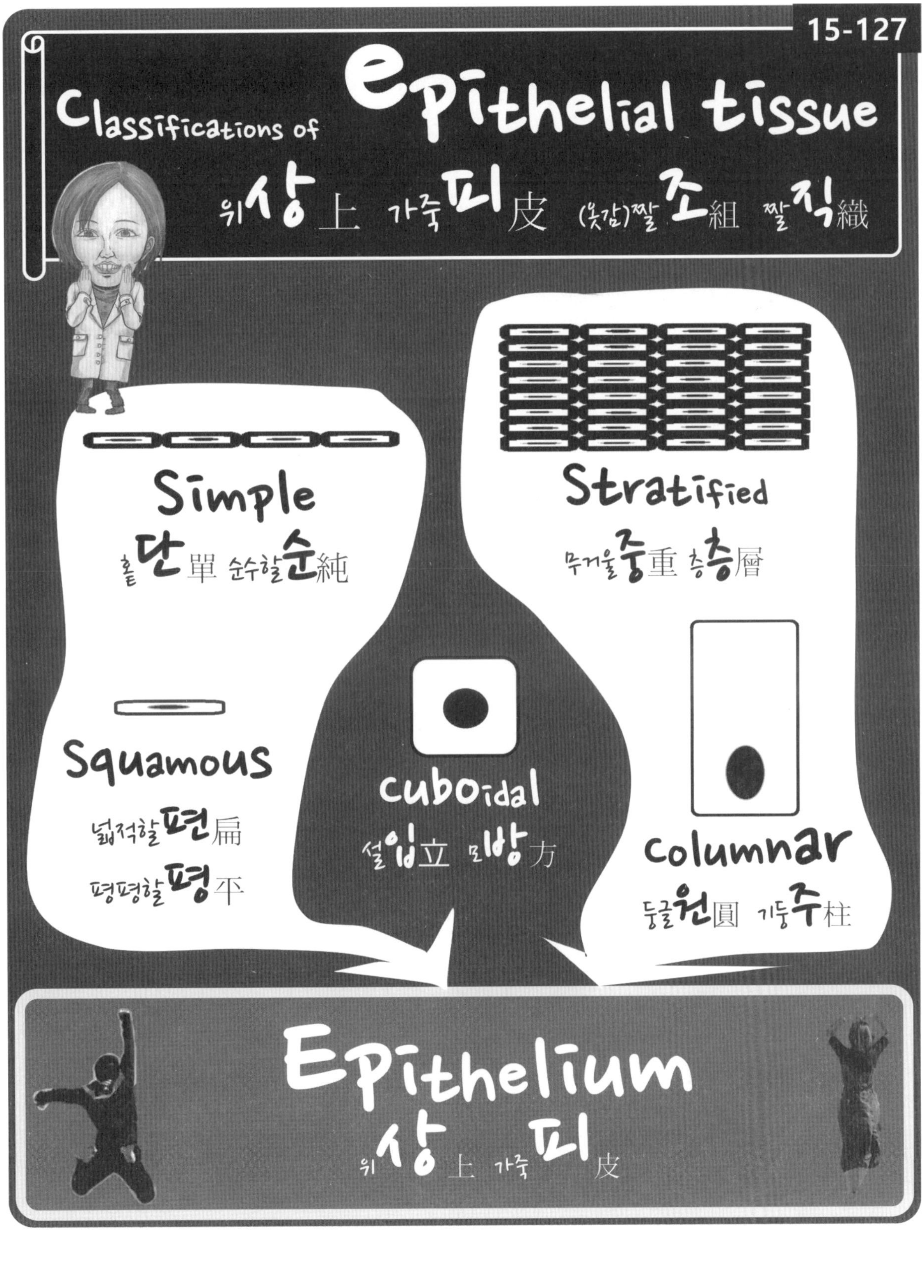
15-127
Classifications of epithelial tissue
위상上 가죽피皮 (옷감)짤조組 짤직織
Simple
홑단單 순수할순純
Stratified
무거울중重 층층層
Squamous
넓적할편扁
평평할평平
cuboidal
설입立 모방方
columnar
둥글원圓 기둥주柱
Epithelium
위상上 가죽피皮

15-128

Simple Squamous epithelium

홑단單 순수할순純 넓적할편扁 평평할평平 상피

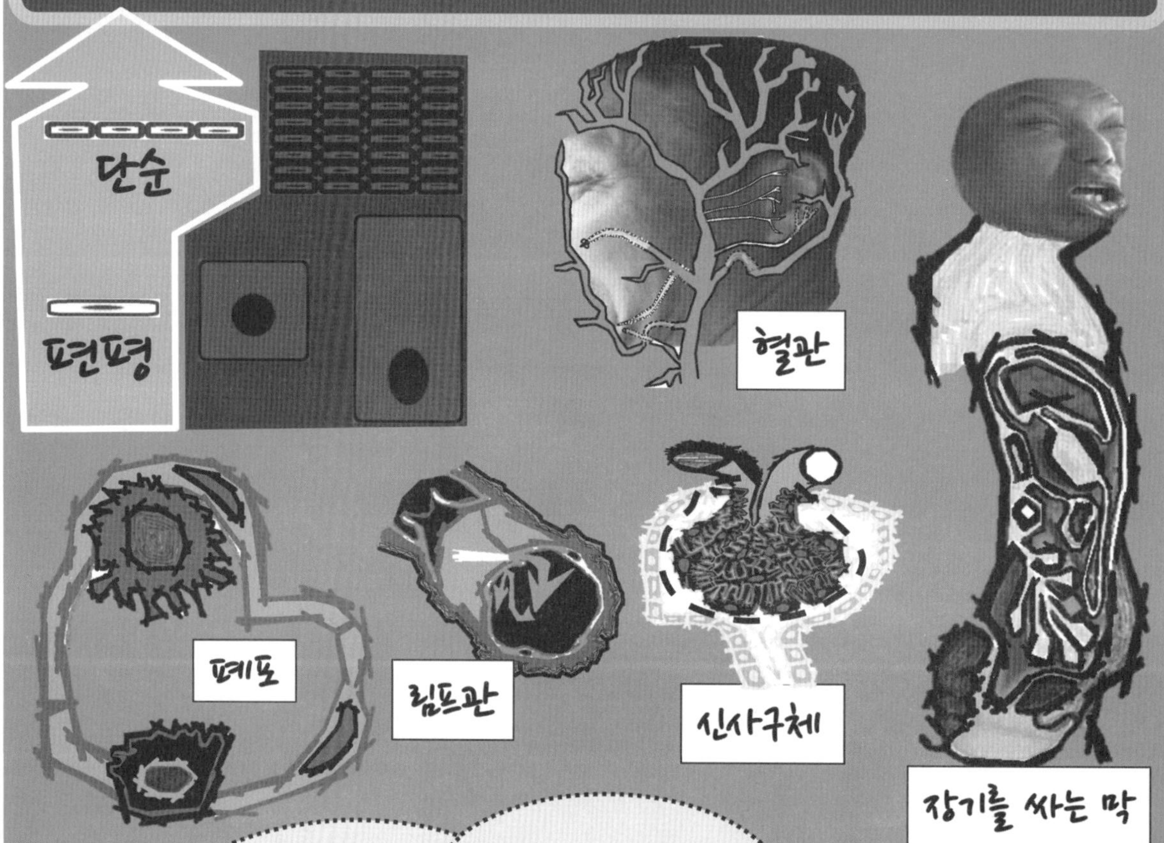

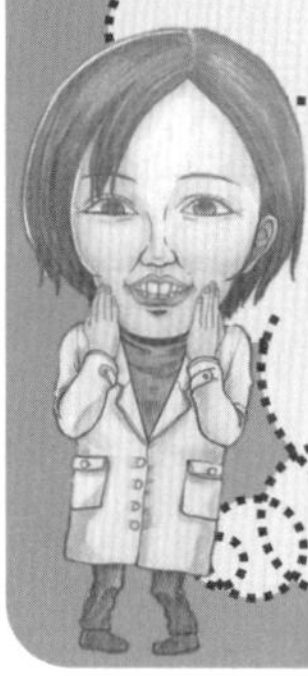

* 특징: 납작한 세포가 한 개의 층으로 구성
* 기능: 확산(diffusion, 넓힐확擴 흩을산散)과
  여과(filtration, 거를여濾 지날과過)에 의한
  물질이동!
* 위치: 신사구체, 폐포, 혈관 및 임파관, 장기를 싸는 막 등,

15-129

Simple cuboidal epithelium

홑단單 순수할순純 설입立 모방方 상피

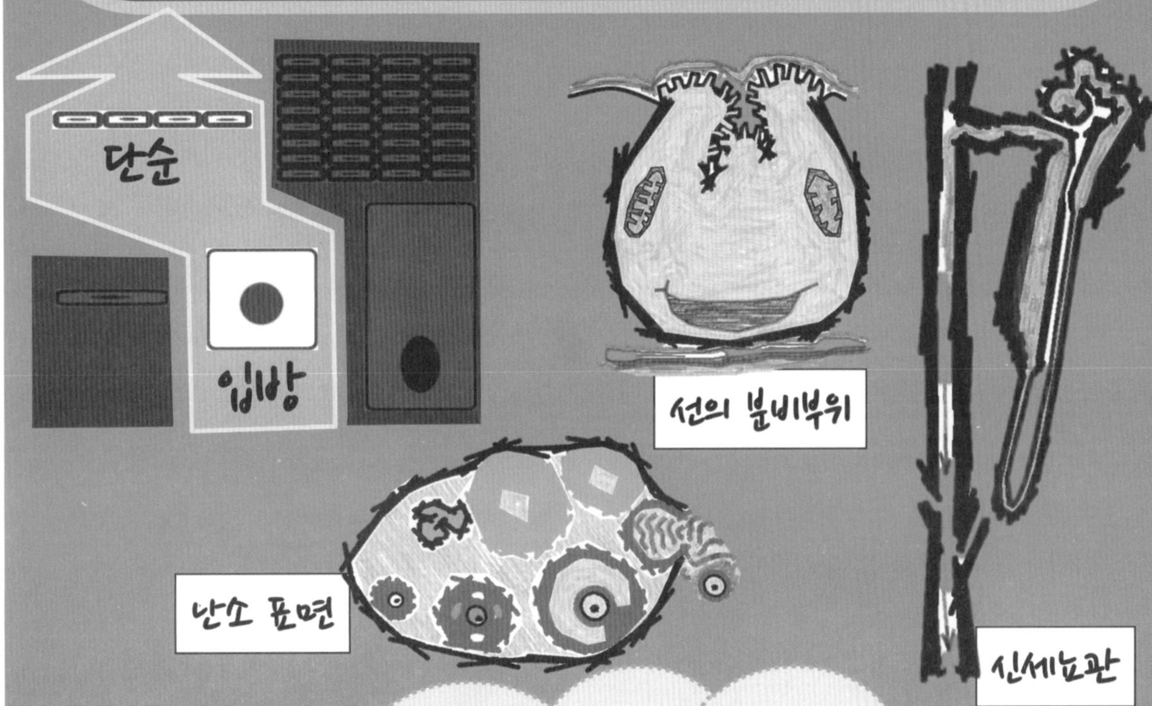

* 특징: 한 개의 층으로 된 큐브-모양 세포 (cubelike cells)
* 기능: 흡수(Absorption, 숨 들이쉴 흡吸 거둘 수收) 와 분비(secretion, 나눌 분分 샘물 흐르는 모양 비泌)
* 위치: 신 세뇨관(Renal tubules), 작은 선의 분비 부위, 난소 표면 등,...

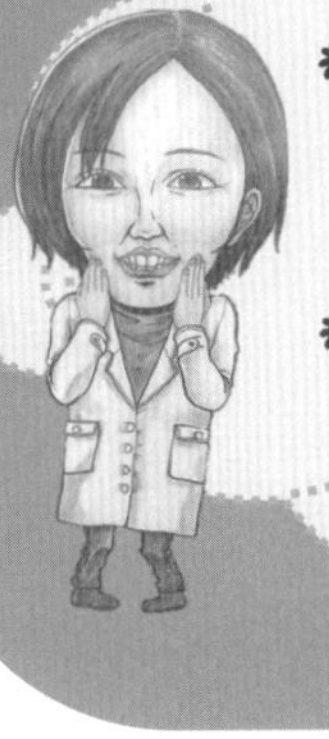

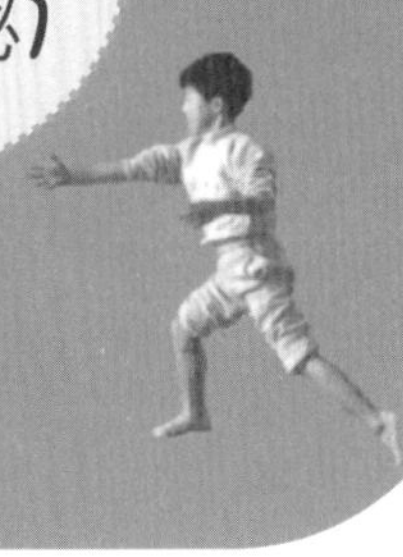

15-130

Simple Columnar epithelium

홑단單 순수할순純 둥글원圓 기둥주柱 상피

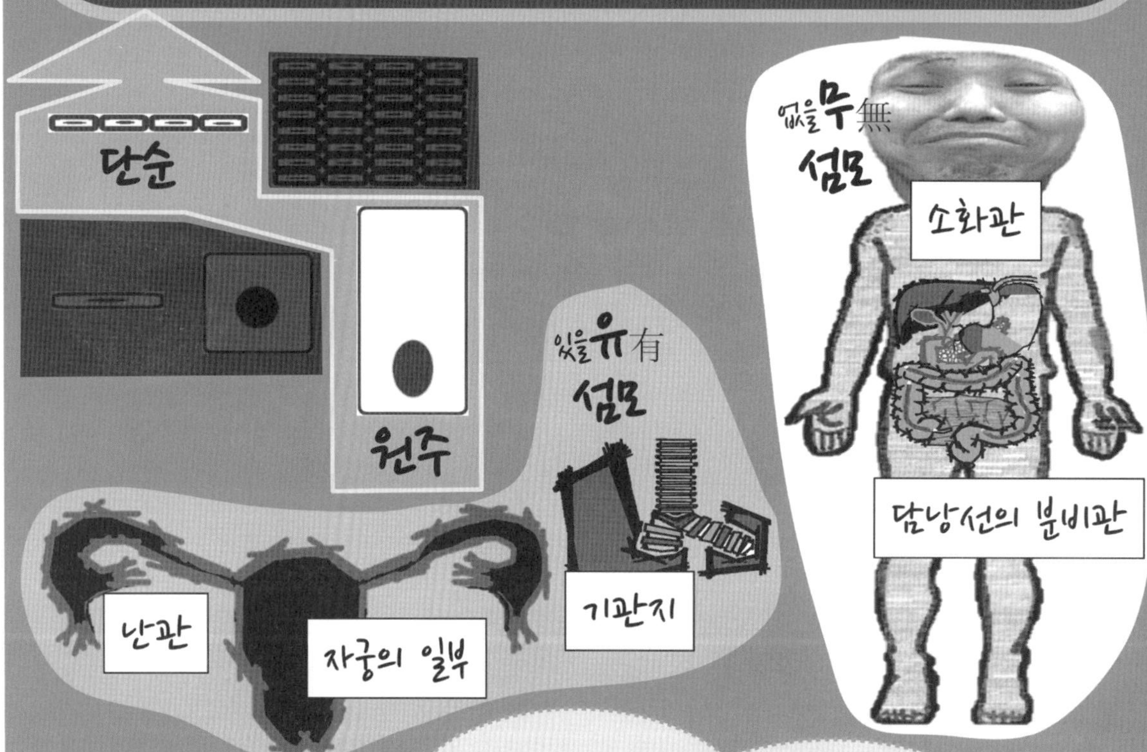

* 특징: 한 개의 층으로 된 키 큰 기둥 모양의 세포
* 기능: 흡수 기능과 점액, 효소 등의 물질 분비
  및 섬모 작용(ciliary action)에 의한 이동
* 위치: 없을무無 가늘섬纖 털모毛 – 위에서 항문에 이르는 소화관,
  담낭-샘선腺의 분비관(excretory ducts) 등,,,,
  있을유有 가늘섬纖 털모毛 – 기관지, 난관, 자궁의 일부

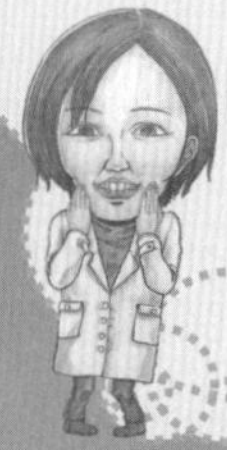

15-131

Stratified squamous epithelium

무거울 중重 층 층層 넓적할 편扁 평평할 평平 상피

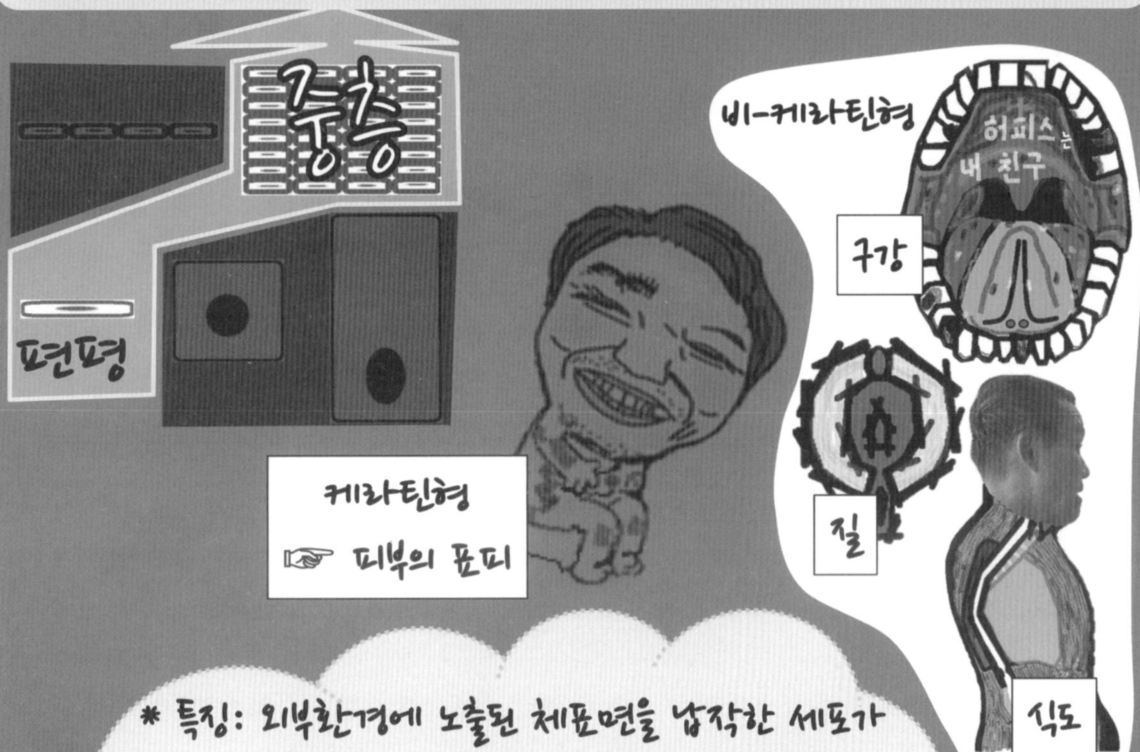

* 특징: 외부환경에 노출된 체표면을 납작한 세포가 많은 층으로 배열되며, 지속적 세포분열과 죽은 세포로 탈락을 반복!

* 기능: 조직을 갈마摩 비빌찰擦(abrasion)로부터 보호

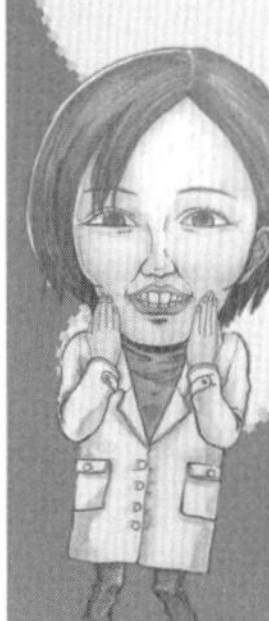

* 위치: 비-케라틴형(nonkeratinized type)
- 식도, 구강, 질

케라틴형(keratinized type)
- 피부의 표피, 등....

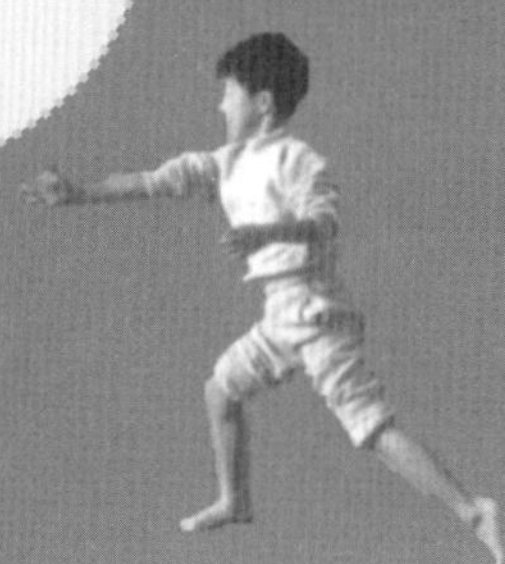

15-132

Stratified Cuboidal epithelium

무거울 중重 층 층層 설 입立 모 방方 상피

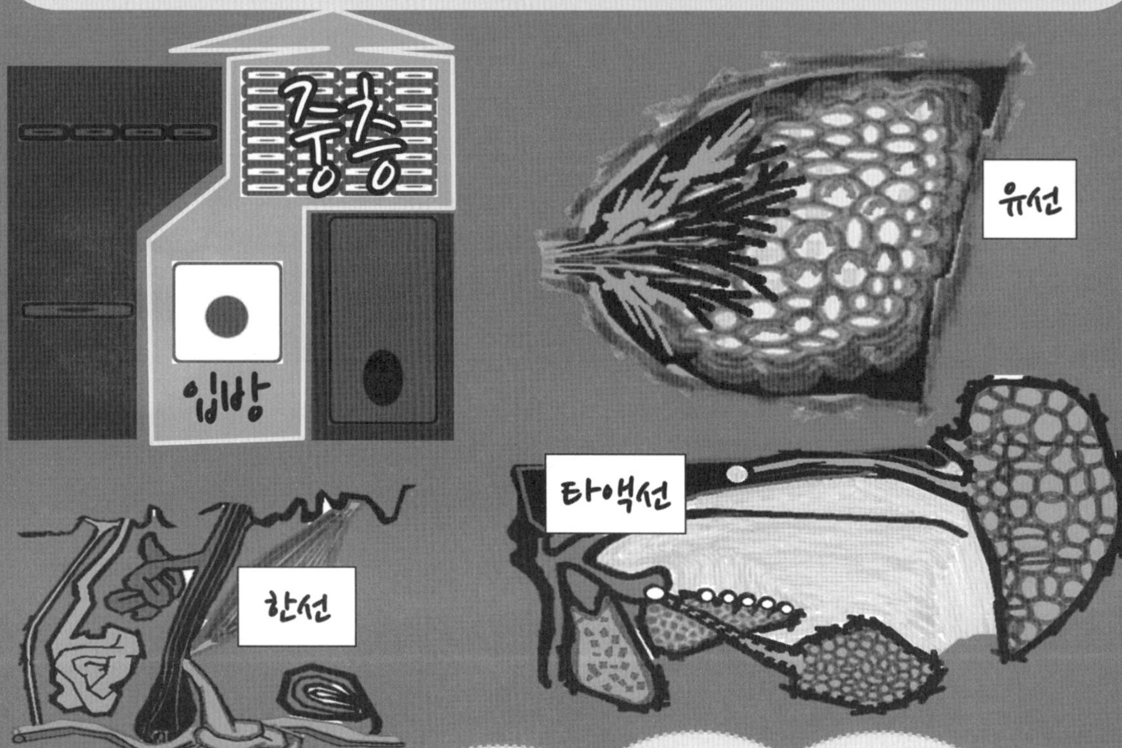

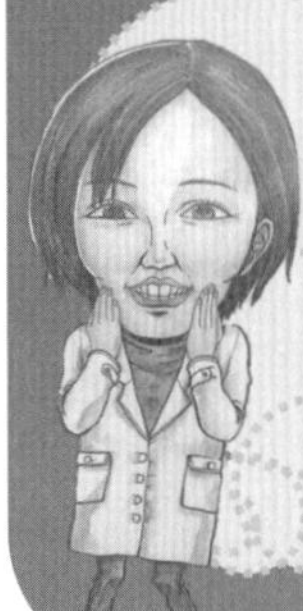

* 특징: 일반적으로 큐브-모양 세포가 두 줄로 배열
* 기능: 조직 보호
* 위치: 젖유乳 샘선腺(mammary glands) 과
  침타唾 진액액液 샘선腺(salivary glands)
  및 직경이 큰 땀한汗 샘선腺(sweat glands)
  등,,,,

15-133

Stratified columnar epithelium

무거울중重 층층層 둥글원圓 기둥주柱 상피

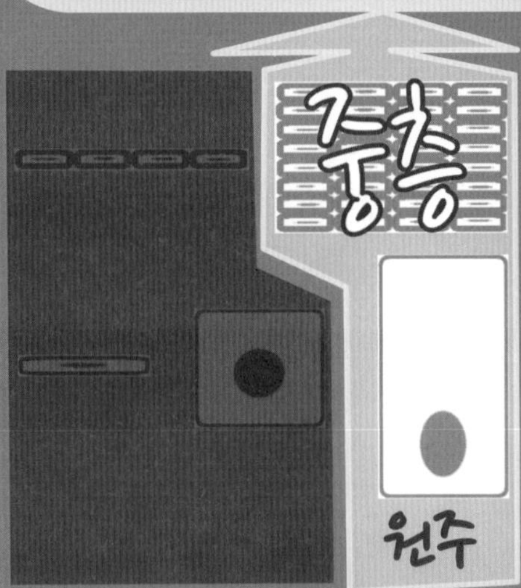

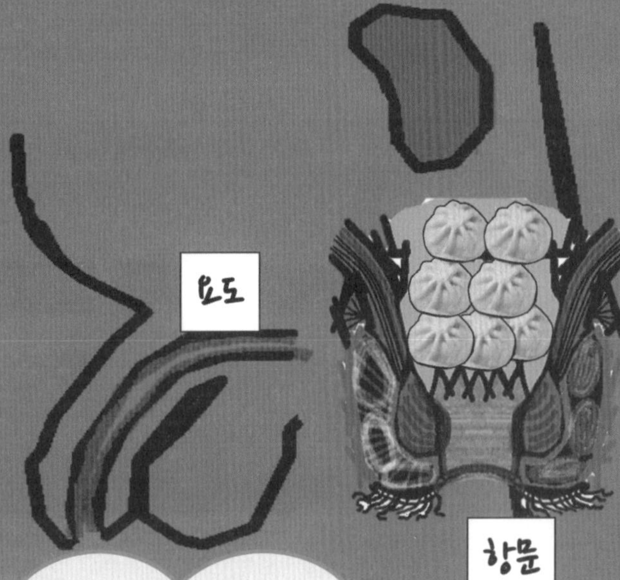

* 특징: 여러 층으로 구성되며, 일반적으로 기저층(basal layer)은 큐브모양세포, 표면층(superficial layer) 은 원주형 세포로 존재 하는 경향

* 기능: 조직 보호 및 분비 기능

* 위치: 남성의 오줌요尿길도道(urethra) 및 변구멍항肛 문문門(anus) 등,,,

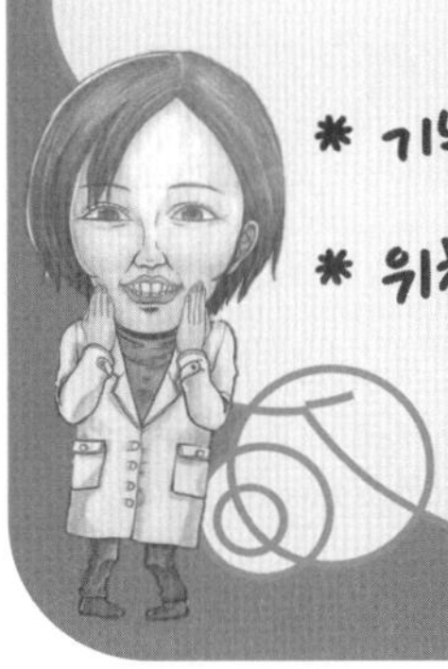

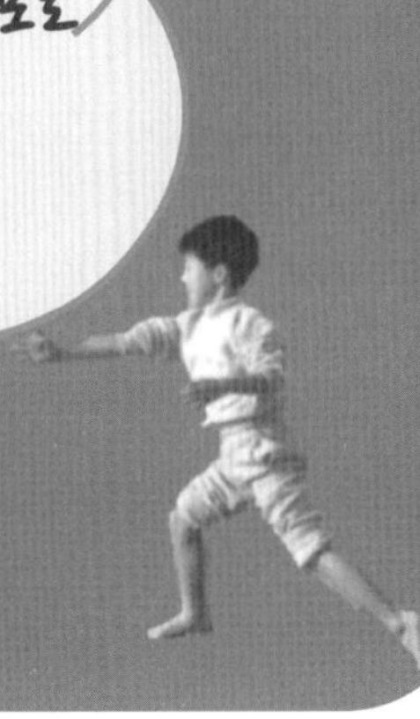

15-134

Pseudostratified columnar epithelium
거짓 위僞 무거울 중重 층 층層 둥글 원圓 기둥 주柱 상피

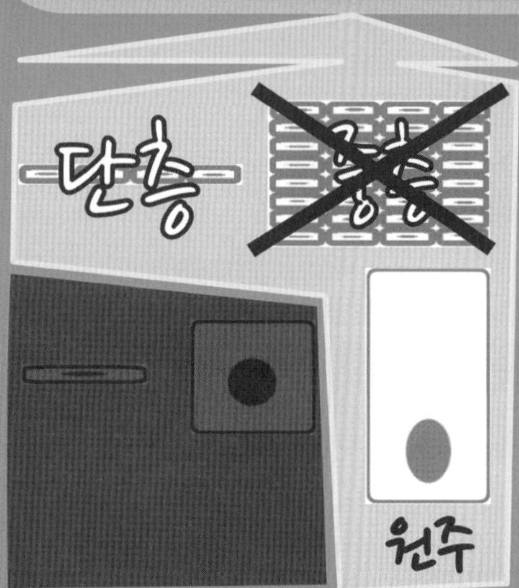

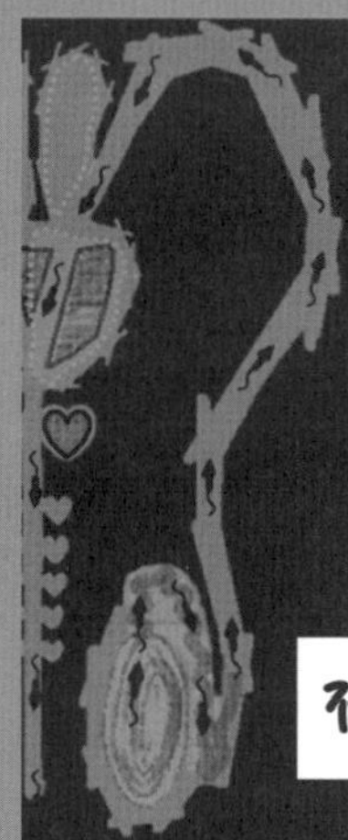

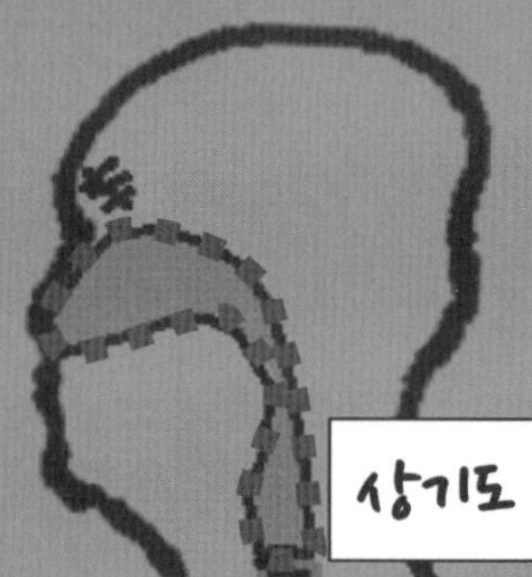

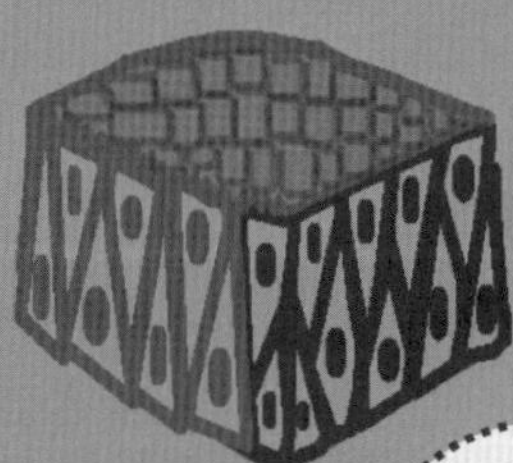

* 특징: 한 개의 층으로 된 기둥 모양의 세포가 맞물려 마치 여러 층으로 보이는 구조를 띠며, 점액세포(goblet cell)와 섬모(cilia)를 관찰할 수 있습니다.
* 기능: 분비 기능(☞ 특히 점액)과 섬모 작용(ciliary action)에 의한 점액(및 이물질)의 이동
* 위치: 없을 무無 섬모 - 정자 이동 경로의 관
  있을 유有 섬모 - 대부분의 상기도(upper respiratory tract)

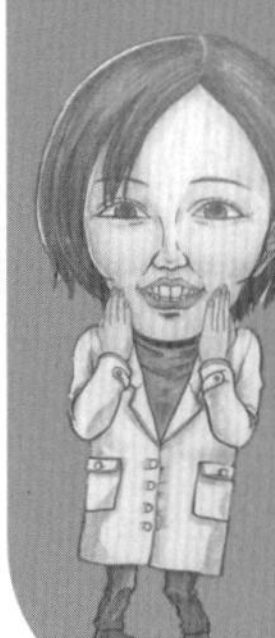

15-135

Transitional epithelium
옮길이移 다닐행行 상피

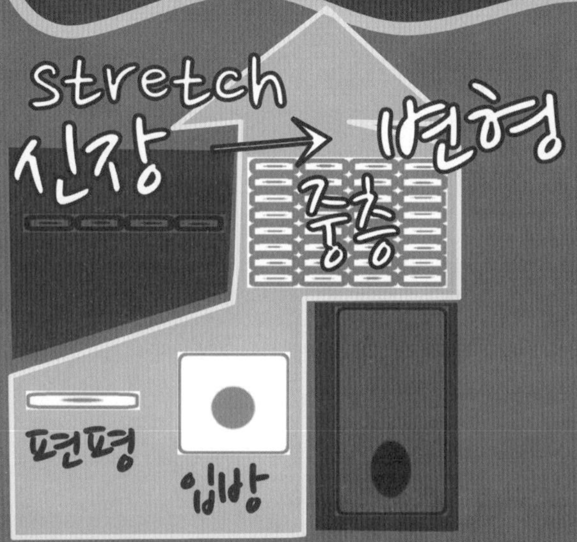

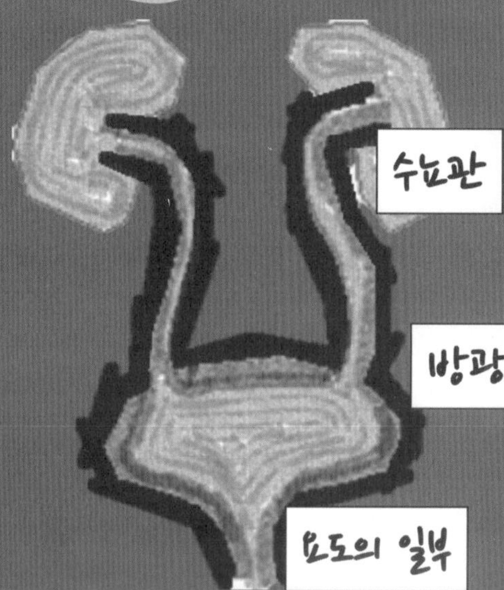

* 특징: 중층 편평 혹은 중층 입방 상피의 형태를 띠며, 장기가 신장(stretch)되는 정도에 따라 표면의 세포가 돔(dome) 혹은 편평형태(squamouslike)를 나타낸다.
* 기능: 소변의 체류-정도에 의존하여 비뇨기의 신축성(distension)에 관여
* 위치: 실어낼수輸 오줌뇨尿 대롱관管(ureters), 오줌통방膀 오줌통광胱(bladder) 및 오줌뇨尿 길도道(urethra)의 일부에 걸쳐 존재

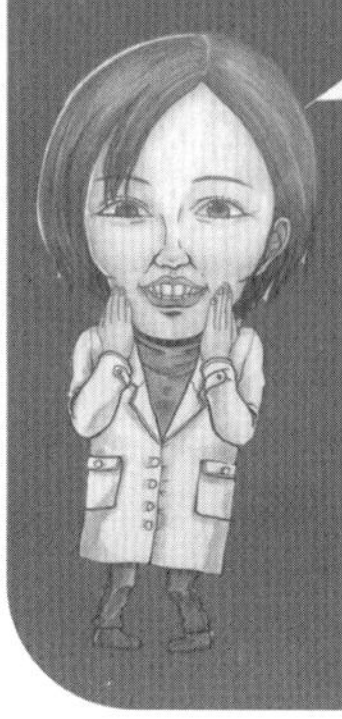

15-136

Connective tissue

맺을 결結 합할 합合 (옷감을) 짤 조組 짤 직織

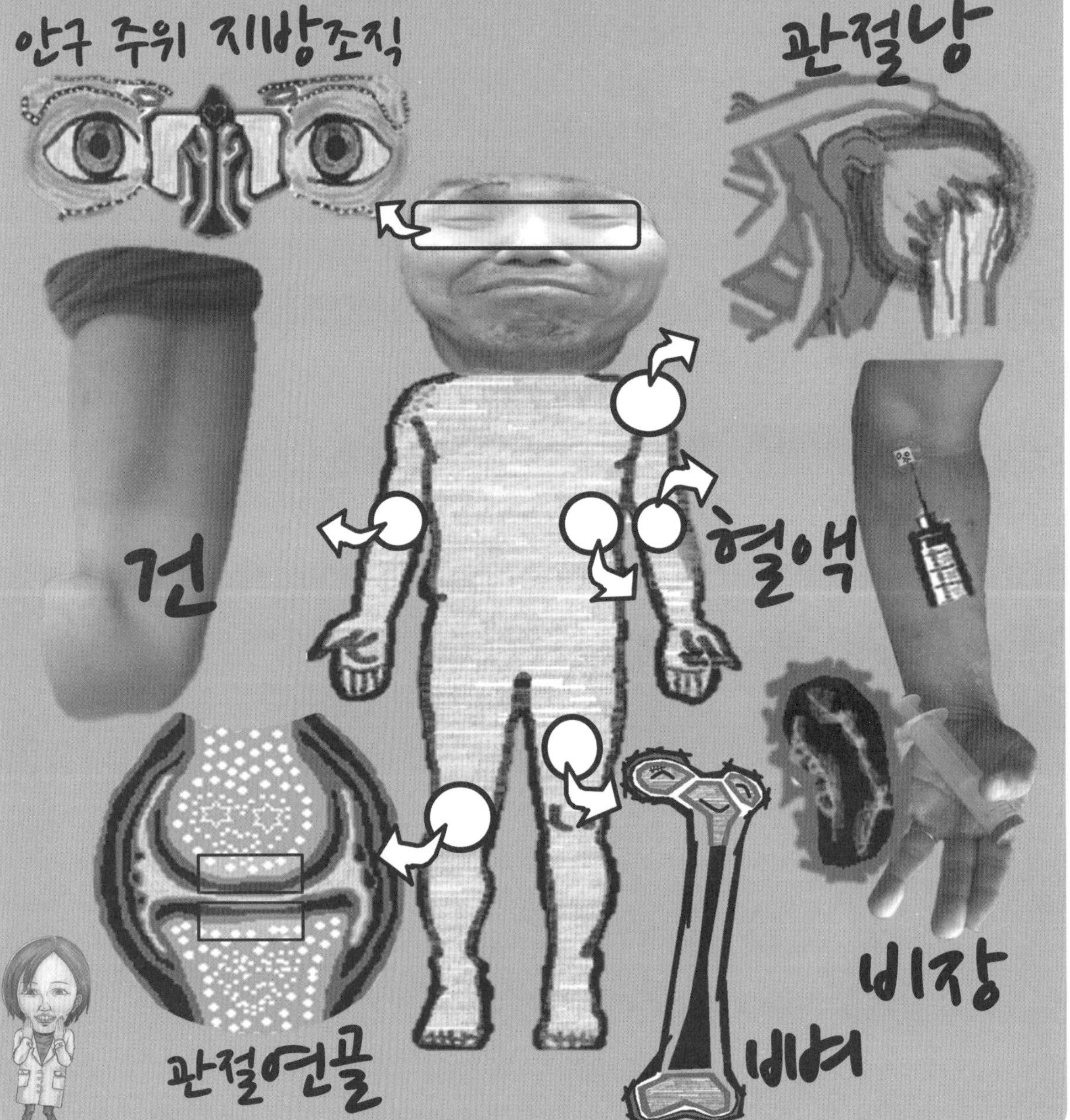

Classifications of connective tissue 15-137

맺을결結 합할합合 짤조組 짤직織

Proper connective tissue

굳을고固 있을유有

결結 합合 조組 직織

Loose - -
성길소疏 성품성性

→ Areolar - -
그물고罟 구멍규竅

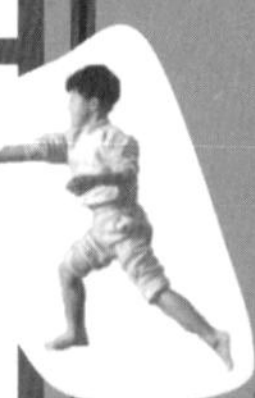

→ Adipose - -
기름지脂 기름방肪

→ Reticular - -
그물망網 형상상狀

Dense - -
촘촘할치緻 빽빽할밀密

→ Regular - -
법칙규規 법칙칙則

→ irregular - -
아닐불不 규規 칙則

→ Elastic - -
탄알탄彈 성性

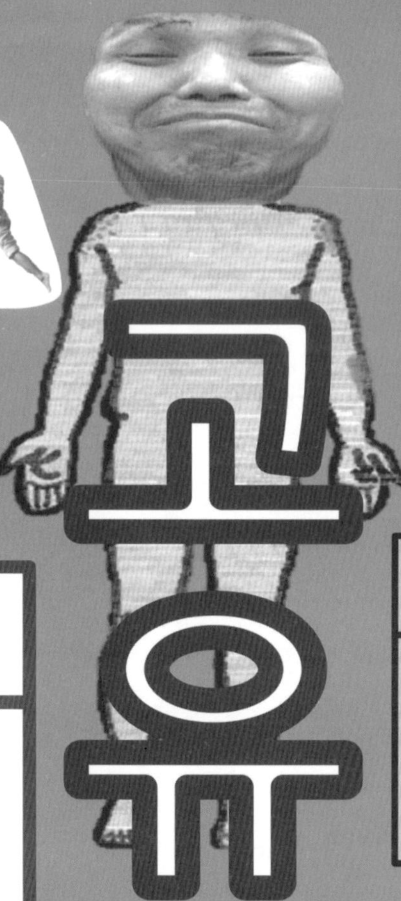

Specialized connective tissue

특별할특特 뛰어날수殊

결結 합合 조組 직織

Blood
피혈血 진액액液

cartilage
연할연軟 골骨

→ Hyaline -
유리초硝 아들자子

→ Fibro-
가늘섬纖 밧줄유維

→ Elastic -
탄알탄彈 성性

Bone 뼈골骨

→ compact -
촘촘할치緻 빽빽할밀密 골骨

→ Sponge -
바다해海 솜면綿 골骨

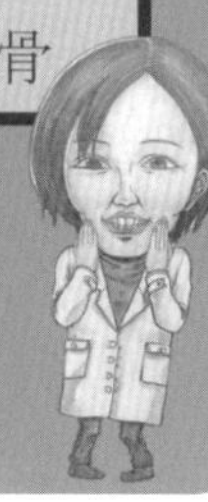

15-138

Proper 굳을고固 있을유有 connective tissue

Loose 성길소疏 성품성性 connective tissue

Areolar connective tissue 1

그물고罟 구멍규竅 맺을결結 합할합合 짤조組 짤직織

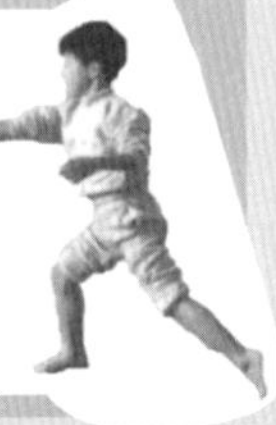

Epithelia
위상上 가죽피皮 들...

Lamina propria
굳을고固 있을유有 널조각판板

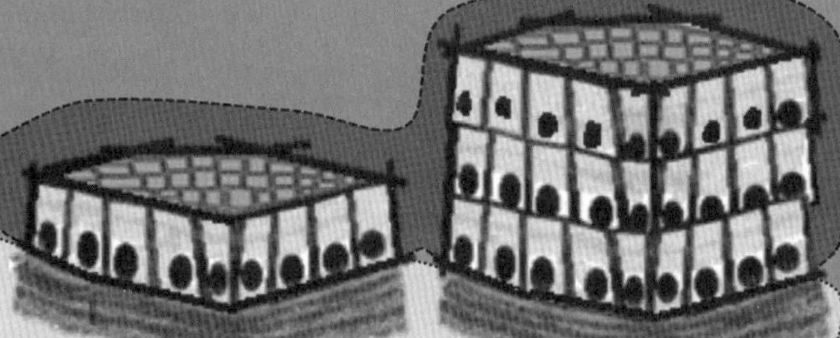

* 특징: 젤(gel)-유사 물질의 '공간'과 섬유 및 백혈구, 대식세포 등으로 구성

* 기능: 장기를 감싸(wraps)주거나 충격완화(cushion) 및 조직액(tissue fluid)의 보유(≒ 지지, hold)와 전달(convey) 등, 염증반응에(도) 중요!

* 위치: 전신을 감싸는 '상피(epithelia)'의 바로 밑에서 lamina propria (굳을고固 있을유有 널조각판板 ≒ basement membrane 터기基 밑저底 막막膜)를 구성 및 혈관과 장기를 감싸줍니다^^.

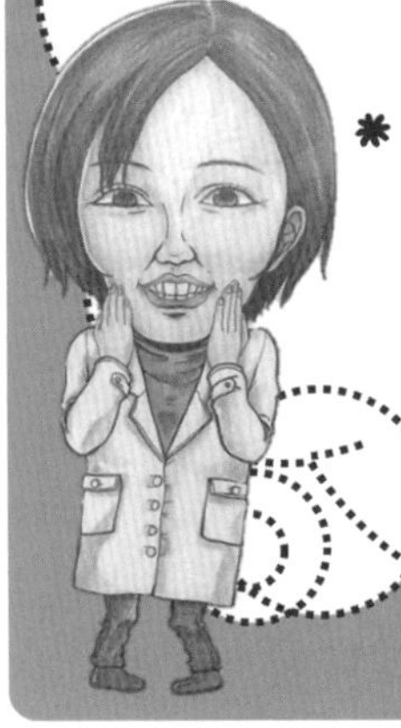

15-139

Proper connective tissue

Loose connective tissue

Areolar connective tissue 2

그물고罟 구멍규竅 맺을결結 합할합合 짤조組 짤직織

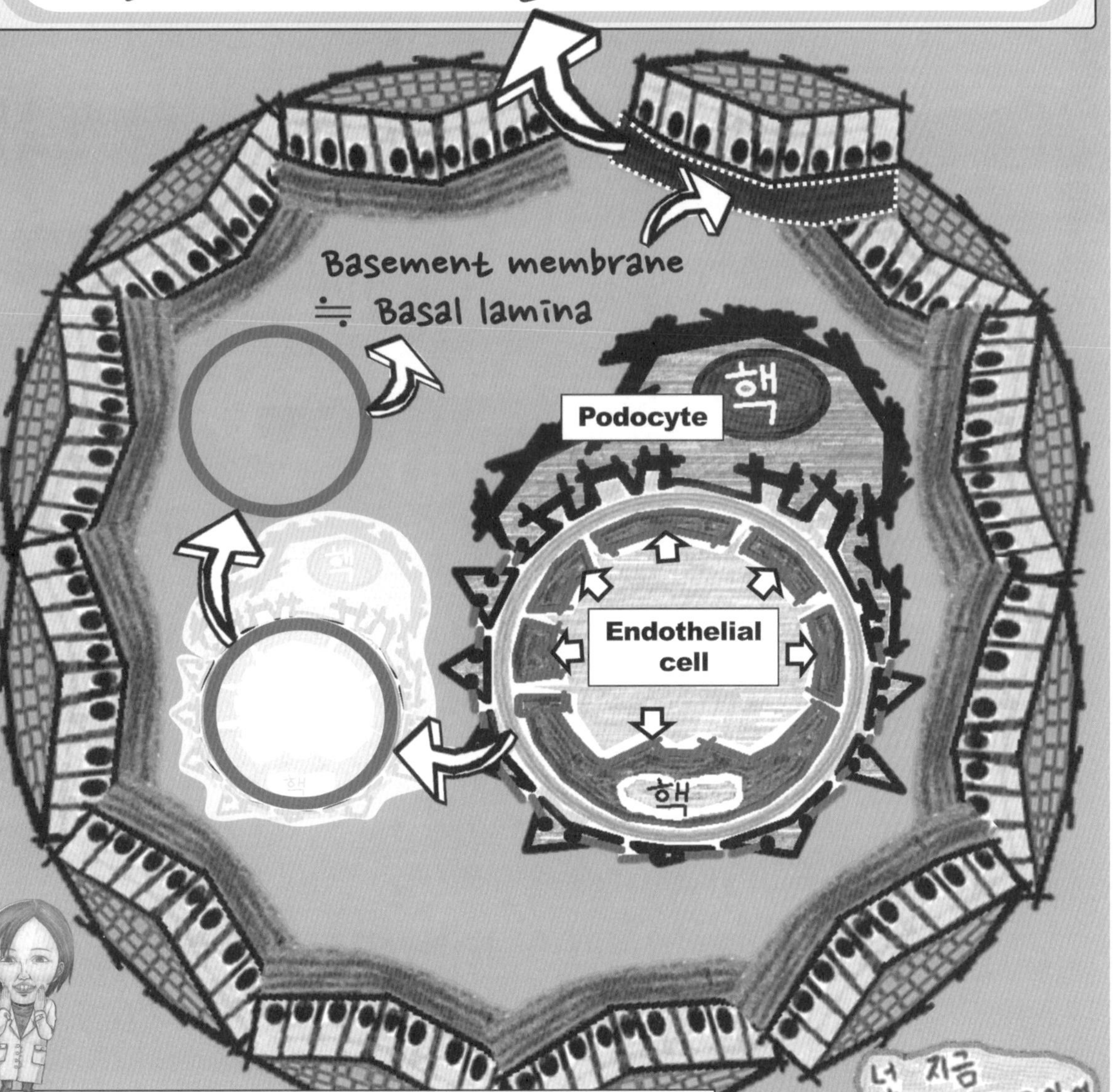

굳을고固 있을유有 널조각판板 ≒ 터기基 밑저底 막막膜

15-140

Proper 굳을고固 있을유有 connective tissue

Loose 성길소疏 성품성性 connective tissue

Adipose connective tissue

기름지脂 기름방肪 맺을결結 합할합合 짤조組 짤직織

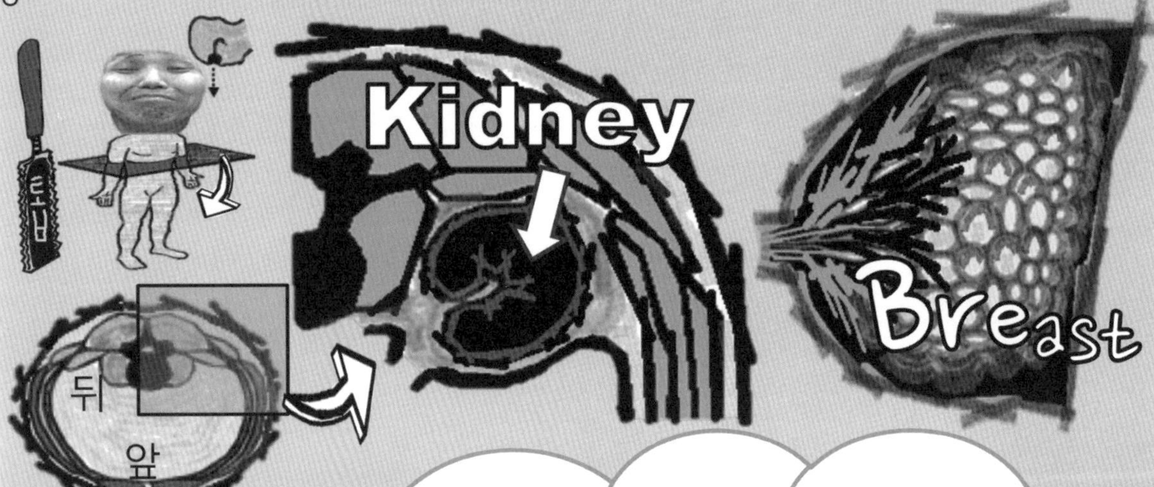

* 특징: 고규결합조직(Areolar connective tissue)과 같은 기질(matrix) 공간을 구성하지만(요), 덩치 큰 지방세포 [핵이 지방 방울(fat droplet)에 의해 세포막 측에 치우쳐 있는]가 밀집되어 기질 공간 자체는 매우 협소
* 기능: 예비 에너지 원 제공, 열 손실 방지의 절연체(insulator) 역할 및 장기의 지지와 보호 작용
* 위치: 피하지방, 유방(breast), 신장(kidney)과 안구(eyeball) 주위 등,,,

15-141

Proper 굳을고固 있을유有 connective tissue

Loose 성길소疏 성품성性 connective tissue

Reticular connective tissue

그물망網 형상상狀 맺을결結 합할합合 짤조組 짤직織

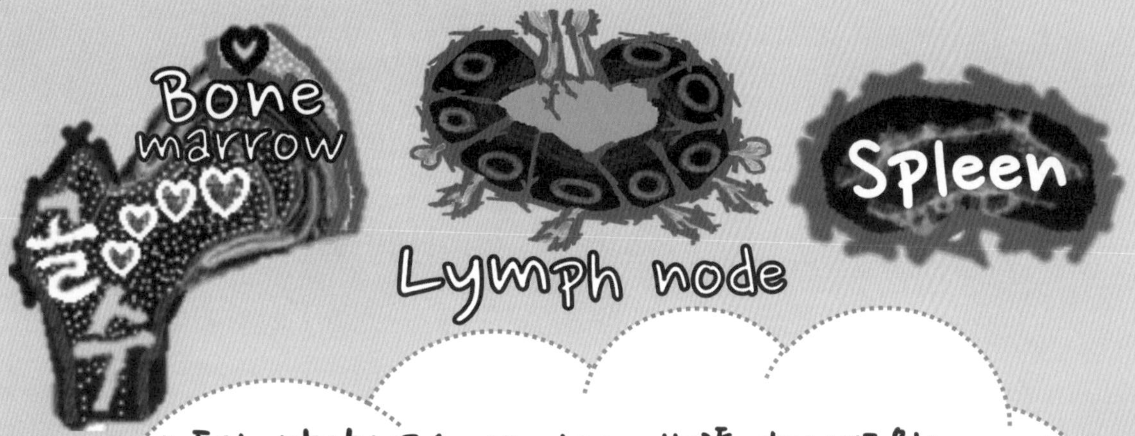

* 특징: 망상세포(reticular cells)들 간의 네트워(network) 및 그물망網 형상상狀 섬유(reticular fibers)의 생성이 전형적으로 느슨한 공간(loose ground)을 채워 형성!
* 기능: 세포(림프구, 비만세포, 대식세포 등,,,)의 지지 역할! [즉, 섬유에 의해 형성된 세포내 골격(internal skeleton, 사이간間 바탕질質 stroma 라고도 함)이 담당!]
* 위치: 림프기관 (Lymphoid organs: 지라비脾 오장장臟 spleen, 림프절 lymph nodes, 뼈골骨 골수수髓 bone marrow 등,,,,)

15-142

Proper 굳을고固 있을유有 connective tissue

Dense 촘촘할치緻 빽빽할밀密 connective tissue

Regular connective tissue

법칙규規 법칙칙則 맺을결結 합할합合 짤조組 짤직織

Extensor pollicis longus tendon

길장長 엄지손가락무拇 손가락지指 펼신伸 힘줄근筋 힘줄밑둥건腱

Extensor pollicis brevis tendon

짧을단短 엄지손가락무拇 손가락지指 펼신伸 힘줄근筋 건腱

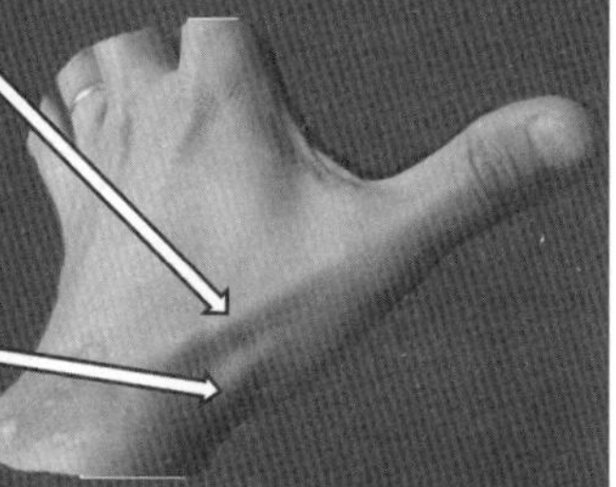

* 특징: 가늘섬纖 밧줄유維 어미모母 가늘세細 태보포胞 (fibroblast)가 주를 이루는 층,
♥ 콜라겐 섬유(collagen fibers)(등)가 아우를병竝 줄열列(parallel) 구조를 이루는 기본구조
* 기능: 근육에서~ 뼈 혹은, 뼈에서~ 다른 뼈로 연결되어, 한 방향(one direction)으로 당겨지는 강한 긴장 스트레스(tensile stress)에 견디는 연결 구조
* 위치: 힘줄밑둥건腱(tendons)과 질길인靭 띠대帶 (ligaments) 및 건腱 막막膜 (aponeurosis) 등,,,,

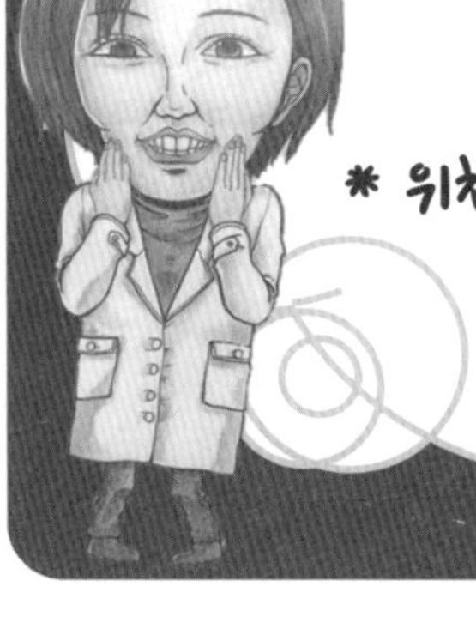

15-143

Proper 굳을고固 있을유有 connective tissue

Dense 촘촘할치緻 빽빽할밀密 connective tissue

irregular connective tissue

아니불不 법칙규規 법칙칙則 맺을결結 합할합合 짤조組 짤직織

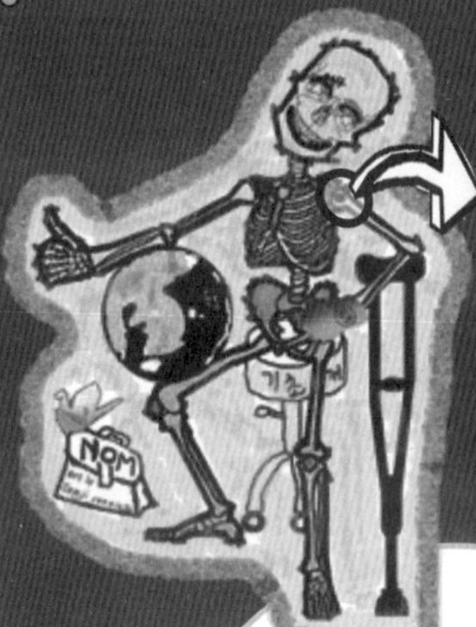
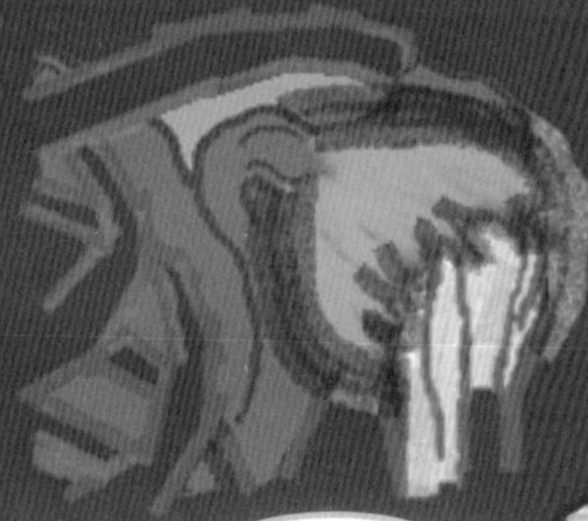
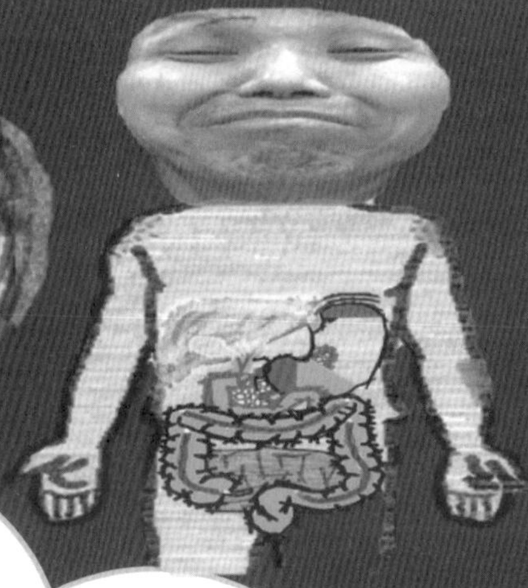

* 특징: 가늘섬纖 밧줄유維 어미모母 가늘세細 태보포胞 (fibroblast)가 주를 이루는 층, ☞ 콜라겐섬유 (collagen fibers)가 '불규칙 구조'를 이룸^^
* 기능: <u>여러 방향(many directions)</u>에서 당겨지는 긴장 스트레스에 견디는 연결 구조!
* 위치: 소화관의 끈끈할점粘 막막膜 아래하下층층層(submucosa), 관절의 가늘섬纖 밧줄유維 주머니낭囊(fibrous capsule), 참진眞 가죽피皮(Dermis) 등,,,,

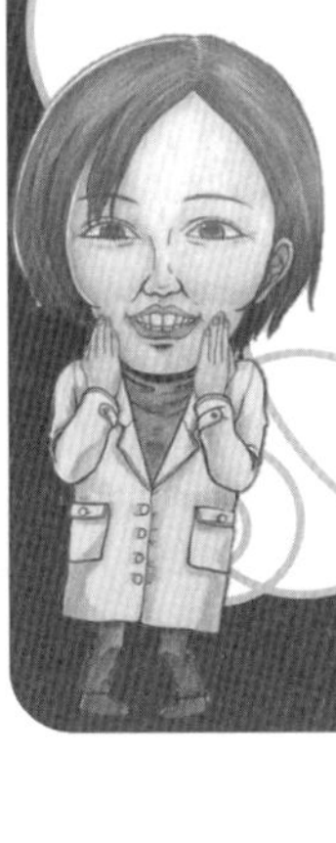

15-144

Proper 굳을고固 있을유有 connective tissue

Dense 촘촘할치緻 빽빽할밀密 connective tissue

Elastic connective tissue
탄알탄彈 성품성性 맺을결結 합할합合 짤조組 짤직織

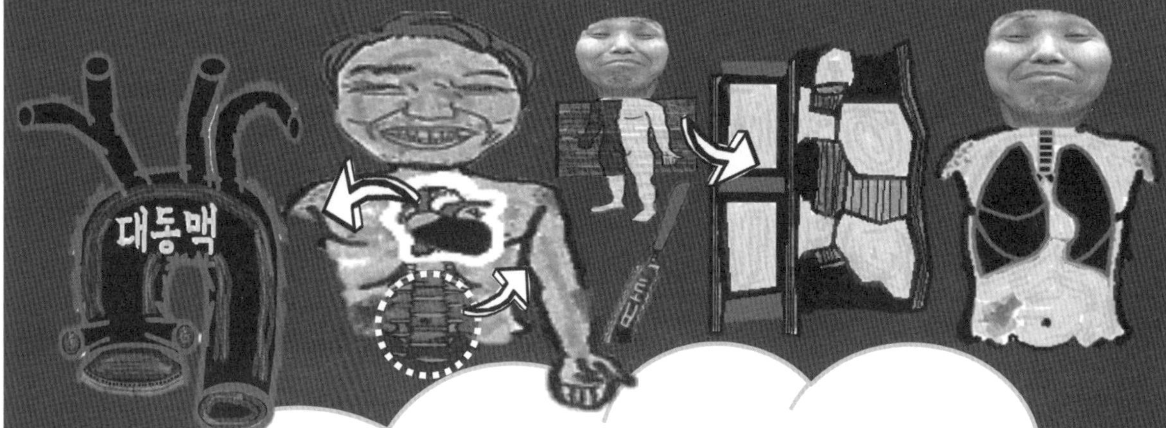

* 특징: 섬유 배열이 규칙성(regular)을 띠는 치밀결합조직(dense connective tissue)으로,
☞ 탄성섬유(elastic fiber)가 많은 부분을 차지!
* 기능: 신장(stretching) 후 다시 되돌아가는 특징(recoil)의 구조!, 즉, 동맥의 칠박搏 움직일동動 성 수축/이완에 의한 혈행(pulsatile flow) 유지 및 호흡 시 나타나는 폐의 탄성(recoil) 유지 등
* 위치: 대동맥의 울타리벽壁(wall) 과 등마루척脊 기둥주柱(vertebral column) 주위 인대 등,,,,

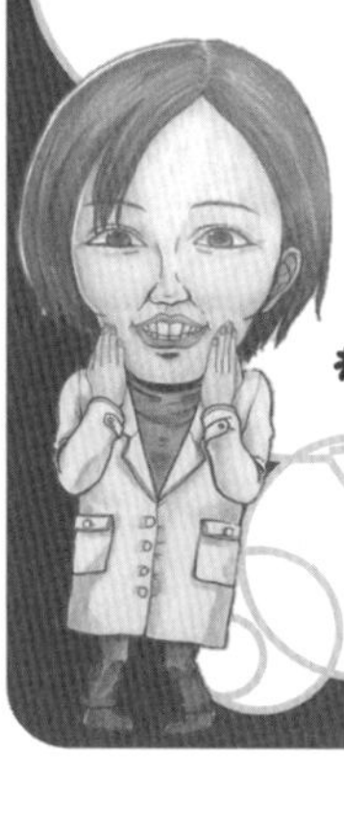

제 15장 인체 세포 및 조직의 구조와 생리

" Sən mənim daxili üzvlərimi yaratmısan, Mənə ana bətnində quruluş vermisən.
Sən məni ecazkar, əsrarəngiz yolla yaratmısan, Ona görə şükür edirəm.
Nə qədər xariqəli işlər görmüsən! Bunu ürəkdən yaxşı dərk edirəm.
Mən gizli bir yerdə yaranarkən, Dünyanın dərin yerində yaranarkən Bədənim
Səndən gizli qalmadı. Dünyaya gəlməzdən əvvəl Sənin gözlərin məni gördü.
Ömrüm başlamazdan əvvəl Mənə təyin etdiyin hər bir günü kitabına yazmısan.
Ey Allah, mənim üçün fikirlərinin qiyməti çoxdur, Onların sayı-hesabı yoxdur! "

" 주께서 내 **장부**를 지으시며 나의 모태에서 나를 **조직**하셨나이다. 내가 주께 감사하옴은 나를 지으심이 신묘막측하심이라. 주의 행사가 기이함을 내 영혼이 잘 아나이다. 내가 은밀한 데서 지음을 받고 땅의 깊은 곳에서 기이하게 지음을 받은 때에 나의 **형체**가 주의 앞에 숨기우지 못하였나이다. 내 **형질**이 이루기 전에 주의 눈이 보셨으며 나를 위하여 정한 날이 하나도 되기 전에 주의 책에 다 기록이 되었나이다. 하나님이여 주의 생각이 내게 어찌 그리 보배로우신지요. 그 수가 어찌 그리 많은지요. "

(시편 139편 13절~ 17절)

" 세포(CELL) "의 개념 및 그 특성의 이해

✍ (아주) 가끔, **부아산 자락에서~ 중턱**을 가로지르는 길을 따라 어슬렁거리며, '볼**시**視 줄**선**線'을 땅이 아닌 ' 하늘 ' 을 올려다봅니다**(그림 15-1, 15-2)**. → '자녀**자**子 바를**정**正'을 넘어 '새벽'으로 이어지는 창공!, ☞ 빛나는 ' 별**성**星 ' 들,...!, ↴

✔ '태양계(클**태**太 볕**양**陽 이을**계**系, Solar systems)'를 포함하여 → 약 200,000,000,000(=2천억)개의 '항상**항**恒 별**성**星'과 '별**성**星 둥글**단**團' 등으로 구성된↴,

✔ '은하계(은**은**銀 물**하**河 이을**계**系, Galaxies)'!,

☞ "빛"의 속도로 (저의 눈을 향해?➜) 내달려, → 약 2,000,000(=2백만)년 정도 걸려서 도달되는 것이라 어릴 적부터 각인된 별빛!...

✍ 약 52년의 中煥-삶-시간? ➜ 단순계산(중환시간 52년 ÷ 2,000,000년 = ➜) 0.000026,,,,이라는
'찰나의 시간'을 허락받은 제-삶의 여정! ¬,
문득,
깨닫는 변하지 않는 "참진眞 다스릴리理"?! (≒ 누구나 그러하셨듯.....) ¬
☞ ' 중환이는 반드시 죽는다! (1970년 7월 5일 정오에서~ 언젠가는....) ',,,,

"여호와께서 가라사대 나의 신이 영원히 사람과 함께 하지 아니하리니, 이는 그들이 육체가 됨이라. 그러나 그들의 날은 **일백이십 년**이 되리라 하시니라."-창세기 6장 3절-

(더욱 큰 깨달음 ➜ 본능적으로 살았던 아가~ 초등학교-시절 등, 그렇기에? 거의 생각을 못 했던,
(≒혹은) 생각을 않 했던 과거 → 약 47년의 시각들을 빼면요.!^^; 거의 남는 것이
없는 삶,,,, ☞ 날마다 Near a to my God ?!^^;;ㅋ)
(☞그렇기에 주어진 시간을 최선으로 살아야 하는☜) (그림 15-2)

"그러므로 안식일에 이러한 일을 행하신다 하여 유대인들이 예수를 핍박하게 된지라. 예수께서 저희에게 이르시되 " **내 아버지께서 이제까지 일하시니 나도 일한다** " 하시매 -요한복음 5장 16절, 17절-

✍ 그럼에도 불구하고요, '눈(☞ 고기육肉 눈안眼)'에 보이지 않는 ¬
✓ '미생물(작을미微 날생生 만물물物, 미생물, Microorganism 혹은 microbe)'과 어울려
살아가는 "사람인人 무리류類"! (그림 15-3)

(동시에, 저를 포함한) 개개 사람인人 은(요)¬
✔ "세포(가늘세細 태보포胞, 세포, Cell)"라고 익히 잘 받아들여져 있는 단어!
흡사,
'작은 우주와 같다'는 생명체의 기본단위
➜ 약 60,000,000,000,000 (=60조)개로
구성되었다는 한 인간을 이루는 근원!,
동시에,
용어의 어원이 ¬
➜ 라틴어 "cella (→ small room, 작은 방 등의 의미)"(등으)로부터 유래하는
개념을 되새겨보면서(요), 경이로움에 탄복하게 됩니다(그림 15-4).

(조심스레 "세포"를 들여다보면요¬)
☞ '진핵세포(참진眞 씨핵核 가늘세細 태보포胞, 진핵세포, Eukaryote 혹은
eukaryotic cell)'와

☞ ❛원핵세포(근원원原 씨핵核 가늘세細 태보포胞, 원핵세포, Prokaryote 혹은 prokaryotic cell)❜로 구분되는 ↘

✔ 두 겹의 핵막(nuclear envelope)-유/무를 경계로 크기를 비롯한 기능(등)에 이르기까지 큰 차이를 확인·이해할 수 있습니다(그림 15-5~ 15-7).

물론,

❛원핵세포❜보다 적게는 약 10배에서~ 100배 정도의 크기에 차이가 나는, 소위 '**생물과 무생물의 경계!**'로 (익히) 알려진,

☞ ❛바이러스(바이러스 혹은 비루스, virus)❜ 역시, 매우 중요한 영역임을 "**코로나-19**"로 지금까지(≒ 2021년) 2년 넘는 전 세계 '염병역疫 병병病'의 창궐, 즉

⇒ '**팬데믹(Pandemic,** 사전적의미: **전염병이 전 세계적으로 크게 유행하는 현상)**' 은 이의 중요성을 새삼 되새기게 해줍니다(그림 15-8).

❝참진眞 씨핵核 가늘세細 태보포胞❞의 이모저모(☜ 사전적의미: 사물의 이런 면 저런 면)

☞ ❝**진핵세포**❞ ⇒ '유캬로우트, EUKARYOTE'의 어원이

→ **그리스어 εὖ** /eû/ "true 진실 등의 의미" 와

→ **그리스어 κάρυον** /káruon/ "kernel 알맹이 등의 의미"를 지닌 개념이 합쳐진 용어를 음미해 보면서(요),

✔ '**핵(**씨**핵**核, **핵**, **Nucleus)**'과

✔ '**세포질(**가늘**세**細 태보**포**胞 바탕**질**質, **세포질**, **Cytoplasm)**' 그리고

✔ '**형질막(**형상**형**形 바탕**질**質 막**막**膜, **형질막**, **Plasma membrane)**'의 기본 구조로 형성됨과 동시에,

형질막과 핵 사이의 물질 즉 핵을 제외한 공간영역에 해당하는

➜ '**세포질**' 및

두 겹의 핵막을 제외한 핵-실질을

➜ '**핵형질(**씨**핵**核 형상**형**形 바탕**질**質, **핵형질**, **Nucleoplasm)**'로 구분·약속함을 확인·관찰할 수 있습니다(그림 15-9).

특히,

◆ '세포질(Cytoplasm)'은(요), 삶을 유지하기 위해 기능(≒ 대사, metabolism)이 유지되는 공간으로써,

✷ '**세포골격**(가늘**세**細 태보**포**胞 뼈**골**骨 격식**격**格, **세포뼈대**, Cytoskeleton)'과

> ㉿ '**세포골격**'은
> ✔ 세포 내 물질 이동의 도로(☜ 유사분열 시 방추사 형성 등 포함)와 같은 역할과
> ✔ 물리적 압박 등에 저항 및 세포의 형태를 결정·유지하고(요),
> ✔ 세포의 움직임(☜ 편모/섬모의 움직임 등 포함)등에 영향을 미치는 지지대 역할의 버팀목이라 간주해 볼 수 있습니다(그림 15-10~ 15-13)

✷ '**세포포함물**(가늘**세**細 태보**포**胞 쌀**포**包 머금을**함**含 만물**물**物, **세포포함물**, cell inclusions ☞ 세포-대사 등을 통해 생산된 '색소' 및 기타 노폐물 그리고 외부에서 침입한 모든 이물질 등이 포함될 수 있습니다)' 및

✷ '**세포소기관**(가늘**세**細 태보**포**胞 작을**소**小 그릇**기**器 벼슬**관**官, **세포소기관**, Organelle)' (등)의 존재를 확인·관찰할 수 있습니다¬.

> ✷ **핵(Nucleus)**: 유전자(gene)를 간직하여 다음 세대로 정보를 전달해주는 역할과 '핵인(nucleolus)'이라는 구조에서 rRNA를 합성 등의 역할
> ✷ **내형질세망(Endoplasmic reticulum, ER)**: 리보솜(ribosome)의 유무에 따라 ✓과립내형질세망(rough ER)과 ✓무과립내형질세망(smooth ER)으로 구분하며, 세포 내 대사물의 합성, 저장 및 수송 등의 역할
> ✷ **리보솜(Ribosome)**: '단백질'과 '리보솜RNA(ribosomal RNA, rRNA)로 구성된 세포소기관으로 단백질 합성 등의 역할
> ✷ **골지복합체(Golgi's complex)**: '내형질세망'에서 생산된 내용물의 저장과 포장 및 농축 ➜ '**세포외반출(exocytosis)**'을 통해 세포 바깥으로 분비!
> ✷ **사립체(Mitochondria)**: 에너지(adenosine triphosphate, ATP)를 생산하며, 사립체DNA(mitochondrial DNA)를 통해 스스로 복제가 가능 등
> ✷ **용해소체(Lysosome)**: 단백질, 핵산, 탄수화물, 인지질(등)을 파괴하는 효소를 간직하여 세포 내 청소 및 세포의 보호·방어작용 등의 역할
> ✷ **과산화소체(페록시좀, Peroxisome)**: 세포 내 생산 축적된 '활성산소'를 제거·감소시켜주는 효소를 간직하여 세포 보호 등의 역할
> ✷ **중심소체(Centriole)**: '**중심체(centrosome)**'를 이루어 유사분열(mitosis)에서 '**염색체**'를 극으로 당겨 이끌어 주는 역할 등을 담당
> (그림 15-21, 15-14, 15-15)

❝가늘세細 태보포胞 돌주週 기약할기期❞의 이해

✍ 돌다 → ❛주週❜, 기약하다 → ❛기期❜ ....

⇒ 끊김없는 개념의 ❛싸이클 CYCLE❜ ! 이러한 cycle의 어원이

➜ 그리스어 κύκλος /kúklos/ "circle 원형 등의 의미" (등으)로부터

유래함을 확인해 보면서(요),

✍ 각 세포마다 주어진 '생'을 열심히 영위하다가(요) -그 영위 기간은 모두 같지 않은-

↝ '생'을 마치는 시점에서

↝ 새로운 세포(즉 ☞ NEW CELL, 새로울신新 가늘세細 태보포胞^^)가 이를 대처하는 여정에 초점을 맞춘 개념이 ❝세포주기❞ 임을 조심스레 깨달아 봅니다

(그림 15-16, 15-17).

따라서,

☞ **❝세포주기(Cell cycle)❞**는 세포 복제(등)의 준비-여정을 거쳐~

유사분열(mitosis)의 진행!

→ (이렇게) 새롭게 탄생한 세포가 이전 세포로부터 물려받은 정보 등을 기반으로 역할을 다한 후,

→ 또 다음 세포-분열 시작·시점까지의 기간이 반복되는 내용이라 확인·간주할 수 있습니다

(그림 15-16).

(❝세포주기❞를 좀 더 살펴보면요)

세포분열을 준비하는 시기의

✷ ❛**간기**(사이간間 기약할기期, **사이기**, Interphase:

➜ 세포주기의 약 90%에서~ 약 95%를 차지)❜ 와

> ❛G_1 phase❜ (☜ **제1 간격기**, 차례제第 한일一 사이간間 막을격隔 기약할기期, **첫 번째 틈새기**, Gap 1 phase: 세포분열을 위해 중심체를 비롯한 세포소기관과 세포질 성분이 복제되는 시기)
>
> ❛S phase❜ (☜ **합성기**, 합할합合 이룰성成 기약할기期, **합성기**, Synthesis phase: DNA를 생합성하여 핵산의 양을 2배로 증가시키는 복제기에 해당)
>
> ❛G_2 phase❜ (☜ **제2 간격기**, 차례제第 두이二 사이간間 막을격隔 기약할기期, **첫 번째 틈새기**, Gap 2 phase: 마지막 준비 기간으로 세포분열에 필요한 내용물의 합성)(그림 15-16)

✷ '유사분열기(있을유有 실사絲 나눌분分 찢을열裂 기약할기期, 유사분열기, Mitotic phase, M phase)'로 구분·약속함을 확인·이해할 수 있습니다(그림 15-16, 15-17).

특히(전 세대에서 다음 세대로 진행되는↴),

'유사분열(Mitosis)'은(요), 전기➔중기➔후기➔종기로 구분!

즉↴,

㉮ "전기(앞전前 기약할기期, 전기, Prophase)"

⇒ '염색체' 출현과 함께(그림 15-18, 15-19)

⇒ '중심체(Centrosome)'가 극(pole)을 향해 각각 이동하여,

> ✷ 중심체(Centrosome): 하나의 '중심소체(centriole)'와 또 하나의 '중심소체'가 '상호연결섬유(interconnecting fiber)'에 의해 약 90도 거의 직각 → '쌍(pair)'으로 연결된 구조로,
> ✓ '미소관(microtubule)' 재질의 '방추사'를 형성하고(요), 유사분열에서 '실사絲' 생성(등)의 주체가 됨을 확인·이해할 수 있습니다(그림 5-12)

(이 '중심체'로부터)

⇒ '방추사(실뽑을방紡 저울추錘 실사絲, 방추사, spindle fiber)'의 형성 등,

⇒ 분열기에서 가장 긴 시기"

㉯ "중기(가운데중中 기약할기期, 중기, Metaphase)"

⇒ 두 겹-핵막의 소실(등)과 함께,

⇒ '염색체'가 일렬로 배열되어 흡사,

→ '지구'의 "적도(붉을적赤 길도道, equator)"처럼 보이며,

⇒ 염색체가 가장 뚜렷이 보이는 시기(그림 15-17) 등,

㉰ "후기(뒤후後 기약할기期, 후기, Anaphase)"

⇒ '딸염색체(Daughter chromosome)'가 각각 반대되는 극을 향해 인도되어 이동!(그림 15-17, 15-20) 등,

⇒ 분열기에서 가장 짧은 시기,

㉣ "종기(마칠종終 기약할기期, 종기, Telophase)"

⇒ 두 겹의 '핵막(nuclear envelope)'과 '핵소체(nucleolus)'가 형성되는 분열의 마무리-단계를 종점으로 이루어진↴

➜ ❛핵분열(씨핵核 나눌분分 찢을열裂, 핵분열, Karyokinesis 혹은 nuclear division)❜이 완결 된 후, (그림 15-17, 15-21),

바로 이어지는 세포분열의 여정!,

즉

두 개의 온전한 "딸세포(daughter cells)"로 나누어지는 ↴

➜ ❛세포질-분열(가늘세細 태보포胞 바탕질質 나눌분分 찢을열裂, Cytokinesis 혹은 cell division)❜이 최종 이루어지는 세포분열의 여정이 완성됨을 확인·이해할 수 있습니다 (그림 15-17, 15-21).

> ❝ Central DOGMA ❞
> ❝ 가운데중細 마음심心 근원원原 다스릴리理 ❞의 이해

✍ 문득!, '전동타자기'와 '수정테이프'로 보고서를 제출했던 학부 2학년 시절, "사회와 인간" 수업 시간이 떠오릅니다. 그 당시(1995년) "XX컴퓨터 99만원"이라는 대대적 광고와 함께 ❛컴퓨터 시대❜로 접어드는 시점! 반드시 한글-워드프로세스를 이용하여 '보고서(report)'를 제출해야만 했던 또렷한 기억! ➜ 동시에, '아름다울미美 나라국國'에서부터 처음 시작한 어머 어마한 ❝GENOME Project❞...v _ v 즉,

◆ ⇒ 복제(겹칠복複 지을제製, 복제, Replication)

◆ ⇒ 전사(구를전轉 베낄사寫, 전사, Transcription)

◆ ⇒ 해독 및 번역(풀해解 읽을독讀, 번역할번飜 통변할역譯, 해독, 번역, Translation)

➜ ❝쎈트랄 도그마❞로 함축되는 개념의 문구를 처음 접했던 '기억'! 좀 더 내달려, 저와 같은 ❛사람❜을 포함하여 실험대상으로 흔히 사용되는 파리와 쥐, 개구리, 그리고 우리가 '주인주主 밥식食'으로 사용하는 (물론, 나라마다 인종마다 다를 수 있지만요^^) ❛쌀미米❜과 "구황작물(구원할구救 거칠황荒 지을작作 만물물物: 사전적의미 → 흉년 따위로 기근이 심할 때 주식물 대신 먹을 수 있는 농작물"로 인식되는 ❛감자저藷❜에 이르기까지 제각기 다른 수의 ❛염색체-쌍(chromosome pair)❜을 확인·관찰해 보면서요. "겸손"이라는 단어로 귀결되는 제-자신을 발견하게 됩니다(그림 15-22~ 15-26).

<참조> **감자는 '가지과'의 여러해살이 식물로** 1824년(순조 24년)~ 1825년(순조 25년)경에 우리나라에 들어온 작물로 **'감자'의 옛말인 '감ᄌᆞ'는 한자어** '달**감**甘 사탕수수**저**藷'**에서 온 것으로** (확실하지 않으나) 음과 뜻 모두를 지닌 한자어의 발음 '감저'가 '감자'로 바뀐 것으로 예측해 볼 수 있습니다. 따라서, **본 저서에서도** '사탕수수**저**藷'**를 '감자'의 한자어로 적용해 드렸음을 밝혀드립니다(그림 15-23).**

이처럼,

"쎈트랄 도그마" 핵심의 첫 부분이라 볼 수 있는 ➜ ◆ **복제**(Replication)!

(그 기본 구조 등을 좀 더 살펴보면요↴.)

흔히(≒ 일반적으로),

☞ '**핵산**(씨**핵**核 실**산**酸, **핵산**, Nucleic acid)' 으로 잘 알려진 물질을 바탕으로 출발함을 확인할 수 있습니다(그림 15-15).

⇒ '**핵산**'이라는 용어는 ✓'**뉴클레인**(nuclein)'이라는 이름으로 출발하여, 실험에 실험을 거듭하여 '**산성**(acid)'을 띤다는 내용의 확인(등),

→ 이를 근거로, 산성을 띠는 핵-물질이라는 개념의 이름인 '**핵산**' 으로 자리매김하였으며(그림 15-15),

→ 현재에 이르러서는 "**뉴클레오티드**"라는 기본-구조가 차곡차곡 쌓여 이루어진(≒ 중합체, 폴리머, polymer를 형성하여) 구조물이 핵산임을 어렵지 않게 받아들 수 있습니다(그림 15-27). 동시에,

→ 그 구조가 1953년(≒ 약 68년 전 ☞ 2021년을 기준)에 제안되어 확인·정립에 이르기까지,

⇒ 'DNA 두**이**二 무거울**중**重 소라**나**螺 돌**선**旋 (DNA double helix)' 은 초-중-고 교육과정에서 이미 수차례 인지된 내용임을 재차 확인·이해할 수 있습니다(그림 15-15, 15-27~ 15-34).

(그럼에도불구하고요, 하나씩 되짚어 본다는 '겸손' 의 자세로 돌아가 보면요↴)

'**핵산**' 의 기본 구조가 ↴

⇒ " **뉴클레오티드**(혹은 발음에 따라 **뉴클레오타이드**, Nucleotide) "라는 덩어리의 반복! 즉, '포스포디에스테르-결합'으로 셈하기도 어려워 (→ 인간의 염기쌍: 약 3,200,000,000 -32억- 베이스페어, 그림 15-19),

'**중합체**, **폴리머**, POLYMER' 라고 명명하여 단순화한 용어!

(잠시 그 기본 구조를 살펴보면요↴)

✷ '**리보오스**(Ribose)'라는 '**오탄당**(다섯**오**五 숯**탄**炭 사탕**당**糖, pentose)'과

✷ '**인산염**(도깨비불**인**燐 실**산**酸 소금**염**鹽, Phosphate)' 및

✷ '**염기**(소금**염**鹽 터**기**基, Base)'로 구성!

↳ '염기'는 다시,

✶ '퓨린염기(Purine base)'와

❛Purine base❜
✶ DNA ➔ Adenine, A, 아데닌 과 Guanine, G, 구아닌
✶ RNA ➔ Adenine, A, 아데닌 과 Guanine, G, 구아닌

✶ '피리미딘염기(Pyrimidine base)'로

❛Pyrimidine base❜
✶ DNA ➔ Cytosine, C, 시토신 과 Thymine, T, 티민
✶ RNA ➔ Cytosine, C, 시토신 과 Uracil, U, 우라실

구성됨을 확인·이해할 수 있습니다(그림 15-31).

특히,

◆ **디.엔.에이.** 겹칠**복**複 지을**제**製(DNA Replication)에 있어서(요) 핵심적 역할의

⇒ ❛DNA polymerase (DNA 무거울**중**重 합할**합**合 술밑**효**酵 흴**소**素)❜가

작용하기에 앞서↘,

⇒ ❛DNA primase (DNA 프라이메이스)❜(라는 효소)의 작용으로(그림 15-37) ↘

→ ❛RNA primer, RNA 처음**시**始 쏠**발**發 몸.덩어리**체**體, RNA 프라이머❜가

먼저 형성되어야만,

(그 다음으로↘)

→ ❛DNA polymerase❜가 작용하여 ❛DNA 복제❜가 일어날 수 있음을

간과해서는 아니 될 중요한 부분임을 확인·이해할 수

있습니다(그림 15-35~ 15-38).

동시에,

'DNA 이중쇄(DNA 두**이**二 무거울**중**重 쇠사슬**쇄**鎖, DNA 두 가닥, DNA double strand)'

구조에서 ❛복제❜가 일어날 부분(그림 15-35)!,

즉↘

⇒ ❛DNA 복제-포크(DNA replication fork)❜에서↘,

복제될 부분의 엉켜있는 부분을 느슨하게 풀어주는 등의

기능으로 효율적 복제가 일어나게끔 하는 ↘

→ ✷ "DNA gyrase (DNA 자이레이스) 혹은 DNA topoisomerase

(DNA 토포아이소머레이스라고도 하는)"의 작용과

'DNA 복제-포크'에 끼어들어 마치 옷감에 가위를
들이대면 '좌악!'하고 갈라지듯 DNA 두 가닥을
갈라주는(≒ 분리해 주는) 등의 역할을 감당하는 ↘
→ ✷ "DNA helicase (DNA 헬리케이스)"의 작용!,

동시에,
복제가 진행되는 도중에 또다시 꼬이거나 엉킴 등을 방지하는↘
→ "SSBPs, single-strand DNA-binding proteins (단일중쇄 DNA-결합단백질, 홑단單 한일一 무거울중重 쇠사슬쇄鎖 DNA-맺을결結 합할합合 새알단蛋 흰백白 바탕질質, 한가닥DNA-결합단백질)"의 작용(그림 15-35) 및

단편-조각, 단편-조각으로 생-중합된 DNA-가닥인↘
"lagging strand (라깅스트렌드) 혹은
Okazakin strand (오카자키스트렌드)라고도하는"를
서로 꿰매주는(≒ 이어주는) 등의
역할을 담당하는 효소!, 즉 ↘
→ ✷ "DNA ligase (DNA 리가제)" 및 그 외 등등의 여러 효소가 작용하여,

각각의 '오래된 DNA 가닥 (old DNA strand)'으로부터~
'새로운 DNA 단일 가닥 (new DNA single strand)'이 형성되는 ↘
⇒ " 반 보전적 복제(절반반半 보전할보保 있을존存 과녁적的 겹칠복複 지을제製, semieconservative replication) "가 완성되는 경이로움을 확인·이해할 수 있습니다(그림 15-35, 15-36).

한편,
◆ 전사(구를전轉 베낄사寫, 전사, Transcription) 역시,
➜ '핵(NUCLEUS)' 안에서 일어나는 과정으로써,
두 가닥의 DNA에 내재 된 '유전부호(genetic code)'를 ↘
⇒ 'RNA polymerase (RNA 무거울중重 합할합合 술밑효酵 횔소素)'가
(DNA 한 가닥을 골라?^^→) 핵심적으로 작용하여,
다음 세대로 전해주는 '후손남기기'의 여정이라 할 수 있습니다(그림 15-15, 15-22, 15-39~ 15-41).

(여기서 재미있는 부분은요↴)(그림 15-39~ 15-41)

☎ ‘DNA 복제 (≒ 두 가닥에서 두 가닥이 복제되는)’와는 달리,

✓두 가닥의 DNA에서 **“주형”**으로 사용되는 DNA 가닥의 선택!, 즉↴

⇒ ‘Template DNA strand (쇠부어만들**주**鑄 거푸집**형**型 DNA 무거울**중**重 쇠사슬**쇄**鎖)’와

✓주형(template)으로 사용되지 않는 DNA 가닥!, 즉

⇒ ‘Nontemplate DNA strand (아닐**비**非 **주형 DNA 중쇄**)’의 존재를 구별해야 하는 내용과 함께(그림 15-39)↴,

(조금 더 차근히 들여다보아야 하는 내용으로요↴)

✓ 주형으로 사용되는 DNA에서 → ‘**RNA polymerase**’ 등이 결합하여 ‘**전사**’가 ‘열**개**開 처음**시**始’되는 ‘**DNA(deoxyribonucleic acid)**’의 ‘**염기서열**(소금**염**鹽 터**기**基 차례**서**序 벌일**열**列, **base sequence**)’을↴

⇒ ‘**프로모터(Promotor)**’라 약속하는 용어의 숙지와↴,

‘**전사(transcription)**’를 마무리하기 위해 작용하는 DNA-염기서열을

⇒ ‘**터미네이터(Terminator)**’라 명명·약속하는 내용(등)의 숙지 역시 필요하다고 (조심스레) 판단해봅니다(그림 15-39, 15-40).

여기서(잠시 좀 더 내용을 살펴보면요↴),

◆ **복제(REPLICATION)**와 ◆ **전사(TRANSCRIPTION)** 모두,

➜ 오탄당 **“리보오스(ribose)”**의 3번 탄소 자리에 효소가 작용하기에 새로운 DNA와 새로운 RNA의 ‘**복제와 전사의 진행방향**’을 전체적으로 보면요↴

➜ ‘**5’** (≒ 5프라임) **에서** ↝ **3’** (≒ 3프라임) **방향으로 진행**’된다는 내용과

➜ DNA와 RNA 모두 ⇛ ‘**염기(base)**’가 서로 ‘**상보적**’으로 연결되어 사건(event)이 이루어진다는 내용이 그것입니다(15-36~ 15-41).

> ✶ **DNA의 복제 ➜ Adenine(아데닌)은 ⇛ Thymine(티민) 과**
> **RNA의 전사 ➜ Adenine(아데닌)은 ⇛ Uracil(우라실) 과**
> **⇒ ‘수소이중결합(hydrogen double bond)’을 이루고**(요),
> ✶ **DNA의 복제와 RNA의 전사 모두**
> **➜ Guanine(구아닌)은 ⇛ Cytosine(시토신) 과**
> **⇒ ‘수소삼중결합(hydrogen triple bond)’을 이룸**

◆ **해독 및 번역**(풀**해**解 읽을**독**讀, 번역할**번**飜 통변할**역**譯, **해독, 번역**, Translation)은

✓㉠ 디.엔.에이(DNA)에 지닌 유전정보가

✓㉡ 메신져-알.엔.에이(mRNA)에 복사되어 핵-구멍을 통해 (활발히) 이동!

✓㉢ 세포질(cytoplasm) 공간에서 **'리보솜(ribosome)'**에 끼어들어가

✓㉣ (mRNA→) 자신이 받은 **3개**의 **'염기(base)'**로 구성된,

⇛ **❝코돈(CODON)❞**으로 이름 지어진 반쪽-표를 가지고,

✓㉤ 이에 들어맞는 3개의 짝-염기로 구성된 반쪽-표

⇛ **❝안티코돈(ANTICODON)❞**을 지닌 티-알.엔.에이(tRNA)를 기다리다가(요),

✓㉥ 그에 맞는 반쪽-표를 지닌 티-알.엔.에이를 만나 확인 후,
그(tRNA)가 매달아 가져온 선물 한 덩어리(☞ amino acid)를 받아
챙겨두었다가(요),

✓㉦ 또 다른 코돈-표딱지(☜ mRNA가 지닌)와 짝을 이루는 반쪽-표딱지를
지닌 티-알.엔.에이(tRNA)와 만나 선물 한 덩어리(☞ 아미노산)를
인계받아 연결-연결하여(≒ peptide bond를 이루어),

✓㉧ '꾸러미' 거대선물인 **❛폴리펩타이드(POLYpeptide)❜**를 형성하여,

✓㉨ 세포 안에서 필요한 곳에 제공해주어 세포의 생을 영위하는
→ '자급자족' 혹은

✓㉩ 또 다른 세포 등 필요로 하는 곳으로 멀리 혹은 가까이에 전해주는
→ '분비' 형태(등)의 **❛폴리펩타이드(polyPEPTIDE)❜**를 형성!

즉(전체적으로)↴,

☞ **❝**새알**단**蛋 흰**백**白 바탕**질**質. PROTEIN**❞**을 생성하는 여정을 확인·이해할 수 있습니다(그림 15-42~ 15-47).

특히,

세포 안에서 만들어진(☜ 비필수아미노산, non-essential amino acids),

❛폴리펩티드❜를 세포 밖으로 보낼시, 흡사,

✈멀리 여행을 떠나기 위해, 혹은

✈자녀를 시집/장가를 보낼 때, 이바지(사전적의미: 정성 들여 음식 등을 보내 드림. 특히 결혼을 전후하여 신부 쪽에서 예를 갖추어 신랑 쪽으로 정성 들여 만들어 보내는 음식을 이르나 지방에 따라 그 대상이 다르기도 하답니다^^)의 포장^^ 등,...

신경을 많이 써서 준비하듯 ↴

✷ ❛골지-아파라투스(골지 그릇기器 갖출구具 혹은

골지 몸.덩어리체體, 골지기구, 골지체,

Golgi apparatus)❜는 이러한 선물의 ↘

✓'포장(package)'과,

✓'성숙(maturity)',

✓'수정(modification)'을 비롯한

✓'**활성형(active form)의 조성' 등** 역할을 아울러

확인·관찰할 수 있습니다(그림 15-48).

❝ 사립체 (실사絲 알립粒 몸체體, 사립체, Mitochondrion (복수: mitochondria) ❞의 구조와 ❝ 에너지(ENERGY) ❞ 생성

✍ 문득,

'다행이다. 두 보물(=녀석)들이 엄마를 닮아서!'하는 안도의 한숨을 쉬어봅니다. 여러 이유 중 하나는요, 저의 '**정자(spermatozoon,** 복수: spermatozoa)'에 있던 ❝**미토콘드리아**❞가 안사람의 난자(ovum)에 존재하는 ❝**미토콘드리아**❞에 비해 그 숫자도 매우 적을 뿐 아니라, 그나마 운 좋게 난자에 들어간 정자는 진입하는 과정(등)에서 거의 파괴됨이 잘 알려져 있기에(요), 두 보물들이 지닌 세포 속 ❝**미토콘드리아**(MITOCHONDRIA)❞는 거의 모두 저의 안사람 즉,

➜ ❛엄마❜로부터 물려받아(☞ '치우칠**편**偏 친할**친**親 남길**유**遺 전할**전**傳, uniparental inheritance'),

→ 그 어떠한 역경 (등) 속에서도 이겨내는 '밑**저**底 힘**력**力'을 보여주는 것 같습니다(진정^^).

✍ 더욱이, '**세포소기관**(가늘**세**細 태보**포**胞 작을**소**小 그릇**기**器 벼슬**관**官, **organelle**)' 중에서 유일하게 '**사립체 디.엔.에이.**' 즉, ❛mitochondrial deoxyribonucleic acid (mtDNA)❜를 지녔기에 상황·여건에 따라→ "**원핵세포**(prokaryote)"가 분열하는 세포 '더할**증**增 번성할**식**殖' 방법인 ➜ ❛**이분법**(두**이**二 나눌**분**分 법**법**法 혹은 두**이**二 나눌**분**分 찢을**열**裂, **binary fission**)❜의 형식으로 그 수를 (상대적으로) 쉽게 늘리고 줄일 수 있기에 세포가 내/외의 환경에 적응 및 대처할 수 있는 것 같습니다(**그림 15-49~ 15-53**).

✍ 또한, ❝**미토콘드리아**❞의 크기! → 약 1 마이크로미터에서~ 약 2 마이크로미터 크기, 즉 '**백만 분의 1미터**' 크기 안에서 일어나는 ❛**에너지**(ENERGY: adenosine triphosphate)❜ 생성·기전 (등)을 밝혀주어 ➜ 생체 내 "**발전소**(powerhouse)" **역할의** ❝**사립체**❞에 대한 선배학자님들의 관찰 및 통찰력에 고개가 숙어집니다(**그림 15-49, 15-53**).

✍ 늘 상, 5박 6일의 "야생생활-CYCLE"에서 체득한 내용?ㅋ

☞ 처음엔 약간 배가 고픈 듯한 느낌과 무언가를 내장에 집어넣어 주고픈 생각!

☞ 여러 번의 냉장고 문 열기 시도를 잊고 나면(요), 약간의 현기증!^^. (음식섭취 없이↘)

☞ 어느덧 배가 덜고픈 상태가 이어지는 한나절(사전적의미: 하루낮 전체, half a day)^^

☞ 아하! 세포의 **혈당**-보충 요구 ➜ **'체지방' 등**에서 꺼내쓰는 인체의 반응?^^

✍ 이처럼 **❝삼시 세끼❞**(➜ 사전적의미: '아침, 점심, 저녁의 세 끼니, 혹은 그 끼니때'의 "삼시"와 '아침, 점심, 저녁으로 하루에 세 번 먹는 밥'의 "세끼"가 붙어 생긴 말')를 통해, 궁극적으로(요),

❛혈당(피혈血 사탕당糖, 혈당, blood glucose 혹은 blood sugar)❜ 이 증가하여 혈장에 녹아 전신에 영양분을 공급하는 주된 영양소의 하나! 이러한 혈당이 떨어지면 '배고픔'이라는 인체의 놀라운 반응을 직/간접적으로 체득하고 생각해 보면서요. **❛혈당❜** 의 주체가 되는 **"포도당(포도포葡 포도도萄 사탕당糖, 포도당, GLUCOSE)" 분해** ➜ 에너지(ENERGY) 생성을 살펴보고자 합니다**(그림 15-54~ 15-83)**^^.

☞ **❛해당과정(풀해解 사탕당糖 지날과過 헤아릴정程, 당분해, Glycolysis 혹은 glucolysis)❜**!

즉,

'산소(실산酸 흴소素, Oxygen, O_2)'의 관여 없이 **'효소(enzyme)'** 작용으로 빠르게 ATP를 만들어 공급해 주는 에너지 생성과정으로 ↴

➜ **'무산소당분해(없을무無 실산酸 흴소素 사탕당糖 나눌분分 풀해解, 혹은 싫어할혐嫌 기운기氣 성품성性 사탕당糖 나눌분分 풀해解, Anaerobic glycolysis)'**라는 개념을 확장·적용하여 ↴

⇒ **"무산소호흡(anaerobic respiration)"**,

⇒ **"무산소대사(anaerobic metabolism)"**,

⇒ **"무산소운동(anaerobic exercise)"**,

⇒ **"무산소에너지생산(anaerobic energy production)"**

등의 용어로 제시됨을 확인·이해할 수 있습니다(그림 15-54).

이러한 **❛해당과정❜** 이 ↴

✷ **'단당류(홑단單 사탕당糖 무리류類, monosaccharide)'**의 하나이면서↴, 구조적으로 여섯 개의 탄소로 구성된↴,

✷ **'육탄당(여섯육六 숯탄炭 사탕당糖, hexose)'**인

➜ **'글루코오스(glucose)'** 1분자가 분해되어 ↴

→ 육각형의 화학구조(➜ pyran)에서 오각형 구조(➜ furan)의 여섯 개 탄소-당(hexose)에서(요)(그림 15-55) ↴,

→ 구조적으로 세 개의 탄소로 구성된 **'피루브산(pyruvate)'** 2분자가 생성되기까지 ✓두 분자의 ATP 공급과 ✓4분자의 ATP 생성 및

→ 두 분자의 NADH가 환원됨을 확인·관찰할 수 있습니다(그림 15-54).

♬ 여기서 흥미로운 것은(요),
흡사 '**마중물**'을 우물-펌프에 넣어 더 많은 물을 마중 나가듯, 2분자의 ATP공급이 주어져야 '**해당과정(glycolysis)**'이 이루어짐을 확인하면서(요), 삶의 이치까지 깨닫게 해주시는 배려에 감사를 느끼게 됩니다(그림 15-55).

이렇게,
❛**해당과정(GLUCOlysis)**❜을 통해 생성된 두 분자의 ↴
☞ '**피루브산(pyruvic acid 혹은 pyruvate)**'은 '**산소(oxygen, O_2)**'의 존재하에
(≒ 정상 ❛호흡❜으로 산소가 원활히 공급되는 경우),
→ "**사립체(**실**사**絲 알**립**粒 몸**체**體**, 사립체, 미토콘드리아, mitochondrion**
복수: mitochondria**)**"로 들어가↴,
('판토텐산'으로부터 생합성된↴)
→ '**보효소 A(**도울**보**補 술밑**효**酵 흴**소**素 **A, 보효소A, Coenzyme A)**'와 함께
(그림 15-56, 15-57),
→ '**피루브산탈수소효소(피루브** 실**산**酸 벗을**탈**脫 물**수**水 흴**소**素 술밑**효**酵 흴**소**素**,**
Pyruvate dehydrogenase)'의 작용으로 ↴,
→ ✓2분자의 '**아세틸 보효소 A (아세틸** 도울**보**補 술밑**효**酵 흴**소**素 **A,**
아세틸 코엔자임 에이, acetyl coenzyme A,
혹은 아세틸 코 에이, acetyl CoA로 축약하여
표현하기도 함**)**'의 생성과 함께 ↴,
✓2분자의 '**이산화탄소(**두**이**二 실**산**酸 될**화**化 숯**탄**炭 흴**소**素**, 이산화탄소,**
carbon dioxide, CO_2)'의 발생 및 →
✓2분자의 '**NADH**'가 환원되는 결과를 확인·이해할 수 있습니다
(그림 15-54, 15-56).

한편,
→ '**아세틸 보효소 A (acetyl coenzyme A)**'는
✓ ❛**크렙스 회로(Krebs cycle)**❜로 유입되어(≒ 들어가),
↳ '**시트르산합성효소(시트르** 실**산**酸 합할**합**合 이룰**성**成 술밑**효**酵 흴**소**素**,**
citrate synthase)'의 작용을 받아 ↴
'**옥살아세트산(옥살아세트** 실**산**酸**, oxaloacetic acid 혹은**
oxaloacetate)'과 반응하여 ↴,
↳ '**시트르산(시트르** 실**산**酸**, 혹은 구연산, citric acid 및 citrate)**'의

생성을 출발점으로 '효소'작용을 받아 회로를 돌면서 ↴

✷ 3분자의 **'NADH' 환원**(그림 15-59, 15-61)과

✷ 1분자의 **'$FADH_2$'의 환원**(그림 15-60, 15-61) 및,

✷ 1분자의 ATP **생합성**을 이루어(15-57, 15-58) ↴,

➜ '좇을**순**循 다닐**행**行'함을 확인할 수 있습니다(그림 15-58, 15-59).

'Krebs Cycle'
➜ 'Citric acid cycle (시트르 실**산**酸 돌**회**回 길**로**路)'
➜ '**구연산회로**(호깨나무**구**枸 구연나무**연**櫞 실**산**酸 **회로**)'
(호깨나무: 갈매나뭇과의 낙엽 활엽 교목으로 '헛개나무'라고도함)
(구연나무: 운향과에 속하는 상록 교목, 유자나무, 탱자나무 등)
➜ '**삼카르복실산회로**(석**삼**三 **카르복실** 실**산**酸 돌**회**回 길**로**路, Tricarboxylic acid cycle, TCA cycle)' 로도 명명^^

이처럼,

❊ 1 glucose ➜ 2 pyruvate ➜ 2회전 TCA cycle을 통해(그림 15-54, 15-59)↴,

➜'**환원**(돌아올**환**還 으뜸**원**元, reduction)'된 ↴

'Reduction'	'Reduction'	
⇩	⇩	
[$NAD^+ \Rightarrow NADH + H^+$] 과	[$FAD^+ \Rightarrow FADH_2$]	(그림 15-60~ 15-62)

☞ 'Nicotinamide adenine dinucleotide (NAD,
니코틴아마이드 아데닌 두이二 누클레오타이드)'와

☞ 'Flavin adenine dinucleotide (FAD,
플라빈 아데닌 두이二 누클레오타이드)'가 지닌 ↴

➜ '**전자**(번개**전**電 자녀**자**子, **전자**, electron)'가
'**천자친화도**(번개**전**電 자녀**자**子 친할**친**親 화할**화**和 정도**도**度, electron affinity)'
강한 '**산소**(O_2)'의 영향 등으로 ↴

➜ '미토콘드리아(mitochondria)'의 '**내막**(안**내**內 막**막**膜, **내막**, inner membrane)'에
존재하는 '**단백질-복합체**(protein complex)'를 (거쳐→) 이동하면서↴,

➜ "**화학삼투설**(될**화**化 배울**학**學 스밀**삼**滲 통할**투**透 말씀**설**說,
Chemiosmotic mechanism)"의 이론을 근거로↴

⇒ '수소-양이온(H^+)'의 ↴

⇒ '**막간공간**(막**막**膜 사이**간**間 빌**공**空 사이**간**間, **막사이공간**,
intermembrane space, IMS)'으로 이동! 및

이동된 수소-양이온이 ↴

⇒ ❛ATP 생합성 효소(ATP 날생生 합할합合 이룰성成 술밑효酵 흴소素,
ATP synthase 혹은 ATP synthetase)❜ 와
상호작용을 통해 ↴

⇒ ❝ATP 생합성!❞ ↴
동시에 ❛물(H_2O)❜ 이 '부산물(byproduct)'로
생성됨을 확인·이해·납득할 수 있습니다
(그림 15-63).

✍ 문득,

은사님의 고견이 떠오릅니다. "오래 살려면 적게 먹어야 합니다!...,-중략-" 생각해 볼수록 의미가 있다고 생각됩니다. 또한, 어릴 적 검은 테가 많이 남아있던 '연탄불'을 어쩔 수 없이 갈아야 했기에 시멘트로 재질로 벽에 붙어 있던 '쓰레기통' 옆에서 타던 연탄!......,
친구들과 모여 앉아 '쫀디기(어릴 적 기억 → 쫀드기, 쫄쫄이 등으로 불렸으며, 결을 따라 잘 찢어졌던 ㅋ)'를 구워 먹었던 추억! 즉,

➜ 타다만 연탄처럼 '미토콘드리아' 안에서 옹골지게(≒100%) '물'이 생성되고 모두가 'ATP'로 생성되는 것이 아닌, '불청객들'의 생성! 즉, ↴

➜ '활성산소(살활活 성품성性 실산酸 흴소素, ACTIVE OXYGEN)' 등을 포함한 ↴

➜ ❛라디칼(Radical)❜ 의 생성!, → 천만다행으로(요),

➜ '퍼옥시좀(혹은 발음에 따라 → 페록시좀, Peroxisome 혹은 microbody,
작을미微 작을소小 몸체體, 마이크로바디)'을 예비해 주셔서(요)↴,

→ 정상-생리 상태에서도 얼마든 유도될 수 있는 ❛라디칼❜ 에
↳ '산화반응(실산酸 될화化 되돌릴반反 응할응應,
oxidation reaction)'을 유도하여 H_2O_2의 형성!

그리고,

→ (효소작용으로 전환-생선된→) H_2O_2까지 인체에 거의 해가 없는 ↴
'물'과 '산소'로 전환 시켜주는 ✷'과산화수소분해효소
(지날과過 실산酸 될화化 물수水 흴소素 나눌분分 풀해解 술밑효酵 흴소素,
카탈레이즈, catalase)'같은 효소를 간직-분비하여 ↴
'스트레스' 등에 대처하여 사람의 ❛생명❜ 을 이어갈 수 있도록
배려해 주심에 깊은 감사를 드립니다(그림 15-63~ 15-65).

또한,

✷ ✓ ❛미토콘드리아(Mitochondria)❜ (☜ 산화적 인산화)를 비롯한 ↴

✷ ✓ ❛세포질(Cytoplasm)❜ 공간(☜ 기질-수준 인산화)과

✓ '매트릭스(MATRIX)' 공간의 ❛크렙스회로❜ (☜ 기질-수준 인산화)에서

생합성되는 ATP의 공급 등으로 인하여 세포의 대사가 유지되고(요)

(그림 15-66) ↴,

✈ ❛실**산**酸 될**화**化 과녁**적**的 도깨비불**인**燐 실**산**酸 될**화**化
(Oxidative phosphorylation)❜
➜ '간접 인산화(indirect phosphorylation)'라고도 약속하는
이 개념은(요), '산소-전자친화도' 등의 작용으로
'전자전달계'의 활성화 및 수소-양이온의 농도-차 이동 등에 따라
생성되는 ATP! 즉, ADP + Pi → ATP의 과정-전체를 의미하는
반면(에요),

✈ ❛터**기**基 바탕**질**質 물**수**水 평평할**준**準 도깨비불**인**燐 실**산**酸 될**화**化
(Substrate-level phosphorylation)❜
➜ '직접 인산화(direct phosphorylation)'라고도 약속하는
이 개념은(요), '**효소**(enzyme)'의 작용으로 빠르게 ATP를 생성하는
과정으로 효소와 상대-물질이 되는 "**기질**(substrate)"에 힘을 실어
명명함을 확인·납득할 수 있습니다(그림 15-66).

(ATP 수율 계산을 통해↴)

☞ ❛에너지(ENERGY: adenosine triphosphate) **생성**❜에 대한 ↴

✔ '**이론적**(수소양이온 3개당 ➜ ATP 1개가 생합성됨으로 계산!)'

그리고,

✔ '**실질적**(수소양이온 4개당 ➜ ATP 1개가 생합성됨으로 계산!)'

[☞ 힘써 만든 ATP를 ❛사립체❜ 밖으로 내보낼 때, (흡사, ➜ 애지중지 키운 자/녀를 장가/시집 보낼 때 필요한 지참금?^^) 수소양이온(H^+) 하나가 더 필요한 개념이 적용됨(그림 15-74)]

ATP-수율을 확인·이해·납득할 수 있습니다

(그림 15-67~ 15-74).

특히,

"**수소왕래**(물**수**水 힐**소**素 갈**왕**往 올**래**來: ⇒ 세포생물 혹은 생화학분야 등에서 전자 및 이온 등이 막을 가로질러 운반하는 개념을 '왕래'(등)과 같은 용어로 설명,

하이드로겐-셔틀, Hydrogen SHUTTLE)"의 중요성!

(그림 15-68)

즉,

✪'근육'과 '신경조직'(등)에 잘 발달 된(것으로 잘 알려져 있는)↴

✷ Glycerophosphate shuttle (그림 15-69, 15-70) **과**

✪ '심장'과 '간'(등)에 잘 발달 된(것으로 잘 알려져 있는)↘

✷ Malate-Aspartate shuttle (그림 15-71, 15-72)에 의해
ATP-생산 수율에 차이가 남을
확인·이해·납득할 수 있습니다.

한편,

✍ "주위(Surroundings)"와 상호작용하며(≒ '열린계'에 해당) '목숨**명**命'을 잇는 ➜ '사람'
(그림 15-75)

동시에

➜ '**항온동물**(항상**항**恒 따뜻할**온**溫 움직일**동**動 만물**물**物, **항온동물**,
Homeothermal animal)'로 분류되는 ➜ 우리 '사람**인**人 사이**간**間' ↘

→ 독립적으로 영양분을 자급자족하여 살아갈 수 없는 존재이기에 ↘

⇒ '**종속영양생물**(좇을**종**從 엮을**속**屬 경영할**영**營 기를**양**養 날**생**生 만물**물**物, heterotroph)'
즉, 무언가를 반드시 '당길**섭**攝 취할**취**取(ingestion, intake, 혹은
uptake 등으로 표현하는)'해야만 목숨을 연명할 수 있는 존재!

→ 힘없는 (☜ 코로나19, 메르스, 신종플루 등 역병을 겪으며 더욱 깨닫게 되는) 존재임에도 불구하고(요)↘

→ 정리된 '날**생**生 깨달을**각**覺'을 '**말**'과 '**글**'로 전할 수 있는 능력을 바탕으로 검증·정리한

➜ "**열역학 제1 법칙**"과

➜ "**열역학 제2 법칙**"(등)은(요)(그림 15-75), ↘

⇒ '**자유에너지의 감소**' 방향으로 진행되는 ⇒ '**이화작용**(catabolism)'!
(그림 15-76),

즉,

➜ 1몰(mole)의 '**포도당**($C_6H_{12}O_6$)'으로부터 생성되는 에너지를
'**칼로리**(calorie)'로 '계산'하고 '이해'할 수 있게 해줍니다
(그림 15-77, 15-78).

실제 '**에너지 수율**'의 계산 결과 ↘,

☞ **약 60%** 이상이 '더울**열**熱'로 손실되지만(요)↘,

→ 이러한 열 손실은 궁극적으로 '몸**체**體 따뜻할**온**溫 있을**유**有 뜻**지**志'
(등으)로 이어짐을 이해할 수 있고(요),

이와 함께,

"**단당류**(홀**단**單 사탕**당**糖 무리**류**類, monosaccharide)"에 속하는

✓ '**과당**(열매**과**果 사탕**당**糖, **프룩토오스**, **과당**, Fructose)'과

(그림 15-79, 15-80)

✓ ❛갈락토오스(갈락토오스, Galactose)❜ 및

(그림 15-79, 15-81)

✓ ❛만노오스(만노오스, Mannose)❜의 대사(등)을 통해 에너지 생성을

살펴봄으로써↴,

✍ 종속영양생물에 속하는 사람! ➜ 좀 더 나아가 환자분들(☞ 그 외 다른 예의 사람도 포함됩니다^^)에 이르기까지 생각의 확장-가능을 조심스레 인지·이해하게 됩니다(그림 15-79, 15-82, 15-83).

❝ Gluconeogenesis 혹은 Glyconeogenesis ❞
❝ 사탕당糖 새로울신新 날생生, 포도당신합성 ❞의 이해

✍ 잠시.

눈을 감고 생각을 해 봅니다. 1주일에 약 하루 정도 제대로 먹는 듯한 저의 식사-형태 그 나머지 날수는 ❛칼로리❜를 그저 어떻게든 채워준다는 생각에 입속으로 (가끔) 밀어 넣기의 5박 6일........ 그럼에도 (즉, 매 끼니마다 ❛포도당❜으로 '전환'시켜주는 소중한 안사람-정성-음식이 아니어도) ❛체질량❜ 측정에서 정상이 나오는 감사!......, 아하! 하며 깨닫는 그 무엇! ➜ ✓**'인체 조직/세포마다 사용하는 에너지가** (다행히) **모두 같지 않기'**에 ❛포도당(GLUCOSE)❜ 에너지원을 아껴서 꼭! 사용해야 하는 장기에 사용할 수 있는 인체의 문제 해결 능력!

동시에,

✓**체내에 전환·저장된** (포도당이 아닌 ⇒) **물질!**

즉,

➜ 단백질의 흡수단위 ✓❛**아미노산**, amino acids❜ 혹은

➜ 지방질이 분해·전환됨으로 생성되는 ✓❛**글리세롤**❜과 ✓❛**지방산**❜ 및

➜ 당-분해(glycolysis) 혹은 당원-분해(glycogenolysis) 과정에서 생성될 수 있는 ↴

✓❛**젖산**❜ 등이

⇒ **'당-분해의 역순'**을 밟아 ❛포도**포**葡 포도**도**萄 사탕**당**糖❜을 (새롭게) **합성하는** ↴

➜ ❝**당-신생(glucoNEOgenesis)**❞의 기전(등)이 제-몸속에서 이루어지기에 이 시각!,

이 자리에 존재하는 제-자신을 자각하게 되고(요),

✪ 이를 가능하게 해주시는 배려해 ❛감사❜의 마음을

아울러 가져봅니다. **(그림 15-84~ 15-118).**

문득,

☞ 인체 에너지-생산체계의 기준-뼈대인 듯이 보이는 **'포도당(GLUCOSE)'**의 어원이

✓ **그리스어 γλευκος** /gleûkos/ "sweet wine, 감미로운 포도주 등의 의미"로부터 유래된 단어를 확인해 보면서요¬,

> '요한이 와서 먹지도 않고 마시지도 아니하매 저희가 말하기를 귀신이 드렸다 하더니 인자는 와서 먹고 마시매 말하기를 보라 먹기를 탐하고 **'포도주'**를 즐기는 사람이요 세리와 죄인의 친구로다 하니 지혜는 그 행한 일로 인하여 옳다 함을 얻느니라'
>
> -마태복음 11장 18절, 19절-

하는 성경 구절이 스쳐 지나갈 만큼 ¬,

✍ 역사적으로 오래된 발효음료! → 포도주라는 단어가 에너지-뼈대의 중심에너지 용어로 이해되는 순간! ¬

⇒ **'밥** (≒ STARCH ➜ 앙금**전**澱 가루**분**粉)' 이라는

→ 우리나라 "큰**대**大 나라**한**韓 백성**민**民 나라**국**國"의 상용어가 떠오릅니다(^^)

(그림 15-83, 15-84).

'당원(사탕**당**糖 근원**원**原, **글리코겐, 당원, GLYCOgen)'**

먼저,

"당신생"에 관여하는 **'젖산'** 생성 및 기전 등을 이해하기 위해 ¬

(앞서 설명드린 해당과정의 숙지-이해해 주신 내용은 그대로 기억해주시고요^^)

'사탕**당**糖 근원**원**原' 을 살펴보면(요)**(그림 15-84~ 15-100)** ¬,

☞ **'글리코 · 겐'**은(요)¬,

➜ **'글리코'**라는 단맛 혹은 감미로운 포도주(등)을 의미하는 그리스 접두어와 ¬,

➜ **그리스어 γενής** /-genḗs / "producer 생산자 등의 의미"의 개념을 지닌 **'겐'**이 합쳐진 용어로 ¬

➜ 이 단어를 **'근원'**이라는 한자어 ⇒ **'원原'**으로 번역하여,

↳ **'당의 근원'**으로 제시해 주신 통찰력에 고개를 숙여봅니다(그림 15-84).

특히,

✓ 포도당이 '남을**잉**剩 남을**여**餘' 상태! ¬,

즉 남아돌 때는(요), 에너지를 사용하여 ¬

✓ **'간(liver)'**과

✓ **'근육(muscle)'**(등)에 저장형태로 보관하였다가(요),

('글리코겐-합성' ⇒ 그림 15-85, 15-86)

'반드시**필**必 구할,요구할,원할,바랄**요**要 때**시**時'! ¬

→ (다시) 꺼내어 사용하는 지혜로운 대처능력!

(❛글리코겐-분해❜ ⇒ 그림 15-90~ 15-93)

즉↘,

✓ 다시 꺼내어 사용할 때에는 에너지원인 ATP를 사용하지 않고 바로↘

❛**해당과정**❜에 참여시킴으로써↘,

(확인되는 →) <u>'ATP 수율의 이득'</u>을 확인-계산해보면서(요),

더욱 감탄하게 됩니다(**그림** 15-94).

동시에,

➜ 간(LIVER)-조직에는(요), ✪ '도깨비불**인**燐 실**산**酸 터**기**基'를 떼어낼 수 있는 '**효소**'를 지니고 있기에 글리코겐의 저장형에서 글루코오스라는 혈액-이동형으로 바꾸어 ❛**당**❜을 필요로 하는 곳으로 운반시킬 수 있는 탄력성과 묵묵히 일하는 간을 봅니다(문득, '간처럼 살고싶다!'는 생각?^^)(그림 15-92).

반면(에요),

➜ 골격근(Skeletal muscle)-조직! ⇒ 체중의 약 40% 이상을 차지하며, '**움직임**'과 '**근-긴장**' 유지 <u>등</u>에 필요한 ❛**에너지 공급/보충**❜을 확인해 보면서(요), 멋지게 설계된 '사람**인**人 몸**체**體'의 경이로움에 ❝**그저 감사**❞로 귀결됨을 확인·이해하게 됩니다(**그림** 15-93, 15-94).

❛**젖산은 운동강도의 바로미터**❜

✍ 문득,

'자녀**자**子 바를**정**正 → 사전적의미: 자시(子時)의 한가운데로, 밤 열두 시를 가리킴)' 가까이 학교에서~ 역북동 자취방까지 '**달리다**' '**쉬다**'를 '**반복**'했던, ⇒ '숨'이 턱에 차고 '다리'는 천근만근,.ㅠ, 양어깨와 팔이 없었으면 하는 "죽을**사**死 깨달을**각**覺"**까지** 들 때, **멈추어 잠시** 숨을 몰아쉬고,. **다시 뛰면 (어느 정도 회복된 느낌과 다리가 말을 들어) ➜ 다시 뛰어 볼 만했던,** 그렇게 예닐곱 번을 '**쉬다-뛰다'를 반복**하면 어느새 저 멀리 보이던 "숯불통닭-리어커" 불빛을 바라보며,

➜ 다시 양-손을 무릎에 대고 잠시 쉬면 **(어느 정도 회복된 느낌과 팔-다리가 말을 들어)** ☞ 또다시 뛸 수 있는 여유?^^

☞ 이것이 가능한 것은(요), (여러 기전중 **하나**라 할 수 있는^^ ↘)

➜ ❛**젖산**❜의 "죽일**살**殺 몸**신**身 이룰**성**成 어질**인**仁" → '덕**덕**德 나눌**분**分'으로 가능함에 감사를 느꼈던 추억(?)을 떠올려 봅니다(**그림** 15-95~ 15-100).

⇓

좀 더 (젖산의 입장에서➜) '날**생**生 깨달을**각**覺'해 보면요↘,

✓ ❛무산소 상태❜에서도 팔-다리 근육의 수축/이완을 지속해야 자취방까지 도달할 수 있기에 어떻게든 ↘

✓ ❛해당과정(glycolysis)❜을 돌려야 하는 상황에서(요)↘,

➜ '수소양이온(H^+)' 두 분자를 누군가는 보살펴줘야 하는 필요성!?

흡사, 그릇이 깨끗이 비워져야 음식을 다시 담을 수 있듯이

혹은, 성스러운 곳을 들어가기 위해서는 마음을 비우고 정갈한

마음과 몸으로 다가서듯↘

> ' 여호와께서 그가 보려고 돌이켜 오는 것을 보신지라 하나님이 떨기나무 가운데서 그를 불러 가라사대 모세야 모세야 하시매 그가 가로되 내가 여기 있나이다 하나님이 가라사대 이리로 가까이하지 말라 너의 선 곳은 거룩한 땅이니 **네 발에서 신을 벗으라** '
>
> -출애굽기 3장 4절, 5절-

➜ ✓ ❛피루브산(Pyruvate)❜에 두 분자의 '수소-양이온(H^+)'이 결합함으로써↘,

전환·생성되는 친구가 ➜ ❛젖산❜이고요,

➜ 이 ❛젖산❜이 '혈관(blood vessel)' 이용 ↘

→ '혈류(피혈血 흐를류流, 피흐름, blood stream)'를 통해 ❛간❜으로 이동하여 효소작용 등을 받아 ❛해당과정❜의 역순을 거쳐 '육탄당(hexose)'인 '포도당(GLUCOSE)'을 재-생성하여↘, 필요한 세포에 공급됨을 확인하면서요, ✍ 지난날 리어커-빛이 눈에 들어오면, ➜ 이제껏(≒ 근 한시간 가까이) 힘들게 뛰다-쉬다 했던 팔다리에 새 힘이 생겨 마치 100미터 달리기하듯 '복개천'을 뛰어 건넜던 추억이 깨달음으로 다가옵니다(그림 15-95~ 15-100).

'단백질'과 '지질' 등 이용 ➜ ❛당신생(glucoNEOgenesis)❜의 이해

✍ ❛5박 6일 실험실 생활❜이 떠오르는 가운데 (그림 15-101~ 15-119),

☞ ❛자기야! 고마워요❜라고 속에서 나오는 감사와 고마움..... 배가 고픈 '시장기(시장기운기氣, 사전적의미: 배가 고픈 느낌)'를 건너 몸에 저장되어 있던 기본 구성물질 중 하나인 '단백질'(그림 15-101, 15-102)을 태우지 않도록(≒ ❛기아❜에 허덕이지 않도록)(그림 15-103, 15-104) 5일분의 '밥'을 '햅쌀'로 지어 비닐봉지 하나하나에 넣고 '손'으로 정성스레 눌러 '보름달모양'을 만든 후 '냉동실'에 얼리고, ❛지방❜을 '섭취'할 수 있도록 ✓ ❛불포화지방산(unsaturated fatty acid)❜의 대표 중 하나인 '참기름' 한 병과 물리지 않도록 마늘-장아찌 한 병 혹은 오징어-젓갈 등으로 못난-남편을 섬겨준 아내! ➜ 정성의 덕분으로 (자칫 '치우칠편偏 밥식食' 등의 이유로➜) ❛단백질(protein)❜(만의) 이용 시 (보다 많이) 생성될

수 있는 '**암모니아(NH^{4+})**'를 그나마 몸에 해가 (거의) 없도록 해주는 '**우레아(urea)**'로 바꾸어 '**신장**(콩팥**신**腎 오장**장**臟, **콩팥, kidney**)'으로 내보내 주는 ➜ "**우레아 회로**(urea CYCLE)"의 수고를 덜 하도록 해주었고요(**그림 15-104**). (일반적 상황에서) 단백질에 앞서 '섭취' 혹은 '전환·저장'된 ➜ '**지방질**'의 분해로 인해 생성되는 '**케톤체**(ketone bodies)' 및 (어쩔 수 없는 상황 등에서 →) **케톤체**를 에너지로 사용하는 상황 (☞ **물론 조직에 따라 케톤체를 상용하는 친구들도 있지만요^^**) 그로 인하여 자칫!, '**산증**(acidosis)'으로 부정적-연결고리가 폭포수가 위에서 아래로 떨어지듯 꼬리에 꼬리를 물고 일어나는 상황을 만들 수 없도록 지아비를 섬겨준 아내의 고마움에 (☞ 가을 타는 현, 2021년 11월) 짠한 마음 달래봅니다(**그림 15-101~ 15-119**).

........,

한편,

지금까지 설명드렸던 **세포의 생활사!**

☞ 즉, "세포 내 환경" 속에서 이루어지는 대사!

➜ 이를 구분 지어 주고 세포를 보호해 주는 (등) 역할의 세포막!

(**그림 15-120~ 15-124**)

그리고(요),

다시금,

저만큼 뒤로 물러서서 바라본 "**인체기본조직**(HUMAN basic tissues)"!

(**그림 15-125**)

↳ 그 중에서(도요)↴,

'위**상**上 가죽**피**皮 짤**조**組 짤**직**織 (Epithelial tissue)'의 구분과 그 특성 및

(**그림 15-126~ 15-135**)

'맺을**결**結 합할**합**合 짤**조**組 짤**직**織 (Connective tissue)'의 구분과 그 특성(등)을

(**그림 15-136~ 15-144**)

아울러 살펴보면서(요), 더더욱 지금 이 순간에도

컴퓨터 자판을 두들길 수 있는 자체에 감사-감사드립니다.

"인체 세포 및 조직의 구조와 생리" 편에서,
꼭! '숙지-기억' 해 주시면 도움이 되는 (시험준비 등) **핵심어**"는요^^

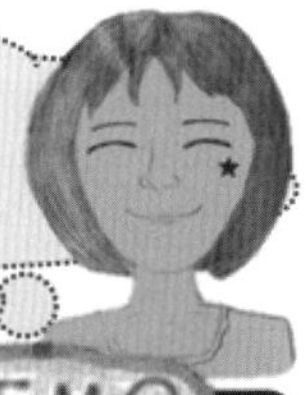

MEMO
인생에는 공짜가 없다

똑똑똑
누구니?
샌애긔에요.
너구나

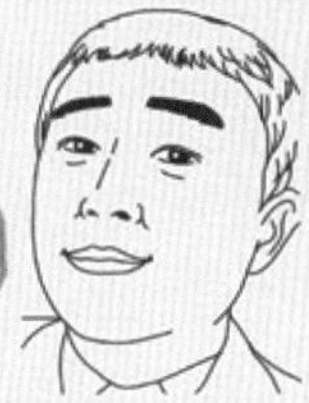

교실 게시판

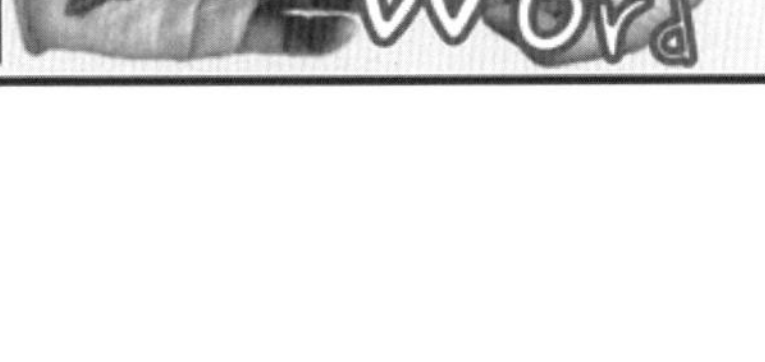

중환者ㅋ교수님의 말씀을
받아드릴 것입니다♥

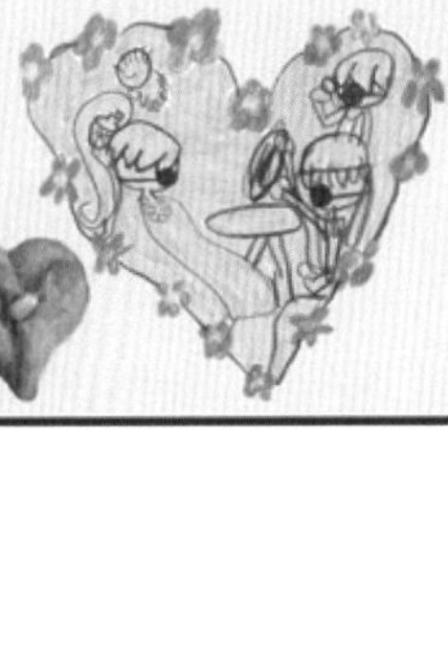

남을 여餘 흰 백白

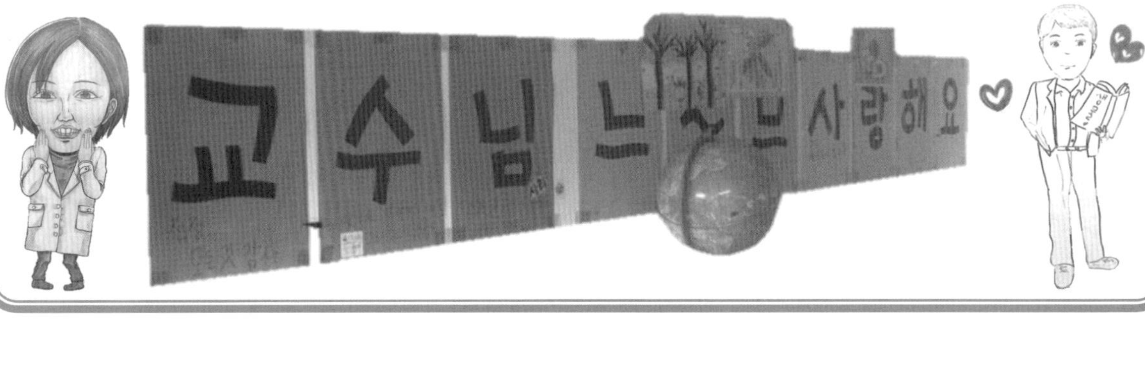

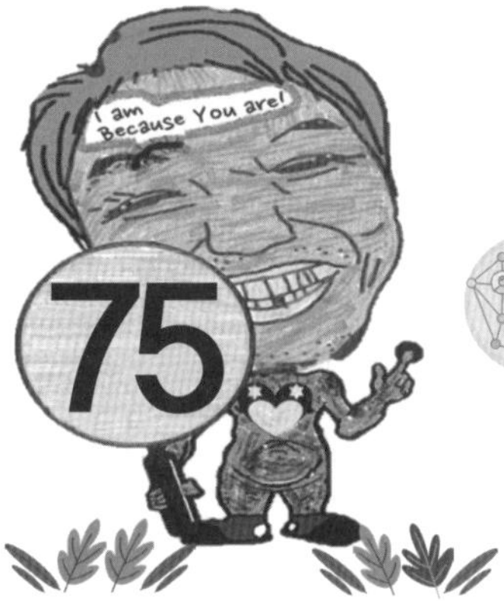

"내용 이해를 위해서 라면, 창피함도 감당할 수 있는,, 줄아나? 살신성인의 장?"

" 줄아나?

너는, 남 때리지 말고,
마저라 잉 ?
때린 노믄 다리 오구리고자고,
마즌 노믄 다리펴고 잔당께 ~ ! "

" 줄아나?

이 할미, 유언이랑께 ?
1여남엄는 예수 잘~ 미꼬,
일쩜, 일획또 1여남엄는
성경만 부뜨러라~ 잉 ? "

" 이 세상 싸람, 날 몰라조도,
이 세상 싸람~, 날~ 몰라조도
이 세상 싸람, 날 몰라조도,
뒤 도라 서지 안컸네......,
세상짐 지고 십짜가 보네~"

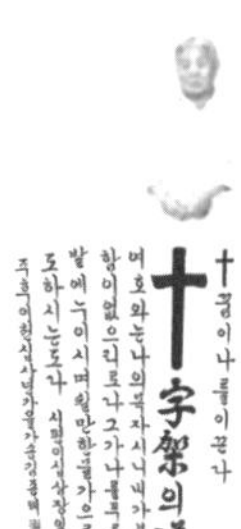

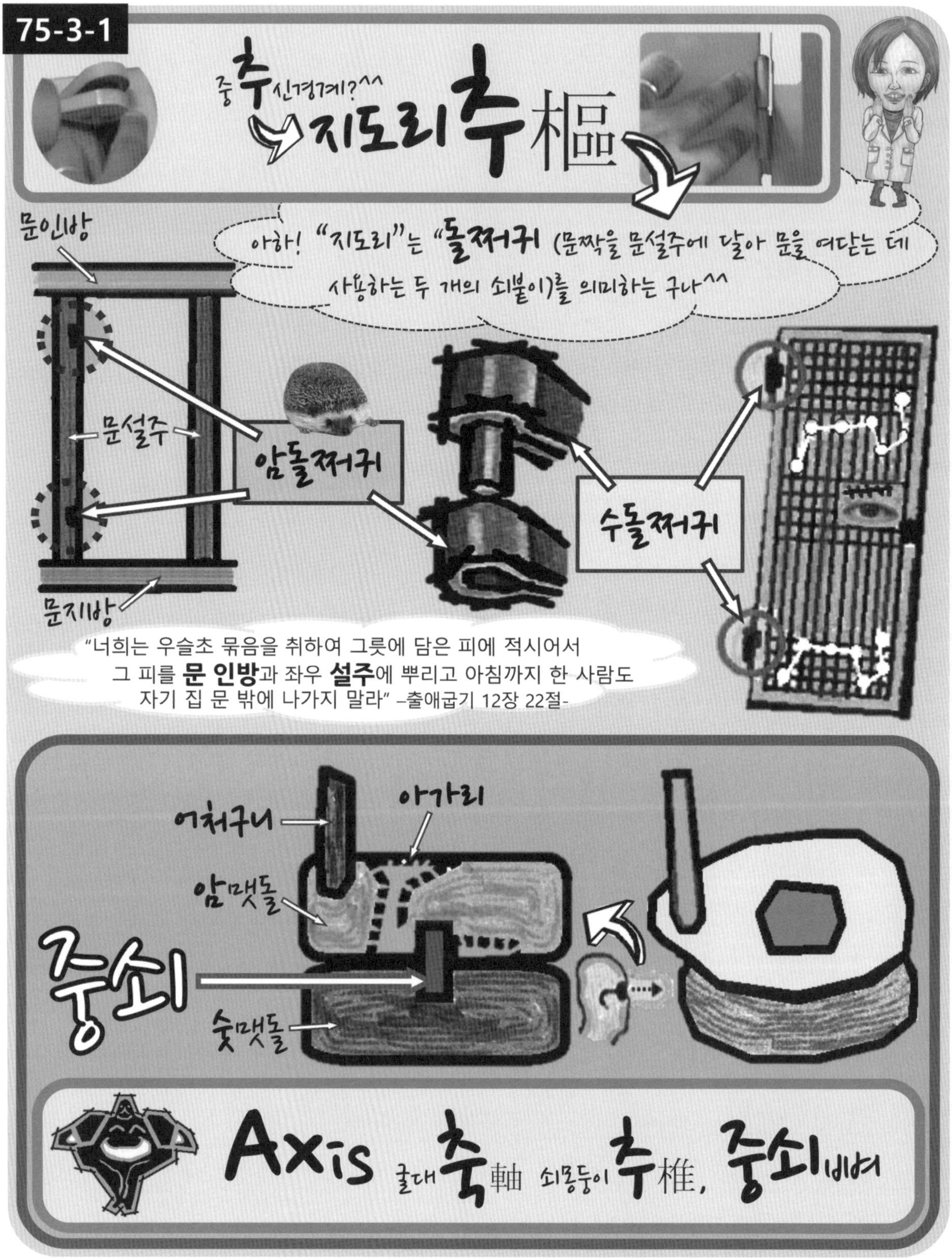
75-3-1
중추신경계?^^
지도리추樞
아하! "지도리"는 "돌쩌귀 (문짝을 문설주에 달아 문을 여닫는 데 사용하는 두 개의 쇠붙이)를 의미하는 구나^^
문인방
문설주
암돌쩌귀
수돌쩌귀
문지방
"너희는 우슬초 묶음을 취하여 그릇에 담은 피에 적시어서 그 피를 문 인방과 좌우 설주에 뿌리고 아침까지 한 사람도 자기 집 문 밖에 나가지 말라" –출애굽기 12장 22절-
어처구니
아가리
암맷돌
중쇠
숫맷돌
Axis 굴대축軸 쇠몽둥이추椎, 중쇠

75-3-2

Brain Stem

Midbrain 가운데중中 뇌뇌腦

Differences in Rheobase and Chronaxie between the Paretic and Non-Paretic Sides of Hemiplegic Stroke Patients: a Pilot Study

Table 1. Clinical characteristics of the hemiplegic stroke patients

No	Age (year)	Gender	BMI (kg/m²)	Time post stroke (month)	K-MMSE (Score)	PS	Lesion site
1	32	Male	27.9	42	30/30	L	Left thalamic ICH
2	57	Male	28.7	68	30/30	L	Middle cerebral artery
3	49	Female	23.5	40	30/30	R	Middle cerebral artery
4	64	Female	18.4	42	30/30	R	Left thalamic ICH
5	67	Female	27.9	61	28/30	L	Basal ganglia ICH
6	63	Male	24.1	18	30/30	L	Basal ganglia ICH

BMI, body mass index; K-MMSE, Korean version of mini mental status examination; PS, paretic side; L, left side; R, right side; ICH, intra-cerebral hemorrhage

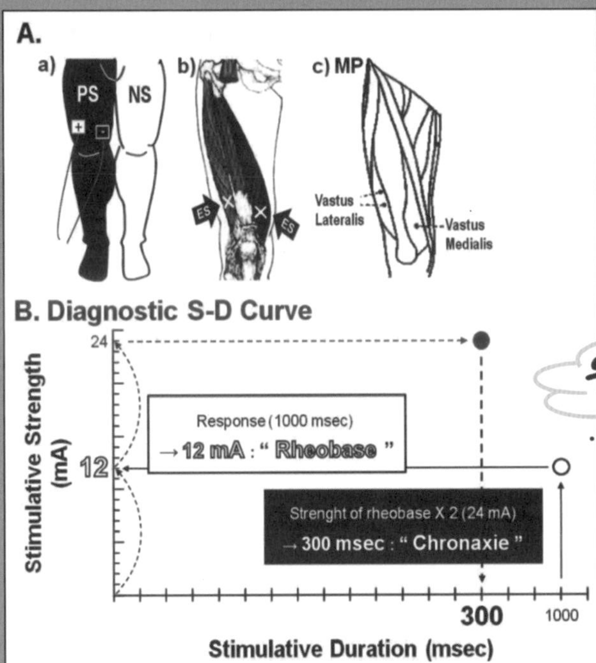

Fig. 1. Schematic representation of the measurements of rheobase and chronaxie
In the analysis of rheobase and chronaxie, the thigh (parts of the vastus lateralis and vastus medialis) was stimulated using an electrical stimulator and two surface electrodes of the same size for bipolar stimulation. Rheobase and chronaxie were measured using monofilaments, as described in the Materials and Methods. +, anode; -, cathode; →, region of stimulation of the anterior parts of thigh; PS, paretic side of stroke patients; NS, non-paretic side of stroke patients; ES, electrical stimulation; MP, motor point; S-D Curve, strength-duration curve.

Posture Analysis of Various Types of Crutch Gait of Healthy Volunteers

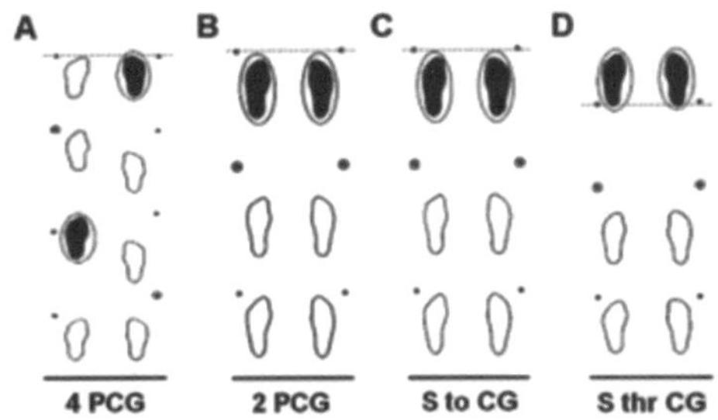

Fig. 1. Schematic representation of the experimental methods for measuring the types of crutch gait
For the analysis of body posture, types of crutch gait such as four-point (A), two-point (B), swing to (C), and swing through gait (D) were measured using gait and position assessment (GPA).
4 PCG, four-point crutch gait; 2 PCG, two-point crutch gait; S to CG, swing to crutch gait; S thr CG, swing through crutch gait.

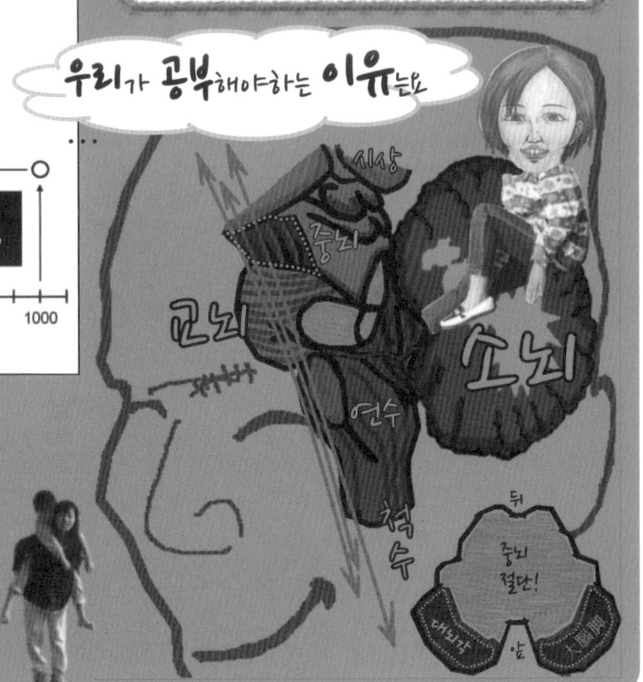

75-3-3

아웃 포커스 (Out of focus ≒ 교감신경활성) 와 팬 포커스 (Pan focus ≒ 부교감신경활성)

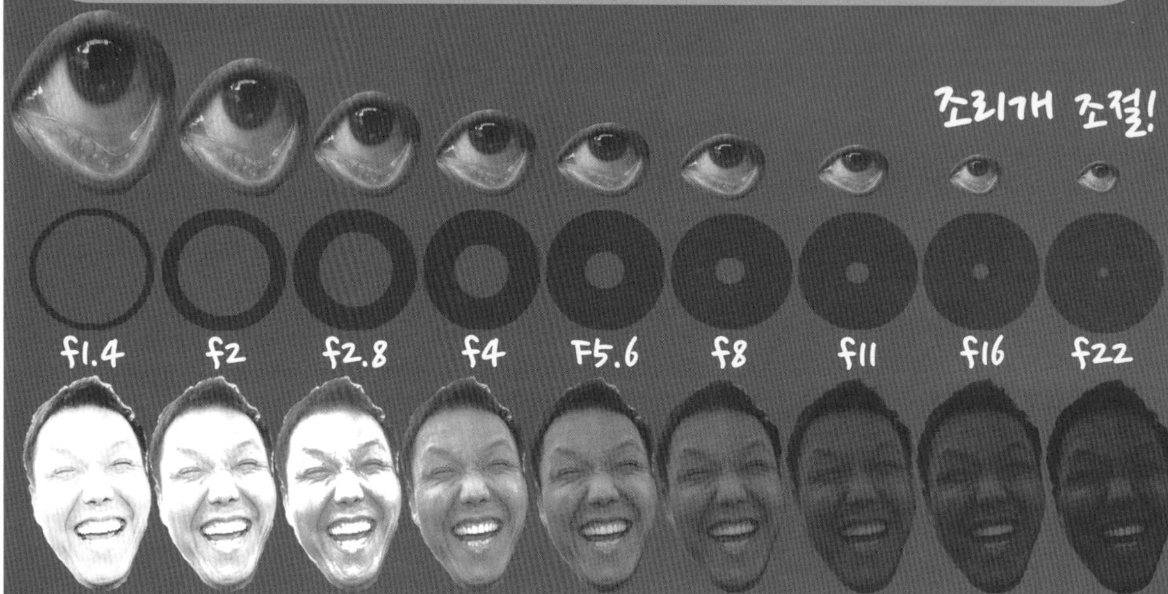

셔터 속도 조절!

1/4000 초	1/2000 초	1/1000 초	1/500 초	1/250 초	1/125 초	1/60 초	1/30 초	1/15 초

* **피사계 심도 (= 투과심도)** 즉, “초점이 맞는 범위 또는 거리”

→ 심도가 깊은 것은 그만큼 뒷 배경까지 두루 초점이 맞아 명확히 보이는 것을 의미하고

(“팬 포커스, pan focus” ≒ 부교감신경활성!),

→ 심도가 얕은 것은 피사체에만 초점이 맞고 뒷 배경은 초점이 맞지 않아 흐린 것^^*

(“아웃 포커스, out of focus” ≒ 교감신경활성!)

아하! 조리개 구경을 넓히면 피사계 심도가 얕아지고, 빛이 많이 들어오기에 셔터 속도를 높여야하는 구나! 그 반대는?^^*

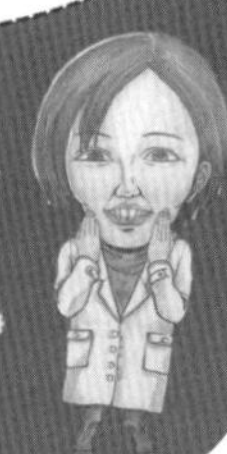

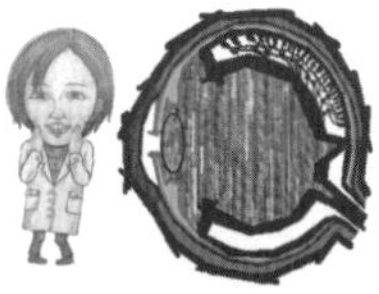

Visual cells 볼시視 가늘세細 태보포胞

75-3-4

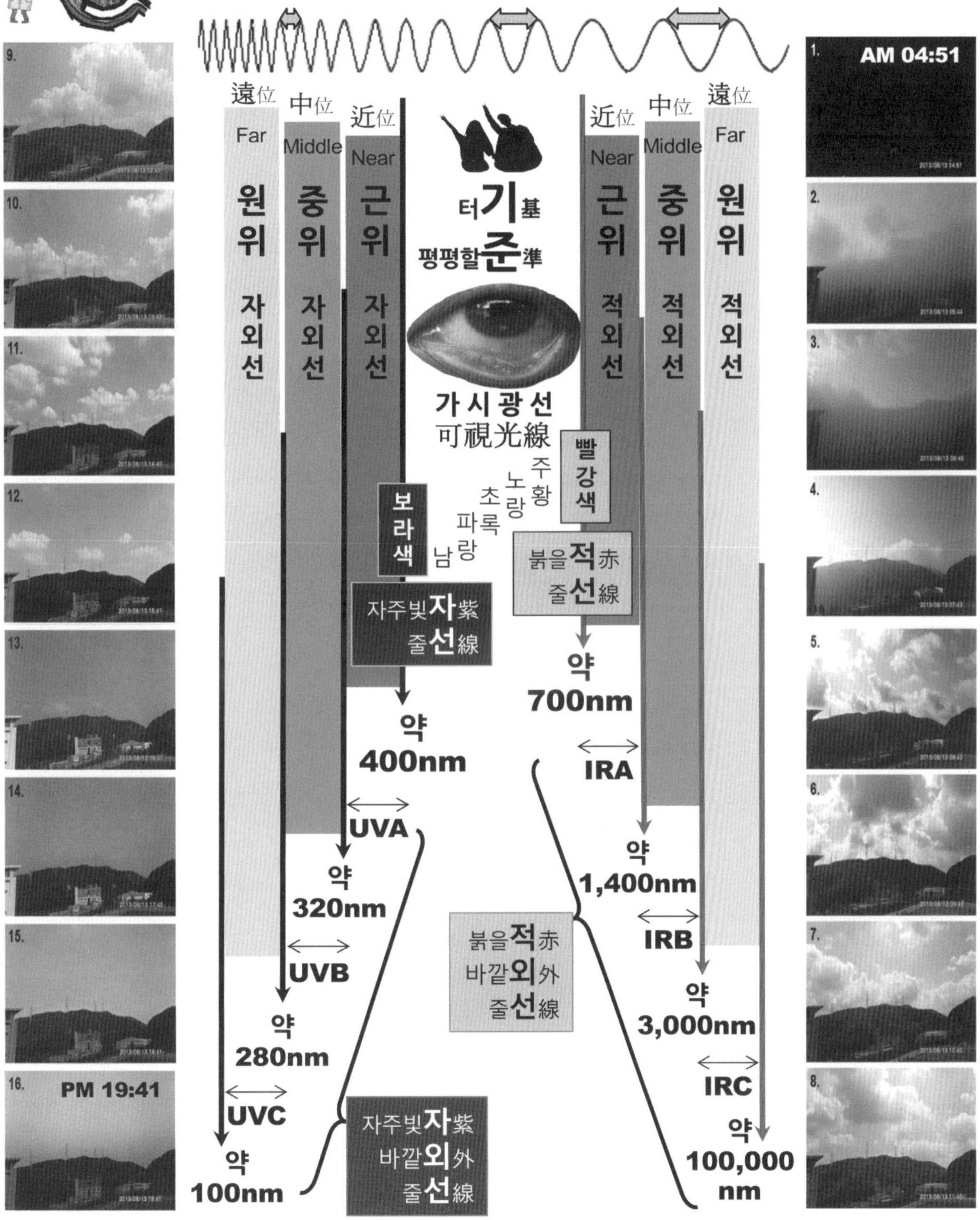

75-3-5

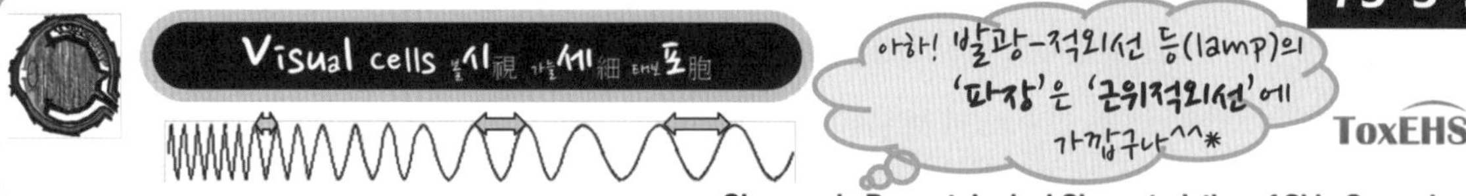

Changes in Dermatological Characteristics of Skin Caused by Electroluminescent Infrared Heating Lamp in Healthy Korean Men

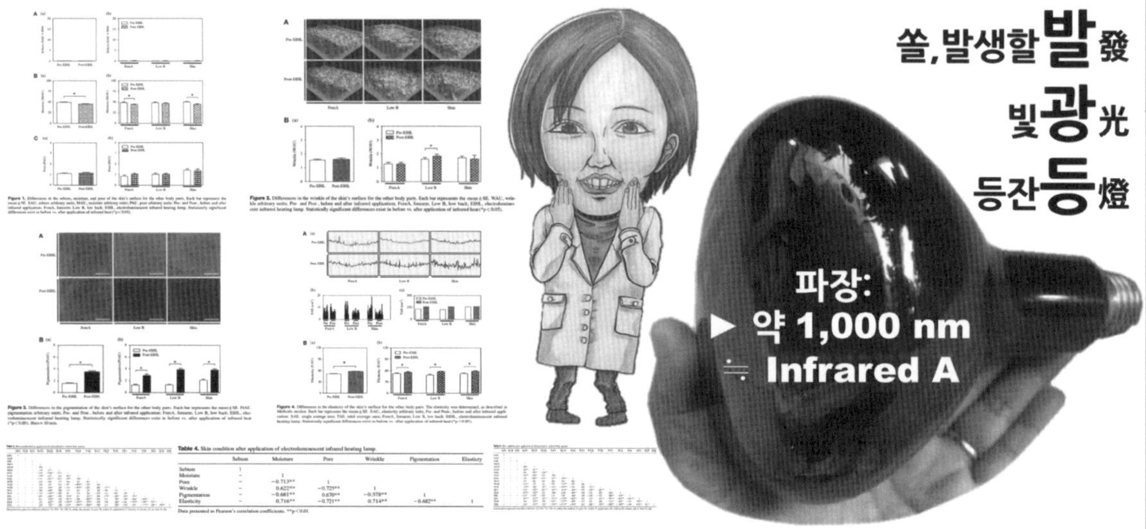

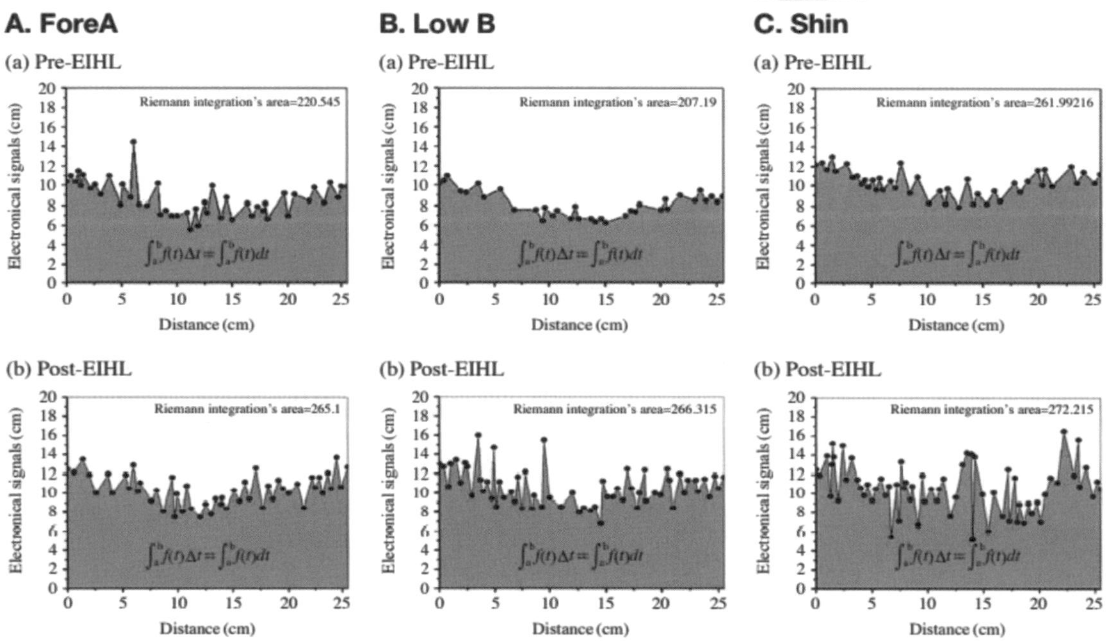

Supplementary Figure 1. Analysis of the elasticity using integral formula of the skin's surface for the other body parts. The elasticity was determined, as described in Methods section[45,46]. Pre- and Post-, before and after infrared application; ForeA, forearm; Low B, low back; EIHL, electroluminescent infrared heating lamp.

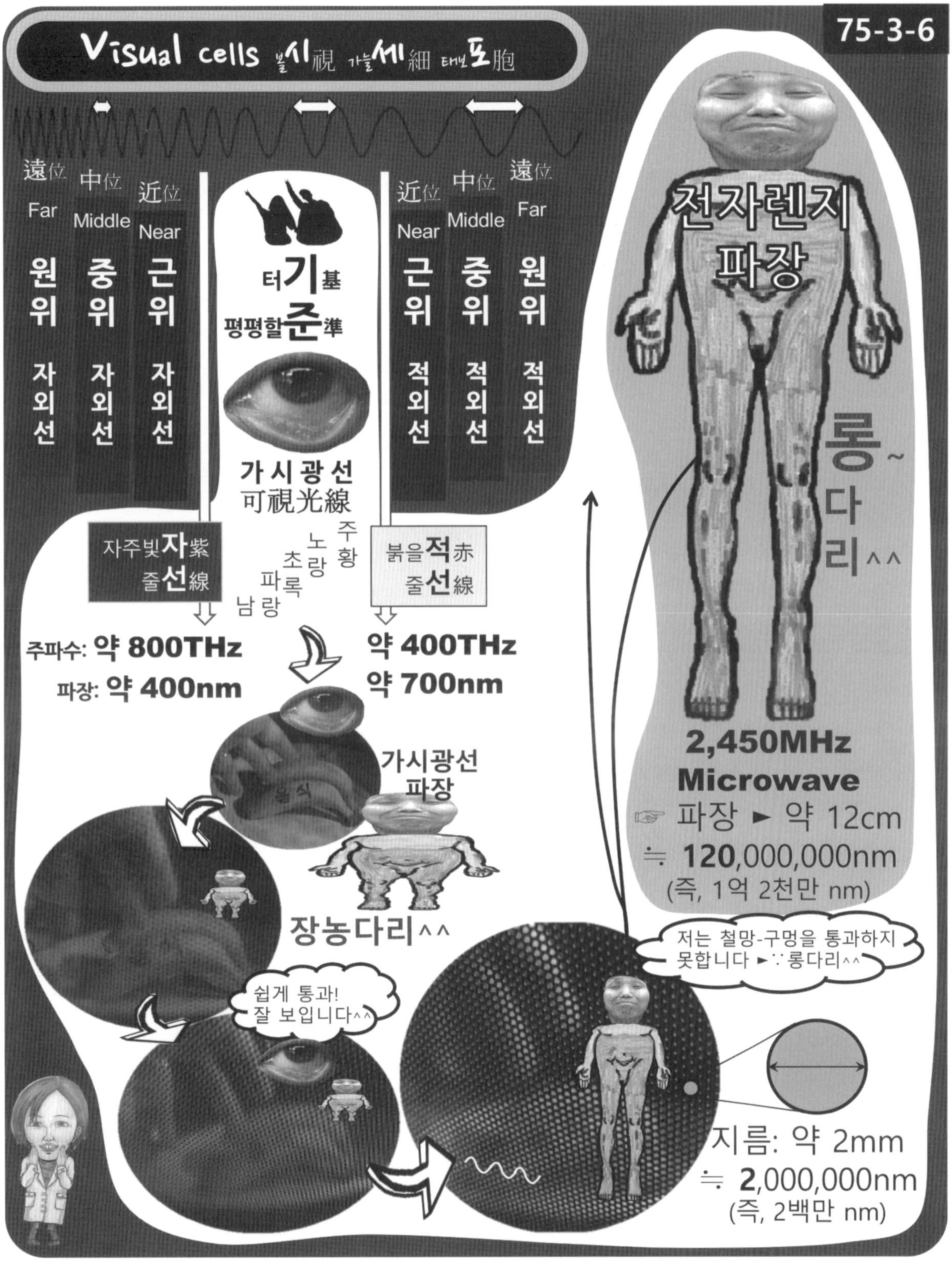
75-3-6
Visual cells 볼시視 가늘세細 태보포胞
遠位 Far 원위 자외선
中位 Middle 중위 자외선
近位 Near 근위 자외선
터기基
평평할준準
가시광선
可視光線
近位 Near 근위 적외선
中位 Middle 중위 적외선
遠位 Far 원위 적외선
자주빛자紫 줄선線
주황 노랑 초록 파랑 남
붉을적赤 줄선線
주파수: 약 800THz
파장: 약 400nm
약 400THz
약 700nm
가시광선 파장
장농다리^^
쉽게 통과! 잘 보입니다^^
전자렌지 파장
롱~ 다리^^
2,450MHz
Microwave
☞ 파장 ► 약 12cm
≒ 120,000,000nm
(즉, 1억 2천만 nm)
저는 철망-구멍을 통과하지 못합니다 ►∵롱다리^^
지름: 약 2mm
≒ 2,000,000nm
(즉, 2백만 nm)

75-3-7

Cell 가늘 세 細 태보 포 胞

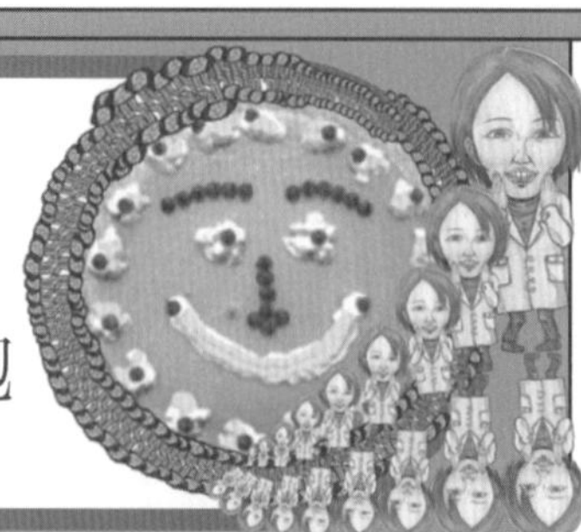

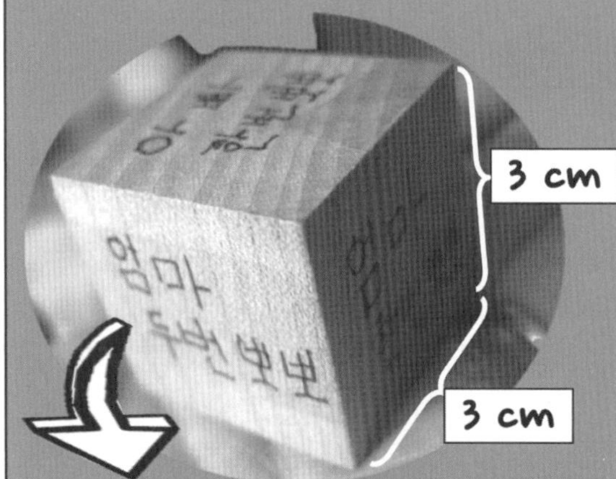

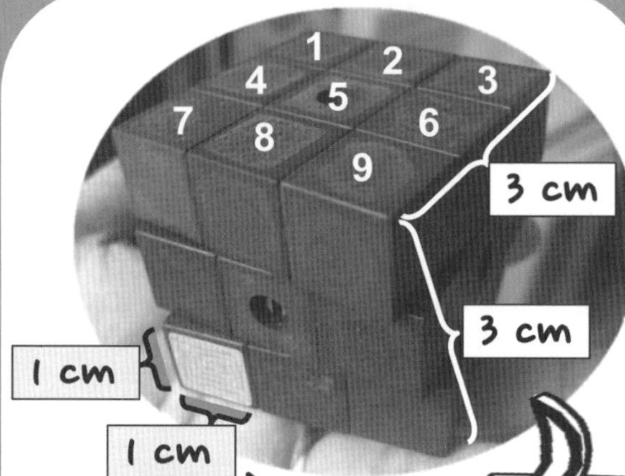

정육면체의 상자를 펼치면(요)
사각형 6개로 구성!

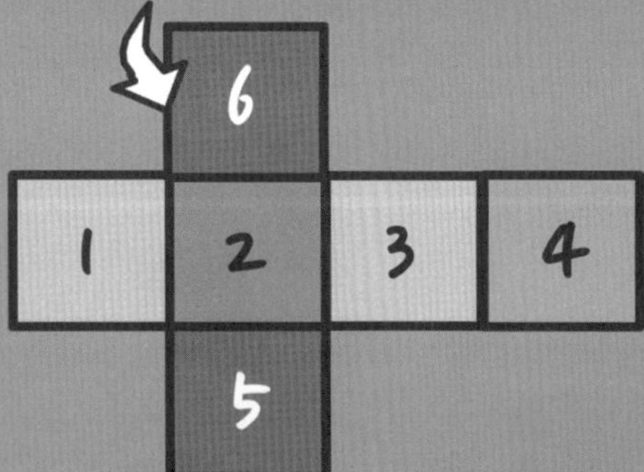

☞ 사각형-면적은
(3X3) X (6개-사각형)
X 1개의 정육면체 = 54

☞ 부피: 3 X 3 X 3 = 27

∴ 면적 : 부피 = 2:1

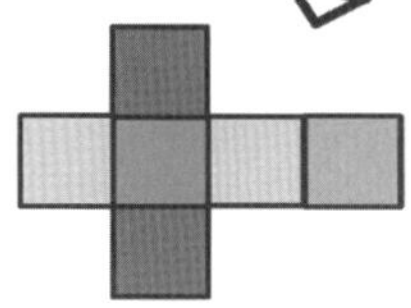 X 27 조각

☞ 사각형-면적은
(3X3) X (6개-사각형)
X 27개의 정육면체 = 1458

☞ 부피: (1 X 1 X 1) X27 = 27

∴ 면적 : 부피 = 54:1

그래서 세포의 크기는 작을수록
효율적으로 살 수 있구나^^

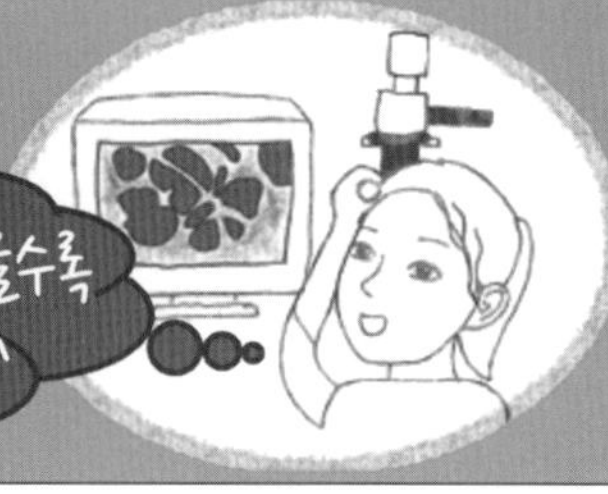

75-3-8

Photosynthesis 빛광光 합할합合 이룰성成

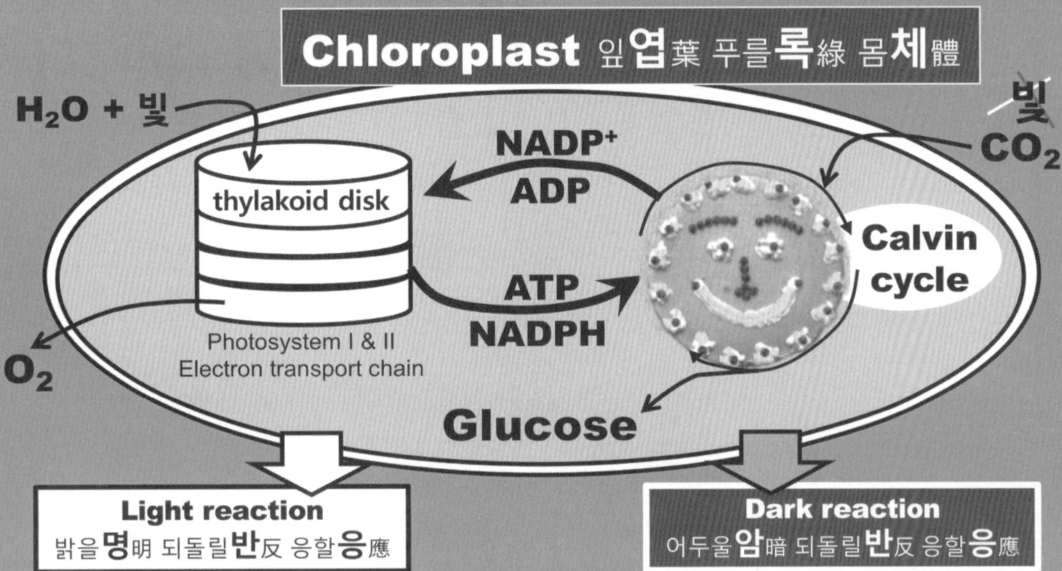

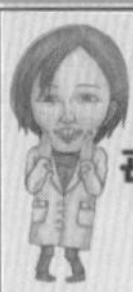 관찰 식물 및 특징		구멍공孔 가장자리변邊 가늘세細 태보포胞, GUARD cell 해피트리 • 학명: Heteropanax fragrans • 분류: 미나리목, 두릅나무과 (쌍떡잎식물) • 생육온도와 성장형: 21~25˚C • 원산지: 인도, 인도네시아, 네팔 등 • 잎의 특징: 타원형으로 털이 없고 끝이 뾰족함
준비물		해피트리 잎, 핀셋, 가위, 슬라이드글라스, 커버글라스, 현미경, 카메라 등
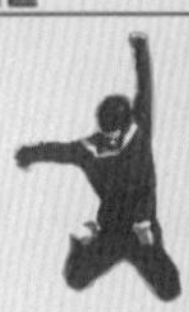 관찰 내용 (사진 및 그림) 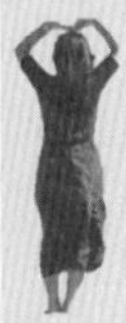		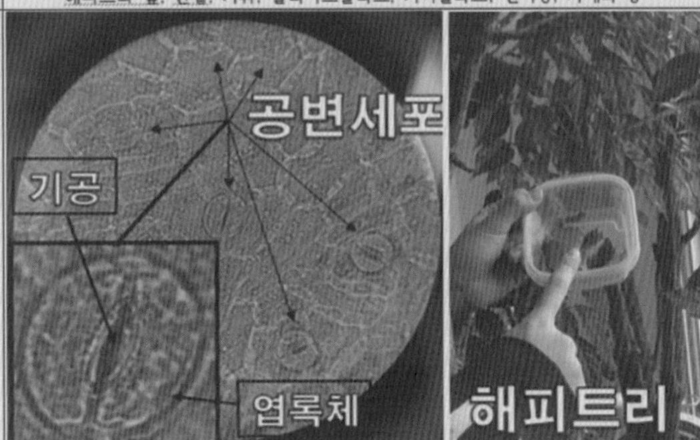
공변세포	분포	공변세포는 잎의 앞면과 뒷면에 고르게 퍼져 있지만 햇빛에 직접 노출되지 않기 위해 뒷면에 더 많이 존재하는 경우가 많으며, 수생식물의 경우에는 윗면에만 존재하기도 한다고 보고되어 있습니다.
공변세포	기능	공변세포는 기공의 개폐를 조절함으로써 증산작용을 조절하고, 또 이산화탄소 등 기체의 출입을 조절하기도 합니다. 낮에 열려 있는 기공은 증산작용을 일으킬 뿐 아니라 광합성에 필요한 이산화탄소를 흡수하기도 합니다.

괜찮아
Melvin Ellis **Calvin** (1911 - 1997)

괜찮아
Andrew Alm **Benson** (1917 - 2015)

괜찮아
James Alan **Bassham** (1922 - 2012)

75-3-9

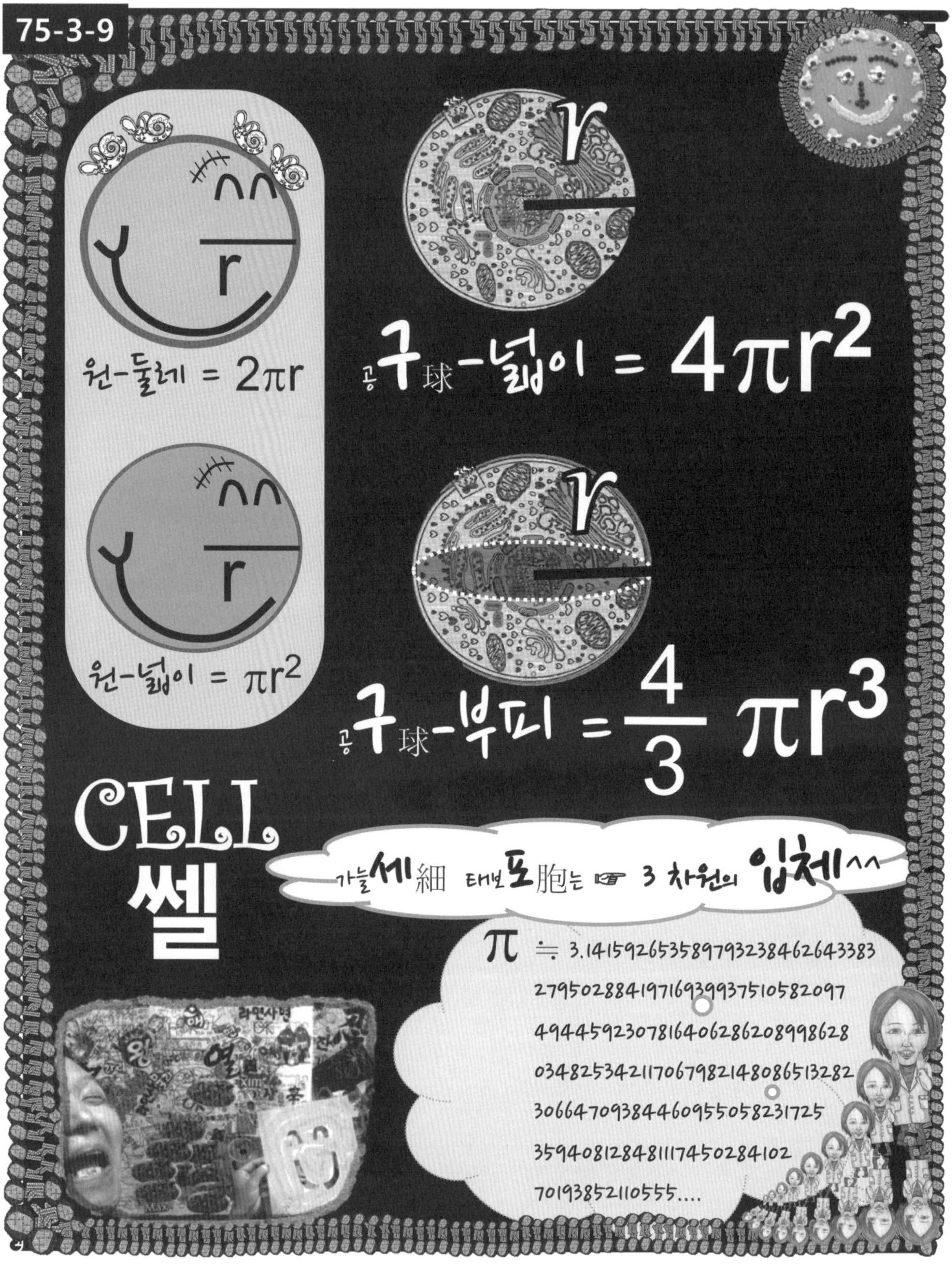
r
원-둘레 = 2πr
r
원-넓이 = πr²
r
공구球-넓이 = 4πr²
r
공구球-부피 = 4/3 πr³
CELL
쎌
가늘세細 태보포胞는 ☞ 3 차원의 입체^^
π ≒ 3.14159265358979323846264338327950288419716939937510582097494459230781640628620899862803482534211706798214808651328230664709384460955058223172535940812848111745028410270193852110555....

75-3-10

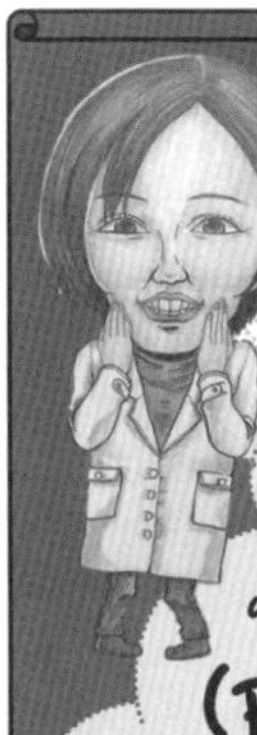

어머! 인산염 (phosphate, 도깨비불인燐 실산酸 소금염鹽)

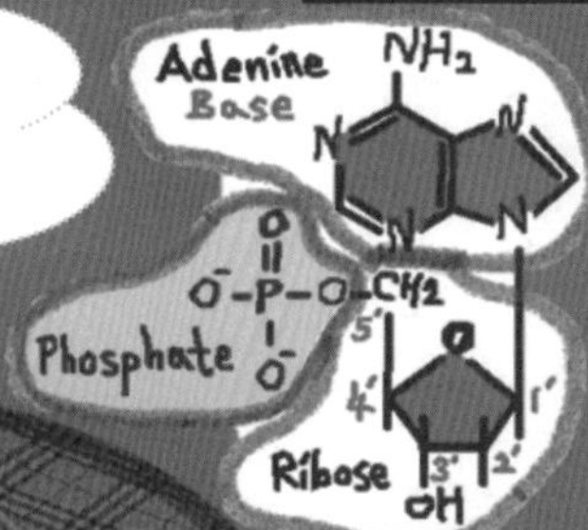

아하! 인산(염)이온 (phosphate ion, PO_4^{3-}) 이 양이온과 결합하여 "이온결합화합물"을 이룬 상태?

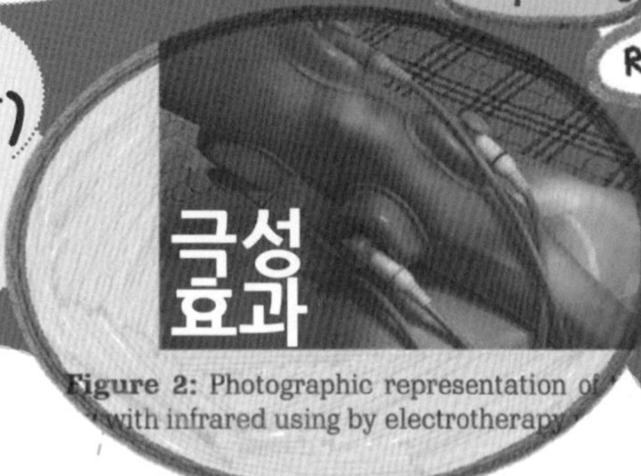

즉, 염(salt)은 H^+ (수소양이온) 이외의 볕양陽 이온과 OH^- (수산화이온) 이외의 그늘음陰 이온으로 구성된 "이온 맺을결結 합할합合 될화化 합할합合 만물물物" 로써, 질편히흐를용溶 중매매媒가 물(H_2O)인 물수水 용溶 진액액液에서 일어나는 실산酸- 소금염鹽 터기基 가운데중中 화할화和 되돌릴반反 응할응應(neutralization reaction)의 산물!

* 인체에는 무기-인산화합물 (KH_2PO_4, NaH_2PO_4 등,,) 과 유기-인산화합물 (크레아틴 인산 및 아데노신 인산 adenosine phosphate 등,,,,) 이 존재

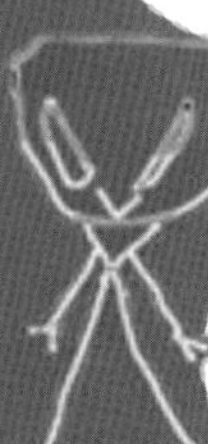

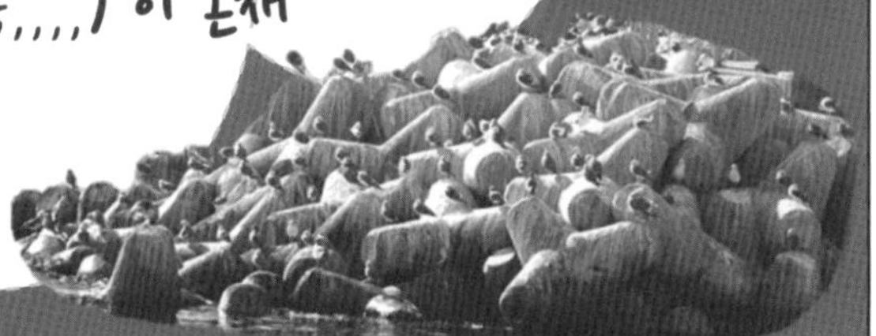

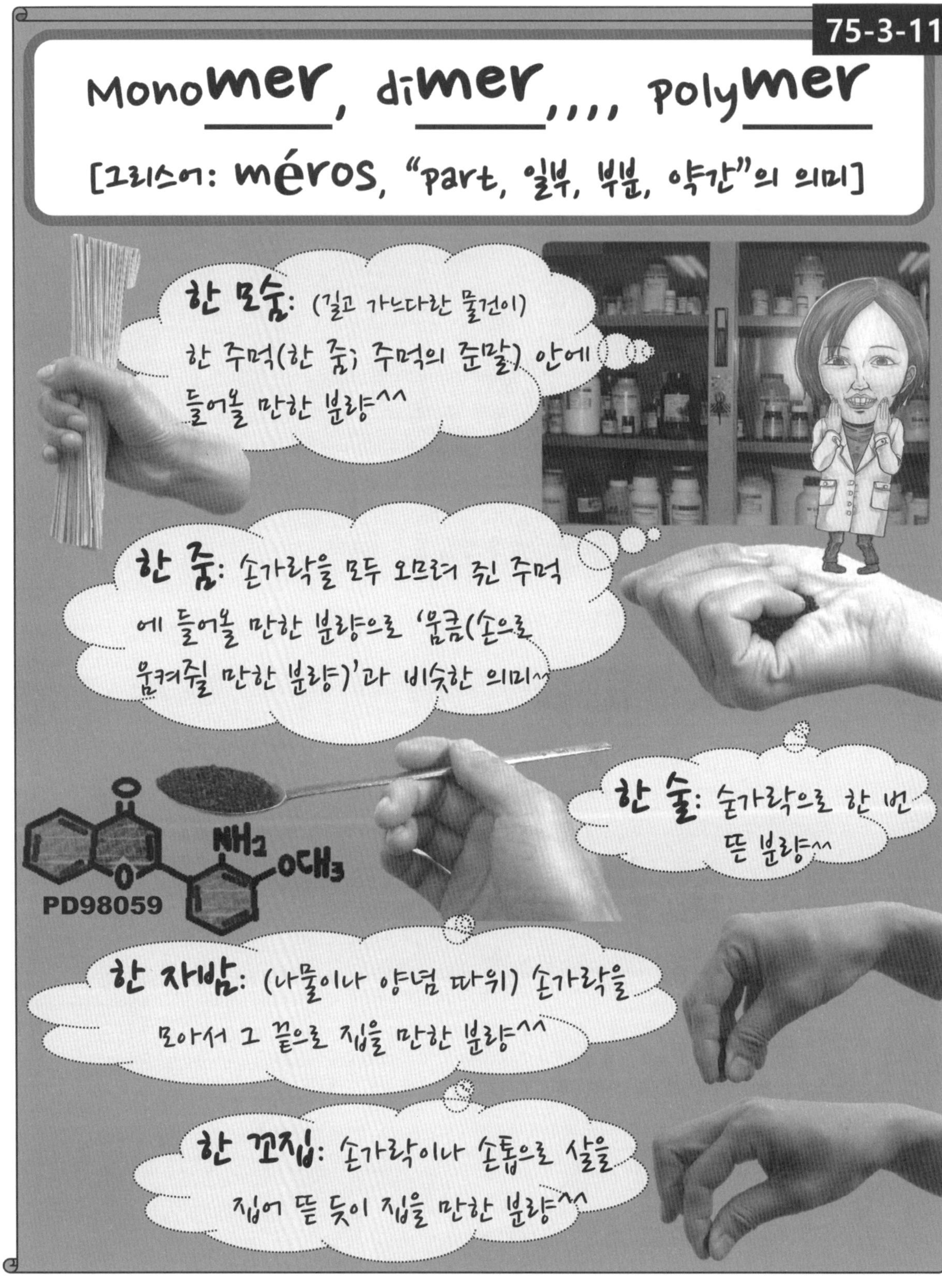
75-3-11
Monomer, dimer,,,, polymer
[그리스어: méros, “part, 일부, 부분, 약간”의 의미]
한 모숨: (길고 가느다란 물건이) 한 주먹(한 줌; 주먹의 준말) 안에 들어올 만한 분량^^
한 줌: 손가락을 모두 오므려 쥔 주먹에 들어올 만한 분량으로 ‘움큼(손으로 움켜쥘 만한 분량)’과 비슷한 의미^^
한 술: 숟가락으로 한 번 뜬 분량^^
NH2
OCH3
PD98059
한 자밤: (나물이나 양념 따위) 손가락을 모아서 그 끝으로 집을 만한 분량^^
한 꼬집: 손가락이나 손톱으로 살을 집어 뜯 듯이 집을 만한 분량^^

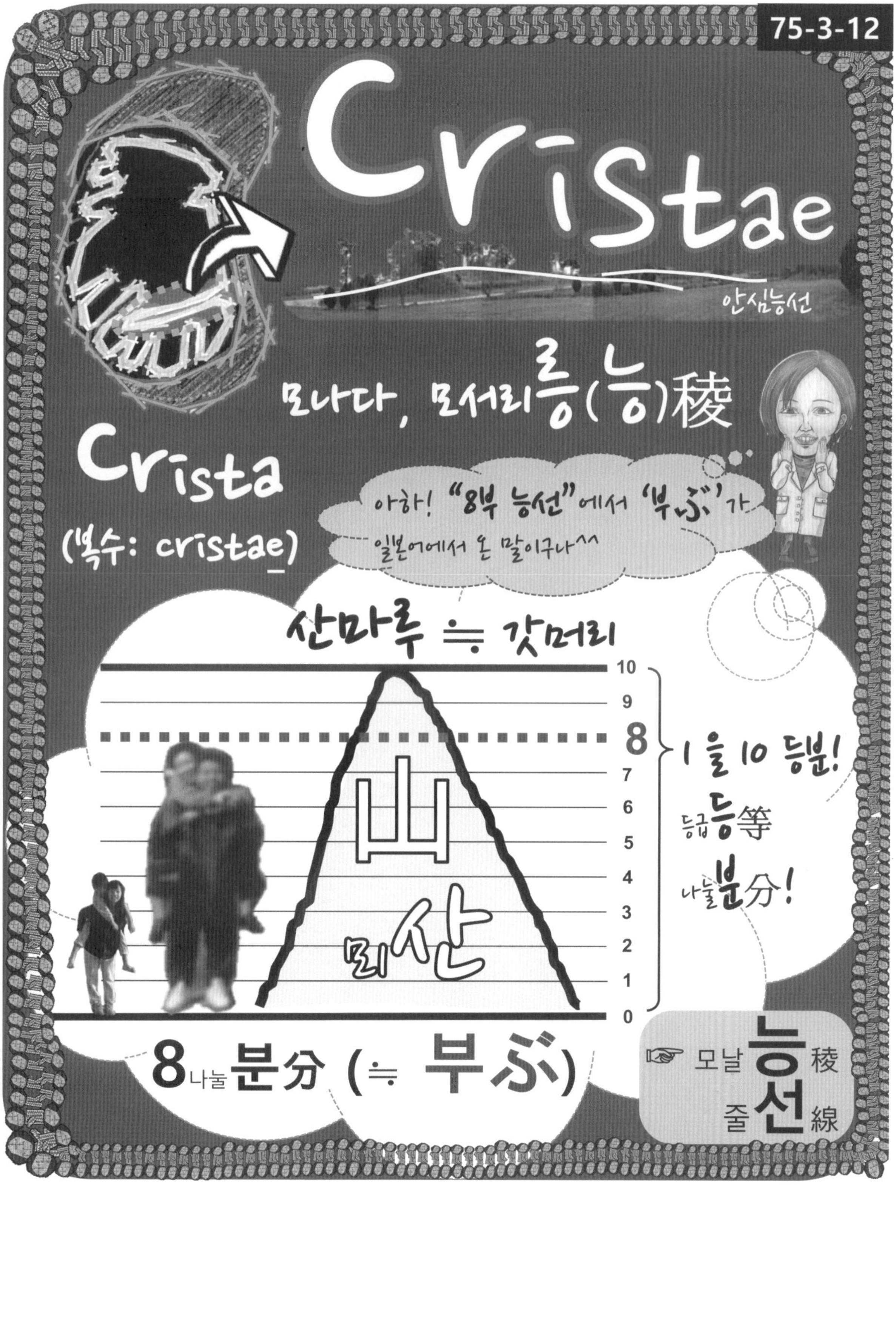
75-3-12
Cristae
안심능선
모나다, 모서리릉(능)稜
Crista
(복수: cristae)
아하! "8부 능선"에서 '부ぶ'가
일본어에서 온 말이구나^^
산마루 ≒ 갓머리
10
9
8
7
6
5
4
3
2
1
0
1을 10 등분!
등급 등等
나눌 분分!
山
뫼 산
8 나눌 분分 (≒ 부ぶ)
☞ 모날 능稜
줄 선線

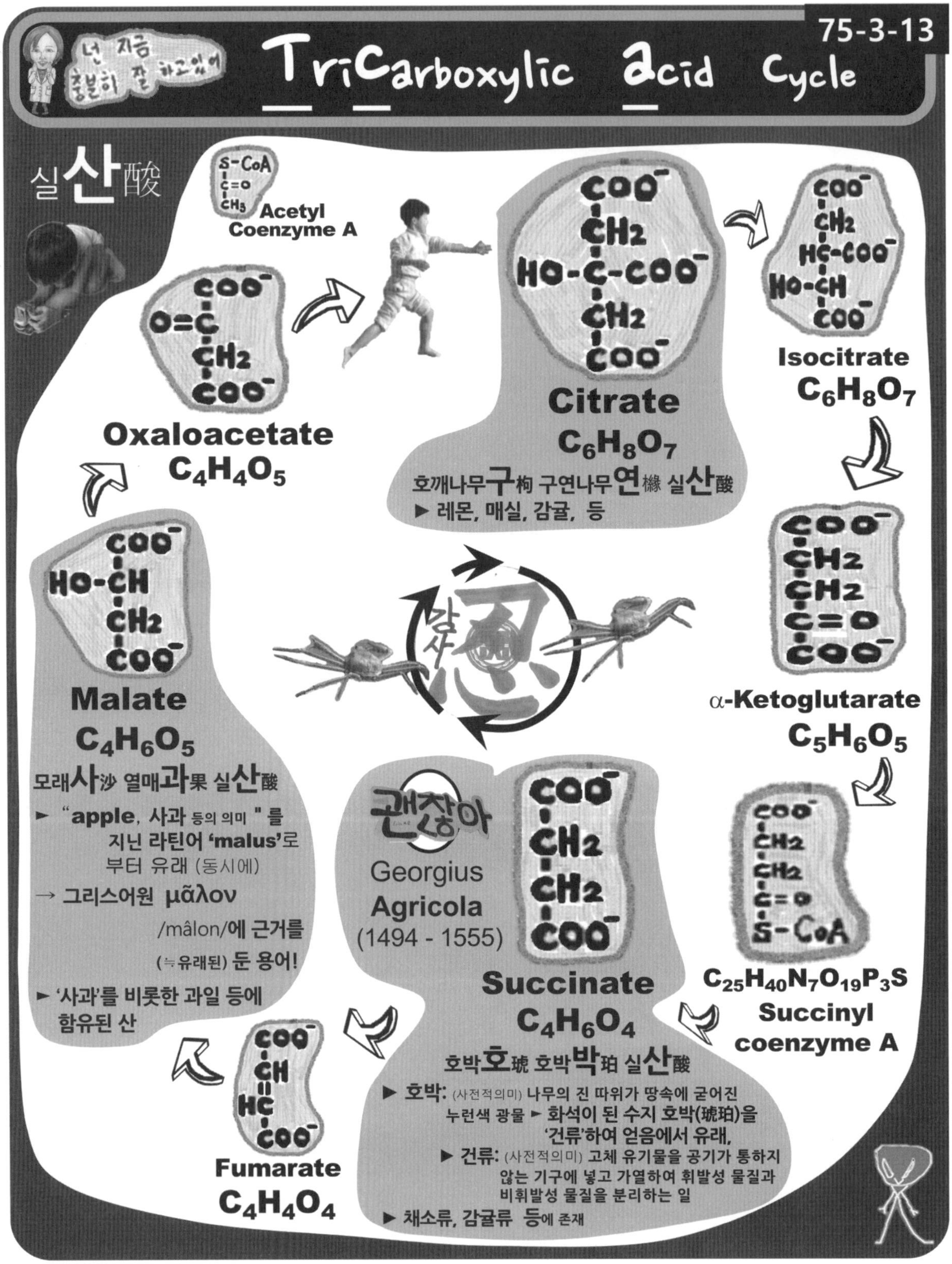
75-3-13
넌 지금 충분히 잘 하고있어
TriCarboxylic acid Cycle
실산酸
S-CoA
C=O
CH3
Acetyl Coenzyme A
Citrate
C6H8O7
호깨나무구枸 구연나무연櫞 실산酸
► 레몬, 매실, 감귤, 등
Isocitrate
C6H8O7
α-Ketoglutarate
C5H6O5
C25H40N7O19P3S
Succinyl coenzyme A
Succinate
C4H6O4
호박호琥 호박박珀 실산酸
► 호박: (사전적의미) 나무의 진 따위가 땅속에 굳어진 누런색 광물 ► 화석이 된 수지 호박(琥珀)을 '건류'하여 얻음에서 유래.
► 건류: (사전적의미) 고체 유기물을 공기가 통하지 않는 기구에 넣고 가열하여 휘발성 물질과 비휘발성 물질을 분리하는 일
► 채소류, 감귤류 등에 존재
괜찮아
Georgius Agricola (1494 - 1555)
Fumarate
C4H4O4
Malate
C4H6O5
모래사沙 열매과果 실산酸
► "apple, 사과 등의 의미 " 를 지닌 라틴어 'malus'로 부터 유래 (동시에)
→ 그리스어원 μᾶλον /mâlon/에 근거를 (≒유래된) 둔 용어!
► '사과'를 비롯한 과일 등에 함유된 산
Oxaloacetate
C4H4O5
COO⁻
CH2
HO-C-COO⁻
HC-COO⁻
HO-CH
C=O
O=C
HO-CH
CH
HC
S-CoA

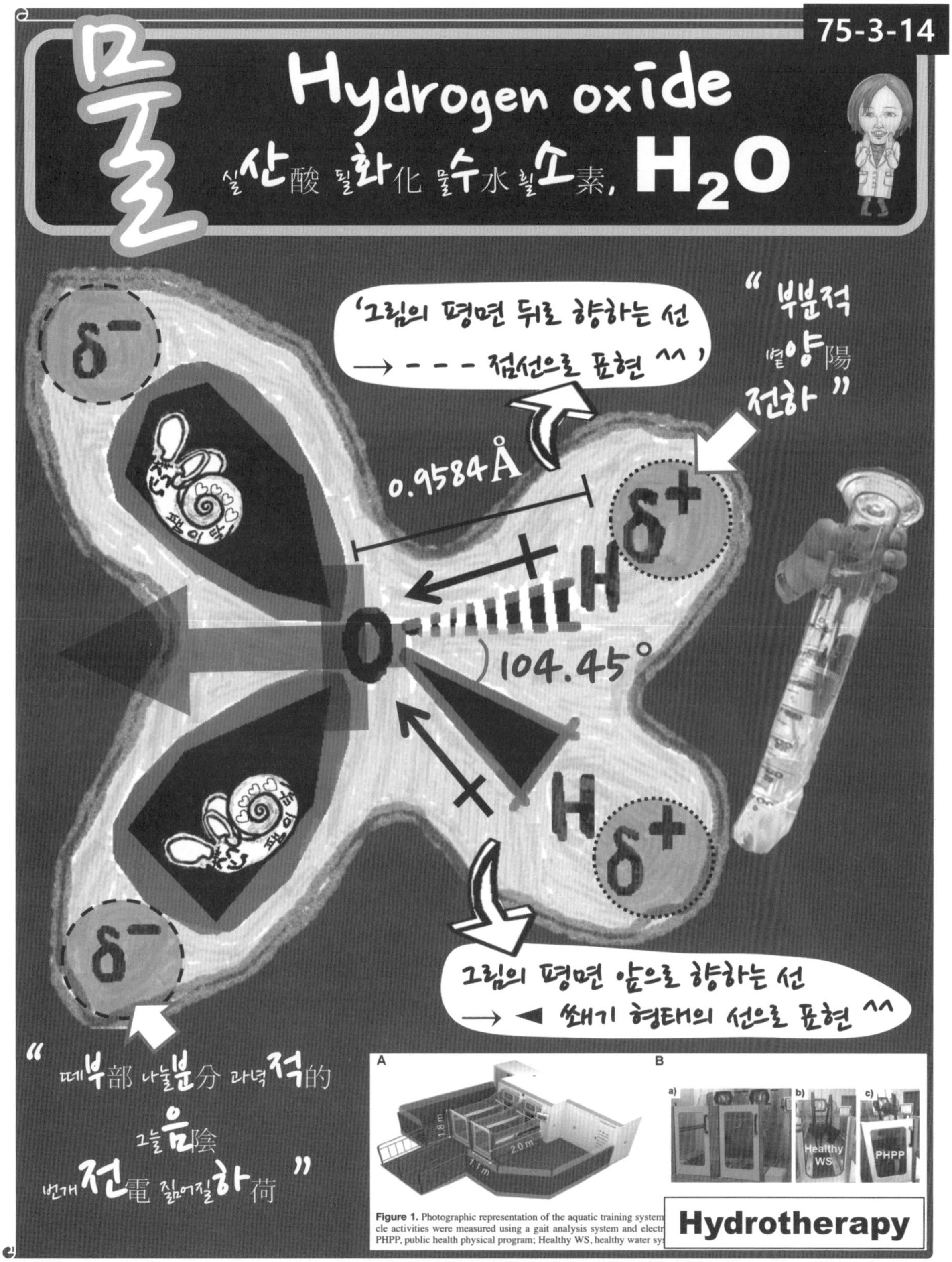
75-3-14
물
Hydrogen oxide
산酸 화化 수水 소素, H_2O
'그림의 평면 뒤로 향하는 선
→ - - - 점선으로 표현 ^^'
" 부분적
양陽
전하 "
0.9584Å
δ−
δ+
H
O
104.45°
H
δ+
δ−
그림의 평면 앞으로 향하는 선
→ ◀ 쐐기 형태의 선으로 표현 ^^
" 부部 분分 적的
음陰
전電 하荷 "
A
B
1.8 m
2.0 m
1.1 m
a)
b)
c)
Healthy WS
PHPP
Figure 1. Photographic representation of the aquatic training system
cle activities were measured using a gait analysis system and electr
PHPP, public health physical program; Healthy WS, healthy water sy
Hydrotherapy

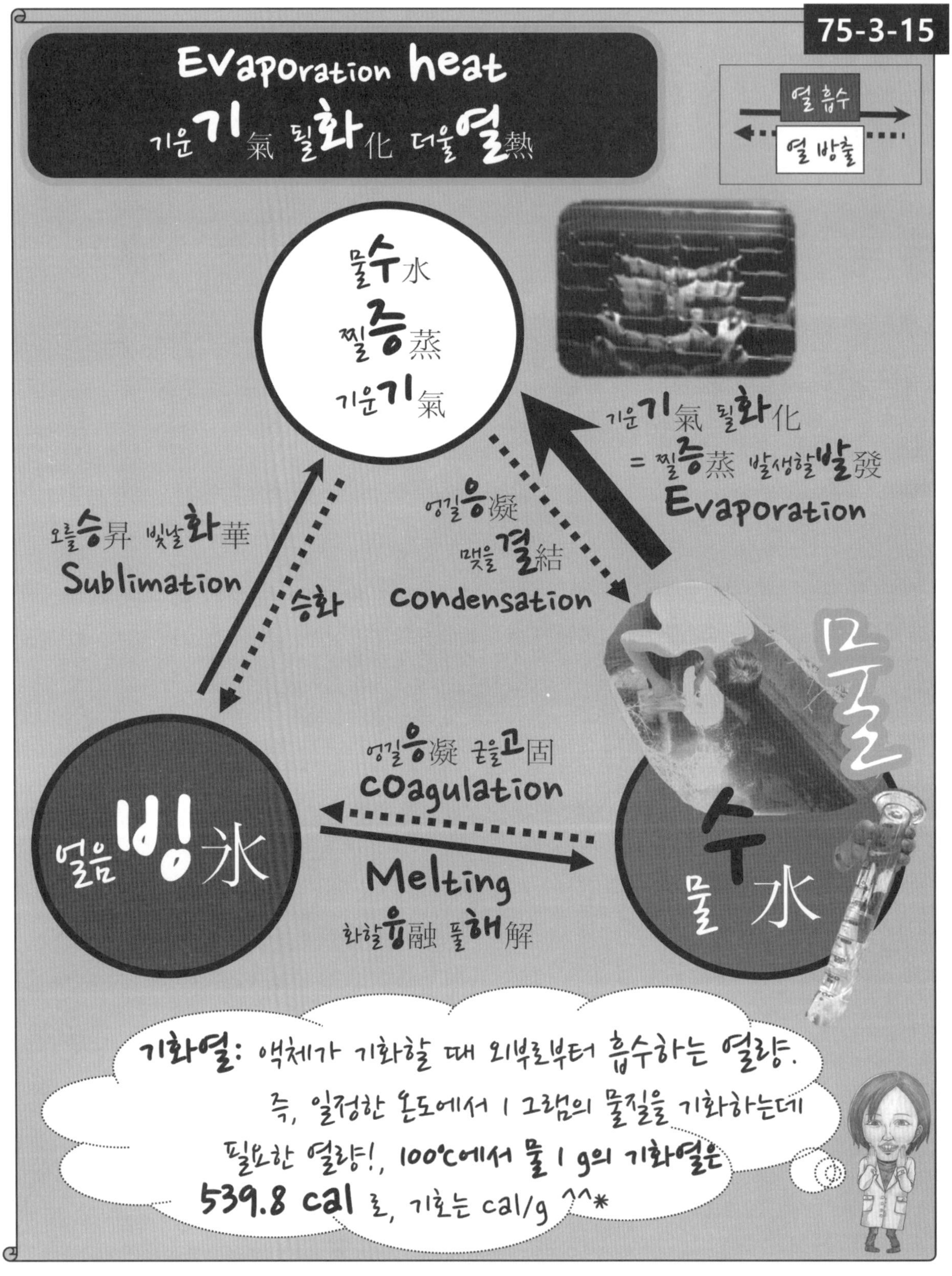
75-3-15
Evaporation heat
기운기氣 될화化 더울열熱
열 흡수
열 방출
물수水
찔증蒸
기운기氣
기운기氣 될화化
= 찔증蒸 발생할발發
Evaporation
엉길응凝
맺을결結
condensation
오를승昇 빛날화華
Sublimation
승화
엉길응凝 굳을고固
coagulation
Melting
화할융融 풀해解
얼음빙氷
물
수
물 水
기화열: 액체가 기화할 때 외부로부터 흡수하는 열량.
즉, 일정한 온도에서 1 그램의 물질을 기화하는데
필요한 열량!, 100℃에서 물 1 g의 기화열은
539.8 cal 로, 기호는 cal/g ^^*

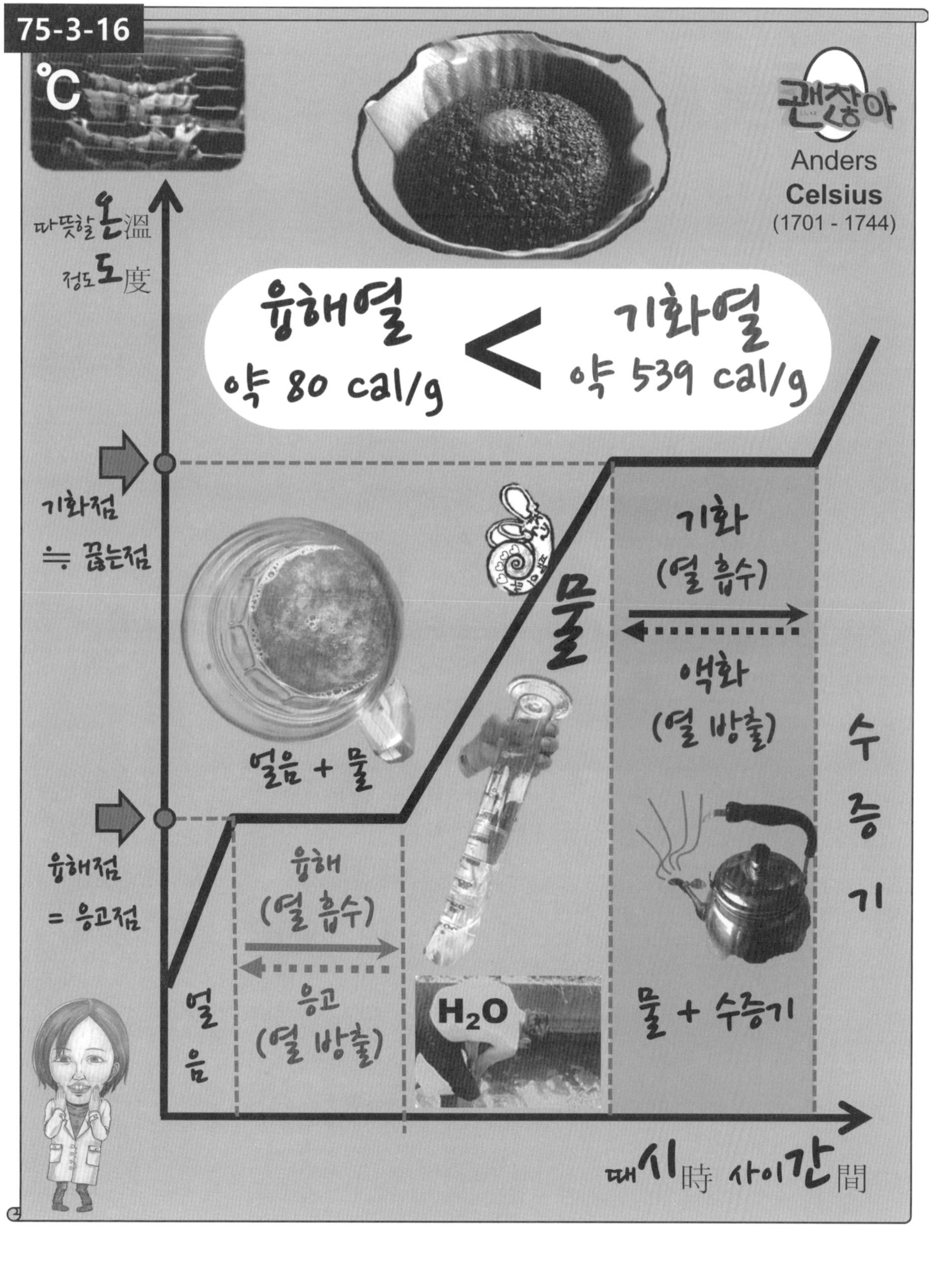
75-3-16
℃
괜찮아
Anders
Celsius
(1701 - 1744)
따뜻할 온 溫
정도 도 度
융해열
약 80 cal/g
<
기화열
약 539 cal/g
기화점
≒ 끓는점
융해점
= 응고점
얼음 + 물
물
기화
(열 흡수)
액화
(열 방출)
수증기
융해
(열 흡수)
응고
(열 방출)
얼음
H_2O
물 + 수증기
때 시 時 사이 간 間

75-3-17

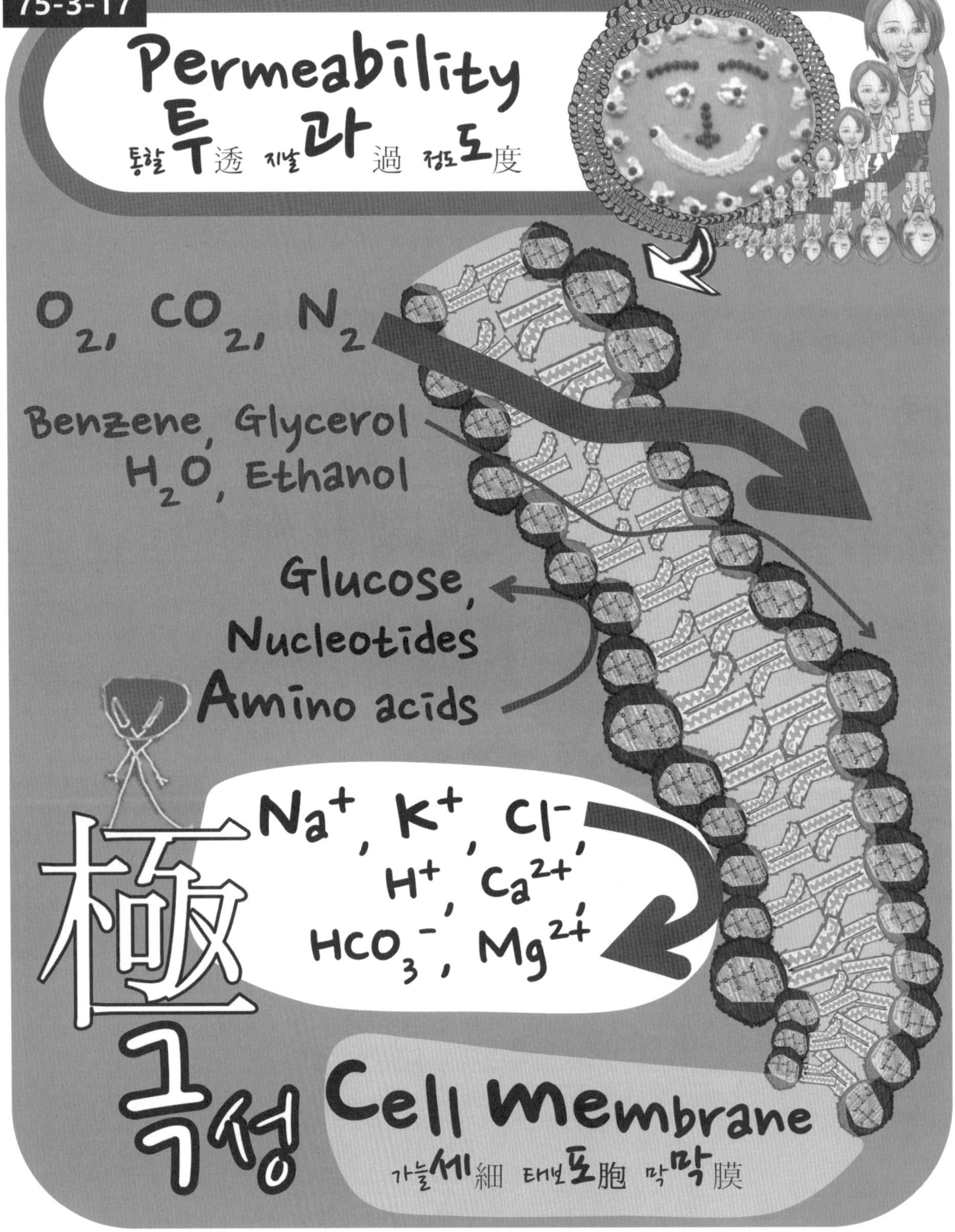
Permeability
통할투透 지날과過 정도도度
O2, CO2, N2
Benzene, Glycerol
H2O, Ethanol
Glucose,
Nucleotides
Amino acids
Na+, K+, Cl-,
H+, Ca2+,
HCO3-, Mg2+
極
극성
Cell Membrane
가늘세細 태보포胞 막막膜

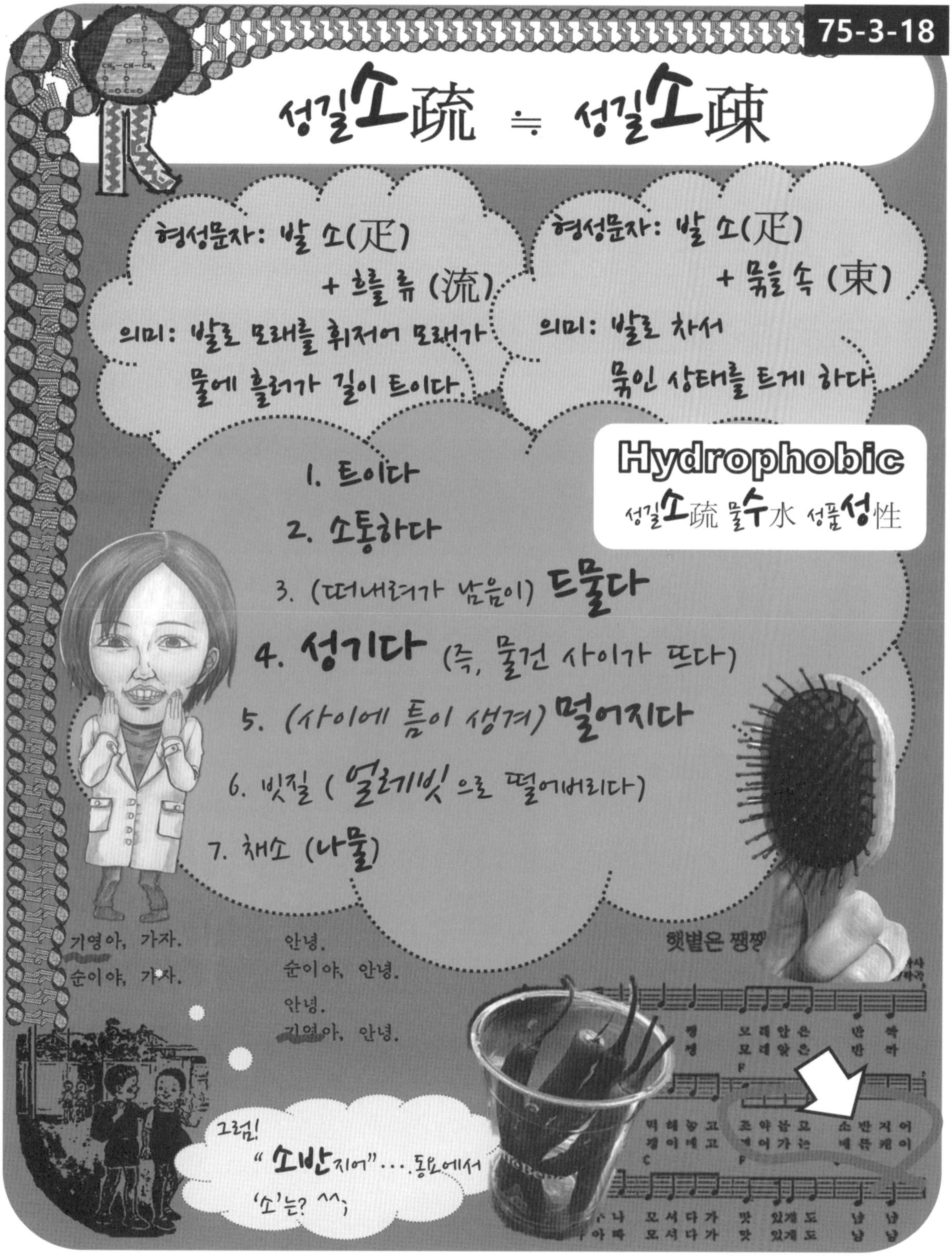
75-3-18
성길소疏 ≒ 성길소疎
형성문자: 발 소(疋)
+ 흐를 류 (流)
의미: 발로 모래를 휘저어 모래가 물에 흘러가 길이 트이다.
형성문자: 발 소(疋)
+ 묶을 속 (束)
의미: 발로 차서 묶인 상태를 트게 하다
Hydrophobic
성길소疏 물수水 성품성性
1. 트이다
2. 소통하다
3. (떠내려가 남음이) 드물다
4. 성기다 (즉, 물건 사이가 뜨다)
5. (사이에 틈이 생겨) 멀어지다
6. 빗질 (얼레빗으로 떨어버리다)
7. 채소 (나물)
기영아, 가자.
순이야, 가자.
안녕.
순이야, 안녕.
안녕.
기영아, 안녕.
햇볕은 쨍쨍
그럼!
"소반지어"... 동요에서
'소'는? ^^;

75-3-19

Areolar

Loose connective tissue

(참조☞ 라틴어: **āreola** “small vacant space작은 공터!, garden정원^^”)

그물고罟 구멍규竅

Areolar connective tissue

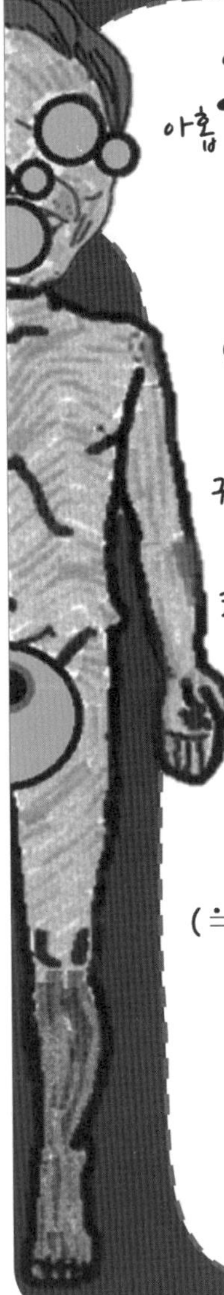

아홉구九 구멍규竅

눈목目 - 구멍 2개

귀이耳 - 구멍 2개

코비鼻 - 구멍 2개

입구口 - 구멍 1개

앞전前 그늘음陰
(≒ 날생生 번성할식殖 그릇기器)
- 구멍 1개

뒤후後 그늘음陰
(≒ 변구멍항肛 문문門)
- 구멍 1개

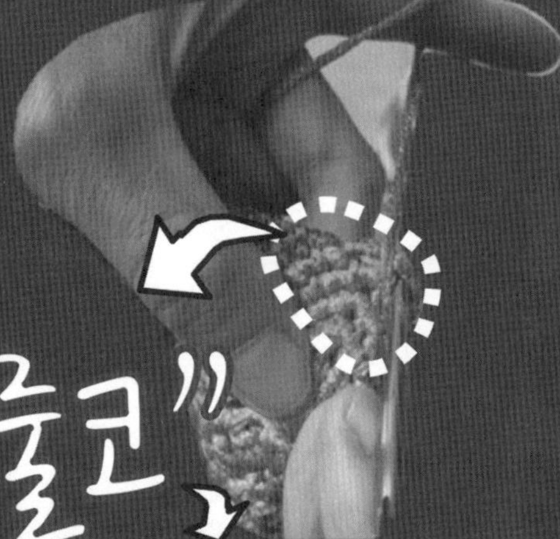

“그물코”

‘그물에 뚫려 있는 구멍’

아하! 그래서
본 졸작(= 저서)에서는요^^
“아레올라”를
그물(뜻)고(음) 구멍(뜻)규(음)
즉, 그물코의 의미로
표현해 보았어여~^^

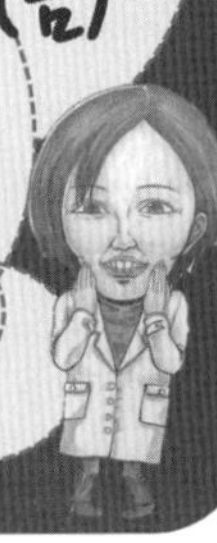

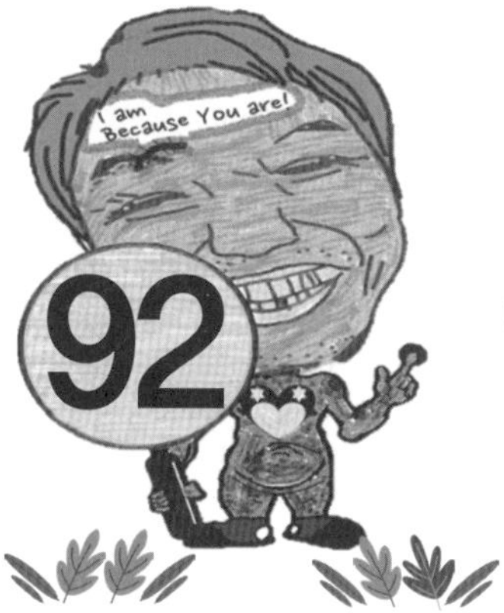

공부와 상관없기에 안 읽어도, "괜찮아!" 장

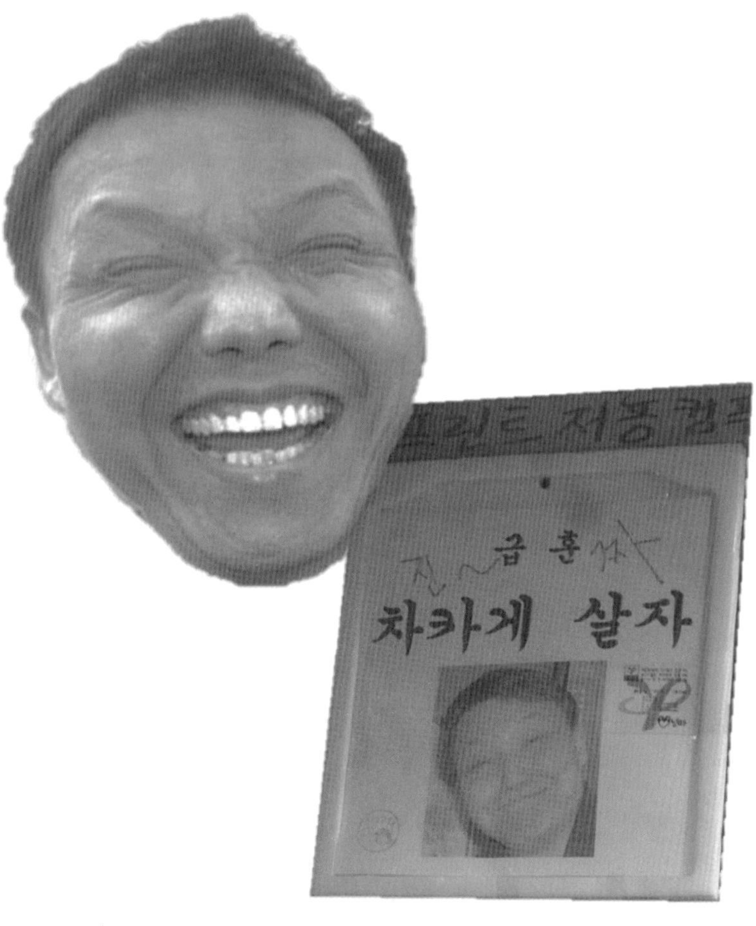

한땀

몸에서
자기를
알리는
신호를
저리게
감지해
눈뜨고
옆으로
눕는다

깨달음
휘돌이
저만치
돌리고

앉는다
일한다

감사함
절시히
깨닫고
눈뜬다

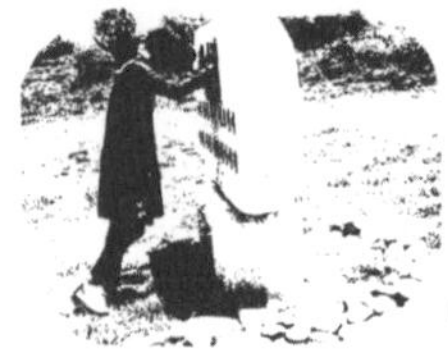

넝마지기

어느새,
진짜,
"넝마지기"가 되었다...

정신도,
육체도,
얼굴생김새도......,

그렇게도 염원하던......,
......,
......,

손도 베었다..
더러운 일당백-오물도 묻었다..

그렇지만,
무언가 !
저---어,
가슴 밑바닥으로부터밀려오는 희망 !!!

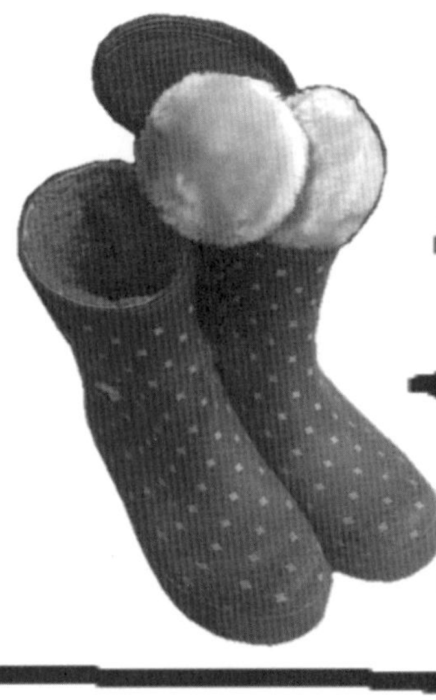

순간 !!!

하늘을 올려다보며,
습기찬 공기와 내리쬐는 태양빛을 받으며,
살아있는 나를 발견하게 된다...

넝마지기인 나를......,

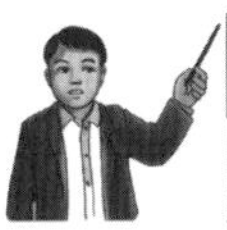

국내·외 참고만 했던 문헌 그리고,,,,

* Bae, Y.M., et al.: 4-Aminopyridine inhibits the large-conductance Ca^{2+}-activated K^+ channel (BKCa) currents in rabbit pulmonary arterial smooth muscle cells. Korean J Physiol Pharmacol.7,25-28, 2010.
* Bae, Y.M., et al.: Serotonin depolarizes the membrane potential in rat mesenteric artery myocytes by decreasing voltage-gated K^+ currents. Biochem Biophys Res Commun. 347(2), 468-476, 2006
* Bae, Y.M., et al.: Enhancement of receptor-operated cation current and TRPC6 expression in arterial smooth muscle cells of deoxycorticosterone acetate-salt hypertensive rats. J Hypertens. 25(4), 809-817, 2007.
* Bae, Y.M., et al.: Serotonin-induced ion channel modulations in mesenteric artery myocytes from normotensive and DOCA-salt hypertensive rats. J Smooth Muscle Res. 43(3), 85-97, 2007.
* Baek, S., et al.: Low-power laser irradiation inhibits PDGF-BB-induced migration and proliferation via apoptotic cell death in vascular smooth muscle cells. Lasers Med Sci. 32(9), 2121-2127, 2017.
* Choi, B.R., et al.: A pilot study on the effect of pelvic exercise on standing balance in patients with incomplete cervical spinal cord injury.Int J Clin Med,4,123-132, 2013.
* Choi, O.B., et al.: Olibanum extract inhibits vascular smooth muscle cell migration and proliferation in response to platelet-derived growth factor. Korean J Physiol Pharmacol. 13, 107-113, 2009.
* Choi, W.H., et al.: Cdc42 contributes to phorbol ester-induced Ca^{2+}-independent contraction of pulmonary artery smooth muscle. J Vet Med Sci. 67(8), 787-793, 2005.
* Jiang, X., et al.: Tetrahydrobiopterin inhibits PDGF-stimulated migration and proliferation in rat aortic smooth muscle cells via the nitric oxide synthase-independent pathway. Korean J Physiol Pharmacol. 14(3), 177-183, 2010.
* Jung, S.H., et al.: A monoclonal antibody derived by inoculation of human umbilical vein endothelial cells is a potential inhibitor of acetylcholine receptor-linked vasorelaxation. Gen Physiol Biophys. 38(6), 505-512, 2019.
* Jung, S.H., et al.: Inhibitory effects of scoparone from chestnut inner shell on platelet-derived growth factor-BB-induced vascular smooth muscle cell migration and vascular neointima hyperplasia. J Sci Food Agric. 99(9), 4397-4406, 2019.
* 김광수 외: 위 평활근 수축에 관여하는 세포내 Ca^{2+}에 대한 연구, 대한마취과학회, 43(1), 101-106, 2002.
* 천기영 외: 소금염-의존성 고혈압의 유해성과 고혈압-관련 교감신경 전달물질의 변동에 대한 물리적 자극의 효과: 노인종합복지회관 내 물리치료시설의 활용을 중심으로, 한국노년학, 24(3), 1-11, 2004.
* Kim, A., et al.: Direct block by bisindolylmaleimide of the voltage-dependent K^+ currents of rat mesenteric arterial smooth muscle. Eur J Pharmacol. 483(2-3), 117-126, 2004.
* Kim, B., et al.: Conventional-type protein kinase C contributes to phorbol ester-induced inhibition of rat myometrial tension. Br J Pharmacol.139(2), 408-414, 2003.
* Kim, B., et al.: p38 mitogen-activated protein kinase contributes to the diminished aortic contraction by endothelin-1 in DOCA-salt hypertensive rats. Hypertension. 43(5), 1086-1091, 2004.
* Kim, B., et al.: Ligusticum wallichi-induced vasorelaxation mediated by mitogen-activated protein kinase in rat aortic smooth muscle. J Ethnopharmacol. 90(2-3), 397-401, 2004.
* Kim, B. & Kim, J.: Identification of atrophy-related proteins produced in response to cast immobilization in rat gastrocnemius muscle. Mol Cell Toxicol 6, 361-371, 2010.
* Kim, J., et al.: Mitogen-activated protein kinase contributes to elevated basal tone in aortic smooth muscle from hypertensive rats. Eur J Pharmacol. 514(2-3), 209-215, 2005.
* Kim, J., et al.: Epidermal growth factor induces vasoconstriction through the phosphatidylinositol 3-kinase-mediated mitogen-activated protein kinase pathway in hypertensive rats. J Pharmacol Sci. 101(2), 135-143, 2006.
* Kim, J., et al.: DJ-1 protects against undernutrition-induced atrophy through inhibition of the MAPK-ubiquitin ligase pathway in myoblasts. Life Sci. 143, 50-57, 2015.
* Kim, J., et al.: p38 MAPK participates in Muscle-Specific RING Finger 1-mediated atrophy in cast-Immobilized rat gastrocnemius muscle. Korean J Physiol Pharmacol. 13(6), 491-496, 2009.
* Kim, J.H., et al.,: A Review of Signal Transduction in Mechanisms of Smooth Muscle Contraction and Its Relevance for Specialized Physical Therapy. J. Phys. Ther. Sci. 25, 129-141, 2013.
* Lee, C.K., et al.: Phorbol ester-induced contraction through p38 mitogen-activated protein kinase is diminished in aortas from DOCA-salt hypertensive rats. Arch Pharm Res. 29(11), 1024-1031, 2006.
* Lee, C.K., et al.: Diminished expression of dihydropteridine reductase is a potent biomarker for hypertensive vessels. Proteomics. 9(21), 4851-4858, 2009.
* Lee, L.K., et al.: A Review of Signal Transduction of Endothelin-1 and Mitogen-activated Protein Kinase-related Pain for Nanophysiotherapy. J. Phys. Ther. Sci. 26, 789-792, 2014.
* 천기영: Aldosterone-유도 고혈압의 특성과 은침점 저주파 전기자극의 항고혈압 효과, 용인대학교 재활복지과학대학원, 2002.
* Lee, Y.R., et al.: c-Jun N-terminal kinase contributes to norepinephrine-induced contraction through phosphorylation of caldesmon in rat aortic smooth muscle. J Pharmacol Sci. 100(2), 119-125, 2006.
* Park, S., et al.: Tamoxifen induces vasorelaxation via inhibition of mitogen-activated protein kinase in rat aortic smooth muscle. J Vet Med Sci. 65(11), 1155-1160, 2003.
* Won, K.J., et al.: Cordycepin attenuates neointimal formation by inhibiting reactive oxygen species-mediated responses in vascular smooth muscle cells in rats. J Pharmacol Sci. 109(3), 403-412, 2009.
* Won, K.J., et al.: DJ-1/park7 modulates vasorelaxation and blood pressure via epigenetic modification of endothelial nitric oxide synthase. Cardiovasc Res. 101(3), 473-481, 2014.
* Won, K.J., et al.: 3-morpholinosydnonimine participates in the attenuation of neointima formation via inhibition of annexin A2-mediated vascular smooth muscle cell migration. Proteomics. 11(2), 193-201, 2011.
* Won, K.J., et al.: Ketoconazole induces apoptosis in rat cardiomyocytes through reactive oxygen species-mediated parkin overexpression. Arch Toxicol. 89(10), 1871-1880, 2015.
  * https://www.yongin.ac.kr/
  * http://library.yongin.ac.kr/
  * https://cafe.naver.com/junghwankim
* 김민정 외: 돼지 폐동맥수툭에 관여하는 Protein Kinase C 동위효소와 RhoA GTPase 의 역할, 대한마취과학회, 40(1), 229-237, 2001.
* 김보경 외: 가리비 패주평활근의 수축에 미치는 세포 외 Ca^{2+}의 영향, 한국실험동물학회, 17(4), 269-273. 2001.

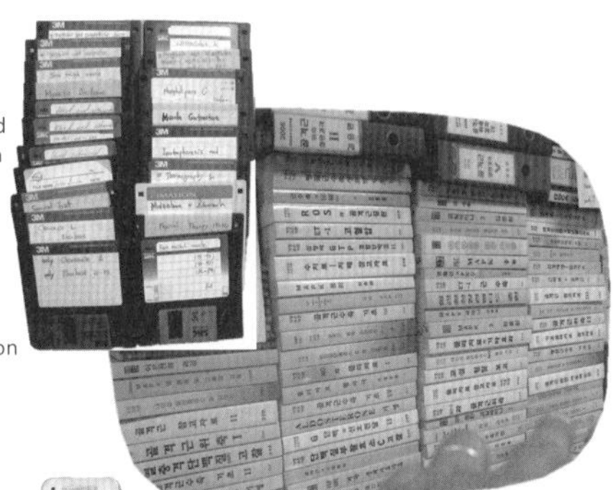

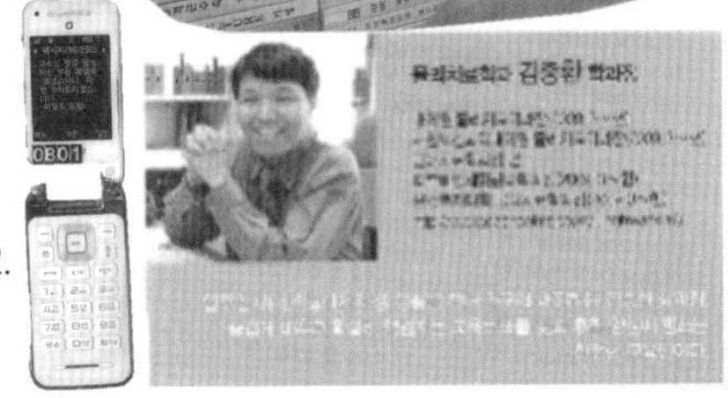

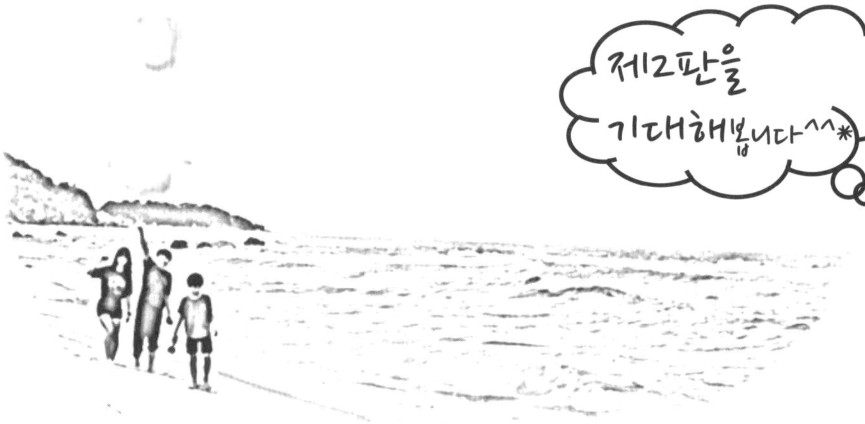

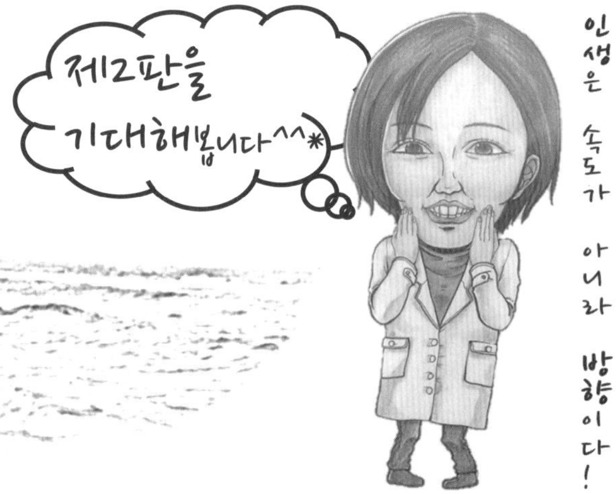

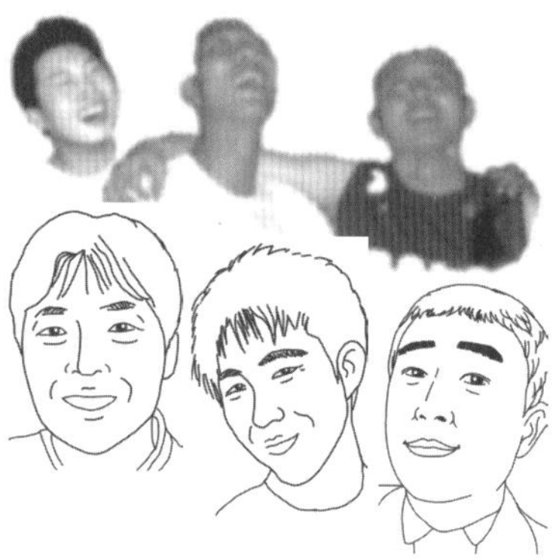

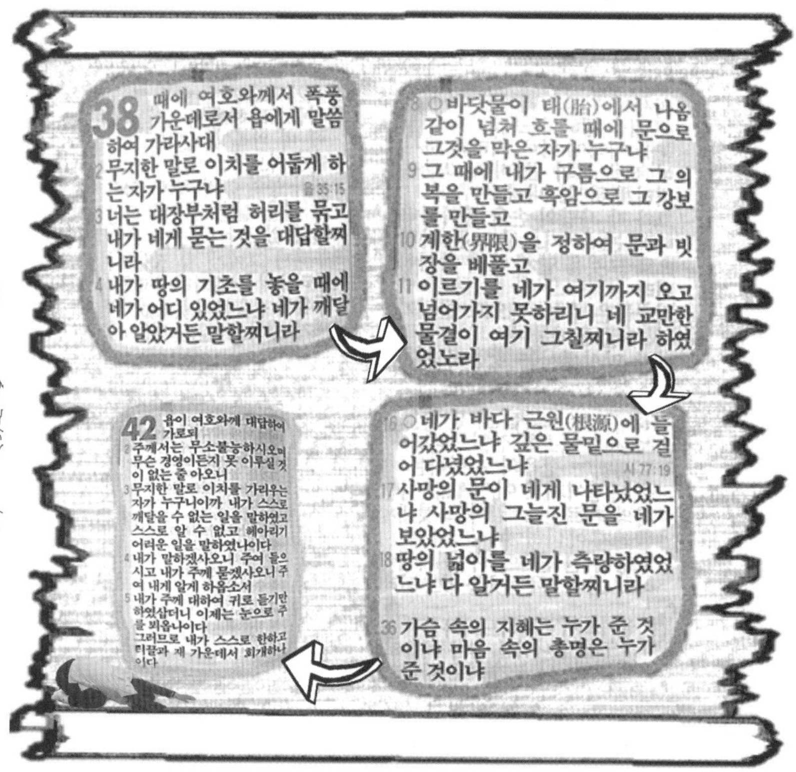
38 때에 여호와께서 폭풍
가운데로서 욥에게 말씀
하여 가라사대
2 무지한 말로 이치를 어둡게 하
는 자가 누구냐 욥 35:15
3 너는 대장부처럼 허리를 묶고
내가 네게 묻는 것을 대답할찌
니라
4 내가 땅의 기초를 놓을 때에
네가 어디 있었느냐 네가 깨달
아 알았거든 말할찌니라

8 ○바닷물이 태(胎)에서 나옴
같이 넘쳐 흐를 때에 문으로
그것을 막은 자가 누구냐
9 그 때에 내가 구름으로 그 의
복을 만들고 흑암으로 그 강보
를 만들고
10 계한(界限)을 정하여 문과 빗
장을 베풀고
11 이르기를 네가 여기까지 오고
넘어가지 못하리니 네 교만한
물결이 여기 그칠찌니라 하였
었노라

16 ○네가 바다 근원(根源)에 들
어갔었느냐 깊은 물밑으로 걸
어 다녔었느냐 시 77:19
17 사망의 문이 네게 나타났었느
냐 사망의 그늘진 문을 네가
보았었느냐
18 땅의 넓이를 네가 측량하였었
느냐 다 알거든 말할찌니라

36 가슴 속의 지혜는 누가 준 것
이냐 마음 속의 총명은 누가
준 것이냐

42 욥이 여호와께 대답하여
가로되
2 주께서는 무소불능하시오며
무슨 경영이든지 못 이루실 것
이 없는 줄 아오니
3 무지한 말로 이치를 가리우는
자가 누구니이까 내가 스스로
깨달을 수 없는 일을 말하였고
스스로 알 수 없고 헤아리기
어려운 일을 말하였나이다
4 내가 말하겠사오니 주여 들으
시고 내가 주께 묻겠사오니 주
여 내게 알게 하옵소서
5 내가 주께 대하여 귀로 듣기만
하였삽더니 이제는 눈으로 주
를 뵈옵나이다
그러므로 내가 스스로 한하고
티끌과 재 가운데서 회개하나
이다

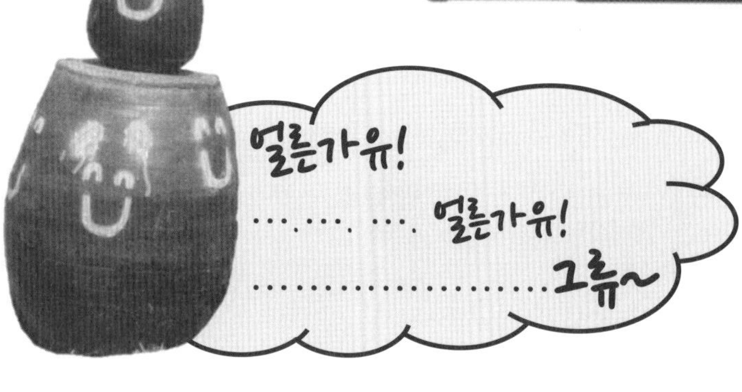

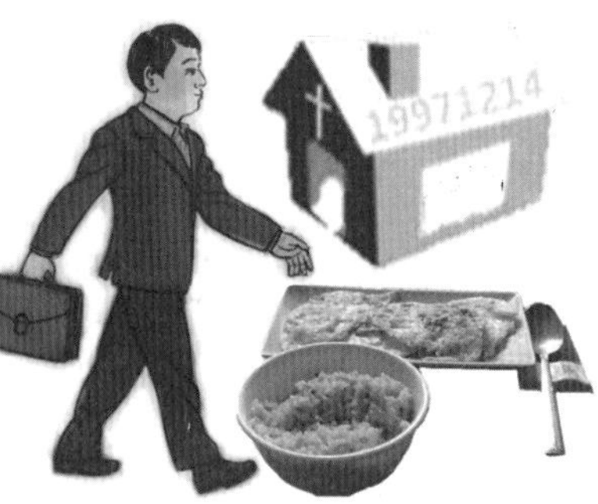